影像解剖学

(丹麦)P Fleckenstein　J Tranum-Jensen 著

郝　强　陈宏颉　林　玲 译

田建明　杨卫忠 校

著作权合同登记号：图字13-2002-21

译自Peter Fleckenstein, Jørgen Tranum-Jensen: Anatomy in Diagnostic Imaging, 2nd edition
This edition is published by arrangement with Blackwell Publishing, Oxford
Copyright ©2001 by Munksgaard, Copenhagen, Denmark
All rights reserved

No part of this publication may be reproduced, stored in a retrieval system, or transmitted in any form or by any means, electronic, mechanical photocopying, recording or otherwise without prior permission by the copyright owner.
本书中文简体字版由Blackwell出版公司授权在中华人民共和国（香港、澳门、台湾除外）出版、发行

图书在版编目(CIP)数据

影像解剖学/（丹）彼得·弗莱肯斯坦（Fleckenstein, P.），（丹麦）特雷纳·詹森（Tranum-Jensen, J）著；郝强，陈宏颉，林玲译. —福州：福建科学技术出版社，2003.1（2023.9重印）

ISBN 978-7-5335-2071-7

Ⅰ.影… Ⅱ.①彼…②特…③郝…④陈…⑤林… Ⅲ.影像-人体解剖学-图谱 Ⅳ.R322-64

中国版本图书馆CIP数据核字（2002）第070269号

书　　名	影像解剖学
作　　者	（丹麦）P Fleckenstein　J Tranum-Jensen
译　　者	郝强　陈宏颉　林玲
校　　者	田建明　杨卫忠
出版发行	海峡出版发行集团 福建科学技术出版社
社　　址	福州市东水路76号（邮编350001）
网　　址	www.fjstp.com
经　　销	福建新华发行（集团）有限责任公司
印　　刷	中华商务联合印刷（广东）有限公司
开　　本	635毫米×965毫米　1/8
印　　张	52
字　　数	500千字
印　　次	2023年9月第1版第29次印刷
书　　号	ISBN 978-7-5335-2071-7
定　　价	148.00元

书中如有印装质量问题，可直接向本社调换

第一版前言

影像诊断通过应用于人类疾病临床诊断的各种不同技术，使人体内部结构可视化。影像诊断的范围很长时间内受X线使用的限制，但是在最近几年通过应用大量新的影像学技术得到了扩展，这些技术基于物理学原理，例如磁共振、超声反射和放射性核素扫描。

要充分利用临床影像诊断的潜能，只能依赖于全面的大体解剖学知识。因此，分析影像的训练很早开始于许多医学院的临床前课程。

我们编写这本典型的正常图谱，最初是为了引导医学生按照大体解剖结构分析影像，但是发现它对从事影像诊断工作的所有医务人员有用。它是一本全面的参考书，覆盖了常规与数字化X线、CT、MRI、超声、核素闪烁扫描等主要影像技术。

第一章开篇概括地介绍影像检查技术的原理与概念，它们是分析影像必备的知识。随后的章节涵盖了身体所有部位和器官系统。这本书还收集了子宫内胎儿、儿童骨发育和老年人骨骼的影像。

所有图像均以原始图像与相同拷贝并排的形式出现，而拷贝的图像按照可见的大体解剖结构分析并标记，重点放在正确的解剖学术语。

Peter Fleckenstein
Jørgen Tranum-Jensen
1993年5月，哥本哈根

第二版前言

《影像解剖学》第一版出版已近8年了，它得到积极的反馈。根据同事、学生及本书其他使用者有价值的批评及建议，我们完成了第二版。作为一本全面的分析正常影像的参考书，本书的范围和版式没有改变，以适应学生及从事影像诊断的专业医务人员的需要。

在这一版，我们扩充了脑MRI和胸部CT部分，增加了正常骨生长的全面系列影像、手CT系列影像及鼻窦CT系列影像，还有很多图片用新的图片替换或补充。影像诊断的原理与技术部分重新做了修订和更新，特别是MRI部分。

Peter Fleckenstein
Jørgen Tranum-Jensen
2001年2月，哥本哈根

第一版鸣谢

没有很多同仁慷慨无私的帮助，不可能编著这本书。我们特别感谢Hvidovre医院的Margrethe Herning花费大量时间和我们挑选了大多数MR图片。同样的，哥本哈根Rigshospitalet的Hans Pedersen和Fritz Efsen提供了很多血管造影图像，Flemming Roald Jensen和高级护师Vibeke Fleckenstein Jacobsen给我们提供了大多数的产科超声图像，而Holbæk社区医院的理学硕士Annegrete Veje在闪烁扫描方面提供了帮助。

我们感谢很多同仁花费时间从他们的案卷里制作和挑选图片：Odense医院的Poul Erik Andersen；Cairo大学的Adel Ibrahim Belal；哥本哈根Rigshospitalet的Jens Bang；Herlev医院的Sven Dorph；Skejby医院的Henrik Egeblad；Gentofte医院的Mogens Eiken；Frederikssund医院的Inger Fledelius；Hvidovre医院的Ole Henriksen；Herlev医院的Lise Ingemann Jensen；Bispebjerg医院的Agnete Karle；Aalborg医院的Anna Marie Nehen；Odense医院的Jørgen Nepper-Rasmussen；Herlev医院的Sten Levin Nielsen；Bispebjerg医院的Knud Olesen；Herlev医院的Karen Damgaard Pedersen；Gentofte医院的Arne Rosenklint；Nykøbing Falster医院的Henrik Schmidt(膝关节造影);Gentofte医院的Charlotte Strandberg；哥本哈根大学口腔学院的Ib Sewerin；哥本哈根大学法医病理学院的Peter Theilade；Gentofte医院的Christian Torp-Pedersen。

Marion Wulff，现在工作于Hvidovre的X线门诊部，在Skt.Lukas医院时便参与该项目，并从始至终给我们大量有价值的、积极的、关键性的建议。对于Skt.Lukas医院X线科的全体同仁们，我们表示衷心感谢，特别是放射学技师Liisa Marthin和Kirsten Strauss制作了大量的X线照片。同样的，Gentofte医院的放射学技师Ester Klausen帮助我们制作了大量的CT照片。

特别感谢Panum学院医学解剖科的摄影师Birgit Risto，她在周末及节假日花费大量时间在暗室里，倾尽全力制作了大量的照片。也特别感谢Lis Sharwany打印了大量枯燥乏味的解剖学名词手稿，并且耐心进行多次的修订。

Panum学院医学解剖科的M.E.Marthiessen仔细审查了图谱手稿，并帮助我们纠正了一些错误。

瑞典Lund大学的Ib Leunbach，同样阅读了技术章节并给我们有价值的建议。

Gentofte医院的Margit Mantoni和Glostrup医院的Jan Fog Pedersen审阅了关于超声的章节。

我们同样要感谢Munksgaard出版公司在整个项目中的极好合作，特别是编辑Finn V. Andersen和负责版式的Jens Lund Kirkegaard。

最后，我们把最真诚的感谢献给我们的妻子和孩子，他们没有行使他们显而易见的权利反对他们的丈夫和父亲在两年中为这本书占用了所有的周末和大多数的节假日。

Peter Fleckenstein

Jørgen Tranum-Jensen

1993年5月，哥本哈根

第二版鸣谢

在编纂本书第二版时,我们再次得到了很多同仁的慷慨帮助:Hvidovre 医院的 Margrethe Herning;Bispebjerg 医院的 Kirsten Neergaard;Hillerød 医院的 Hans Otto Raaschou;Hvidovre 医院的 Charlotte Strandberg;哥本哈根 Rigshospitalet 的 Carsten Thomsen;哥本哈根 Rigshospitalet 的放射学技师 Kaare Brage;还有 Gentofte 医院 X 线科的同事及工作人员,特别是放射线技师 Jeanne Thomsen 和秘书 Ulla Munkholm。

与第一版一样,特别感谢摄影师 Birgit Risto 制作照片底片的技巧性工作和 Lis Sharwany 耐心的秘书工作。

我们同时希望感谢 Munksgaard 出版公司对本书第二版持续的极好合作,特别是编辑 Brittaøstergaard 和再次负责版式的 Jens Lund Kirkegaard。

最后,对于我们的家人允许我们再次花费无数的业余时间准备本书第二版,表示深深的、无比的感谢。

Peter Fleckenstein
Jørgen Tranum-Jensen
2001 年 2 月,哥本哈根

目　录

影像诊断的原理和技术

  以 X 线为基础的技术

    X 线的产生与特性　14

    X 线与物质的相互作用　16

    常规 X 线成像　19

    数字 X 线摄影　22

    计算机辅助 X 线断层摄影　23

    X 线对比增强剂　24

  以磁共振为基础的技术

    磁共振扫描的原理　29

    磁共振成像模式和脉冲序列　38

  以超声反射为基础的技术

    超声的产生与特性　42

    超声波与组织的相互作用　44

    超声成像类型　45

    多普勒效应与多普勒成像　47

  以放射性核素为基础的技术

    闪烁扫描成像　49

    单光子发射计算机断层扫描（SPECT）和正电子发射断层扫描（PET）　50

  术语和定位

上肢

  肩，前后位 X 线　56

  肩，轴位 X 线　56

  锁骨，前后位 X 线　57

  肩胛骨，斜位 X 线　57

  肩和上臂，1 岁儿童，前后位 X 线　57

  肩和上臂，5 岁儿童，前后位 X 线　58

  肩和上臂，12 岁儿童，^{99m}Tc-MDP，闪烁扫描　58

  肩，轴位 CT　59

  肩，冠状位 MR　59

  肩，轴位 MR　60

  上臂，上 1/3 段，轴位 MR　61

  上臂，中段，轴位 MR　61

  肘，轴位 CT　62

  肘，前后位 X 线　63

  肘，侧位 X 线　63

  肘，冠状位 MR　64

  肘，肱桡关节，矢状位 MR　64

  前臂，前后位 X 线　65

  前臂，2 岁儿童，前后位 X 线　66

  前臂，旋后，中段，轴位 CT　67

  前臂，旋前，中段，轴位 MR　67

  腕，背掌位 X 线　68

  腕，侧位 X 线　68

  腕和手，定位像　69

  腕，轴位 CT　69

  掌骨和手指，轴位 CT　72

  腕，冠状位 MR　73

  腕，腕管，冠状位 MR　73

  手，左侧，背掌位 X 线　74

  手的骨龄　74

  手，老年人，背掌位 X 线　83

  手，12 岁儿童，背掌位，^{99m}Tc-MDP，闪烁扫描，83

  肩，前后位 X 线，动脉造影（数字减影）　84

  前臂，前后位 X 线，动脉造影（数字减影）　84

  手，背掌位 X 线，动脉造影　85

  手，背掌位 X 线，动脉造影（数字减影）　85

  肩，前后位 X 线，静脉造影（数字减影）　86

下肢

  骨盆，女性，前后位 X 线，倾斜　88

  骨盆，男性，前后位 X 线，倾斜　88

  骶髂关节，轴位 CT（骨框架）　89

  骨盆，^{99m}Tc-MDP，闪烁扫描　89

  髋，前后位 X 线　90

  髋，X 线　90

骨盆，3个月儿童，前后位 X 线 91
骨盆，7岁儿童，前后位 X 线 91
髋，轴位 CT 92
髋，矢状位 MR 93
髋，3个月儿童，冠状位超声 93
股，轴位 MR 94

膝，前后位 X 线 96
膝，屈曲位，侧位 X 线 96
膝，半屈曲位，倾斜 X 线（髁间切迹投射） 97
膝，屈曲位，轴位 X 线 97
髌骨变异（2%），前后位 X 线 97
膝，老年，屈曲位，侧位 X 线 98
膝，11岁儿童，侧位 X 线 98
膝和小腿，新生儿，前后位 X 线 99
膝，12岁儿童，^{99m}Tc-MDP，前后位扫描 99
膝，轴位 CT 定位像 100
膝，轴位 CT 100
膝，冠状位 MR 103
膝，矢状位 MR 104
膝，内侧半月板，X 线，关节造影，旋转系列 105

小腿，前后位 X 线 106
小腿，6岁儿童，前后位 X 线 107
小腿，1岁儿童，前后位 X 线 108
小腿，12岁儿童，^{99m}Tc-MDP，闪烁扫描 108
小腿，中段，轴位 MR 109
小腿，下 1/4 段，轴位 MR 109

踝，前后位 X 线 110
踝，侧位 X 线 110
足，背跖位 X 线 111
足，侧位 X 线 112
足，斜位 X 线 112
足，3个月儿童，斜位 X 线 113
足，5岁儿童，背跖位 X 线 113
踝和足，矢状位 MR 114
踝，冠状位 MR 114
踝，轴位 MR 115

跗骨，轴位 MR 115
跖骨，横断面 MR 116
足，14岁儿童，^{99m}Tc-MDP，闪烁扫描 116

股动脉，前后位 X 线，动脉造影 117
腘动脉，侧位 X 线，动脉造影 117
下肢深静脉，轻度旋转，前后位 X 线 118
小腿深静脉，前后位 X 线，旋转系列 119

下肢淋巴系，前后位 X 线，淋巴管造影 120

脊柱

颈椎，前后位 X 线 122
寰椎和枢椎，前后位 X 线，张口位 122
颈椎，侧位 X 线 123
颈椎，斜位 X 线 123
颈椎，CT 定位像 124
寰椎和枢椎，轴位 CT 124
寰椎和枢椎，冠状位 CT 124
颈椎，轴位 CT 125
颈椎，侧位 X 线，脊髓造影 126
颈椎，斜位 X 线，脊髓造影 126
颈椎，正中位 MR 127
颈椎，旁正中位 MR 127

胸椎，前后位 X 线 128
胸椎，侧位 X 线 129
胸椎，轴位 CT 130

腰椎，前后位 CT 130
腰椎，前后位 X 线 131
腰椎，侧位 X 线 132
腰椎，斜位 X 线 133
骶骨，侧位 X 线 133
腰椎，轴位 CT 134
腰椎，第五腰椎-第一骶椎，斜轴位 MR 136
腰椎，前后位 X 线，脊髓造影 138
腰椎，侧位 X 线，脊髓造影 138
胸椎，轴位 CT，脊髓造影 139

腰椎，轴位CT，脊髓造影 139

腰椎，正中位MR 140

腰椎，旁正中位MR 140

胸腰椎，新生儿，侧位X线 141

胸腰椎，12岁儿童，侧位X线 141

胸腰椎，老年人，侧位X线 142

头部

颅骨，前后位X线 144

颅骨，侧位X线 144

颅骨，汤氏位X线 145

颅骨，老年人，侧位X线 145

颅骨，5个月婴儿，前后倾斜位X线 146

颅骨，5个月婴儿，侧位X线 146

颅骨，侧位和后位，^{99m}Tc-MDP，闪烁扫描 147

颅底，轴位CT 147

头部，冠状位CT定位像 148

头部，冠状位CT 149

岩骨，轴位CT定位像 154

耳，轴位CT 154

泪管，前后位X线，泪管造影 159

眼眶，矢状位CT 159

副鼻窦，前后位X线 160

副鼻窦，前后位倾斜X线 160

副鼻窦，侧位X线 161

上颌窦，冠状位CT（骨窗） 161

副鼻窦，冠状位CT定位像 162

副鼻窦，冠状位CT 162

颞下颌关节，斜位X线穿过上颌骨 166

颞下颌关节，斜位X线 166

颞下颌关节，侧位X线，体层摄影 167

颞下颌关节，冠状位CT（骨窗） 167

牙，成年人，全景旋转X线 168

牙，5岁儿童，全景旋转X线 169

牙，全牙检查（包括四张殆翼片），X线 170

牙，第一前磨牙，X线 170

腮腺，斜位X线，涎管造影 171

下颌下腺，侧位X线，涎管造影 171

颈动脉，侧位X线，动脉造影 172

颈动脉，侧位X线，数字减影动脉造影 172

大脑

大脑，轴位CT定位像 174

大脑，轴位CT 175

大脑，轴位MR定位像 183

大脑，轴位MR 183

大脑，冠状位MR定位像 204

大脑，冠状位MR 205

大脑，矢状位MR定位像 233

大脑，矢状位MR 234

双侧大脑动脉，MR血管造影定位像 244

双侧大脑动脉，MR血管造影，Willis环 244

左大脑动脉，MR血管造影定位像 246

左大脑动脉，MR血管造影，Willis环 246

颈内动脉，前后位X线，动脉造影 248

大脑静脉，前后位X线，动脉造影静脉期（数字减影） 248

颈内动脉，侧位X线，动脉造影 249

大脑静脉，前后位X线，动脉造影静脉期（数字减影） 249

椎动脉，前后位X线，动脉造影 250

大脑静脉，前后位X线，动脉造影静脉期（数字减影） 250

椎动脉，侧位X线，动脉造影静脉期（数字减影） 251

大脑静脉，前后位X线，动脉造影静脉期（数字减影） 251

大脑，儿童，CT血管造影 252

大脑，儿童，CT血管造影 253

大脑，新生儿，超声 254

颈部

喉，前后位X线 260

喉，侧位X线 260

咽，前后位 X 线，吞钡 261
咽，侧位 X 线，吞钡 261

颈部，轴位 CT 定位像 263
颈部，轴位 CT 264

甲状颈干，X 线，动脉造影 270
甲状腺，横切面，超声 271
甲状腺，前面观，^{131}I 闪烁扫描 271

胸部

胸骨，斜位 X 线 274
胸廓，前后位 X 线 274
胸，^{99m}Tc-MDP，闪烁扫描 275

胸，1 个月儿童，前后位 X 线 275
胸，后前位 X 线，深吸气 276
肺，^{133}Xe 吸入，闪烁扫描 276
胸，侧位 X 线 277
老年胸，侧位 X 线 277

胸，轴位 CT 定位像 278
胸，轴位 CT 279

心，轴位 MR，第六、七、八胸椎水平 311
心，冠状位 MR 312
主动脉弓和大动脉，前后位 X 线（轻度斜位），主动脉造影 313
主动脉弓和大动脉，斜位 X 线，主动脉造影 313
心，儿童，前后位，心电影血管造影 314
心，儿童，侧位，心电影血管造影 315
肺动脉，前后位 X 线，动脉造影 316
肺动脉，侧位 X 线，动脉造影 316
左心室，侧位 X 线，心血管造影 317
左冠状动脉，动脉造影 318
右冠状动脉，动脉造影 319
二尖瓣和主动脉瓣，胸骨旁，长轴断面，超声 320
左右心室，胸骨旁，短轴位断面，超声 321

二尖瓣，胸骨旁，短轴断面，超声 322
主动脉瓣，胸骨旁，短轴断面，超声 322
心腔，探头于心尖上方，超声 322

食管，前后位 X 线，吞钡 323
食管，侧位 X 线，吞钡 323

乳房，青年人，斜位 X 线，乳房 X 线照相 324
乳房，中年人，斜位 X 线，乳房 X 线照相 324
乳房，老年人，斜位 X 线，乳房 X 线照相 325
乳房，侧位 X 线，导管造影 325

胸导管，前后位 X 线，淋巴造影 326

腹部

腹，前后位 X 线，直立 328
腹，轴位 CT 定位像 329
腹，轴位 CT 330
男性盆部，轴位 CT 341
女性盆部，轴位 CT 定位像 345
女性盆部，轴位 CT 345

胃和十二指肠，斜位 X 线，钡餐，双对比造影 350
胃和十二指肠，侧位 X 线，钡餐，双对比造影 350
十二指肠，前后位 X 线，钡餐，双对比造影 351
空肠和回肠，前后位 X 线，钡餐 351
结肠，前后位 X 线，钡灌肠，单对比造影 352
结肠，前后位 X 线，双对比造影 352
直肠，前后位 X 线，双对比造影 353
直肠，侧位 X 线，双对比造影 353

胆道，前后位 X 线，内镜逆行胰胆管造影（ERCP）354
胆道，^{99m}Tc-HIDA，闪烁扫描，前面观 354
胆囊，肋下矢状断面，超声，深吸气 355
肝，肋下，倾斜横断面，超声 355
肝，肋下，矢状断面，超声 355
上腹部，横断面，超声 356
上腹部，垂直断面，超声，深吸气 356
上腹部，横断面，超声 356

胰管，前后位X线，内镜逆行胰管造影 357
上腹部及胰，轴位MR 357
脾和肝，前后位X线，脾-门静脉造影 358
脾，肋间矢状断面，超声 358

腹主动脉，矢状断面，超声 359
腹主动脉，前后位X线，主动脉造影 359
腹腔干，前后位X线，动脉造影(动脉相) 360
门静脉，前后位X线，腹腔动脉造影静脉相 360
肠系膜上动脉，前后位X线，动脉造影 361
肠系膜下动脉，前后位X线，动脉造影 361
腹腔干和肠系膜上动脉，变异（15%），前后位X线，动脉造影 362
肠系膜上静脉，前后位X线，经肝静脉造影 363
下腔静脉，前后位X线，静脉造影 363

腰淋巴系，前后位X线，淋巴造影，第一天 364
腰淋巴结，前后位X线，淋巴造影，第二天 364
腰淋巴结，侧位X线，淋巴造影（第二天）和静脉尿路造影 365
腰淋巴结，轴位CT，淋巴造影和口服对比后 365

泌尿生殖系统

尿道，前后位X线，静脉尿路造影 368
肾动脉，前后位X线，动脉造影 368
肾，轴位CT，静脉和口服造影后 369
肾，冠状位MR 369
肾，斜向断面，超声 370
肾，纵向断面，超声 370
肾，^{99m}Tc-Hippuran，闪烁扫描（肾造影），后面观 370

膀胱，男性，前后位，倾斜X线，静脉尿路造影 371
膀胱，女性，前后位，倾斜X线，静脉尿路造影 371
尿道，男性，斜位X线，尿道造影 372

尿道，女性，侧位X线，阴道-膀胱-尿路造影(KCU)，排尿中 372
男性盆部，正中位MR 373
男性盆部，轴位MR 373
男性盆部，冠状位MR 374
阴茎和阴囊，冠状位MR 374
阴茎，前后位X线，海绵体造影 375
阴茎，侧位X线，海绵体造影 375
前列腺，倾斜横断面，超声 376
睾丸，横断面，超声 376
阴茎，横断面，超声 376

子宫，前后位X线，子宫输卵管造影（HSG） 377
女性盆部，正中位MR 377
子宫和卵巢，横断面，超声 378
子宫，纵向断面，超声 378
胚胎，孕龄5周，阴道超声 378
胚胎，孕龄7周，阴道超声 379
胚胎，孕龄7周，阴道超声 379
胚胎，孕龄8周，阴道超声 379
胚胎，孕龄8周，阴道超声 380

胎儿，孕龄12周，腹部超声 380
胎儿，孕龄12周，阴道超声 380
胎儿，孕龄12周，阴道超声 381
胎盘，孕龄12周，腹部超声 381
胎儿，孕龄18周，腹部超声 382
胎儿，孕龄20周，腹部超声 383
胎儿，18周，CRL=140mm，死产，前后位X线 383
胎儿，18周，CRL=140mm，死产，侧位X线 384

附录

影像诊断术语 386
索引 392

影像诊断的原理和技术

影像诊断运用一些物理学原理，使生命体内部结构、组成和功能可视化。要全面认识影像诊断并学会细致、准确地解析影像，掌握影像技术的基本要素和物理学的基本原理是必不可少的。

本章作为绪论，介绍影像诊断中应用的物理学原理、技术和概念，舍弃了过多的技术细节和费解的数学公式。

以X线为基础的技术

X线的产生与特性

X线(X-rays)是占据一定波谱范围的电磁波。用于X线诊断的波长在0.06~0.006nm之间。与可见光不同，X线不能被透镜及类似设备检测出。因此在影像诊断上，X线的衍射及光学特性被大大忽略。把X线想象成是由不可分的能量量子-光子直接繁衍而来的，是非常有用的。因此，人们通常用它们的光子能量特性而不是波长和频率去描述X线。当电子通过一个以kV为等级的梯度电场时，会被加速并获得能量，转换这些能量就产生了X线。X线光子的能量单位是千电子伏特(keV)，与诊断有关的范围是20~200keV（图1）。

用于影像诊断的X线来自球管(图2)。在球管内，通电后被加热的钨丝（阴极）发射窄电子束，电子束在真空管内加速，被静电聚焦后撞击阳极靶，阳极靶发射出能量，其中只占入射电子能量很小的一部分（0.2%~2%）能量形成X线，剩余的能量以热能的形式在阳极消散。阳极通常是钨合金构成，具有很高的热稳定性，做成盘状，并高速旋转，将接收的能量平均地大范围地扩散出去。

通过调节阴阳两极间的电位差-加速电压来调节球管产生的X线能量（波长）。在所有常用的球管中，通过交流电整流和高电压转换产生高电压，高电压呈波形而不是完全直线形的。在一个周期中，平均加速电压可能只有峰值电压的30%~50%。X线球管的高电压设定通常是指峰值电压，并且用kVp表示。

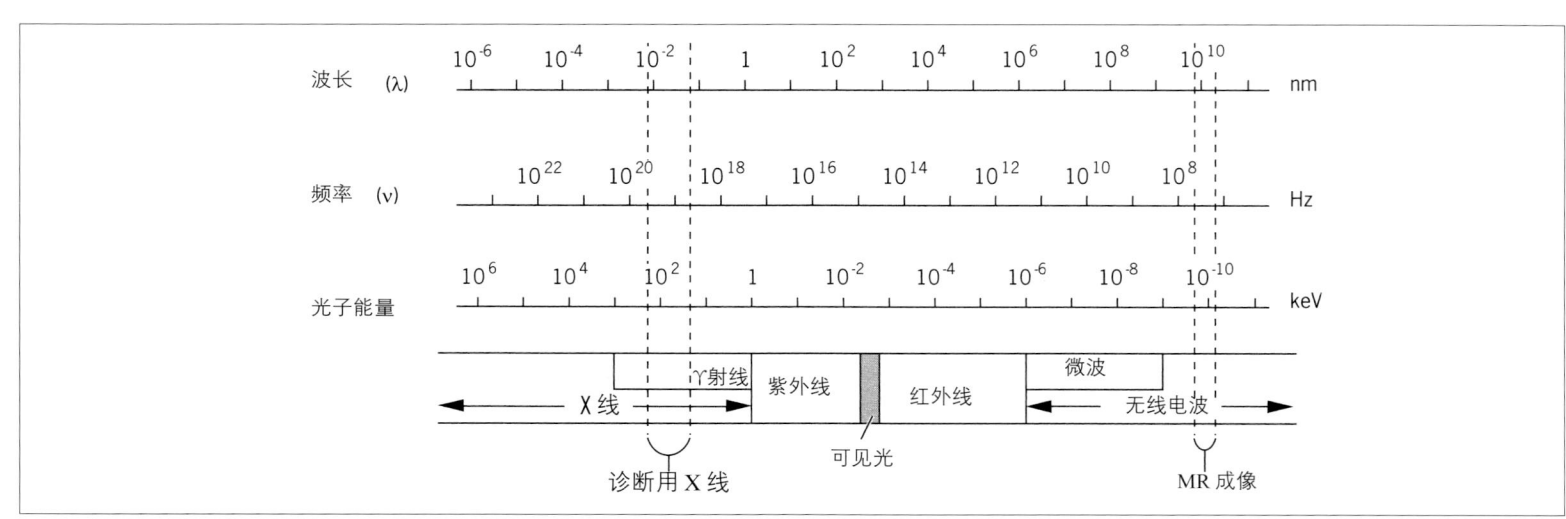

图1　电磁波谱，给出波长、频率和光子能量

电磁波的传播速度（c）是常数：3×10^{17}nm/s,与波长（λ）和频率（ν）的关系是：$c = \lambda \times \nu$。

电磁波以不连续的能量量子（光子）的形式发射。光子能量（E）和它的频率（ν）的关系是：$E = h \times \nu = h \times c/\lambda$，h是Planck常数。如果能量E以千电子伏特(keV)表示，波长λ以纳米（nm）表示，关系式变成$E = 1.24/\lambda$。

1个电子伏特（eV）是1个电子通过1伏特梯度电压加速后获得的能量。1000 eV = 1keV

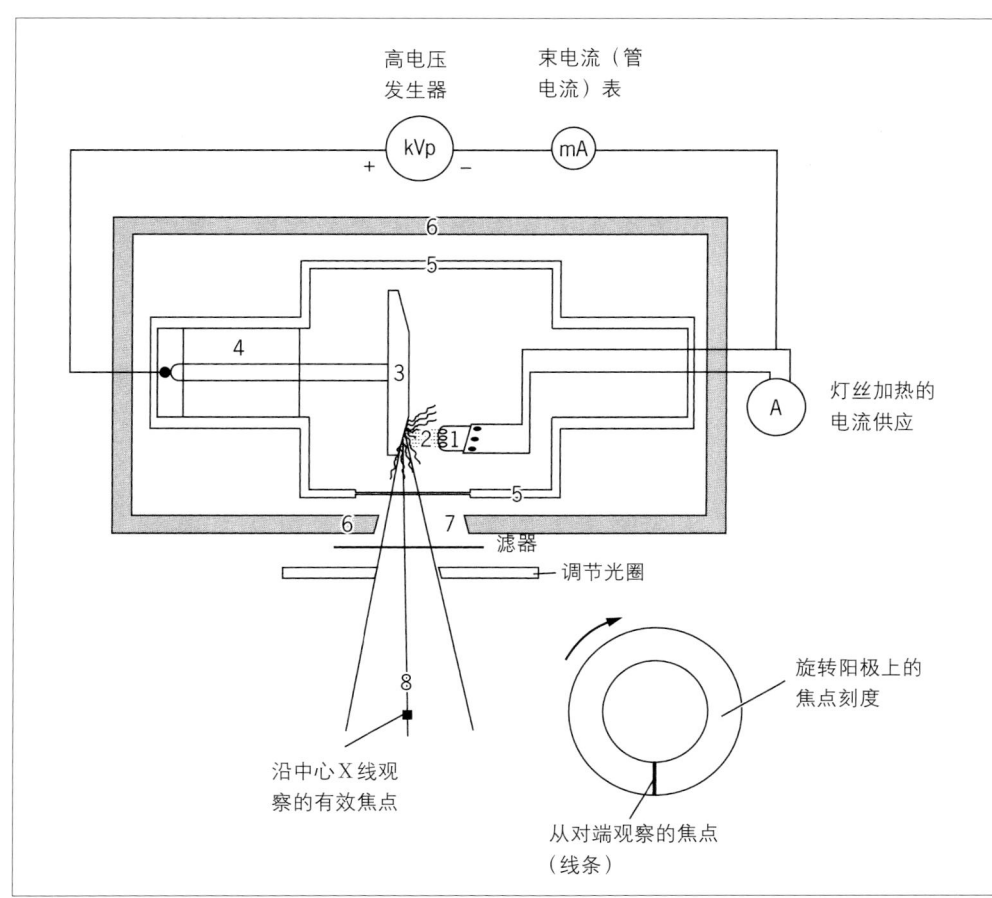

图2　诊断用X线球管基本结构示意

线路细节未提供
1 阴极灯丝
2 电子束
3 旋转阳极
4 阳极驱动马达
5 真空管
6 铅壳
7 窗
8 中心X线

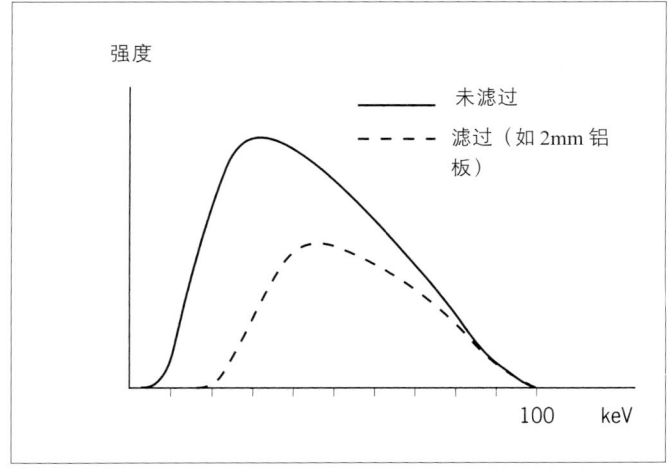

图3　滤过效应对100kVp球管的X线束能量分布的影响

未滤过的线束在途经X线球管壁被滤过时，最低的能量被滤去，额外滤过降低了线束整体能量，但增加了平均光子能量。

在特定的高电压装置下，球管产生的X线强度是由撞击阳极的电子数决定的，以从阴极到阳极经过真空管的电子束携带的毫安培（mA）电流表示，即束电流或管电流。对于约40kV（饱和电压）以上的加速电压来说，束电流只由阴极灯丝的温度决定，相应地，也由加热灯丝的供电电流来调节。

球管释放的X线数量（剂量）与束电流流经的时间成正比，以毫安秒（mAs）表示。

阳极发射的X线光子以不同强度分布，在球管加速电压峰值时，这种情况最明显。因此，X线束是多变的。即使加速电压不变，X线束仍然非常易变，这与X线在阳极产生过程中的处理特性（轫致辐射）有关，在此不详述。

低于约20keV以下能量的光子通常在X线成像中无用，因为它们不能穿透身体受检部位。而且它们还是有害的，因为它们的能量被受照射的浅表组织（尤其是皮肤）吸收。在X线束通过的路径上插入薄铝或铜片——滤器，可以去除这些多余的低能光子（图3），使光子平均能量增加，这种X线束被称为硬X线。

X线球管被一层铅壳包绕，仅留一窗口允许X线束穿过。窗口（即孔）的大小和形状通过调节光圈来变化（见图2）。发源自受电子束撞击部位的阳极（焦点）的X线以散射的方式从球管向外辐射，并被出孔所限制。散射线的中轴叫中心 X 线，沿轴线方向看到的焦点叫有效焦点（见图2）。这个焦点越小，获得的图像分辨率越高。有效焦点通常是 1mm² 或更小。X 线束应当被光圈严格限制，使所需照射的身体部位最小，这种调节叫"准直"。

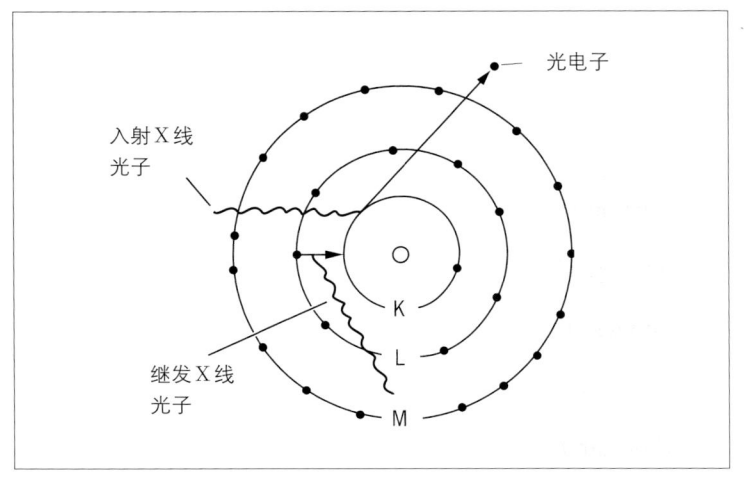

图 4　光电效应

X 线与物质的相互作用

用于影像诊断的 X 线的能量有三种相互作用形式：弹性散射、光电效应和非弹性散射（康普顿效应）。

弹性散射：是光子方向的变化不伴有能量损失的一种作用。与诊断有关的光子都发生这种作用，但只占总散射率很少的一部分。

光电效应（图4）：是入射光子将其能量全部传递给原子，原子再以电子（光电子）的形式释放能量的一种作用。光电子从原子的其中一个内电子层中高速射出，来自外层的电子很快"填补"空缺，并产生新的 X 线光子，释放能量，这种 X 线随机发射并携带特定元素的特征性能量。继发性光子的能量较先前光子的能量低。它可以再次从物体上辐射出去，但大部分都被新的相互作用吸收。原子变成离子，释放出的光电子与其他原子结合形成许多继发性离子。当入射光子的能量适当高于内层电子结合的能量时，光电效应会非常强。只有最内层（K层）的两个电子携带的足够高的能量才处于产生光电效应的诊断用 X 线的能量范围之内。

当光子的能量恰好足够从 K 层释放出一个光电子时，被称为 K 临界值，因为 X 线就是以此能量水平为阈值逐渐衰减（图5）。不同元素的 K 临界值不同（表1）。由低序数元素（碳、氮、氧）组成的软组织，当光子的能量超过35keV时，光电子衰减在数值上就变得不重要了。对于高序数的元素（如钙）来说，

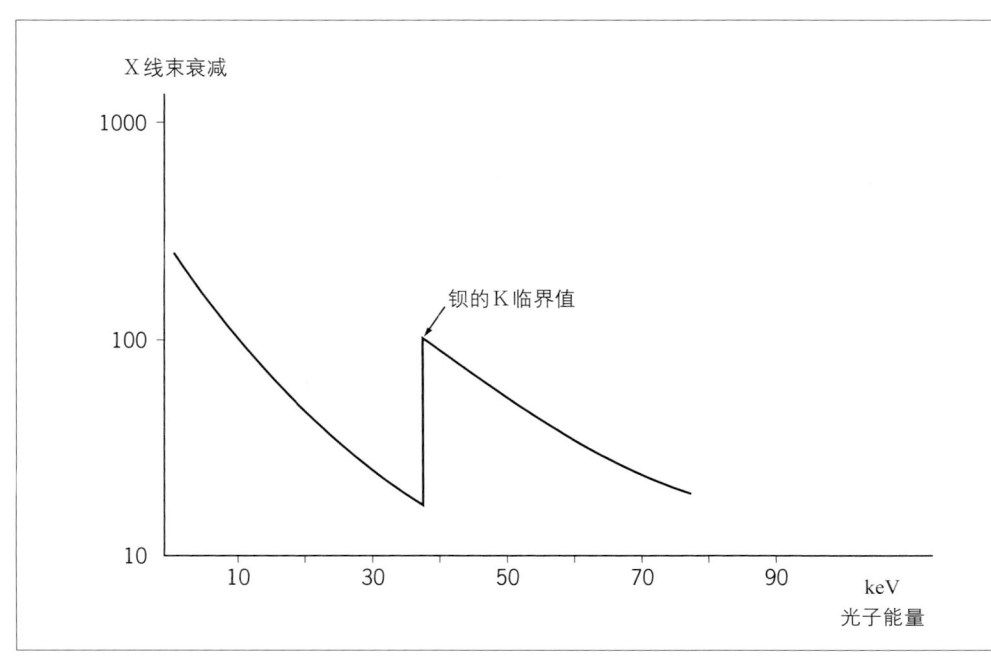

图 5　K 临界效应

当光子能量等于元素 K 层电子结合的能量时，X 线被急剧吸收，即所谓的 K 临界值。

表1

元素	K临界值（keV）
碳（Carbon）	0.3
氮（Nitrogen）	0.4
氧（Onygen）	0.5
磷（Phosphorus）	2.1
钙（Calcium）	4.5
碘（Iodine）	33.2
钡（Barium）	37.4
铅（Lead）	88.1
铁（Iron）	7.1

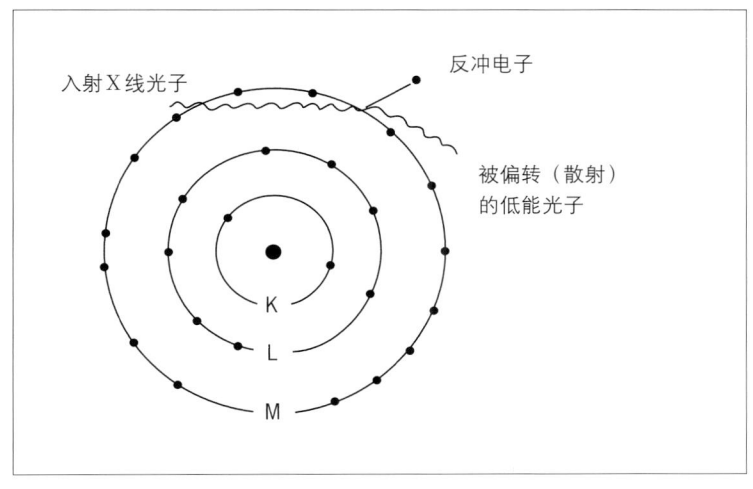

图6　非弹性（康普顿）散射

吸收剂量的单位和电离辐射的生物学效应

被组织吸收的能量用单位gray（Gy）表示。1gray等于吸收1J／kg。吸收剂量以前的单位为rad，与gray的关系是1Gy = 100rad。

测量电离辐射生物学效应（损害）的实用方法采用sievert(Sv)单位，这个单位是吸收的gray剂量乘以"质量系数"，用于有疑问的特殊放射线类型。诊断用X线和γ放射性核素的质量系数约是1，α射线是10，低β射线是2。如果被带到体内甚至在某些组织如骨髓内浓聚的放射性核素释放α和β射线，尽管它们很少穿透组织，但是能引起严重损害。

因为K层电子结合的能量很高，所以，达到50keV时，光电效应在数值上仍然对骨成像非常重要。钡和碘的K临界值分别是37keV和33keV，正是如此高的K临界值，才使得钡和碘被用作对比剂。

非弹性（康普顿）散射（图6）：是光子与离子的外层电子（反冲电子）相互作用的结果，使得光子能量减少并改变方向。X线在其行进途中可能会产生数次非弹性散射，直到完全释放能量为止，即被组织吸收。X线成像发生最多的散射就是康普顿散射。它首先依赖于单位体积组织内的电子数，几乎也就是与组织的密度呈线性相关，而与原子序数无关，这就是为什么X线能量高时，骨与软组织的对比反而会降低，此时没有光电效应。

光电效应和非弹性散射都导致电子从原子丢失，并可能引起化学键断裂，因为离子化的原子（特别是碳、氮、氧）具有高度化学反应性，产生新化学键后就会与原组织不同。正是因为X线具有引起电离化的能力，才将其归类于电离辐射一族。也正是这种电离化和因此而产生的化学反应，才使得辐射造成生物体损害。

不同组织散射和吸收X线光子的不同能力，不论机制如何，都赋予线性衰减系数（cm^{-1}）的概念，它表示穿过1cm组织后沿X线束方向的X线强度衰减，给定组织的线性衰减系数随X线能量变化而不同，能量越低，系数越高，此时光电效应占优势；X线能量越高，系数越平稳，此时康普顿散射占优势，因此，是组织密度而不是物质的原子组成决定X线衰减（图7、8）。

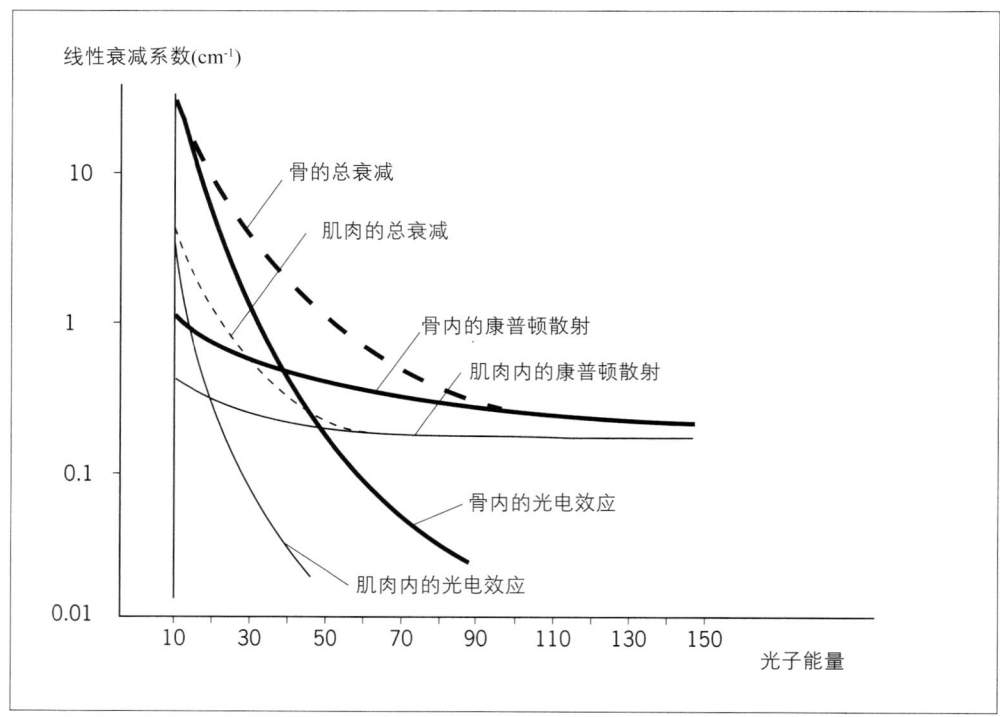

图 7　骨和肌肉 X 线的光电效应和康普顿散射的相对作用

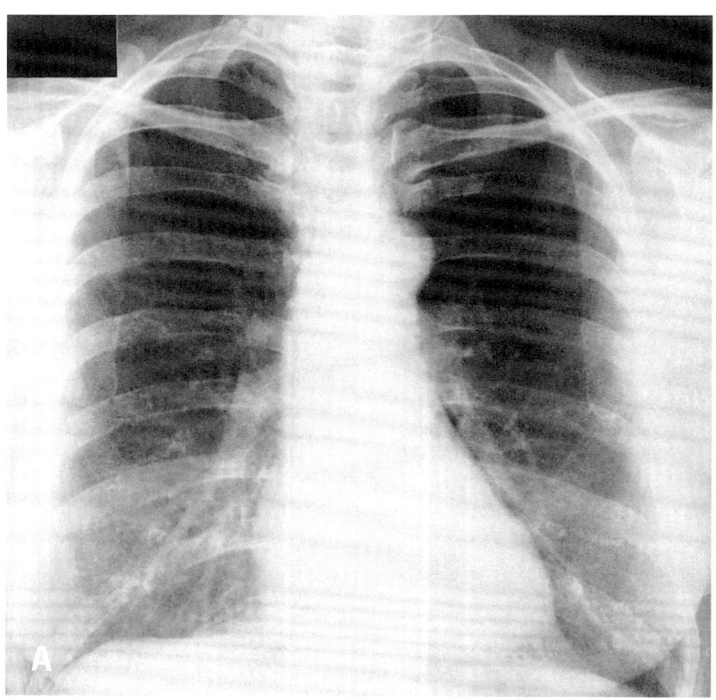
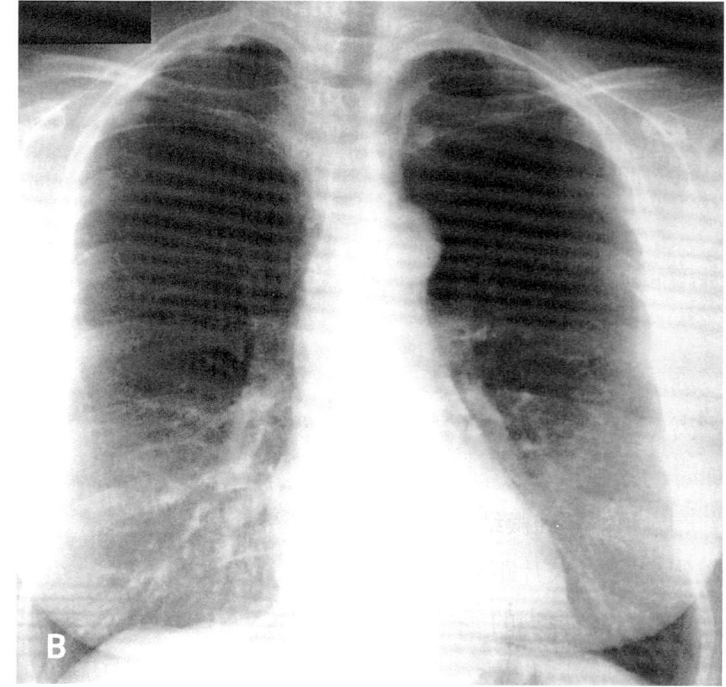

图 8　X 线能量对图像中骨和软组织对比度的影响

图 A 的高电压值为 50kVp，图 B 的高电压值为 150kVp。图 A 较低的 X 线能量（A）在骨和软组织间有较高的对比度，因为低 kVp 在骨成像时光电效应起作用。

常规 X 线成像

常规 X 线成像装置非常简单（图9），以 X 线球管的焦点作为点光源。对 X 线来说，身体受检查的部位是由不同透光度（衰减系数）的元素形成的结构，所形成的图像是三维物体的二维投影，因此，X 线成像与光学成像完全不同，后者是指一层物体形成一层清晰图像。

经过准直、过滤的 X 线束离开球管后，在其横切面上强度基本一致，相应地，强度的下降与距焦点的距离的平方成正比。直线传播的 X 线束沿不同方向穿过物体时因散射和吸收而呈现不同的衰减，与物质的厚度、密度和元素构成有关。穿出来的 X 线束，在其穿过物体的过程中经过调整后，传递这种信息，即在同一横切面上的 X 线的强度不同。这种从物质中穿出来、经过调整的 X 线，有时被称作投影，可以记录在置于 X 线任意横断面处的胶片和荧光屏上。

成像几何学

遵循中心投照原理，即：图像总是被放大的。当物体－胶片距离（OFD）增加时，放大率增加；当焦点－物体距离（FOD）增加时，放大率减少。这提示影像中尺寸的变形是固有的。距焦点近的物体其细微结构的放大率较离焦点远的物体要大（图9b），当焦点－胶片距离（FFD）一定时，物体越厚，这种效应越明显。成像原理的另一固有特性是沿同一直线上的物体结构总是重叠的，因此，影像上不包含物体中各结构的相对深度。

影像上物体（如骨小梁）轮廓的锐利度除了和物体－胶片距离与焦点－胶片距离之比有关外，主要与焦点的大小有关（图10）。

散射辐射

入射 X 线与物质作用后引起 X 线光子随机散射。一方面，散射是 X 线光子衰减的主要原因，是 X 线成像的基础；另一方面，如果散射光子到达胶片却是件令人讨厌的事，因为它们随处传播，破坏图像的对比度和分辨率。在放射学中，防止散射

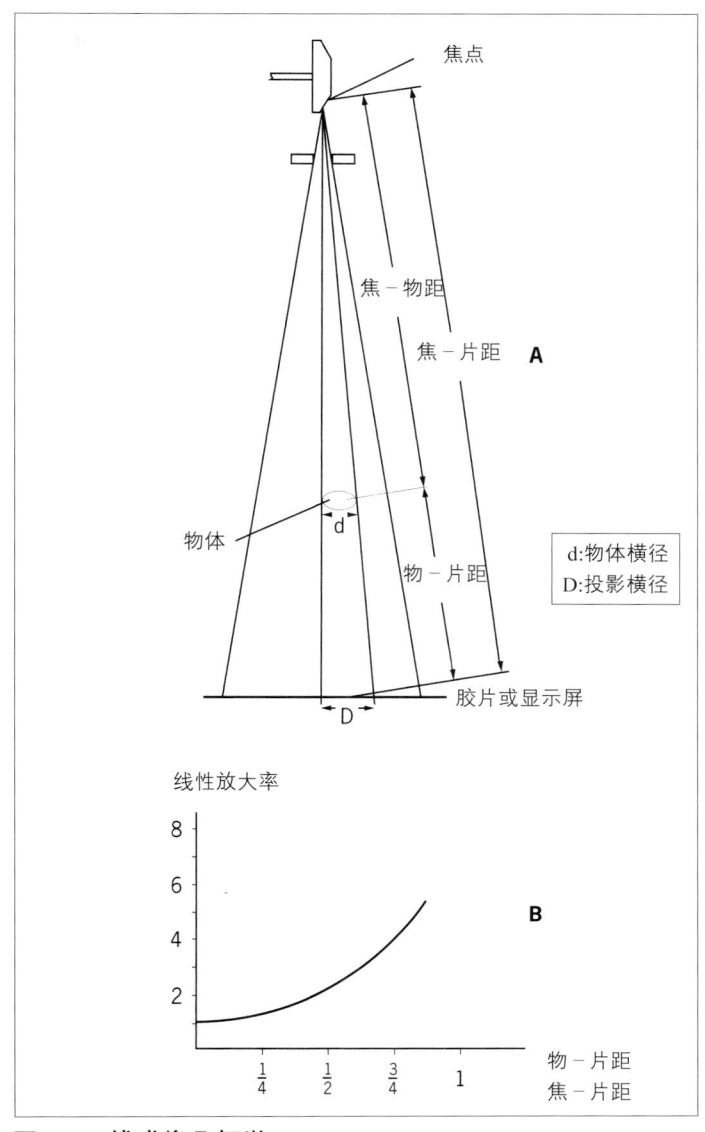

图9 X 线成像几何学

A 线性放大率 $M = \dfrac{D}{d} = \dfrac{FFD}{FOD} = \dfrac{FFD}{FFD-OFD}$

B 物－片距（OFD）相对于焦－片距（FFD）在线性放大中的作用

X 线到达胶片是最受关注的一件事。可采用下面措施中的一项或几项：

（1）投照受检物体时将 X 线束准直到所需的最小范围，可以去除来自不相关结构的散射辐射。从放射卫生学的观点来看，这也是一个非常重要的措施。

（2）合适定位，减少穿过受检部位 X 线所走路径，有时可以像乳腺摄影术一样采用加压法做为补充。

（3）增加物体与胶片间的空气带距离，使更多的散射光子离开胶片。放大率因此增加，但可以通过增加焦点－物体距离进行补偿。

（4）选择与物体元素结构相适应的 kVp 设置，以便使光电

效应最大化（例如，在骨或对比剂中），大大提高对比度。

（5）去除散射光子常用而有效的措施是在胶片前面沿X线束方向插入滤线栅。滤线栅是由紧密相邻的薄铅条构成，并缀以透X线的物质。滤线栅吸收非平行到达铅条的X线。铅条通常按一定角度排列以便与穿经成像层面的X线（非散射线）方向相匹配（图11）。铅条以完全平行的形式重叠在图像上，在某些应用上，尚且可行，但在另一些应用上却不可以。通过在胶片曝光过程中横向运动滤线栅，可以消除这些平行线。引导这种运动的机械装置通常被称为布凯机械（Bucky mechanism）。

常规X线体层成像

体层成像（tomography）的意思是"一层的图像"，表示一种特殊的X线成像技术，只对受检部位预先定好的层面内所包含的结构成像。而该层面以上或以下的层被模糊掉。体层成像经常被用于普通X线检查的补充，以便更清晰地观察和准确定位所观察的结构。

常规体层成像的基本原理,是曝光过程中X线球管和胶片盒会相对于固定轴同时做相反方向的运动（图12）。运动可以是直线平移，也可以伴以复杂路径。轴的位置决定了体层成像的层面。相对于轴运动所成的角，即体层摄影角，决定了能清晰成像的组织"层"厚。角度越大，层厚越薄。

特殊的体层成像装置能对曲形层面成全景图像，如牙槽弓的全景体层成像。

X线胶片

用于X线成像的胶片，能充分发挥其作为X线影像记录介质的效能。在胶片片基双面各涂一层特殊的感光乳剂，这种双面涂层能轻微降低胶片的分辨率，因此为达到高分辨率成像的特殊目的（如乳腺成像），就需要单涂层胶片。感光乳剂的X线光子的效能是适度的，但可以像三明治一样在一个防光但能透X线的胶片盒内将胶片放在两层增感屏之间，来增加这种效能（可高达100个系数）。增感屏是一些薄箔片，X线能自由穿透，其内含有一种被一个高能量X线光子撞击后能发射多个低能量光子（处于可见光电磁波谱内）的物质。

作为X线图像记录介质的X线胶片的性能（在增感屏协助下），以其特征曲线表达（图13）。特征曲线随kVp值的设

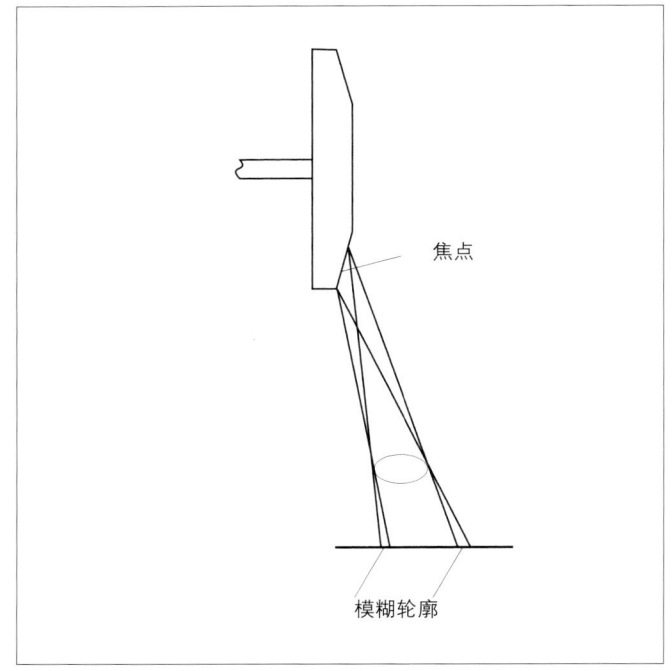

图10 焦点大小对图像锐利度的影响

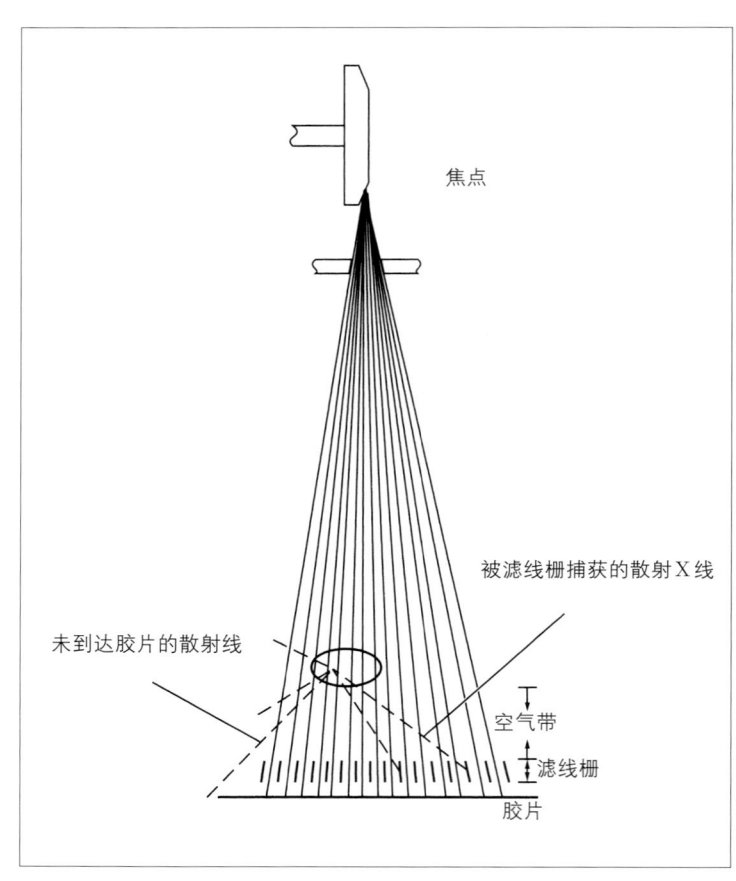

图11 空气带和滤线栅去除散射线

描述的滤线栅是"聚焦"型的、成角度的薄片，按特定的焦-片距设计。

定和应用的条件而变化。胶片的两个关键参数是速度和对比度。速度表示获得特定可视密度（OD）所需的曝光，通常是1。对比度以特征曲线中的直线部分的斜率表示，被称为"γ"，它反映曝光范围，在白与黑之间的灰阶中显示。γ值越低，覆盖的曝光范围越大，但两个曝光剂量非常接近时在灰阶中的差异越小，即两个被X线穿透的衰减差异小的结构，其图像反差也小。

荧光屏和影像增强管

由从病人体内穿出的X线转换来的图像，可以直接在涂有磷的屏幕上看到，被X线撞击时，磷发射可见光（荧光）。在这种屏幕上观察X线图像被称为透视，或就叫"荧光屏检查"。透视的优点是可以直接观察到运动，如吞咽对比剂从咽部下到食管的过程。这种屏幕的光亮很低，病人需要接受非常高的X线剂量才能产生被眼睛直接看到的足够亮的图像。以前，影像诊断医生要长时间地在昏暗的光线下看这种屏幕。虽然在铅玻璃后面被保护着，但这仍然导致影像诊断医生接受过度的辐射曝光。影像增强管的出现大大帮助了荧光透视（图14）。球管的输入荧光屏接受来自病人的X线，由磷发射多个低剂量光子。这些光子引起邻近的光电阴极层释放电子。这些电子通过一个

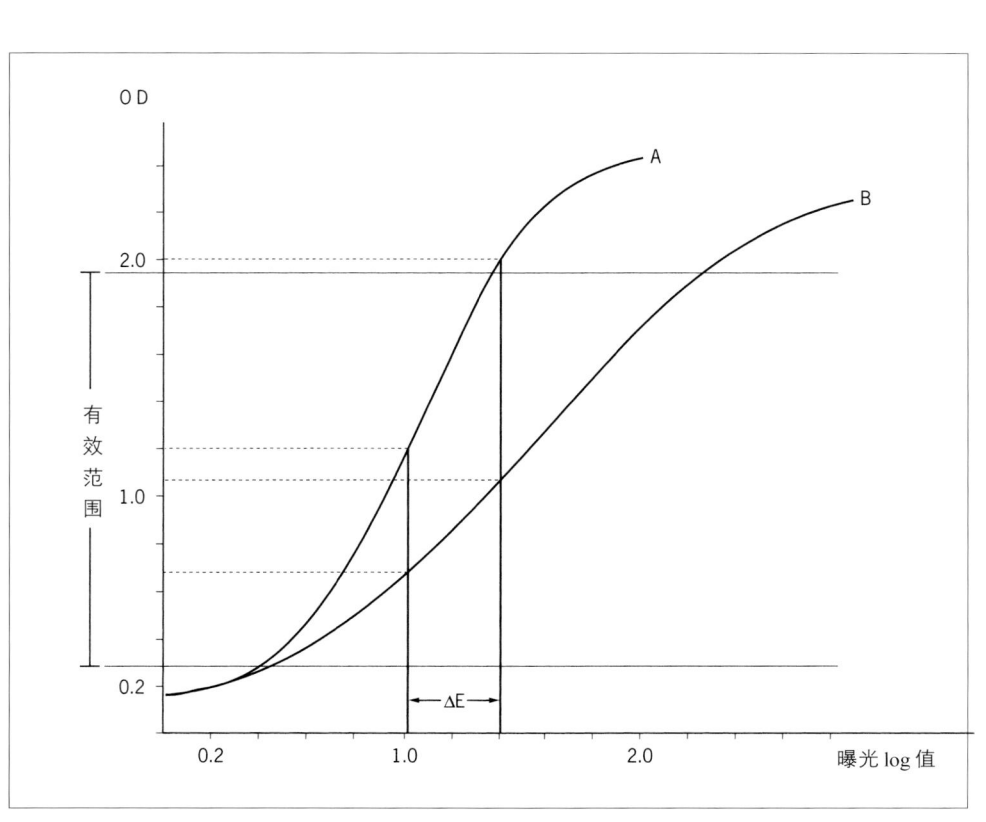

图12　常规X线体层成像原理

图13　两种不同胶片的特征曲线

胶片A比B速度快（更敏感）。A的对比度也比B高，因为在给定的窄曝光范围内(△E)A能通过更多的灰阶进行分辨。另一方面，胶片B在有效胶片密度范围内却能显示更宽的曝光范围。

以观察光盒上X线胶片为例。一个透光物体的光学密度(OD)由$OD = Log I_i/I_e$决定，I_i和I_e分别表示入射光和穿透光的强度。因此，OD为2表示仅有1/100的入射光从盒中穿透，这意味着这张X线胶片几乎是黑的。

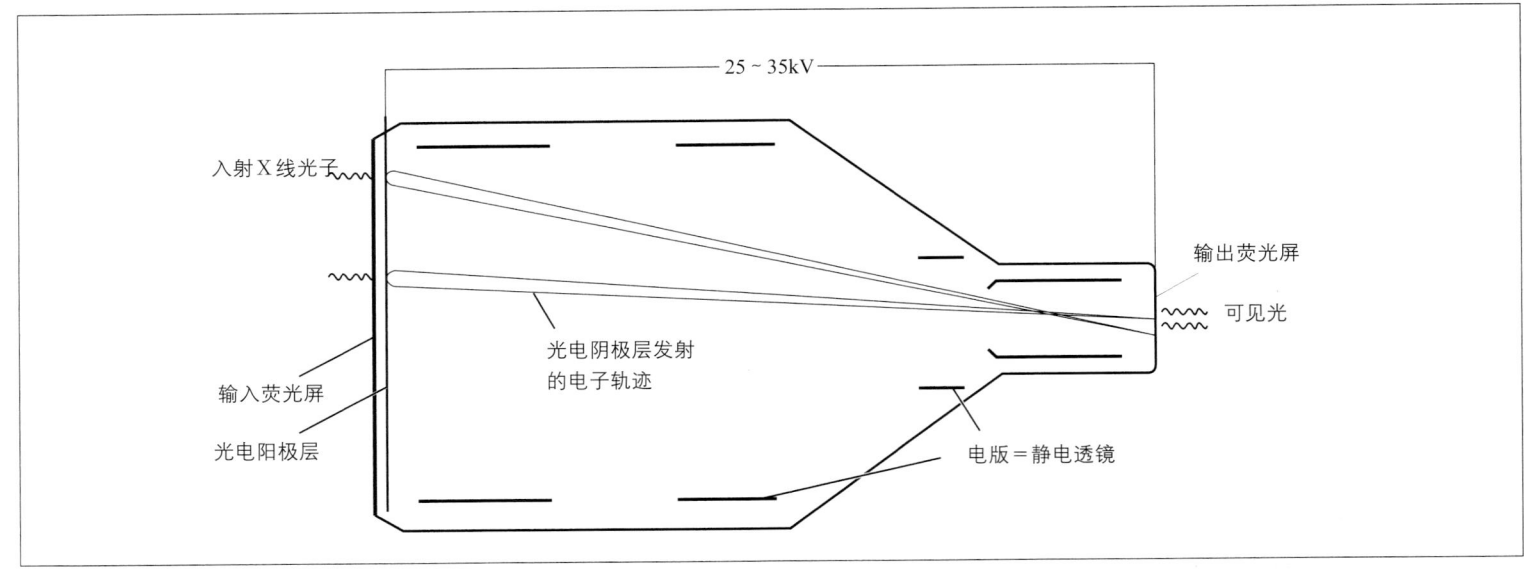

图 14　球管增强器基本设计示意

沿着球管方向的高梯度电压被加速，同时被一个静电透镜聚焦去撞击球管另一端的一个小屏幕。这个小屏幕涂有磷，当被电子撞击时磷高效率地发射可见光（黄色-绿色），按顺序数千次折叠后，从输入荧光屏到输出荧光屏的亮度得到增强。输出屏幕上的图像通常用视频照相机观察并显示在电视监视器上，还可以记录在胶片上。

数字 X 线摄影

不用感光乳剂，图像也可以记录在涂有类似于荧光屏物质的板上，板上存留一些入射 X 线能量作为潜在影像。当被长波长光如红光曝光时，这些能量以短波长光的形式被释放出来，这种现象称为光刺激发光。当这个板被窄聚焦后的红激光束扫描时，发出的光被光电倍增管拾取，从光电倍增管输出的信号，被一点一点地构建成数字化图像。在获得的图像中，每一点（像素）近似相当于聚焦后的激光束的大小。

通过用裂隙准直的 X 线束扫描病人可以直接记录数字图像，用一排在窄裂隙孔后面紧密排列的 X 线探测器记录穿出的 X 线。这种排列类似于 CT 扫描机（见下文）。

数字成像优于常规成像的主要优点之一是其特征曲线在很长的曝光范围内都呈直线，再就是将所有记录下来的信号强度适当置于与其范围相应的灰阶内，这些强度可以成像。因此，成像于常规胶片可用范围之外和因感光乳剂的饱和而显得全黑的结构，可以很容易地被数字成像看到。此外，图像数据可以被处理，如增强边缘的对比和去除背景。

数字减影 X 线成像

减影原理专门应用于血管成像。它涉及在血管内注射对比剂之前记录的一张平片和注射对比剂期间和之后的一系列图像。第一张图像用反像做"蒙片"。当把蒙片与随后的图像中的任意一张相重叠时，在两次曝光中所有静止不变的图像细节都被减掉了，只在第二张图像上留下被对比剂显示的结构。随后，减影图像的对比度被提高，以便更清晰地显示血管分支。图像减影的过程可以通过单纯的摄影来完成，但现在，多数是将图像数字化后在计算机图像处理器上执行。

图像减影的成功大大依赖于身体受检部位的有效制动，以使两幅图像除对比剂外完全一样。

图像减影原理也可以应用于按次序快速记录下来但分别处于不同 kVp 值（如 60 kVp 和 150 kVp）的两幅图像上，以便增强那些衰减系数在两个 kV 值之间有显著变化的结构的对比度，如骨或对比剂。

计算机辅助 X 线断层摄影

一幅计算机辅助的 X 线断层摄影(computed X-ray tomography, CT)图像是一个由许多图像元素——像素——构成的正方形矩阵。每一个像素均代表想象中的身体受检查部位的一个"切面"或"切层"内的一个小体积元素——体素(图15)。通过计算CT扫描机收集的一系列测量数据,得出每个体素的平均线性X线衰减系数,并分配到与其大小呈线性对应的灰阶值中。高衰减的结构显示为白色,低衰减结构为黑色,与常规X线成像一样。因此,CT图像是一幅经计算后的X线衰减系数空间分布图。

CT 图像的分辨率由与成像区域——视野(field of view, FOV)相对应的图像矩阵的大小决定。通常,用于诊断成像的矩阵范围从 128 × 128 到 1024 × 1024,512 × 512(约262000个像素)是最常用的矩阵。将 512 × 512 的矩阵应用于 40cm × 40cm 的 FOV,像素大小(分辨率)为 0.8mm × 0.8mm,如果用于20cm × 20cm的FOV,像素大小就变成0.4mm × 0.4mm。

减小像素大小,除每个像素(体素)的信号降低外,信号 – 噪声比也降低。一个光子信号的信号 – 噪声比是 $N/N^{1/2}$,N 是光子数目(普瓦松分布统计学)。这意味着如果像素尺寸减小了,必须增加取样时间或X线剂量以便获得分辨率的真正提高。

CT 扫描机

常用CT扫描机型的基本设计如图16所示。X线球管在环形轨道上运动,机架围绕病人,病人位于机架中央的床上。X线束被准直成窄扇形穿过病人。扇形角度的大小决定了成像范围。穿过病人后射出的X线强度被一组紧密排列的探测器记录下来,探测器被安装在环形轨道上与球管做同步环形运动。每一个探测器都配有光圈以限定裂孔,探测器精确排列只接受那些发自X线球管焦点并沿直线行进的光子。探测器裂隙的长度决定层厚,测量数据就来自此层厚。在球管旋转一周期间,探测器沿着数值非常大的线性路径(数以百万)记录穿出的X线强度。所有这些测量数据在很短的时间(大多数扫描机是1~3秒)内被采集完成。X线球管的kVp值通常设定得很高,以便

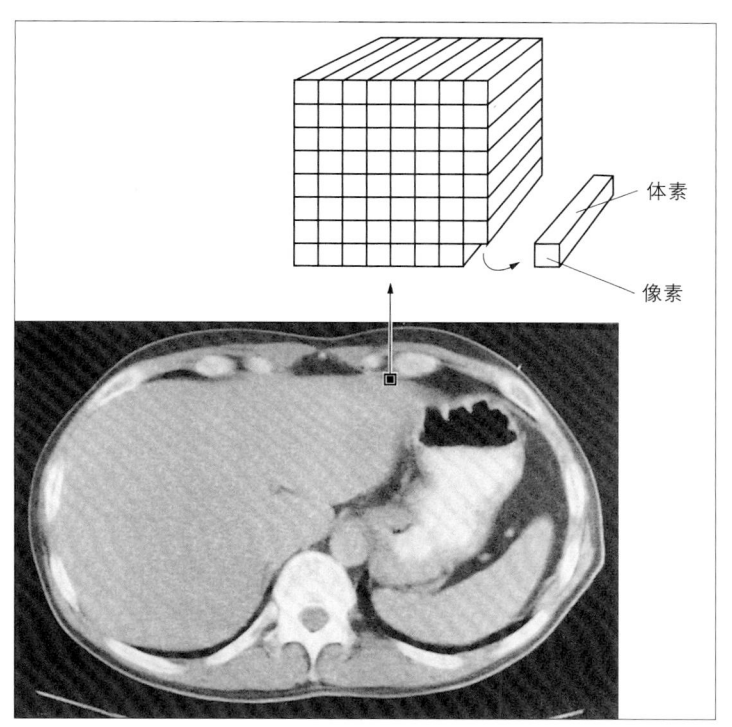

图15 由像素构成的图,每个像素代表一个体积元素,即体素

使非弹性(康普顿)散射成为X线束衰减的惟一重要过程。这表示CT图像能很近似地被作为一个组织密度图来读取。

处理完一层之后,扫描床按预先定好的长度移动,并采集下一组测量数据。多数CT扫描机层厚可以在1~20mm之间变动,多层可以连续取样或分别取样。

在螺旋CT扫描机中,球管在机架的轨道上连续地环形旋转,载有病人的扫描床同时以固定速度直线运动。因此,数据以螺旋轨迹被采集,通过相邻两个螺旋层面的插补获得用于重建一层图像的数据。pitch 表示在 X 线球管旋转一周期间床相对于层厚所移动的距离,因此,pitch 值 1 表示采集 10mm 层厚的数据,球管每旋转一周,床移动10mm。如果床移动20mm,pitch值就是2。pitch值大于1时,成像结构的断层图像清晰度就会下降。

螺旋CT扫描大大缩短了扫描时间。通过几排相互平行的探测器有效利用同一个X线扇束,最新一代的CT机采集数据的时间被进一步缩短,因此,允许同时采集几层数据。这种扫描称为多层CT扫描。

如果 X 线球管和探测器保持静止而躺在床上的病人纵向移动通过机架,CT扫描机也可以像常规X线成像那样用于采集一幅图像。通常在检查刚开始时得到这样一幅定位像,用于为随后的断层成像做计划,也被用做标识断层图像位置的参考图。多数情况下,CT断层图像是沿着与身体纵轴垂直的方向

取样,但是,机架可以倾斜角度以获得斜层图像,多数 CT 机能倾斜大约 25°角。

为了克服心脏成像时的运动伪影,可以在心动周期的特定时相由心电图门控进行数据采集。呼吸运动伪影通常简单地要求病人在短暂的数据采集期间屏气来克服。

图像重建

沿穿过每个层面的数目众多的 X 线路径中的一个路径记录下来的 X 线衰减值是所经过的所有体素各自衰减值的总和,层面内的所有体素已经相互交叉于数目众多的 X 线束路径中。经过一个计算过程,即滤波反投影法,每一个体素的平均线性衰减系数被计算出来。平均衰减系数是相对于水的衰减系数计算出的,并且为了方便,又乘以一个常数使它们整体都变成大数值。水的衰减系数被定义为零,选择这个常数使得空气的衰减系数为 -1000,骨密质的衰减系数为 +1000 左右。这个跨度为 2000 单位的衰减系数范围是亨氏(Hounsfield)范围,一个单位叫做一个 CT 值或亨氏单位(Hounsfield unit,HU)。衰减系数范围如图 17 所示,并给出了某些组织和物质的 CT 值。

多数 CT 扫描机能以数字图形显示小范围图像的平均 CT 值和标准差,这个范围可以被光标选中,并显示像素的 CT 值(图 18)。

人的眼睛不能区别 20 级以上的灰阶。因为许多组织只有几个 HU 的差别,只有当灰阶中只显示小范围的 CT 值时,这些组织才能在图像上被鉴别。图像中灰阶内的 HU 值范围称为窗宽(window width, W),窗宽的中心值称为窗位(window level, L)。例如,如果窗宽为 100HU,划分为 20 级灰阶,那么每一级就包含 5HU。如果体素的 CT 值超过窗宽的上限,就会显示为白色,低于下限就显示为黑色。窗位不变窗宽变化和窗宽不变窗位变化的图像效果如图 19 所示。很明显,必须选择合适的窗宽和窗位以辨别选定的结构,特定组合可以参考骨、软组织和肺等的窗值设定(图 20)。

体素的 CT 值及相应的像素的灰阶是由该体素的平均衰减决定的,记住这一点非常重要。这个成像原理提示被观察结构的 CT 值可被明显歪曲,尤其是 CT 值差别很大的组织相邻时,如骨和大脑。如果一个体素按体积计算含有 10% 的骨密质和 90% 的脑组织,那么平均 CT 值约为 120。现在,如果以 40 的窗位和 100 的窗宽显示该图像,那么窗宽的上限就是 90,以上的像素就显示为白色,这意味着骨看起来比实际要厚。如果窗

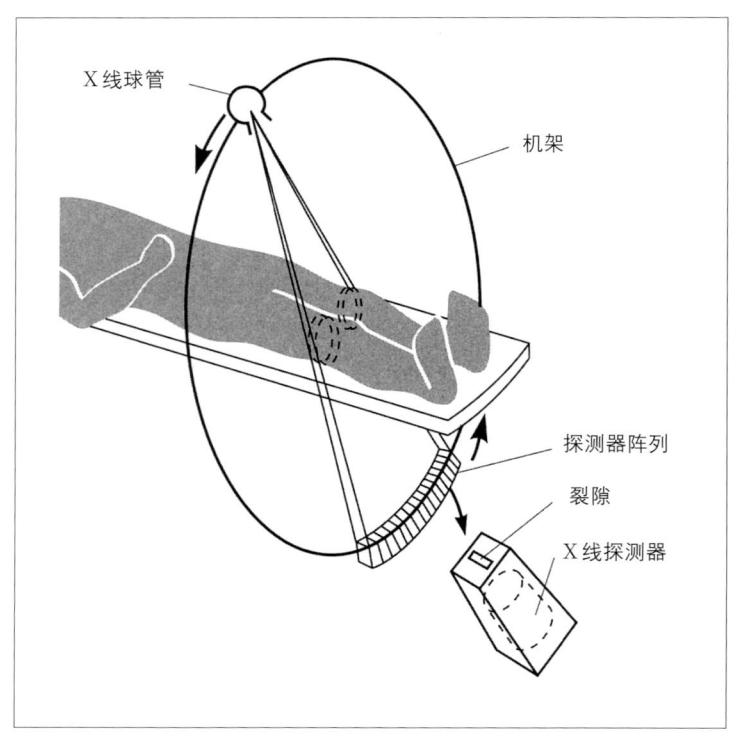

图 16 具有同步旋转 X 线球管和探测器阵列的 CT 扫描机基本设计

位提高到 150,那么 20 级灰阶范围内的 CT 值跨度就是从 100 到 200,即包括 CT 值为 120 的体素,如果这些体素全是脑组织的话,就会显示为黑色。这种在 CT 图像上 CT 值的偏差被称为部分容积效应,层越厚,这种效应越明显。这种效应在气道和空气的边界也很明显。因此,当设定一个用以分辨肺部小血管的窗宽、窗位时,气管的直径会显得很小。类似情况亦可从图 19 观察到,从左到右颅骨是怎样明显地由厚变薄的。

随着 X 线穿透组织,它们会逐渐变"硬",因为低能量的光子先被吸收和散射。线性衰减系数也因此降低。尽管是建立在期望平均值的基础上,但 CT 扫描机的计算程序仍将这种效应考虑进去。如果层面内含有一片金属(如牙齿填料),总的伪影就会增加,即所谓的硬射线伪影。这种伪影也见于被厚骨包绕的软组织图像中,如后颅窝。

X 线对比增强剂

对比剂用于增加或减少组织或器官的 X 线衰减系数,以便

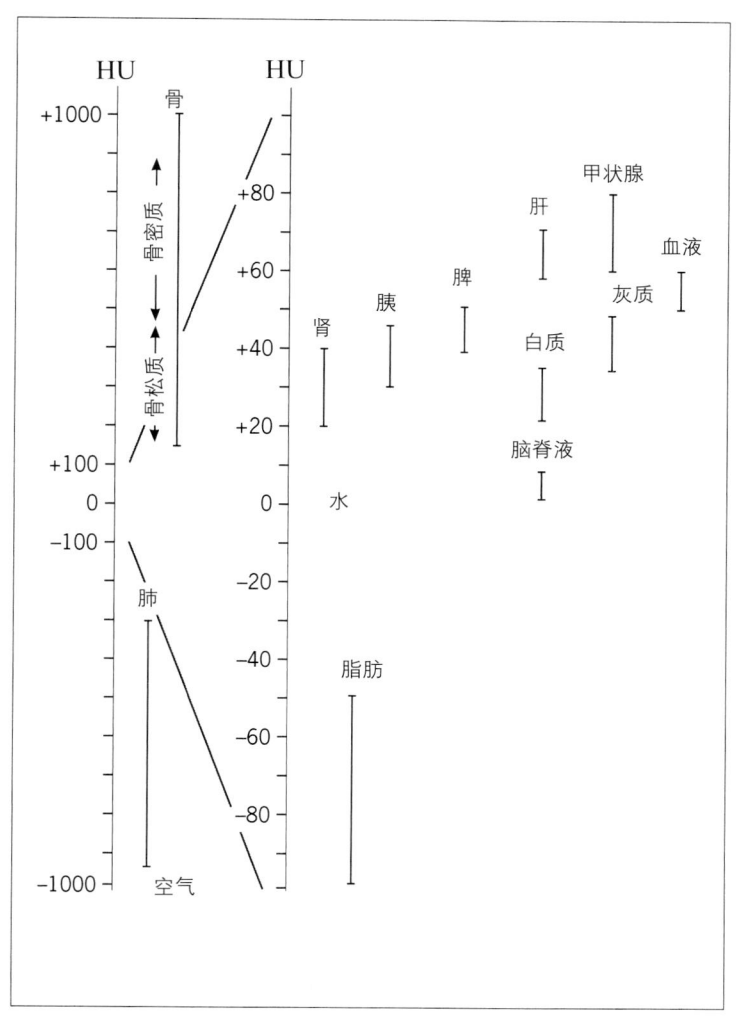

图17　亨氏刻度

图中为一些组织和器官的近似CT值

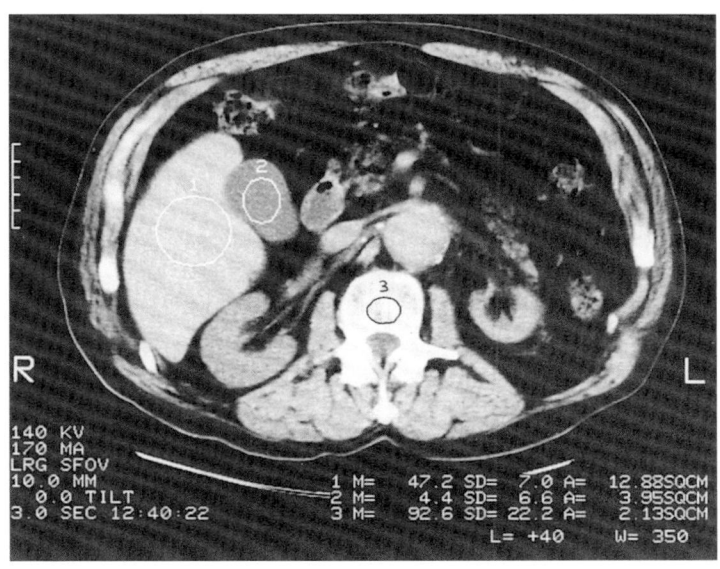

图18　腹部CT图像

R和L表示患者的右和左，图像左边的厘米刻度给出线性测量尺。图像分别以窗位40和窗宽350设定值显示，球管以140kVp运行，通以170mA的管电流，断层厚度为10mm，用于重建图像的数据在3秒内采集完成。选择3个位置显示X线衰减的数值，位置1在肝内，面积为12.88cm²，平均CT值为47.2，标准差（SD）是7.0；位置2在胆囊，位置3在椎体的松质骨内，后者SD高。主动脉和右肾动脉显示动脉粥样硬化的钙化。

通过阳性或阴性对比，使它突出于周围组织。

现在应用的所有阳性对比剂包括碘和钡。这些元素的K吸收临界值分别是33 keV和37keV（见图5和表1）。这表示在33（37）keV到大约55keV能量范围内，它们能通过光电效应有效地吸收X线光子，这个能量范围是X线球管在80~100kVp运行时发出的X线束所具有的。kVp高时，如150kVp，这些元素的阳性对比效应显著降低，因为此时康普顿散射占优势。所以，当对比剂的浓度低时，一般用低电压。

钡

用纯硫酸钡细颗粒的混悬液做消化道成像。根据不同的目的，按不同的钡含量配置成不同黏稠度的钡剂。

咽和食道可以在做吞咽钡剂动作期间进行检查。胃、十二指肠和小肠同样也在服钡餐后检查。为了检查胃，碳酸氢钠常被加入到混悬剂中以便产生一幅黏稠钡剂勾勒出胃壁的图像，而胃被由碳酸氢钠释放的二氧化碳扩张开。这就是所谓的双重对比检查，由气体充当阴性对比剂。这种检查能很好地分辨出胃黏膜表面的细节。钡剂灌肠被广泛应用于检查直肠、结肠和末端回肠，也经常结合注入气体产生双对比图像以提高对黏膜的观察。

碘

所用的碘以稳定的共价键与不同的有机分子结合。多数情况下被首先应用的碘化油现在已经被水溶性碘剂取代。碘化油专门用于淋巴造影和子宫输卵管造影（hysterosalpingogra-phy, HSG）。

血管内或蛛网膜下腔注射且很快经肾脏排泄而从血液循环中清除的、无毒的水溶性碘对比剂的开发是影像学上的一个突破。50多年来它的化学配方和特性得以改善。

从实际应用及不考虑它们化学特性的观点来看,水溶性对比剂通常分为离子型和非离子型、高渗性和低渗性。

由任意一种对比剂产生的对比增强是由X线沿直线穿过物体时遇到的碘原子数量决定的。如果路径很短,如横穿一个小血管或宫腔,对比剂的浓度相应地必须很高。这通常只在对比剂的浓度高于血浆渗透压(300mOSM/kg)的情况下才能实现,在某些应用中甚至高达1500~2000 mOSM/kg,经常引起副反应。

这个问题在用离子型对比剂时尤其明显,因为它们在溶液中分离,产生两个或多个渗透效应物。通过各种非离子型代替品和增加每分子中的碘原子数目,使生产非离子型低渗性对比剂成为可能,这种对比剂在血管造影和脊髓造影中尤其有用。用这些对比剂在高分辨率动脉成像时血管内的峰值渗透压可能接近或低于500 mOSM/kg。

尿路造影时最关心的问题是肾脏对对比剂的高清除率导致尿液高浓度。静脉注射对比剂时速度可以很慢,浓度可以很低,这样即使离子型对比剂血管渗透压仍能保持较低水平。

水溶性碘对比剂也用于其他目的,如涎管造影术(第171页)、泪囊造影术(第159页)、直接肾盂造影术和膀胱造影术、子宫输卵管造影术(第377页)、胆管造影术、关节造影术和气管造影术。也用于观察消化道,尤其是在CT成像时。

碘对比剂的一个特殊分类是胆囊对比剂,有时口服给药,有时静脉给药,以足够的浓度从胆汁排泄,观察胆囊和胆道,但胆道造影只能用静脉胆囊对比剂。这些方法现在已经被其他方法所代替,如内镜逆行胆胰管造影术(endoscopic-retrograde cholangiopancreaticography, ERCP)。

图19 窗宽及窗位的设定对脑部CT图像的影响→

上面的一排图像显示窗位固定(40),从左到右窗宽增加。
下面的一排图像显示窗宽固定(80),从左到右窗位增加。
注意松果体和脉络丛的钙化。

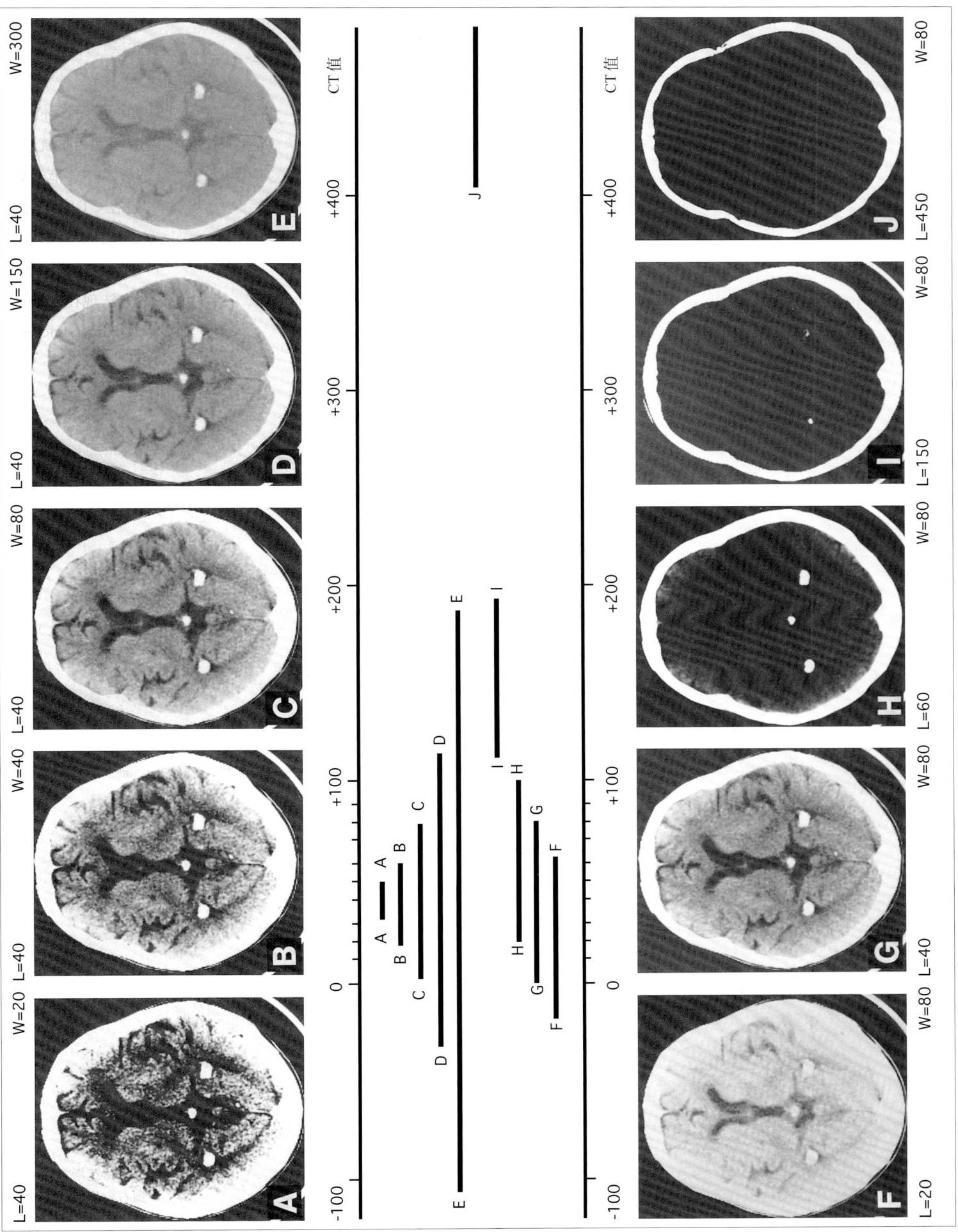

图 20　胸部 CT 扫描标准组织窗设定值

上幅（A）：肺窗（L=-700，W=1000）
中幅（B）：软组织窗（L=40，W=500）
下幅（C）：骨窗（L=250，W=500）

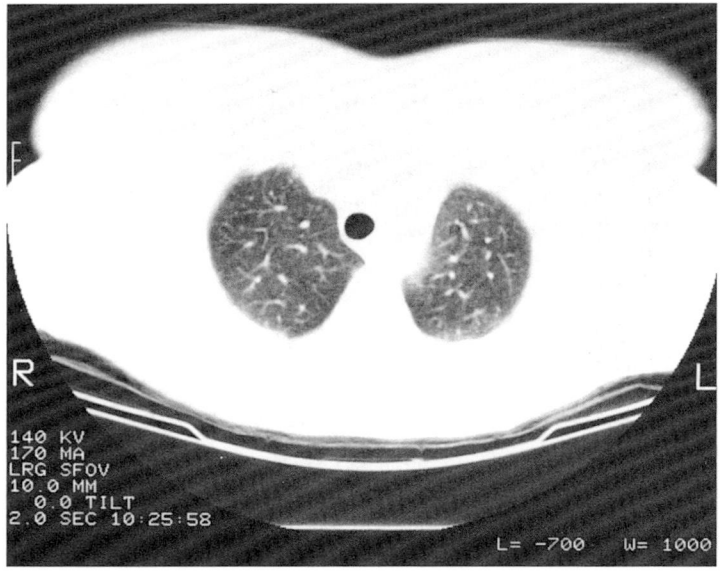

A

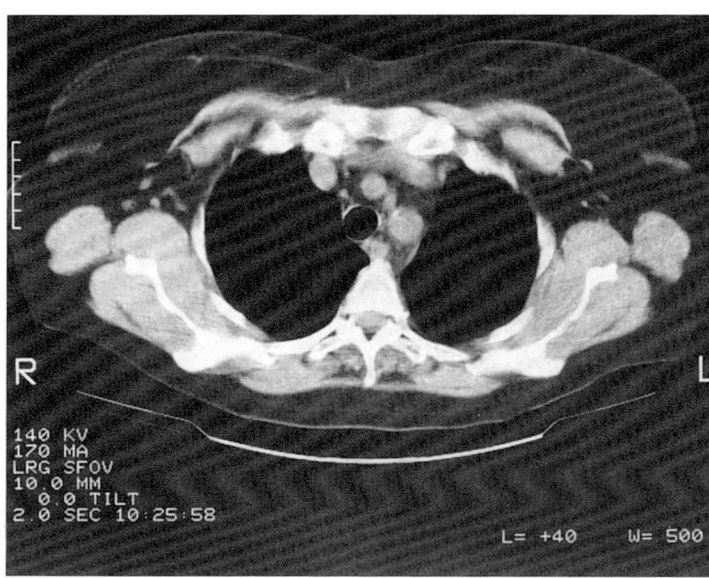

B

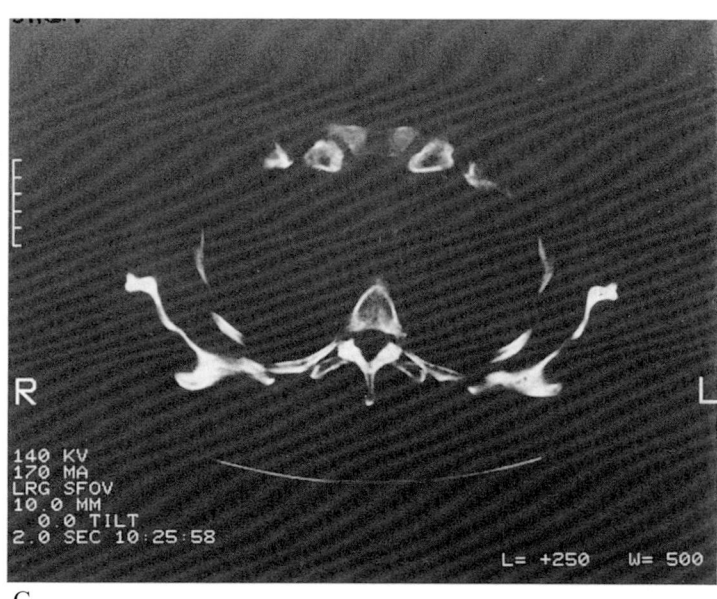

C

以磁共振为基础的技术

磁共振扫描的原理

磁偶极矩

一个具有角动能,即自旋的电荷会产生一个与自旋轴成一线的磁偶极矩。这同样适用于具有自旋和电荷的电子和质子,也适用于中子,因为这种微粒的电荷成分在其内部是不规则分布的。两个同质的且紧密相连的微粒,如一个原子核内的两个质子或两个中子会成一线自旋以致于抵消它们的磁偶极矩。因此,只有具有奇数个质子或中子的原子核会在整体上具有磁偶极矩。在与生物学相关的具有磁偶极矩的原子核中,含单质子的氢到目前为止是在数量最多的核素,而且它在生命体中普遍存在。其他与生物学相关元素的一些放射性核素如 ^{13}C、^{23}Na 和 ^{31}P 同样具有磁偶极矩并且可以用于实验。^{19}F 可以被用做分子标记,如药物或代谢物。

磁共振成像(magnetic resonance imaging, MRI 或 MR)就是基于对磁偶极矩的处理。它是通过外部作用的磁场及随后对原子核在此过程中发射出的放射信号进行记录和分析进行的。磁共振在化学领域作为一种有效的分析工具得到了长期应用。基于磁共振的诊断影像技术的开发需要制造能产生足够强的单一磁场以容纳人体的装置,并且需要开发出相应技术以解决人体发出的复杂的磁共振信号的解剖学起因。由于技术原因,电子自旋共振(ESR)无法被用于临床影像,而且这种技术问题至今未能被克服。

由于所有用于诊断的磁共振成像实际上都与质子(氢)有关,因此以下的叙述是指质子,但其原则和概念适用于所有具有磁偶极矩的原子核。

磁共振扫描仪

磁共振扫描仪的基本组成见图21的简化图示。主磁体在其内部产生了一个强大而均一的 0.1~2T 磁场。这一磁场必须非常稳定,一般由通过液态氦冷却的超导线圈生成。有些磁共振扫描仪使用阻抗线圈,还有的建立在恒磁铁之上,但这两种磁体都无法产生与超导线圈一样的稳定且强大磁场(后者强度大于0.5T)。应用强磁场的主要原因在于磁共振信号的信噪比提高,产生的磁共振图像因此改善。

在主磁体孔内安装有三套线圈,以产生磁场梯度。其中一套与主磁场同向(Z轴),另两套与之垂直(X轴和Y轴)。在患者全部身体上的梯度磁场强度不及主磁场强度的百分之一,并且可以及时迅速变换。在梯度线圈内有一个射频传导/接收线圈。出于一些功能需要,一个小的独立接收线圈被直接置于患者被检查身体部分表面,称之为表面线圈。这种方法提高了信噪比并最终提高了图像的分辨率,但也限制了被检测范围。患者最终被安排在磁体孔中央的床上。一个中央脉冲序列,控制器通过用于各种磁共振成像模式的复杂序列,控制梯度线圈的能量供应和射频线圈的传导-接收转换。接收到的射频信号通过傅里叶变换(Fourier transfor-mation)进行分析,并通过影像处理器进行空间解码显示为图像,该图像是患者身体层面内小的体素(voxels)发射出的射频信号振幅的记录图。

质子磁化

当质子被置于一个稳定的外部磁场中,会有一种力作用于其磁偶极矩上,以使之与外部磁场平行,但由于自旋的作用,它不会像罗盘针一样旋转,而是一种持续环形运动,称之为旋进(precession)。在这种运动中,自旋轴以一定角度围绕着另外一个与外部磁场平行的轴转动,很像一个处于重力场中的玩具陀螺(图22)。一个旋进质子的磁偶极矩具有量值和方向,很容易通过向量表述。该向量可以分解为一个与旋进轴同向的向量即"纵向向量"和另一个与外部磁场垂直并以旋进频率旋转的向量——"横向向量"(图22)。

旋进的频率,即拉莫尔频率(Larmor frequency)与外部磁场的强度成线性关系,由拉莫尔方程表述。磁场强度的单位是特斯拉(T),质子自旋频率为42.58MHz/T,常被表示为质子旋磁比常数(γ)。拉莫尔频率对于所有质子并非相同,而是根据其化合情况存在百万分之几的差异。在1T磁场中,水和脂肪酸链的拉莫尔频率约有三百万分之一(~130Hz)的差异。这种差异称之为化学位移。

根据量子力学原理,在外部磁场之中,质子的自旋处在两种离散能级的一种,此处不做详述。在较低的的自旋能量级上,磁向量的纵向分量指向与外部磁场方向相同,而在较高的能量极上,其方向相反(图23)。质子在这两种状态间的分布比例取决于温度和外部磁场的强度。磁场中的材料(组织)的质子密度的净磁化有差异。即使在用于诊断成像的高磁场强度(0.1~2T)情况下,质子在37℃时的净磁化情况也很有限,只有很少一部分质子(1T磁场中约为六百万分之一)处于较低的自旋能量级上。

和单个质子的磁偶极矩一样,净磁化可以通过向量方便地表示出来(图24)。重要的是要注意净磁化向量代表经常受热运动(布朗运动)影响,并且在两个自旋能量级之间迁移的大量质子在统计意义上的均衡。净磁化均衡向量与外部磁场平行(呈纵向)。单个质子的横向旋转向量由于在均衡状态下处于异相而被抵消。

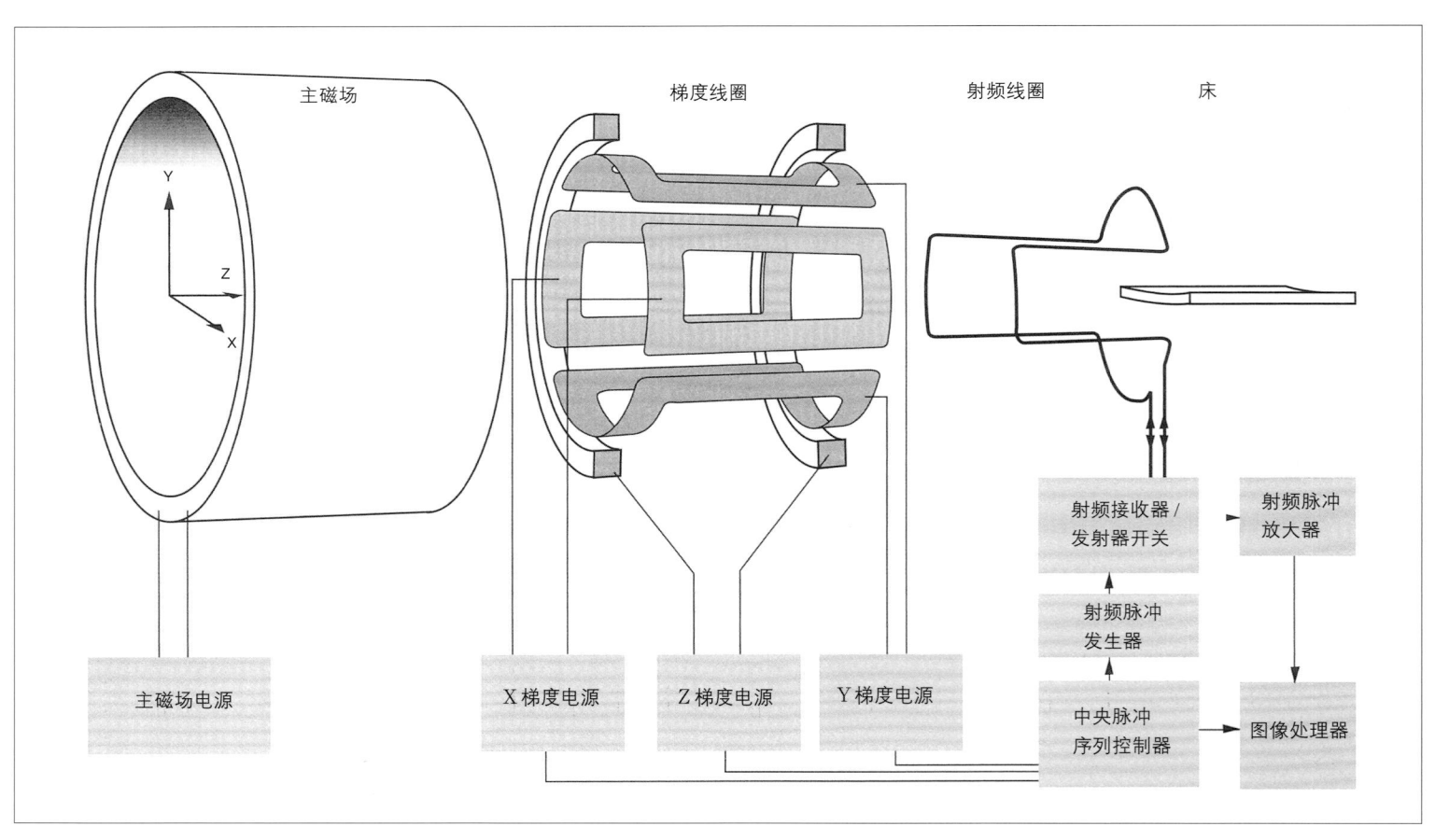

图21　磁共振扫描仪的基本设计

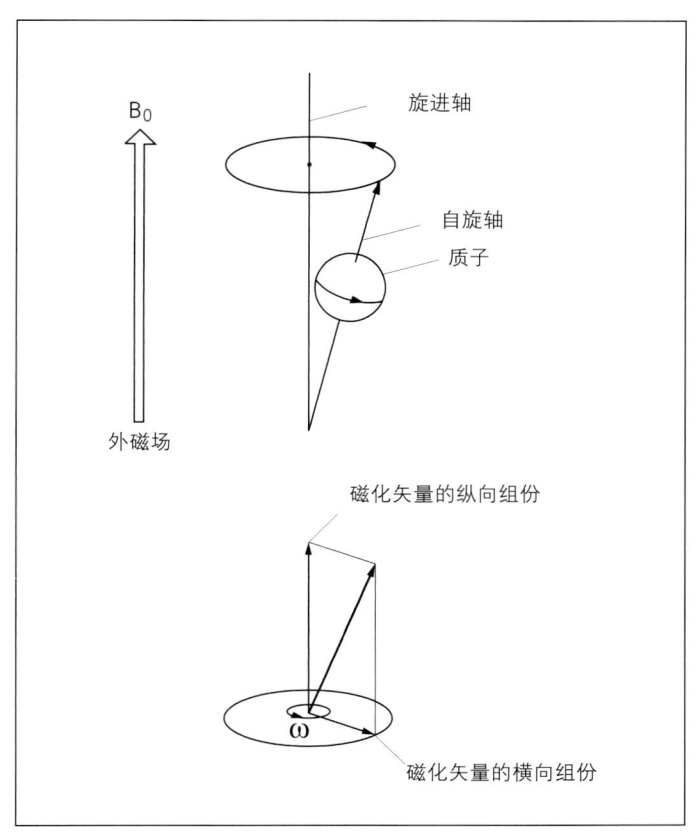

图22　质子的自旋和旋进

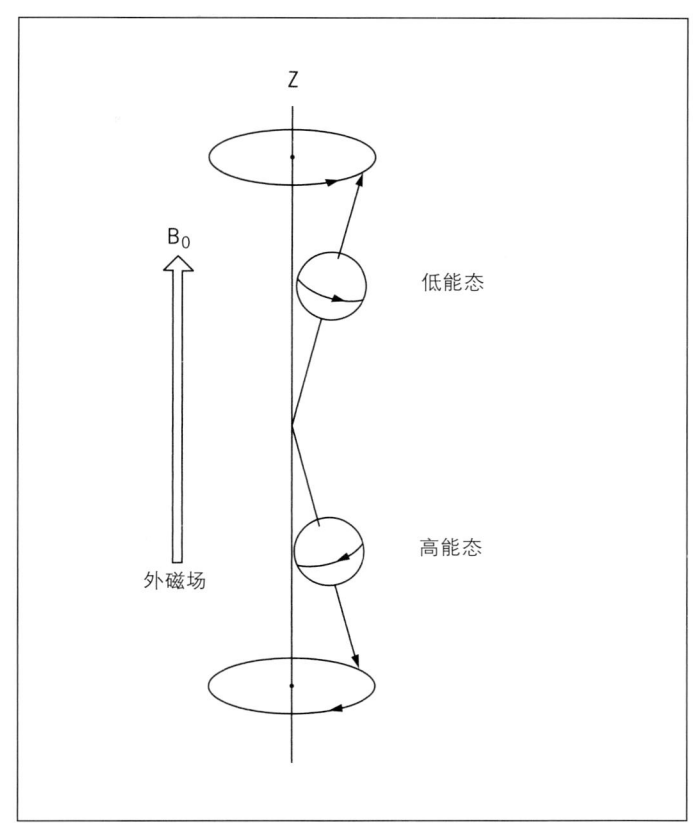

图23　质子自旋水平图解

拉莫尔方程式：$\omega = \nu L \times 2\pi = \gamma \times T$
ω 为角速度，νL 为旋进频率，T 是外磁场强度，γ 为常数（旋磁比）。
特斯拉（T）是磁场强度单位，1特斯拉定义是：1m 长的导线，通以垂直于磁场的1A电流，如受到磁场作用力为1N，则该处的磁感应强度称为1T。等于10000高斯（gauss）

共振

当身体一部分或组织被置于磁共振扫描仪的稳定且单一的强磁场之中时，由净磁化向量表示的均衡状态在数秒中之内便会形成。受以质子的拉莫尔频率（42.58MHz/T）垂直进入主磁场的电磁波脉冲的影响，这种均衡会受到扰乱而变化。这种频率在电磁频谱的射频区域之内（图1）。只有精确地符合这种频率（能量）的射频波（质子）才能通过共振将能量转移给旋进的质子。理论上，一块垂直于主磁场并且以 42.6×10^6 r/s 的速度旋转的磁棒也能做到这一点。这种由共振的能量转移会对旋进质子产生两种作用。

首先，处于低自旋能极上的质子在吸收了射频光子的能量之后会跃迁到高能态，伴随着质子磁偶极矩方向的转换。随着越来越多的质子跃迁至高能态，纵向净磁化向量的量值会逐渐降低。在特定的射频能量输入水平上，这种纵向向量会降至零。随着射频能量的继续输入，剩余质子便升至高自旋能态，此时，纵向向量会重新出现，但已转为相反方向。

射频脉冲的第二个作用在于它会使质子进行连贯的（"同相"或"同步"）旋进，这表现在以拉莫尔频率旋转的横向净磁化向量的出现。

净磁化向量是指在任何给定的时刻纵向和横向磁化向量的总和。因而，随着射频能量输入的增加，纵向向量递减而横向向量递增。在以拉莫尔频率旋转的同时，净磁化向量越来越向横向倾斜（图25），主要磁场和净磁化向量之间的角度称为倾角，输入的能量使得净磁化向量倾斜为横向的射频脉冲称为90°脉冲，能量为这种脉冲两倍的脉冲会使纵向向量再次出现，但其方向会转为相反，而且会使横向向量按与主磁场方向相反的方向旋转。这种脉冲被称为180°脉冲。从时间上看，这种在磁共振成像中起激发作用的射频脉冲的持续时间是以千分之一秒（ms）为单位计算的。

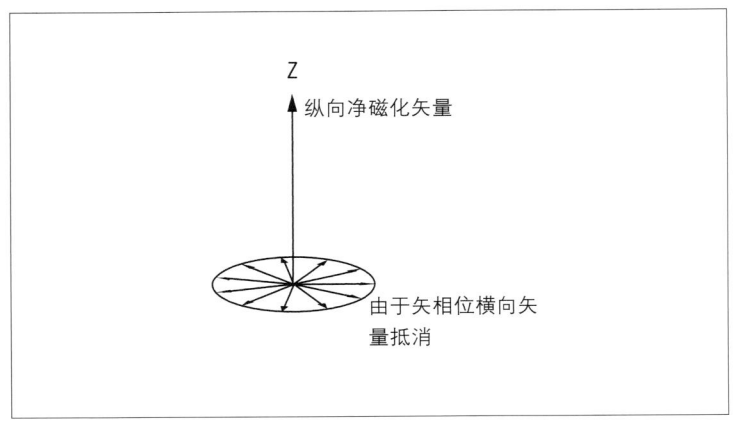

图24　净磁化矢量图解

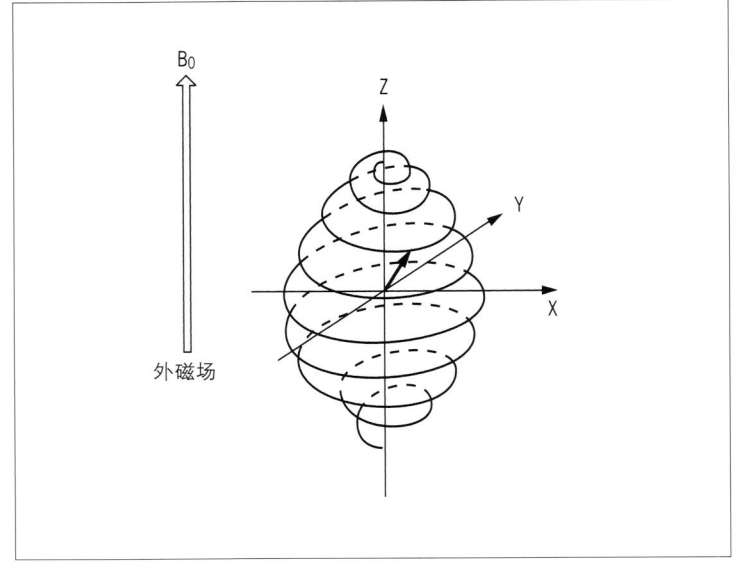

图25　受拉莫尔频率的射频波增加能量输入的影响，净磁化矢量的不断变化

弛豫

当射频脉冲停止时，被激发的质子经过一段时间后会恢复原来的均衡状态。这一过程被称为弛豫。此时，重要的在于，纵向磁化的恢复和横向磁化的消失具有不同且独立的时间轨迹，都是简单幂函数，但有不同的时间常数，T1表示纵向磁化的恢复，T2表示横向磁化的消失。T1为纵向磁化恢复至均衡量值的63%的时间，T2为横向磁化比最大强度降低了63%（减至37%）的时间（图26）。这两种弛豫过程反映了旋进质子与其周围物质的两种不同相互作用。

纵向磁化的恢复意味着能量的损失，此时，在磁化过程中离开高能态的质子会释放能量并回落。这种能量损失在很大程度上具有分子基础的分子之间随机碰撞的热能性质，被统称为"点阵"，由此，根据其性质，纵向的弛豫过程有时被称为"热弛豫时间"或"自旋-晶格弛豫时间"。

横向磁化的消失意味着旋进质子间相位同步性丧失。这一过程源于质子间及质子与非同质的局部磁场间的磁性相互作用，例如，缘于其他具有磁偶极矩并以其他频率旋进的原子存在，或缘于外部磁场的不均匀性/不稳定性。具有不同自旋的原子核之间的相互作用是导致横向弛豫过程的主要原因，这被称为"自旋-自旋弛豫时间"。在以移动分子为特征的纯净液体中，内部固有的局部磁场的变化是快速波动并倾向于最终达到平衡。在固体中，分子更为稳定，局部固有磁场的非同质性会更为恒定，导致质子系统地失相位。因而，T2在固体中较短（以毫秒计），在液体中较长（以秒计）。

T1总是比T2长，但它们也会趋近于同样的值，尤其是在液体中。简而言之，组织可以被视为是固体、溶剂（水）中的溶质及脂肪的复杂混合物，脂肪在体温上介于固体和液体之间。水和脂肪中的脂肪酸链显然是用于诊断成像的质子磁共振信号的主要来源。其他成分可以被简单地视为是复杂"晶格"的组成部分，形成了热弛豫，用T1表示；它也导致了局部（固有）磁场的非同质性，形成了自旋-自旋弛豫，用T2表示。因此，给定组织的T1和T2组成了一类均值。增大磁场强度必定会使T1值增加，而某些组织中的T2值基本不受影响，但另外一些组织中的T2值也会因此增加。1T磁场中T1的实际值随软组织的不同而变动，在脂肪组织中约为200ms，而在大脑的灰质中约为800ms。相比较而言，纯水中的T1约为2500ms，而在脑脊液中约为2000ms。同样地，T2值在肝脏和肌肉中约为40ms，在纯脂肪和大脑白质中约为90ms，而在脑脊髓液中约为300ms。水和脂肪酸质子间的化学位移（300万分之一）会导致脂肪和"水组织"紧密结合的组织中横向磁化的迅速消失，如在骨髓中。矿化的骨组织含有的运动质子太少，无法产生可以被用于诊断成像所探测的磁共振信号。组织中可被磁共振成像探测到质子的浓度被称为自旋密度或直接称为质子密度，尽管一些质子与信号的产生关系不大甚至毫无关系。磁共振成像旨在探知并显示T1、T2或自旋密度这些参数在体内不同组织和液体之间的差异（图27）。

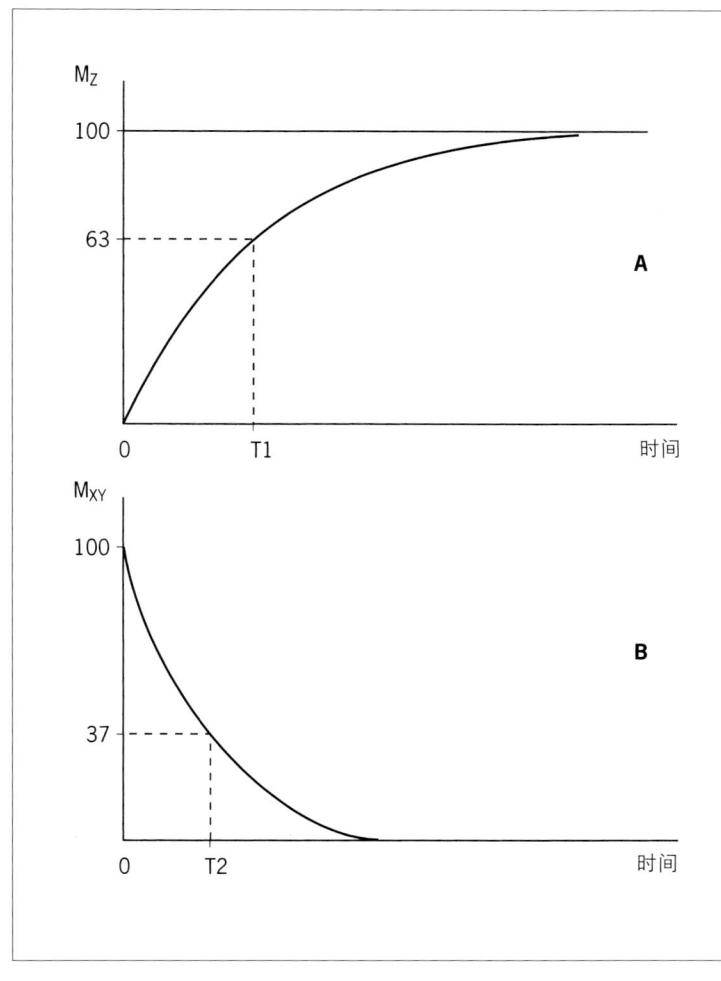

图 26
A) 0 时间 90°射频脉冲停止后纵向净磁化矢量（M_Z）的指数恢复。M_Z值 =M0（1-e-t/T1）M0 为平衡时净磁化矢量值，T1 是恢复过程时间常数 At t=T1; M_Z=M0 × (1-1/e)=M0 × 0.63
B) 0 时间 90°射频脉冲停止后横向、旋转净磁化矢量（M_{XY}）的指数衰减。M_{XY}值像时间函数，M_{XY}=M0e-t/T2，T2 是衰减过程时间常数。
At t=T2; M_{XY}=M0 × 1/e=M0 × 0.37

在磁化组织的弛豫期间，一种电动势可以被导入一个适当放置的接受线圈，作为与旋进质子同步的射频信号。这种射频信号经过分析和解码后可以显示成影像。重要的是，只有同相位旋进的质子才能引发可探测的放射信号。这意味着当一个体素中净磁化向量的横向分量消失时，从该体素发出的放射信号会停止，即使此时的纵向分量尚未恢复。因而，为探测不同组织间 T1、T2 值的差异，需应用复合激发脉冲序列，不在此详述。

自旋 - 回波现象

相位一致性的丧失，即"失相位"，意味着射频信号的丧失。这种丧失部分是由于由 T2 表示的自旋 - 自旋弛豫，这是材料或组织的固有性质。由于磁场的非同质性，观察到的相位一致性的丧失速度（表示为 T2）总是较快的。磁场非同质性对于这种测量是一种"外部"扰乱，其影响可以通过操纵自旋 - 回波抵消。如图 28 所示，为方便起见，图中的磁化向量由一个以拉莫尔频率旋转的坐标系表示，以便显示质子间旋进频率的微小差异。可以想象我们自己就处于这个旋转坐标系中，这时所见的 X、Y 和 Z 轴是固定的。如果磁场非同质性在产生回波（TE）的时间段内是稳定的，自旋 - 回波的运用可以有效地消除由这种磁场非同质性导致的失相位。几乎所有的现代成像扫描都是基于对回波信号的取样。

另外一种对发生失相位的质子进行重聚焦的方法运用了磁场梯度的反转效应，称为梯度 - 回波。这种运用尤其常见于快速成像，因为其可用小于 90°的脉冲激励，因而可以降低回波（180°脉冲用于由射频脉冲引致的回波）。梯度回波的运用在消除由磁场非同质性导致的干扰方面效果有限，但其具有速

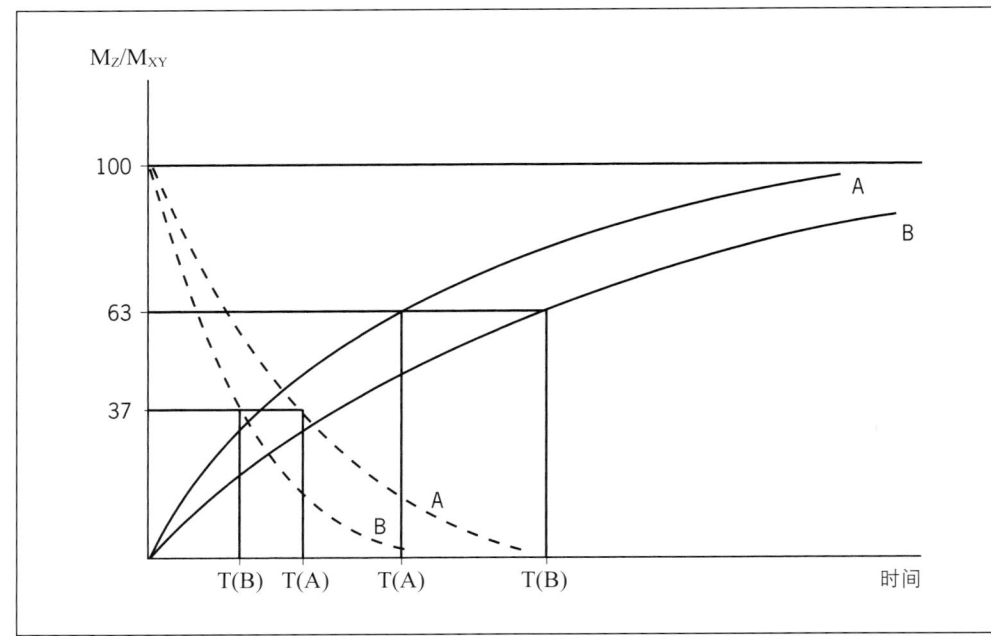

图 27

在 A 和 B 两种组织中纵向磁化（M_Z，实线）恢复和横向磁化（M_{XY}，点线）衰减，组织 A 具有最短 T1 和最长 T2。

度优势。

磁共振对比剂

如果将一个顺磁性物质对准一个给定组织,则该组织的弛豫时间（由 T1、T2 表示）将会缩短。由于原子中不成对的电子作用，这种顺磁体如同一个起扰乱作用的强磁偶极混合体。在磁共振成像中应用这种效应通常使用稀有元素钆（Gd），此处钆元素被螯合成二乙烯三胺五乙酸钆（Gd-DTPA）。Gd-DTPA 无法穿透正常血-脑屏障，因而可以探察该屏障的缺陷。Gd-DTPA 经由尿液排出，可以用于泌尿系统的磁共振成像。如果使用添加的配合剂，钆螯合物可以用于探查胆汁排泄。基于锰元素的造影剂也已被开发出，这种对比剂有着类似于钆的顺磁特性。钆和锰的化合物被称为阳性对比剂，因为它们影响弛豫常数，特别是 T1，被用于成像（T1 加权），该图像磁共振信号强度是与对比剂的浓度成比例。相反地，阴性对比剂通过大幅降低 T2 产生信号空白。氧化铁微粒可有效地导致局部磁场非同质性的产生，即属此类。经过特殊方式的静脉用药，这些微粒被肝、脾和骨髓内的巨噬细胞吸收并缩短了这些器官的弛豫时间，但对这些组织内的肿瘤的弛豫时间不起作用。负造影剂口服可用于胃肠道成像。

磁共振信号空间（断面）解析的方法

最终的磁共振成像，像 CT 图像一样，是一个像素的方形矩阵，每一个像素代表着设想中的患者身体"切片"的小体积元素，即体素。每个像素对应于一个灰阶值，该值与规定时间内相应的体素随着一个射频激励序列发出的放射信号之振幅成比例，该序列被用来使不同组织的特定参数（如 T1 或 T2）之间的差异最大化。

为完成所需的空间分辨，每一个体素需要给出三个坐标。为选定断面（第一个坐标，Z）的位置，需沿患者身体建立一个磁场梯度（图 29A）。建立这种梯度的结果是，一个给定的射频只与位于一个狭窄的梯度断面内的质子发生共振。改变激励射频脉冲的频率将使这一断面沿梯度移动至另一位置，该断面与质子的拉莫尔频率相符合。梯度越陡，则射频脉冲的频宽越窄，在拉莫尔频率上被共振激发的切片也会越薄。通常这种梯度和频宽会被调至能激发 2~10mm 厚切片的状态，这取决于应用目的。这种切片选择梯度在激励的射频脉冲期内持续存在，而且它决定着断面的位置。

另外两个决定体素所需的附加坐标（X 和 Y）可以通过运

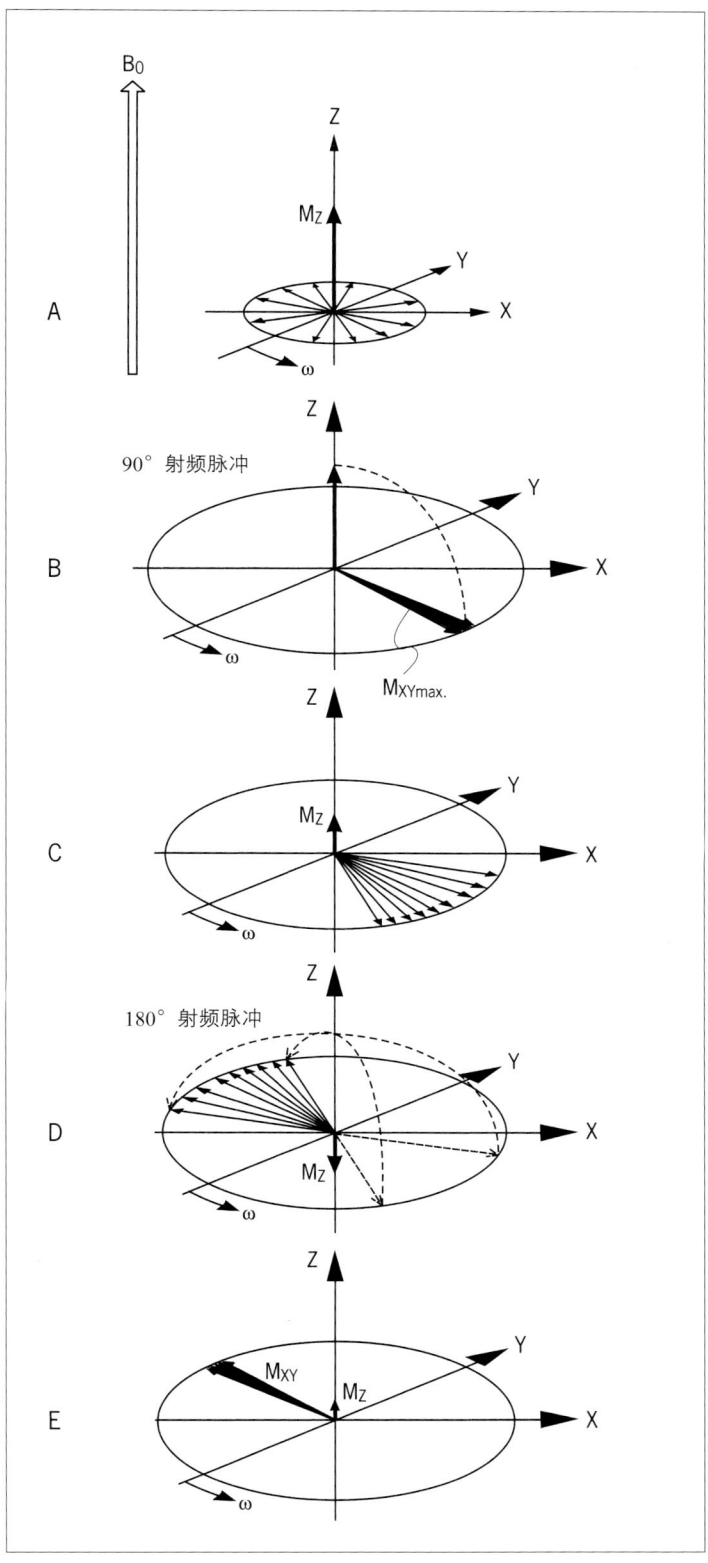

图28 自旋回波现象

A）在平衡态质子磁化矢量的所有横向成分（M_{XY}）失相位，纵向成分（M_Z）总和沿主磁场方向排列，ω表示进动的角速度。

B）沿X或Y轴的90°射频脉冲使纵向矢量倾倒到横向平面，并使质子磁化矢量的横向分量同向进动，单一合成 M_{XY} 矢量很大并以拉莫尔频率发出一个强的无线电信号。

C）90°射频脉冲停止后，横向分量由于单个质子的进动频率的微小差别开始散开，例如T2驰豫，同时由于T1驰豫纵向矢量开始增大。

D）在TE/2时间180°射频脉冲颠倒纵向矢量的进动方向，从而使进动快的质子开始赶上进动慢的，也就是分散的矢量重新聚集。

E）在TE时间（回波时间=2×TE/2）质子磁化矢量的横向分量重新聚集（重聚焦）并再次发出一个强的无线电信号，但因发生于TE期间的T1驰豫而减少。

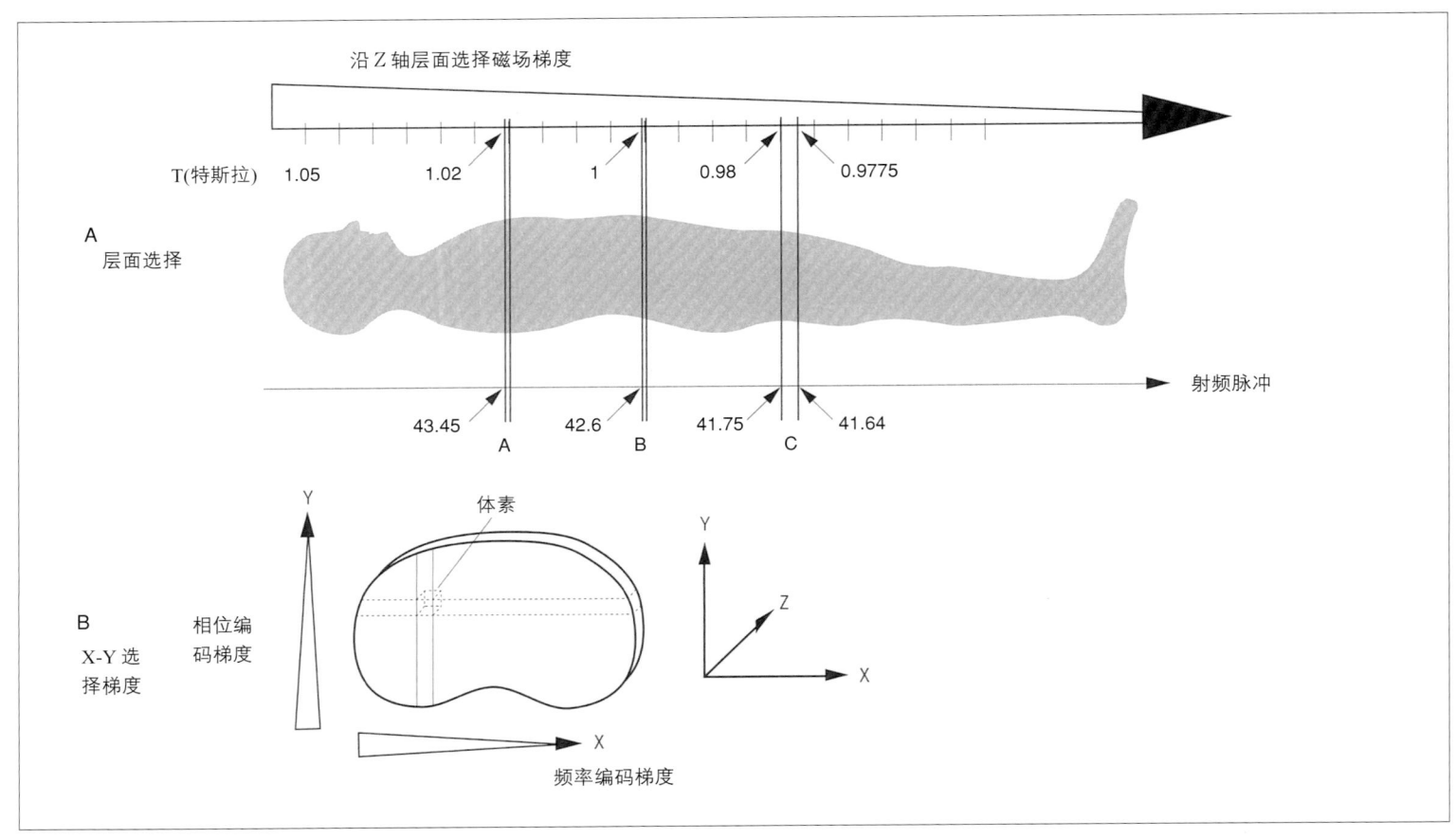

图29 空间解析度的原理
A 层由射频脉冲如 43.45MHz 激励，改变射频脉冲至 42.6MHz 可激励 B 层，如果射频脉冲具有从 41.64 到 41.75MHz，较厚的 C 层被激励。

用另外两个较平缓的梯度得到，即相位编码梯度和频率编码梯度。

相位编码梯度垂直于切片选择梯度。在激励的射频脉冲被切断后，相位编码梯度被接通，但只有极短的时间（3~5ms）。它能导致穿越切片的旋进相位产生持续变化，其结果是特定的体素列（图29B中的水平列）产生一个特定的相位。

频率编码梯度与切片选择梯度和相位编码梯度均成直角。当相位编码梯度被切断时，频率编码梯度被接通，并且会在射频信号被取样期间持续，因而常被称为"读取梯度"。这种梯度具有使从断面一边到相对边的旋进（拉莫尔）频率持续增高的作用，其结果是特定的体素列（图29B中的垂直列）产生一个特定的频率。

常用的成像矩阵是 256×256 像素。为在 X 和 Y 方向上达到同样的解析度，图像必须由 256 个数据样本构成，这些样本是由 256 组不同的相位编码梯度设置记录的。这就是磁共振成像相对于 CT 成像获取数据所需的时间较长的主要原因。

通过运用三个磁场梯度来获取空间解析的原理有其内在问题，即它们都会造成相位改变，它们中的两个抵消了由相位编码梯度产生的有目的相位变化的清晰度。同时，梯度造成的磁场非同质性也会增加失相位的速度，例如使 T2 变短。通过适当应用一种反方向的定时梯度可以补偿这些效应，以抵消由其他引起的旋进改变。切片选择梯度可以通过同样数量的反向梯度来平衡，其持续时间与射频脉冲的持续时间一致。信号取样应在频率编码梯度被接通时间段中间进行，起平衡作用的反向梯度的应用应在取样前进行，并且持续时间应为取样时间的一半，以便在取样期间达到平衡点。射频脉冲、梯度激活和信号取样的时间控制如图30所示，此图显示了一个自旋-回波成像序列。

现在，患者身体断面所发出的复杂放射信号被接收线圈接收，并进行傅里叶（Fourier）分析，即解析为数个成分元素的正弦波。每个成分波的频率和相位共同决定着产生这些波的体素的坐标。这些成分波的振幅可以表示为灰阶，并与其量值成比例，显示为图像中的相应像素。习惯上，在灰阶值中，高信号振幅显示颜色趋淡，而低振幅显示颜色趋深。和CT成像一样，这一灰阶值有二十级，而且"窗宽"和"窗位"均可调。有时还会使用附加的颜色解码。

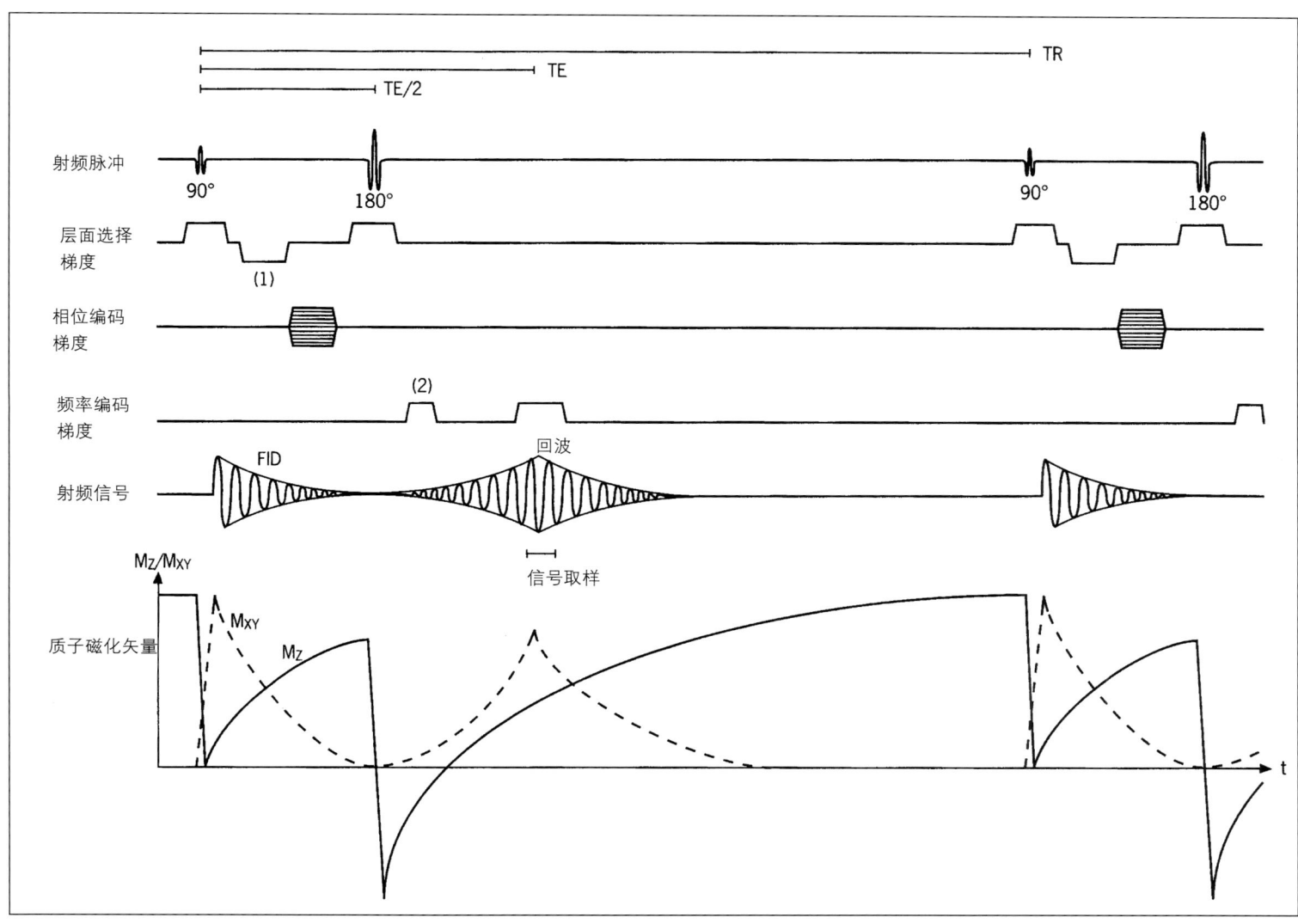

图 30 标准自旋回波脉冲序列

该序列开始于 90°的射频脉冲，应用于层面选择梯度开启时。随后的 Z 梯度反转期间：补偿（1）在射频脉冲期间由层面选择梯度导致的失相位。90°脉冲引发射频信号，由图中下面部分（参见图 28B）描述的 M_{XY} 磁化矢量产生，信号呈指数衰减，即所谓的自由感应衰减（FID），在 TE/2 时间层面选择梯度再次开启并有 180°射频脉冲插入（参见图 28D），其具有重聚焦效应，重聚集失相位的 M_{XY} 矢量直到 TE 时间产生一个回波信号，呈指数型的上升和下降。回波信号围绕其中点正常取样，射频信号靠两个外加梯度沿 X 和 Y 轴编码。在信号取样期间活动的 X 梯度（读出梯度）已被预先激活。补偿（2）它所产生的失相位。在此序列中由于被 180°脉冲反转，预激活呈阳性，否则它应该是阴性的。符号中多个水平条代表的相位编码（Y）梯度表示梯度被给予一个新的值，每次序列以 TR（重复时间）时间重复直至足够的序列用于计算机成像，经常是 256 次，产生于 Y 梯度的有目的的相位改变当然不被反转梯度补偿。

用于磁共振信号空间解析的三个梯度可以相互交换,因而可以在不移动患者的情况下方便地得到轴位、矢状位和冠状位的断面。而且,这也使得对几个适当的空间断面同时行激励和取样成为可能,以加快一个长系列断面的采集工作(即多断面成像),它可使全部检查时间缩短十倍。尽管如此,一个常规磁共振检查的数据汇集也需耗时数分钟。

成像序列的很多重复出现会大大延长计算机成像所需的数据取样时间,其每次都需新的相位编码梯度设置。为克服这一点,人们开发了成像序列,由此,通过自旋回波序列90°脉冲而来的180°脉冲产生了一个回波列,其中每一个回波都伴随着不同的相位编码梯度。这种被称为快速或加速自旋回波序列的技术在很大程度上缩短了数据获取时间,但也意味着T1复原曲线过程中的信号被平均化。相对于传统的自旋回波成像,这会影响到图像的判读。类似的运用具有更小倾角的梯度回波技术同样也会大大加快数据获取时间。

磁共振成像中的流空效应和运动伪影

血管和脑脊液中的流体会以复杂的方式对磁共振成像产生影响。视所用的射频脉冲序列情况而异,流体的存在会产生比理论值更弱或更强的信号。显而易见,方向垂直于断面的快速流体具有带走质子的效应,这些质子原本可以在射频信号取样期间发出信号。因而,血管便成为了"信号真空",在图像上呈黑色。在其他情况下,"假"强信号的质子会被流体带入断面。断面上的流体会扰乱空间 X-Y 轴的解码/编码,使得假象产生。在任何流动的血液成像处,人们必须意识到血液中的信号强度可能是假的,而且特定位置的假象可能是存在的。透过血管经常看见一些模糊条纹,它们在图像中沿相位编码梯度的方向延伸。

磁共振成像中,运动伪影的问题远大于CT,因为磁共振取样的时间要长很多。为了获得理想的心脏成像,数据收集是由心电图门控的。同时,对呼吸循环进行门控可能是必要的,因为让患者在足够长的时间里屏住呼吸是困难的。最后,令人遗憾的是,肠蠕动经常使腹部磁共振成像的分辨率降低。

磁共振血管成像(Magnetic resonance angio-graphy, MRA)

有选择地探测流动质子以产生血管成像的技术已经被开发出来。有两种方法目前被使用。

时间飞跃法(TOF)运用了梯度回波技术,在这种技术中,静态组织发出的信号通过利用一个快速重复的梯度回波系列(很短的TR)被"饱和"抑制。流进断面的血液是不被饱和的,会产生信号。这一方法的缺点在于断面内血液流动的信号也被抑制。

相位对比法运用了三个方向上的相位编码技术,在解码和取样之间的时间内运动的质子通过有别于静态情况下的相位编码而被探测到。通过调整这种梯度的强度,就有可能区分流体的快慢,从而分别生成动脉和静脉图像。相位对比法可以探测任何方向的流体,但其数据获取时间较长。

磁共振成像模式和脉冲序列

诊断实践中有三种基本的磁共振成像模式:

(1)质子自旋密度加权成像用于显示组织间质子密度的差别,而不考虑它们的化学键和T1、T2差别。但是,也有一些质子在成像过程中不起作用,因为它们的活动性是受限制的,例如骨和腱中的质子,因而,在临床成像上,质子自旋密度这一术语应该胜于"质子"密度,因为信号并不反映组织真实的质子密度。由此,像素间的对比可以被转化为体素间自旋密度的差异。

(2)T1加权成像用于显示组织间纵向均衡磁化被射频脉冲扰乱后在复原时间上的差异。体素间T1的差异在图像中显示为像素间的对比。T1加权成像通常能产生最佳的全面的解剖学分辨率。

(3)T2加权成像用于显示组织间被射频脉冲激发诱导产生的横向磁化在衰减时间上的差异。因而,体素间T2的差异在图像中也显示为像素间的对比。T2加权像对液体如脑脊液的辨别尤其有效。病理学改变通常伴随着组织中液体的聚集,常常在T2加权像中清楚地显示出来。

除以上三种外,还有其他模式,例如观察特定的化学(代谢)参数的波谱成像和组织弥散系数的测定。

脉冲序列

这一部分将总结磁共振成像的要点并举例说明它们在一些脉冲序列中的应用。近年中，人们开发出了大量的成像序列，其中有些非常复杂。本书中只对一些简单的进行介绍。

在均衡状态下，被主磁场磁化的组织并不发出放射信号。这是因为纵向磁化向量是沿主磁场方向的(因而是休止的)，而单个质子旋转的横向向量都不是同相的。只有当净磁化向量具有横向的分量时，放射信号才能被探测到。例如，足够数量的质子必须同相进行旋进才能产生可探测到的信号。

为得到特定的与质子自旋密度有关的放射信号，即组织的T1、T2参数，必须使用各种时间的激励射频脉冲序列，这些脉冲序列不断重复直到收集到足够多的计算机成像所需的信号，通常由2~4套独立的样本数据平均。

图31和图32说明了一个自旋回波序列中TR(time of repetition,重复时间)和TE（time to echo，TE回波时间）的时间选取是如何影响不同组织相关的信号强度的（以脑成像为例），以及如果选择合适的时间以产生T1、T2和质子自旋加权成像。自旋回波原理的更详细说明可参见图28和图30。

T1加权成像记录运用了短TR(200~700ms)和短TE(15~30 ms)。相反，T2加权记录运用了长TR（2000~3000 ms）和长TE（80~200 ms）。用长TR和短TE记录的图像叫做中间加权像或质子自旋密度加权像，因为此处的信号反映了大多数组织的相应质子自旋密度，但脑脊液除外，因为其T1较长。

反转恢复脉冲序列

这种特殊序列可用于产生强的T1加权像，但尤其被用于选择性地抑制一些组织的信号，如脂肪，它可能掩盖一些包埋其中的结构发出的信号，如神经信号，它们T1值间只有微小差异。使用这种方法的序列被称为脂肪抑制序列，也可称作STIR（短T1反转恢复）。图33中以脑成像为例说明了这种反转恢复序列。

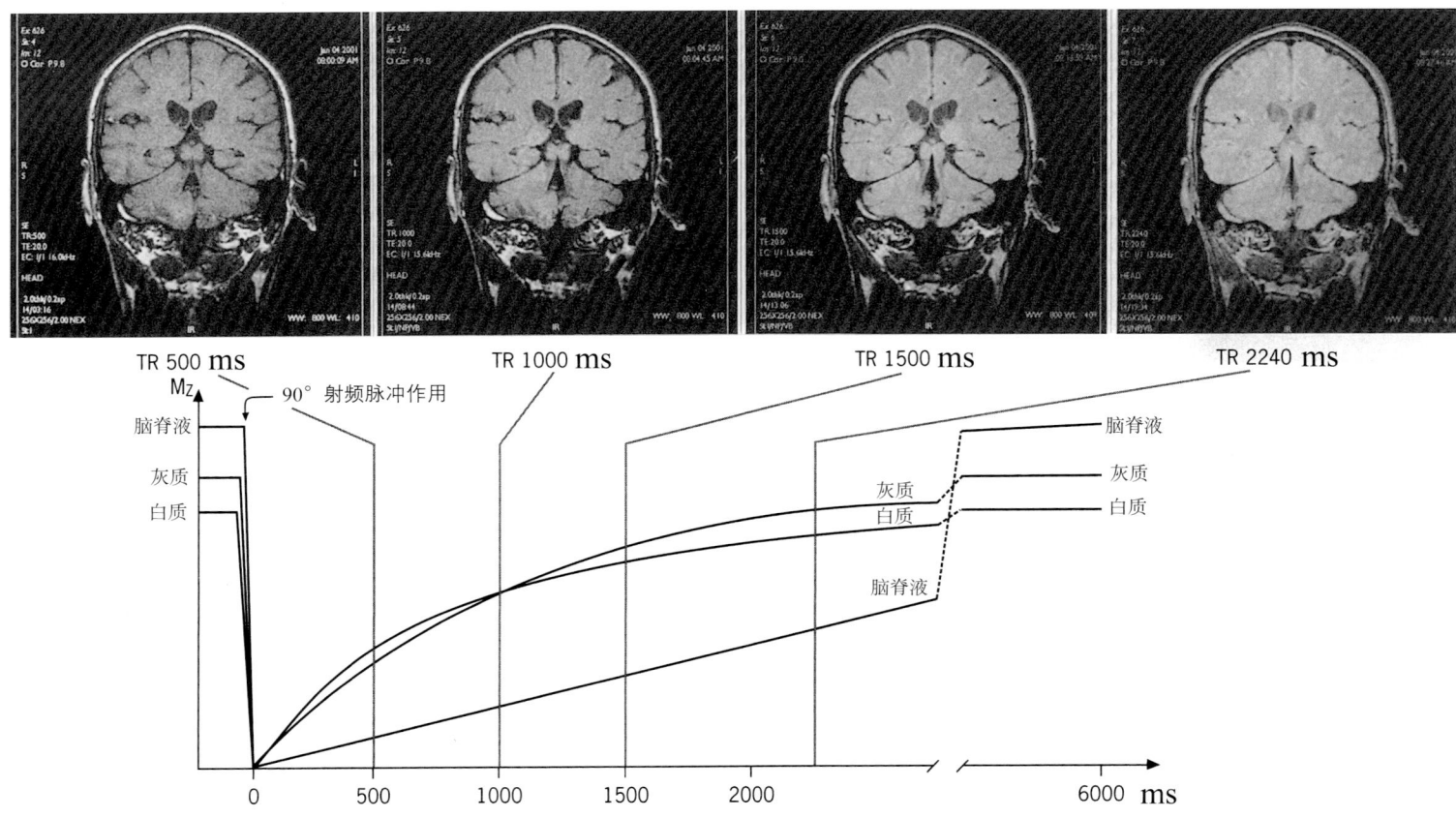

图 31　自旋回波序列 T1 的影响因素

图像显示脑脊液（CSF）、灰质及白质中纵向磁化在0时间90°射频脉冲后恢复的大致时间。这些物质大致相当的质子密度显示于MZ轴。短TE（20ms）的自旋回波产生于90°脉冲后500、1000、1500和2240ms。短T2具有这种效应，即T2弛豫不会显著影响反映纵向磁化恢复水平的信号强度，而它由物质的T1决定。综合的图像显示于图示上部分，所有图像由相同的窗宽及窗位显示，图像间允许相对信号强度评测。

在500ms所有信号强度是低的，白质信号较灰质略高，脑室中脑脊液信号很低。该图像、最清楚反映了T1的差别，相应的称为T1加权像。在1000ms灰质和白质信号相当，在1500ms灰质信号高于白质，而在2240ms高的更多。此时灰质和白质均达到了平衡，信号强度反映了白质相对于灰质的质子自旋密度，但脑脊液仍远离平衡，由于它的长T1产生了相当低的信号。

在大约5000ms脑脊液同样达到了平衡，拥有一个5000msTR和20msTE的自旋回波脉冲序列，所谓的饱和恢复脉冲序列因此反映了所有组织和体液的质子自旋密度，然而，如此长的TR值无法在实际中使用，因为要求的过长的数据采集时间是不切实际的，在图示上层图像中使用的较短TR序列为部分饱和恢复序列。

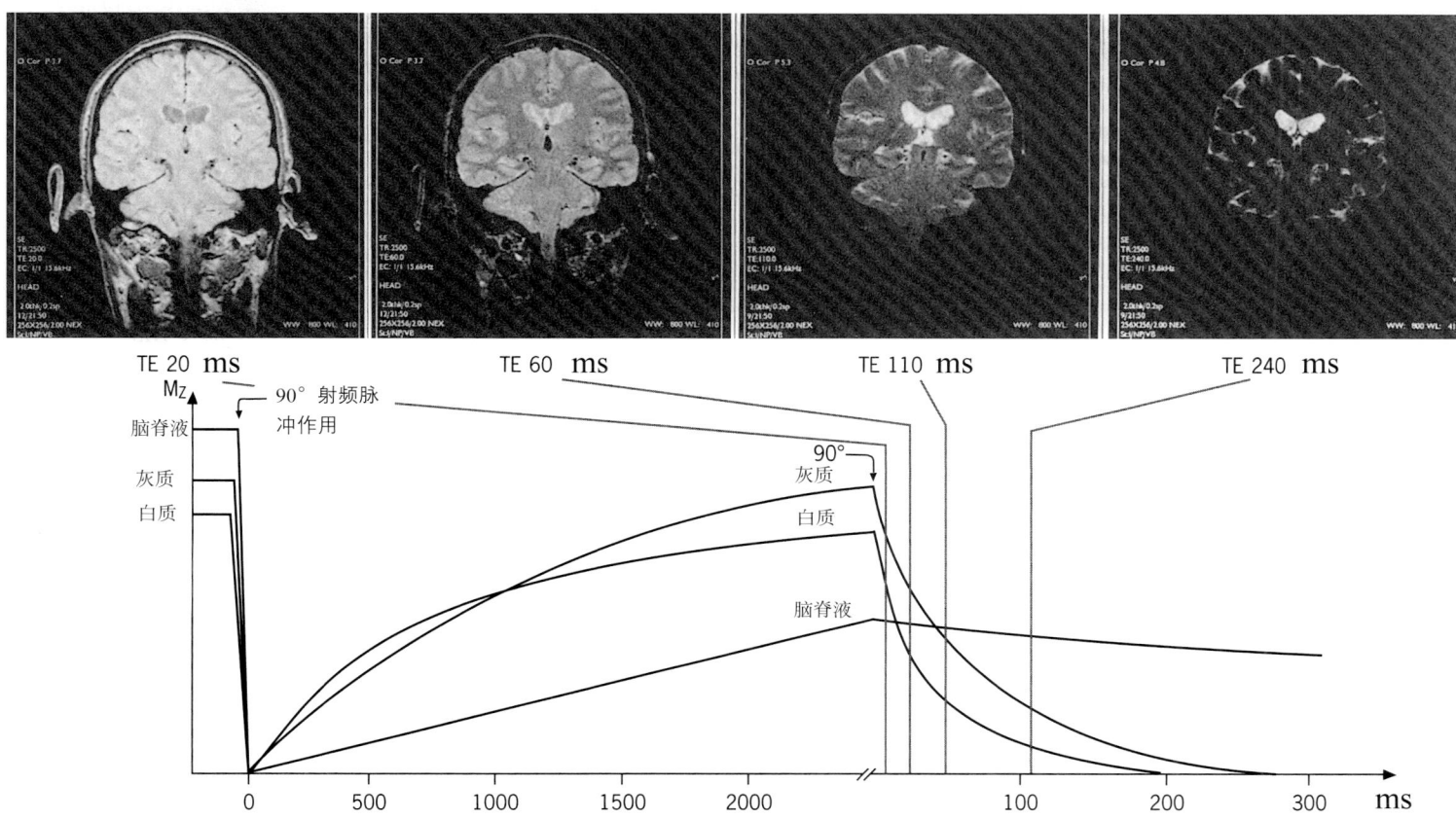

图32 自旋回波序列 T2 的影响因素

图像显示脑脊液（CSF）、灰质及白质中纵向磁化在90°射频脉冲后2500ms恢复（类似图31）。在2500ms（TR）施加另一个脉冲。曲线上时间显示点（在延长的时间刻度上）是横向磁化矢量衰减的近似时间，由组织及脑脊液的T2决定。在90°脉冲过后10、30、55和120ms（TE/2），施加180°射频脉冲并于20、60、110和240ms（TE）行结果的回波（参见图30）取样。90°脉冲每2500ms（TR）重复一次直至收集到足够的数据用于计算机成像。作为结果的图像显示于图示上部分。

在20msTE脑灰质和脑白质信号高，因为T2驰豫仍然只是中等程度。来自脑脊液的信号较低，因为相对于脑脊液T1，TR是较短的。

在60msTE脑灰质和脑白质快速的T2弛豫明显降低了这些组织的信号强度，白质信号已经低于脑脊液。

在110msTE灰质和白质信号已经低于脑脊液，这些清楚显示组织和脑脊液T2不同的图像称为T2加权像。

在240msTE仅仅由于脑脊液的长T2而信号存在。

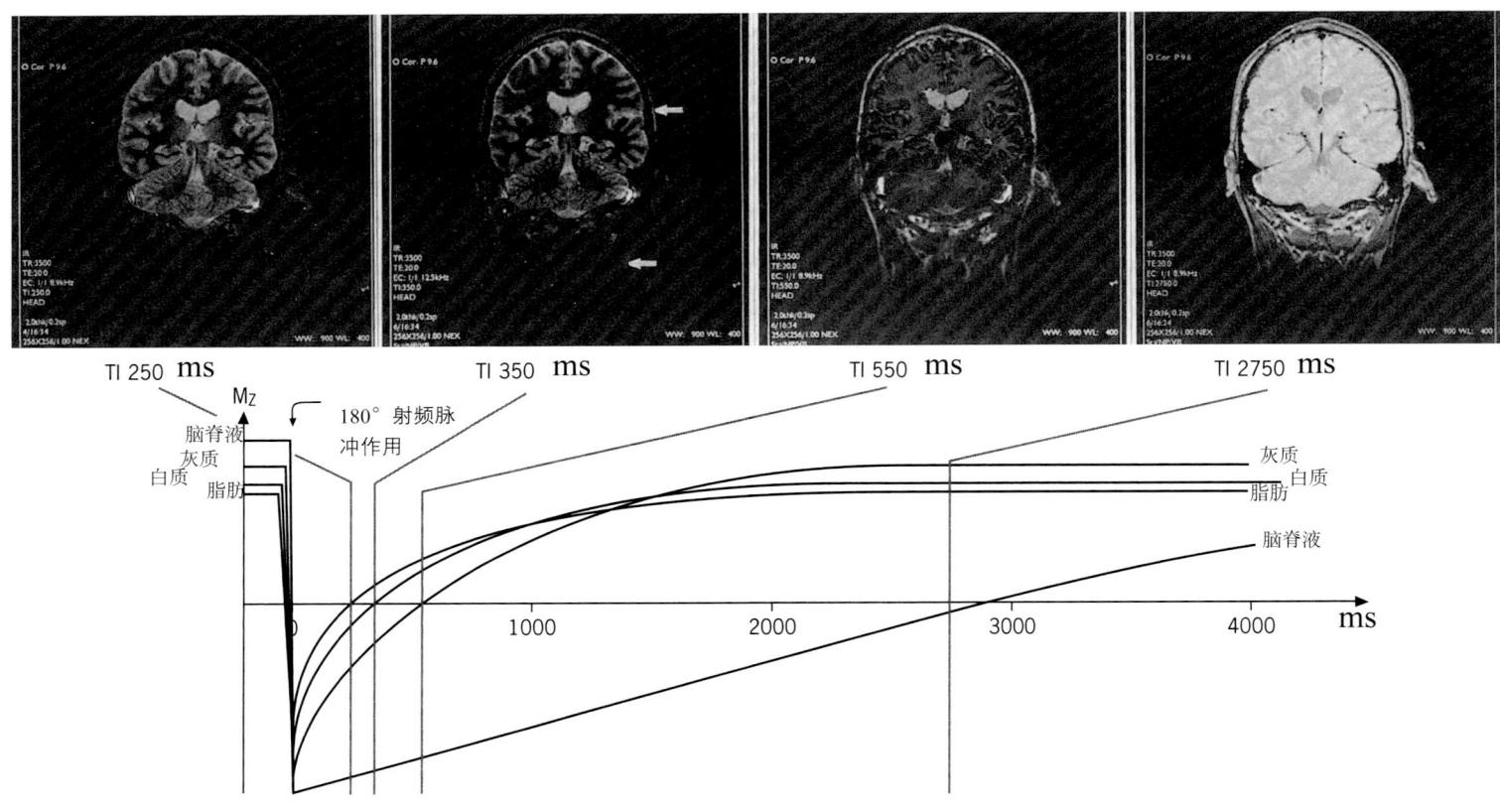

图 33　反转恢复脉冲序列

图像显示 180°射频脉冲后纵向磁化恢复的大致时间。该脉冲导致不同组织净纵向磁化矢量相对于主磁场的反转。在反转的净纵向磁化恢复过程中，在某点时间它变为零。因为恢复率是不同的：脂肪>脑白质>脑灰质>脑脊液，对于不同的组织净纵向磁化变为零的时间也不同，对于每一种组织该"零时间"被看作是恢复的图像跨越横坐标时的一点，此时（反转时间，TI）施加 90°的脉冲，回波信号产生于快速连续的 180°的脉冲，"零"组织不产生信号。图示的上部分显示了同样 20ms 短 TE 时，TI 为 250、350 和 2750ms 产生的图像。选择的 TR 较长，3500ms，允许在反转脉冲间组织全部恢复（脑脊液除外）。注意不同组织的信号取决于矢量的数值，而非它们的方向。

250msTI 皮下脂肪信号事实上为零，白质信号较弱，灰质和脑脊液产生清晰信号。

350msTI 白质不产生信号，同时皮下脂肪和颈部肌肉间的脂肪（箭头）产生较弱的信号，当脑脊液信号保持不变时灰质信号减弱。

550msTI 灰质不产生信号，白质重新产生信号，并且脂肪信号增强。

2750msTI 所有组织的信号均达到最大，同时脑脊液信号围绕其"零"点。

以超声反射为基础的技术

超声的产生与特性

超声波是机械波,仅在物质中传播,它们在物质中传播基于组成分子一致的相干振荡运动,就像粒子,垂直于声波向前传播方向。物质最好被看作是由小质量单位组成,"声粒子"不需要相同的分子组成,并且这是很少有的。单个粒子围绕固定于空间的平衡位置作振动,就如两个弹簧之间悬挂的有弹性的球,粒子在一秒钟之内振动的次数就是声波频率——赫兹(Hz)。

一致的粒子振荡在物质中传播是通过一个粒子到下一个粒子能量机械传递完成的,它产生稀疏与密集交替的波段并以一定的传播速度通过该物质,传播速度对于该物质是恒定和特异的。相邻两个密集(或稀疏)波之间的距离称为声波波长,因而传播着声波可用频率(ν),波长(λ),传播速度(c)通过公式 $c = \nu \times \lambda$ 来描述,其他形式的波亦如此。

用于超声成像诊断的声波频率在2~10MHz之间,声波在软组织、血液和水中的传播速度(声速)围绕平均值1540m/s,上下仅有百分之几的变化,在2MHz时相应波长大约0.75mm,在10MHz时降到0.15mm,传播速度在密质骨中要高许多(约3500m/s),在空气中要低许多(约300m/s)。

决定声波传播速度的物质特性是声阻抗(Z),其与物质密度(ρ)及分子弹性/硬度(E)关系可用以下公式表示:
$Z = \sqrt{\rho \times E} = \rho \times C$。

区分声波传播现象与物质中单个粒子一致性振动运动是相当重要的,当粒子通过平衡位置时,它们的最大速度与通过物质的声波能量传送有关,在能量输入用于超声诊断成像中,粒子在软组织中最大运动速度仅为0.03~0.04m/s或更小,而粒子漂移到平衡位置任何一边,称之为振幅(elongations),大约为2nm或更小,不会与声波波长相混淆。

用于诊断成像的超声源是压电超声换能器(如图34)。这个设备关键部件是由具有电偶极特性顺序排列的分子组成的瓷性物质晶片,一薄层导电金属被装于晶片两侧,以便建立电场穿过晶片(常叫做"晶体")。响应这样的电场,分子偶极重新排列,晶片因此改变其厚度。当加上一个高频交流电压时,晶体振动,而且这些振动变得很有力且具有单一频率即共振频率,该频率是由晶片厚度决定的。当电压被关闭后,晶体继续以共振频率振动。换能器"后部"物质(背材)的工作是衰减"剩余脉冲"。本质上超声脉冲长度极短(小于1μs),因为随着增加的空间脉冲长度,其轴("深度")分辨率在最终图像中随之下降。波长的缩短减少了空间脉冲长度,因而提高了分辨率。经典的用于成像的换能器频率为2MHz、3.5MHz、5MHz、8MHz。

换能器由介于晶片与皮肤之间薄层声阻抗物质覆盖,若事先在皮肤上涂上一层胶样物,当换能器与皮肤相接触时,声波就能进入人体。

压电换能器也是超声回波的接收器,当"听"换能器收

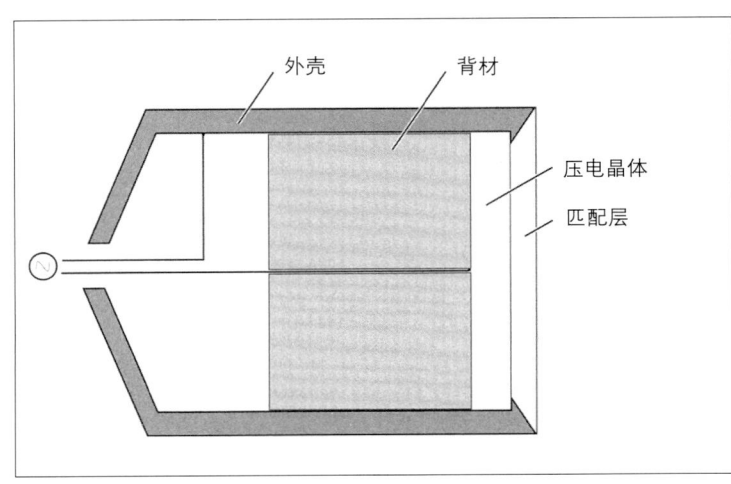

图34 超声换能器(探头)的基本设计

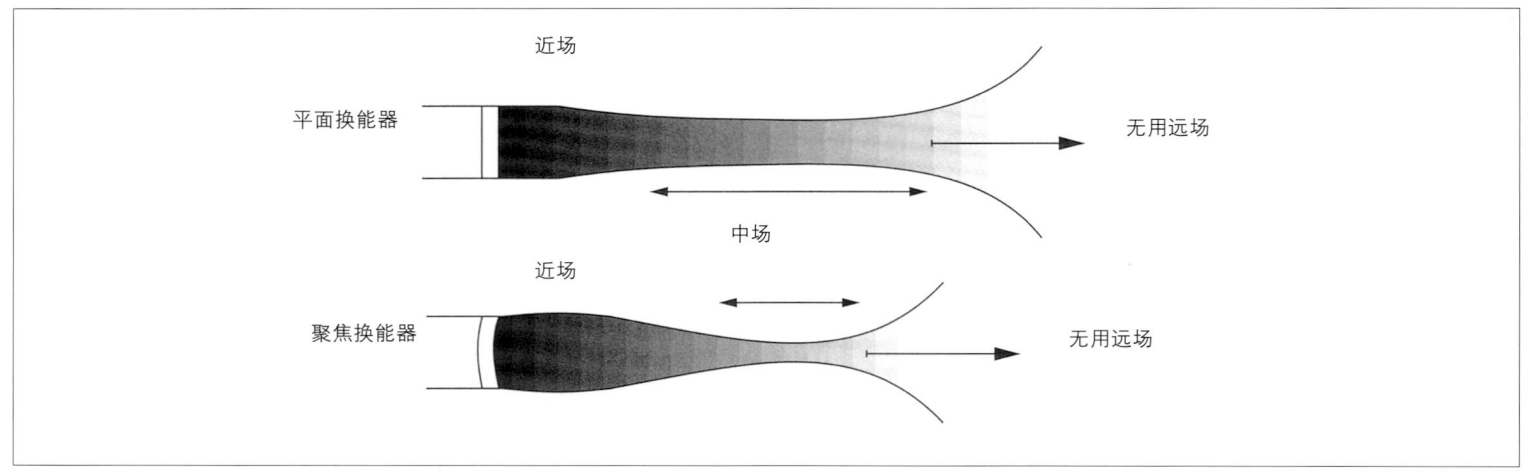

图35　由非聚焦和聚焦换能器产生的超声"束"的形状

分贝，dB，声波相对强度的测量单位，$1 \text{ dB} = 10 \times \log \frac{I_1}{I_2}$

到进来的超声波时，晶片轻微变形而产生电位差，这些电信号被用来构成图像。

换能器的晶片作为一个震动活塞产生一"束"超声波(图35)，如果晶片是平的，那么这束波几乎是离开晶片一段特定距离的杆形物("近场"或Fresnel区)，而沿着波束边缘其强度陡直下降，这是波束有用的部分。在离开晶体一段特定距离，这束波呈圆锥状传播("远场"或Fraunhofer区)，这对成像无用。控制这束波形状的物理原理相当复杂，但主要依赖于晶体直径及声波频率。压电晶片可以是凹形的，或被插入一个传音晶体从而使近场波束聚焦，但这会减少中场的范围(图35)。超声波影像侧向分辨率取决于线束的宽度。聚焦提高了分辨率，但减少了可成像组织的厚度，根据用途可折衷处理。

应当注意，当换能器被用来成像，波束以很短的一"列"发出，随后一个暂停以便换能器可以"听"到回声。一列波的空间长度仅仅是2mm或者更少。

超声波与组织的相互作用

对于所有用于图像诊断的超声波的频率和强度，三种类型相互作用有意义：吸收；反射；散射。它们均导致超声波强度衰减，还有折射和衍射现象产生，但后二者意义较小。当波束很强且持续时间长超过成像用途，组织中会发生各种破坏效应，此处不再详述。

吸收

超声波在组织中吸收意味着，能量从一致的粒子振动转变为无序的粒子运动，即转变为热能，它是由组织的组成分子之间的内部摩擦产生的。吸收是超声波衰减的主要原因。声波强度的衰减与距离成指数关系，所以可方便地表示为分贝(dB)。另外在软组织中吸收的增加和频率成正比，通常吸收可以达到$1\text{dB/cm} \cdot \text{MHz}$。因此，5MHz波束在一个10cm返深度将减少50dB,即减少100000倍。考虑到该深度的回波，必须经过另一个10cm返回到换能器，接收到的信号将衰减大约100dB，这与从皮肤表面结构得到回波信号有关，以这种数量衰减的信号实际上是无用的。因此，深部组织的成像，如在腹部可用较低频率，但这就降低了轴位分辨率。尿中的吸收比组织中的吸收明显低，因此充盈的膀胱可以方便地作为观察盆腔脏器的一个窗口。

反射

当传播的超声波遇到由两个不同声阻抗的组织中组成的界面时，部分声波的能量像回声一样被反射。如果两个组织的声阻抗是相同的，无回波产生。如果这种差别是非常大的，像软

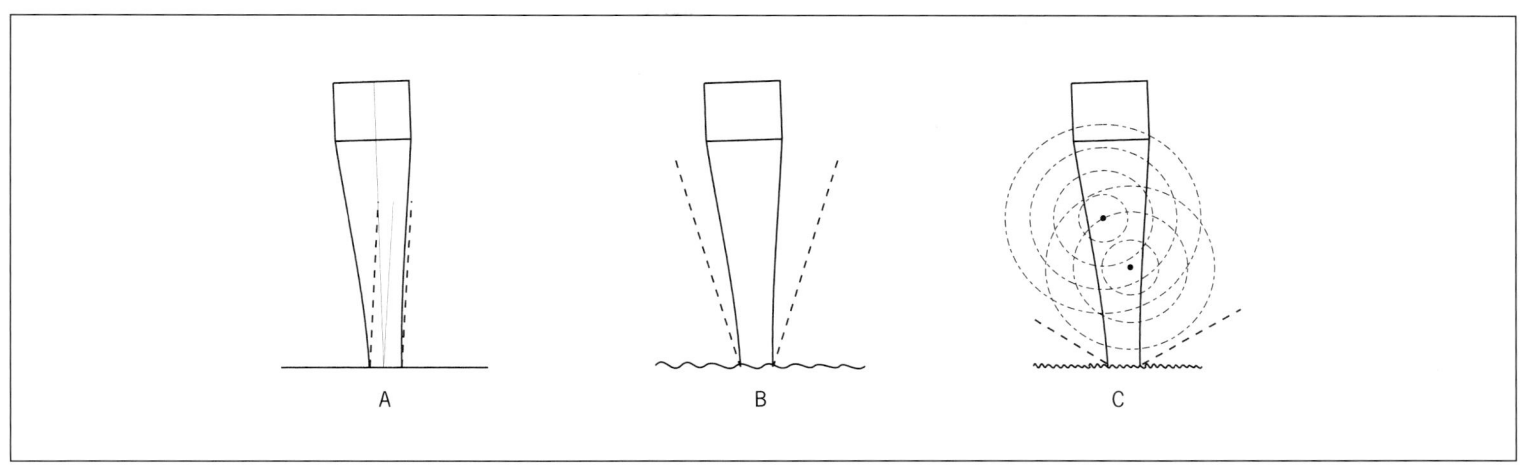

图36 超声反射类型

A 镜面反射
入射角等于反射角,如果角度偏离垂直线稍多一点,反射声波将无法到达换能器。
B 波纹表面的反射
反射波多角度播散,仅有一小部分到达换能器。
C 弥漫性散射
小细胞或精细波纹表面使声波向所有方向播散,仅有很小一部分回到换能器。

组织与骨或空气之间,实际上,所有的声波能量均被反射,产生一个很强的回声,并且在骨或充气脏器后形成一个"声影"。这种效应使经颅脑组织成像变得不可能(但是新生儿脑组织可以通过囟门成像)。同样,肺和含气小肠成像也是不可能的。

最初的反射——回波——超声成像的声阻抗源于不同组织间小、中等度差别的界面,如果表面非常光滑和表面积足够,波的反射像碰到镜子一样,称为镜面反射(图36A)。这意味着如果界面与波束成角,回波将无法到达换能器。因此,很光滑表面,例如脐索,只有当它的表面与波束垂直时才能产生影像;然而,如果表面粗糙,那么反射波会有不同的方向,部分将会被接收换能器所捕获(图36B)。因此,尽管相对于波束成角较大,弯曲的器官表面仍经常成像。

散射

当超声波遇到极细波纹状的表面或血细胞,它们与波长相比较更小,例如,小血管,而这种物质与周围环境声阻抗不同,血细胞产生源于自身的球形波散射(图36C)。这些波只有很少的部分到达接收换能器,但它们构成了实质器官如肝、脾、子宫及骨骼肌的细斑点状影像。

超声成像类型

假设一个稳定速度的声波(1540m/s)通过软组织——并且这几乎是真的——从发射一个1μs脉冲到接收到回声所用时间可直接换算为与反射装置距离的两倍。这类似于一个渔民通过声纳来估计鲱鱼群深度时的所做的工作,从10cm深度回声所需时间约130μs,因此时间分辨率是精确的。

从一个固定换能器接收到的回声可以被显示在示波器上,

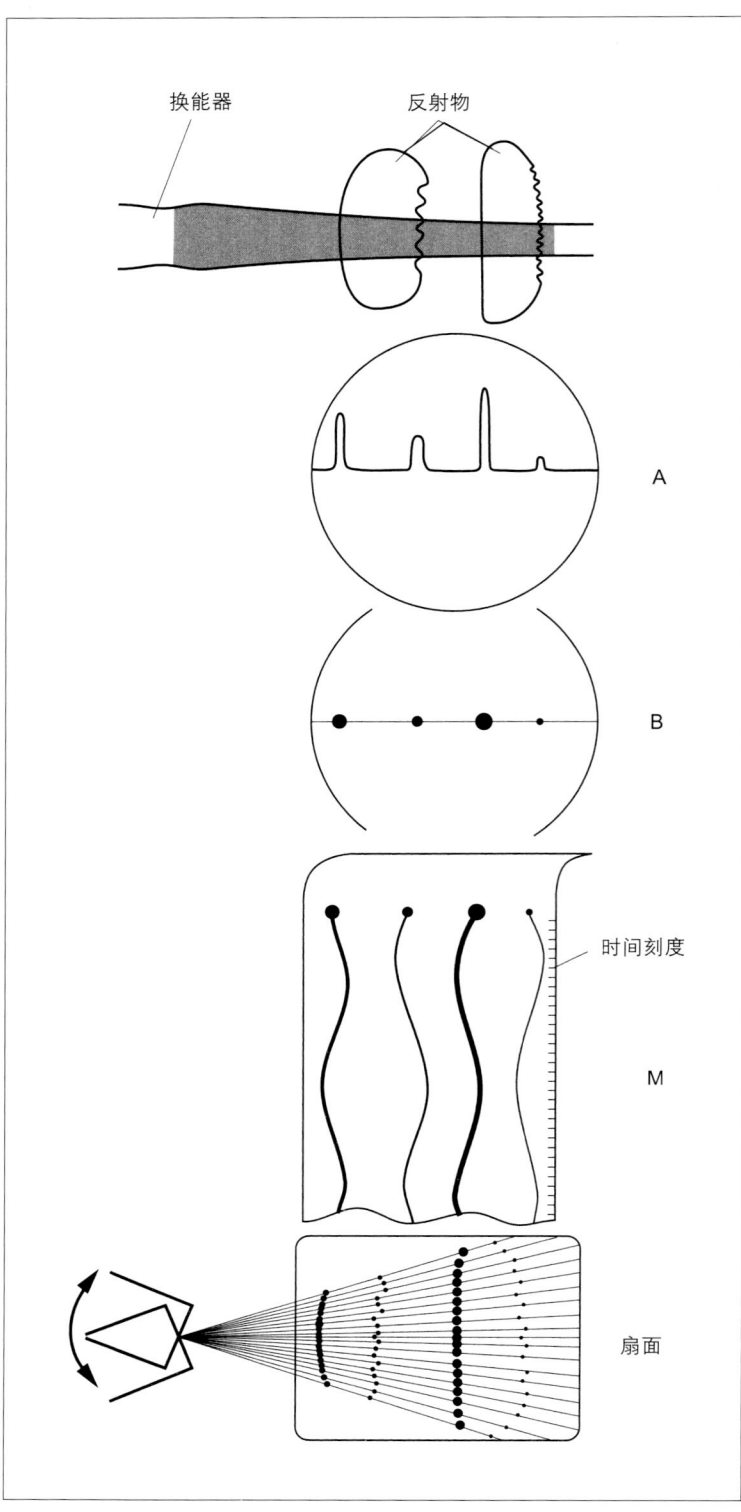

图 37 超声成像类型

超声束通过各种反射表面。

A 模式显示，即"振幅模式"：回声以具有与反射面相对应的振幅和位置的偏转显示于示波器屏幕上。

B 模式显示，即"亮度模式"：回声以具有与反射面相对应的亮度和位置的点显示于示波器屏幕上。

M 模式显示，即"运动模式"：回声在带状图表上以 B 模式记录。如果反射面移动，它们的运动被记录以波纹状曲线，运动的周期和振幅清楚可见。

断层图像模式，即"扇面扫描"：回声以 B 模式显示于荧光屏上，如同换能器通过一定角度前后移动扫描（一个"扇面"）。

回声的数值显示为信号的高度，这被称之为振幅模式或"A型"成像(图 37A)，代替偏转，示波器波束强度可以沿着扫描轨迹被调制成不同亮度的圆点。这被称之为亮度模式或"B型"成像(图 37B)。如果反射物体距离改变，圆点将会沿着示波器扫描轨迹前后移动。因此，当扫描轨迹被记录在线图记录器上时，画出的曲线反映反射物的移动，这被称之为"M型"成像，最常用于心脏病学的研究，例如心室壁及瓣膜运动（图 37M）。

以上技术都没有产生真实的图像，然而，如果换能器波束以一个角度来回扫描一个"切面"，以一个恒定的角速度，充足的扫描切面达每秒 20 多次，则回声以 B 型显示，监视器屏幕同时扫过一个切面，因此一个真正的、实时的断层图像从超声回波中获得(图 37)。

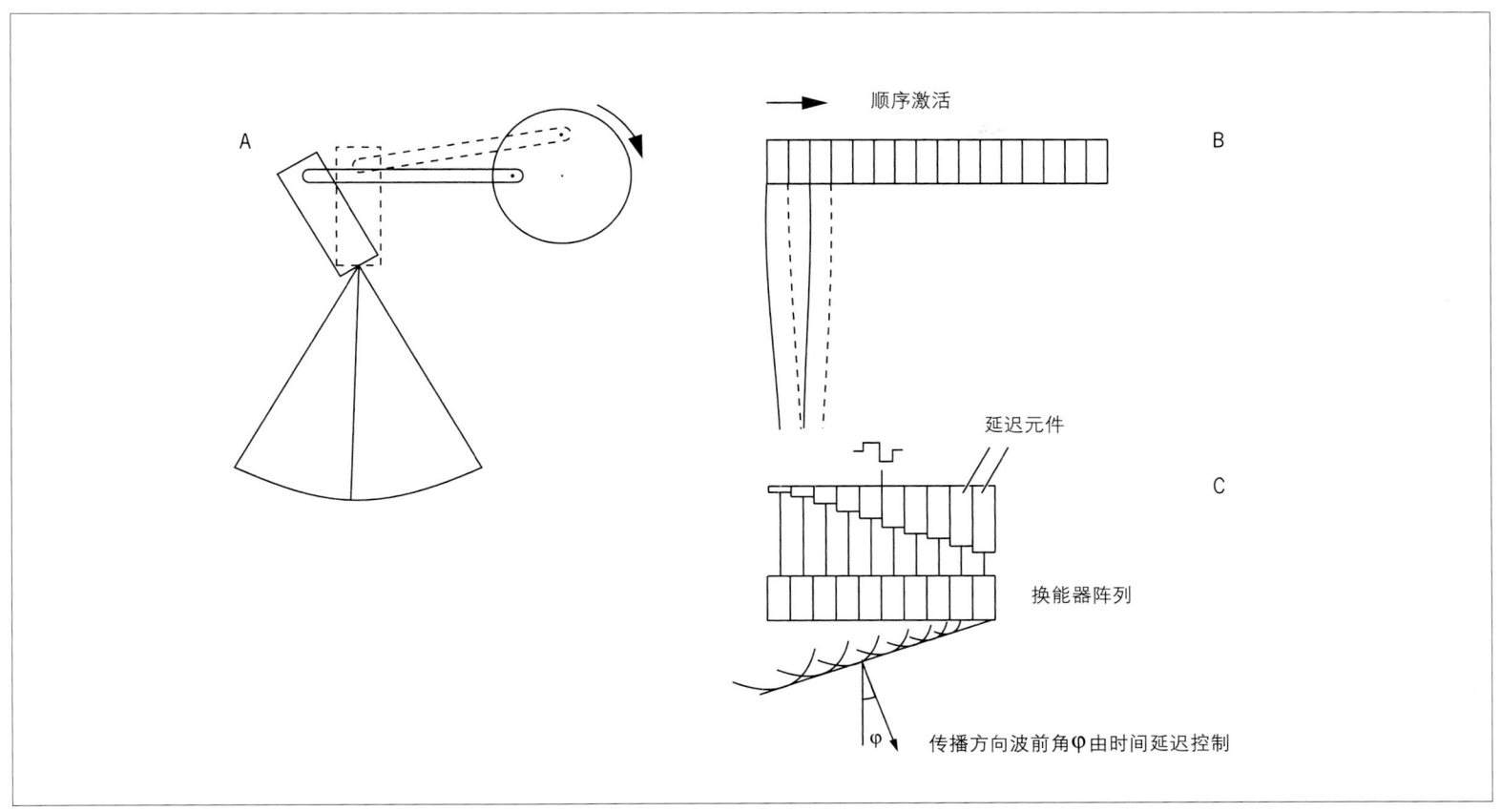

图 38　超声扫描原理

A　简单机械装置产生切面扫描。
B　线性换能器阵列。
C　相阵列换能器。

角扫描运动可以通过包括运动部分的机械结构来产生（图38A）。扫描亦可以通过长线状排列的固定换能器的顺序激活产生一个矩形扫描场（图38B）。从一个线性排列的固定换能器产生的波束扫出像机械扫描一样斜形切面也是可能的，通过很精确的时间序列激活，且相邻换能器产生的波之间应用Fresnel干扰可获得，这样的装置叫"相控阵换能器"。

当声波穿过人体组织时，超声能量呈指数型吸收，所以，相同组织成分的深部的结构回声要比浅表结构回声弱的多，为了获得相同权重的图像，所有的超声扫描仪都配备了一种叫"时间-增益-补偿"（time-gain-control, TGC）的装置，该装置是一个放大器，能增强与时间相关的回声信号并补偿由于组织吸收所致的指数衰减。此外，大多数扫描仪配有附加的控制装置，能增强或削弱按照选定时间到达的信号即来自选定深度的信号。

多普勒效应与多普勒成像

背向换能器运动的物体将以波长增加（频率降低）的声波返回换能器，相反，朝向换能器运动的物体返回频率增加的声波。这种频率改变叫多普勒频移，它们广泛应用于血管中血液流速的测定。流动血液中的血细胞构成散射反射体，精确的流速值要求超声波束与液体流动方向构成的夹角是已知的，若此角为90°将不能观察到多普勒频移。与实时超声扫描图像相类似，可产生一幅由正向和（或）反向多普勒频移的回声构成并添加了彩色编码的图像，例如将蓝色或红色，添加在一幅普通的同时记录的灰阶图像上，这种合成的图像被称为"彩色血流多普勒"图像，它在心血管疾病诊断方面有着很大的价值。多普勒频移测定用于二维扫描，二维扫描时，多普勒频移测量的位置可以在同步记录实时扫描的图像上选择（图39）。

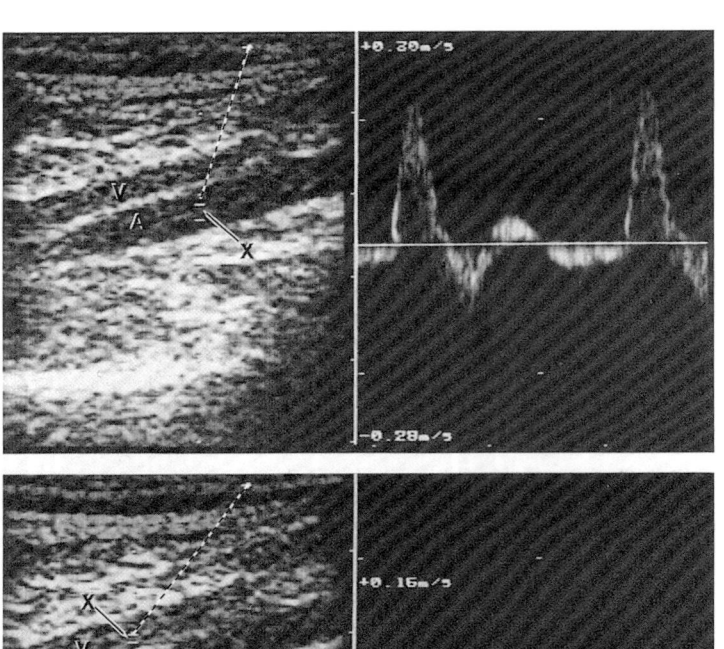

图 39　腘动脉（上幅）和静脉脉（下幅）超声双重扫描

图像右侧曲线显示在动脉（A）和静脉（V）中记录点（X）通过多普勒频移测得的血流类型记录，记录点选择于左侧的断层扫描图像中。点划线显示沿多普勒频移测量的方向。

以放射性核素为基础的技术

闪烁扫描成像

诊断性闪烁扫描成像包括下列基本条件：一种合适的、具有适当化学和药学结构的放射性核素，并能分布到体内特定靶器官；能够记录放射性核素分布的记录系统，其中包括多种用途的γ照相机。

合适的放射性核素

用于常规诊断成像的放射性核素均为能量在80~200keV的γ光子发射器，即相当于常规X线诊断所用光子能量(见图1)。γ射线和X射线的命名仅与光子的起源有关：X线是由局限于原子电子壳层的变化过程中产生，而γ射线是由特定的不稳定核素原子核的变化过程中产生的。

γ射线光子有不连续的能量，和它们起源的核反应相对应，即射线是单频的，而X线球管产生的光子在连续的波谱中是多频的。γ射线单频的特性非常重要，因通过γ光子能量的分析，它可被用来区分γ光子的起源。

上述能量范围内的光子能够穿透组织，并容易逸出机体而被外部探测器记录。

发出α和β射线的放射性核素对于诊断成像通常无用，因为这些射线能被组织有效地吸收，而且这些射线还会引发很多的二次电离，即生物损伤。对于诊断成像来说，一些能发出有用的γ射线的放射性核素必须被放弃，因为它们衰变的产物是有害的β射线的发射器。正电子（β^+）发射器的特殊应用（PET）将会在本章结尾简略提及。

很明显，患者所接受的射线剂量要尽量少。因此，放射性核素的半衰期应较短，以便检查之后立即停止接受不必要的照射。半衰期为临床检查所需时间的一半到两倍可能是适合的。在实际应用中，这种清除通过肾或肺的排出而进一步加速。总体上，在核素诊断成像期间患者所接受的射线大体相当于X线检查。

对一个理想的放射性核素的进一步要求应该是在所应用的剂量范围内无药理毒性，而且还应该有良好的化学性质便于标记到药物上，并允许其靶向分布到人体特定的组织和器官。最后，它还必须有一个合理的价格使其真正易于使用。满足这些要求而被广泛应用于诊断实践的放射性核素包括：^{123}I（半衰期13小时）、^{201}Tl（半衰期3天）、^{133}Xe（半衰期5天）和^{99m}Tc（半衰期6小时）。还有其他一些放射性核素可选择性使用或用于某些特殊用途。

放射性核素的药物类型

在多数用途中，放射性核素凭借其特定的化学结构而被使用，或作为标记物标记到某种药物上，以便其能够到达特定的组织，参与新陈代谢或某种生理或病理过程。

^{123}I用于甲状腺显像，以碘化物的形式给药。因为碘易于与多种分子例如白蛋白共价结合，它常用作放射性标记物。它与^{131}I长期用于肾图，它们所标记的邻碘马尿酸钠在肾中有很高的清除率，因此很适合用于评价肾功能。除了基本的核素扫描，记录和分析肾排泄过程是肾图检查的重要部分。

^{201}Tl以氯化物给药，主要用于评价心肌缺血。

^{133}Xe以气体吸入的形式给药，用于检查肺通气量。

^{99m}Tc在影像诊断中地位重要，因为这种放射性核素的半衰期（6小时）适中，并且发出的γ光子具有的能量（140keV）能很好地穿透组织并被γ相机探测到，衰变产物^{99}Tc随着β发

散，进一步衰变为稳定的放射性核素钌（Ru），但是这种变化的半衰期很长（2×10^5 年）以至于被认为无生物学意义。最后，^{99m}Tc 以具有便于进行大量化合反应化学特性的高锝酸盐的形式，易于从轻便的发生器中取用（99/42Mo），因此，^{99m}Tc 可被用于合成磷酸盐复合物，例如二磷酸盐用于骨扫描（图 40）；与 HIDA 结合用于胆道显像；与蛋白质结合用于灌注显像研究，例如肺灌注显像；结合到胶体用于肝、脾及骨髓巨噬细胞的标记显像，标记糖类用于脑显像。

γ 相机

用于诊断显像的标准 γ 相机的基本组成见图 41。γ 光子探测器一块大的碘化钠单晶体，内掺有铊，其典型的尺寸是直径 40cm、厚度 5~10mm。在晶体的前面是一个铅制的有大量排列密集的平行孔的准直器，这个准直器吸收掉那些没有平行或近似平行于孔轴的 γ 光子。因此，对于晶体内的每一点，准直器限制入射晶体光子的方向。准直器也可以由成锥形孔组成，聚焦于患者身体一小部分，并产生放大的图像。

当被相应能量范围的 γ 光子撞击后，晶体以入射 γ 光子的能量的一定比例发出（发出火花）蓝光量子。发出的光被六角形排列的光电倍增管接收，并与晶体后部保持好的光学联系。光电倍增管的信号提供给能够完成两种基本计算的计算机设备。首先，通过信号强度的比较，来最大限度地确定扫描结果的位置（X-Y 坐标）。其次，"脉冲高度"被计算为属于单一扫描结果所有信号的总合，这种总合与入射 γ 光子的能量成比例，具有放射性核素的特异性，如果脉冲高度低于预定值，这可能是由于 γ 光子被散射，失去能量及到达相机途中改变方向所致。一个可调节的窗用来拒绝低于 90% 的预期的最大脉冲高度的扫描，记录并接收的扫描在可以记录图像的示波器屏幕上按照 X-Y 轴坐标显示出来。现代的相机有处理每秒钟 50000 多幅闪烁扫描的容量，合理的图像质量需要大约 10^6 幅闪烁扫描采样。

最终的图像是人体内核素空间分布的二维投射，当评价图像时有两种几何因素是特别重要的。首先，患者与相机间的距离越远，侧向分辨率越差，因为准直器仅能区分入射光子的角度。其次，给定方向的 γ 射线的强度随着射线源的距离的平方增加而减少，从深部放射源到探测器的光子数量比较表浅的同样放射源少得多。这种差别进一步加剧，这是由于深部放射源光子在路径上更容易被吸收或被散射并在一定程度上改变方向和丢失能量，以至于被准直器或脉冲高度分析器拒绝。所以，

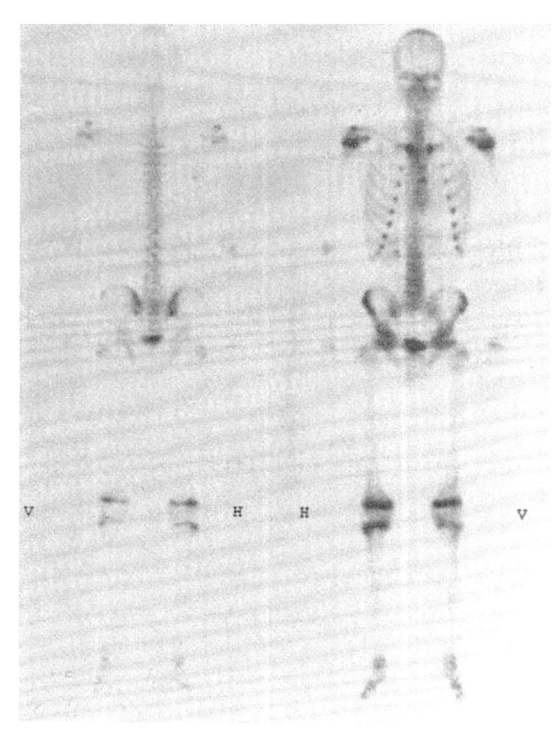

图 40　12 岁女童全身 ^{99m}Tc- 二磷酸盐骨扫描

注意骺软骨板和其他生长区高信号强度

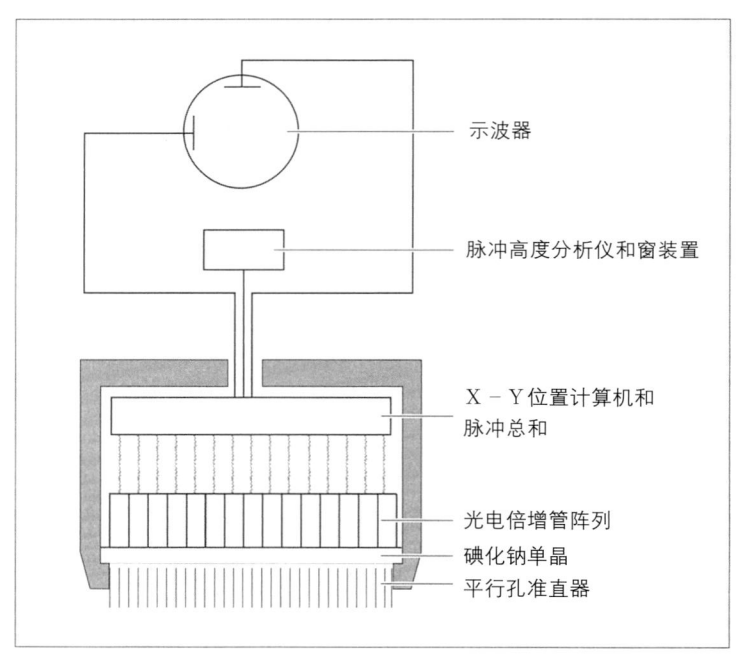

图 41　带平行孔准直器的 γ 相机基本设计

闪烁扫描成像对于靠近身体表面及探头的结构的对比度及分辨率较深部及远部结构好得多。这就是在实践中很多检查既从患者前部又从后部采集图像的原因。

单光子发射计算机断层扫描(SPECT)和正电子发射断层扫描(PET)

如果γ照相机以很小角度分级例如6°，绕着病人旋转180°或360°，就可在每个位置收集数据，得到发射γ射线的核素的断层图像。通过类似CT成像计算过程，核素空间分布的断层图像就可以产生。数据采集时间相当长，分辨率经常相当低，这种技术不常用于常规诊断，除非在很特殊情况。

正电子放射性核素衰变时，从原子核中发出的正电子，经过非常短的途径，与任意一个电子融合而湮灭，正负电子结合产生两个具有相同能量的光子，每个光子具有很高的能量（0.511MeV），以湮灭的位置而方向相反。

这种现象被用于PET显像。PET扫描仪包括探测器环，环平面决定断层层面。探测器所得信号经分析是符合的，因为符合源于高能双光子的捕获，即湮灭过程产生的两个方向相反、能量相同的光子沿直线作用于两个探测器。当足够数量的湮灭过程用这种方法记录下来，得到一幅核素分布断层影像的计算处理过程是相当简单的。PET有很大潜力，由于相关的发射正电子的核素寿命很短，严重阻碍该技术应用(半衰期仅有几分钟)，迄今该技术大多作研究用。

术语和定位

影像诊断中用于表示平面、方向和位置的词汇与已形成的解剖术语是相当一致的，这些术语采用"解剖学标准位置"，即直立，手臂于身体两侧，掌心朝前。按照惯例，影像诊断中的一些解剖术语被一些同义的放射学术语所取代，并且已被增补到解剖学词汇中。

解剖学上，平面一般是指定的切面，与断层成像有关。

正中切面（图 42A）把人体分成体表相对称的两半。

矢状面是指任何与正中切面相平行的切面。正中切面有时称为正中矢状面。

旁正中切面是靠近正中切面的矢状面。

额切面（图 42B）是指垂直于正中切面的垂直切面。在影像诊断中，额切面通常称为冠状面，因为它们与冠状缝平面平行。

横切面（图 42C）是与冠状面和矢状面都相垂直的层面，它有时称为水平面，但是放射学中已有的术语是轴切面，之所以这样命名是因为如果身体的一个横切层被一束沿身体轴线方向投射的 X 射线常规成像，便产生图像。

在头部轴位断层成像中，标准的断层平面是与眶-耳平面相平行的，这个平面是由眼的外眦和外耳道的中心来定义的，这两个部位容易确认，这个平面实际上与由眶下缘和外耳上缘定义的 Frankfurter 平面（German Horizental）相同。

常规 X 线成像，一个物体的内在放大率取决于它在 X 线球管焦点和胶片间线束路径中的位置，因此，从入颅 X 线经臀侧进入，让置于枕后的胶片曝光，与相反方向入射成像相比，额窦的放大率高得多。因此，实践中一般用以下的术语来表示 X 线的行径方向（图 43）：

前后位（a-p）X 线是指 X 线从身体的前部（腹侧）射进，曝光一张置于身体后面（背侧）胶片。后前位（p-a）X 线与前后位（a-p）X 线相反。

左侧位 X 线是指 X 线从右侧射进，让置于身体的左侧胶片曝光，右侧位则相反。

轴位 X 线是指 X 线沿身体轴线入射（头侧或足侧），曝光一张横向放置的胶片平面成像。

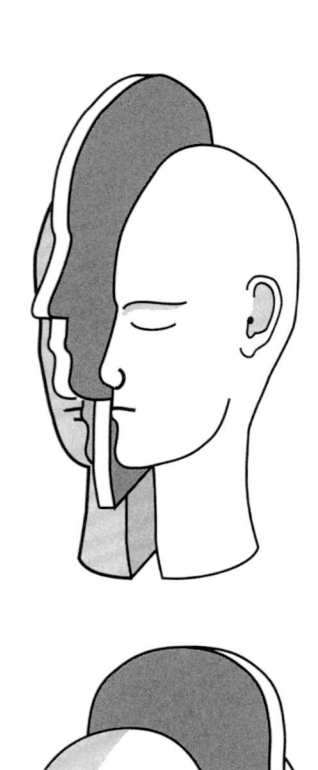

A
矢状位

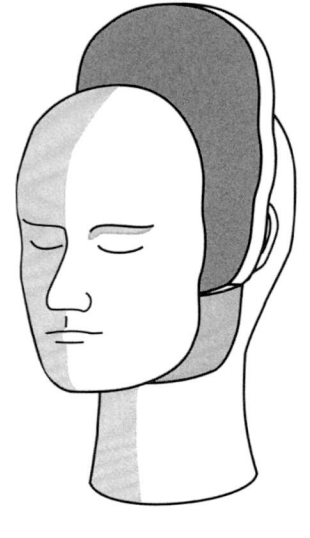

B
冠状位

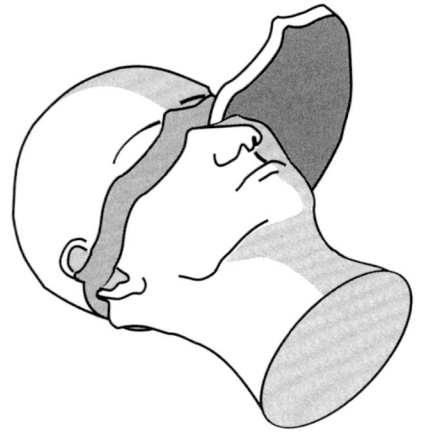

C
轴位

图 42　断层平面

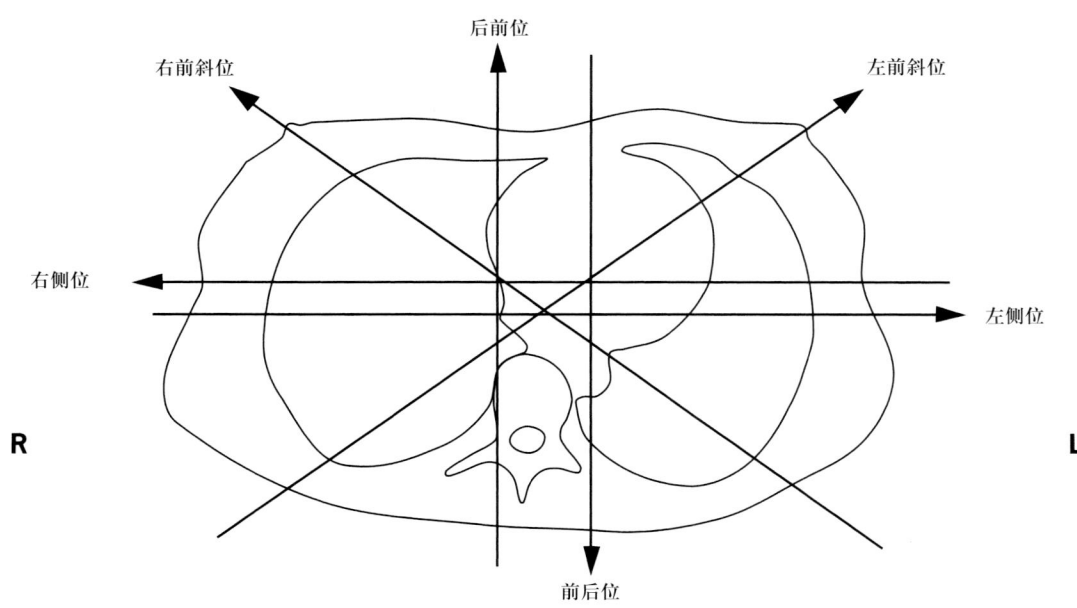

图 43 常规 X 线成像方向

箭头显示线束朝向胶片的方向

倾斜 X 线是指入射 X 线束与横断面成一定的角度。

斜位 X 线是指入射 X 线束与矢状面成一定的角度。

右前斜位（RAO）X 线是指 X 线从左侧背部射进，在身体右前方放置的胶片上曝光。

左前斜位（LAO）与右前斜位左右对调。

手、腕部和前臂的 X 线成像通常是用 X 线从手背射进，让置于手掌下的胶片曝光，这被称为背掌位 X 线，足的 X 线成像类似地称之为背足底位 X 线。

上　肢

肩和上臂
肘
前臂
腕
手
动脉和静脉
淋巴管

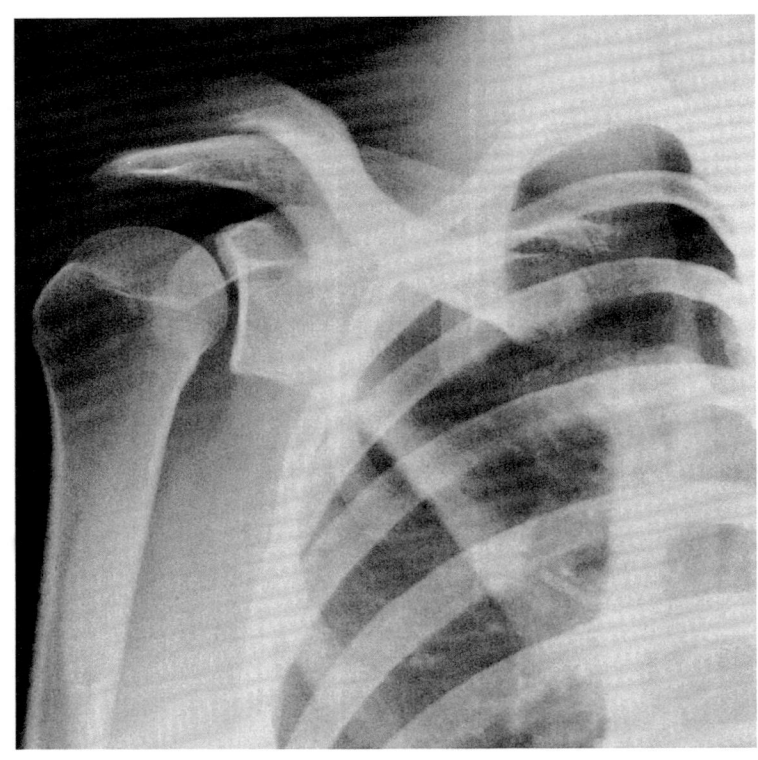
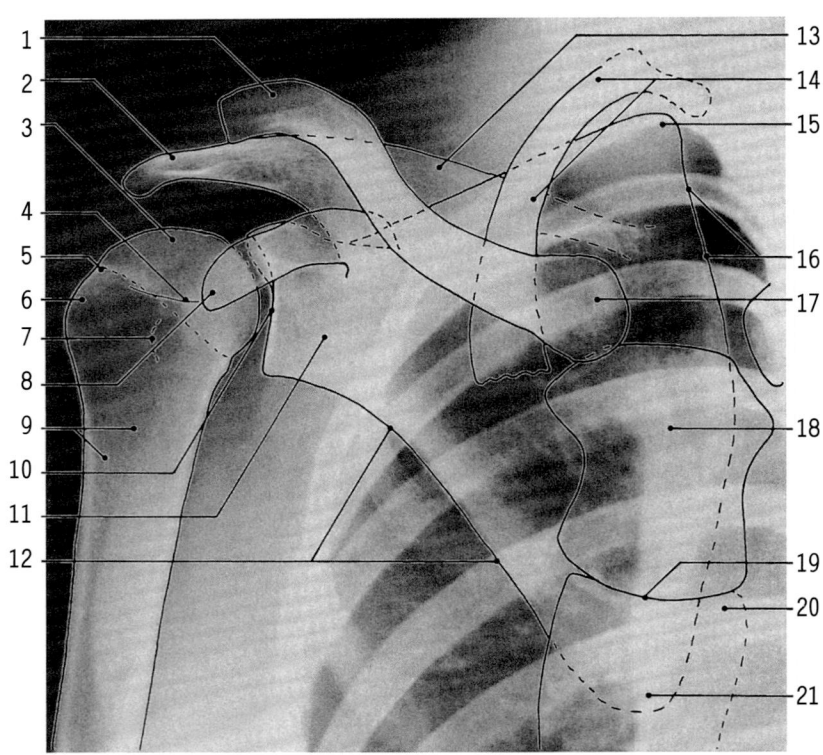

肩，前后位 X 线

1 锁骨肩峰端
2 肩峰
3 肱骨头
4 骨骺线
5 解剖颈
6 大结节
7 小结节
8 喙突
9 外科颈
10 关节盂
11 肩胛颈
12 肩胛骨外侧缘
13 肩胛冈
14 第一肋骨
15 肩胛上角
16 肩胛骨内侧缘
17 锁骨胸骨头
18 胸骨柄
19 胸骨角
20 胸骨体
21 肩胛下角

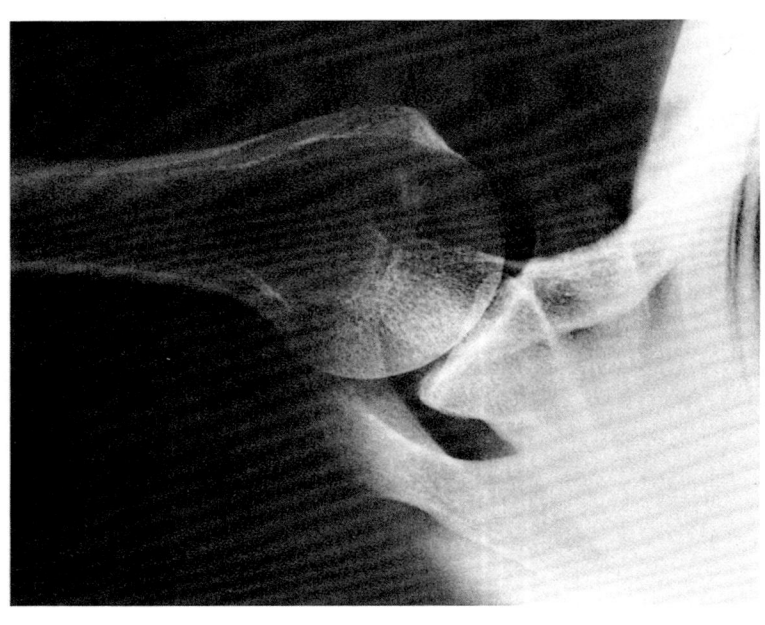
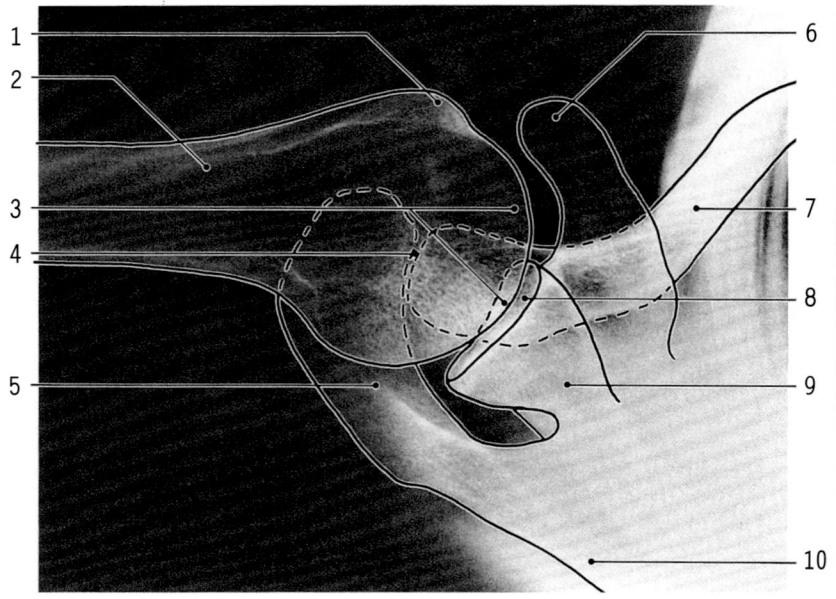

肩，轴位 X 线

1 大结节
2 肱骨外科颈
3 肱骨头
4 肩锁关节
5 肩峰
6 喙突
7 锁骨
8 关节盂
9 肩胛颈
10 肩胛冈

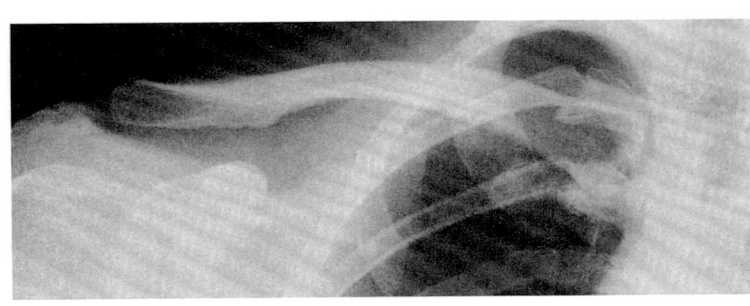 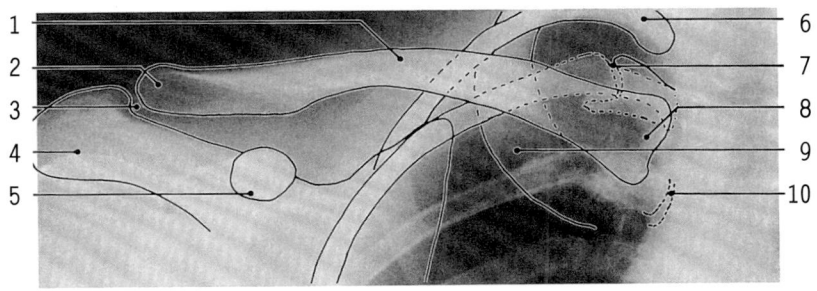

锁骨，前后位 X 线

1 锁骨体
2 锁骨肩峰端
3 肩锁关节
4 肩峰
5 喙突
6 第二肋骨
7 肋横突关节
8 锁骨胸骨端
9 第一肋骨
10 肋椎体关节

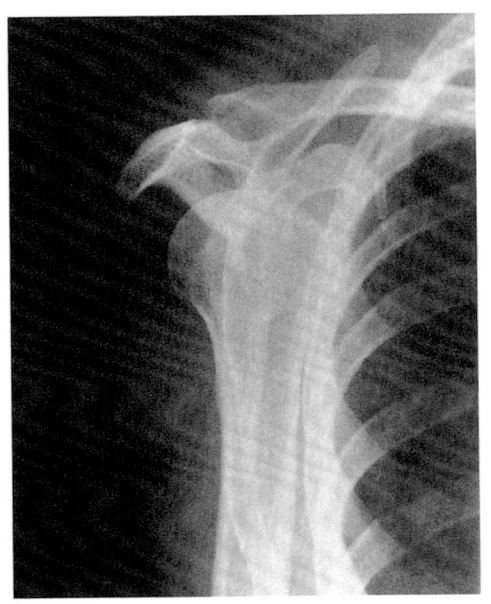 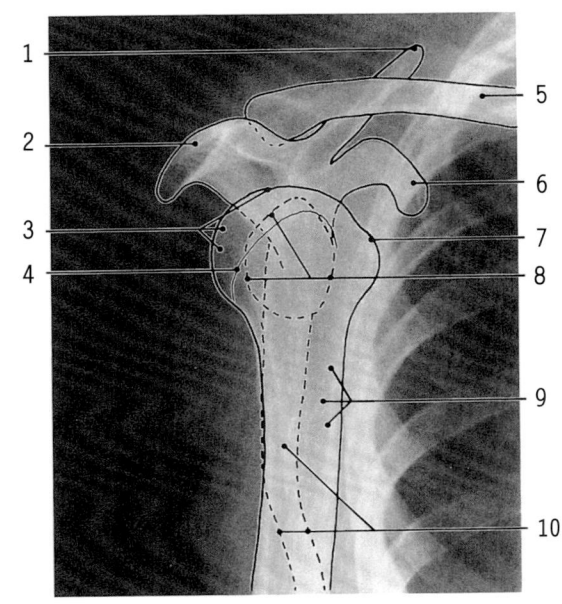

肩胛骨，斜位 X 线

1 肩胛骨上缘
2 肩峰
3 肱骨头
4 大结节
5 锁骨
6 喙突
7 小结节
8 关节盂
9 肱骨外科颈
10 肩胛骨缘面

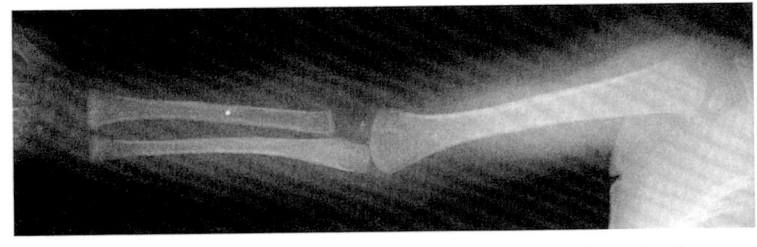 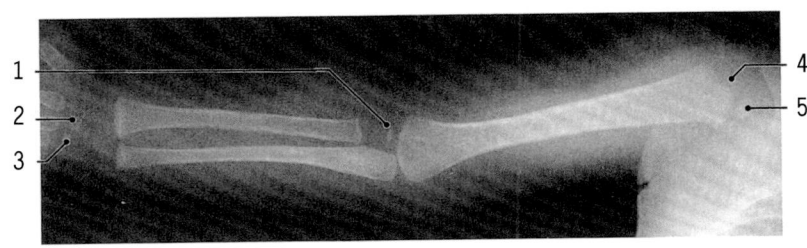

肩和上臂，1 岁儿童，前后位 X 线

1 肱骨小头（骨化中心）
2 头状骨（骨化中心）
3 钩骨（骨化中心）
4 大结节（骨化中心）
5 肱骨头（骨化中心）

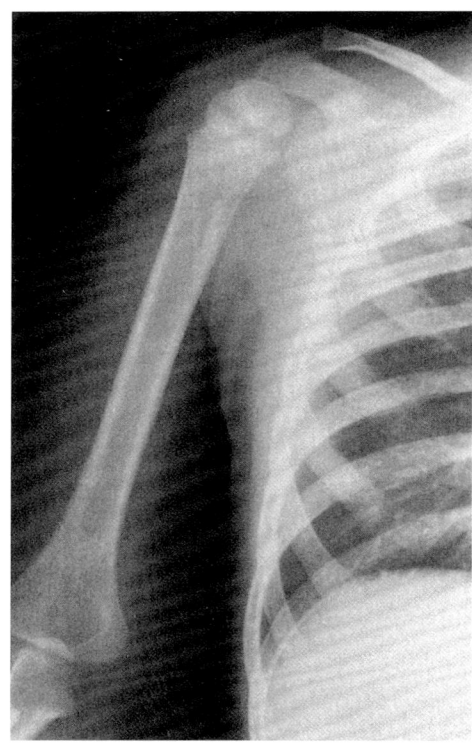 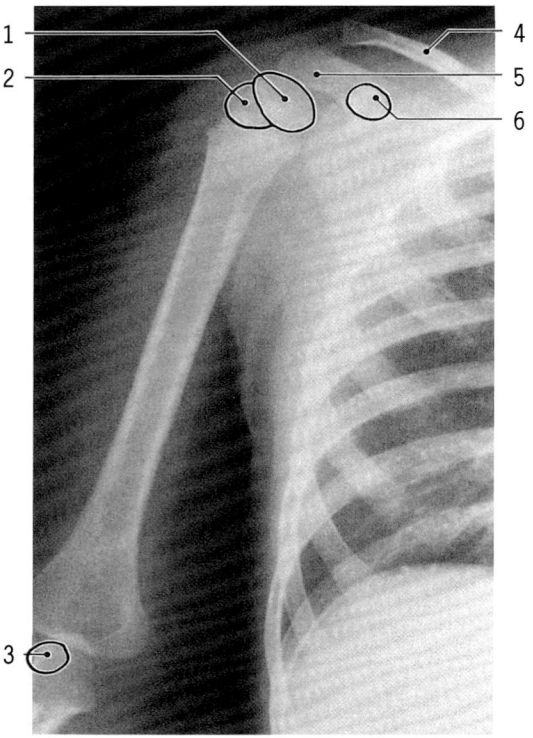

肩和上臂，5 岁儿童，前后位 X 线

1 肱骨头（骨化中心）
2 大结节（骨化中心）
3 肱骨小头（骨化中心）
4 锁骨
5 肩峰
6 喙突（骨化中心）

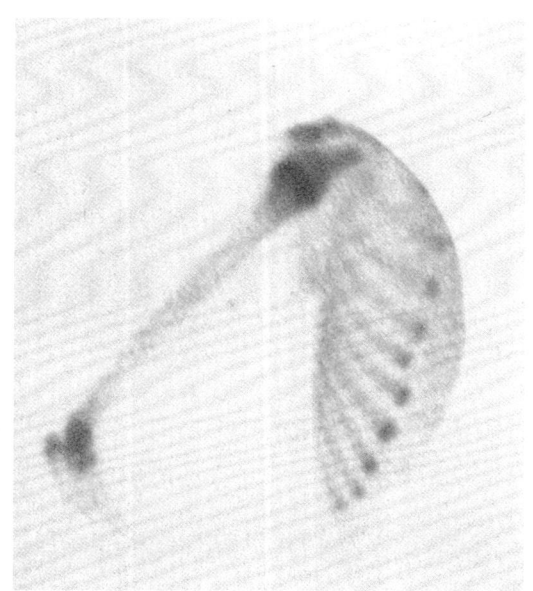 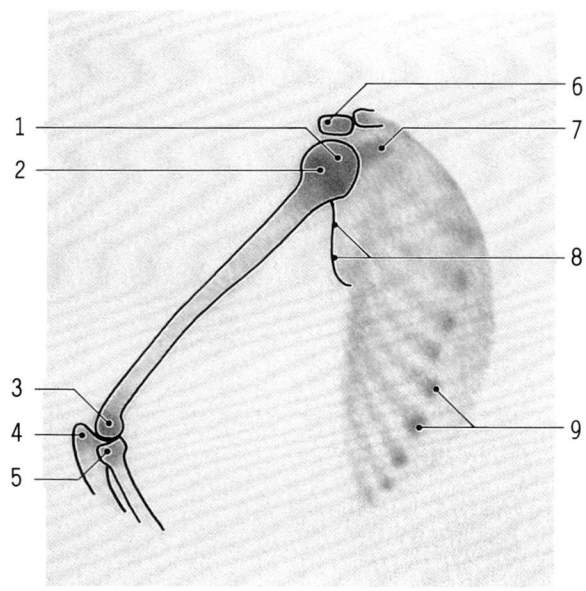

肩和上臂，12 岁儿童，^{99m}Tc-MDP，闪烁扫描

1 肱骨头
2 肱骨近端骨骺生长区
3 滑车和肱骨小头
4 鹰嘴
5 桡骨头
6 肩峰
7 喙突
8 肩胛骨外侧缘
9 肋骨的骨软骨移行区

肩

定位像

1 喙突
2 右侧肱骨头，内旋
3 锁骨胸骨端
4 左侧肱骨头，外旋
5 断层位置

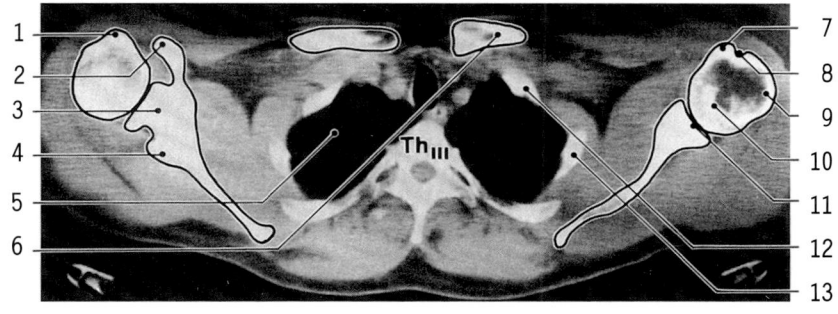

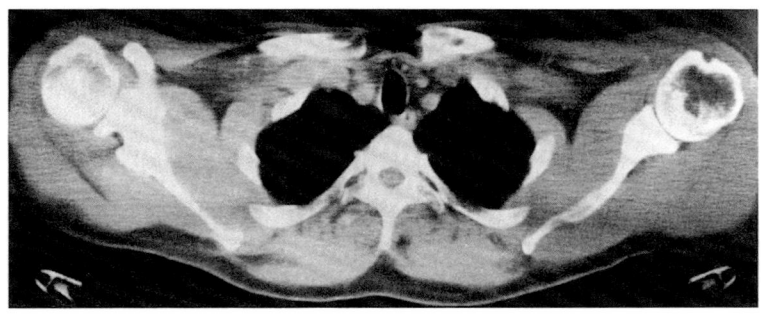

肩，轴位 CT

1 大结节
2 喙突
3 肩胛颈
4 肩胛冈
5 肺尖
6 锁骨胸骨端
7 小结节
8 结节间沟
9 大结节
10 肱骨头
11 关节盂
12 第一肋骨
13 第二肋骨

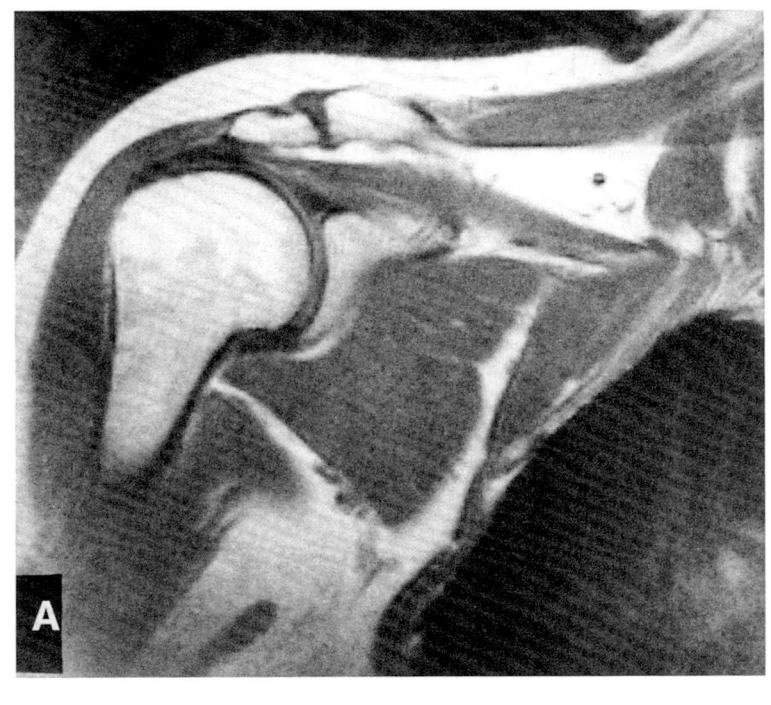
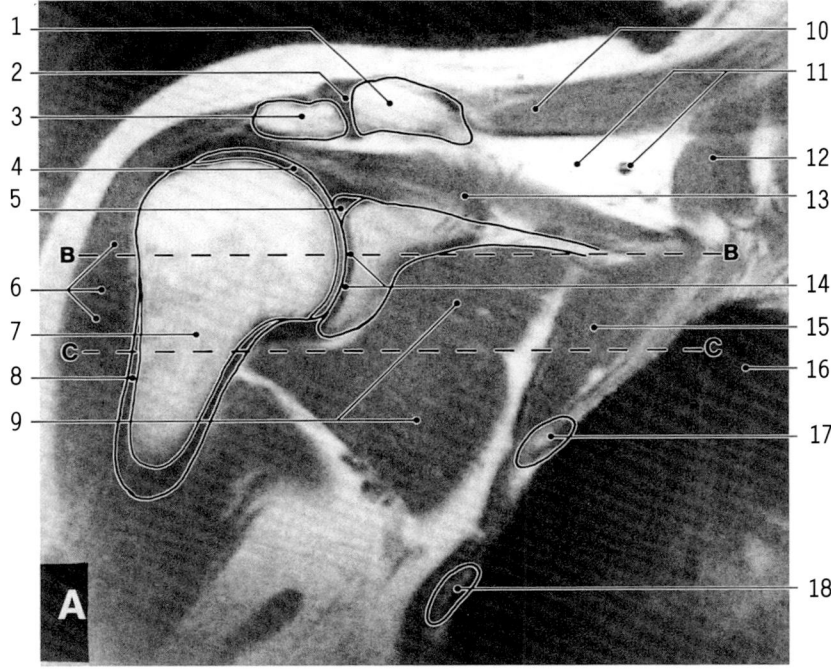

肩，冠状位 MR

1 锁骨肩峰端
2 肩锁关节盘
3 肩峰
4 肱骨头关节软骨
5 盂唇
6 三角肌
7 红、黄骨髓
8 肱骨体密质骨
9 肩胛下肌
10 斜方肌
11 腋窝顶部脂肪和血管
12 肩胛提肌
13 冈上肌
14 关节盂
15 中斜角肌
16 肺尖
17 第一肋骨
18 第二肋骨

B-B 和 C-C 表示下页的断层位置

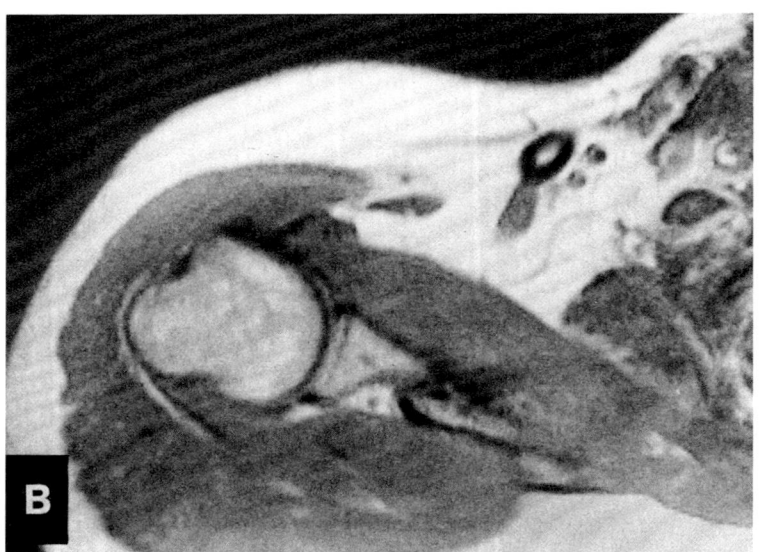
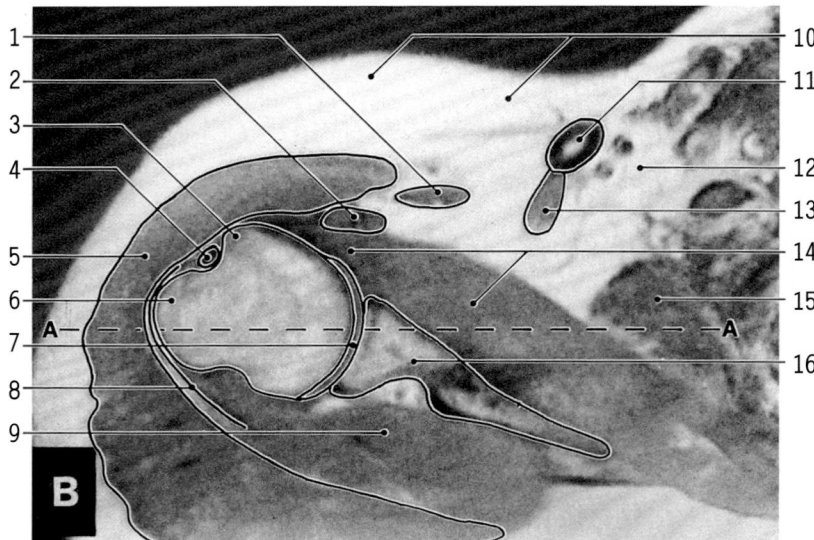

肩，轴位 MR

断层位置见 A 断层

1 胸小肌
2 喙肱肌和肱二头肌短头
3 小结节
4 肱二头肌长头
5 三角肌
6 大结节
7 关节软骨
8 三角肌下滑液囊
9 冈下肌
10 皮下脂肪
11 锁骨
12 腋窝顶部的脂肪、血管和神经
13 锁骨下肌
14 肩胛下肌
15 中斜角肌
16 肩胛颈

A-A 断层位置见前一页

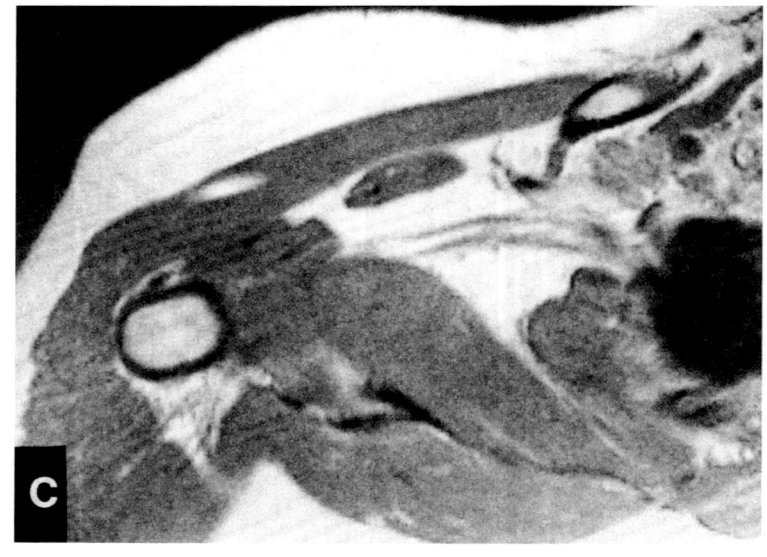
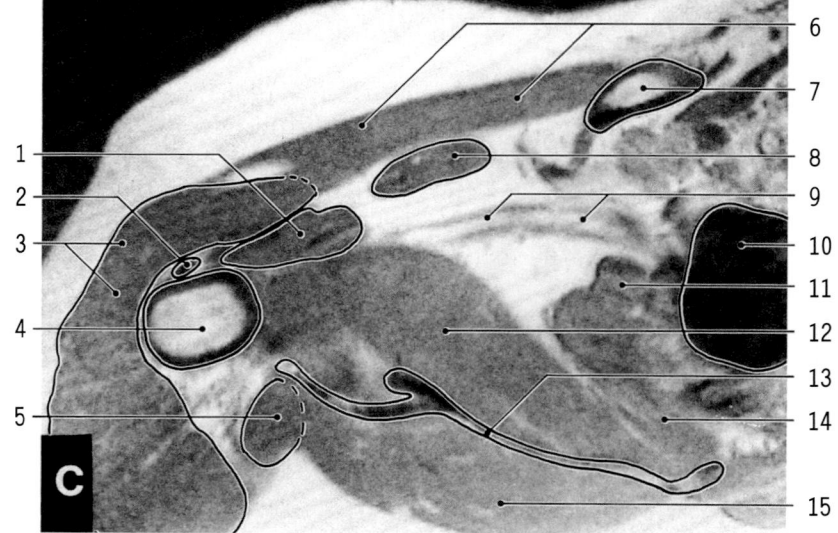

肩，轴位 MR

断层位置见 A 断层

1 喙肱肌和肱二头肌短头
2 二头肌长头
3 三角肌
4 肱骨外科颈
5 三头肌长头
6 胸大肌
7 锁骨
8 胸小肌
9 腋动脉和臂丛
10 肺尖
11 中斜角肌
12 肩胛下肌
13 肩胛骨
14 前锯肌
15 冈下肌

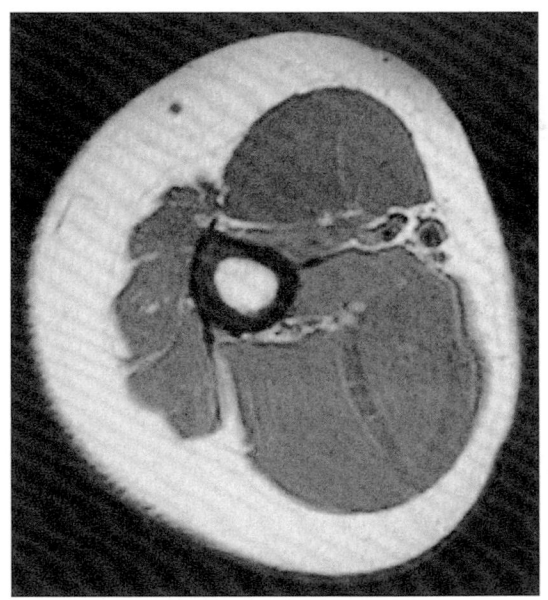
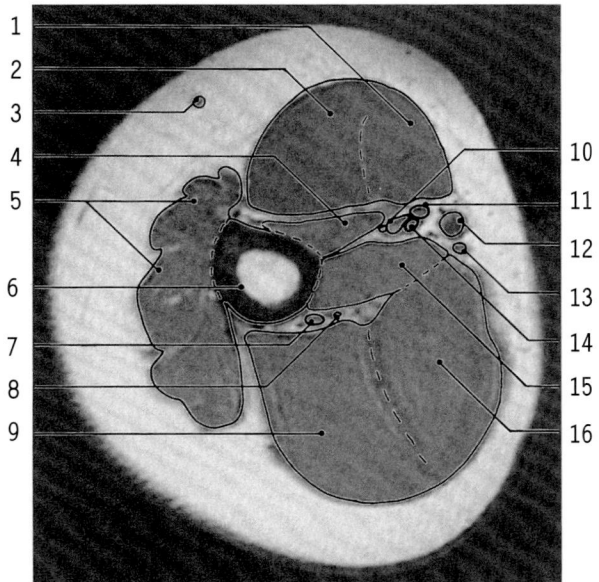

上臂，上 1/3 段，轴位 MR

1 肱二头肌短头
2 肱二头肌长头
3 头静脉
4 喙肱肌
5 三角肌
6 肱骨体
7 桡神经
8 肱深动脉
9 肱三头肌外侧头
10 正中和肌皮神经
11 肱静脉
12 贵要静脉
13 尺神经
14 肱动脉
15 肱三头肌内侧头
16 肱三头肌长头

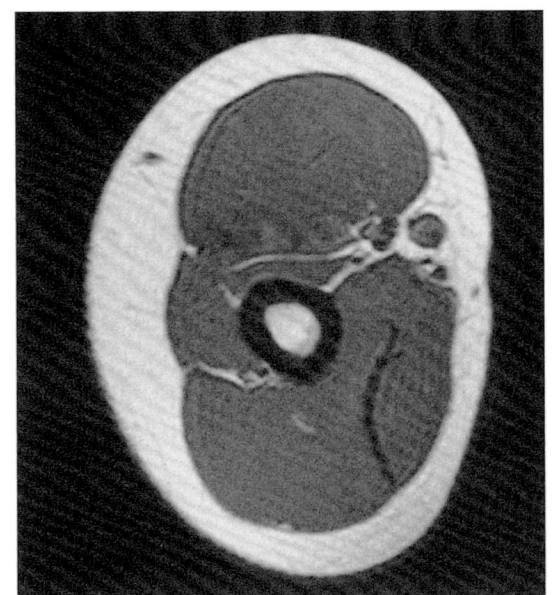
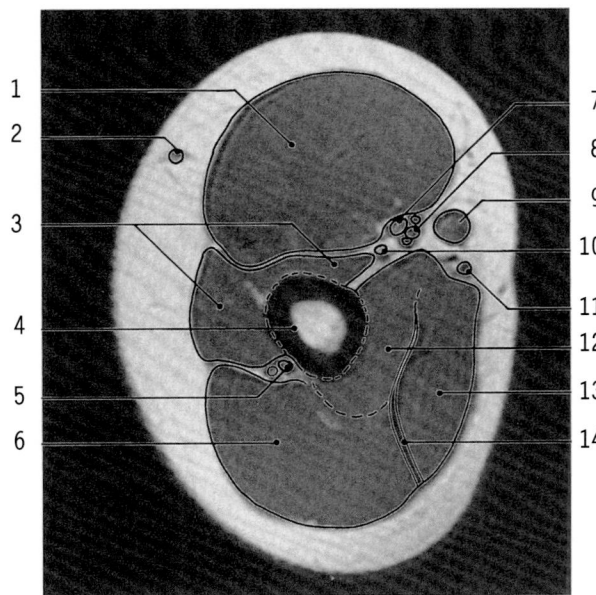

上臂，中段，轴位 MR

1 肱二头肌
2 头静脉
3 肱肌
4 肱骨体
5 桡神经和肱深动脉
6 肱三头肌外侧头
7 正中神经
8 肱动脉和肱静脉
9 贵要静脉
10 肌皮神经
11 尺神经
12 肱三头肌内侧头
13 肱三头肌长头
14 肱三头肌内侧筋膜

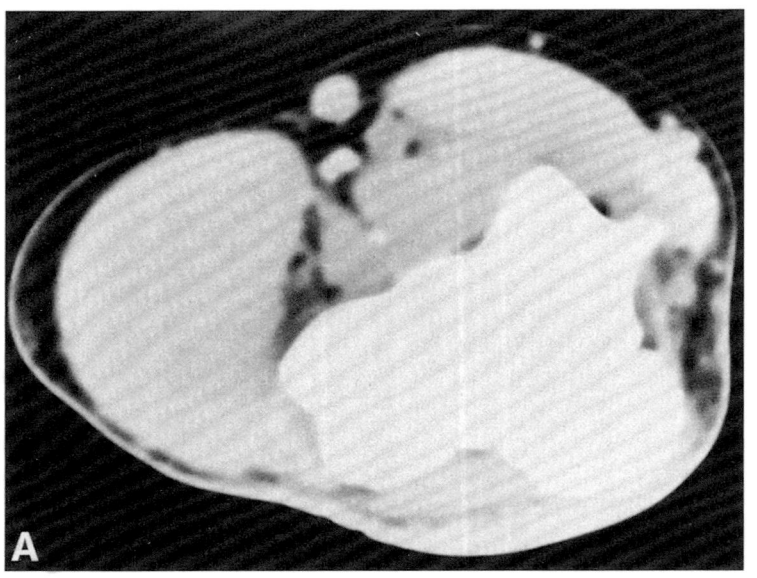
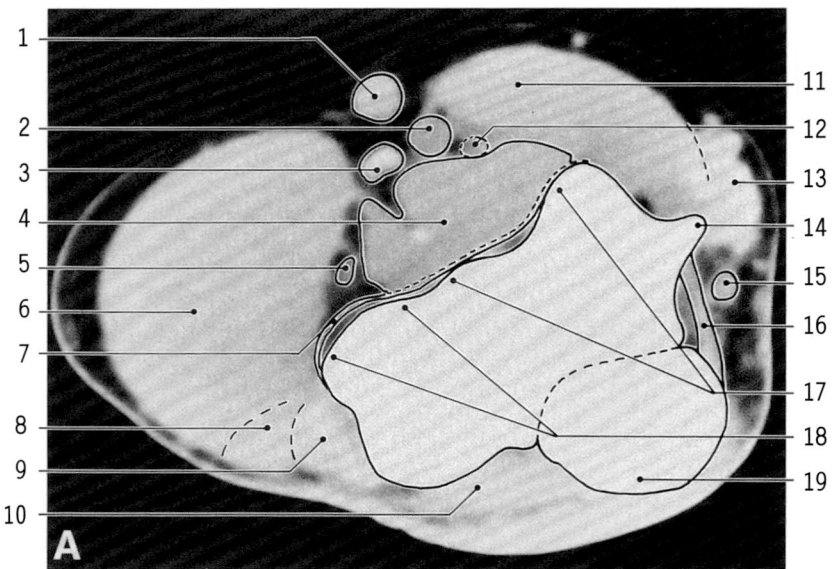

肘，轴位 CT

1 肘正中静脉
2 肱动脉
3 二头肌（肌腱）
4 肱肌
5 桡神经
6 肱桡肌
7 关节囊

8 桡侧腕长伸肌
9 总伸肌腱
10 肘肌
11 旋前圆肌
12 正中神经
13 总屈肌腱
14 内上髁

15 尺神经
16 内侧副韧带
17 滑车
18 小头
19 鹰嘴

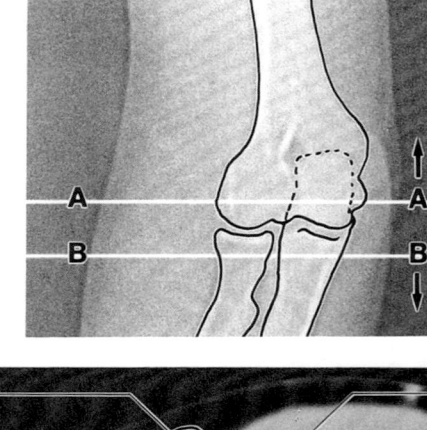

肘，轴位 CT 定位像

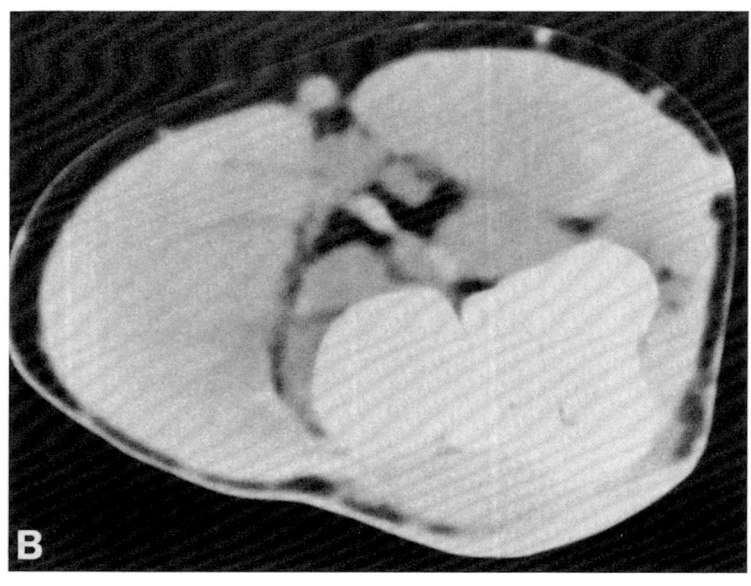
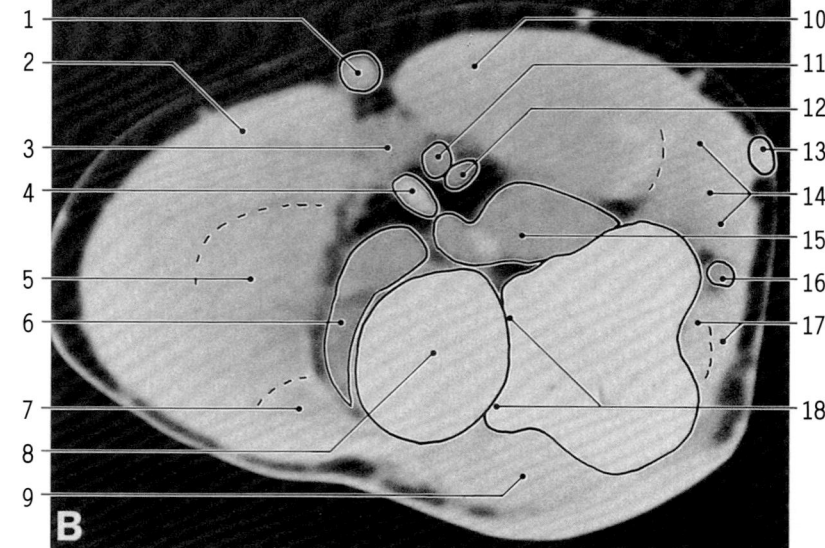

肘，轴位 CT

1 肘正中静脉
2 肱桡肌
3 肘淋巴结
4 二头肌（肌腱）
5 桡侧腕长屈肌
6 旋后肌

7 桡侧腕短屈肌
8 桡骨头
9 肘肌
10 旋前圆肌
11 肱动脉
12 正中神经

13 贵要静脉
14 桡侧腕伸肌、掌长肌和指浅屈肌
15 肱肌
16 尺神经
17 指深屈肌和尺侧腕屈肌
18 近端桡尺关节

肘

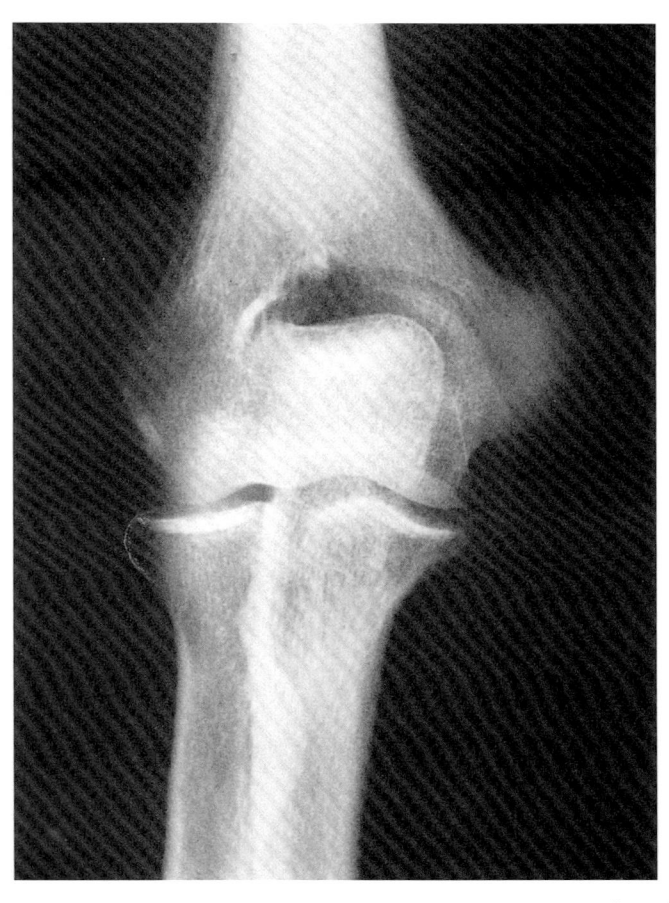
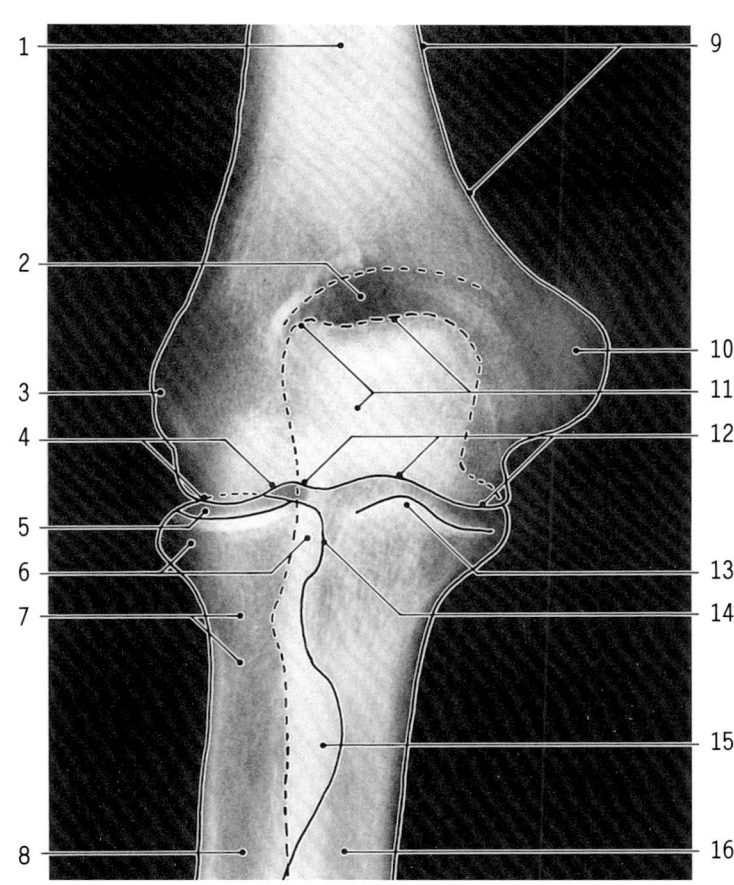

肘，前后位 X 线

1 肱骨体
2 鹰嘴窝和冠突窝（重叠）
3 外上髁
4 小头
5 肱桡关节
6 桡骨头
7 桡骨颈
8 桡骨体
9 内侧髁上嵴
10 内上髁
11 鹰嘴
12 滑车
13 冠突
14 桡骨环状关节面
15 桡骨粗隆
16 尺骨体

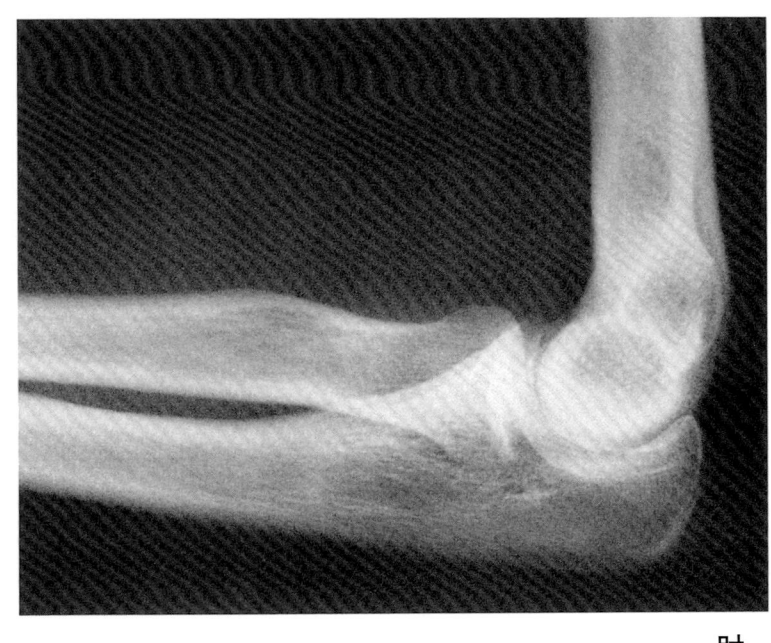
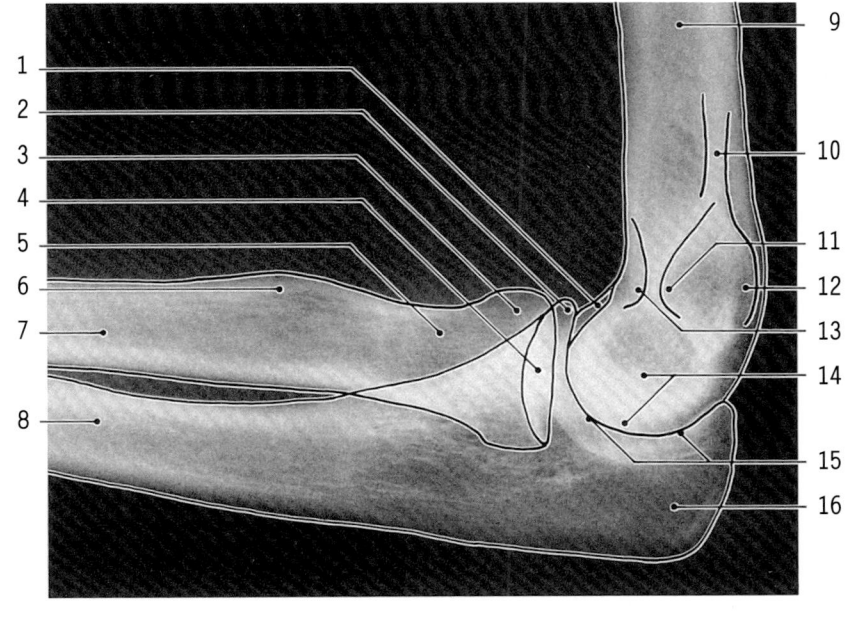

肘，侧位 X 线

1 肱骨小头
2 冠突
3 桡骨头
4 桡骨关节窝
5 桡骨颈
6 桡骨粗隆
7 桡骨体
8 尺骨体
9 肱骨体
10 内侧髁上嵴
11 鹰嘴窝
12 内上髁
13 冠突窝
14 滑车
15 肱尺关节
16 鹰嘴

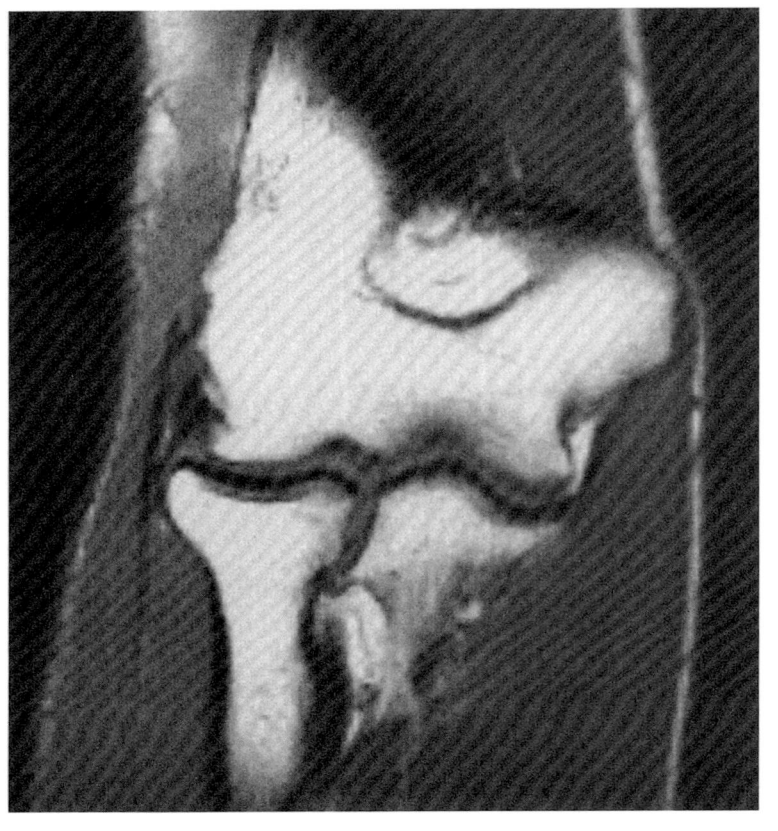
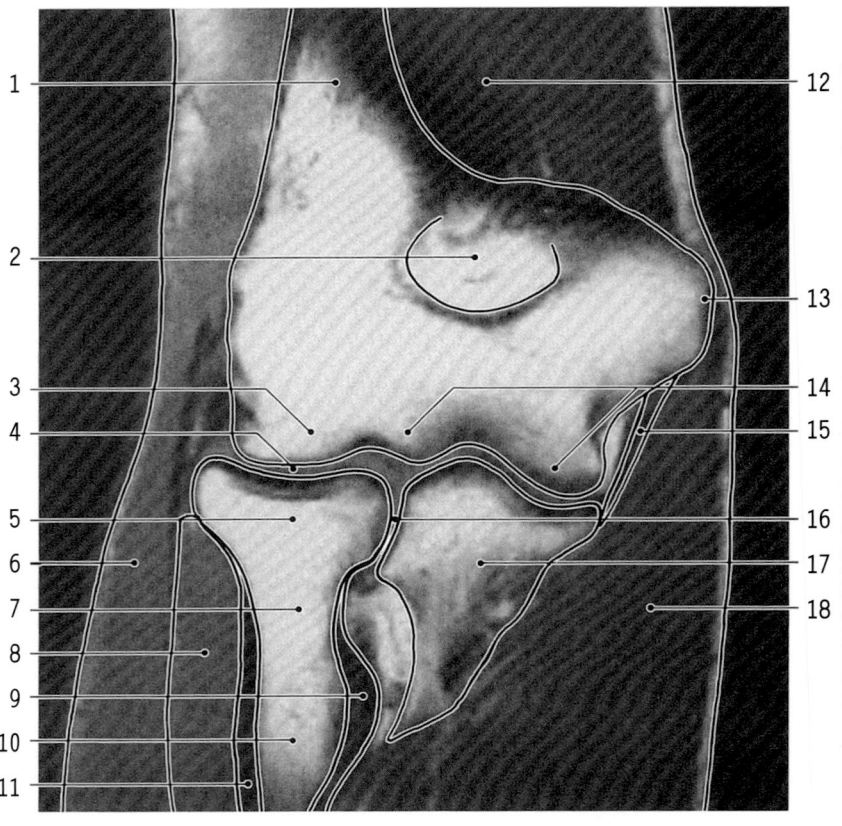

肘，冠状位 MR

1 肱骨体
2 鹰嘴窝
3 肱骨小头
4 肱桡关节
5 桡骨头
6 肱桡肌
7 桡骨颈
8 旋后肌
9 桡骨粗隆
10 黄骨髓
11 密质骨
12 肱三头肌
13 内上髁
14 滑车
15 内侧副韧带
16 近端桡尺关节
17 尺骨
18 前臂屈肌

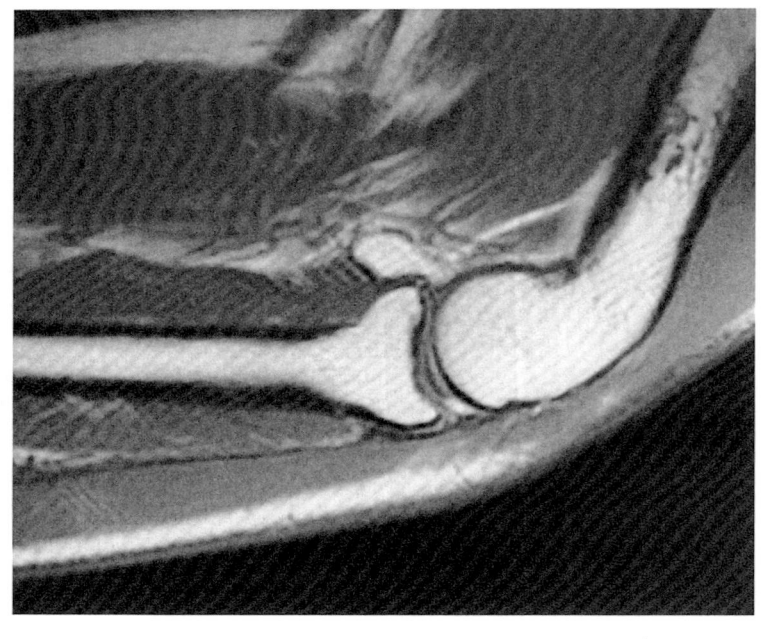
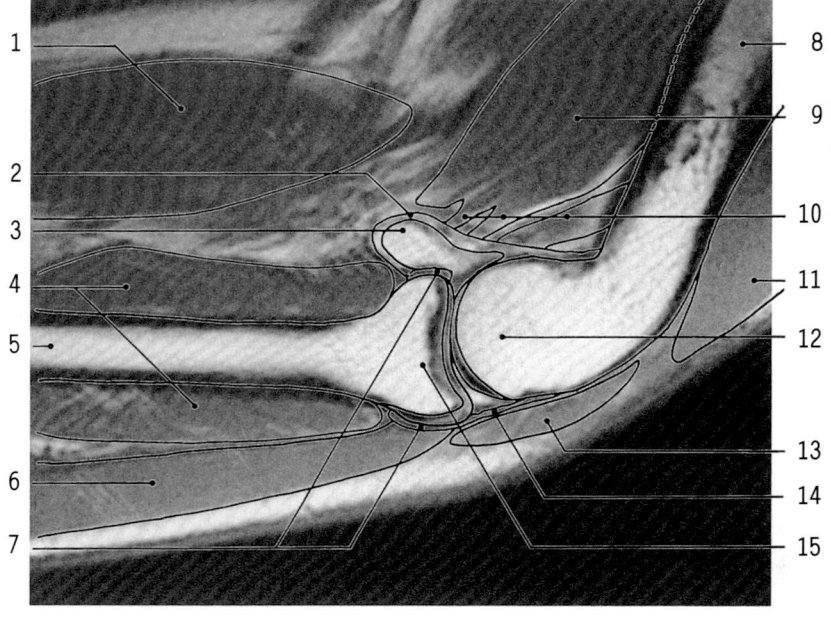

肘，肱桡关节，矢状位 MR

1 肱桡肌
2 肘关节囊
3 滑液下脂肪垫
4 旋后肌
5 桡骨体
6 桡侧腕短伸肌
7 桡骨环状韧带
8 肱骨干
9 肱肌
10 肱肌纤维伸入关节囊
11 肱三头肌
12 肱骨小头
13 肘肌
14 关节囊
15 桡骨头

前臂

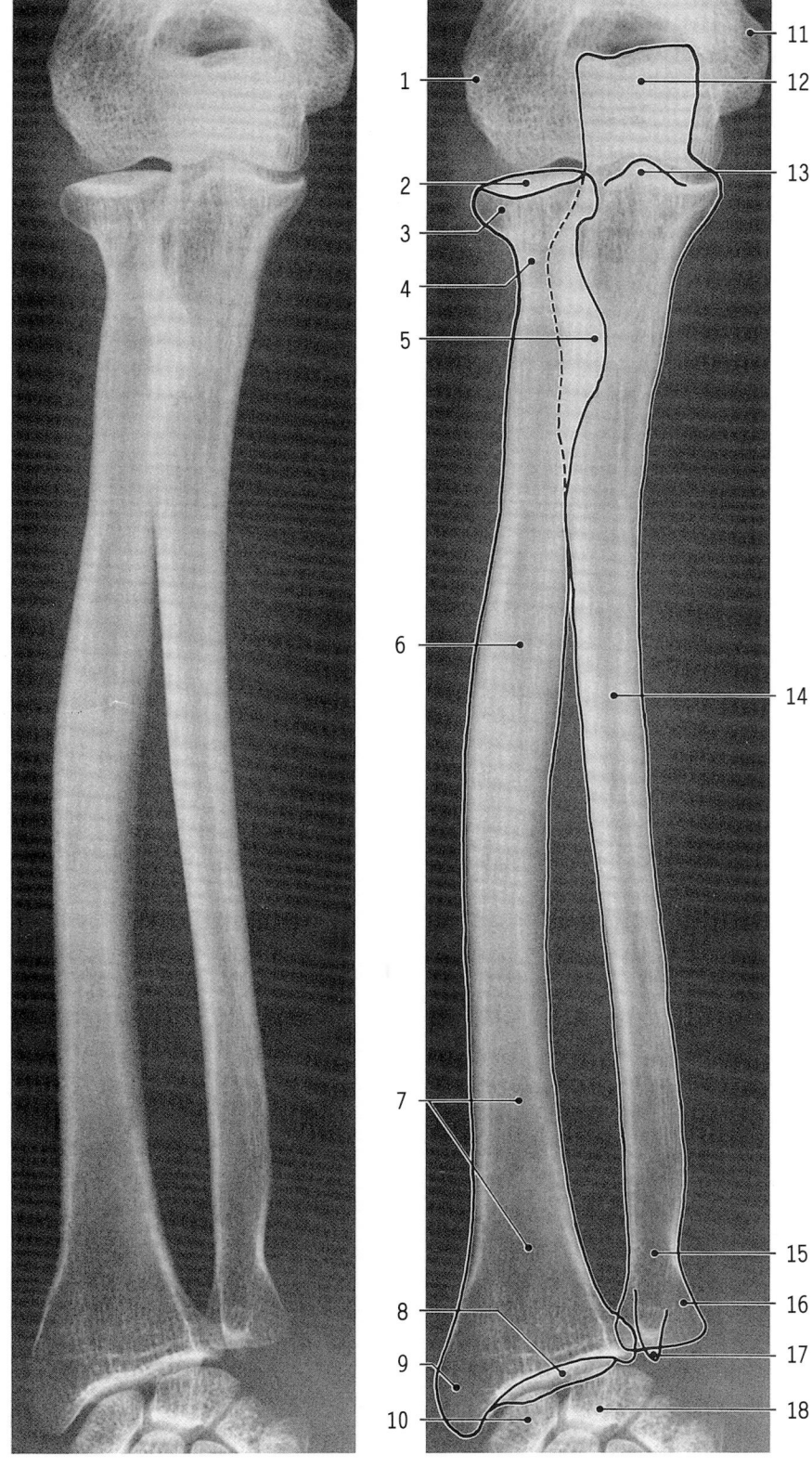

前臂，前后位 X 线

1 外上髁
2 桡骨关节窝
3 桡骨头
4 桡骨颈
5 桡骨粗隆
6 桡骨体
7 桡骨远端
8 桡骨腕关节面
9 桡骨茎突
10 舟骨
11 内上髁
12 鹰嘴
13 冠突
14 尺骨体
15 尺骨颈
16 尺骨头
17 尺骨茎突
18 月骨

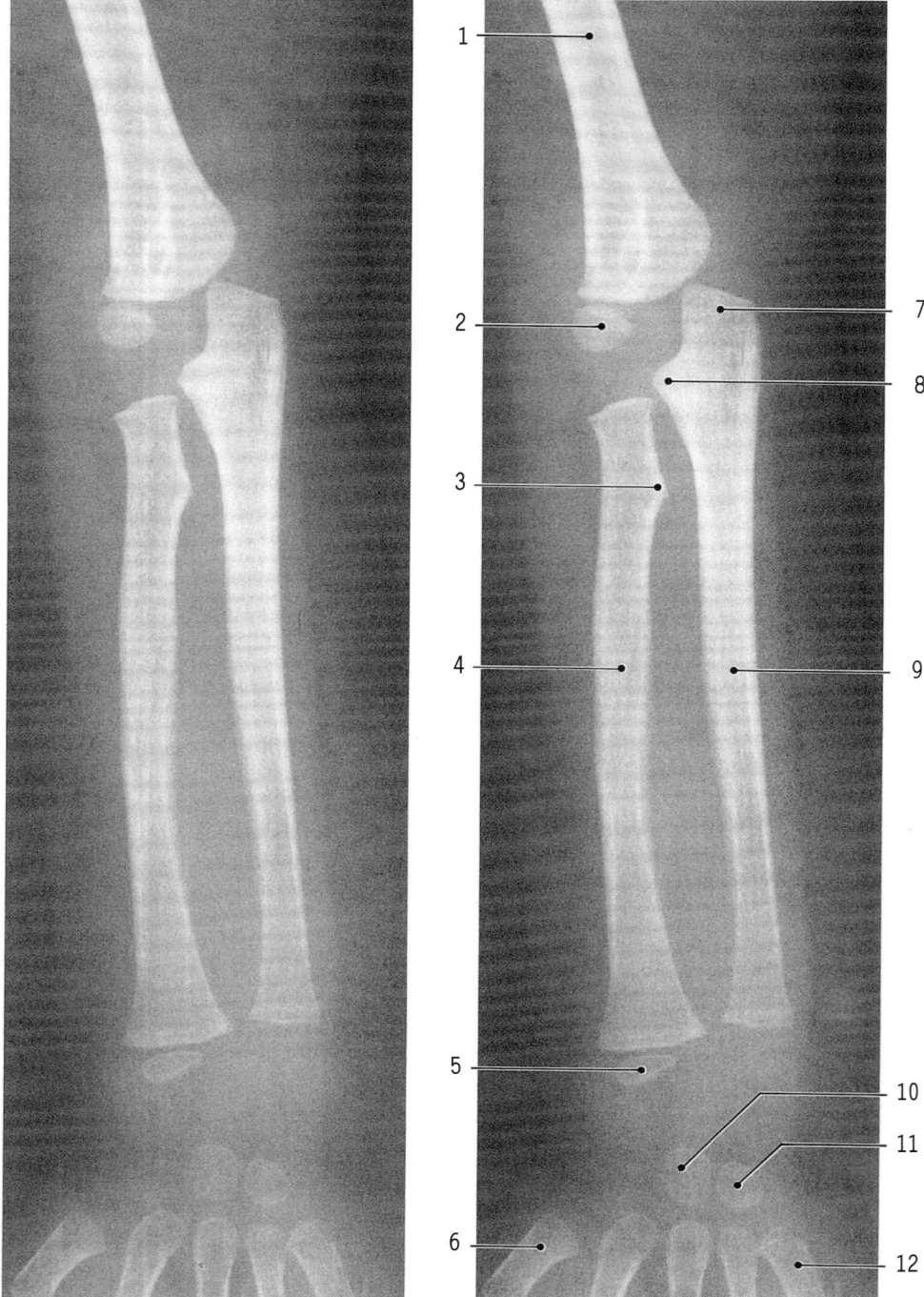

前臂，2 岁儿童，前后位 X 线

1 肱骨干
2 小头（骨化中心）
3 桡骨粗隆
4 桡骨干
5 桡骨远端骨骺（骨化中心）
6 第一掌骨
7 鹰嘴
8 尺骨冠突
9 尺骨干
10 头状骨（骨化中心）
11 钩骨（骨化中心）
12 第五掌骨

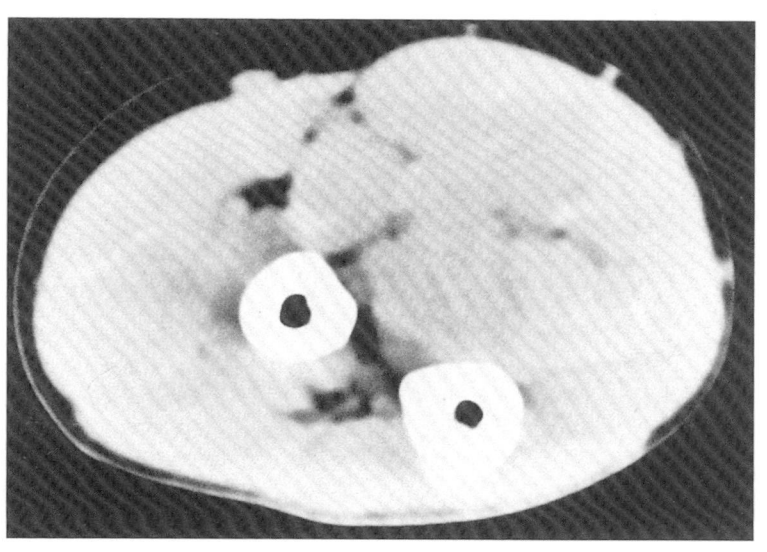
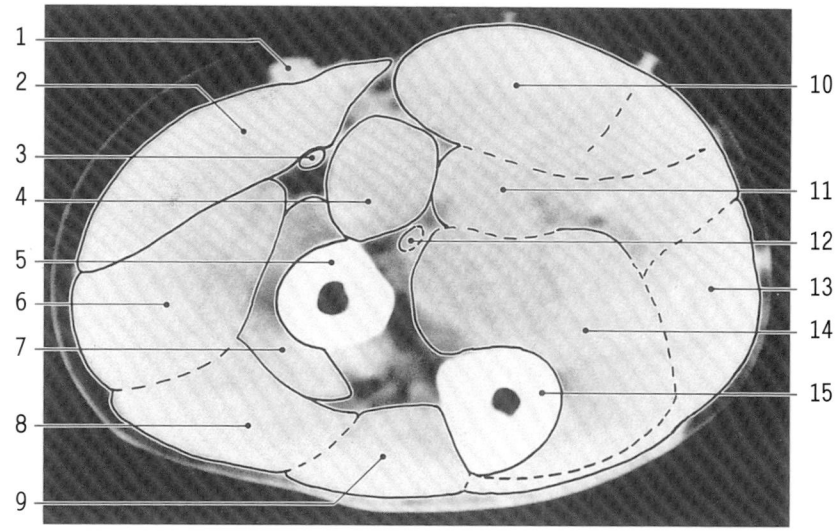

前臂，旋后，中段，轴位 CT

1 皮下静脉
2 肱桡肌
3 桡动脉
4 旋前圆肌
5 桡骨
6 桡侧腕长、短伸肌
7 旋后肌
8 指伸肌
9 尺侧腕伸肌
10 桡侧腕屈肌和掌长肌
11 指浅屈肌
12 正中神经
13 尺侧腕屈肌
14 指深屈肌
15 尺骨

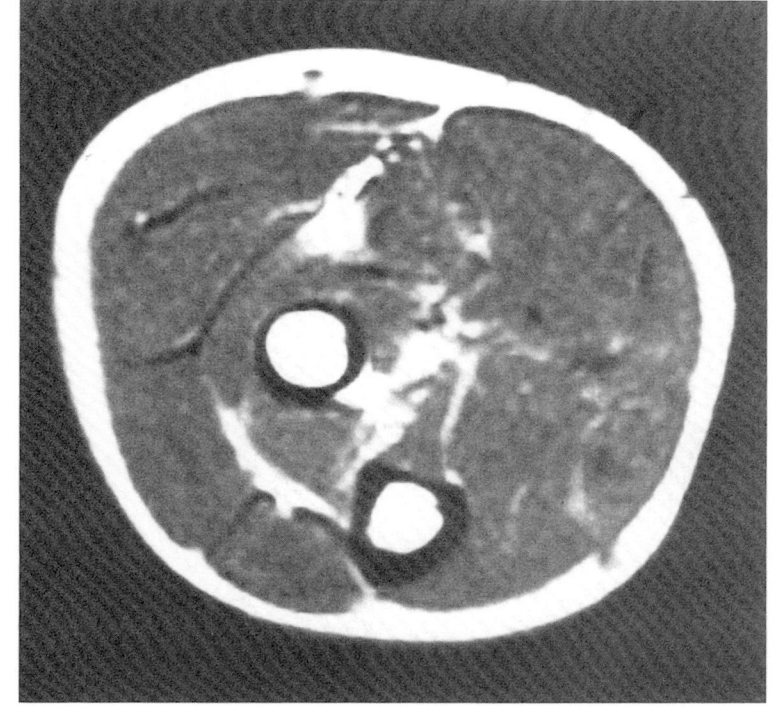
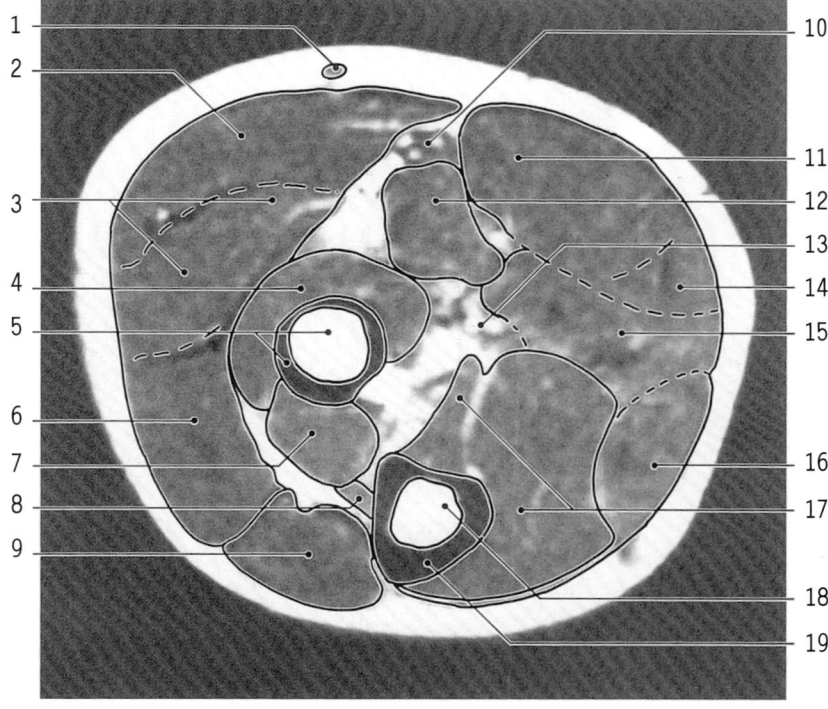

前臂，旋前，中段，轴位 MR

1 头静脉
2 肱桡肌
3 桡侧腕长、短伸肌
4 旋后肌
5 桡骨体
6 指伸肌
7 拇长展肌
8 拇短伸肌
9 尺侧腕伸肌
10 桡动、静脉
11 桡侧腕屈肌
12 旋前圆肌
13 尺动、静脉
14 掌长肌
15 指浅屈肌
16 尺侧腕屈肌
17 指深屈肌
18 尺骨体
19 密质骨

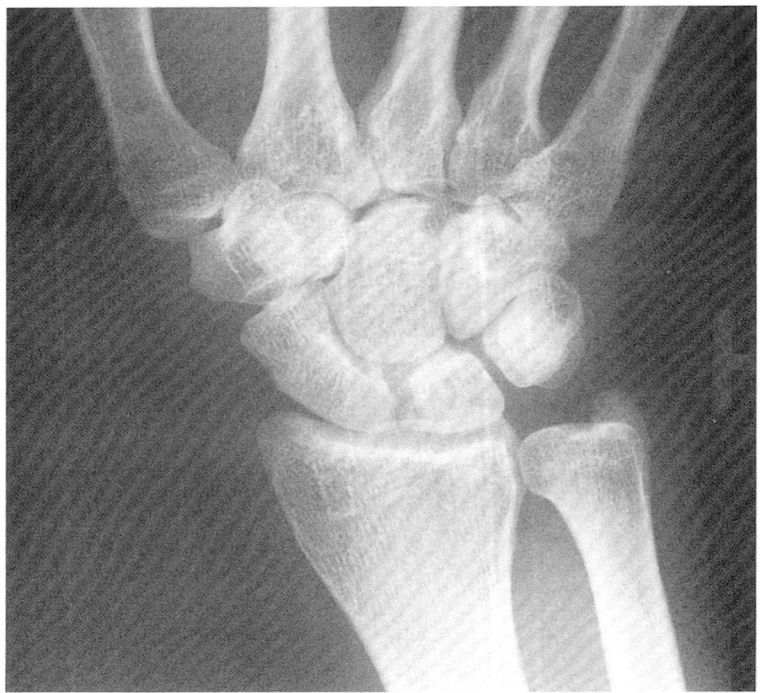
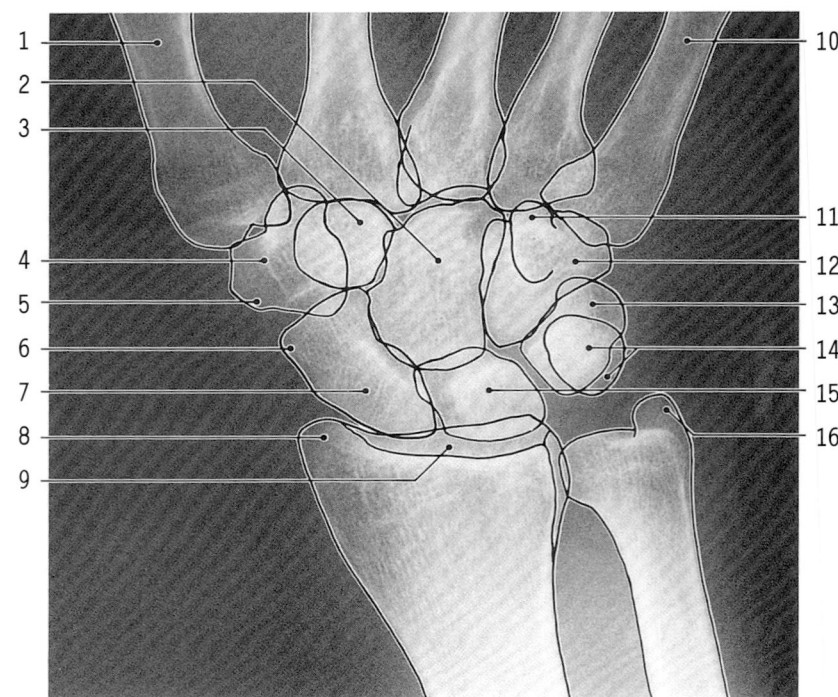

腕，背掌位 X 线

1 第一掌骨
2 头状骨
3 小多角骨
4 大多角骨
5 大多角骨结节
6 舟骨结节
7 舟骨
8 桡骨茎突
9 桡骨腕关节面
10 第五掌骨
11 钩骨钩
12 钩骨
13 三角骨
14 豌豆骨
15 月骨
16 尺骨茎突

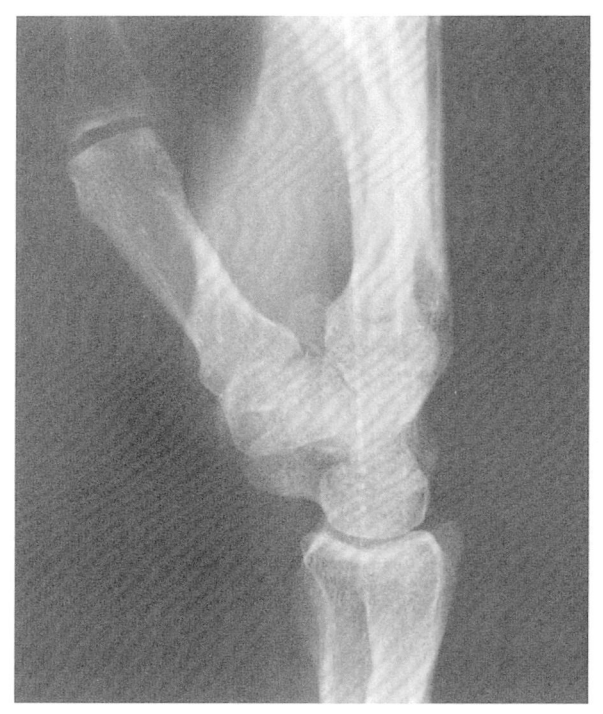
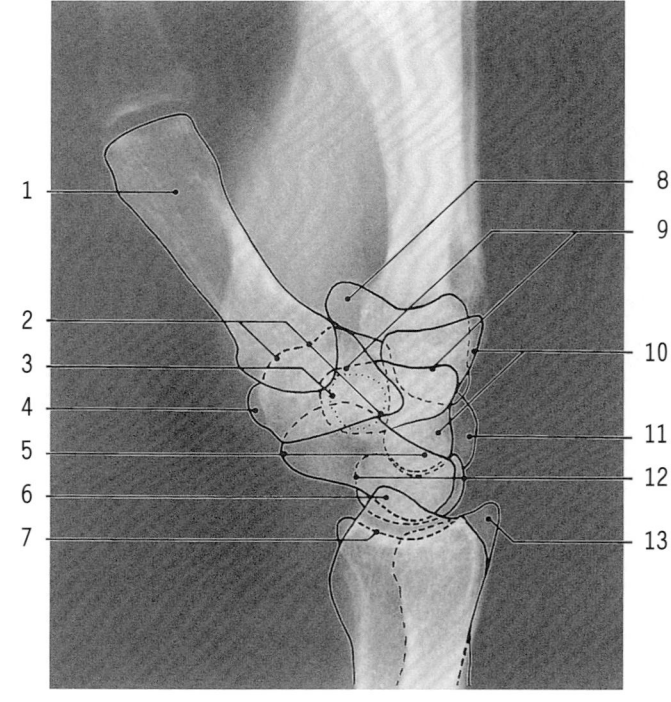

腕，侧位 X 线

1 第一掌骨
2 大多角骨
3 豌豆骨
4 大多角骨结节
5 舟骨
6 桡骨茎突
7 桡骨腕关节面
8 钩骨钩
9 小多角骨
10 头状骨
11 三角骨
12 月骨
13 尺骨茎突

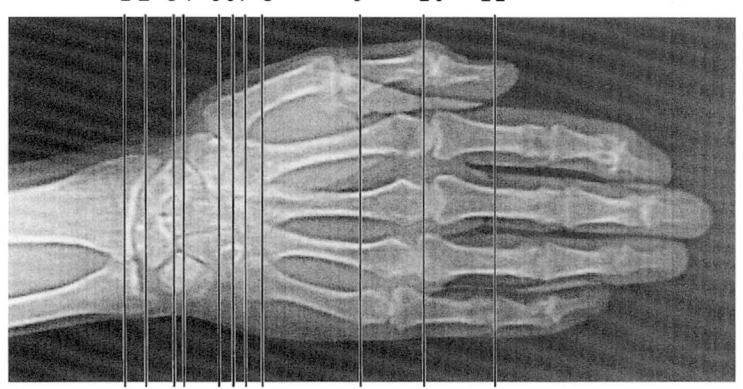
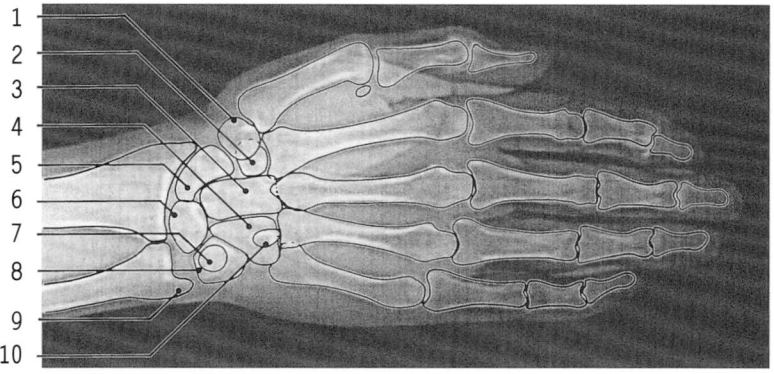

腕和手，定位像

1~11 线显示在以下 CT 系列中层面的位置（1.5mm 厚度）

箭头←、→和↔表示此结构可见于前一层面或后一层面，或前后层面均可见

1 大多角骨
2 小多角骨
3 头状骨
4 钩骨
5 舟骨
6 月骨
7 三角骨
8 豌豆骨
9 尺骨茎突
10 钩骨钩

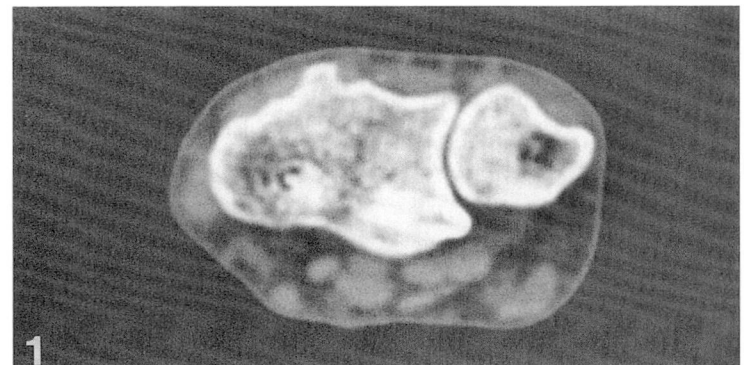
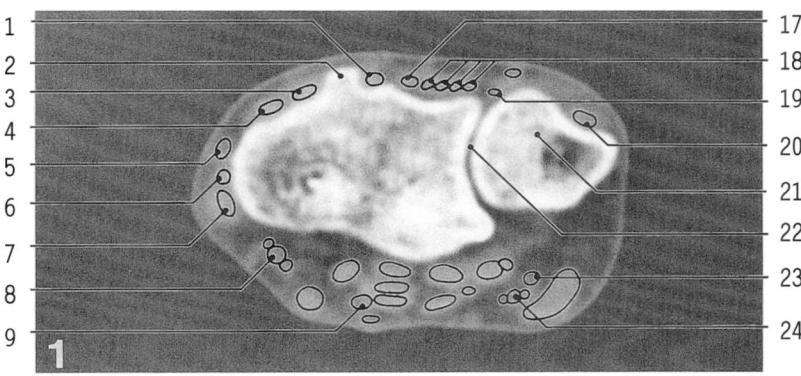
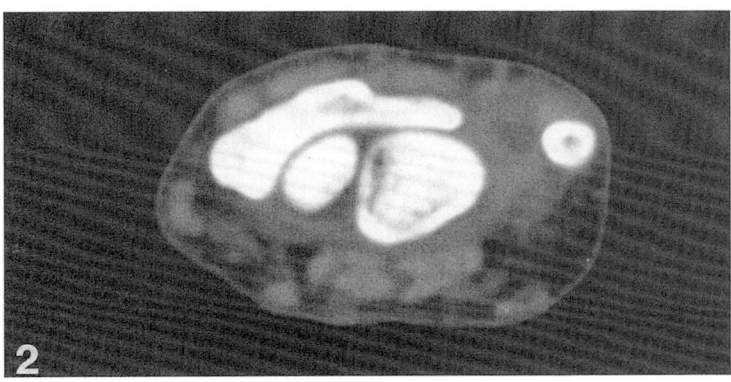

腕，轴位 CT

1 拇长伸肌（肌腱）→
2 桡骨背侧结节
3 桡侧腕短伸肌（肌腱）→
4 桡侧腕长伸肌（肌腱）→
5 头静脉→
6 拇短伸肌（肌腱）→
7 拇长展肌（肌腱）→
8 桡动脉和桡静脉→
9 正中神经→
10 桡骨远端
11 舟骨→
12 桡骨茎突
13 掌桡腕韧带关节囊
14 拇长屈肌（肌腱）↔
15 桡侧腕屈肌（肌腱）↔
16 掌长肌（肌腱）↔
17 食指伸肌（肌腱）→
18 指伸肌（肌腱）→
19 小指伸肌（肌腱）→
20 尺侧腕伸肌（肌腱）→
21 尺骨头
22 远端尺桡关节
23 尺神经→
24 尺动、静脉→
25 贵要静脉
26 关节盘
27 尺骨茎突
28 月骨→
29 指深屈肌（肌腱）↔
30 尺侧腕屈肌（肌腱）↔
31 指浅屈肌（肌腱）↔

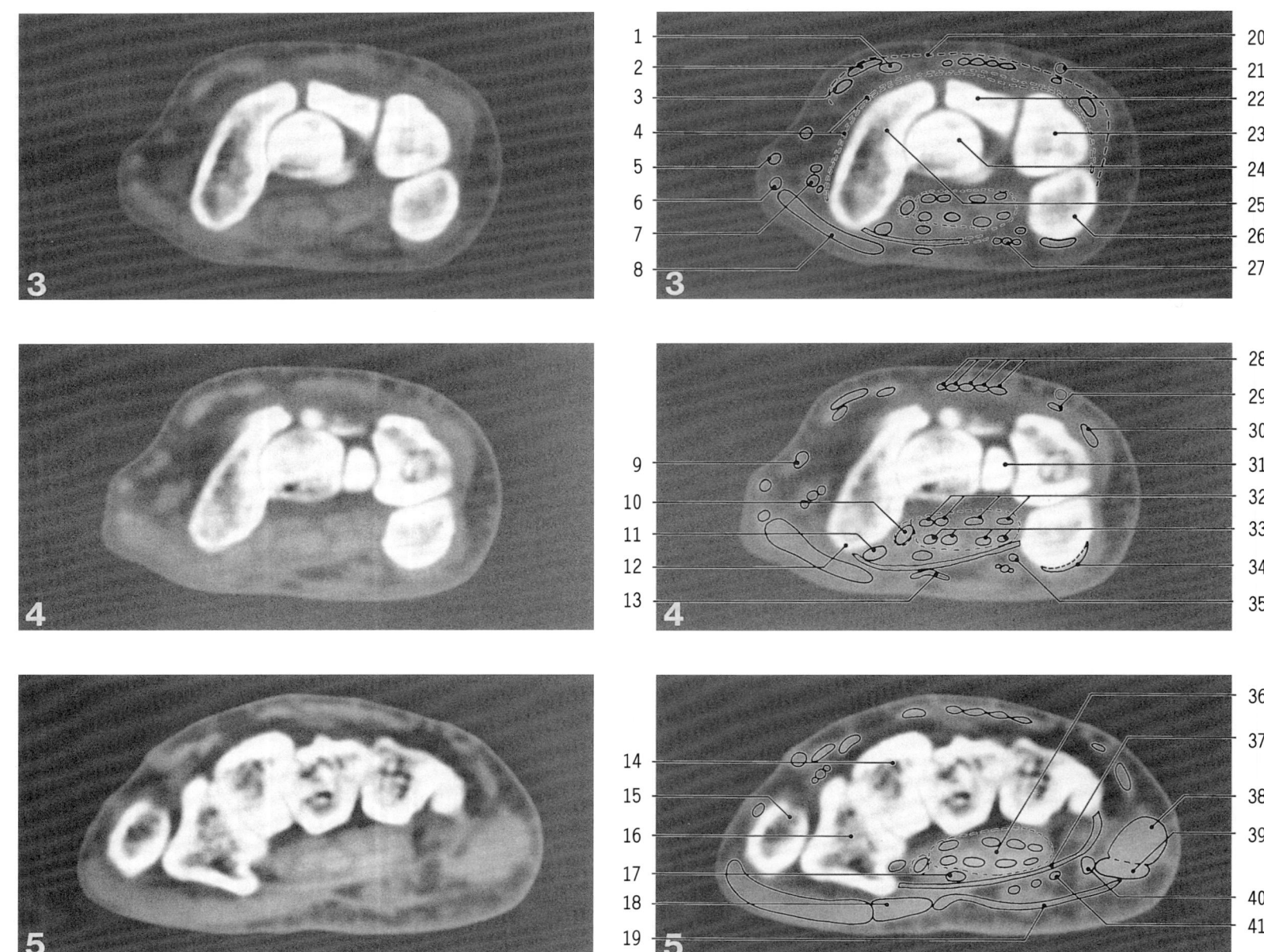

腕，轴位CT
定位像见前页

1 桡侧腕短伸肌（肌腱）↔
2 拇长伸肌（肌腱）→
3 桡侧腕长伸肌（肌腱）↔
4 关节囊
5 拇短伸肌（肌腱）↔
6 拇长展肌（肌腱）↔
7 桡动脉和桡静脉↔
8 拇短展肌（肌腱）
9 头静脉↔
10 拇长屈肌（肌腱）↔
11 桡侧腕屈肌（肌腱）
12 舟骨结节
13 掌长肌（肌腱）←
14 小多角骨→
15 第一掌骨基底
16 大多角骨→
17 正中神经↔
18 拇短伸肌→
19 掌腱膜→
20 伸肌支持带
21 贵要静脉↔
22 月骨←
23 三角骨→
24 头状骨→
25 舟骨→
26 豌豆骨→
27 尺动、静脉↔
28 指伸肌和食指伸肌（肌腱）
29 小指伸肌（肌腱）↔
30 尺侧腕伸肌（肌腱）↔
31 钩骨→
32 指深屈肌（肌腱）
33 指浅屈肌（肌腱）
34 尺侧腕屈肌（肌腱）←
35 尺神经↔
36 指屈肌共同滑液鞘↔
37 屈肌支持带↔
38 小指展肌→
39 小指屈肌→
40 豆掌韧带
41 豆钩韧带

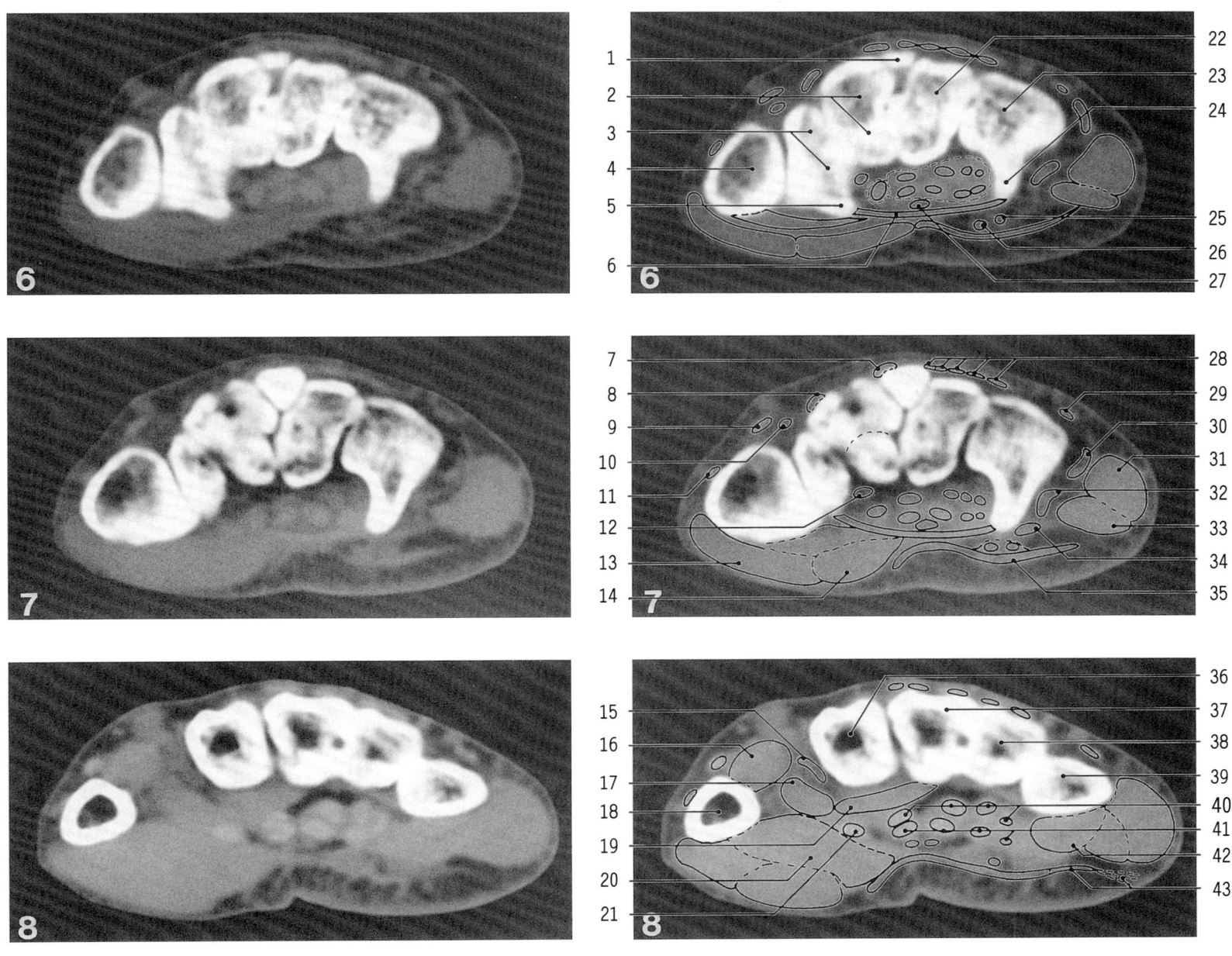

腕，轴位CT

定位像见第69页

1 第三掌骨茎突
2 小多角骨←
3 大多角骨←
4 第一掌骨基底↩
5 大多角骨结节
6 屈肌支持带↩
7 桡侧腕短伸肌（附着）←
8 桡侧腕长伸肌（附着）←
9 拇长伸肌（肌腱）←
10 桡动脉↩
11 拇短伸肌（肌腱）↩
12 桡侧腕屈肌（肌腱）←
13 拇短展肌（肌腱）↩
14 拇短屈肌（肌腱）↩
15 桡动脉（转为掌深弓）
16 第一骨间背侧肌→
17 拇短屈肌，深头
18 第一掌骨体↩
19 拇收肌→
20 拇对掌肌←
21 拇长屈肌（肌腱）↩
22 头状骨→
23 钩骨↩
24 钩骨钩
25 尺神经↩
26 尺动脉↩
27 正中神经↩
28 指伸肌和食指伸肌（肌腱）↩
29 小指伸肌（肌腱）↩
30 尺侧腕伸肌（肌腱）←
31 小指展肌↩
32 豆掌韧带←
33 小指屈肌↩
34 掌侧腕掌韧带
35 掌腱膜↩
36 第二掌骨基底→
37 第三掌骨基底→
38 第四掌骨基底
39 第五掌骨基底
40 指深屈肌（肌腱）↩
41 指浅屈肌（肌腱）↩
42 小指对掌肌←
43 掌短肌

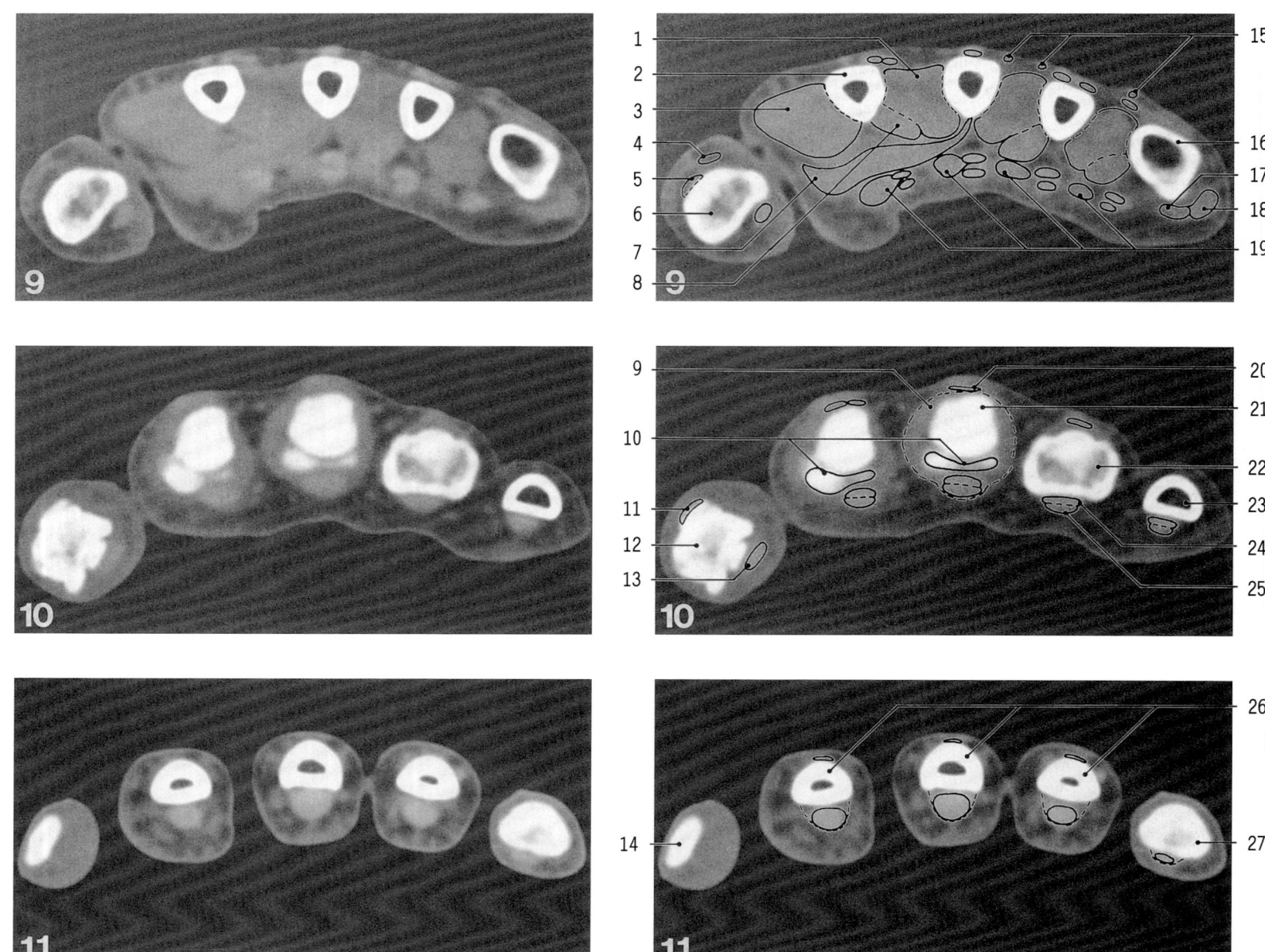

掌骨和手指，轴位CT

定位像见第69页

1 第二骨间背侧肌
2 第二掌骨体
3 第一骨间背侧肌
4 拇长伸肌（肌腱）
5 拇短伸肌（附着）
6 拇指近节
7 拇收肌
8 第一骨间掌侧肌
9 第三腕掌关节囊
10 掌侧韧带纤维软骨板
11 拇长展肌（附着）
12 拇指远节
13 拇长屈肌（肌腱）
14 远节指骨结节
15 静脉
16 第五掌骨头
17 小指屈肌
18 小指展肌
19 蚓状肌
20 指伸肌（肌腱）
21 第三掌骨头
22 第四指骨近节基底
23 第五指骨近节骨体
24 指深屈肌
25 指浅屈肌
26 第二、三、四指骨近节骨体
27 第五掌骨中节基底

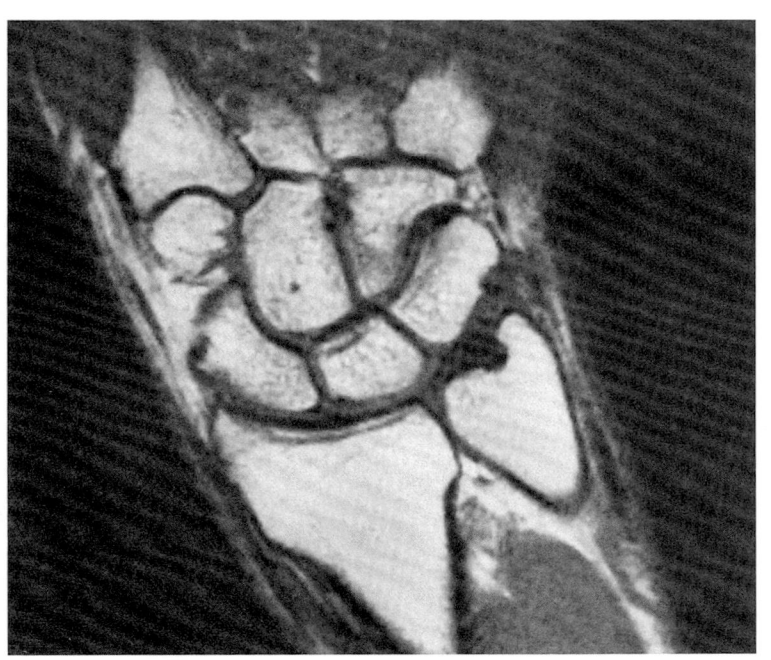
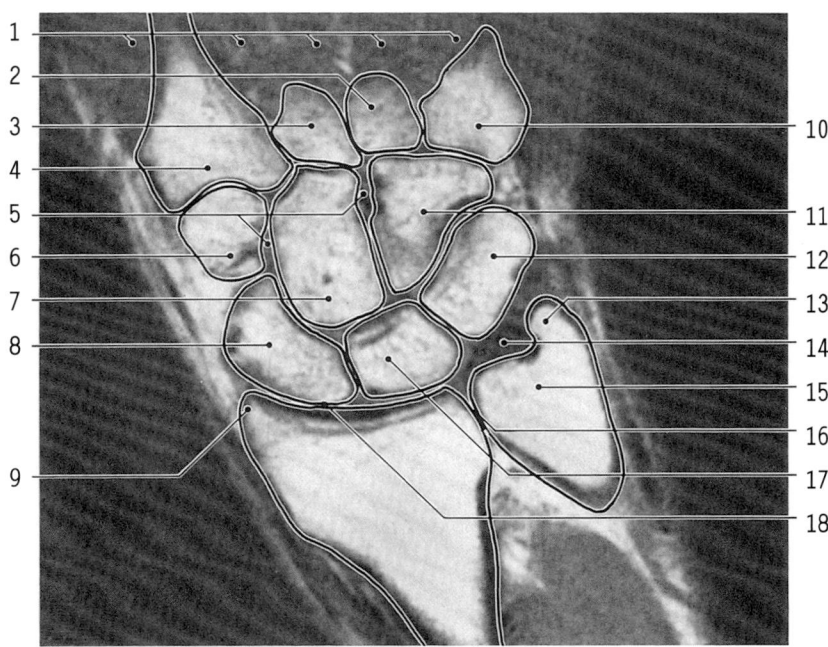

腕，冠状位 MR

1 骨间肌
2 第四掌骨基底
3 第三掌骨基底
4 第二掌骨基底
5 骨间韧带
6 小多角骨
7 头状骨
8 舟骨
9 桡骨茎突
10 第五掌骨基底
11 钩骨
12 三角骨
13 尺骨茎突
14 关节盘
15 尺骨头
16 桡尺关节远端
17 月骨
18 桡腕关节

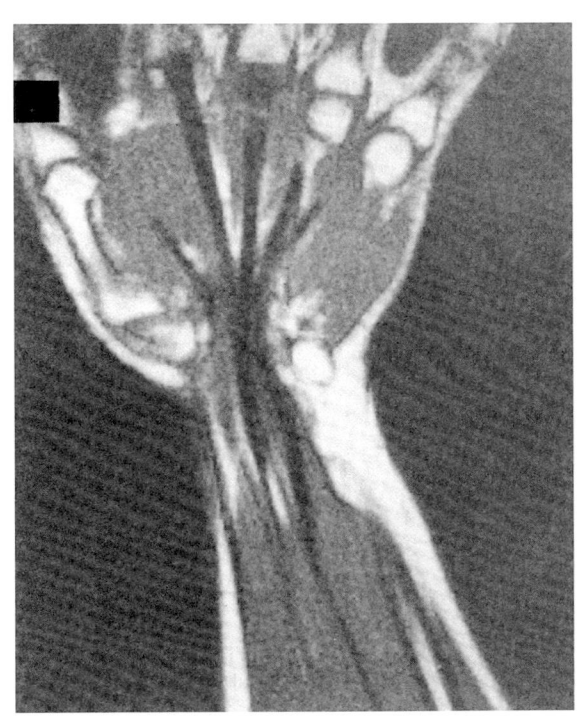
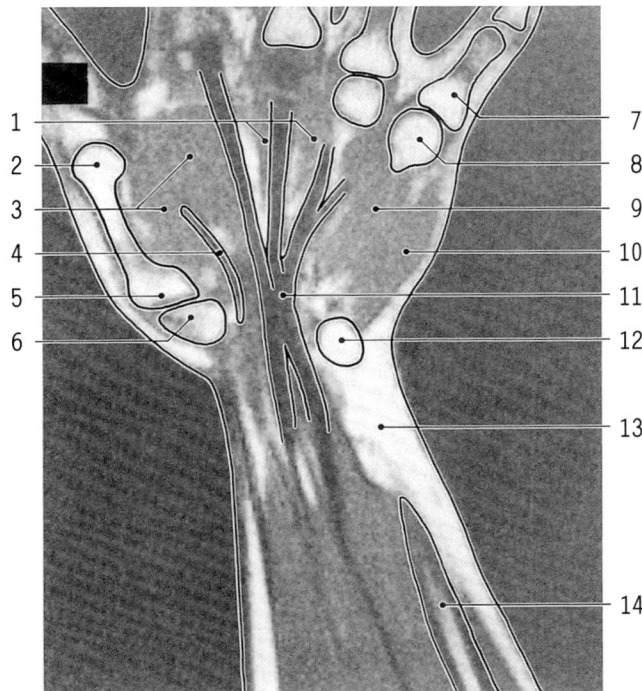

腕，腕管，冠状位 MR

1 蚓状肌
2 第一掌骨头
3 拇短屈肌和拇收肌
4 拇长屈肌
5 第一掌骨基底
6 大多角骨
7 第五指骨近节
8 第五掌掌骨头
9 小指屈肌
10 小指展肌
11 腕管内长屈肌腱
12 豌豆骨
13 皮下脂肪
14 尺骨体

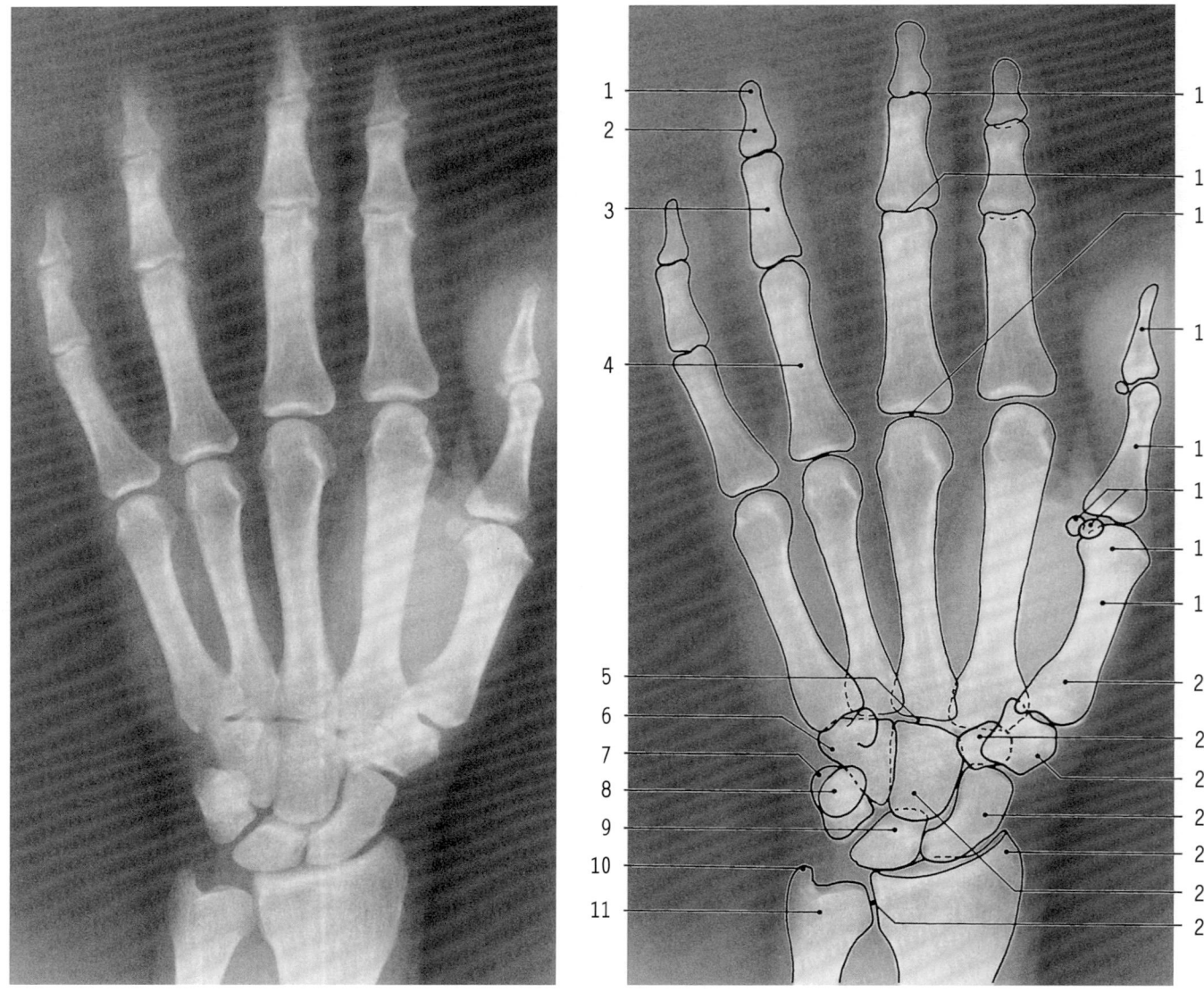

手，左侧，背掌位 X 线

1 远节指骨结节
2 远节指骨
3 中节指骨
4 近节指骨
5 腕掌关节
6 钩骨
7 三角骨
8 豌豆骨
9 月骨
10 尺骨茎突
11 尺骨头
12 远侧指间关节
13 近侧指间关节
14 掌指关节
15 拇指远节
16 拇指近节
17 籽骨
18 第一掌骨头
19 第一掌骨体
20 第一掌骨基底
21 小多角骨
22 大多角骨
23 舟骨
24 桡骨茎突
25 头状骨
26 远端桡尺关节

手的骨龄

儿童手骨骼发育见第 75~82 页

每只手(左)骨龄上限根据 Greulich 和 Pyle 的标准，下限根据 Tanner 等的标准，并取 10~90 百分位点的可变区间。

(1) Greulich W W, Pyle S J. Radiographic atlas of skeletal development of the hand and wrist. Stanford University Press, 1959.

(2) Tanner J M, Whitehouse R H, Cameron N, et al. Assessment of skeletal maturith and prediction of adult height (TW2 method). Academic Press, 1983.

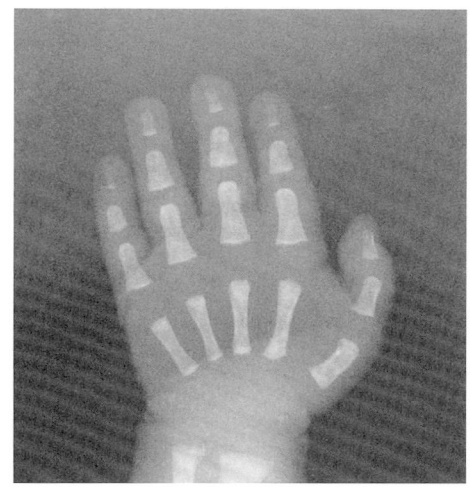
男孩，新生儿

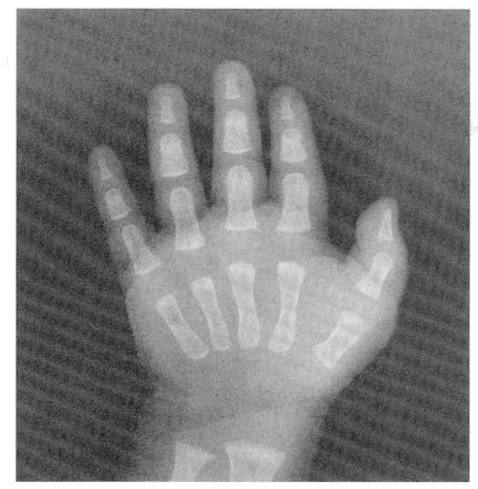
男孩，1/2 岁

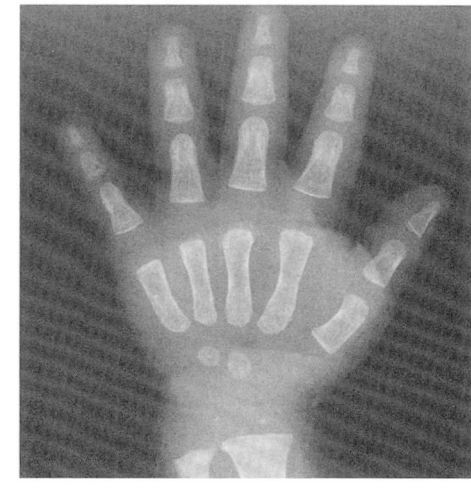
男孩，1 岁

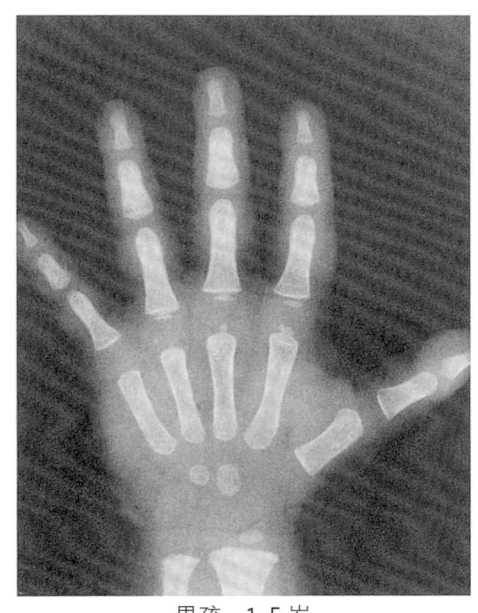
男孩，1.5 岁
1 岁 7 个月（1 岁）

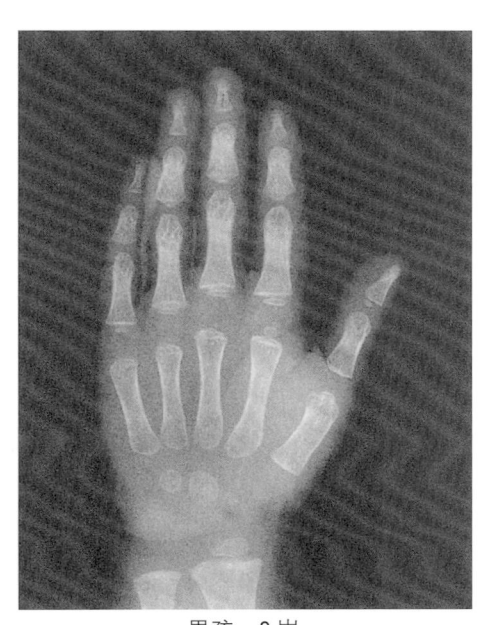
男孩，2 岁
2 岁（1 岁 5 个月~2 岁 9 个月）

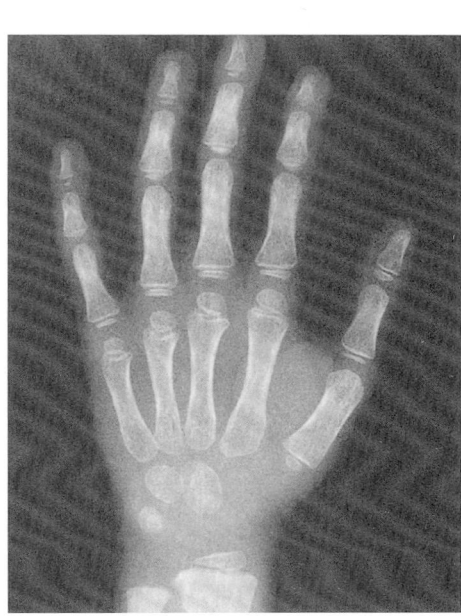
男孩，3 岁
3 岁 6 个月（2 岁 8 个月~4 岁 7 个月）

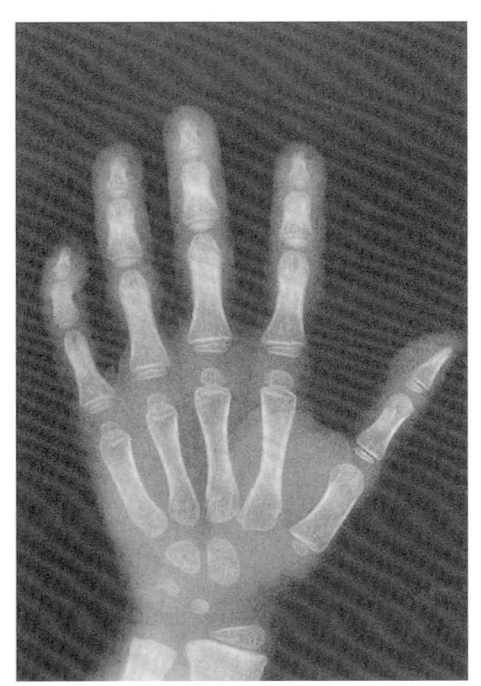
男孩，4 岁
4 岁（3 岁 1 个月~5 岁 4 个月）

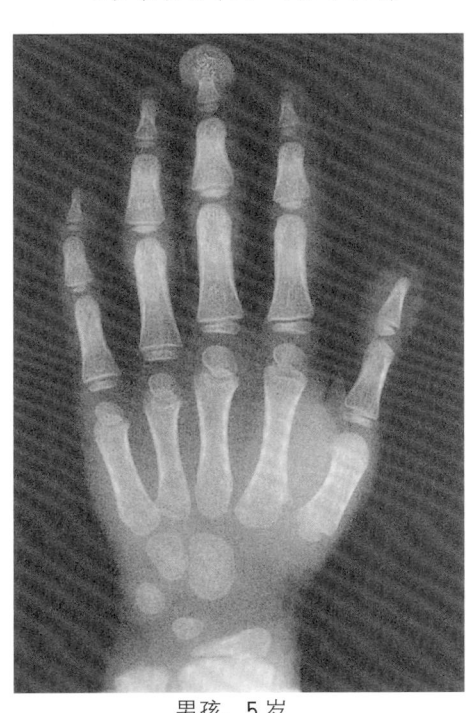
男孩，5 岁
（3 岁 6 个月~5 岁 11 个月）

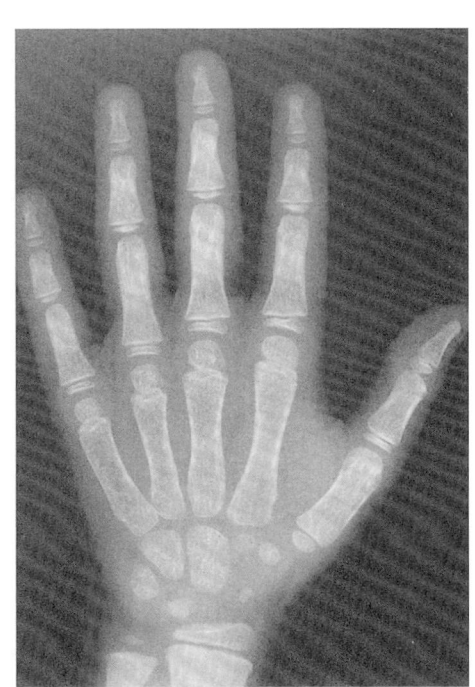
男孩，6 岁
7 岁（5 岁 10 个月~8 岁 6 个月）

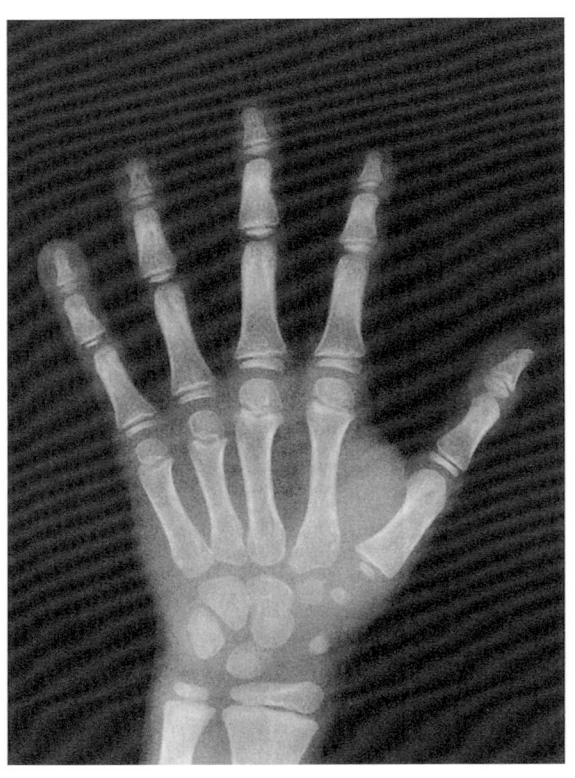

男孩，7岁
7岁9个月（6岁6个月~9岁4个月）

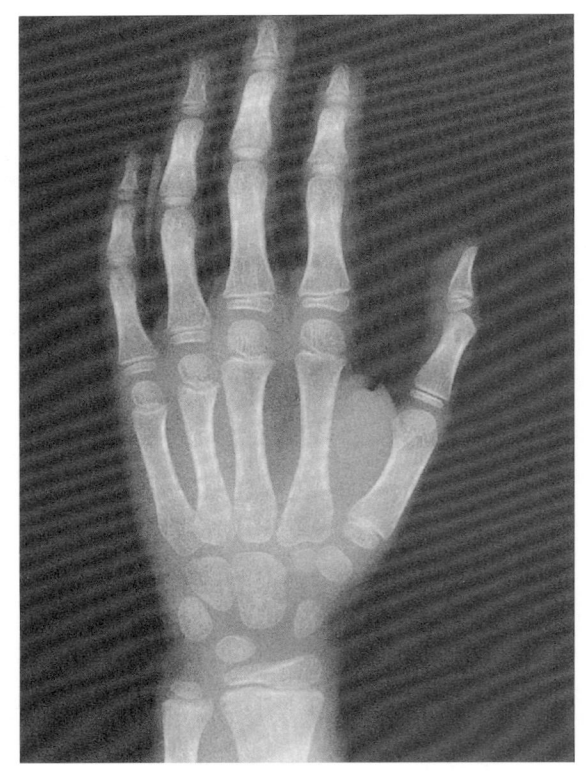

男孩，8岁
8岁8个月（6岁10个月~9岁8个月）

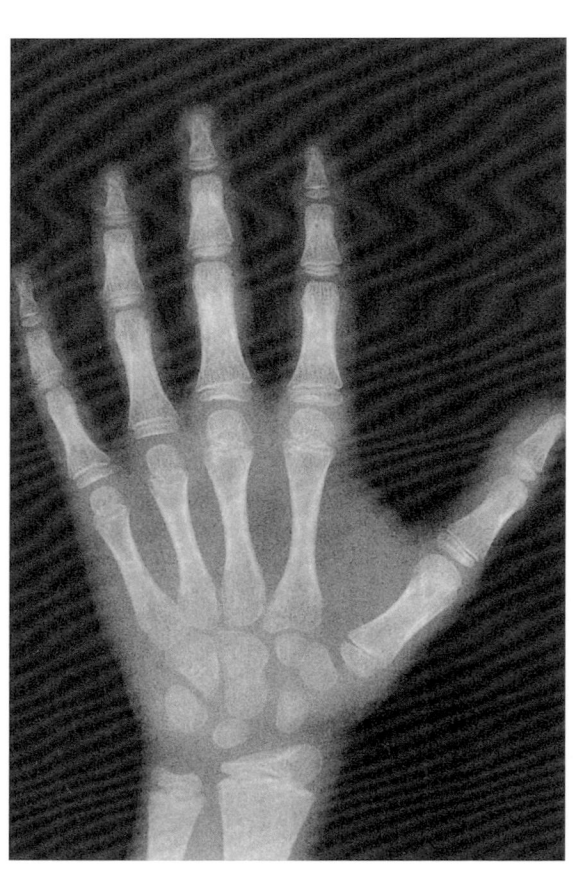

男孩，9岁
9岁（7岁7个月~10岁5个月）

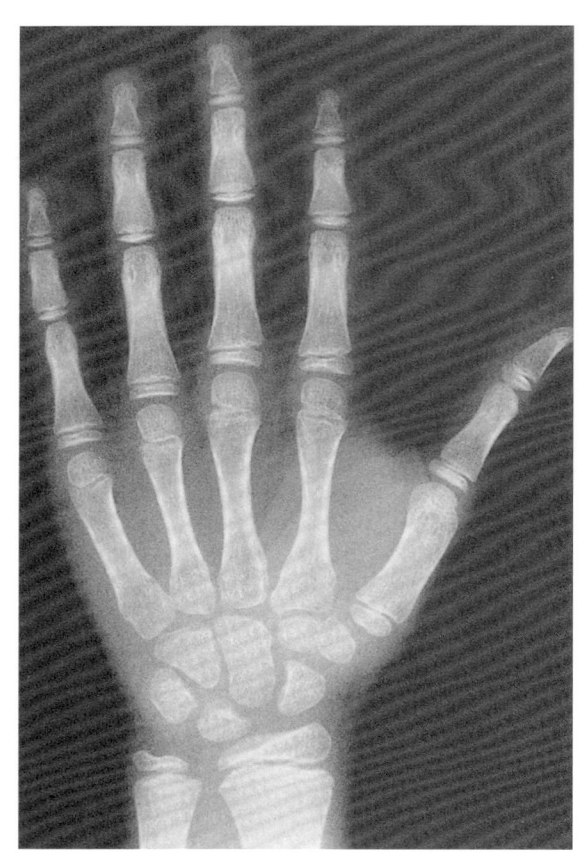

男孩，10岁
10岁6个月（9岁1个月~11岁11个月）

手骨龄的说明见第74页

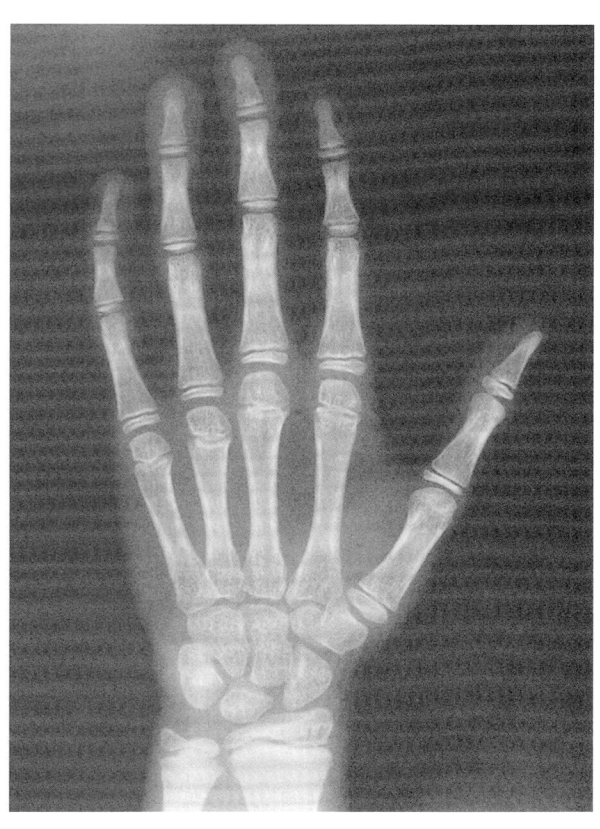

男孩，11 岁
11 岁 2 个月（9 岁 9 个月 ~ 12 岁 6 个月）

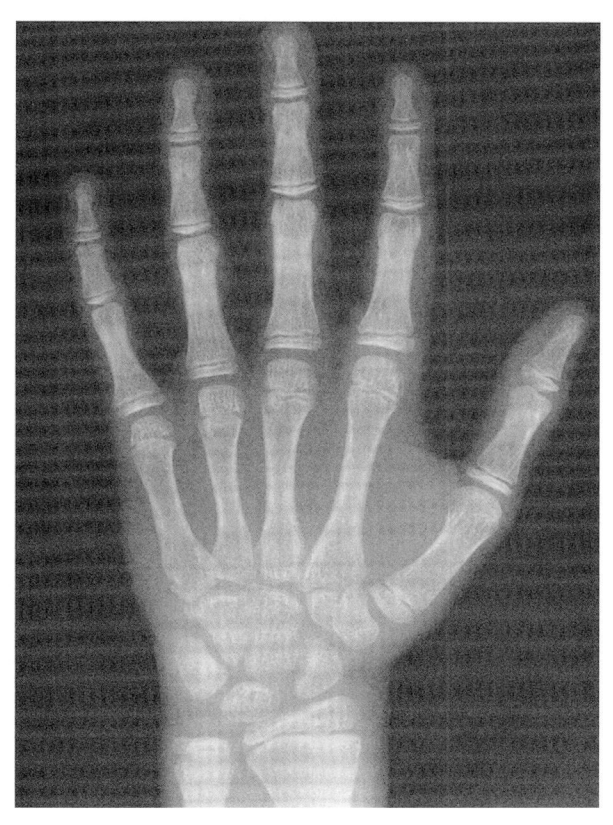

男孩，12 岁
11 岁 10 个月（10 岁 5 个月 ~ 13 岁 1 个月）

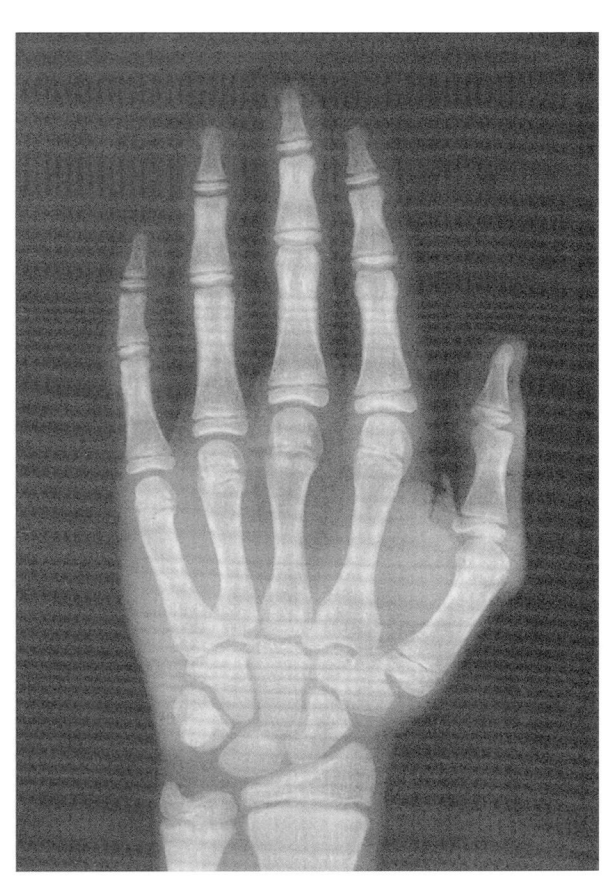

男孩，13 岁
13 岁 5 个月（12 岁 ~ 14 岁 9 个月）

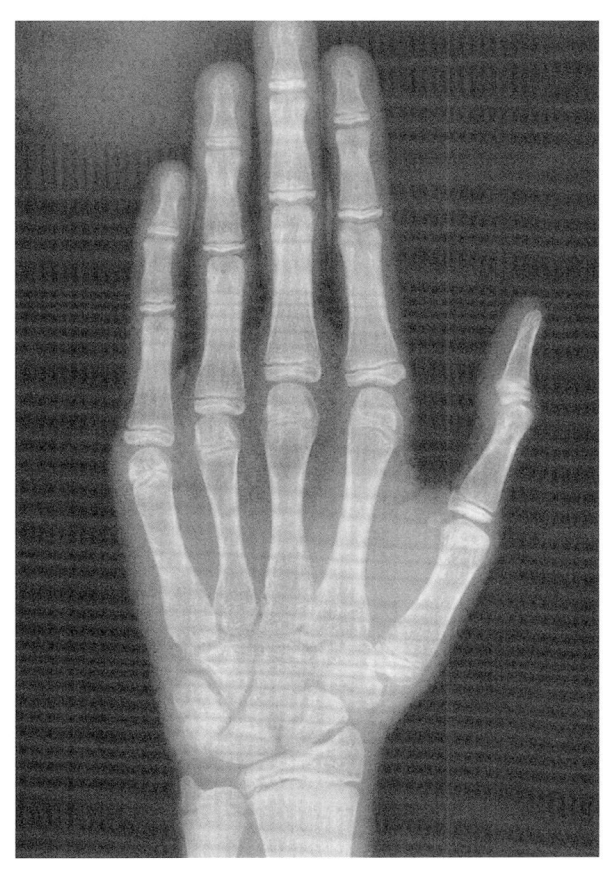

男孩，14 岁
13 岁 10 个月（12 岁 6 个月 ~ 15 岁 1 个月）

手骨龄的说明见第 74 页

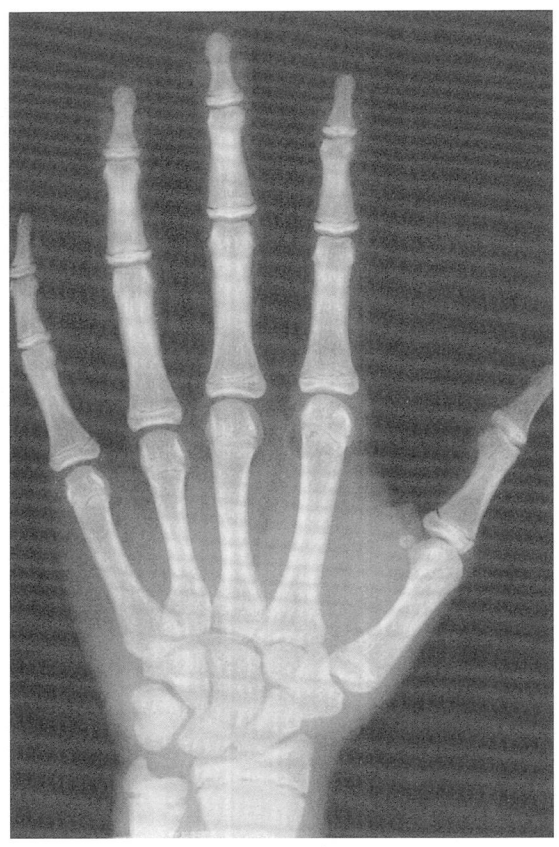

男孩，15 岁
15 岁 1 个月（13 岁 9 个月 ~ 16 岁 6 个月）

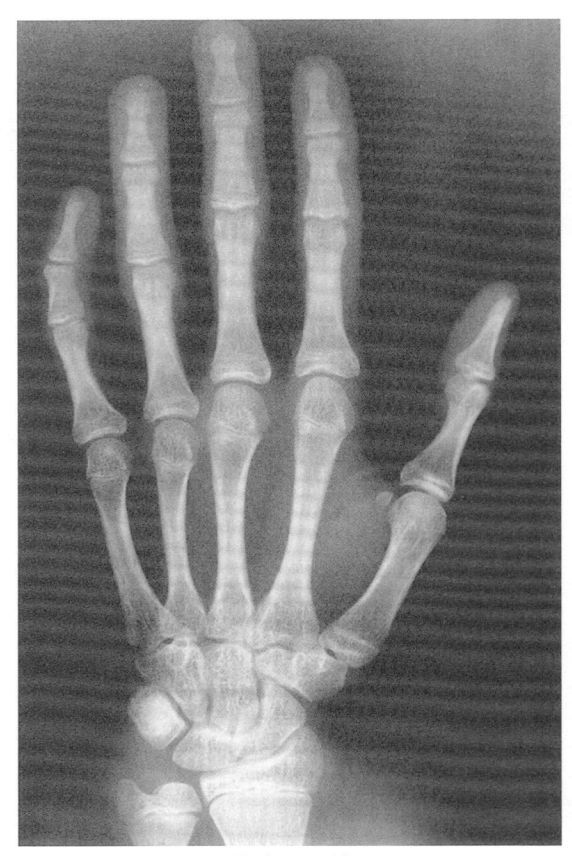

男孩，16 岁
15 岁 8 个月（14 岁 5 个月 ~ 17 岁 1 个月）

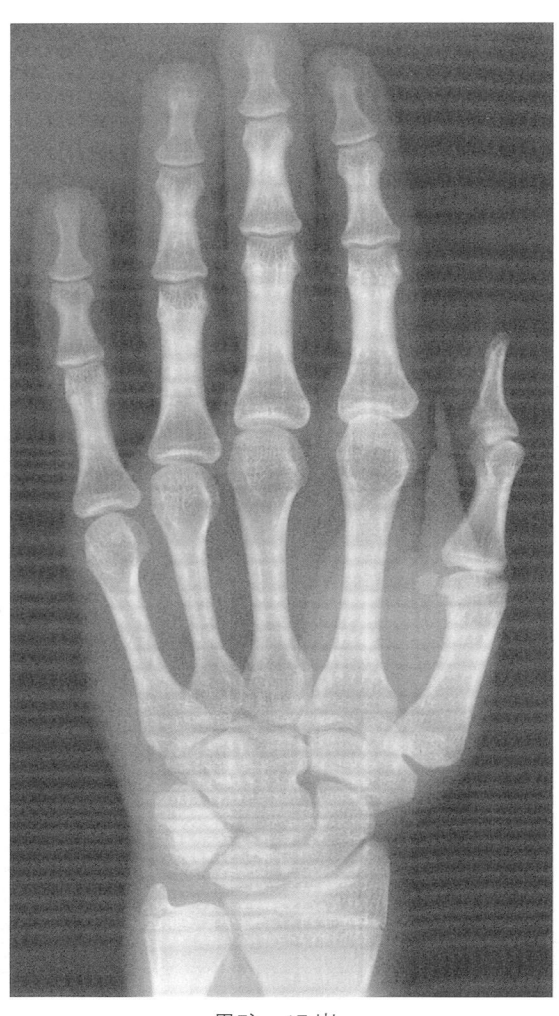

男孩，17 岁
17 岁（15 岁 7 个月 ~ 18 岁 6 个月）

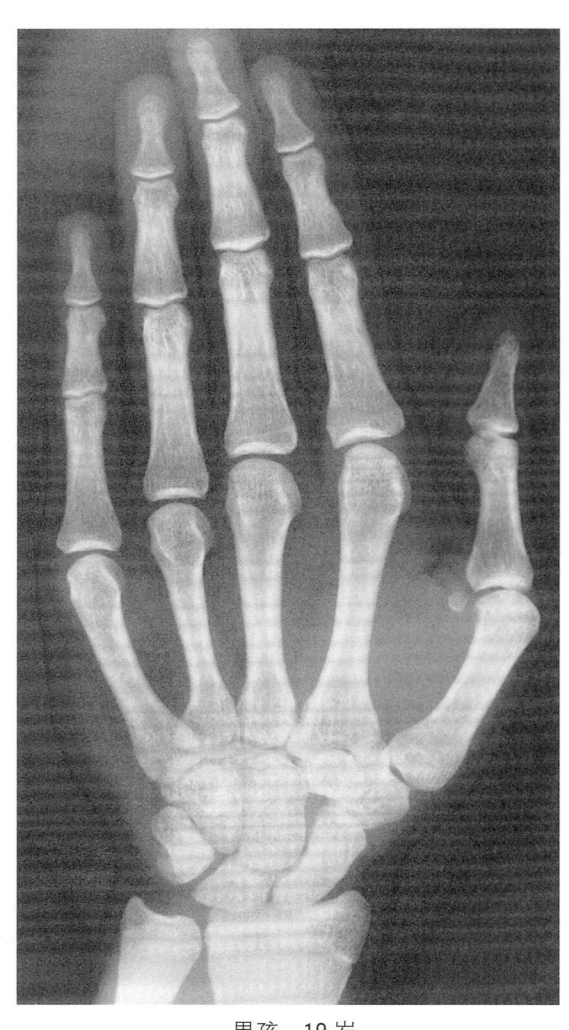

男孩，18 岁
18 岁（16 岁 6 个月 ~ 19 岁 4 个月）

手的发育，女性

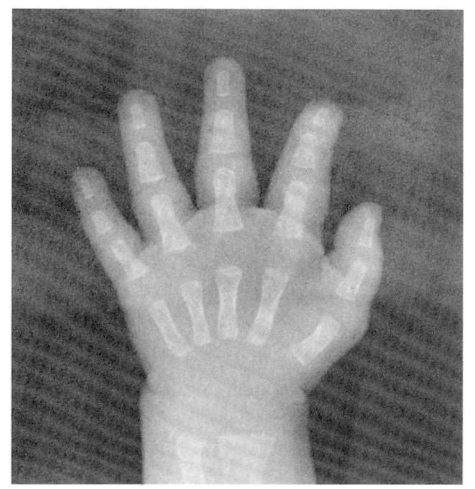
女孩，新生儿

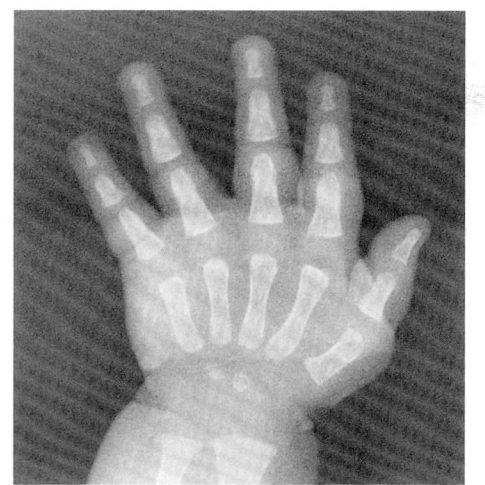
女孩，1/2 岁

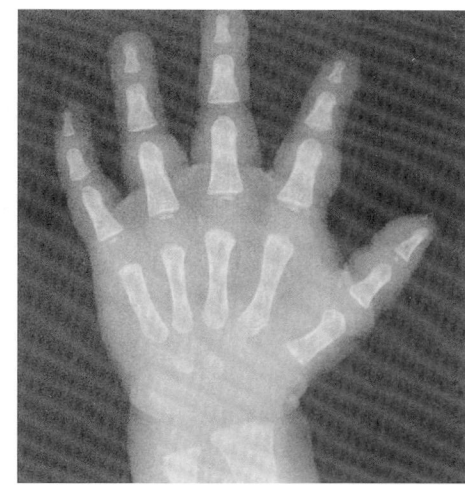
女孩，1 岁

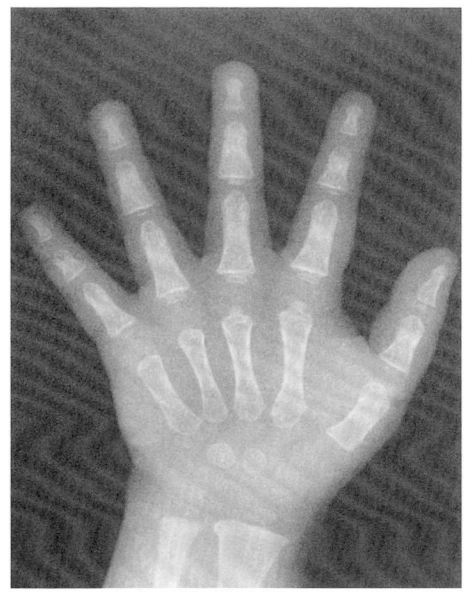
女孩，1.5 岁
1 岁 5 个月（1~2 岁）

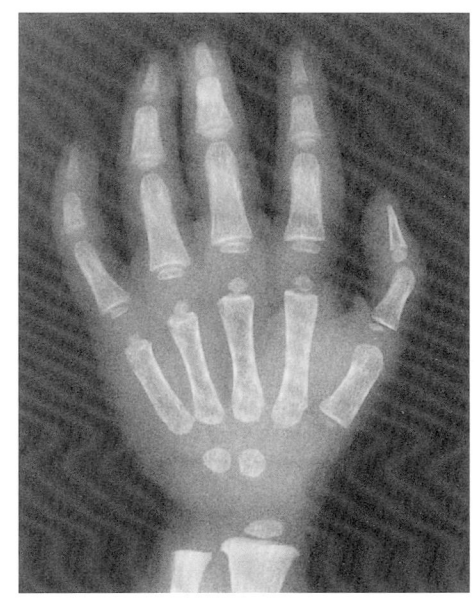
女孩，2 岁
1 岁 10 个月（1 岁 3 个月 ~2 岁 6 个月）

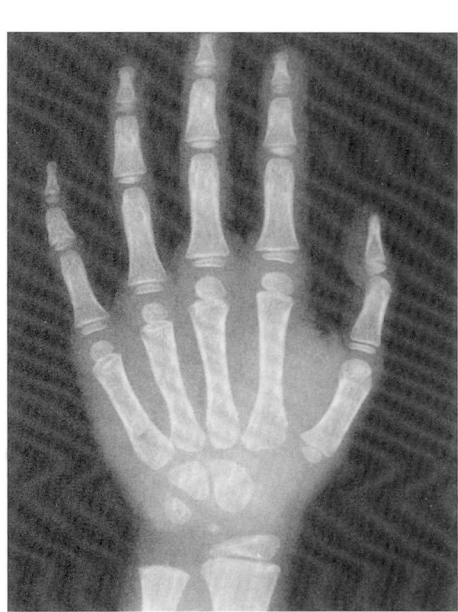
女孩，3 岁
3 岁 9 个月（2 岁 10 个月 ~5 岁）

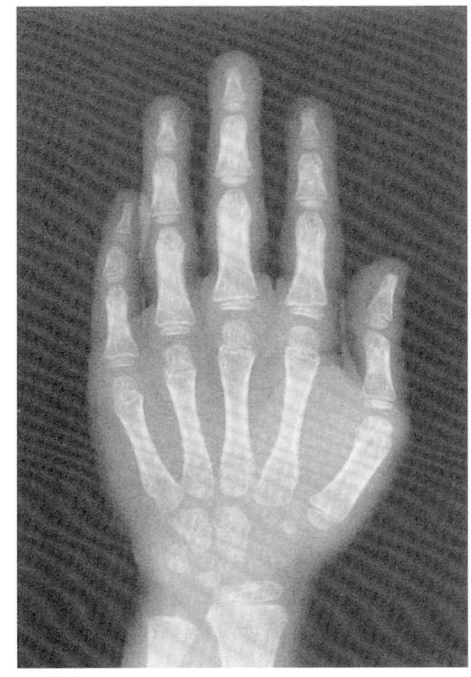
女孩，4 岁
4 岁 3 个月（3 岁 5 个月 ~5 岁 6 个月）

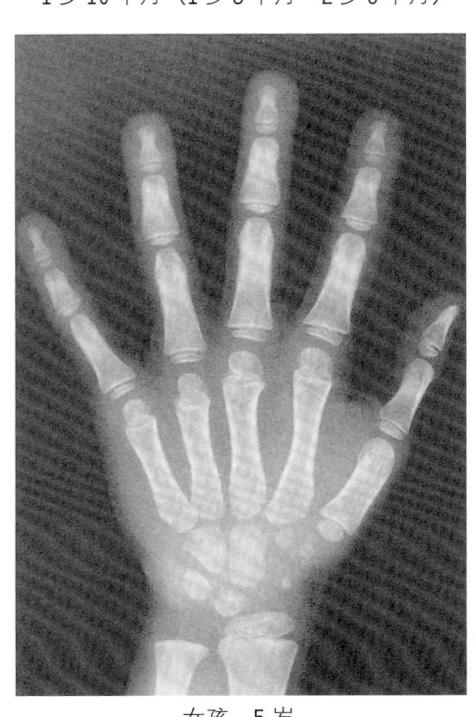
女孩，5 岁
5 岁 7 个月（4 岁 6 个月 ~7 月）

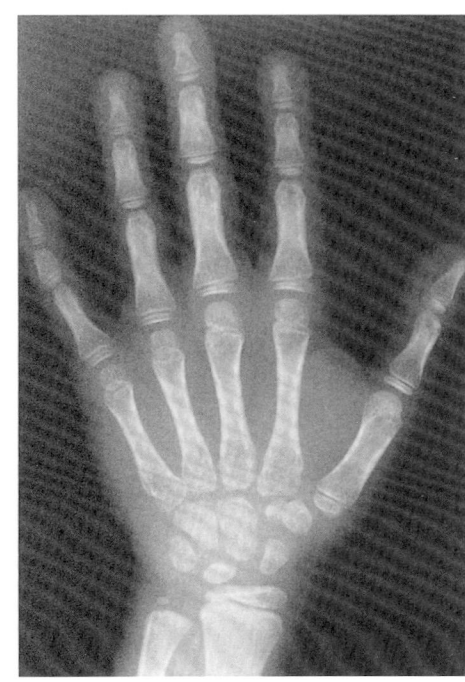
女孩，6 岁
6 岁 8 个月（5 岁 6 个月 ~8 岁 2 个月）

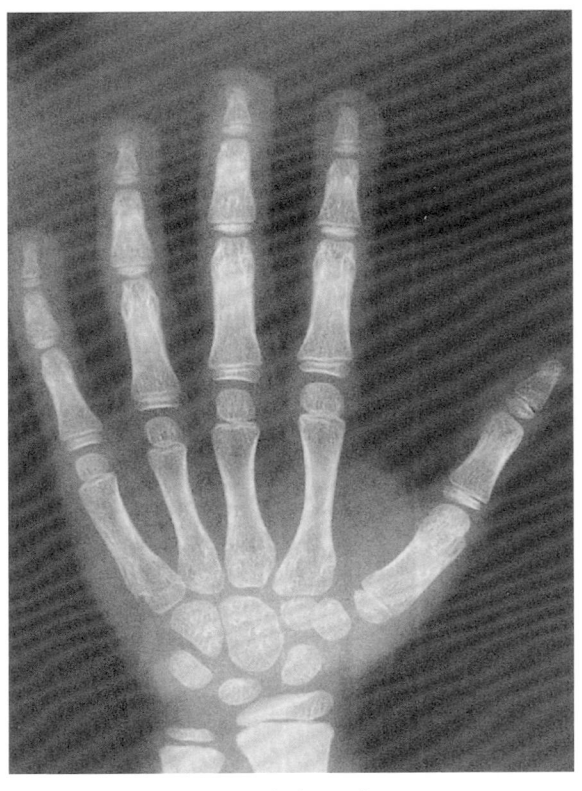

女孩，7岁
7岁2个月（6岁1个月~8岁7个月）

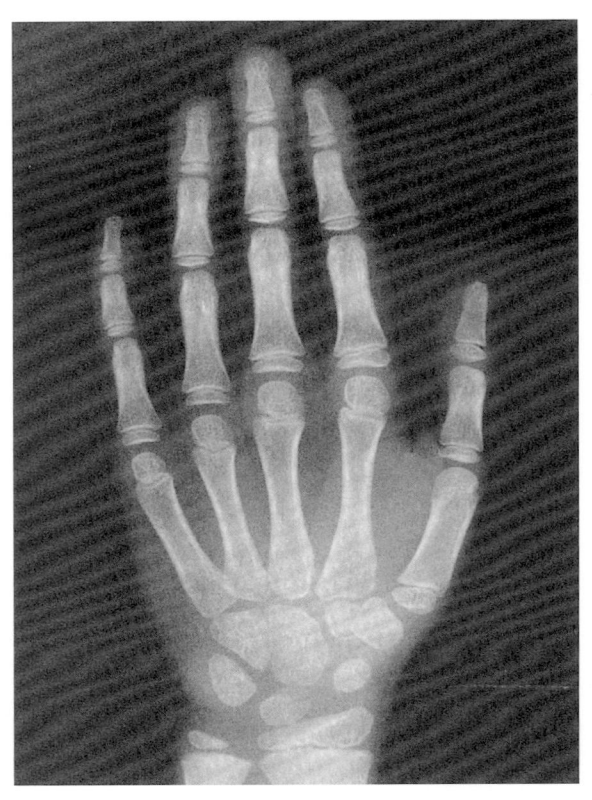

女孩，8岁
7岁11个月（6岁10个月~9岁1个月）

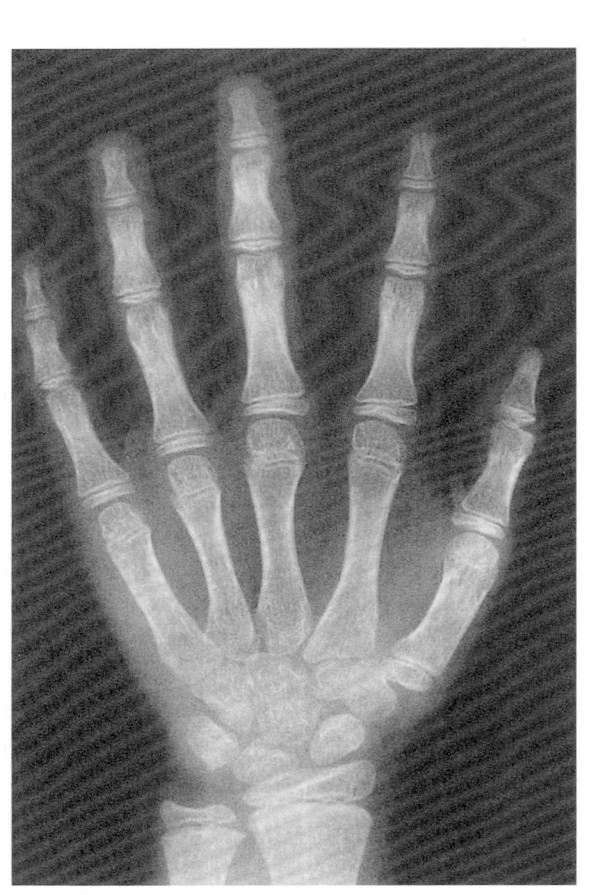

女孩，9岁
9岁6个月（8岁6个月~10岁7个月）

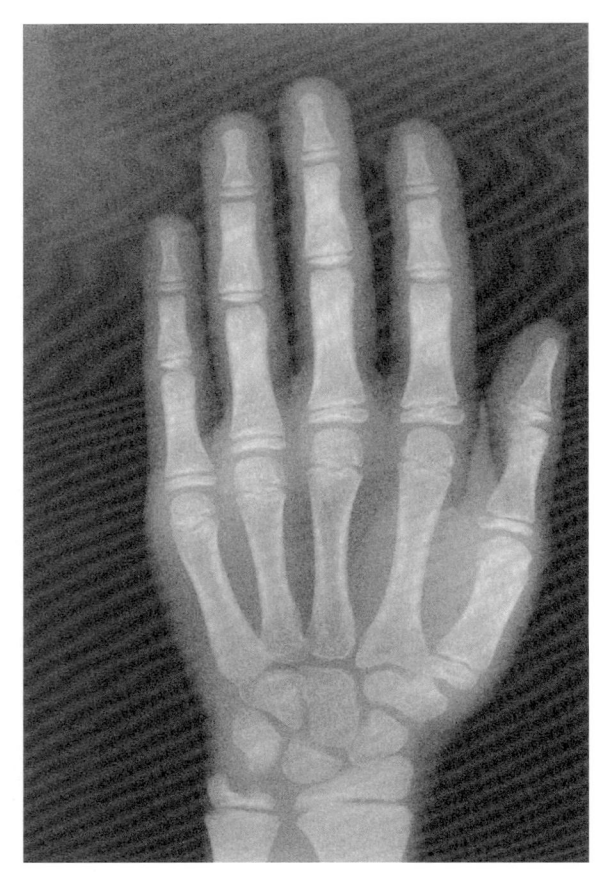

女孩，10岁
9岁11个月（8岁10个月~11岁）

手骨龄的说明见第74页

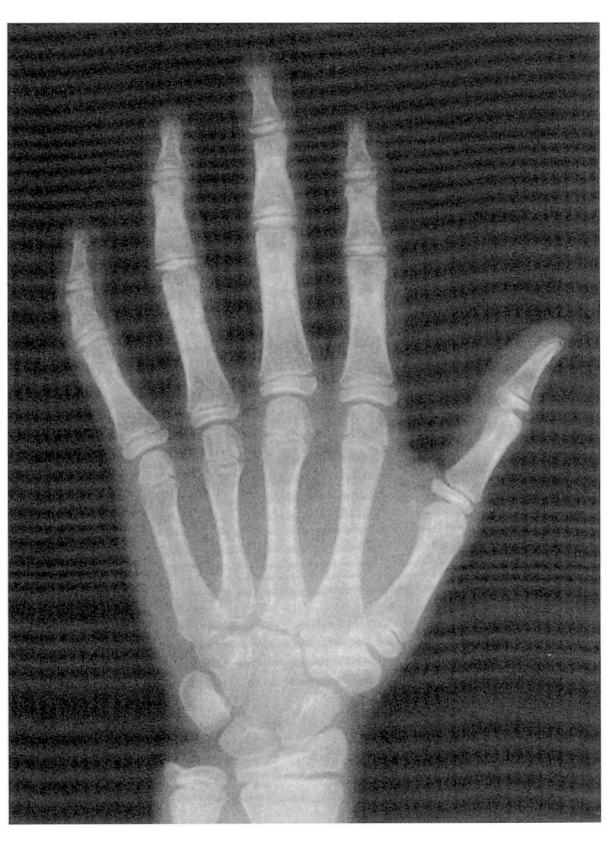

女孩，11 岁
10 岁 6 个月（9 岁 3 个月 ~ 11 岁 7 个月）

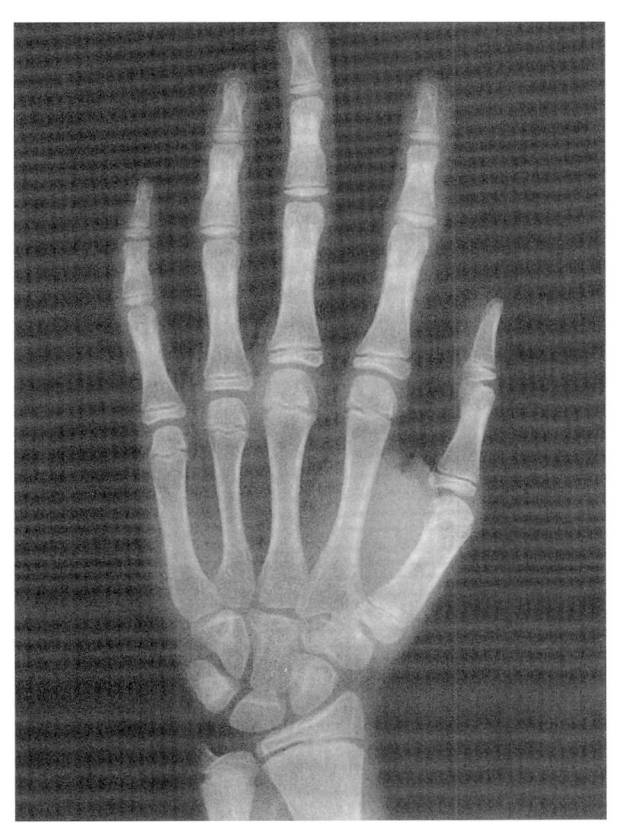

女孩，12 岁
11 岁 3 个月（10 岁 ~ 12 岁 4 个月）

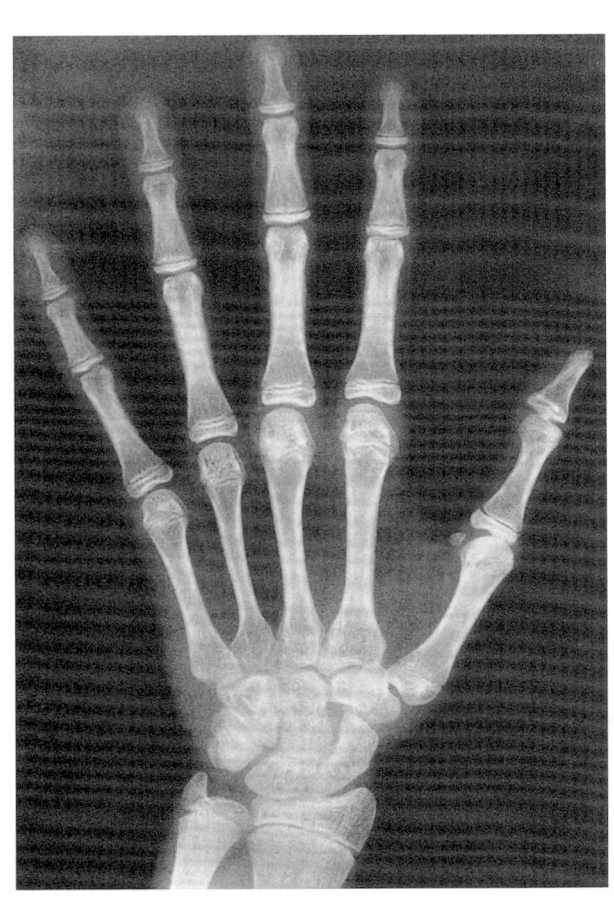

女孩，13 岁
12 岁 5 个月（11 岁 3 个月 ~ 13 岁 6 个月）

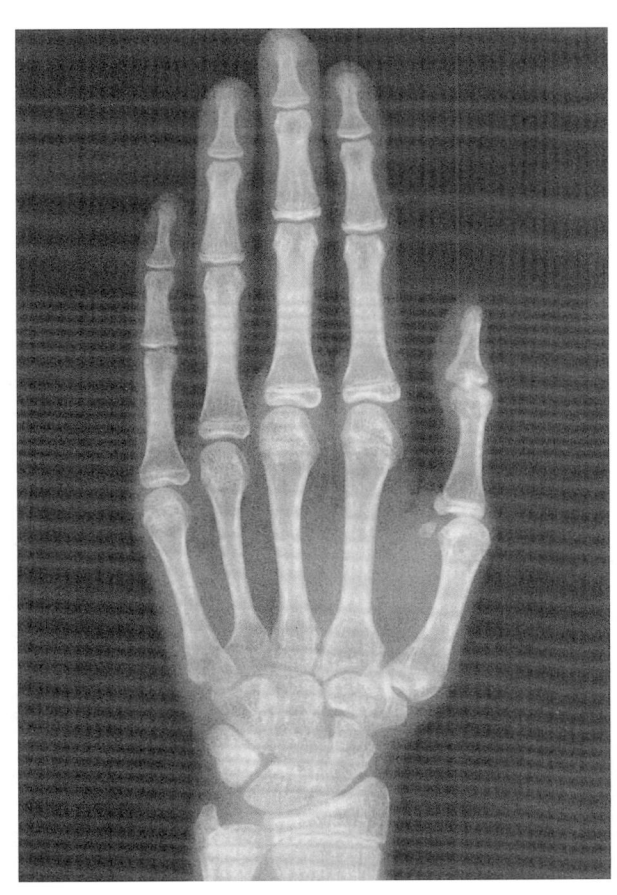

女孩，14 岁
13 岁 1 个月（11 岁 10 个月 ~ 14 岁 4 个月）

手骨龄的说明见第 74 页

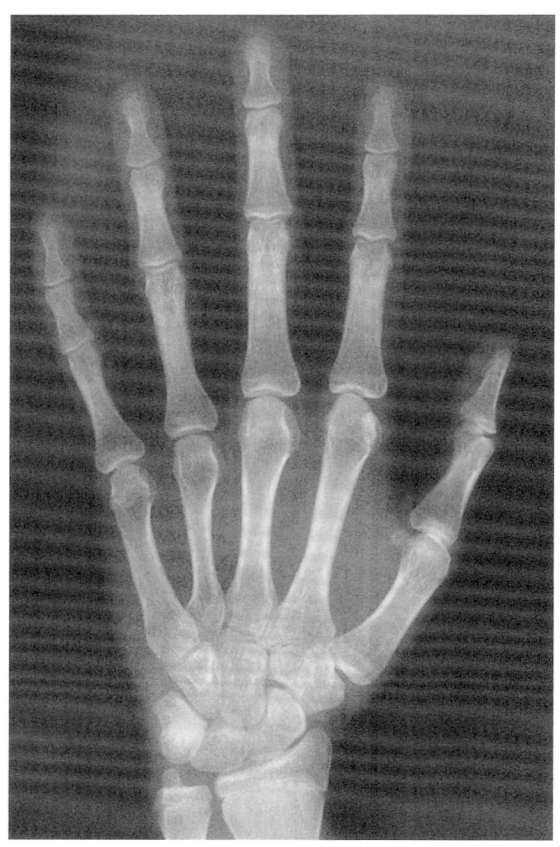

女孩,15 岁
14 岁 5 个月(13 岁 ~ 15 岁 7 个月)

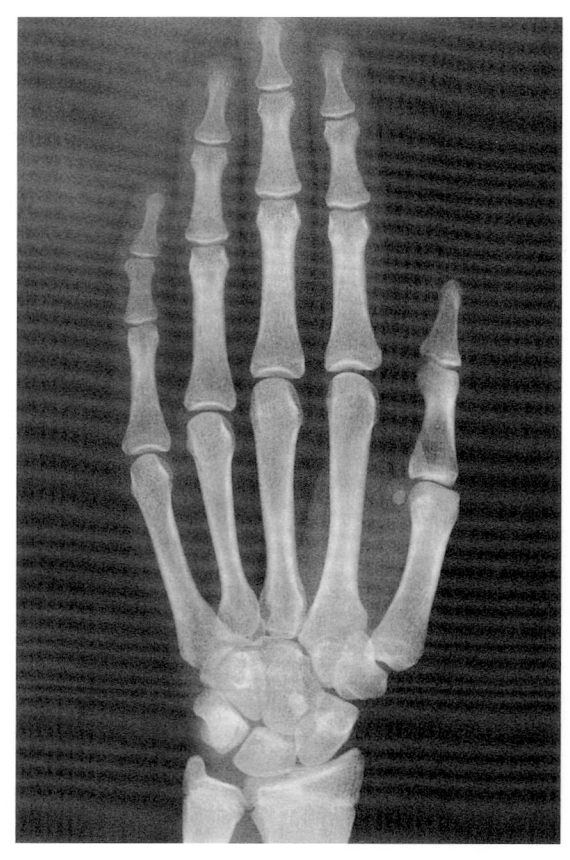

女孩,16 岁
15 岁 11 个月(14 岁 7 个月 ~ 17 岁 1 个月)

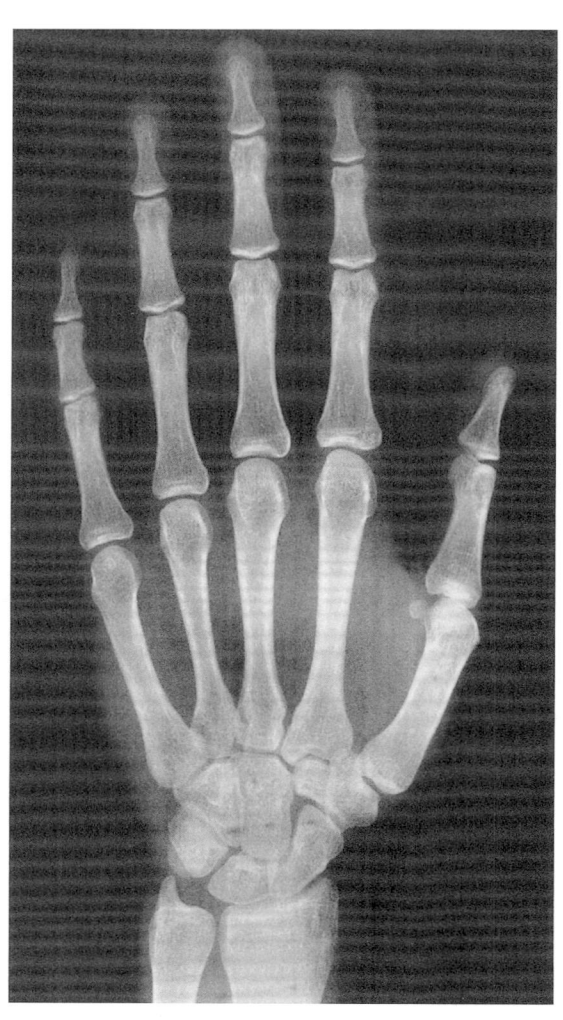

女孩,17 岁

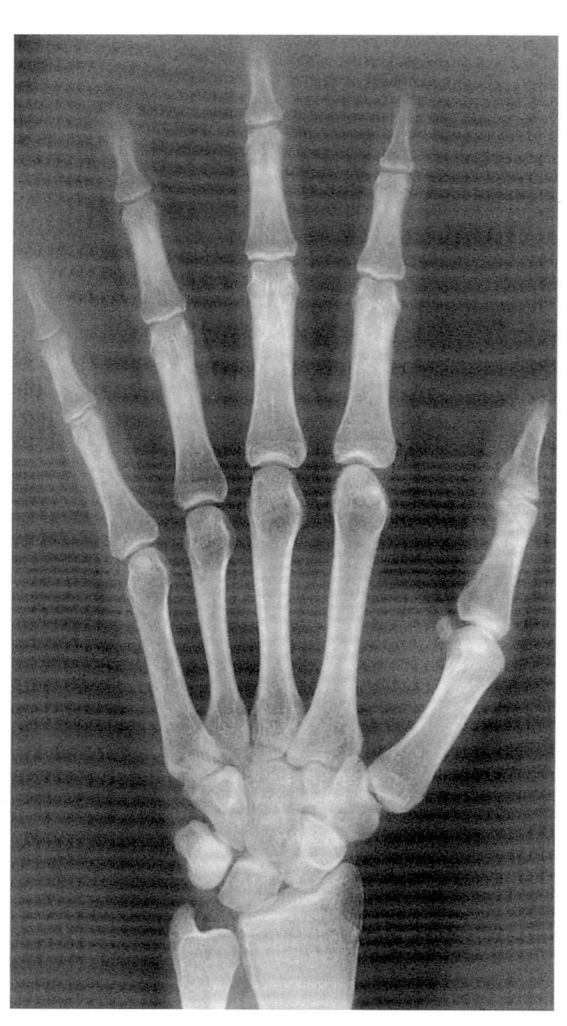

女孩,18 岁

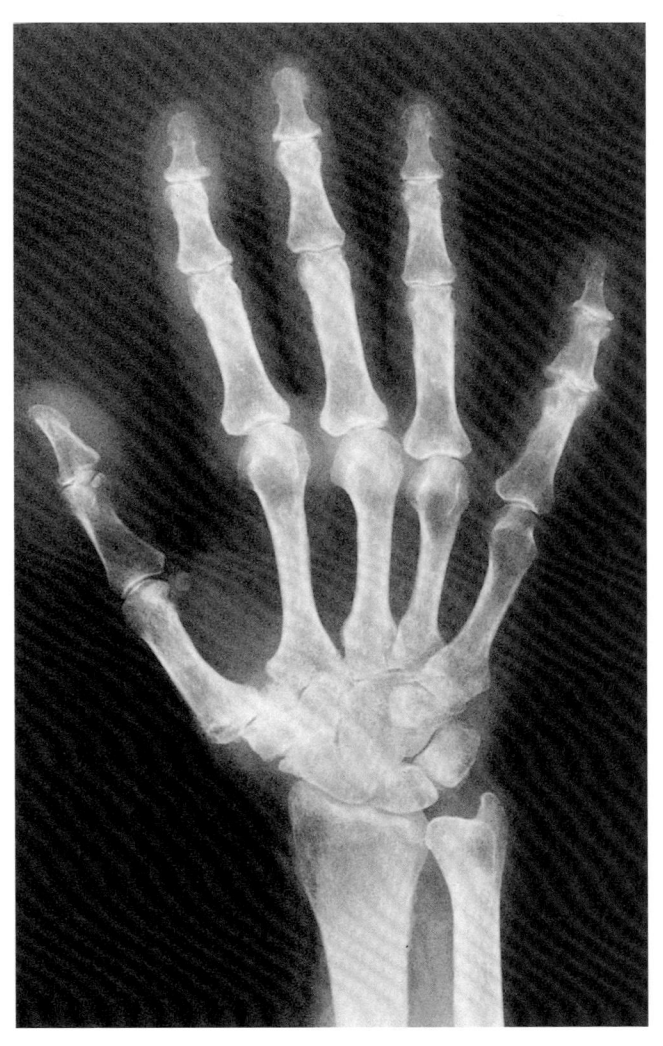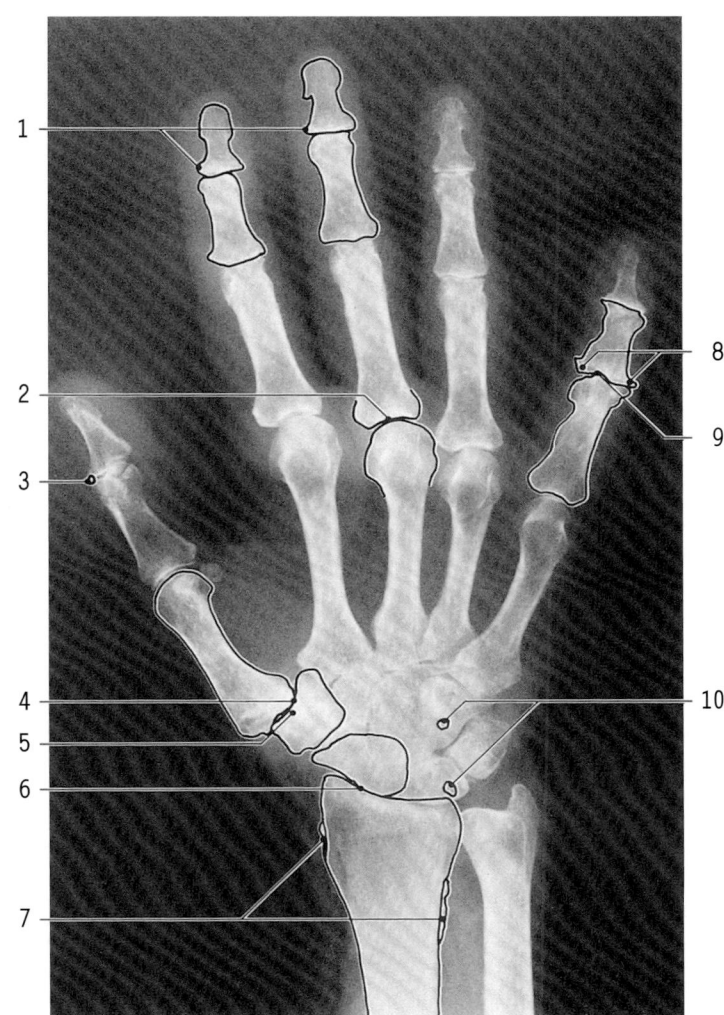

手，老年，背掌位 X 线

1 骨赘
2 掌指关节半脱位
3 软组织钙化
4 第一腕掌关节（狭窄）
5 软骨下硬化（关节病征）
6 桡腕关节（狭窄）
7 骨膜钙化
8 骨赘
9 指间关节（关节病）
10 腕骨囊肿

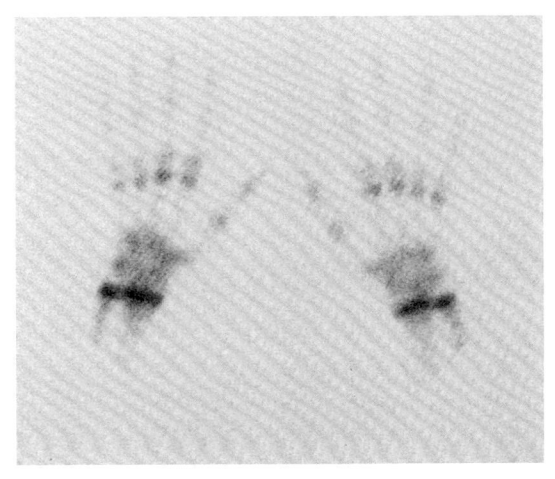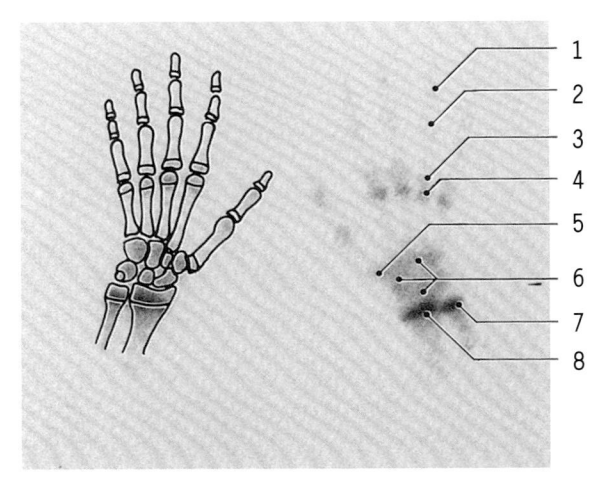

手，12 岁儿童，背掌位，^{99m}Tc-MDP，闪烁扫描

1 第四指骨远节生长区
2 第四指骨中节生长区
3 第四指骨近节生长区
4 第四掌骨生长区
5 第一掌骨生长区
6 腕骨
7 尺骨远端骨骺生长区
8 桡骨远端骨骺生长区

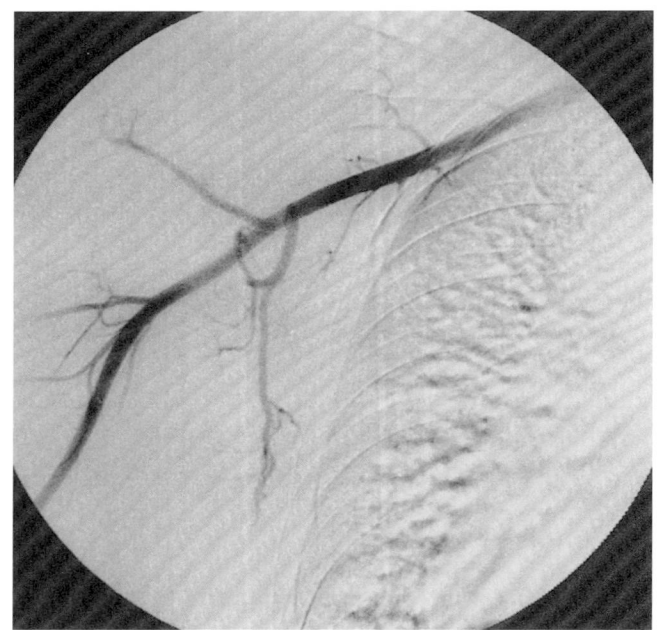
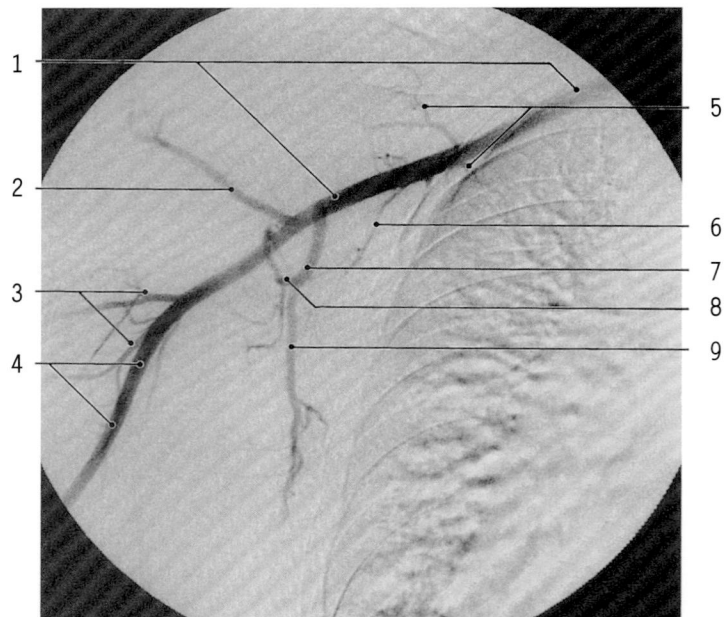

肩，前后位 X 线，动脉造影（数字减影）

1 腋动脉
2 旋肱后动脉
3 肱深动脉
4 肱动脉
5 胸肩峰动脉
6 胸外侧动脉
7 肩胛下动脉
8 旋肩胛动脉
9 胸背动脉

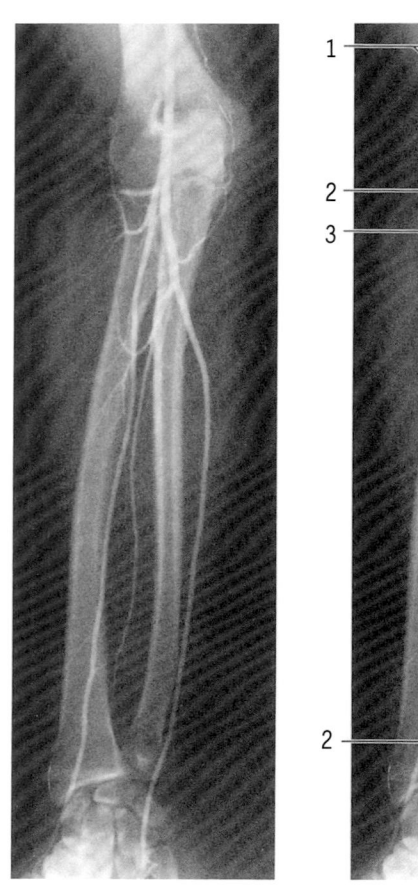
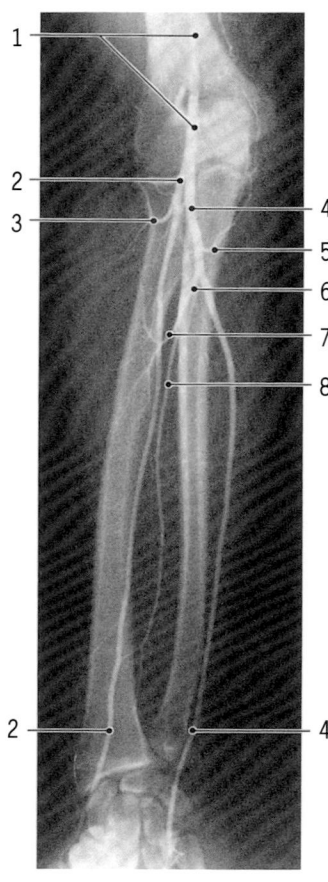

前臂，前后位 X 线，动脉造影（数字减影）

1 肱动脉
2 桡动脉
3 桡返动脉
4 尺动脉
5 尺返动脉
6 骨间总动脉
7 后骨间动脉
8 前骨间动脉

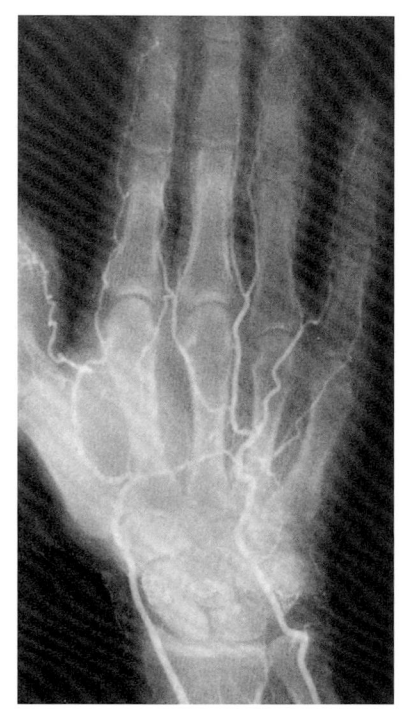
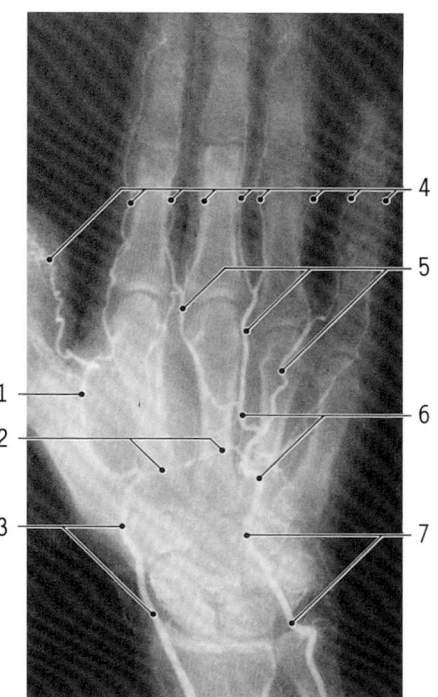

手，背掌位 X 线，动脉造影

1 拇主要动脉
2 掌深弓
3 桡动脉
4 指掌侧固有动脉
5 指掌侧总动脉
6 掌浅弓（不完全）
7 尺动脉

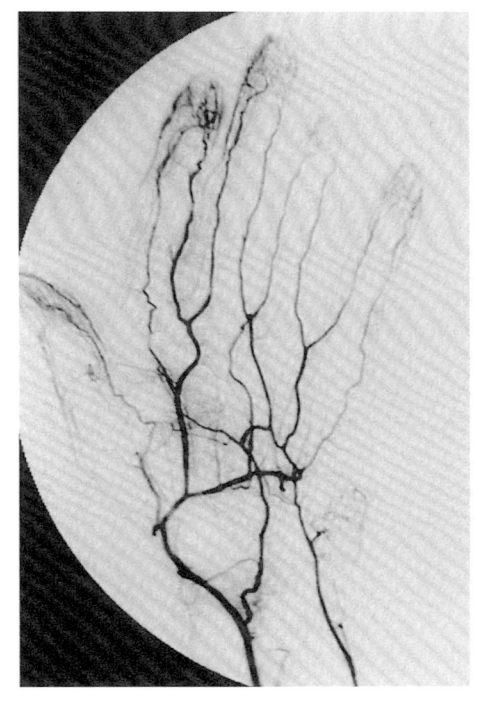
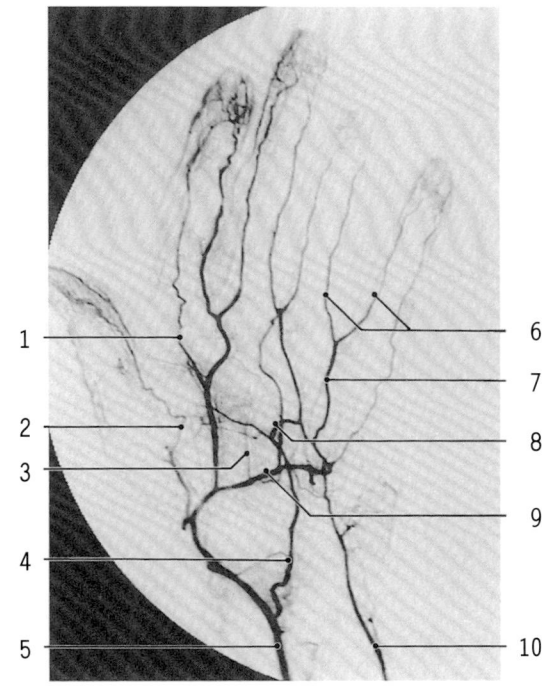

手，背掌位 X 线，动脉造影（数字减影）

1 食指桡侧动脉
2 拇主要动脉
3 掌动脉
4 桡动脉掌浅支
5 桡动脉
6 指掌侧固有动脉
7 指掌侧总动脉
8 掌浅弓
9 掌深弓
10 尺动脉

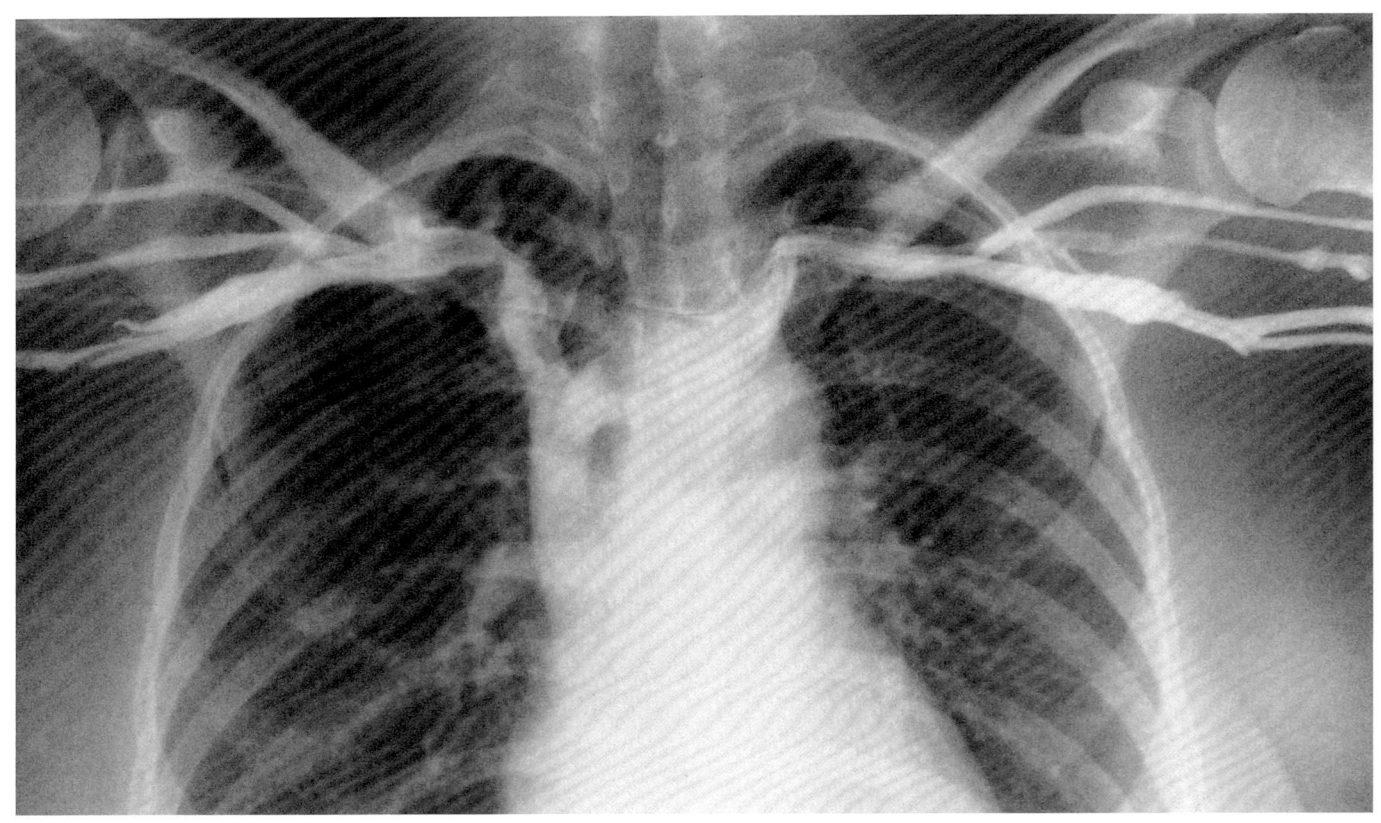

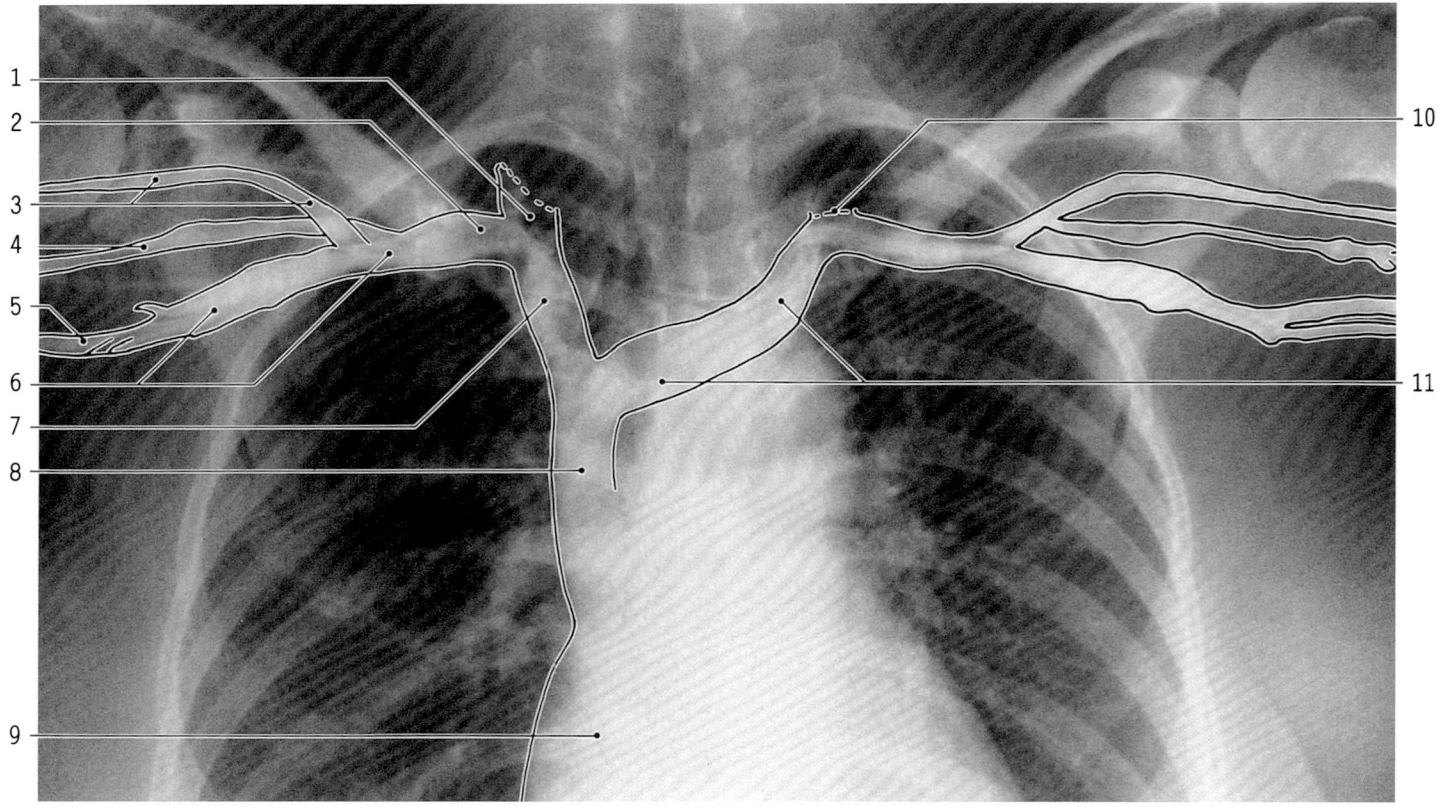

肩，前后位 X 线，静脉造影（数字减影）

1 右颈内静脉（静止）
2 锁骨下动脉
3 头静脉
4 肱静脉
5 贵要静脉
6 腋静脉
7 右侧头臂静脉
8 上腔静脉
9 右心室
10 左侧颈内静脉
11 左侧头臂静脉

下　肢

　　骨盆
　　髋和股
　　小腿
　踝关节和足
　动脉和静脉
　　淋巴系

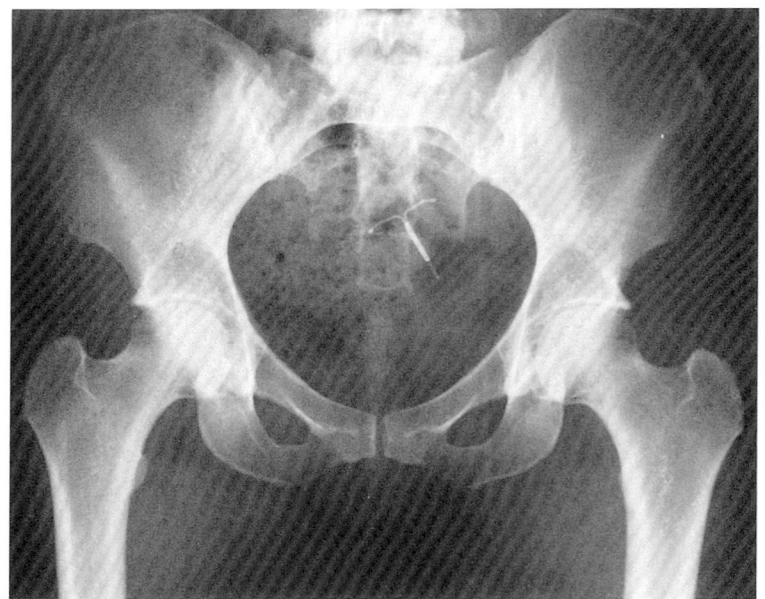
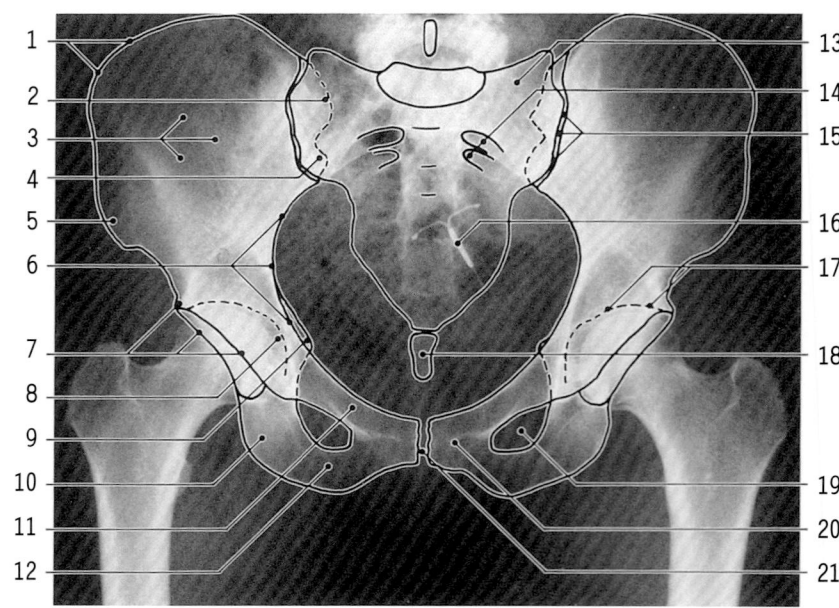

骨盆，女性，前后位 X 线，倾斜

1 髂嵴
2 髂后上棘
3 髂骨翼
4 髂后下棘
5 髂前上棘
6 髂骨弓状线
7 髋臼缘
8 髋臼窝
9 坐骨棘
10 坐骨结节
11 耻骨上支
12 耻骨下支
13 骶骨翼
14 骨盆骶孔
15 骶髂关节
16 宫内节育器
17 髋臼月状面
18 尾骨
19 闭孔
20 耻骨体
21 耻骨联合

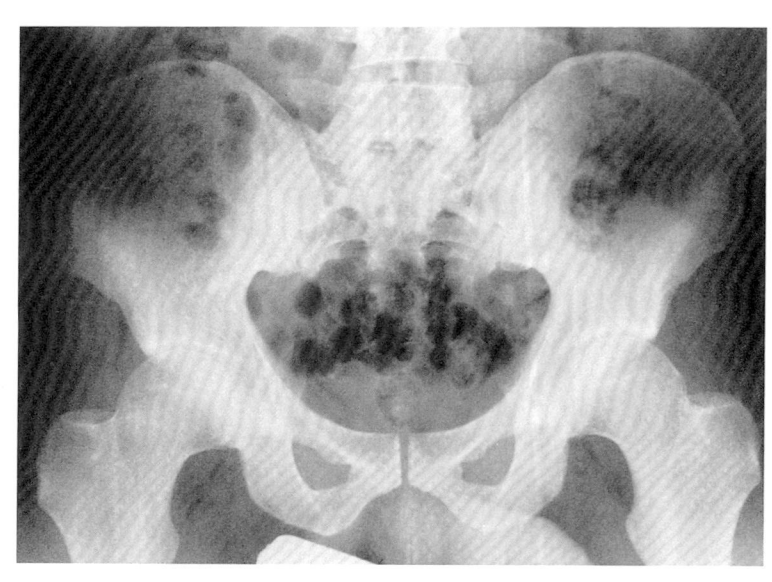
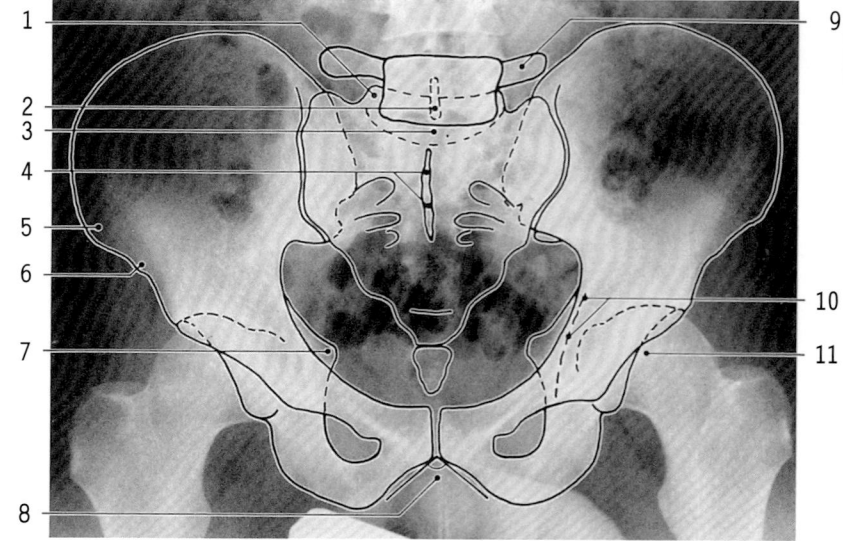

骨盆，男性，前后位 X 线，倾斜

1 第五腰椎–第一骶椎关节突（面）关节
2 第五腰椎棘突
3 骶岬
4 骶骨正中脊
5 髂前上棘
6 髂前下棘
7 坐骨棘
8 耻骨下角
9 第五腰椎横突
10 髂坐线（放射学名词）
11 股骨头

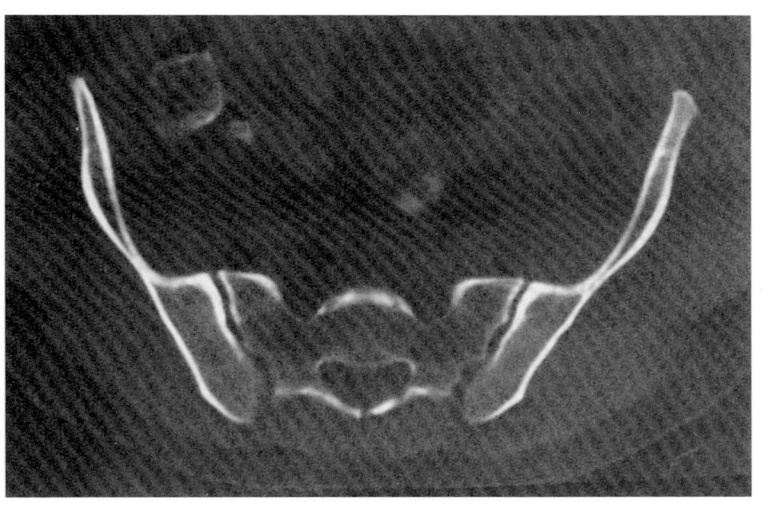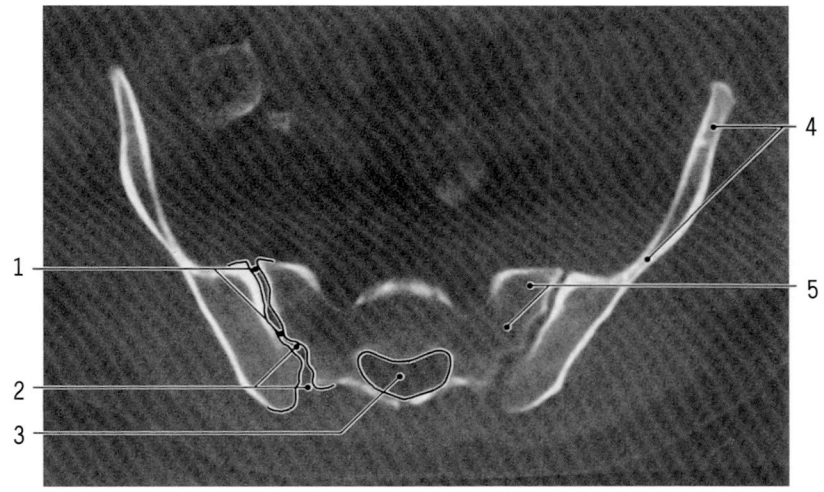

骶髂关节，轴位 CT（骨框架）

1 骶髂关节
2 骨间骶髂韧带
3 骶管
4 髂骨翼
5 骶骨翼

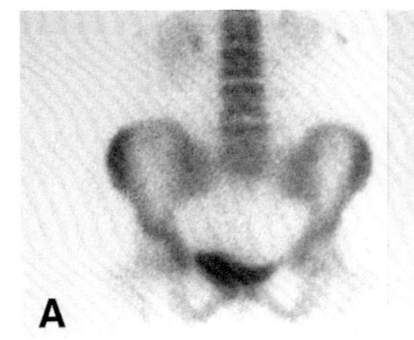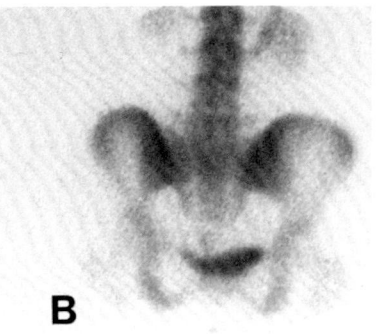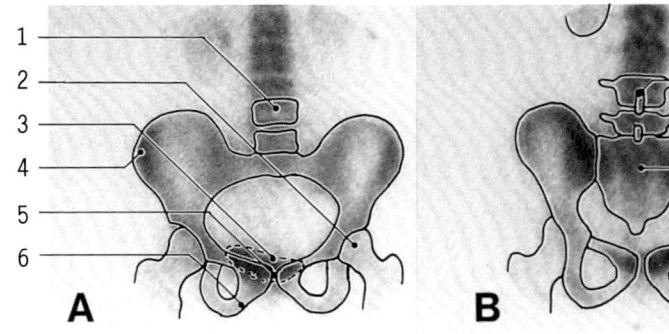

骨盆，^{99m}Tc-MDP，闪烁扫描

A 前面观　　B 后面观

1 第四腰椎体
2 股骨头
3 膀胱
4 髂结节
5 耻骨联合
6 耻骨下支
7 右肾
8 第四腰椎棘突
9 骶髂关节椎体
10 骶骨
11 坐骨棘
12 坐骨体
13 坐骨结节

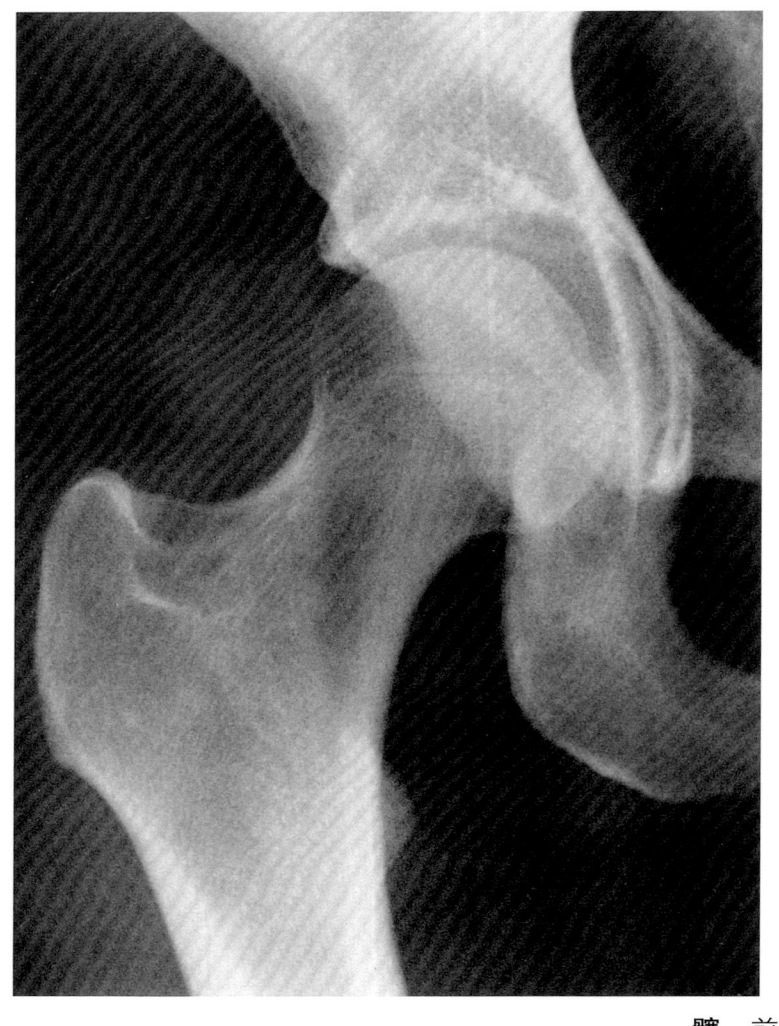
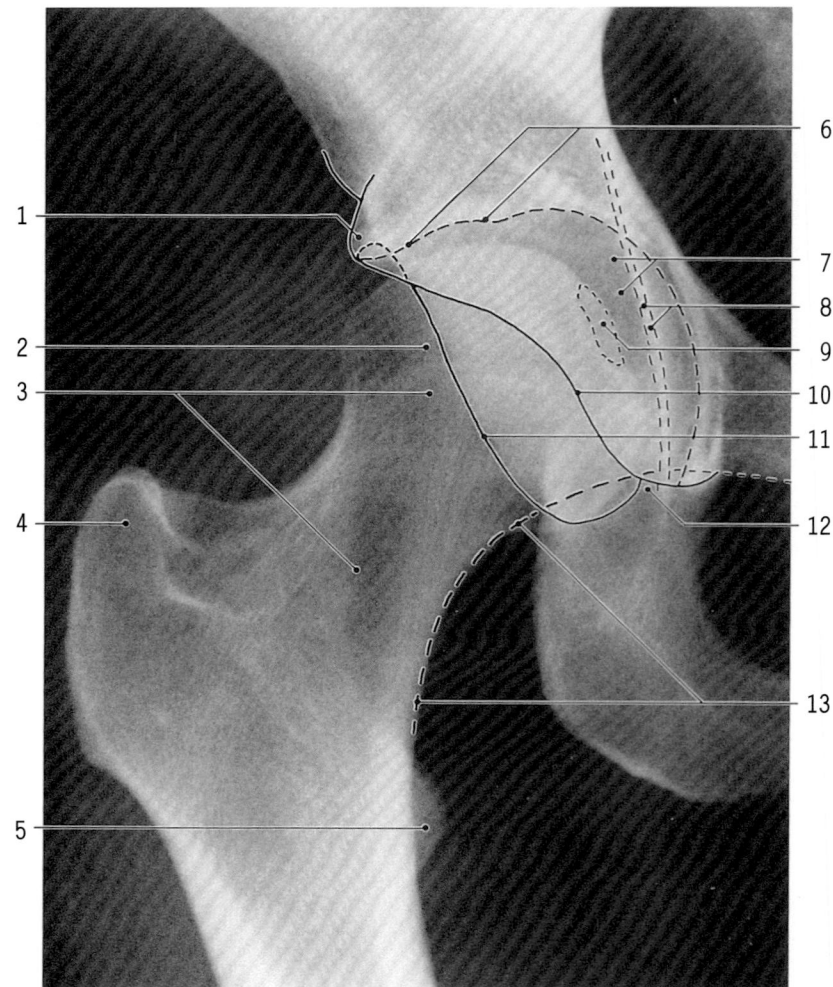

髋，前后位 X 线

1 髋臼缘
2 股骨头
3 股骨颈
4 大转子
5 小转子
6 月状面
7 髋臼窝
8 髂坐线（放射学名词）
9 股骨头凹
10 髋臼缘（前缘）
11 髋臼缘（后缘）
12 髋臼切迹
13 Shenton 线（放射学名词）

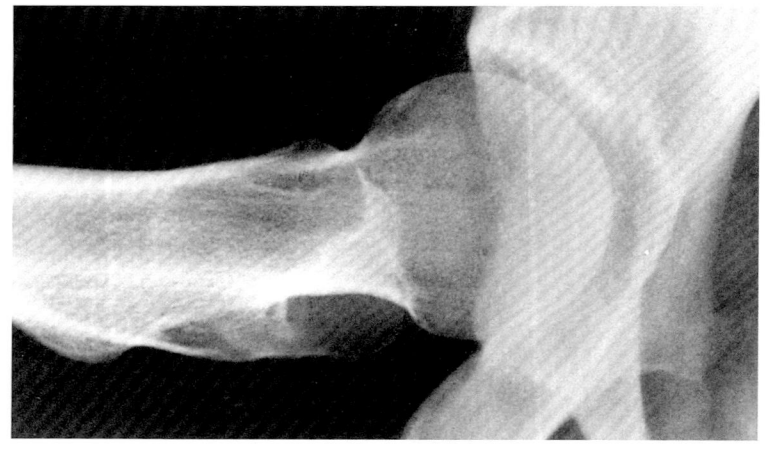
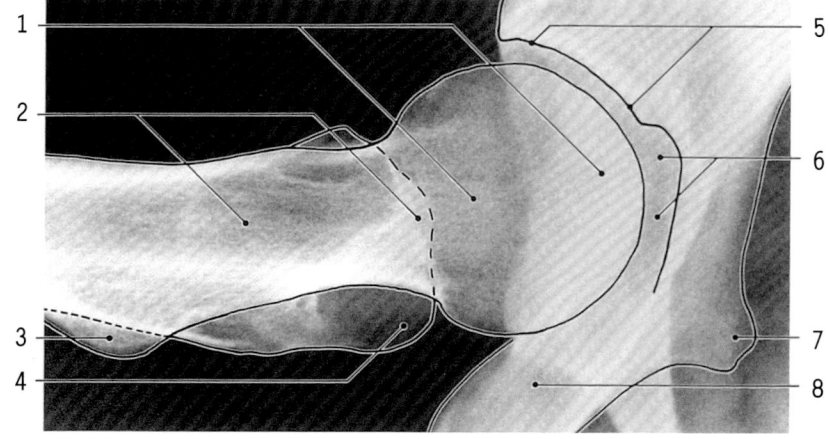

髋，X 线
Lauenstein 投射（外展，外旋髋关节）

1 股骨头
2 股骨颈
3 小转子
4 大转子
5 髋臼月状面
6 髋臼窝
7 坐骨棘
8 坐骨体

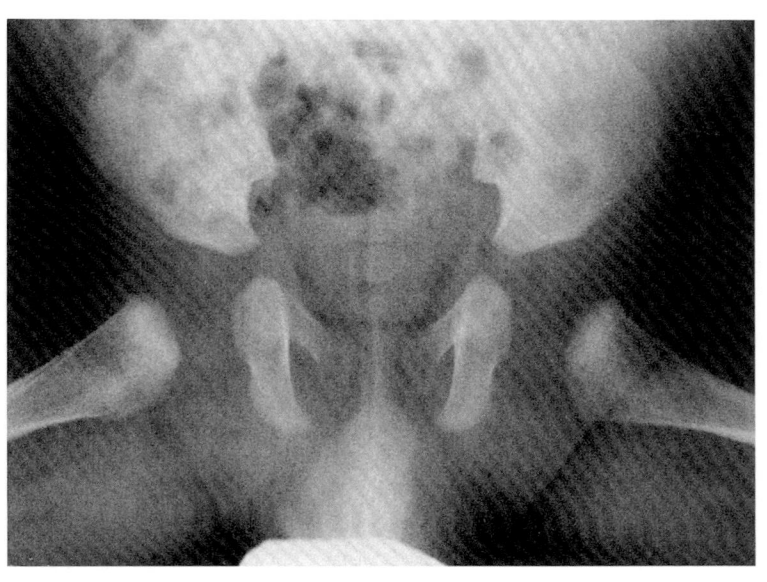
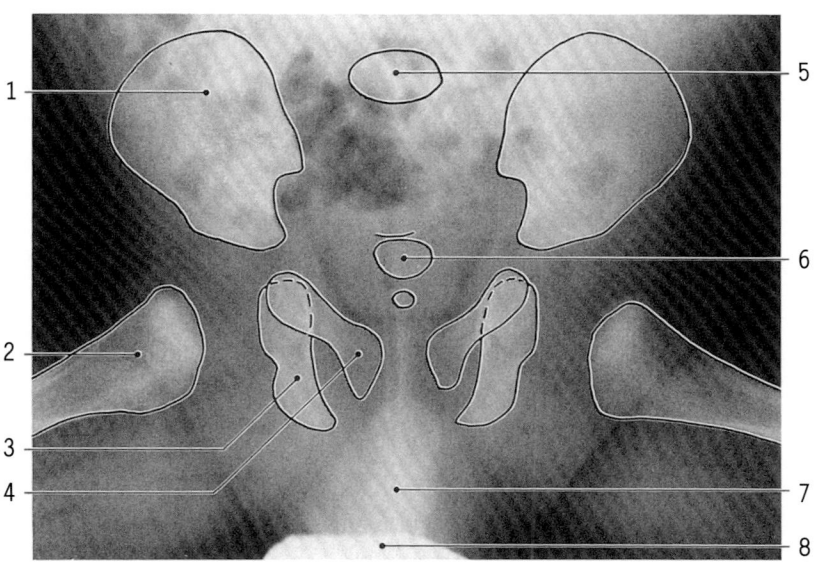

骨盆，3 个月儿童，前后位 X 线
Lauenstein 投射

1 髂骨
2 股骨干骺端
3 坐骨
4 耻骨
5 第一骶椎
6 第四骶椎
7 阴茎
8 性腺铅防护

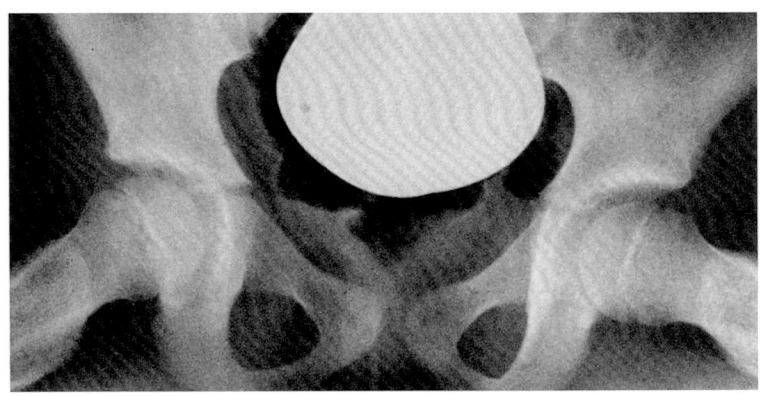
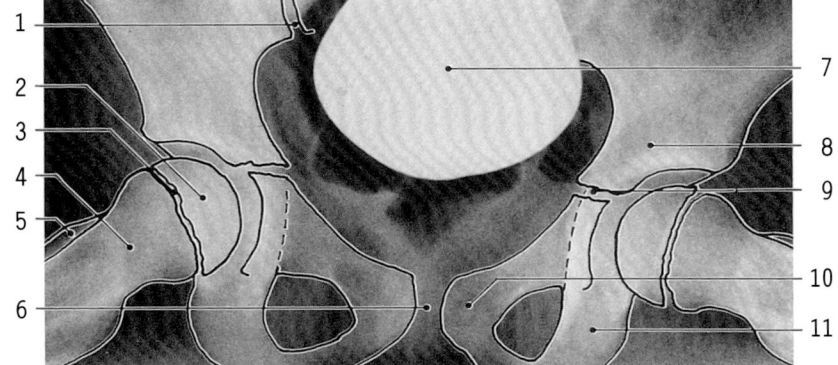

骨盆，7 岁儿童，前后位 X 线
Lauenstein 投射

1 骶髂关节
2 股骨头（骨骺）
3 骨骺生长区
4 股骨颈
5 大转子
6 耻骨联合
7 性腺铅防护
8 髂骨体
9 髋臼窝软骨联合
10 耻骨体
11 坐骨体

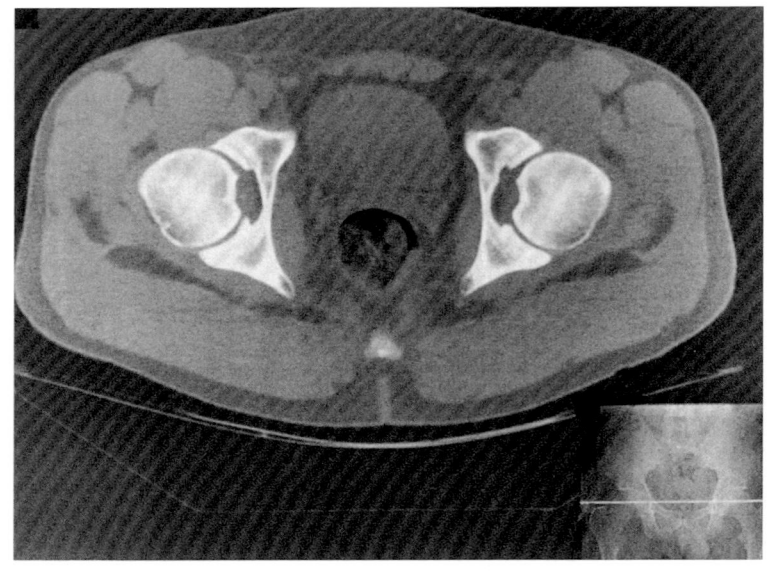
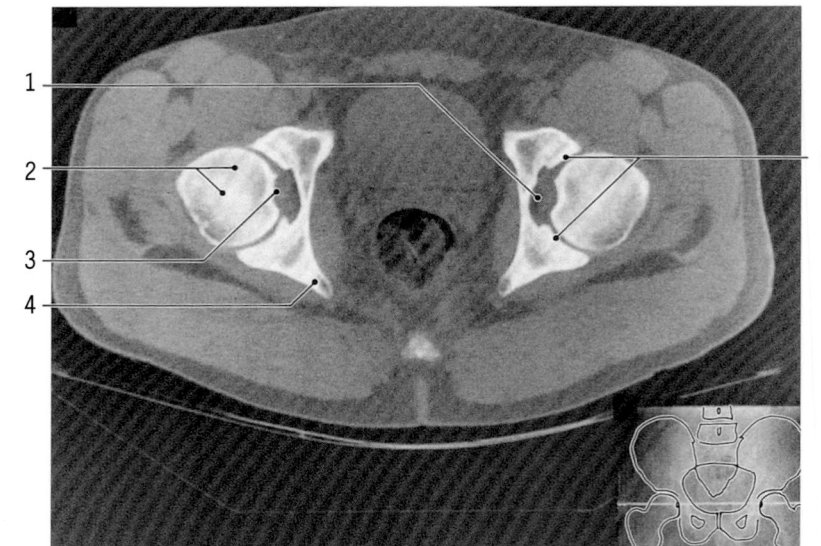

髋，轴位 CT

1 髋臼窝
2 股骨头
3 股骨头凹
4 坐骨棘
5 髋臼月状面

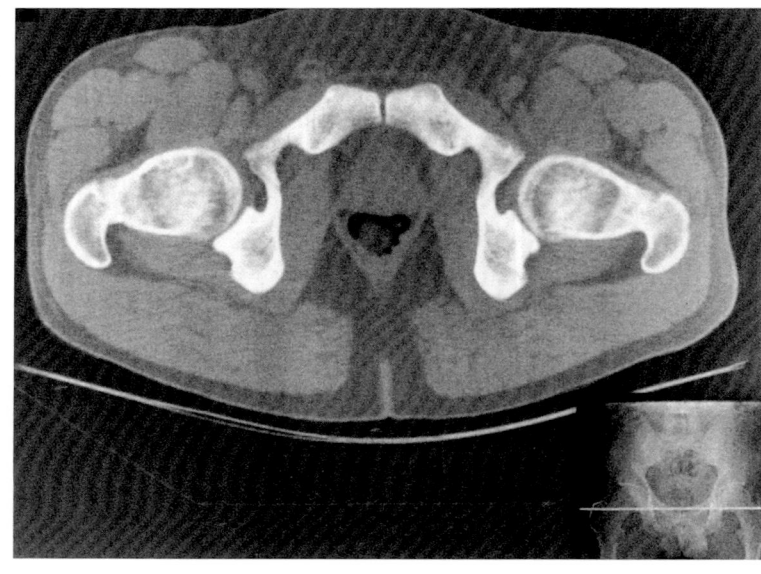
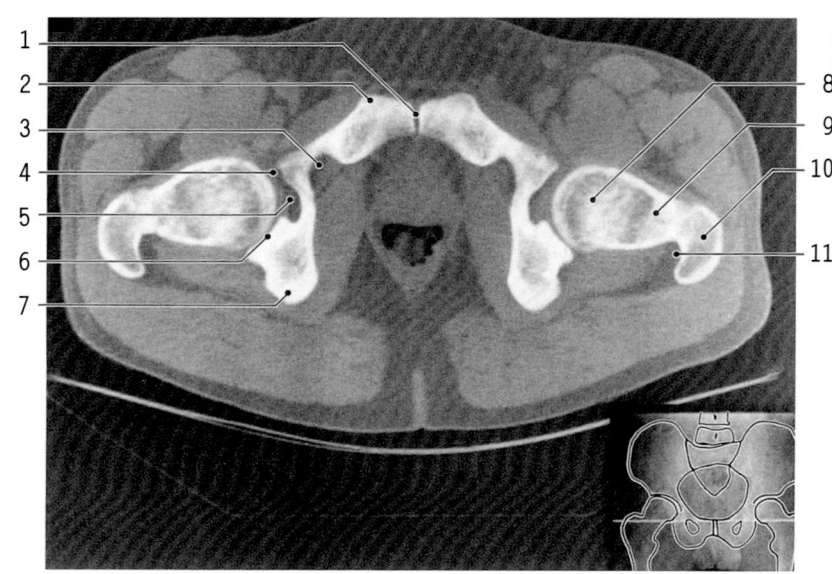

髋，轴位 CT

1 耻骨联合
2 耻骨结节
3 闭孔肌管
4 髋臼切迹
5 髋臼窝
6 月状面
7 坐骨体
8 股骨头
9 股骨颈
10 大转子
11 转子窝

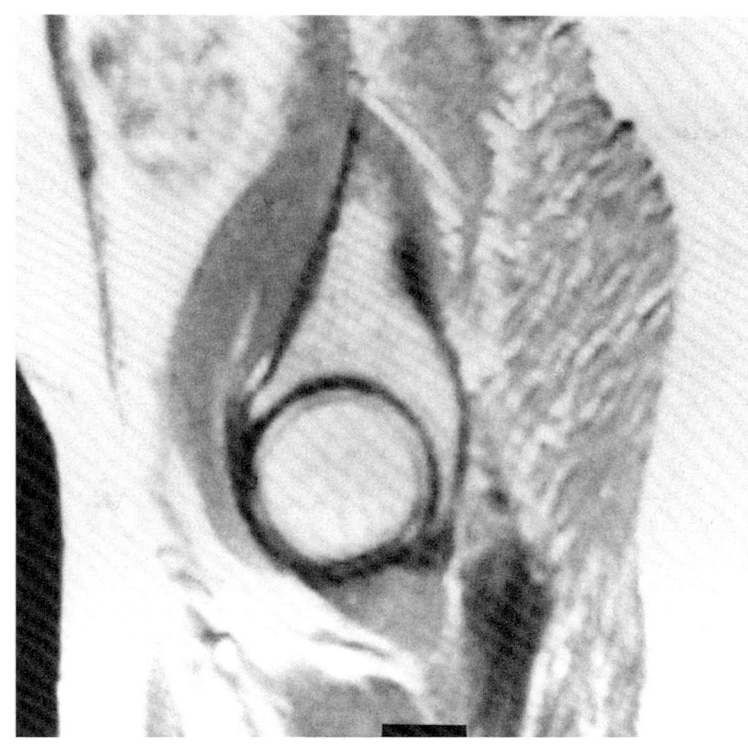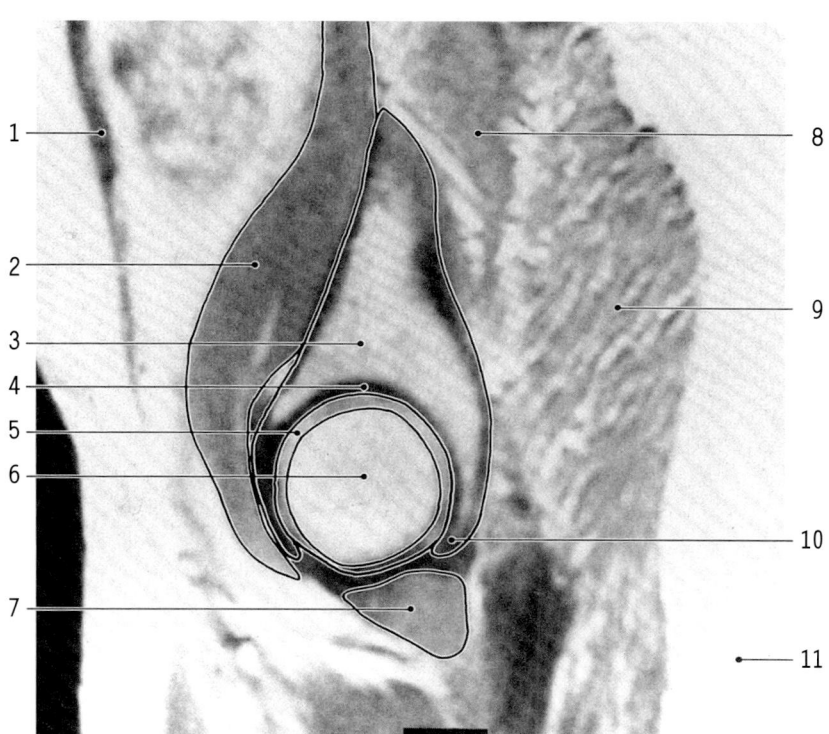

髋，矢状位 MR

1 腹壁肌肉
2 髂腰肌
3 髂骨（红骨髓）
4 月状面
5 关节软骨
6 股骨头
7 闭孔外肌
8 臀中肌
9 臀大肌
10 髋臼缘（后缘）
11 臀部皮下脂肪

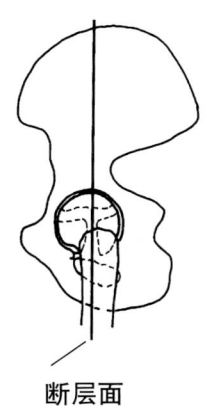

断层面

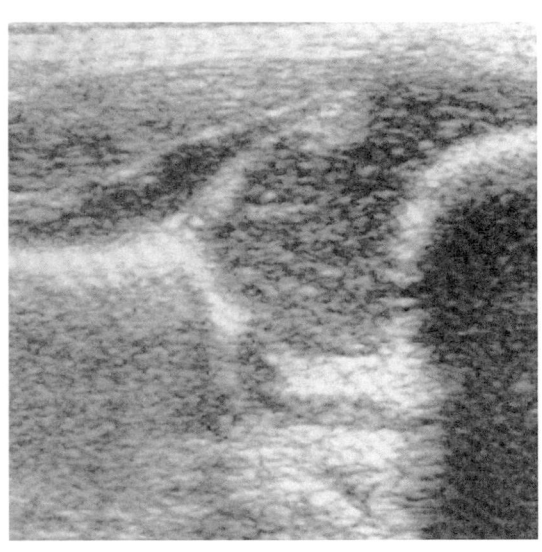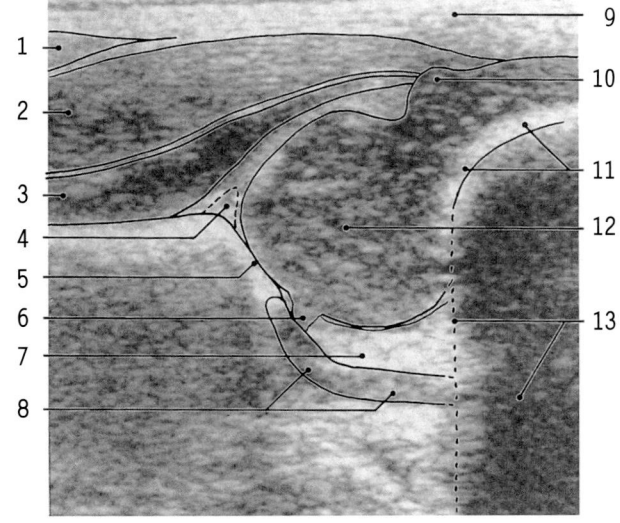

髋，3 个月儿童，冠状位超声
断层面见线条图

1 阔筋膜张肌
2 臀中肌
3 臀小肌
4 髋臼上唇
5 月状面
6 股骨头韧带
7 髋臼脂肪垫
8 三角软骨
9 皮下脂肪
10 大转子
11 股骨颈和股骨体深部骨化
12 股骨头
13 声影

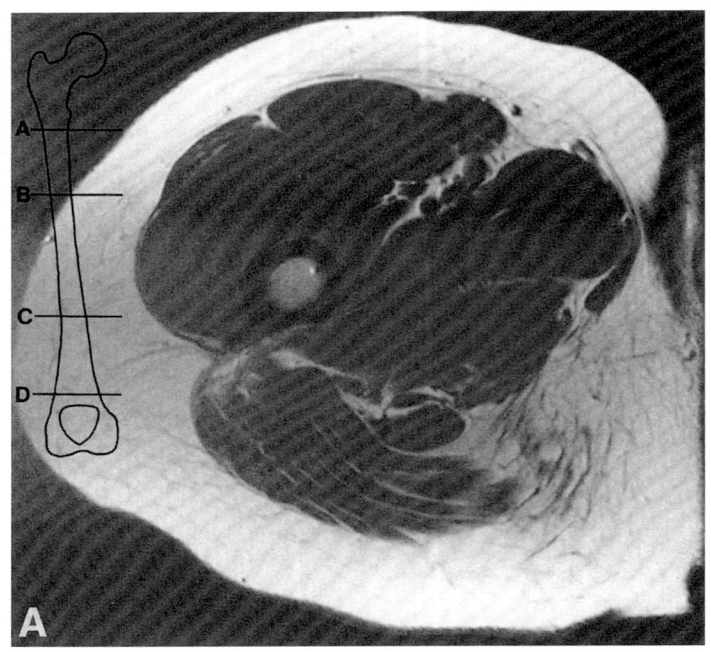
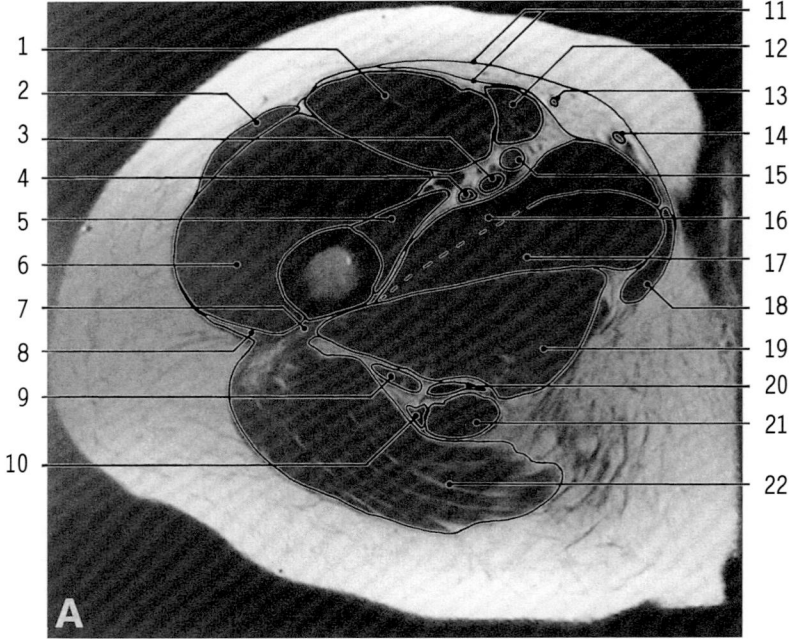

股，轴位 MR

1 股直肌
2 阔筋膜张肌
3 股动脉
4 股深动脉
5 股中间肌
6 骨外侧肌
7 臀大肌于臀肌粗隆附着
8 臀大肌于髂胫束附着
9 坐骨神经
10 股二头肌（长头）
11 股三角处阔筋膜深、浅层
12 缝匠肌
13 副隐静脉
14 大隐静脉
15 股静脉
16 长收肌
17 短收肌
18 股薄肌
19 大收肌
20 半膜肌
21 半腱肌
22 臀大肌

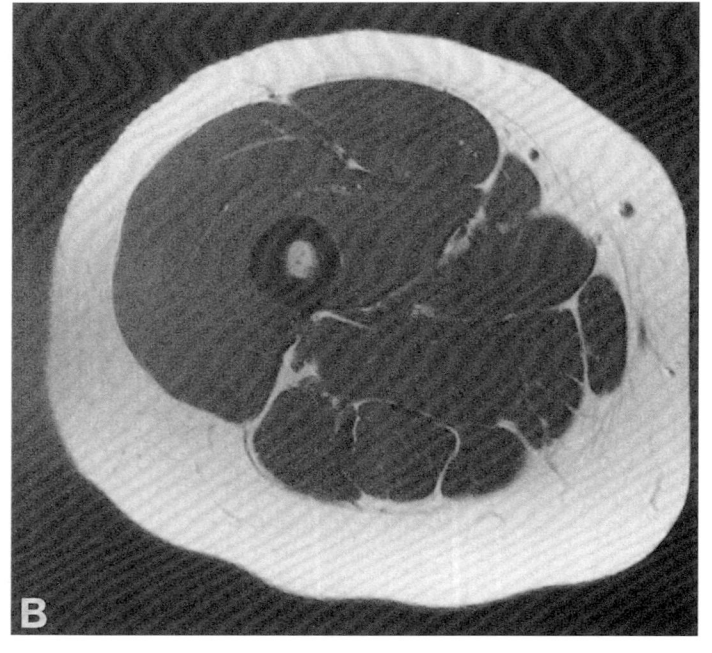
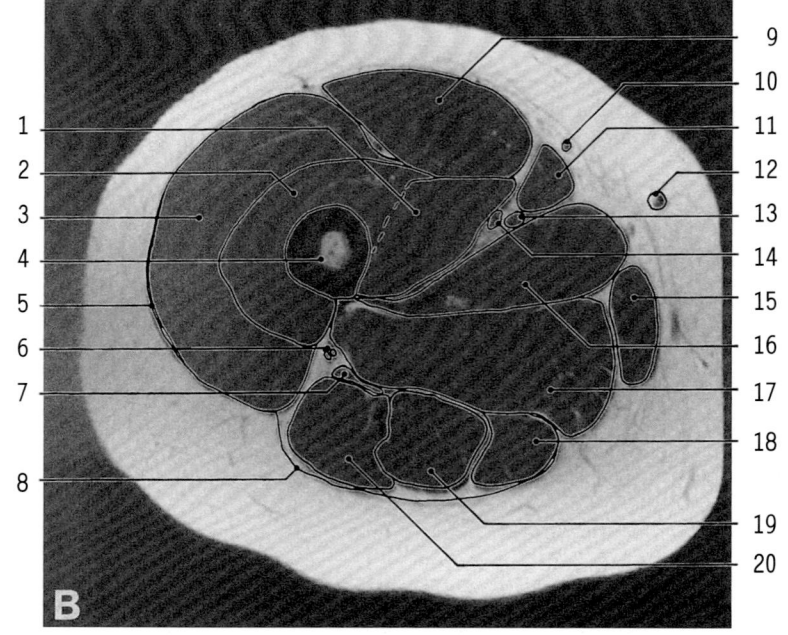

股，轴位 MR

1 骨内侧肌
2 股中间肌
3 骨外侧肌
4 股骨体
5 髂胫束
6 骨穿支动脉分支
7 坐骨神经
8 阔筋膜
9 股直肌
10 副隐静脉
11 缝匠肌
12 大隐静脉
13 股动脉
14 股静脉
15 股薄肌
16 长收肌
17 大收肌
18 半膜肌
19 半腱肌
20 股二头肌（长头）

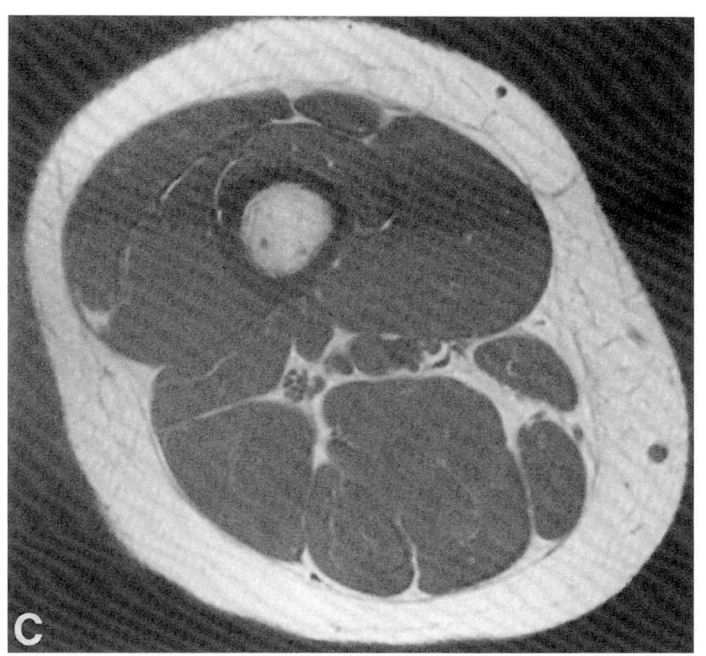

股，轴位 MR

1 股外侧肌
2 骨外侧肌内腱膜
3 髂胫束
4 股二头肌（短头）
5 坐骨神经
6 股二头肌（长头）
7 半腱肌
8 股直肌
9 骨内侧肌
10 股中间肌
11 股骨体
12 大收肌
13 内收肌间隙的股静脉/腘静脉
14 内收肌间隙的股动脉/腘动脉
15 缝匠肌
16 大收肌（肌腱）
17 大隐静脉
18 股薄肌
19 半膜肌
20 阔筋膜

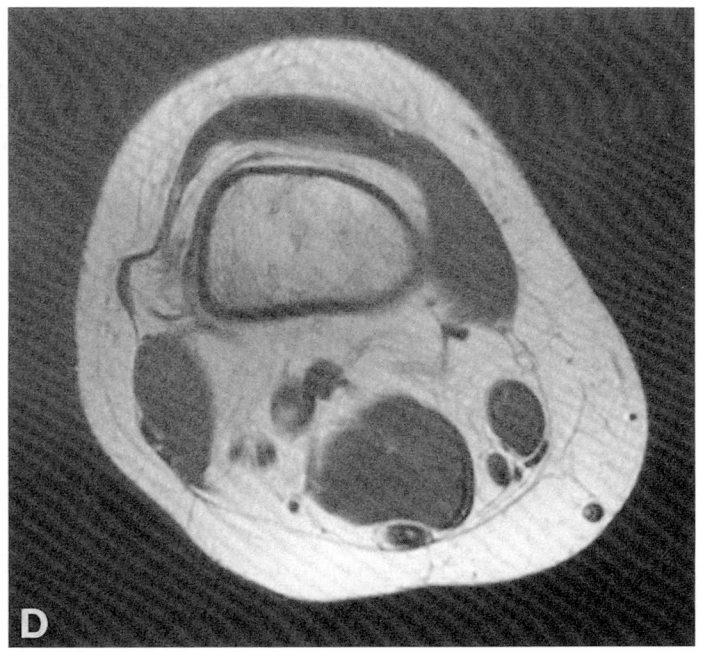
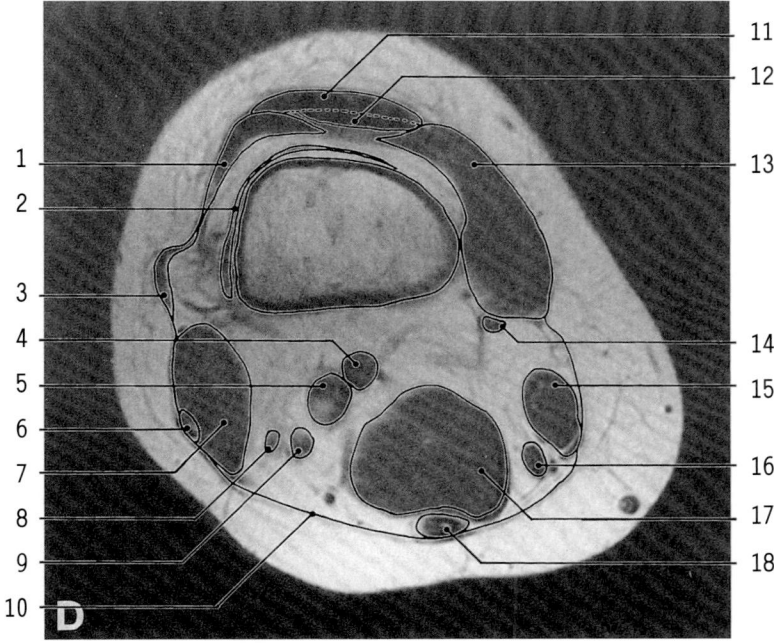

股，轴位 MR

1 股外侧肌
2 髌上囊
3 髂胫束
4 腘动脉
5 腘静脉
6 股二头肌长头肌腱
7 股二头肌短头肌腹
8 腓总神经
9 胫神经
10 阔筋膜
11 股直肌
12 股中间肌
13 股内侧肌
14 大收肌
15 缝匠肌
16 股薄肌
17 半膜肌
18 半腱肌

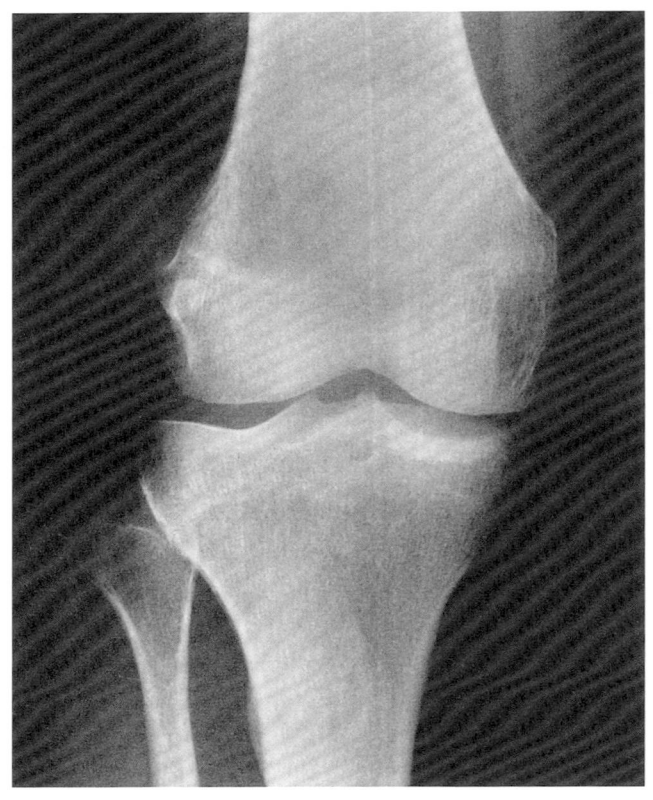
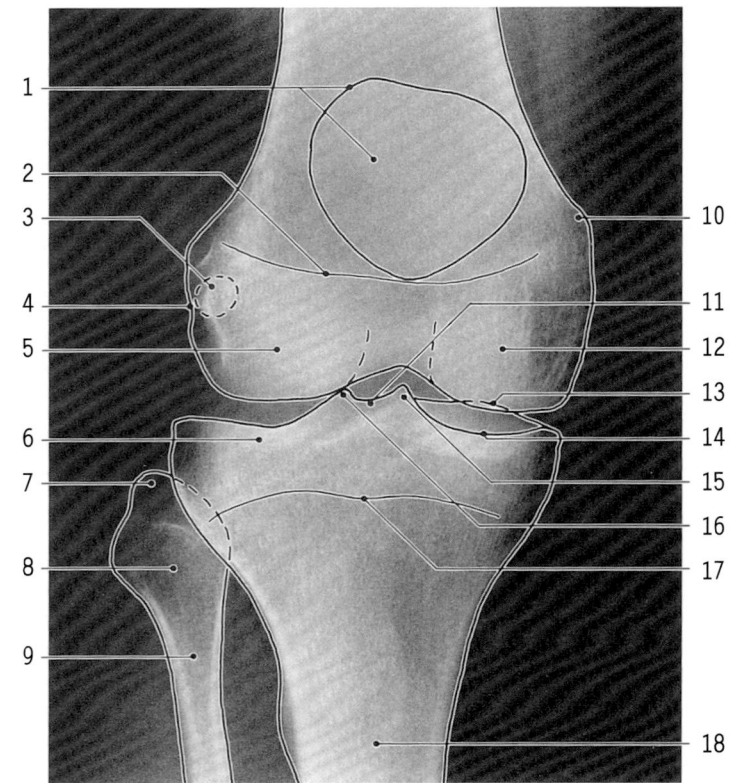

膝，前后位 X 线

1 髌骨
2 骨骺线
3 腓肠豆
4 腘肌肌腱附着
5 股骨外侧髁
6 胫骨外侧髁
7 腓骨尖
8 腓骨头
9 腓骨颈
10 内收肌结节
11 髁间隆起
12 股骨内侧髁
13 胫骨内侧髁（前缘）
14 胫骨内侧髁（后缘）
15 髁间内侧结节
16 髁间外侧结节
17 骨骺线
18 胫骨体

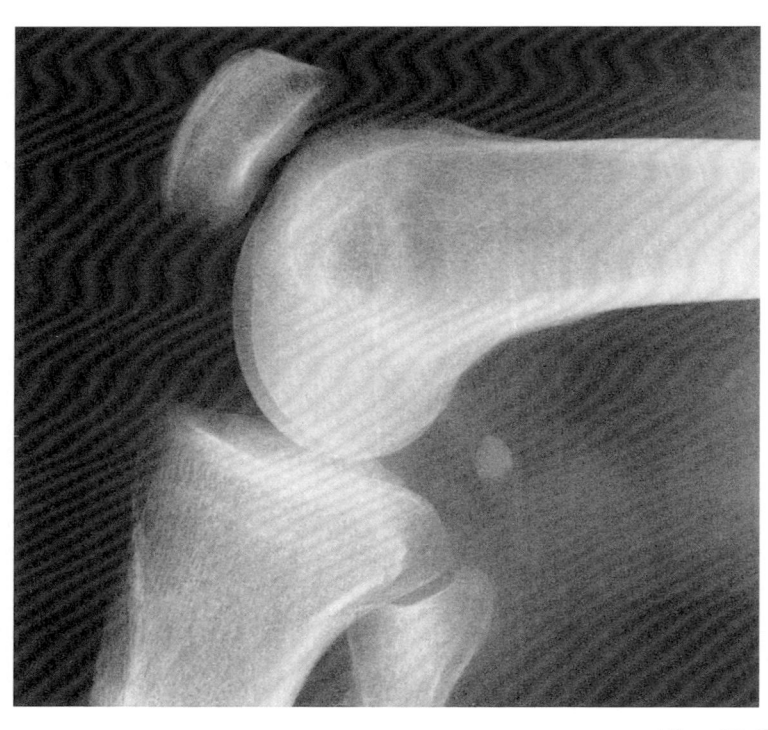
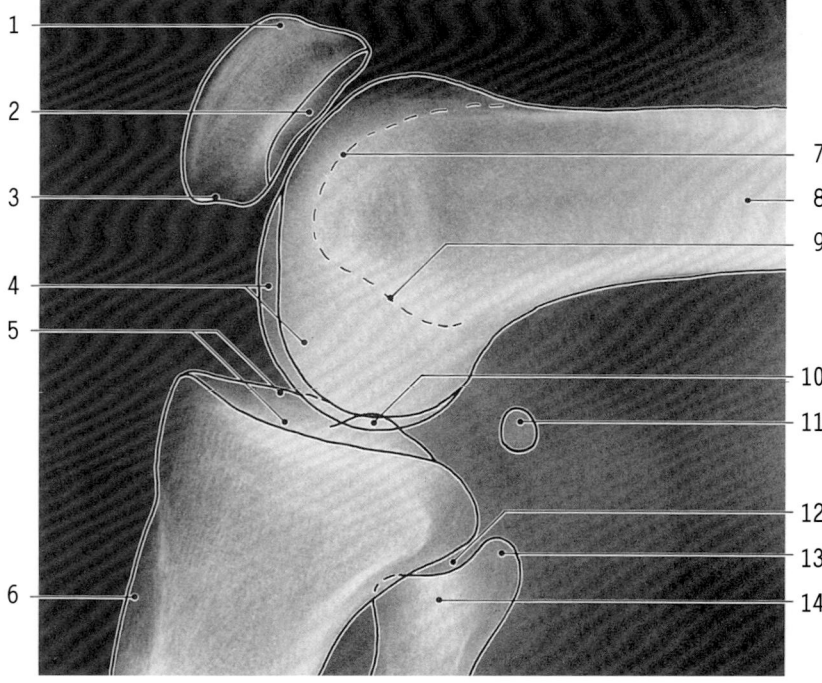

膝，屈曲位，侧位 X 线

1 髌骨底
2 髌骨关节面
3 髌骨尖
4 股骨髁
5 胫骨上关节面
6 胫骨粗隆
7 股骨髌骨面
8 股骨体
9 髁间窝（底部）
10 髁间隆起
11 腓肠豆
12 胫腓关节
13 腓骨尖
14 腓骨头

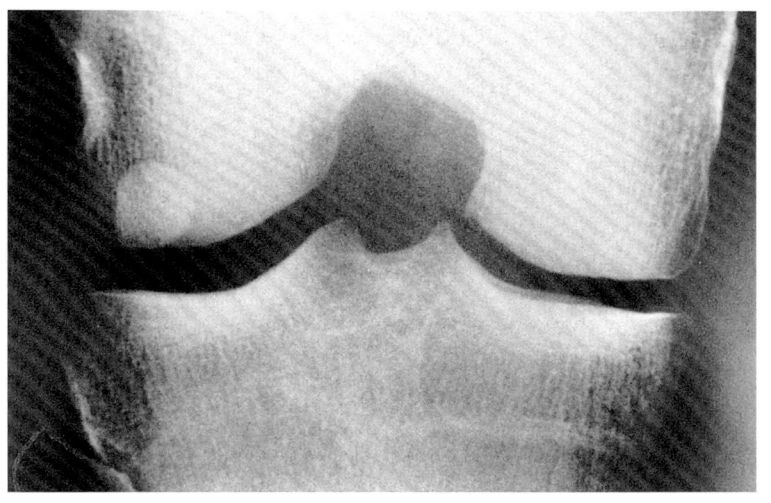

膝，半屈曲位，倾斜 X 线（髁间切迹投射）

1 髁间窝
2 腘肌腱附着
3 腓肠豆
4 外侧股胫关节
5 胫腓关节
6 髁间外侧结节
7 髁间内侧结节
8 内侧股胫关节
9 髁间隆起
10 骨骺线

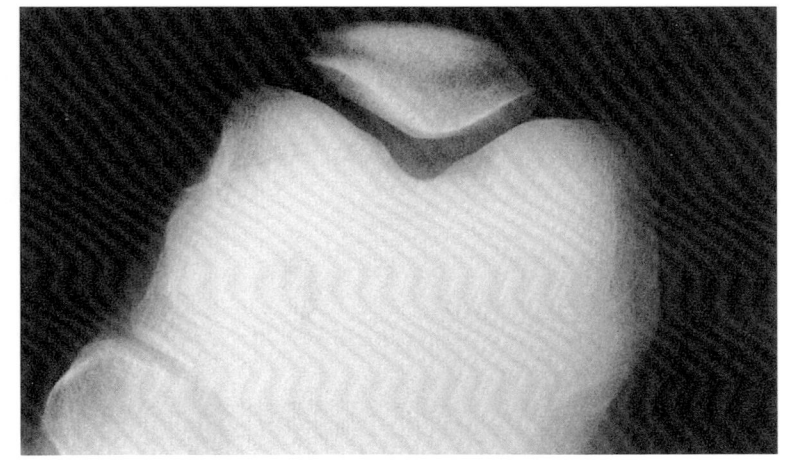

膝，屈曲位，轴位 X 线
髌骨的"日出"或"观天"位

1 髌骨
2 股髌关节
3 股骨关节面
4 腘肌附着
5 股骨外侧髁
6 胫骨外侧髁
7 胫腓关节
8 腓骨尖
9 髌骨尖
10 髌骨关节面
11 股骨内侧髁
12 胫骨内侧髁

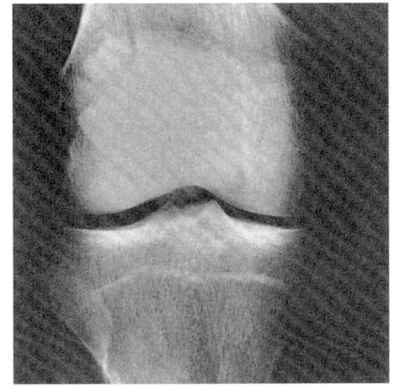
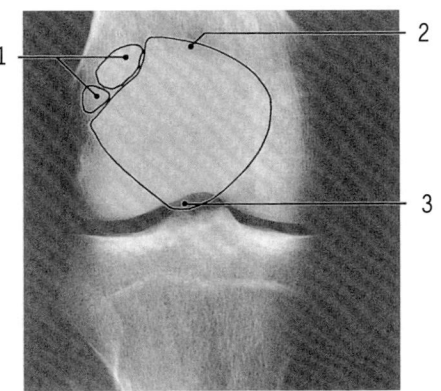

髌骨变异（2%），前后位 X 线
髌骨分离（三分髌骨）

1 未融合骨化中心
2 髌骨基底
3 髌骨尖

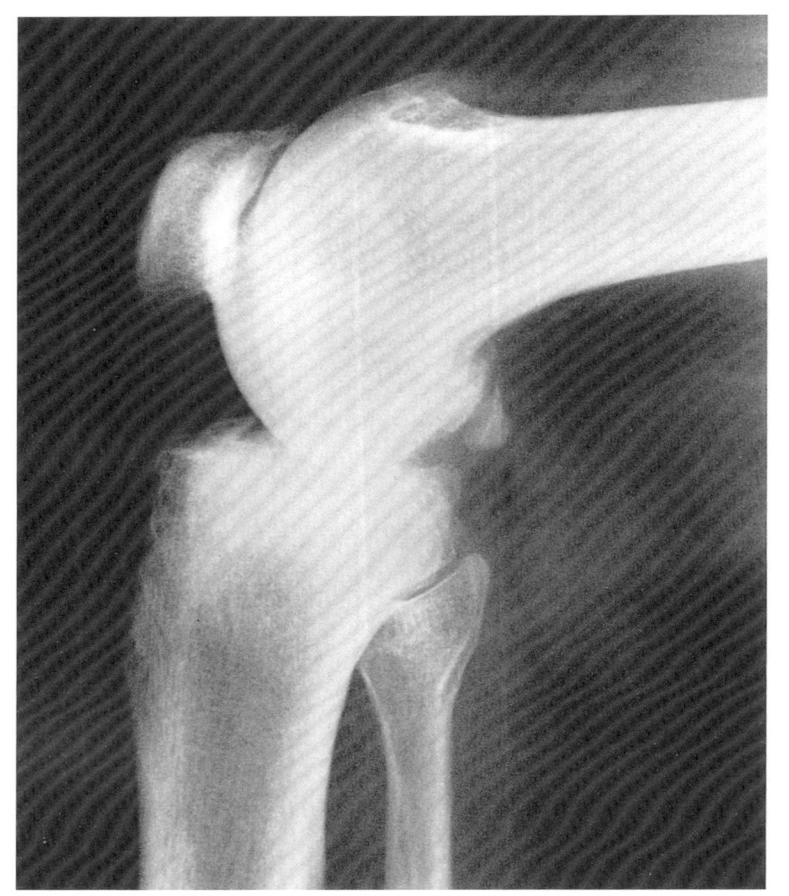
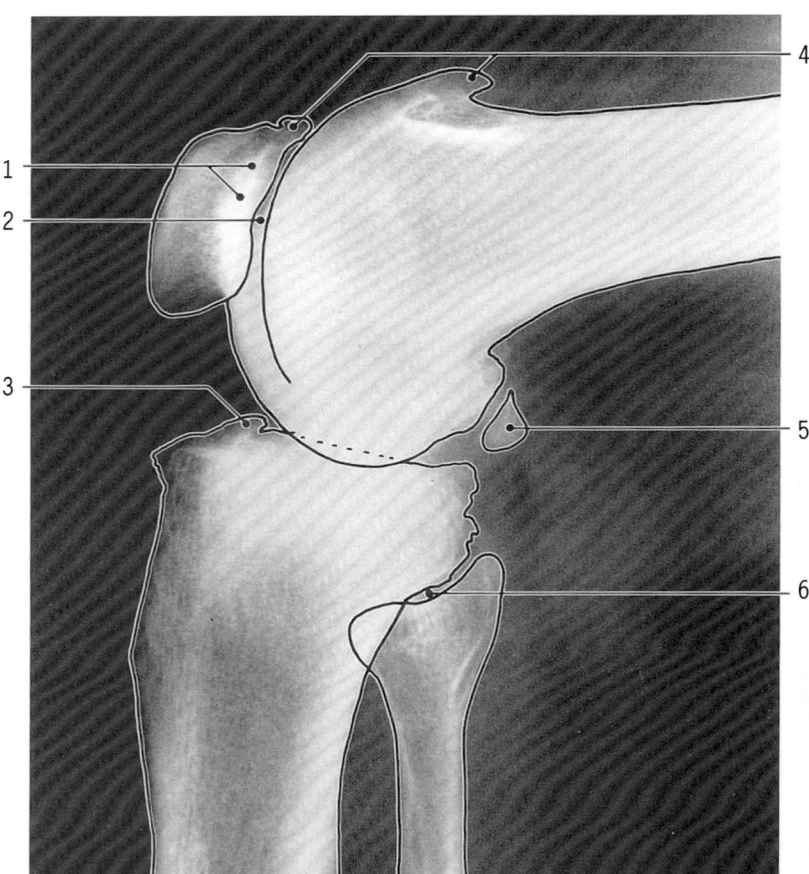

膝，老年，屈曲位，侧位 X 线
伴关节病征象

1 髌骨软骨下硬化
2 股髌关节（狭窄）
3 髁间前区骨赘
4 骨赘
5 腓肠豆
6 胫腓关节

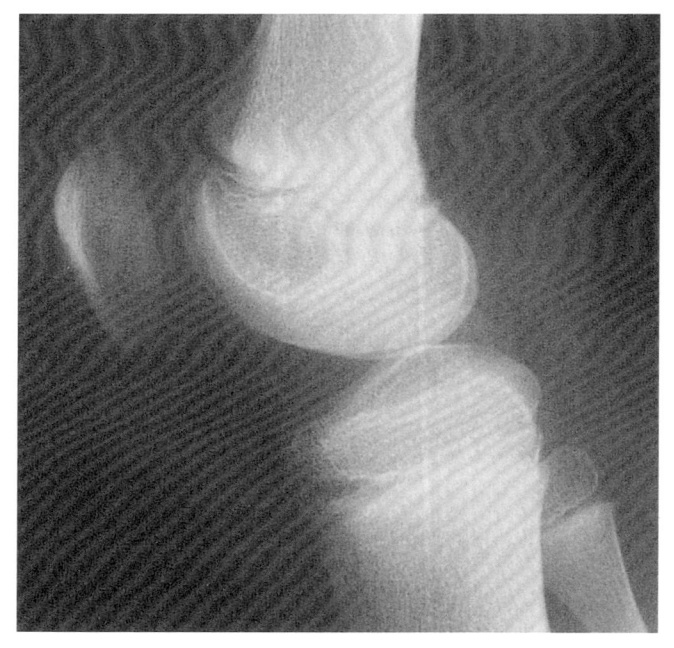

膝，11 岁儿童，侧位 X 线

1 髌骨
2 胫骨干骺端
3 股骨干骺端
4 生长区
5 股骨骨骺
6 胫骨骨骺
7 生长区
8 腓骨骨骺
9 生长区
10 腓骨干骺端

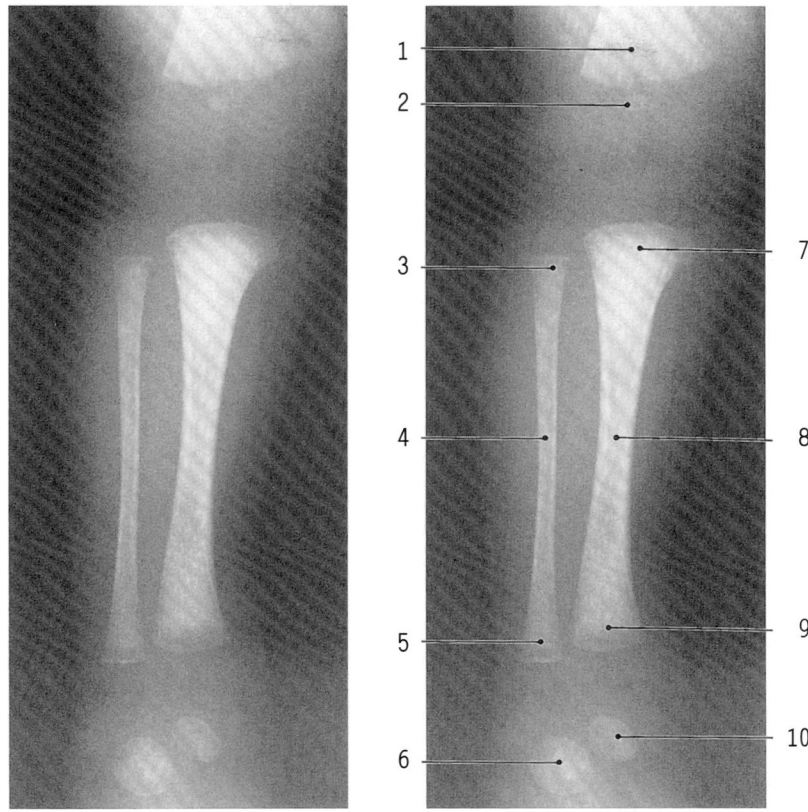

膝和小腿，新生儿，前后位 X 线

1 股骨远端干骺端
2 股骨骨骺（骨化中心 Béclard）
3 腓骨近端干骺端
4 腓骨干
5 腓骨远端干骺端
6 跟骨（骨化中心）
7 胫骨近端干骺端
8 胫骨干
9 胫骨远端干骺端
10 距骨（骨化中心）

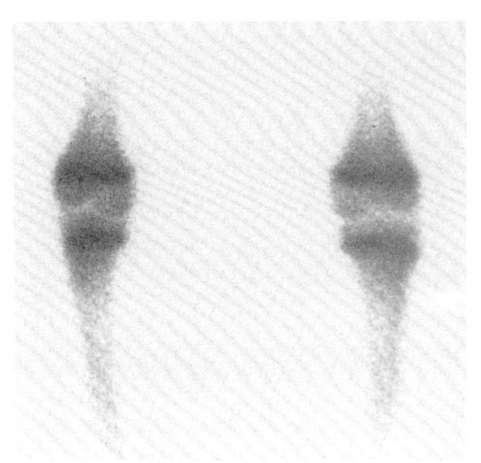

膝，12 岁儿童，^{99m}Tc-MDP，前后位扫描

1 股骨远端骨骺生长区
2 胫骨近端骨骺生长区
3 腓骨近端骨骺生长区

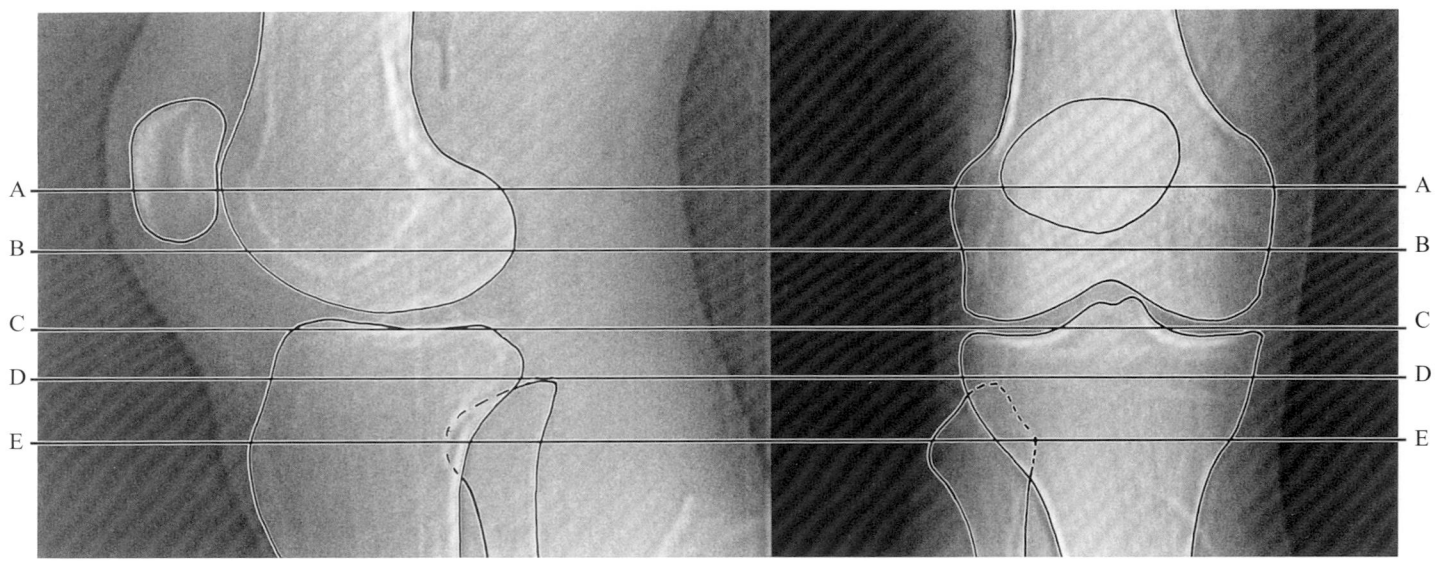

膝，定位像
A~E 为以下五个断层图像的层面位置

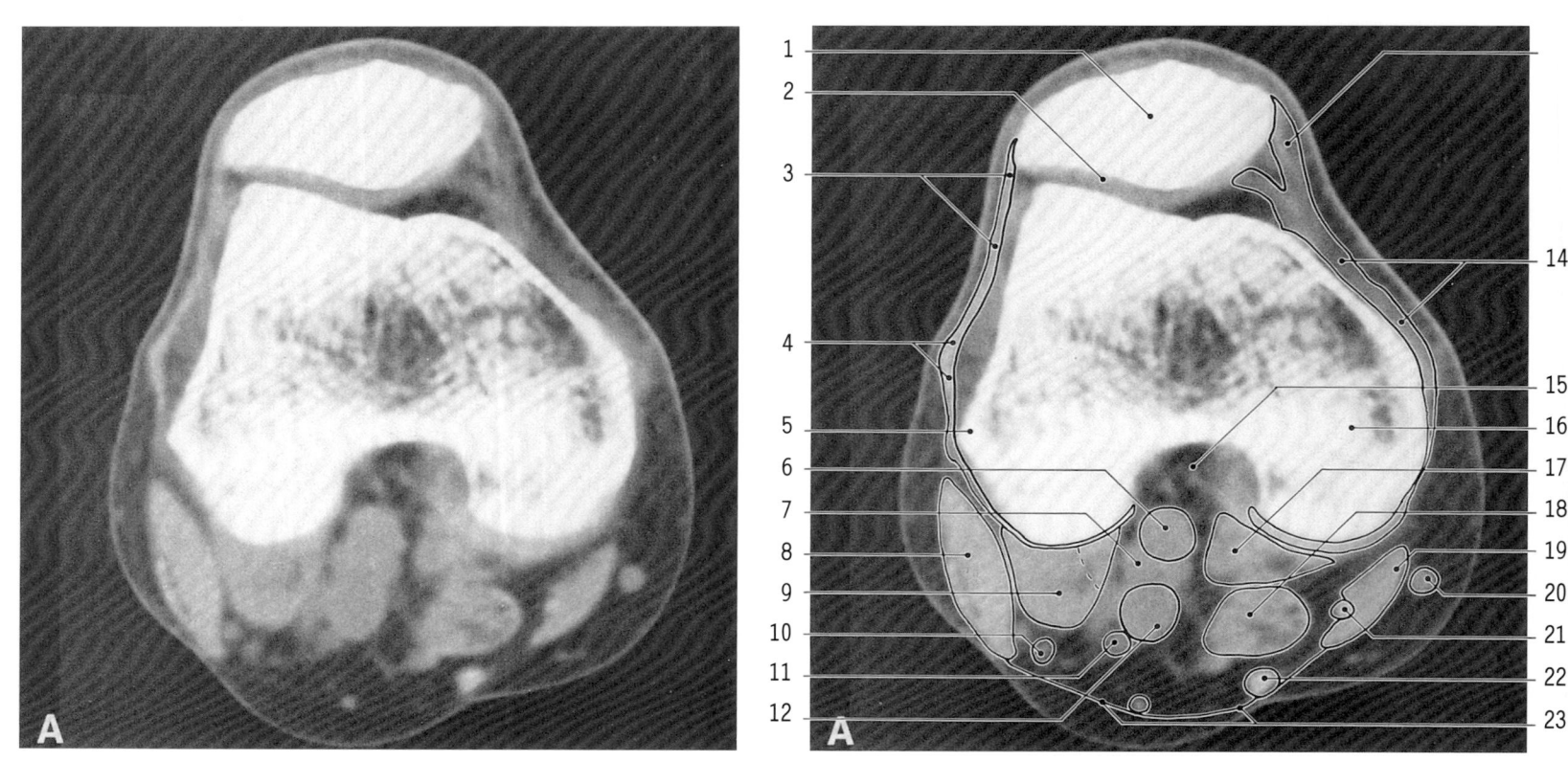

膝，轴位 CT
断层位置见定位像

1 髌骨
2 股髌关节的关节软骨
3 髌外侧支持带及关节囊
4 髂胫束
5 股骨外上髁
6 腘动脉
7 伴随静脉
8 股二头肌
9 腓肠肌外侧头和跖肌
10 腓总神经
11 胫神经
12 腘静脉
13 骨内侧肌（附着）
14 关节囊
15 髁间窝
16 股骨内侧髁
17 腓肠肌内侧头
18 半膜肌
19 缝匠肌
20 大隐静脉
21 股薄肌（肌腱）
22 半腱肌（肌腱）
23 腘筋膜

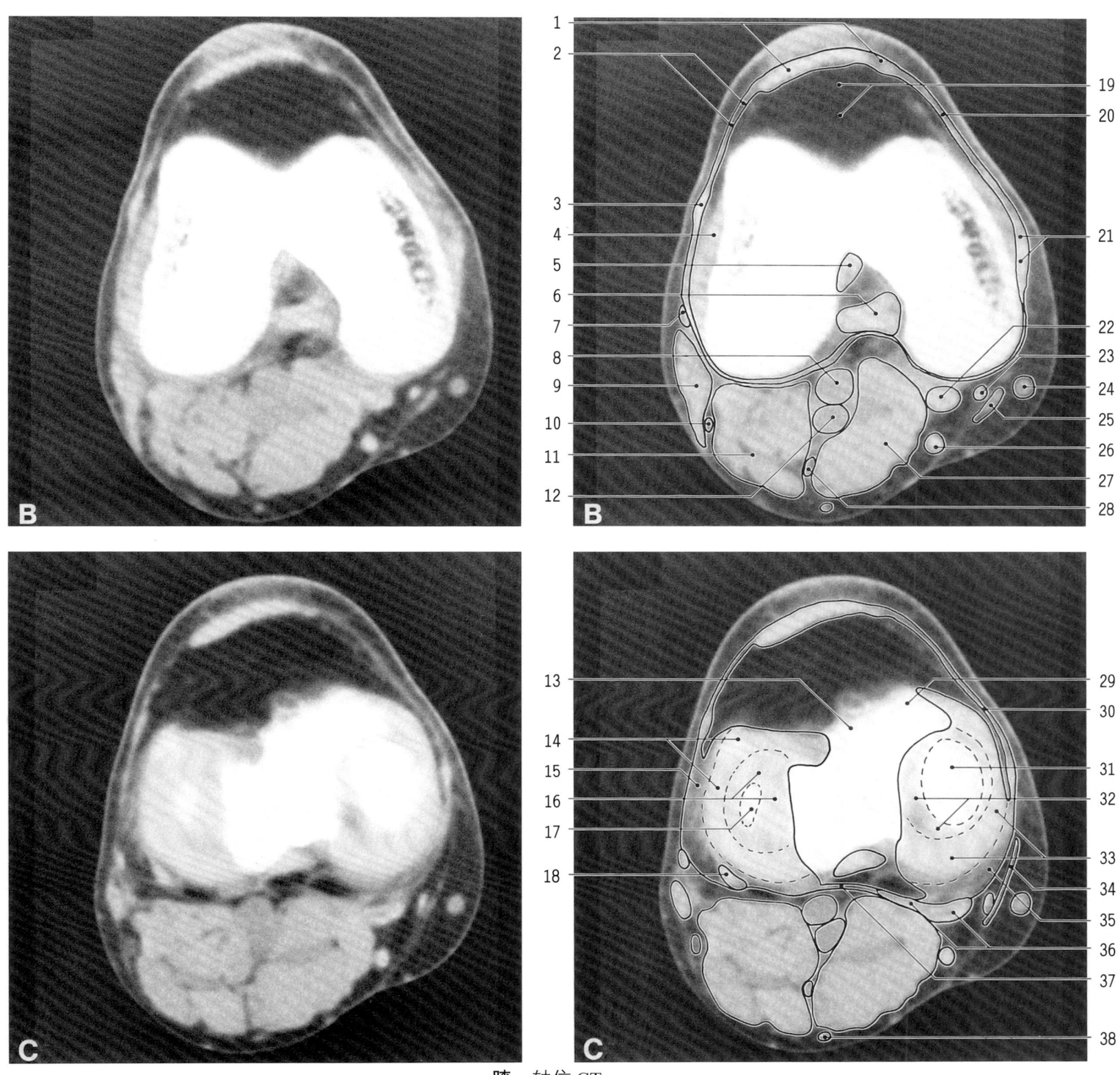

膝，轴位 CT
断层位置见定位像

1 髌韧带
2 髌外侧支持带
3 髂胫束
4 腘肌（附着）
5 前交叉韧带
6 后交叉韧带
7 腓侧副韧带
8 腘动脉
9 股二头肌
10 腓总神经
11 腓肠肌外侧头
12 腘静脉
13 髁间前区
14 外侧半月板
15 半月板和关节囊连接
16 股骨髁关节软骨
17 股骨髁骨
18 腘肌（肌腱）
19 髌下脂肪垫
20 髌内侧支持带
21 胫侧副韧带
22 半膜肌
23 股薄肌（肌腱）
24 大隐静脉
25 缝匠肌
26 半腱肌（肌腱）
27 腓肠肌内侧头
28 胫神经
29 胫骨内侧髁前缘
30 关节囊
31 股骨髁
32 股骨髁关节软骨
33 内侧半月板
34 鹅足
35 半月板和关节囊连接
36 半膜肌和腘斜韧带
37 关节囊
38 小隐静脉

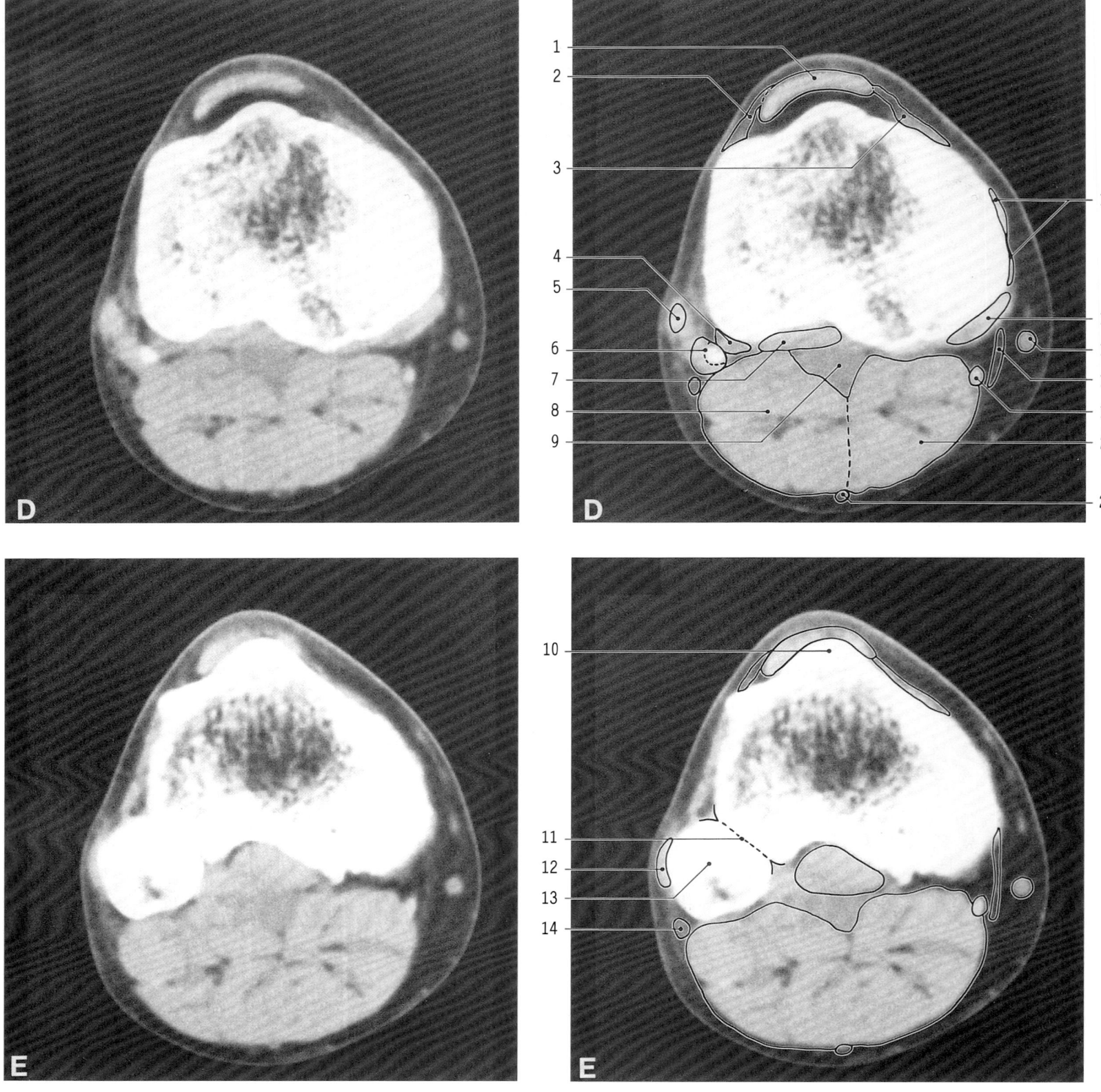

膝，轴位 CT
断层位置见第 100 页定位像

1 髌韧带
2 髌外侧支持带
3 髌内侧支持带
4 腘弓状韧带
5 腓外侧韧带（附着）
6 骨二头肌（附着）
7 腘肌
8 腓肠肌外侧头
9 腘动静脉
10 胫骨粗隆
11 胫腓关节
12 腓侧副韧带（附着）
13 腓骨头
14 腓总神经
15 胫侧副韧带
16 半膜肌（附着）
17 大隐静脉
18 鹅足
19 半腱肌（肌腱）
20 腓肠肌内侧头
21 小隐静脉

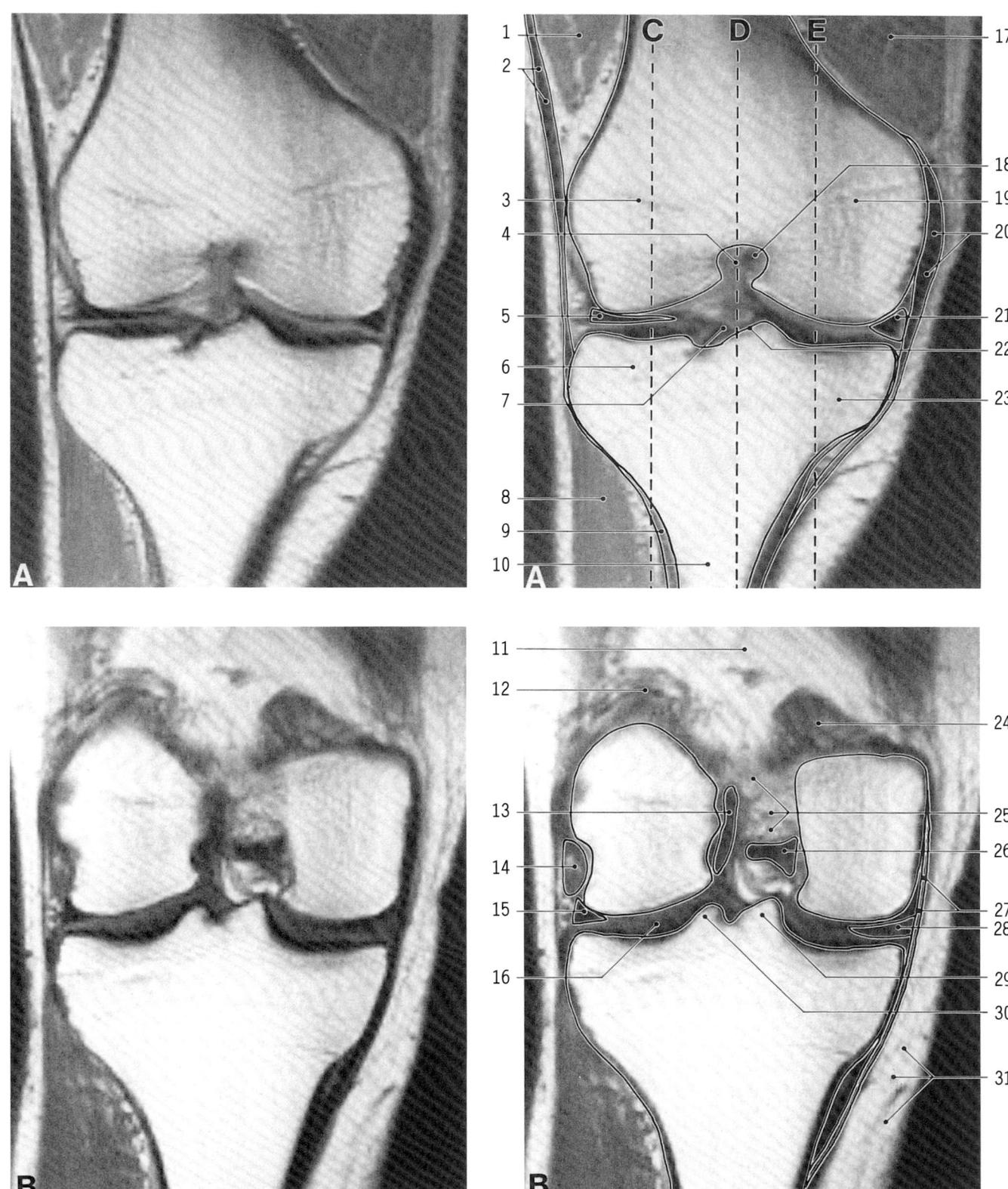

膝，冠状位 MR
断层位置见 C 断层（下一页）

1 股外侧肌
2 髂胫束
3 股骨外侧髁
4 髁间窝
5 外侧半月板
6 胫骨外侧髁
7 前交叉韧带
8 腓肠肌外侧头
9 胫骨密质骨
10 松质骨和骨髓
11 腘窝脂肪
12 腓肠肌外侧头
13 前交叉韧带
14 腘肌（肌腱）
15 外侧半月板
16 关节软骨
17 骨内侧肌
18 后交叉韧带（起始）
19 股骨内侧髁
20 胫侧副韧带
21 内侧半月板
22 髁间前区
23 胫骨内侧髁
24 腓肠肌内侧头
25 髁间窝脂肪
26 后交叉韧带
27 关节囊
28 内侧半月板
29 髁间内侧结节
30 髁间外侧结节
31 皮下脂肪
虚线 C、D 和 E 为后二页的断层位置

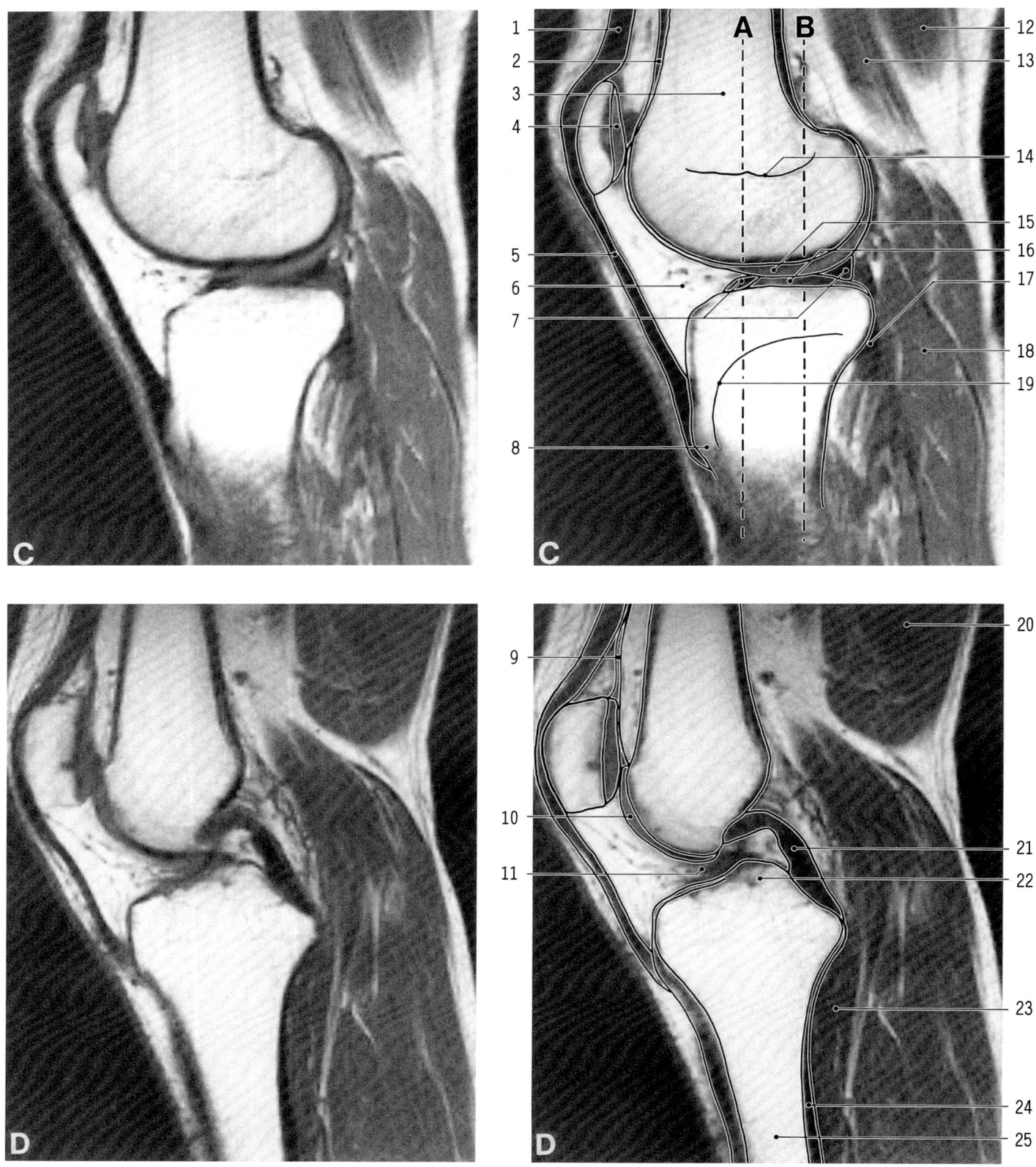

膝，矢状位 MR

C 通过外侧髁 D 通过髁间窝 断层位置见 A 断层（前页）

1 股四头肌
2 股骨密质骨
3 松质骨和骨髓
4 髌骨关节软骨
5 髌韧带
6 髌下脂肪垫
7 外侧半月板
8 胫骨粗隆
9 髌上囊
10 股骨关节软骨
11 髌下滑膜襞
12 股二头肌长头
13 股二头肌短头
14 骨骺线
15 股骨外侧髁关节软骨
16 胫骨外侧髁关节软骨
17 腘肌（肌腱）
18 腓肠肌外侧头
19 骨骺线
20 半膜肌
21 后交叉韧带
22 髁间隆起
23 腘肌
24 胫骨密质骨
25 胫骨骨髓

虚线 A 和 B 为前页断层位置

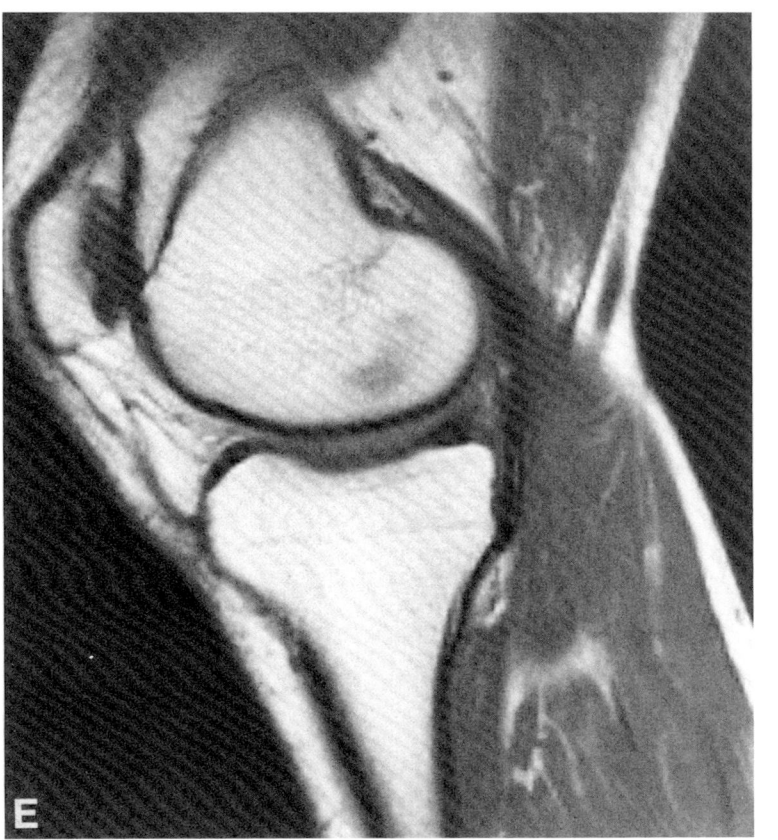
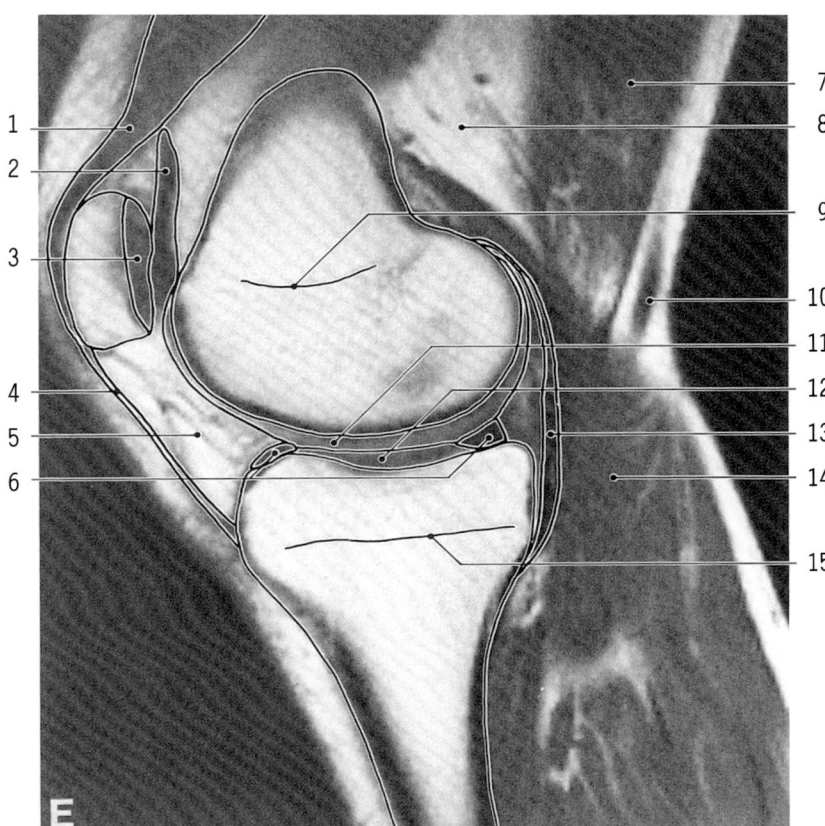

膝，矢状位 MR
E 通过内侧髁，断层位置见 A 断层

1 股四头肌
2 髌上囊
3 髌骨关节软骨
4 髌骨内侧支持带
5 髌下脂肪垫
6 内侧半月板
7 半膜肌
8 腘窝脂肪
9 骨骺线
10 半腱肌（肌腱）
11 股骨关节软骨
12 胫骨关节软骨
13 纤维关节囊
14 腓肠肌内侧头
15 骨骺线

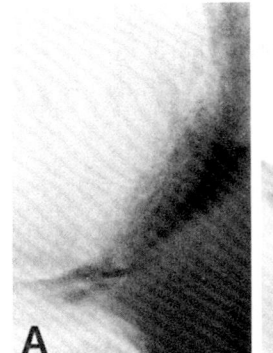
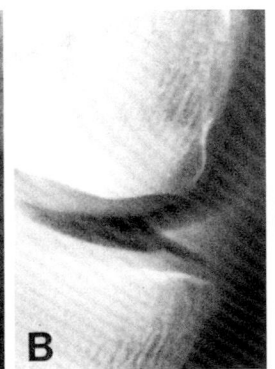
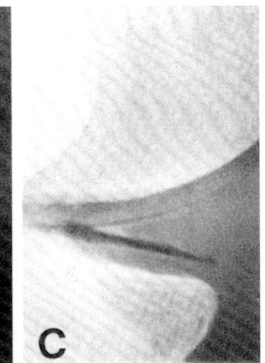
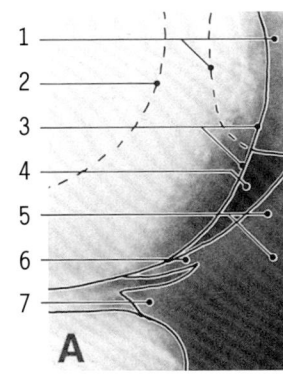
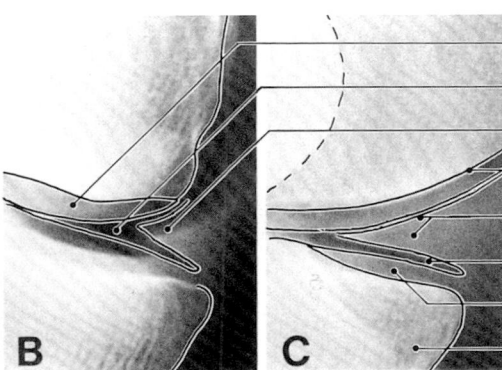

膝，内侧半月板，X 线，关节造影，旋转系列

1 髌骨
2 股骨外侧髁
3 股骨内侧髁
4 股髌关节腔气体
5 髌下脂肪垫
6 髌下滑膜襞
7 内侧半月板（前角）
8 股骨内侧髁关节软骨
9 股髌关节腔气体
10 内侧半月板（中部）
11 股骨内侧髁
12 内侧半月板（后角）
13 半月板胫骨关节腔
14 关节软骨
15 胫骨内侧髁

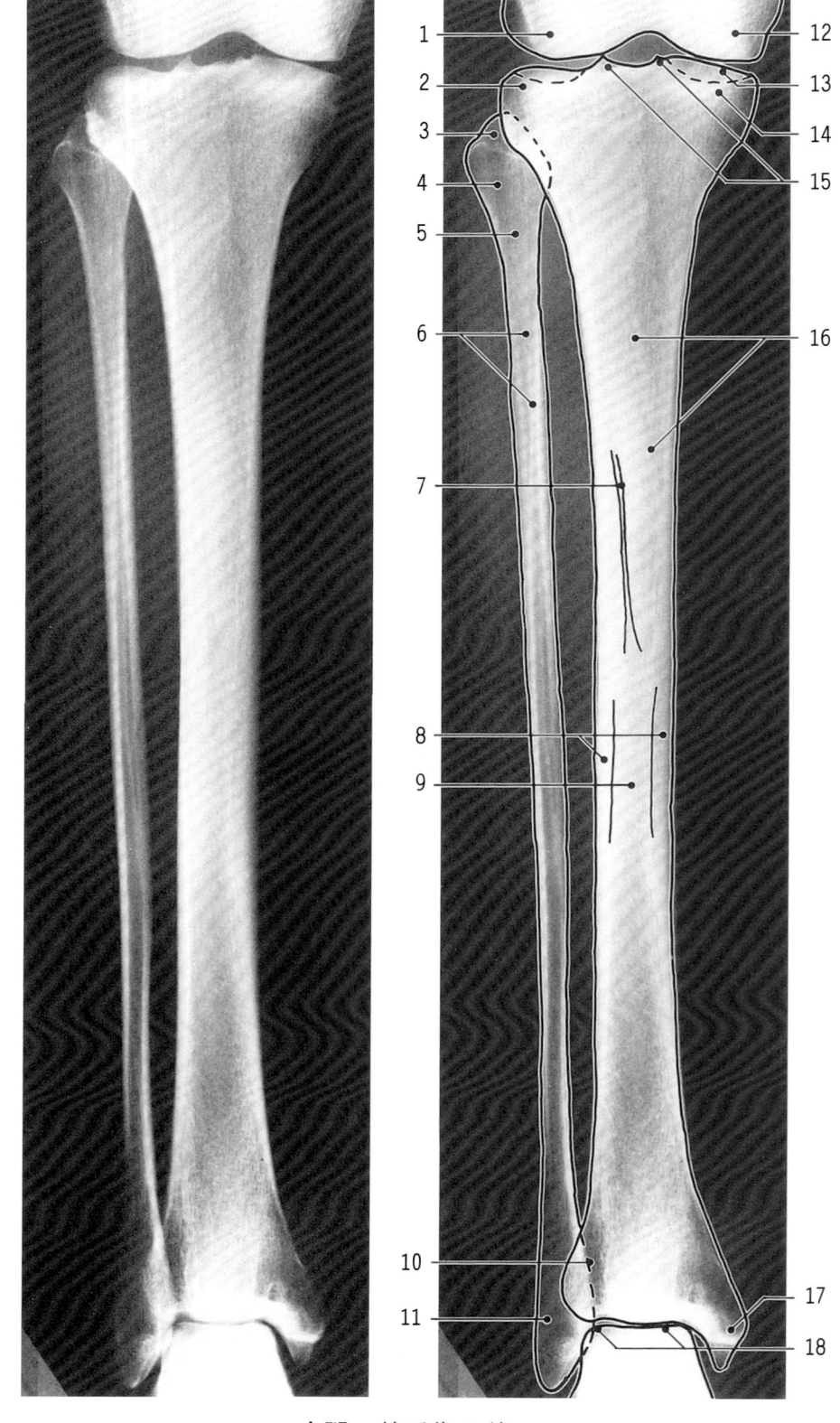

小腿，前后位 X 线

1 股骨外侧髁
2 胫骨外侧髁
3 腓骨尖
4 腓骨头
5 腓骨颈
6 腓骨体
7 滋养管
8 胫骨体密质骨
9 胫骨骨髓腔
10 胫骨腓骨切迹（韧带连结）
11 外踝
12 股骨内侧髁
13 胫骨上关节面
14 胫骨内侧髁
15 髁间内侧和外侧结节
16 胫骨体
17 内踝
18 距骨滑车

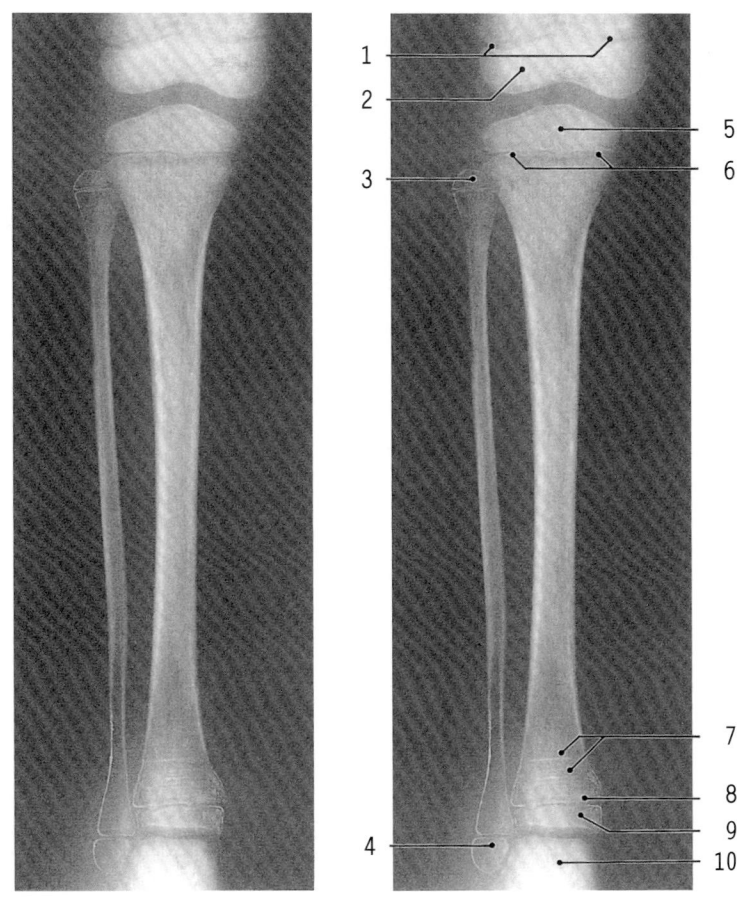

小腿，6 岁儿童，前后位 X 线

1 生长区
2 股骨远端骨骺
3 腓骨近端骨骺
4 腓骨远端骨骺
5 胫骨近端骨骺
6 生长区
7 Harris 线（临时生长停滞征）
8 生长区
9 胫骨远端骨骺
10 距骨

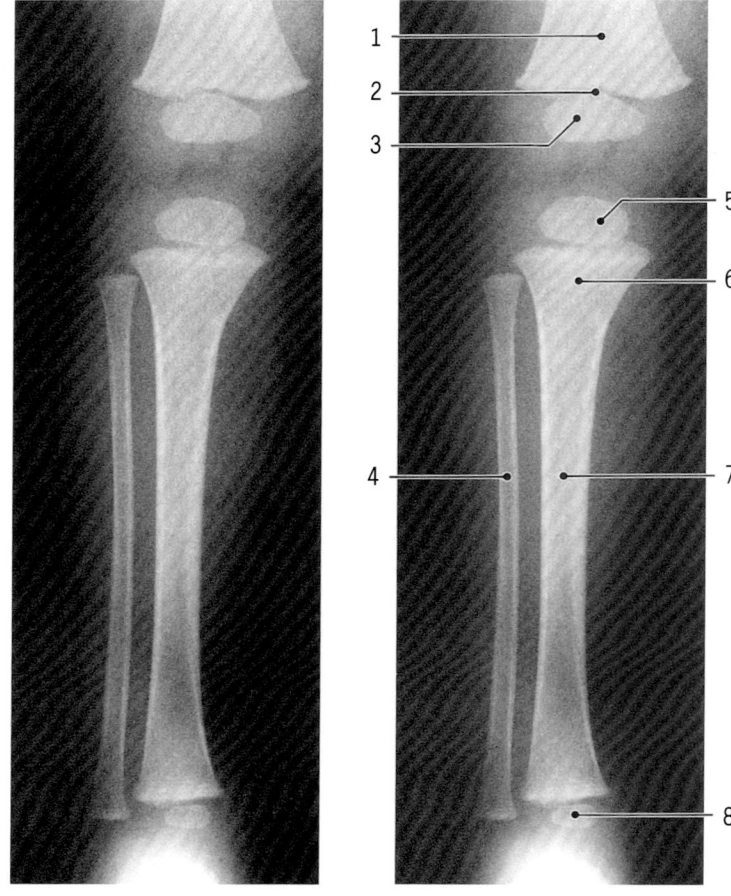

小腿，1 岁儿童，前后位 X 线

1 股骨干骺端
2 生长区
3 股骨远端骨骺
4 腓骨远端骨骺
5 胫骨近端骨骺
6 胫骨干骺端
7 胫骨干
8 胫骨远端骨骺

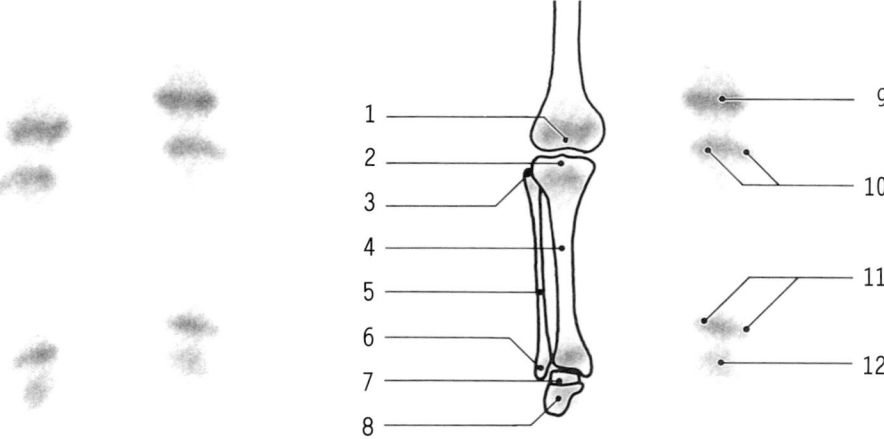

小腿，12 岁儿童，^{99m}Tc-MDP，闪烁扫描

1 股骨远端骨骺
2 胫骨近端骨骺
3 腓骨近端骨骺
4 胫骨干
5 腓骨干
6 腓骨远端骨骺
7 距骨
8 跟骨
9 股骨远端生长区
10 胫骨和腓骨近端生长区
11 胫骨和腓骨远端生长区
12 跗骨

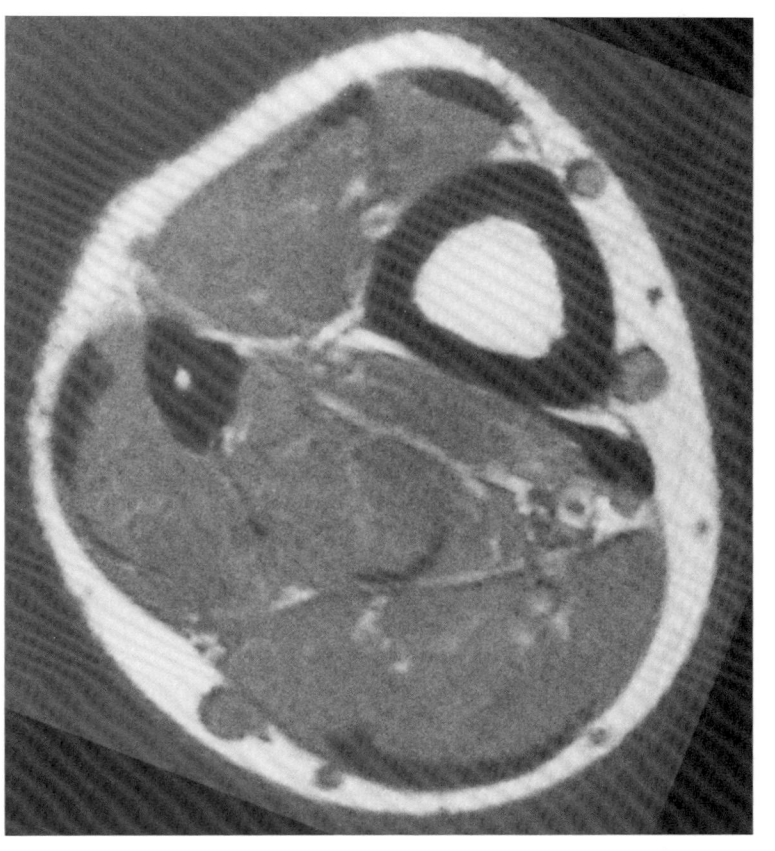
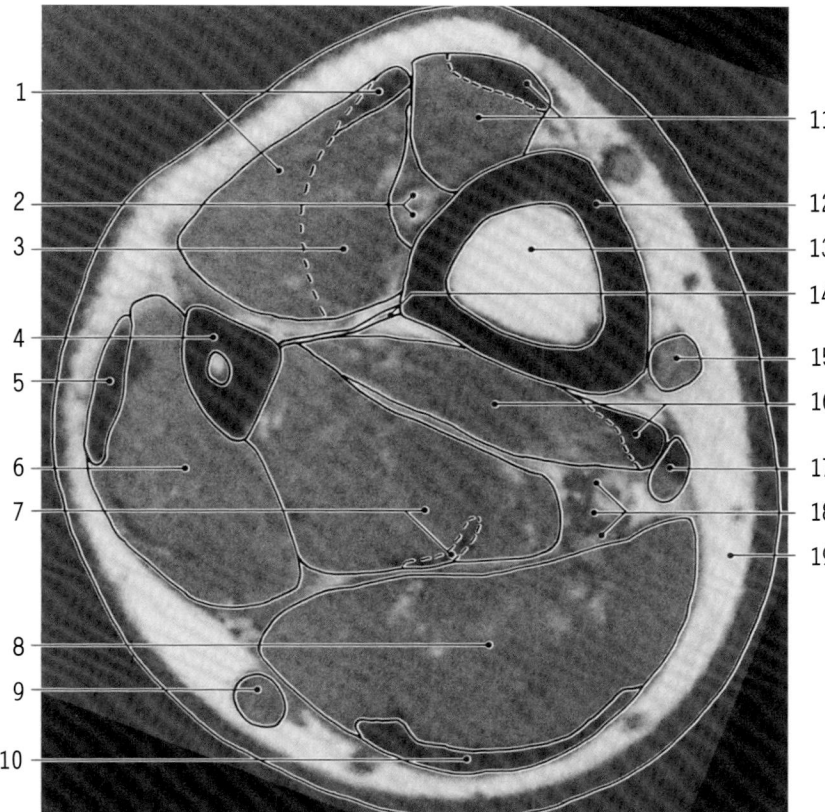

小腿，中段，轴位 MR

1 趾长伸肌和肌腱
2 胫前动脉和腓深神经
3 拇长伸肌
4 腓骨
5 腓骨长肌（肌腱）
6 腓骨短肌
7 拇长屈肌和肌腱
8 比目鱼肌
9 小隐静脉
10 腓肠肌（肌腱）
11 胫骨前肌和肌腱
12 胫骨密质骨
13 骨髓（黄）
14 骨间膜
15 大隐静脉
16 胫骨后肌和肌腱
17 屈趾长肌和肌腱
18 胫后动脉、胫神经和静脉
19 皮下脂肪

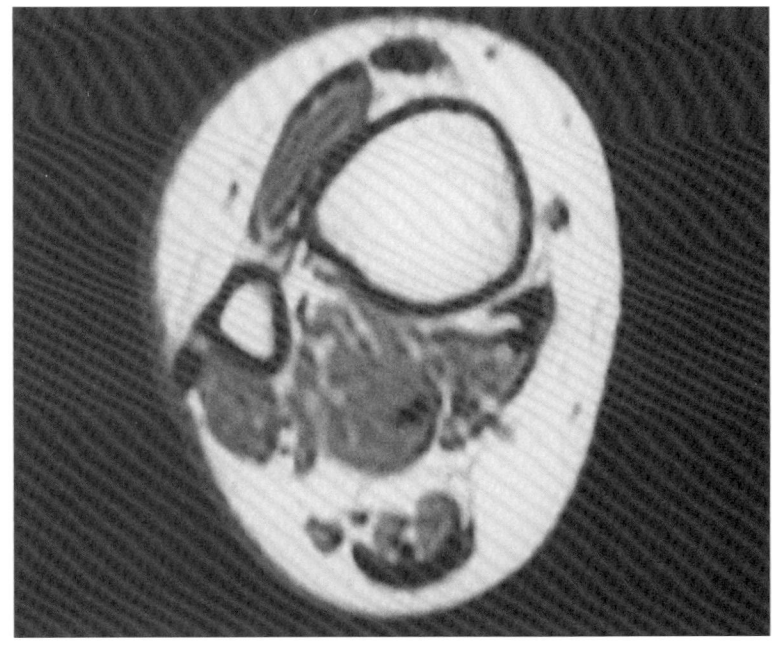

小腿，下 1/4 段，轴位 MR

1 胫骨前肌
2 拇长伸肌
3 趾长伸肌
4 胫骨
5 骨间膜
6 腓骨
7 拇长屈肌和肌腱
8 腓骨长肌（肌腱）
9 腓骨短肌
10 小隐静脉和腓神经
11 胫前动脉
12 大隐静脉
13 胫骨后肌
14 趾长屈肌
15 胫后静脉
16 胫后动脉
17 胫神经
18 比目鱼肌
19 跟腱

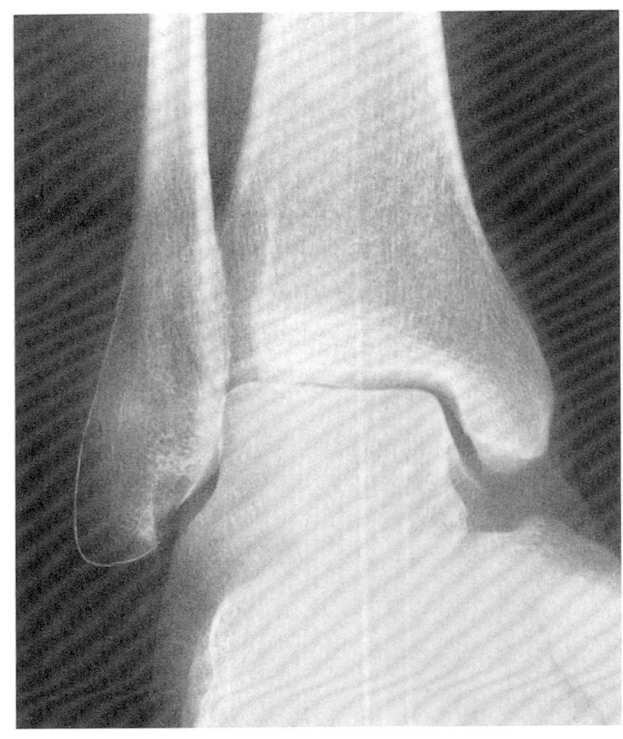
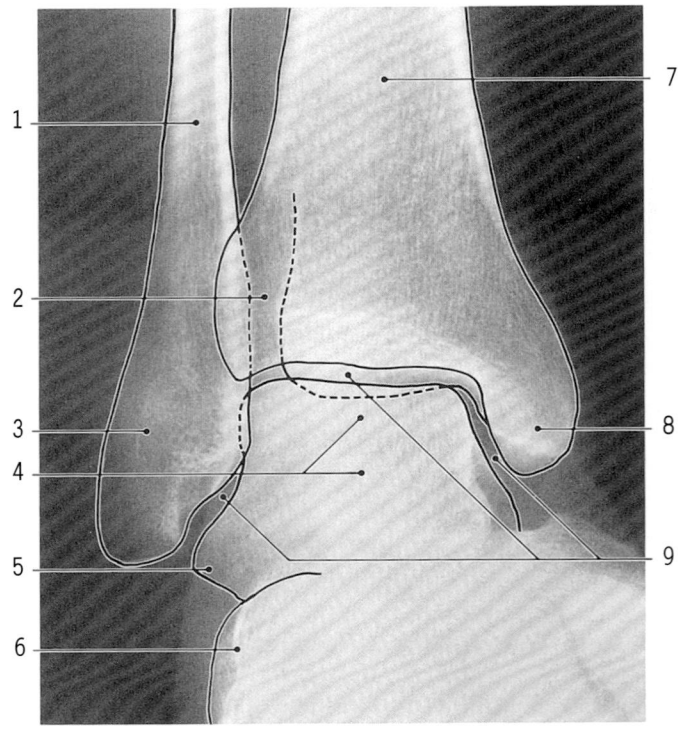

踝，前后位 X 线

1 腓骨
2 胫腓连结
3 外踝
4 距骨滑车
5 距骨外侧突
6 跟骨
7 胫骨
8 内踝
9 距小腿关节

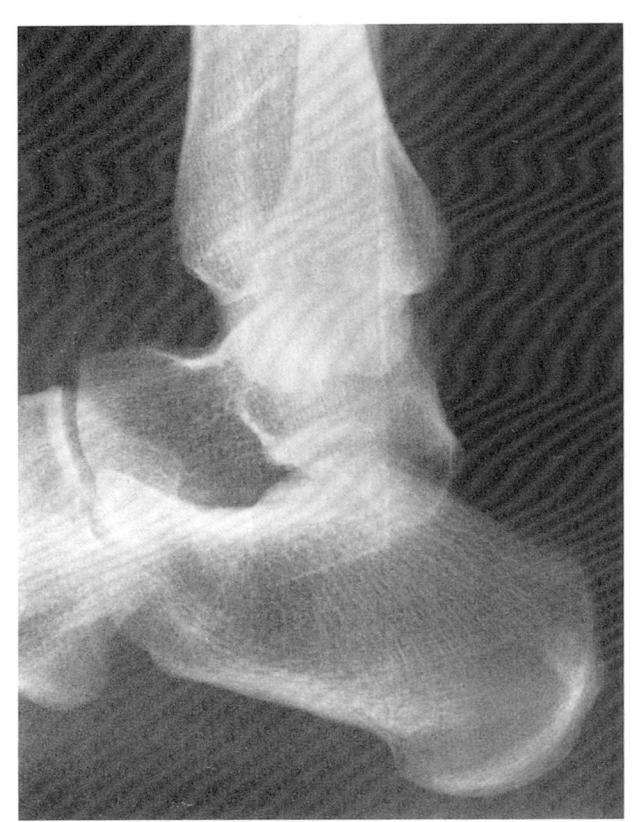
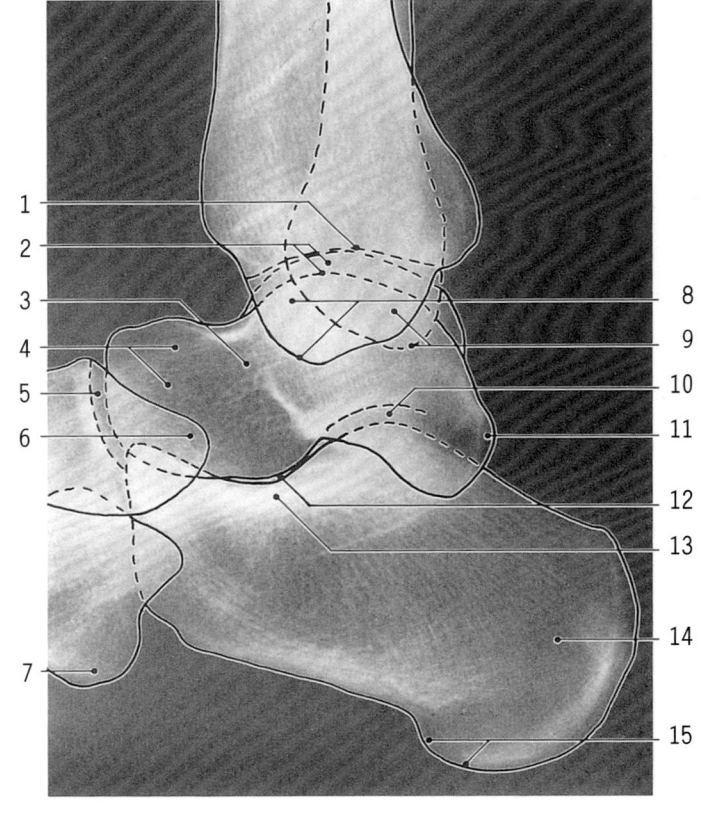

踝，侧位 X 线

1 胫骨下关节面
2 距骨滑车
3 距骨颈
4 距骨头
5 距舟关节
6 足舟骨粗隆
7 骰骨粗隆
8 内踝
9 外踝
10 距下关节
11 距骨后突
12 中距跟关节
13 载距突
14 跟骨结节
15 跟骨粗隆

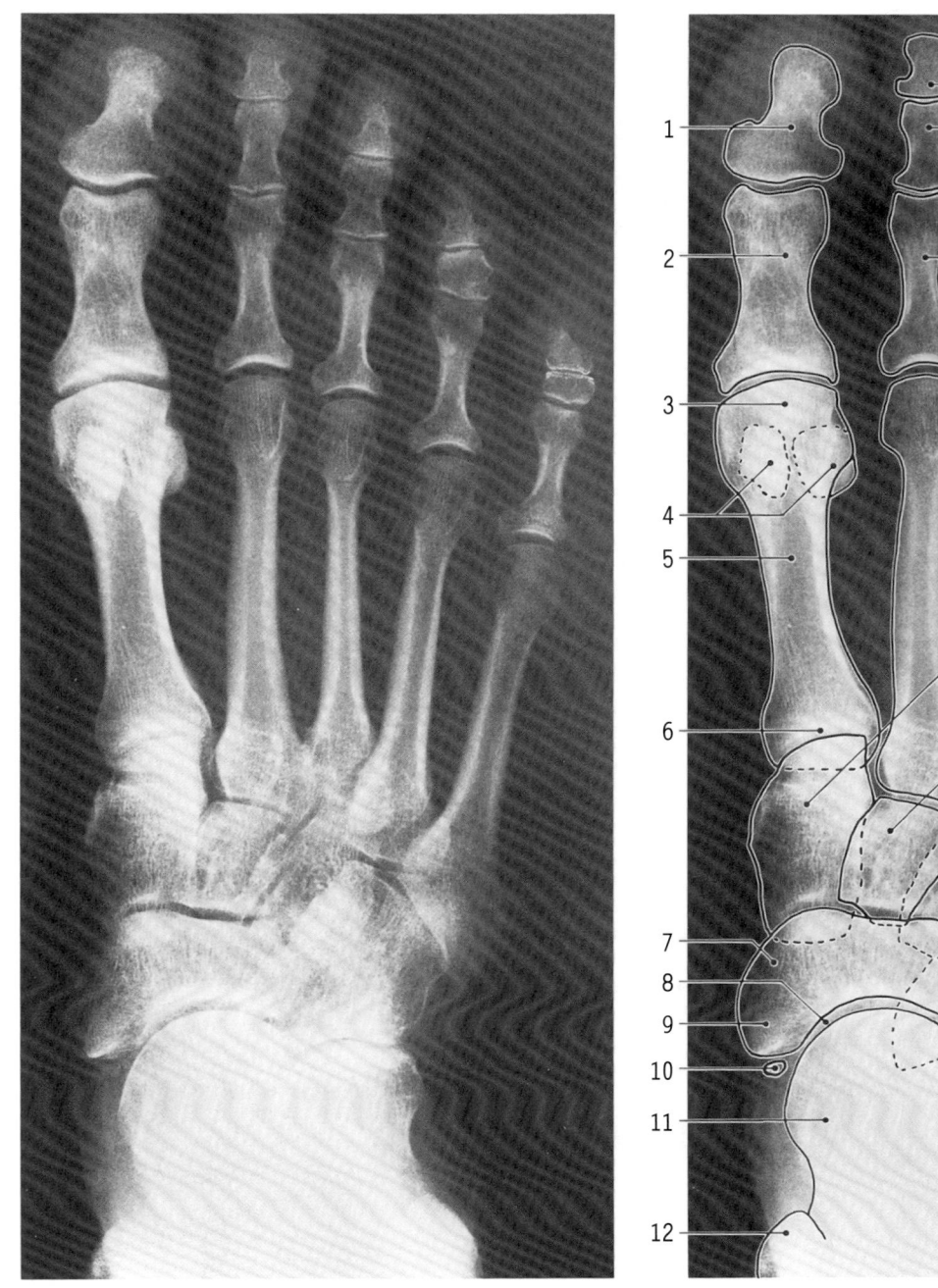

足，背跖位 X 线

1 第一足趾远节指骨
2 第一足趾近节指骨
3 第一掌骨头
4 籽骨
5 第一跖骨体
6 第一跖骨基底
7 足舟骨
8 距舟关节
9 舟骨粗隆
10 趾长屈肌腱内籽骨
11 距骨头
12 内踝
13 远节趾骨粗隆
14 远节趾骨
15 中节趾骨
16 近节趾骨
17 远节趾间关节（DIP）
18 近节趾间关节（PIP）
19 掌趾关节（MTP）
20 内侧楔骨
21 中间楔骨
22 外侧楔骨
23 骰骨
24 第五掌骨粗隆
25 跟骰关节
26 跟骨
27 外踝

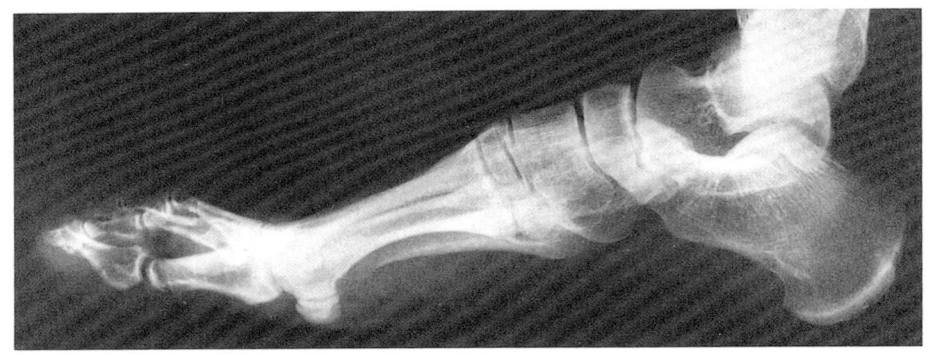
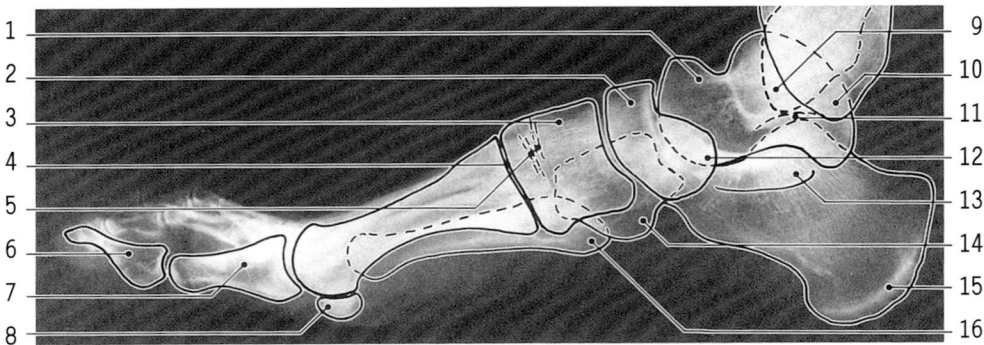

足，侧位 X 线

1 距骨头
2 足舟骨
3 内侧楔骨
4 第一跖趾关节
5 第二、三跖趾关节
6 大拇趾远节指骨
7 拇趾近节指骨
8 籽骨
9 外踝
10 内踝
11 距下关节
12 舟骨粗隆
13 载距突
14 骰骨粗隆
15 跟骨结节
16 第五跖骨粗隆

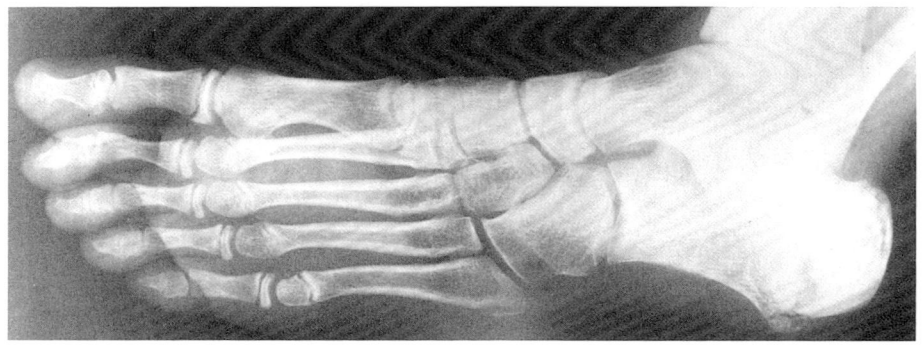
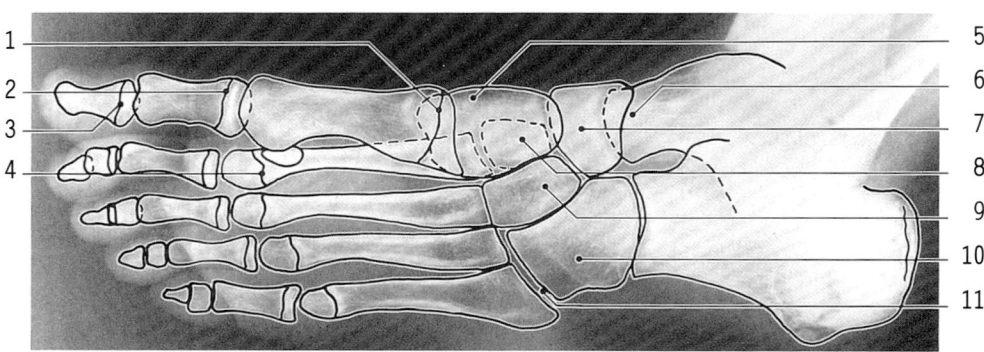

足，斜位 X 线

1 第一跖骨生长区
2 拇趾近节趾骨生长区
3 拇趾远节趾骨生长区
4 第二跖骨生长区
5 内侧楔骨
6 距骨头
7 足舟骨
8 中间楔骨
9 外侧楔骨
10 骰骨
11 第五跖趾关节

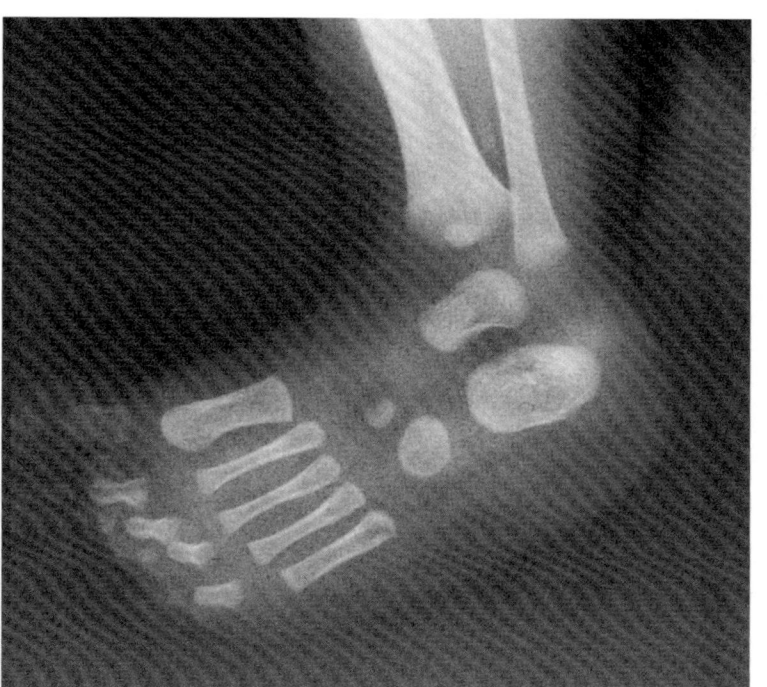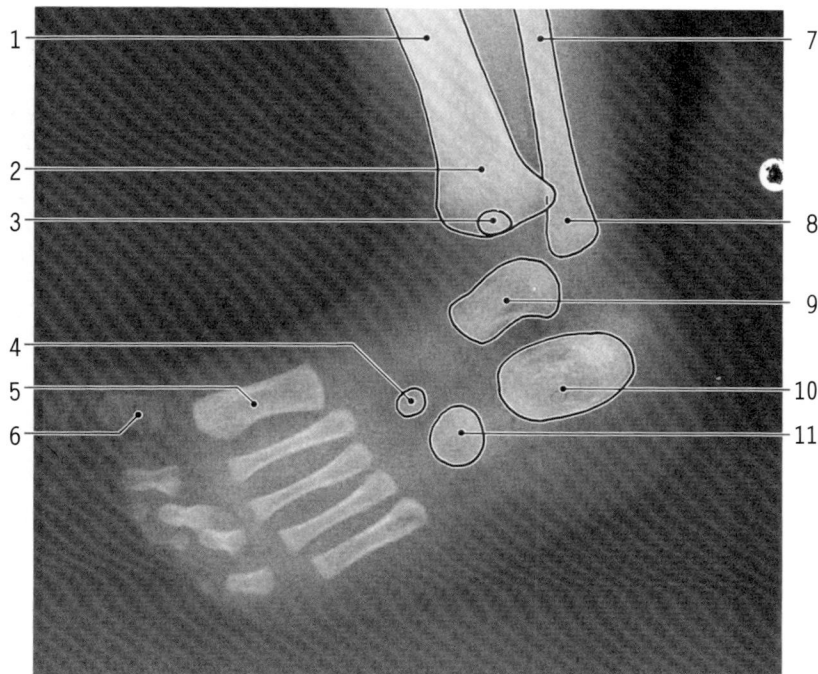

足，3 个月儿童，斜位 X 线

1 胫骨体
2 胫骨远端干骺端
3 胫骨远端骨骺（骨化中心）
4 外侧楔骨（骨化中心）
5 第一跖骨干
6 拇趾近节指骨干
7 腓骨体
8 腓骨远节干骺端
9 距骨（骨化中心）
10 跟骨（骨化中心）
11 骰骨（骨化中心）

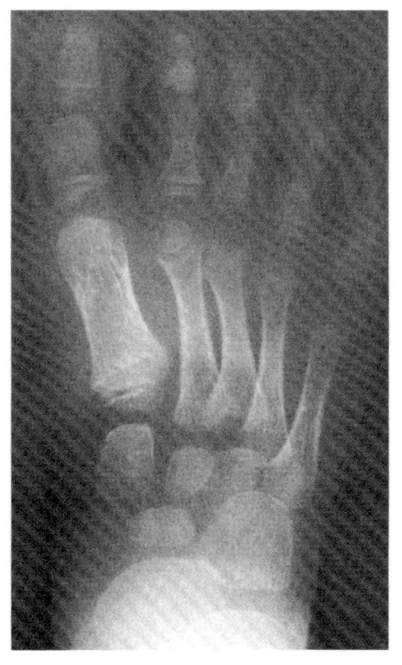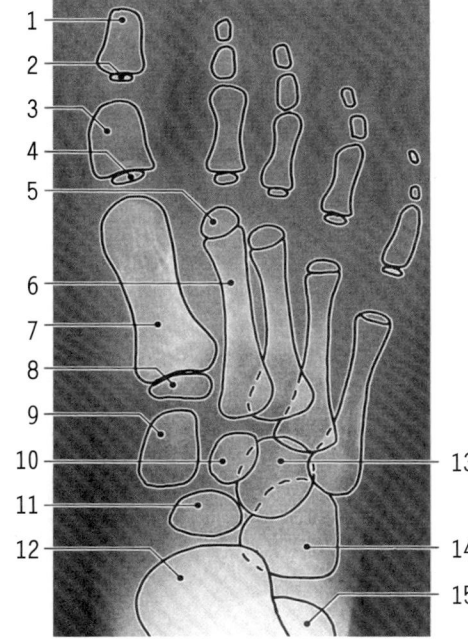

足，5 岁儿童，背跖位 X 线

1 远节趾骨干
2 远节趾骨骺
3 近节趾骨干
4 近节趾骨骺
5 第二跖骨骺
6 第二跖骨体
7 第一跖骨体
8 第一跖骨骺
9 内侧楔骨
10 中间楔骨
11 足舟骨
12 距骨头
13 外侧楔骨
14 骰骨
15 跟骨

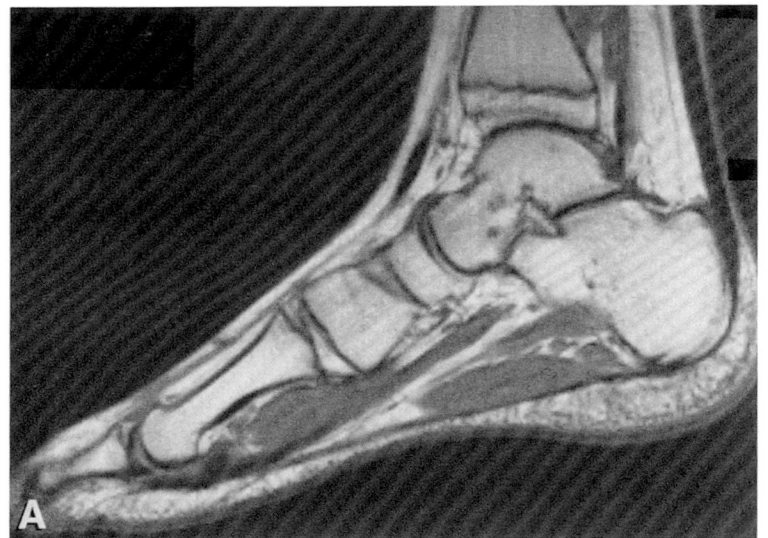

踝和足，矢状位 MR

1 胫骨生长区
2 关节囊
3 胫骨前肌（肌腱）
4 足舟骨
5 中间楔骨
6 内侧楔骨
7 拇长伸肌
8 第一跖骨生长区
9 拇短屈肌
10 近节趾骨生长区
11 拇长屈肌
12 跟骨肌腱（跟腱）
13 距小腿关节
14 距下关节
15 跗骨窦
16 前距跟关节
17 足底方肌
18 足底外侧动脉
19 趾短屈肌
20 足底腱膜
21 拇长屈肌（肌腱）

虚线 B、C、D 和 E 标注下列断层位置

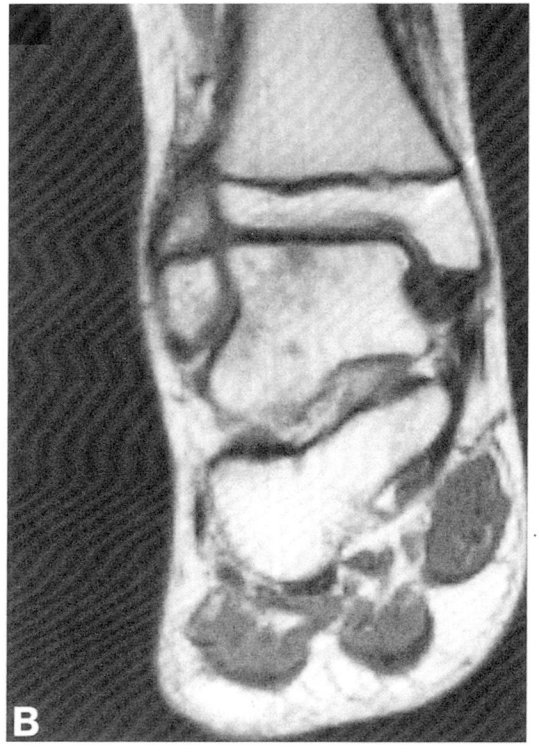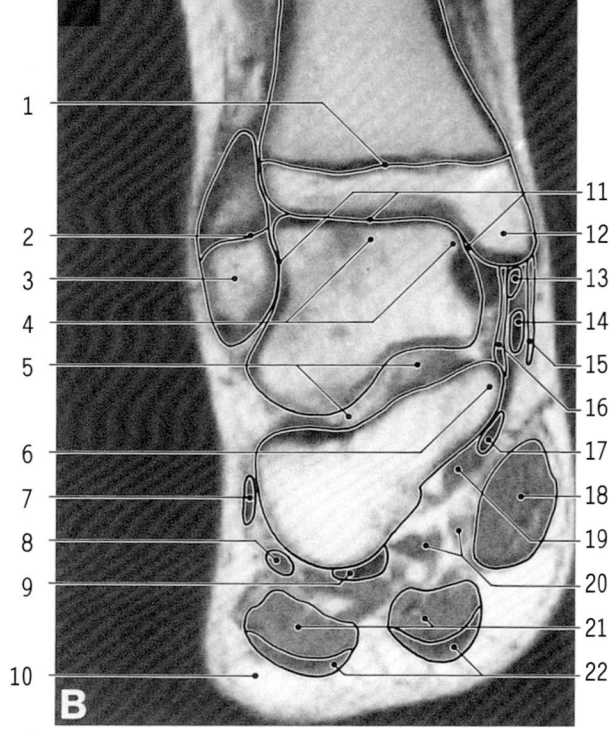

踝，冠状位 MR
B 断层位置见 A 断层

1 胫骨生长区
2 腓骨生长区
3 外踝
4 距骨滑车
5 跗骨窦
6 载距突
7 腓骨短肌（肌腱）
8 腓骨长肌（肌腱）
9 足底长韧带
10 足跟皮下
11 距小腿关节
12 内踝
13 胫骨后肌（肌腱）
14 趾长屈肌（肌腱）
15 屈肌支持带
16 三角韧带
17 拇长屈肌
18 拇收肌
19 足底方肌
20 足底血管和神经
21 趾短屈肌
22 足底腱膜

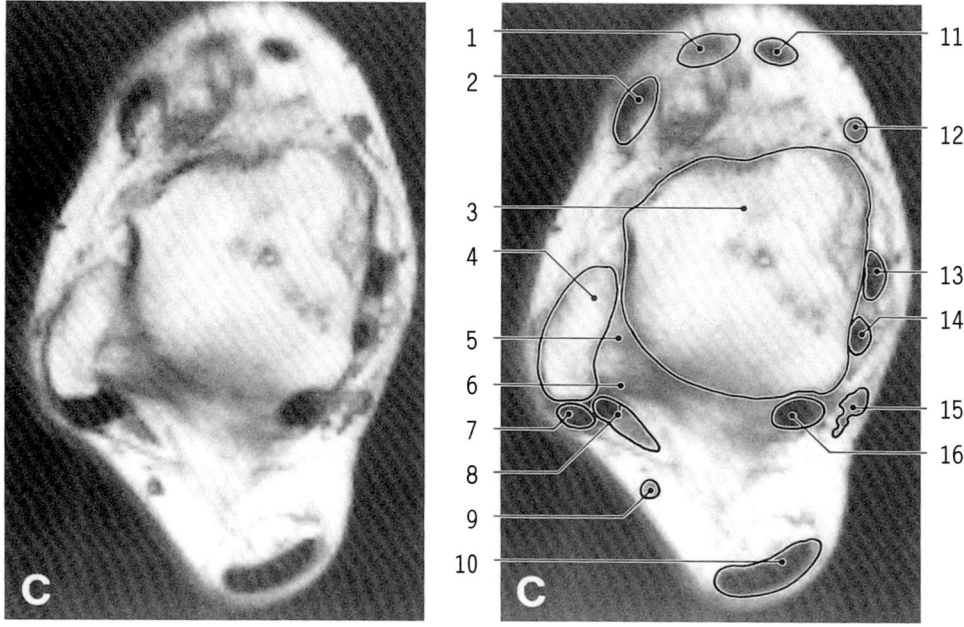

踝，轴位 MR

C 断层位置见 A 断层（前页）

1 拇长伸肌（肌腱）
2 趾长伸肌（肌腱）
3 胫骨
4 外踝
5 胫腓连结
6 距腓后韧带
7 腓骨长肌（肌腱）
8 腓骨短肌（肌腱）
9 小隐静脉
10 跟腱
11 胫骨前肌（肌腱）
12 大隐静脉
13 胫骨后肌（肌腱）
14 屈趾长肌（肌腱）
15 胫后血管和神经
16 拇长屈肌（肌腱）

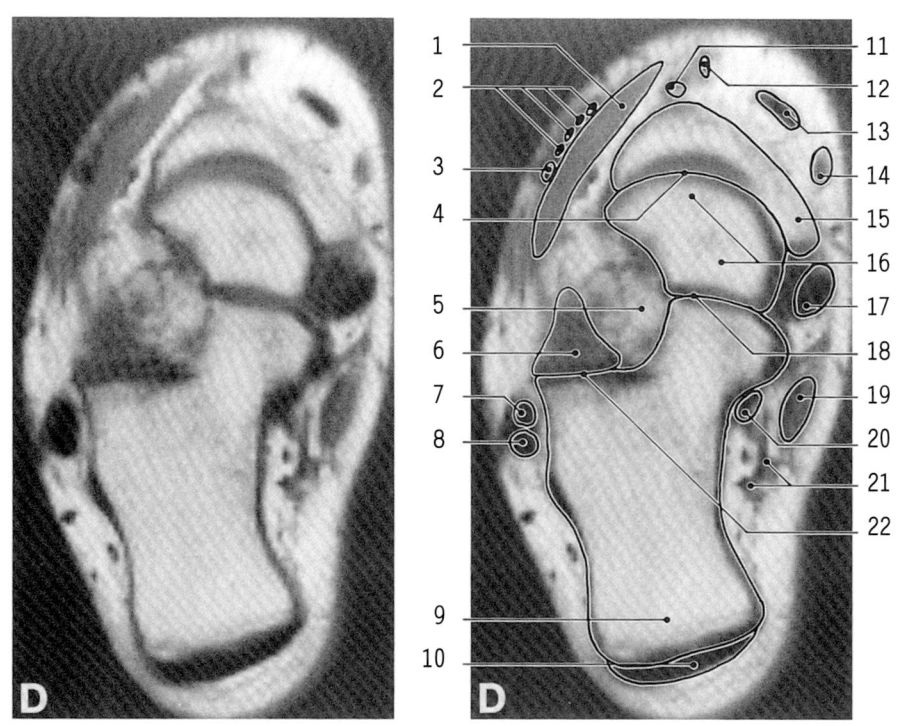

跗骨，轴位 MR

D 断层位置见 A 断层（前页）

1 趾短伸肌
2 趾短伸肌（肌腱）
3 第三腓骨肌
4 距舟关节
5 跗骨窦
6 骰骨
7 腓骨短肌（肌腱）
8 腓骨长肌（肌腱）
9 跟骨结节
10 跟腱
11 足背动脉
12 拇长伸肌（肌腱）
13 胫骨前肌（肌腱）
14 大隐静脉
15 舟骨粗隆
16 距骨头
17 胫骨后肌（肌腱）
18 前距跟关节
19 趾长屈肌（肌腱）
20 拇长屈肌（肌腱）
21 胫后血管和神经
22 跟骰关节

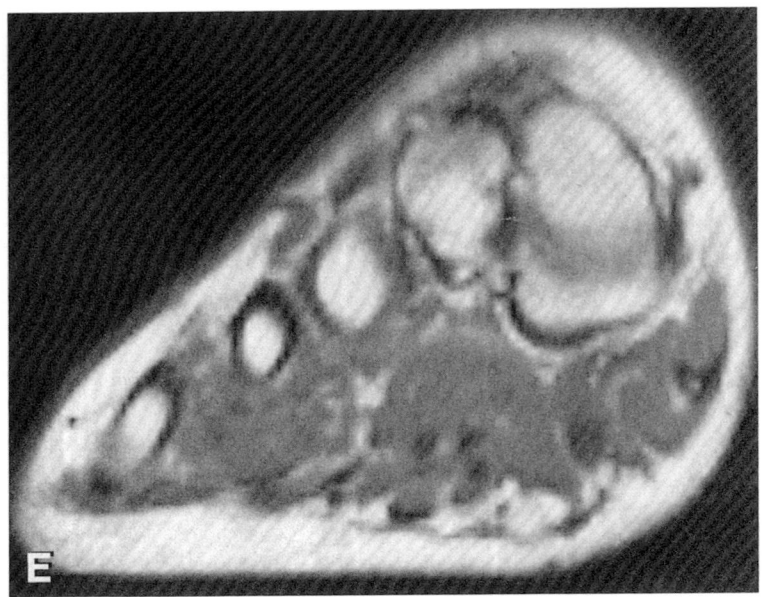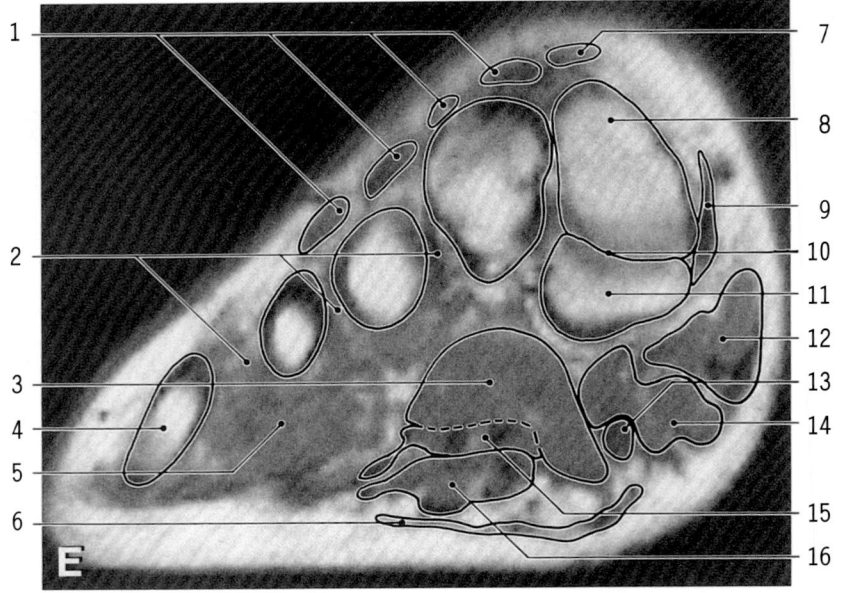

跖骨，横断面 MR

E 断层跖位置见 A 断层（第 114 页）

1 趾长伸肌、趾短伸肌（肌腱）
2 骨间肌
3 拇收肌斜头
4 第五跖骨
5 趾小屈肌
6 足底腱膜
7 拇长伸肌（肌腱）
8 内侧楔骨
9 胫骨前肌（附着）
10 第一跖趾关节
11 第一跖骨
12 拇收肌
13 拇长屈肌（肌腱）
14 拇短屈肌
15 趾长屈肌
16 趾长屈肌和蚓状肌

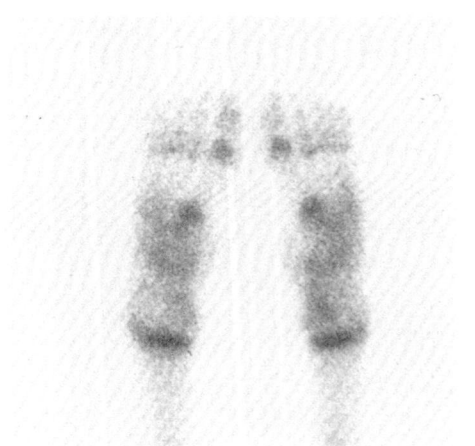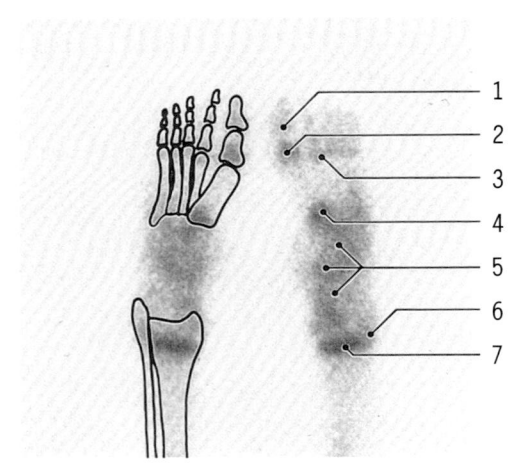

足，14 岁儿童，^{99m}Tc-MDP，闪烁扫描

1 拇趾远节趾骨生长区
2 拇趾近节趾骨生长区
3 第二跖骨生长区
4 第一跖骨生长区
5 距骨
6 腓骨远端骨骺生长区
7 胫骨远端骨骺生长区

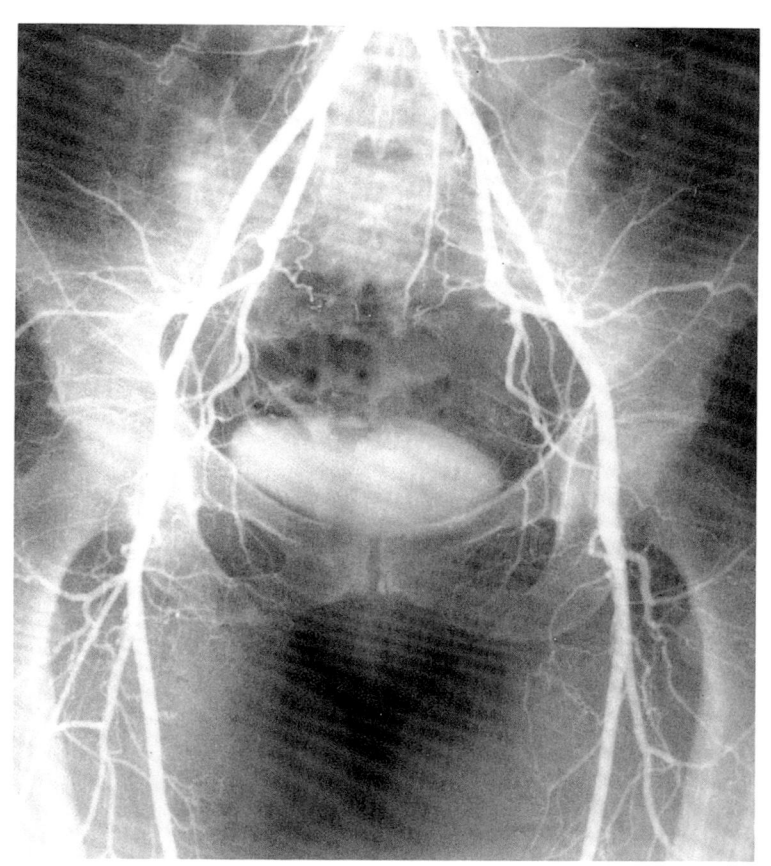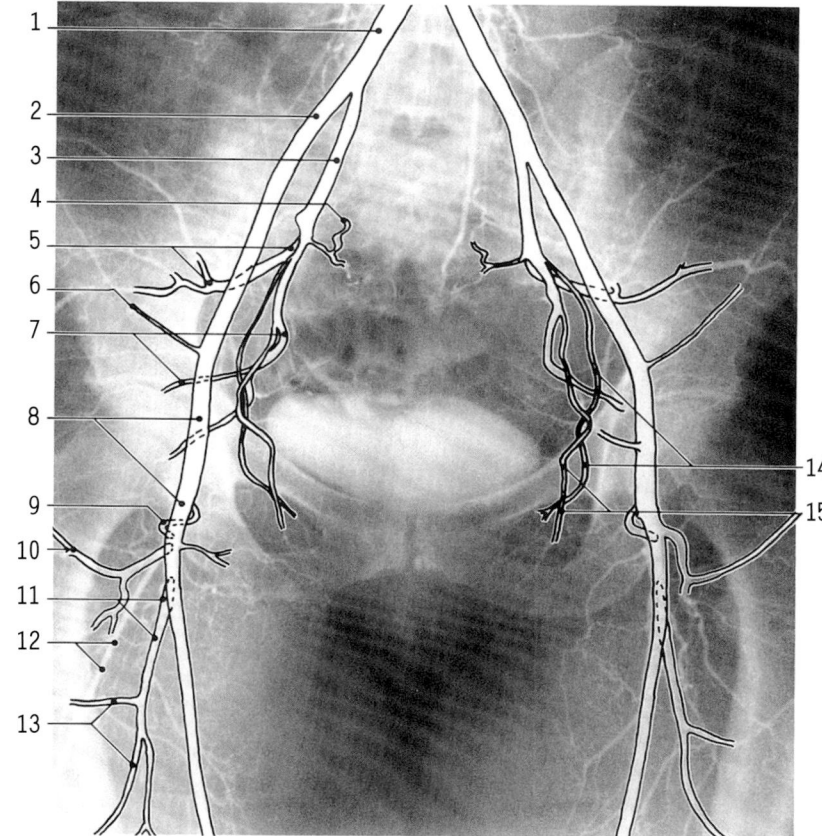

股动脉，前后位 X 线，动脉造影

1 髂总动脉
2 髂外动脉
3 髂内动脉
4 骶外侧动脉
5 臀上动脉
6 旋髂深动脉
7 臀下动脉
8 股动脉
9 旋股内侧动脉
10 旋骨外侧动脉
11 股深动脉
12 导管
13 穿支动脉
14 阴部内动脉
15 闭孔动脉

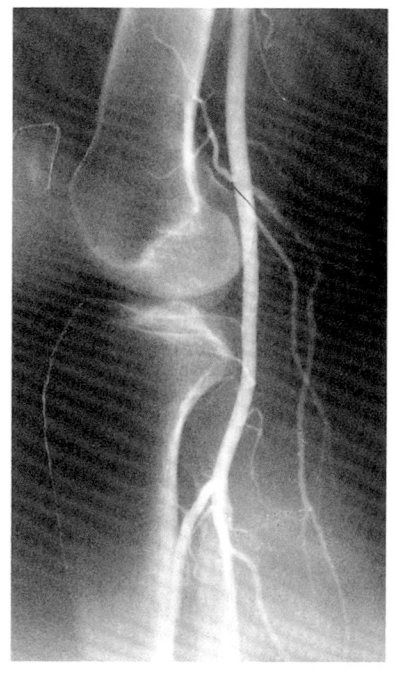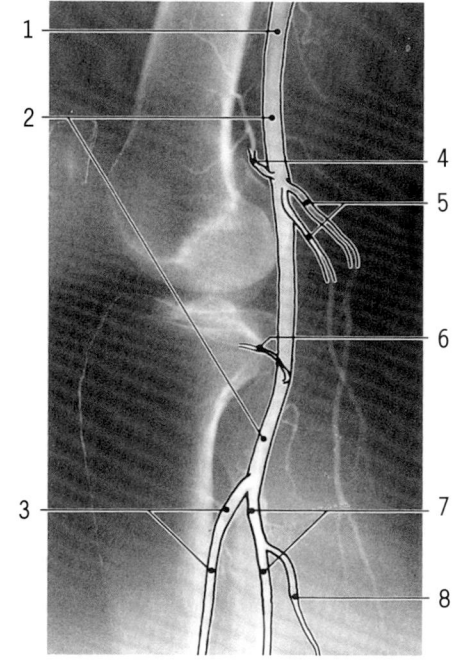

腘动脉，侧位 X 线，动脉造影

1 股动脉
2 腘动脉
3 胫前动脉
4 膝上动脉
5 腓肠肌肌支
6 膝下动脉
7 胫后动脉
8 肌支
（腓动脉未见）

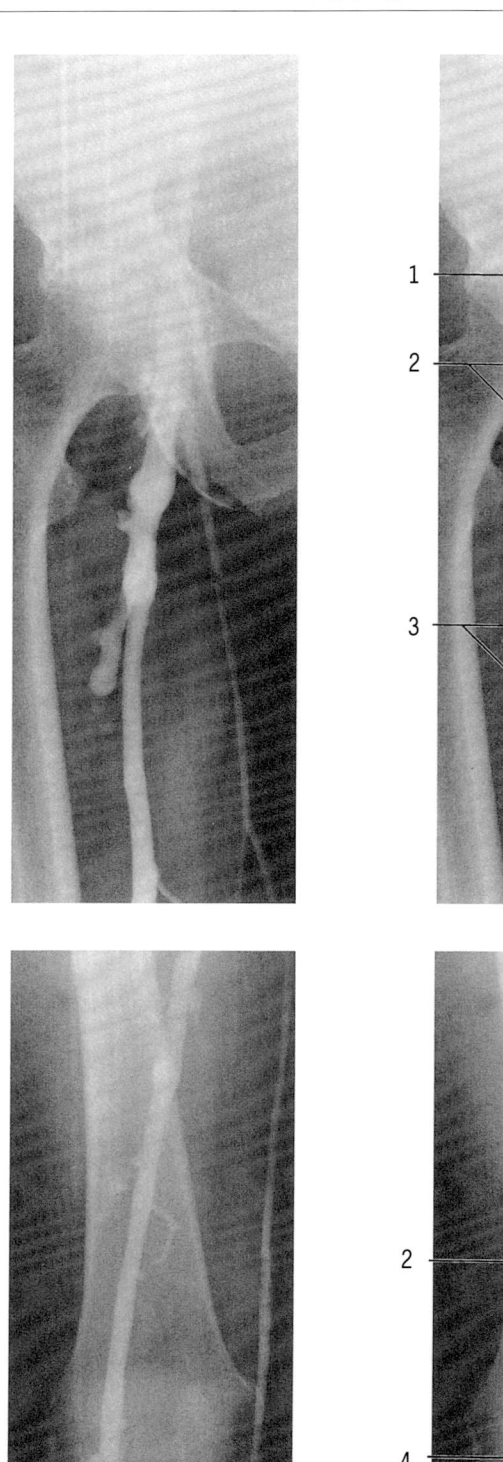

下肢深静脉，轻度旋转，前后位 X 线

1 髂外静脉
2 股静脉
3 股深静脉
4 腓肠 / 小隐静脉
5 副腘静脉
6 腓静脉
7 胫前静脉
8 大隐静脉
9 腘静脉
10 胫后静脉

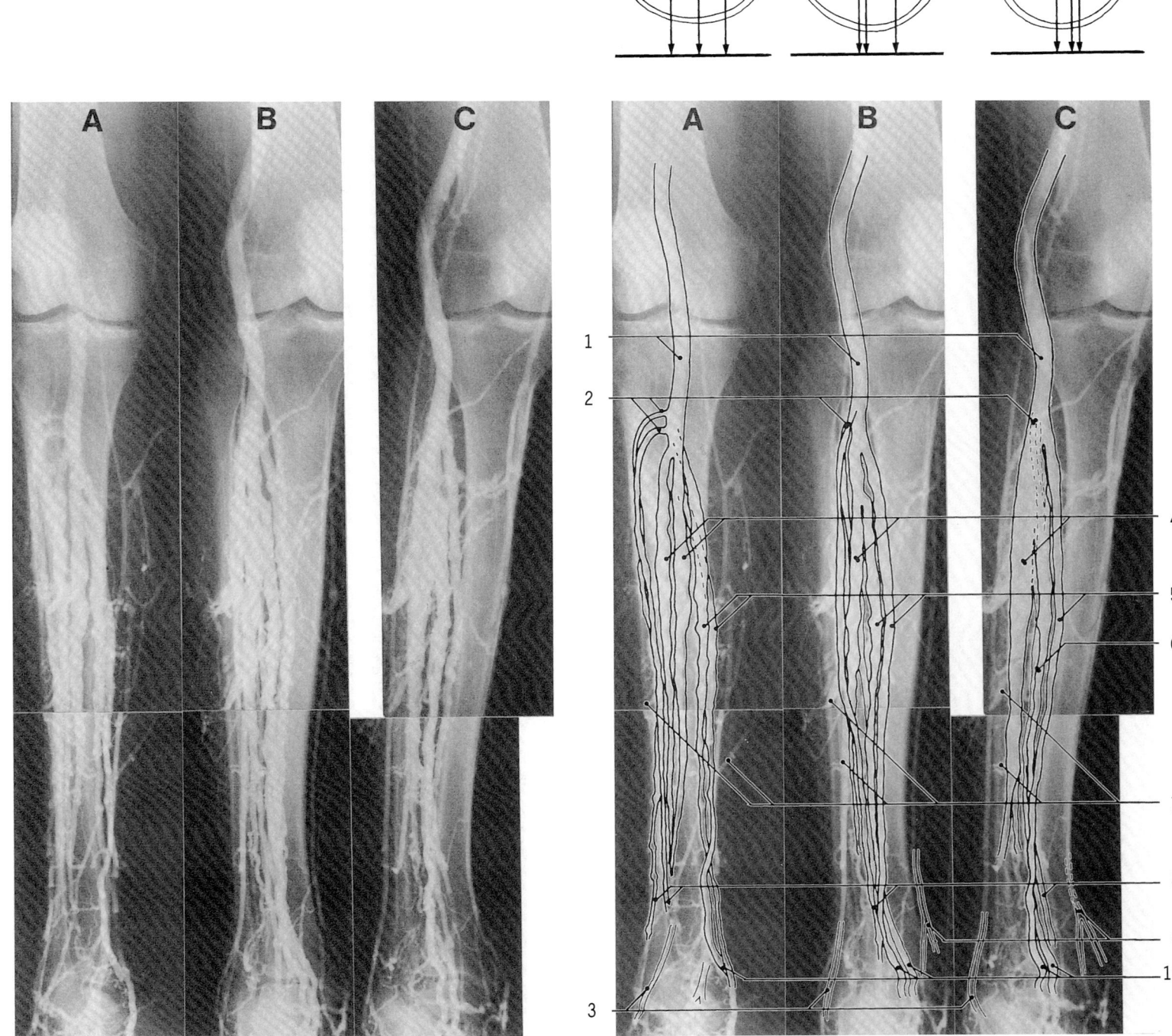

小腿深静脉，前后位 X 线，旋转系列

A 外旋　B 中度内旋　C 最大内旋

1 腘静脉
2 胫前静脉
3 小隐静脉
4 腓静脉
5 胫后静脉
6 腓和胫前静脉重叠
7 穿支静脉
8 胫前静脉
9 大隐静脉
10 内踝后胫后静脉

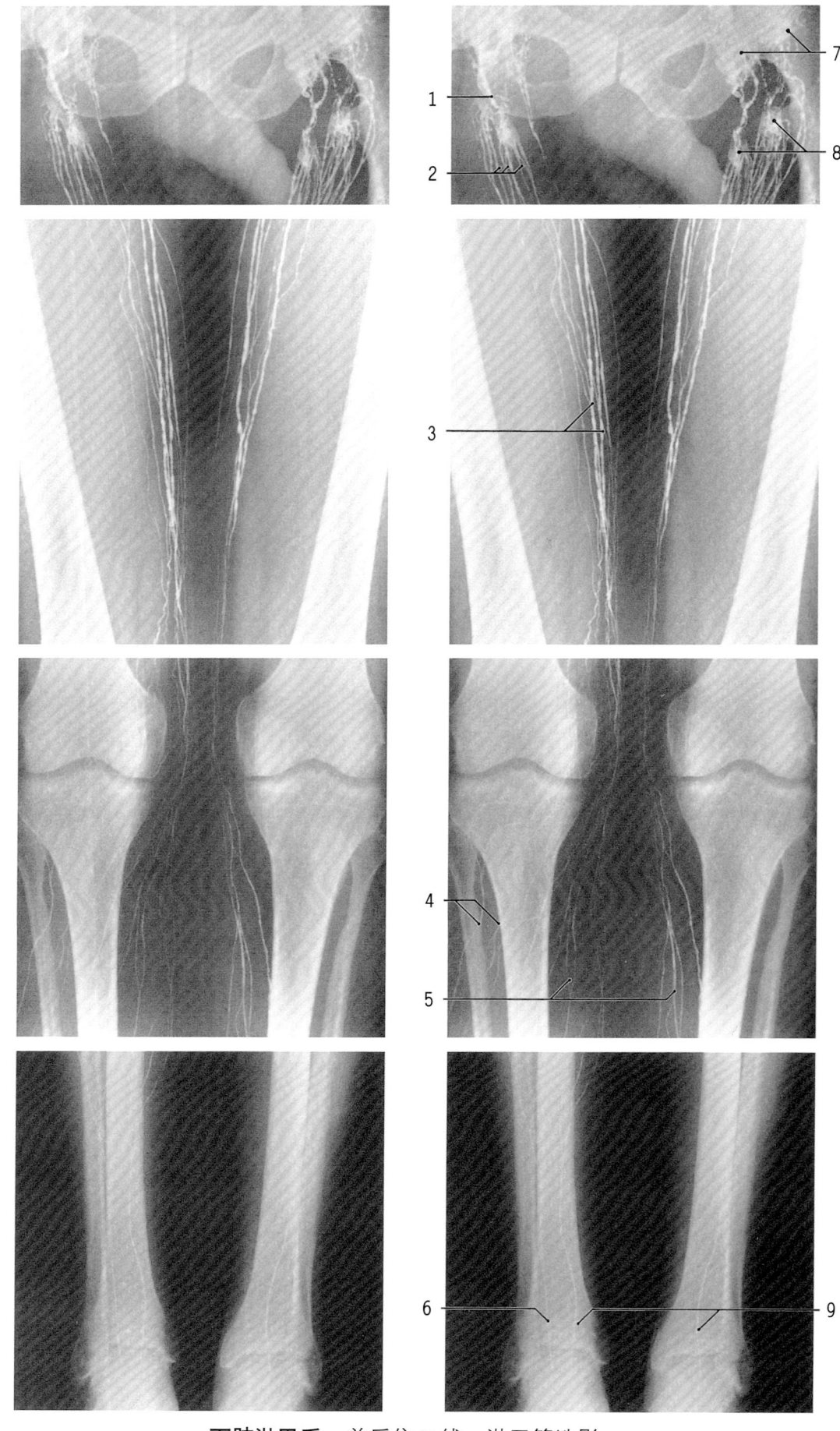

下肢淋巴系，前后位 X 线，淋巴管造影
对比剂注入第一趾间隙的淋巴管

1 输出淋巴管
2 输入淋巴管
3 在股骨与大隐静脉伴行浅淋巴管
4 在小腿外侧浅淋巴管
5 在小腿与大隐静脉伴行浅淋巴管
6 足腕前外侧淋巴管
7 腹股沟浅淋巴结（近侧群）
8 腹股沟浅淋巴结（远侧群）
9 足腕与小隐静脉伴行内侧淋巴管

脊 柱

颈椎
胸椎
腰椎

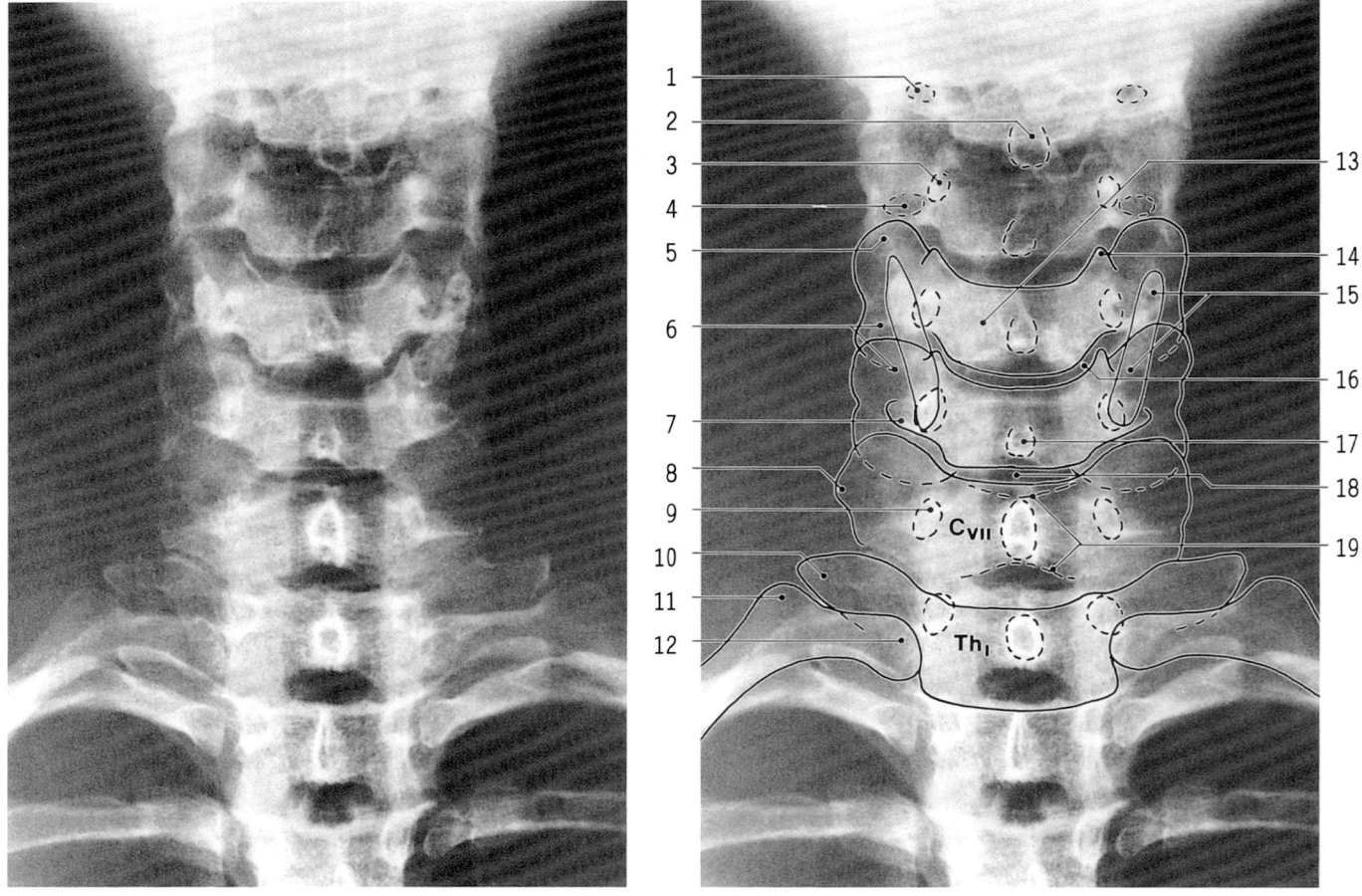

颈椎，前后位 X 线

1 第三颈椎横突孔
2 第三颈椎棘突
3 椎弓根
4 第四颈椎横突孔
5 第五颈椎上关节突
6 第五颈椎下关节突
7 第六颈椎前结节
8 第七颈椎横突
9 第七颈椎椎弓根
10 第一胸椎横突
11 第一肋结节
12 第一肋头部
13 第五颈椎椎体
14 第五颈椎椎体钩(唇)
15 甲状软骨板(已钙化)
16 钩椎关节(Luschka 关节)
17 第六颈椎棘突
18 第六、七颈椎椎间盘
19 第七颈椎椎弓板

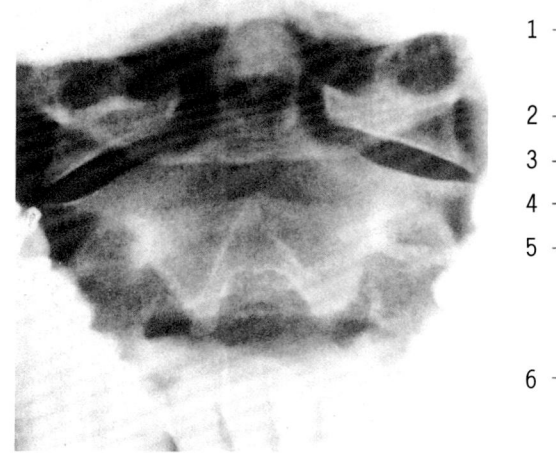 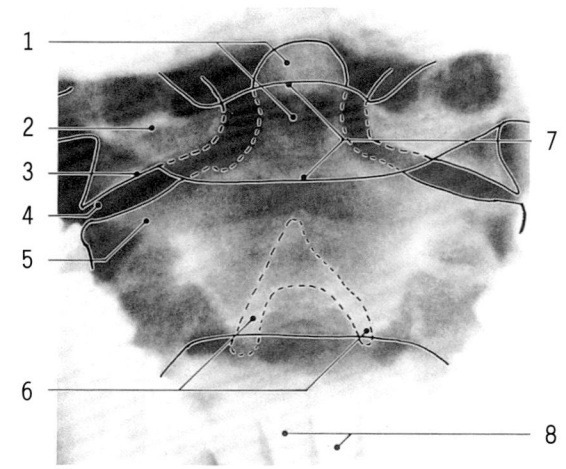

寰椎和枢椎，前后位 X 线，张口位

1 枢椎齿状突
2 寰椎侧块
3 寰椎下关节小面
4 寰枢外侧关节
5 枢椎上关节突
6 枢椎棘突(分叉)
7 寰椎前后弓
8 下切牙

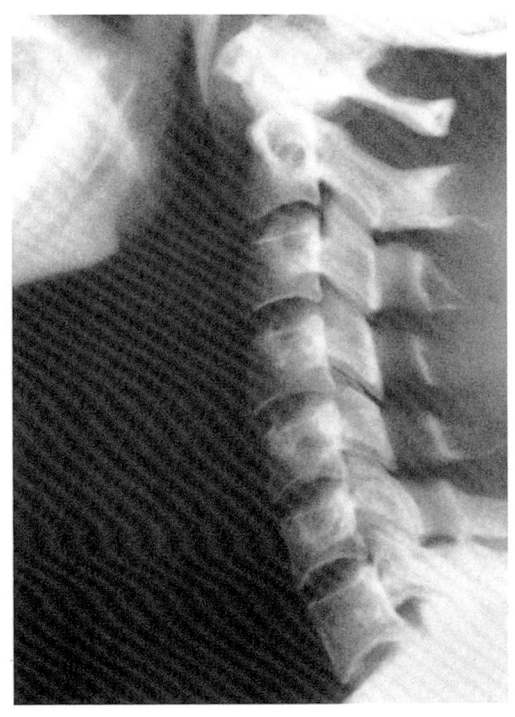
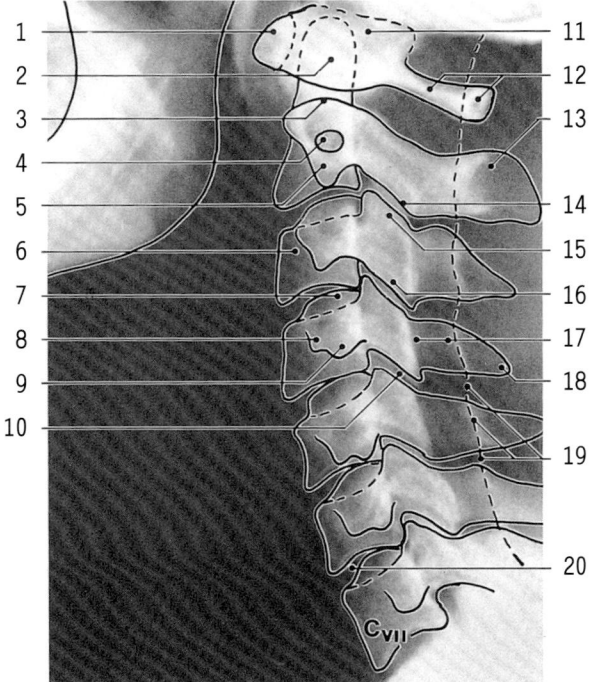

颈椎，侧位 X 线

1 寰椎前弓
2 枢椎齿状突
3 枢椎上关节小面
4 枢椎横突孔
5 枢椎横突
6 第三颈椎椎体
7 第六颈椎椎体钩
8 横突前结节
9 横突后结节
10 第四、五颈椎椎骨关节突关节
11 寰椎侧块
12 寰椎后弓
13 枢椎棘突
14 枢椎下关节突
15 第三颈椎上关节突
16 第三颈椎下关节突
17 第四颈椎椎弓板
18 第四颈椎棘突
19 椎管后壁
20 第六、七颈椎椎间盘

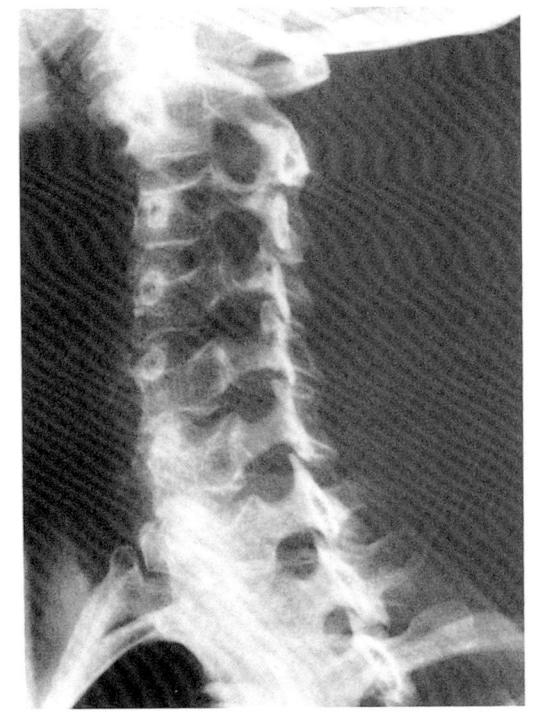
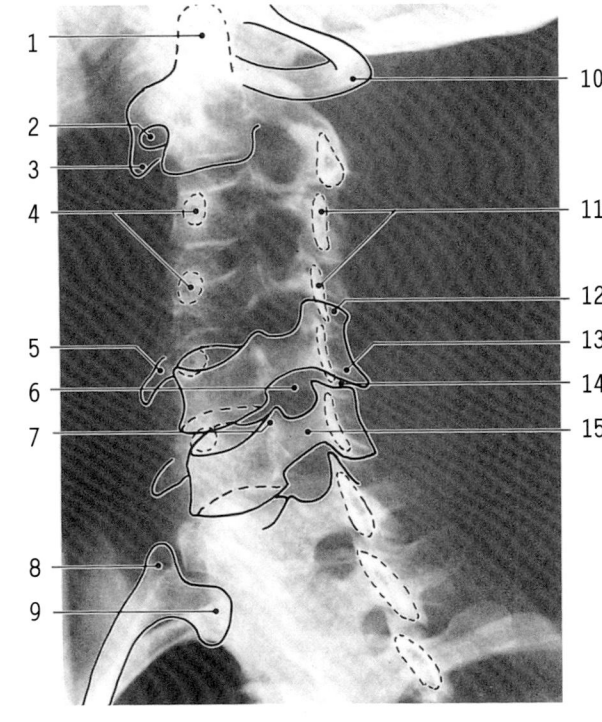

颈椎，斜位 X 线

1 枢椎齿状突
2 枢椎横突孔
3 枢椎横突
4 第三、四颈椎椎弓根
5 第五颈椎横突
6 第六颈神经通过的椎间孔
7 椎体钩(唇)
8 第一肋结节
9 第一肋骨头
10 寰椎后弓
11 第三、四颈椎椎弓板
12 第五椎体上关节突
13 第五椎体下关节突
14 第五、六颈椎椎骨关节突关节
15 第六颈椎椎弓根

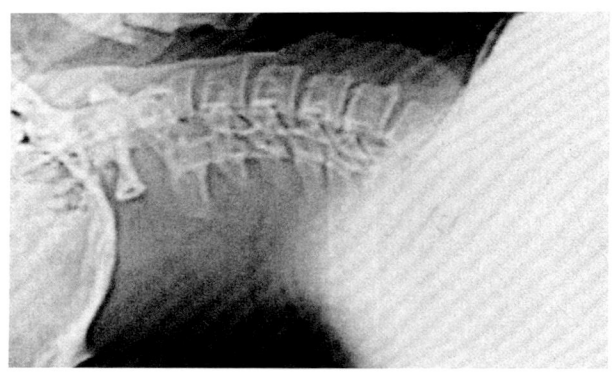 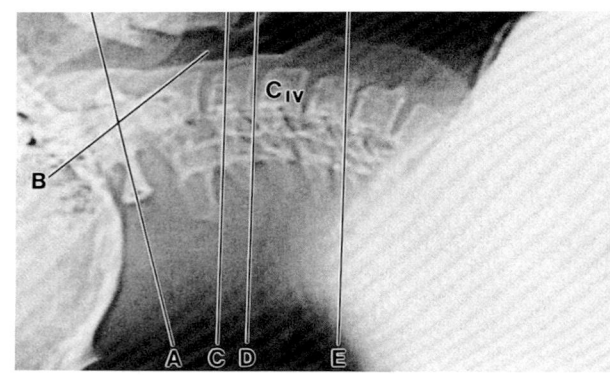

颈椎，CT 定位像

直线 A~E 表示下面横断面的位置

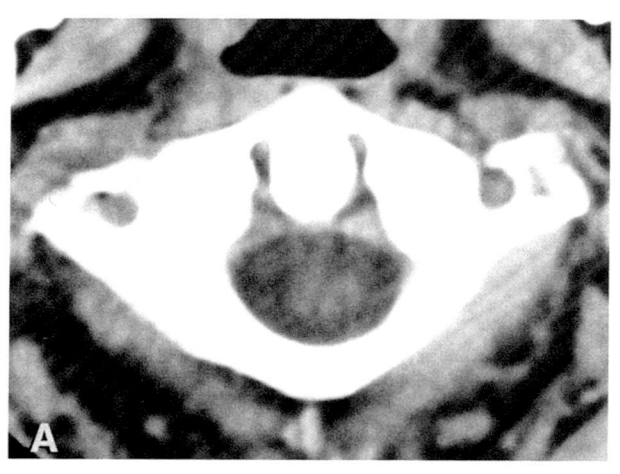 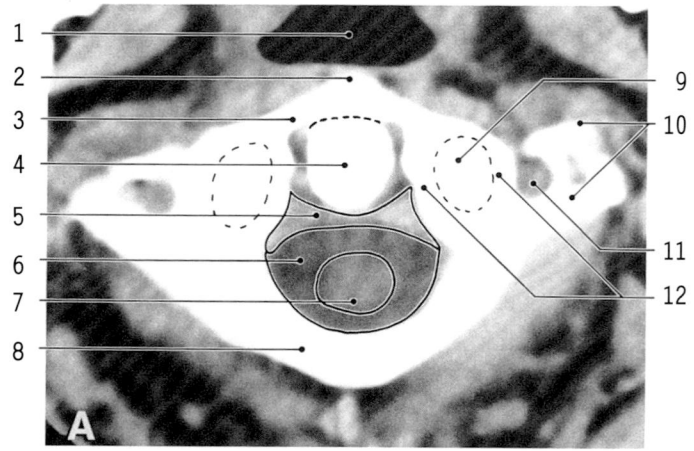

寰椎和枢椎，轴位 CT

A 的位置如定位像所示

1 鼻咽部
2 寰椎前结节
3 寰椎前弓
4 枢椎齿状突
5 寰椎横韧带
6 蛛网膜下腔
7 脊髓
8 寰椎后弓
9 枕髁
10 寰椎横突
11 寰椎横突孔
12 寰椎侧块

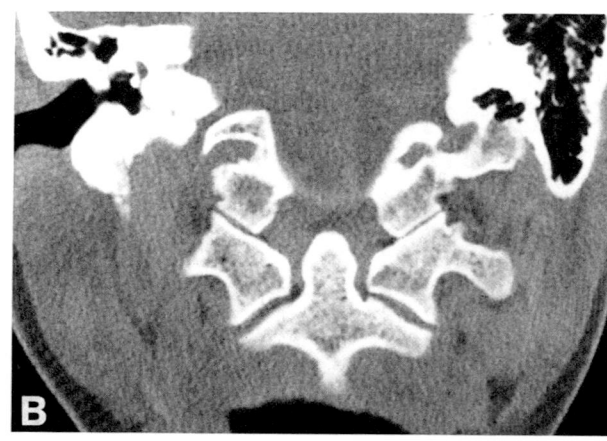 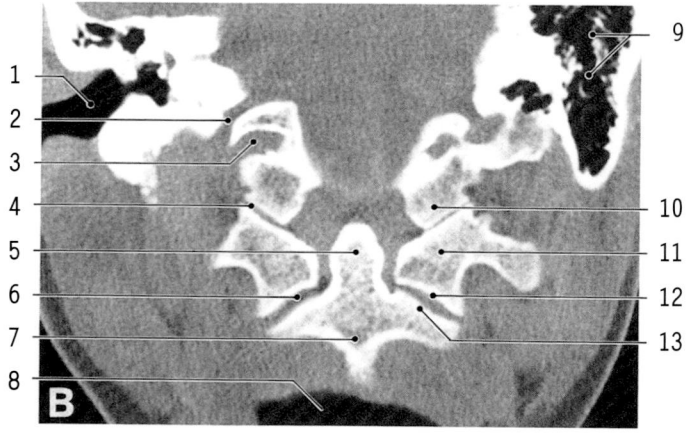

寰椎和枢椎，冠状位 CT

B 的位置如定位像所示

1 外耳道
2 颈静脉孔
3 舌下神经管
4 寰枕关节
5 枢椎齿状突
6 寰枢外侧关节
7 枢椎体
8 咽部
9 乳突
10 枕髁
11 寰椎侧块
12 寰椎下关节小面
13 枢椎上关节小面

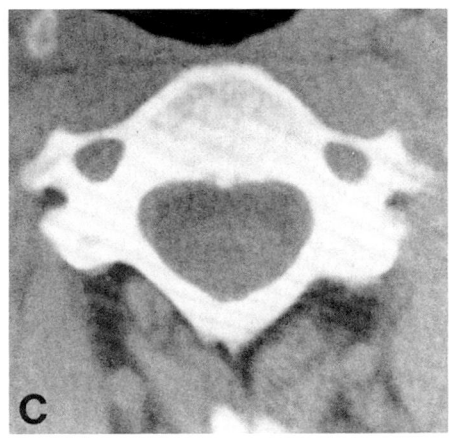 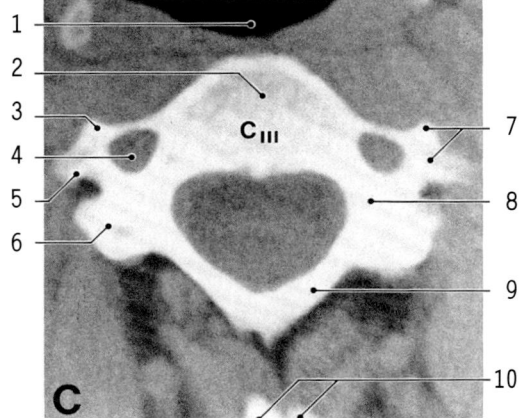

颈椎，轴位CT

C 的位置如定位像所示

1 咽部
2 椎体
3 前结节
4 横突孔
5 后结节
6 上关节突
7 横突
8 椎弓根
9 椎弓板
10 枢椎棘突

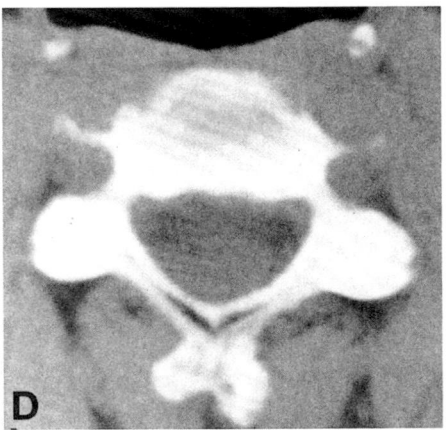 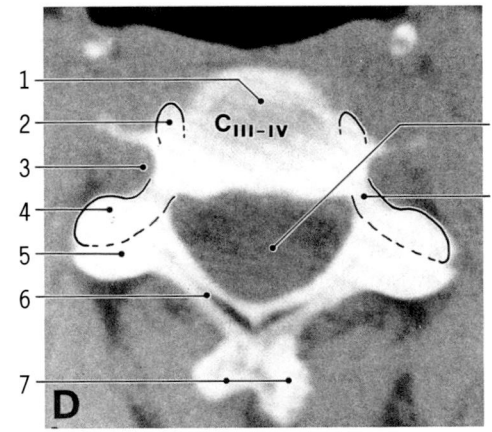

颈椎，轴位CT

D 的位置如定位像所示

1 椎间盘
2 第四颈椎体钩（唇）
3 脊神经沟
4 第四颈椎上关节突
5 第三颈椎下关节突
6 第三颈椎椎弓板
7 第三颈椎棘突（分叉）
8 椎管
9 第四颈椎椎弓根

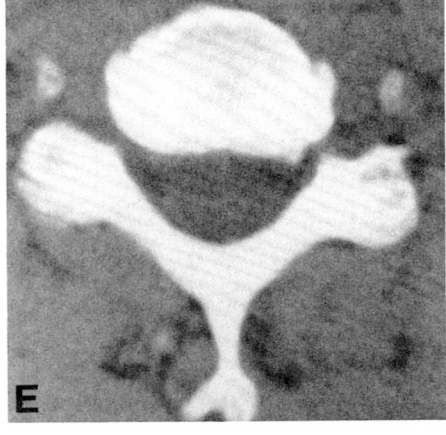 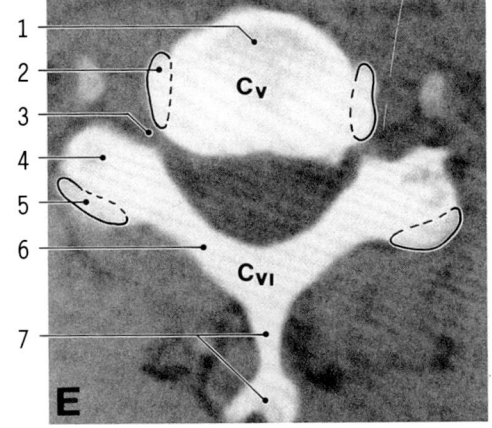

颈椎，轴位CT

E 的位置如定位像所示

1 椎体
2 第六颈椎体钩（唇）
3 第六颈神经通过的椎间孔
4 第六颈椎上关节突
5 第五颈椎下关节突
6 椎弓板
7 棘突

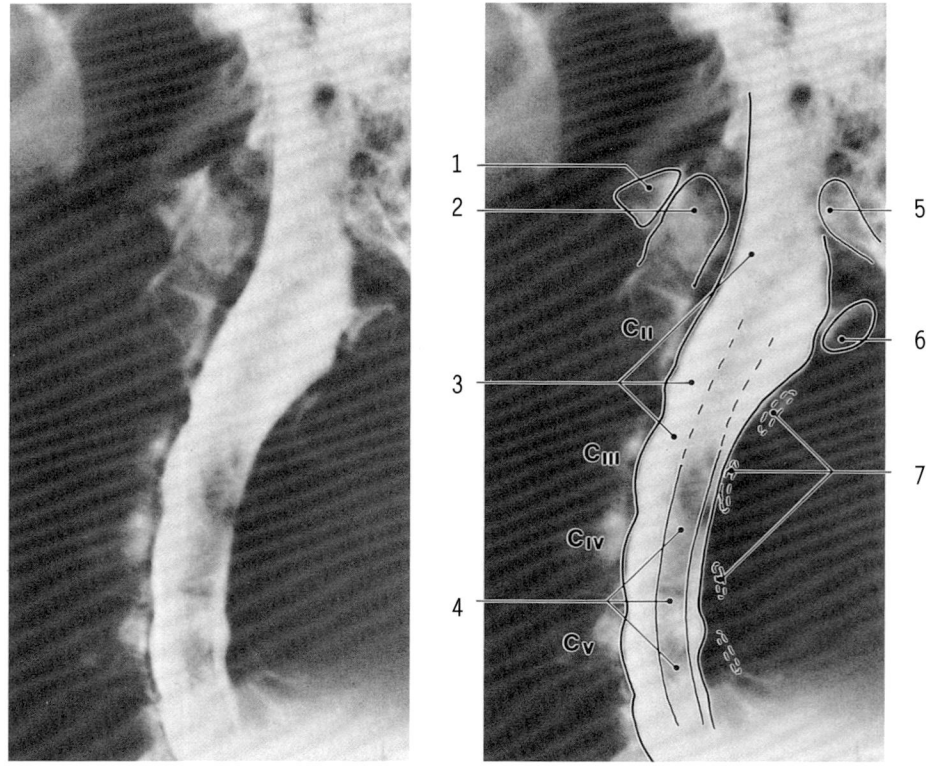

颈椎，侧位 X 线，脊髓造影

1 寰椎前弓
2 枢椎齿状突
3 蛛网膜下腔
4 脊髓
5 枕大孔后缘
6 寰椎后弓
7 第三、四、五颈椎椎弓板

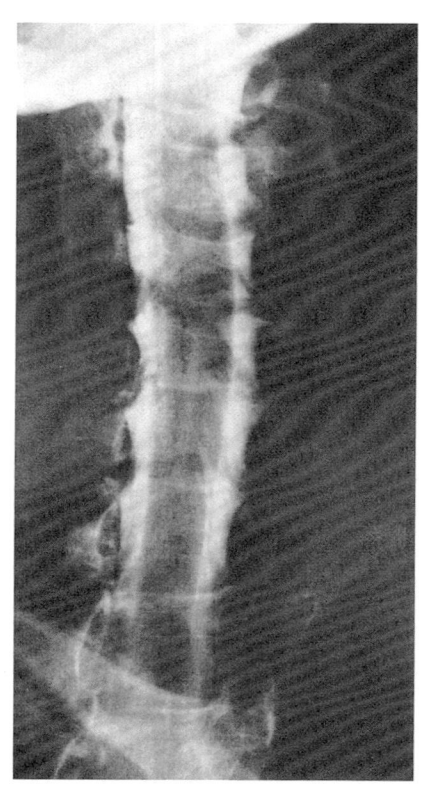

颈椎，斜位 X 线，脊髓造影

1 蛛网膜下腔
2 蛛网膜下腔根隐窝
3 脊髓
4 第五颈神经根隐窝
5 第六颈神经
6 脊神经终末根
7 第八颈神经

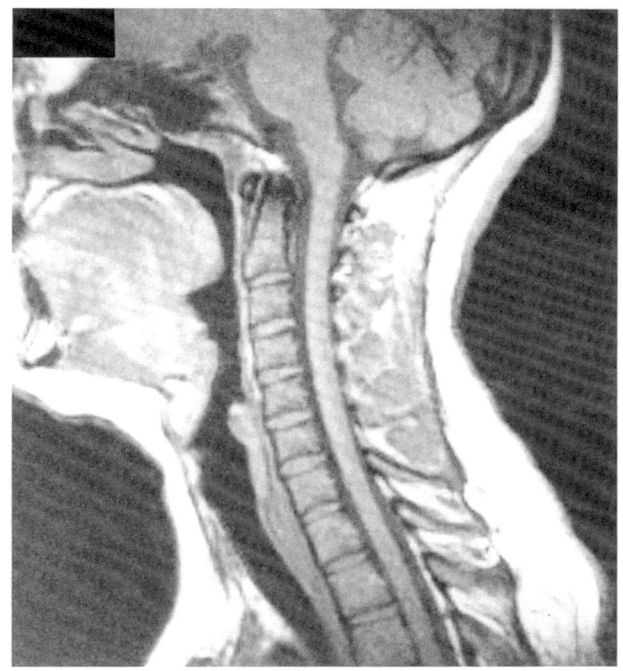
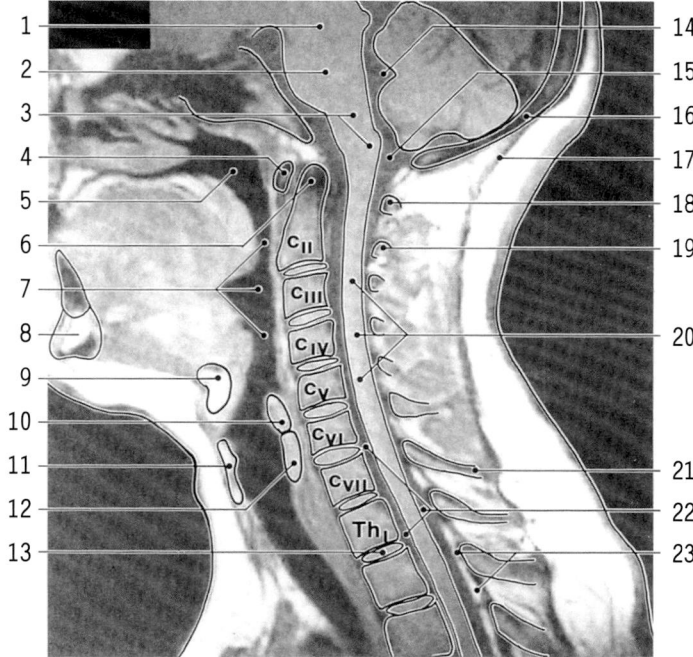

颈椎，正中位 MR

1 中脑
2 桥脑
3 延髓
4 寰椎前弓
5 鼻咽部
6 枢椎齿状突
7 口咽部
8 下颌骨
9 舌骨体
10 杓状软骨
11 甲状软骨
12 环状软骨板
13 第一、二胸椎椎间盘
14 第四脑室
15 小脑延髓池
16 枕骨鳞部
17 项韧带
18 寰椎后弓
19 第二颈椎椎弓板
20 脊髓
21 第七颈椎棘突
22 蛛网膜下腔
23 硬膜外脂肪

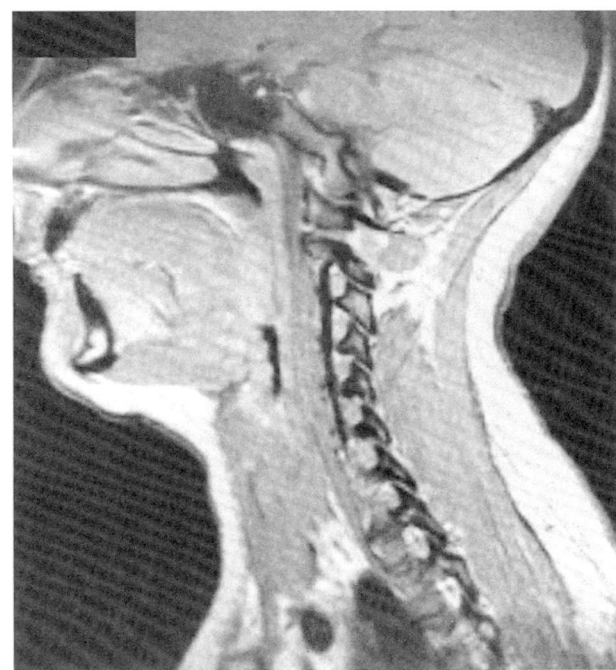
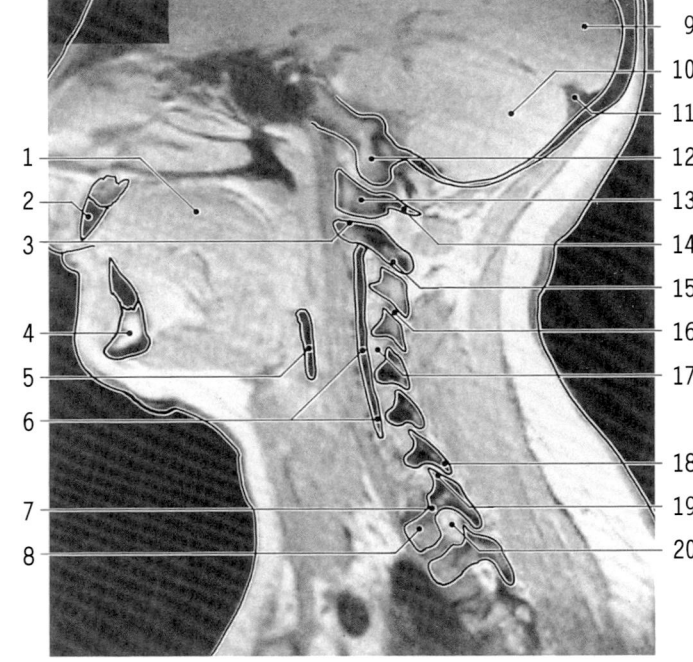

颈椎，旁正中位 MR

1 舌
2 上切牙
3 枢椎上关节小面
4 下颌骨
5 梨状窝
6 椎动脉
7 第一胸椎弓根
8 第一胸椎椎体
9 枕叶
10 小脑
11 横窦
12 枕髁
13 寰椎侧块
14 寰椎后弓
15 枢椎下关节突
16 第三、四颈椎椎骨关节突关节
17 椎间孔内有第五颈神经、血管、脂肪
18 第七颈椎下关节突
19 第一胸椎上关节突
20 第一胸神经穿出的椎间孔

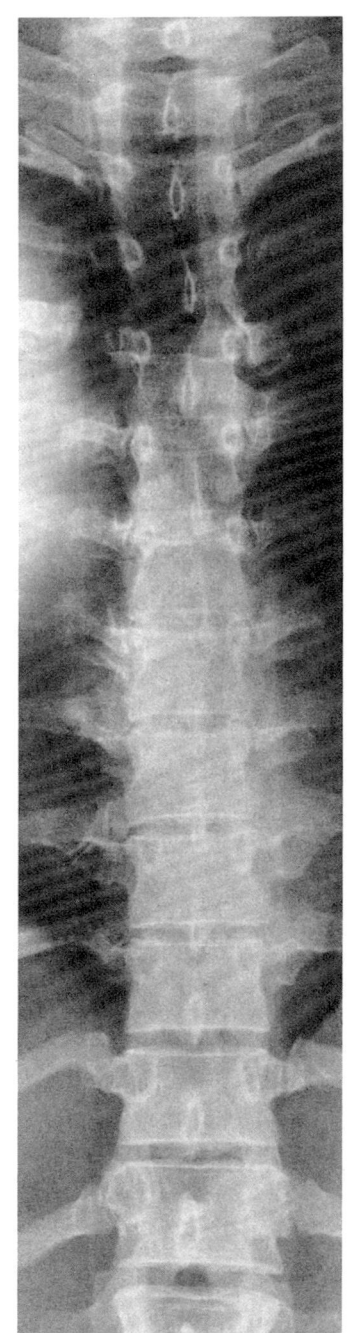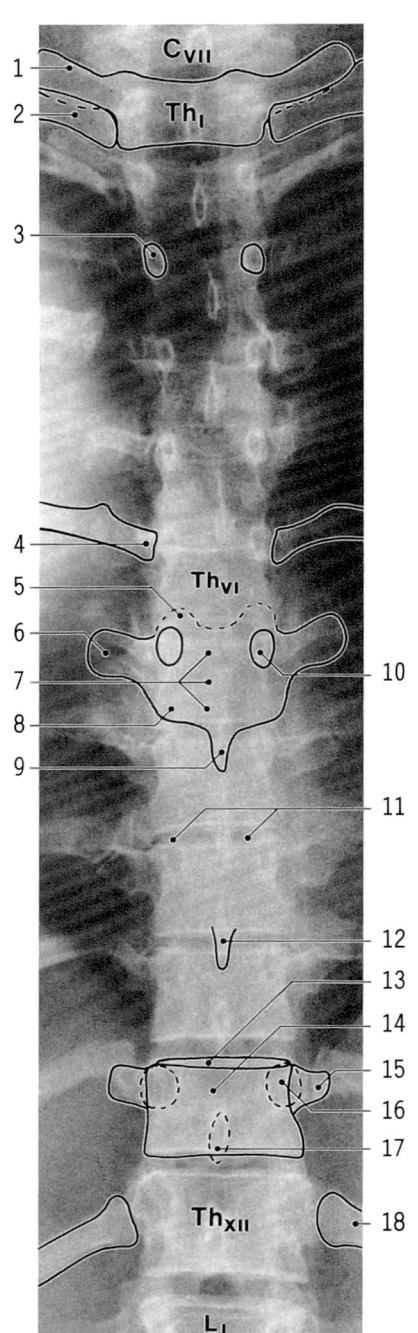

胸椎，前后位 X 线

1 横突
2 第一肋骨
3 第三胸椎椎弓根
4 第六肋骨头
5 第七胸椎上关节突
6 第七胸椎横突
7 第七胸椎椎弓板
8 第七胸椎下关节突
9 第七胸椎棘突
10 第七胸椎椎弓根
11 第八、九胸椎椎间盘
12 第九胸椎棘突
13 第十一胸椎纤维软骨板
14 第十一胸椎椎体
15 第十一胸椎横突
16 第十一胸椎椎弓根
17 第十一胸椎棘突
18 第十二肋骨

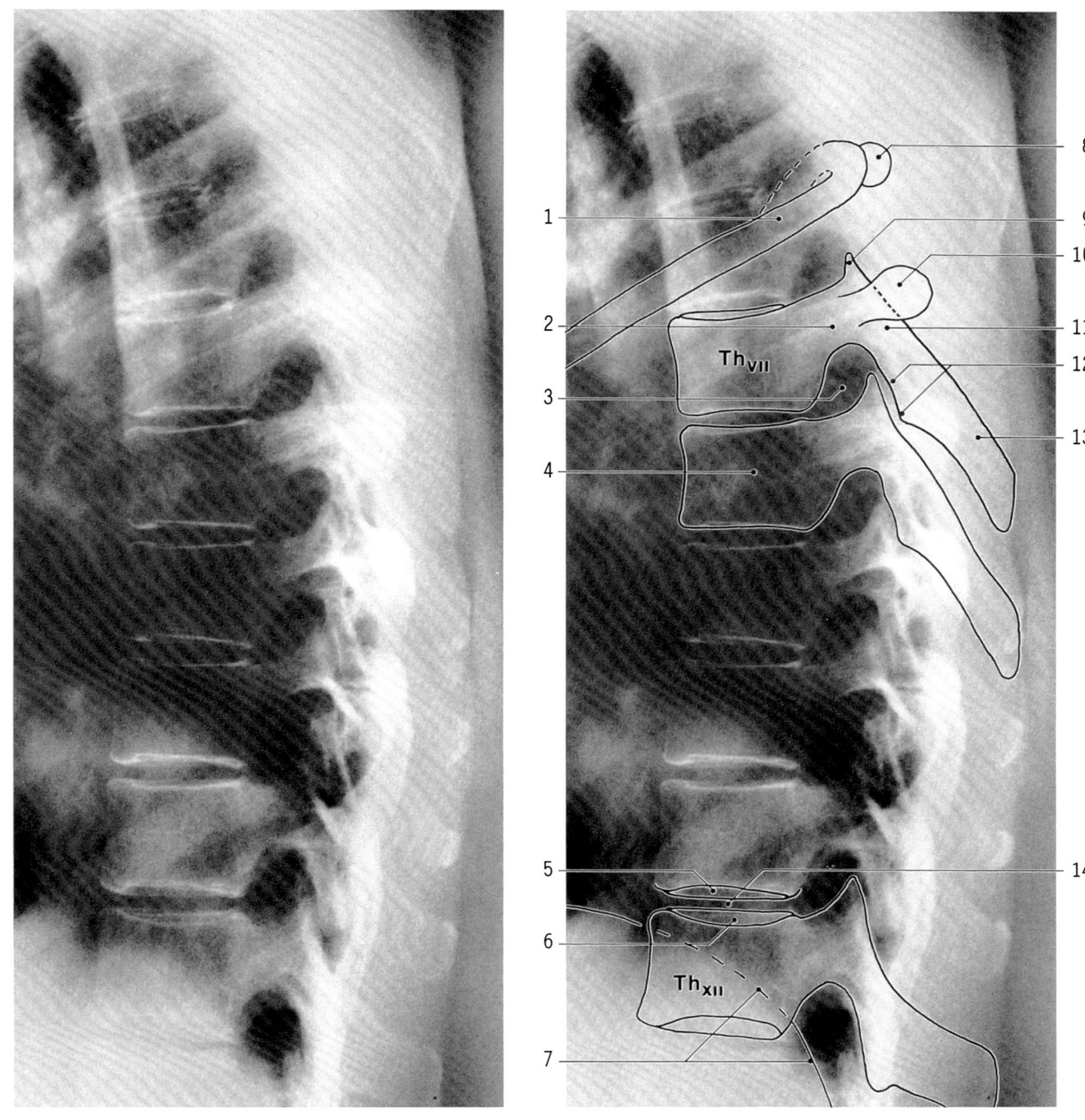

胸椎，侧位 X 线

1 第六肋骨
2 椎弓根
3 椎间孔
4 椎体
5 第十一胸椎下纤维软骨板
6 第十一胸椎上纤维软骨板
7 膈
8 第六胸椎横突
9 上关节突
10 横突
11 椎弓板
12 下关节突
13 棘突
14 第十一、十二胸椎椎间盘

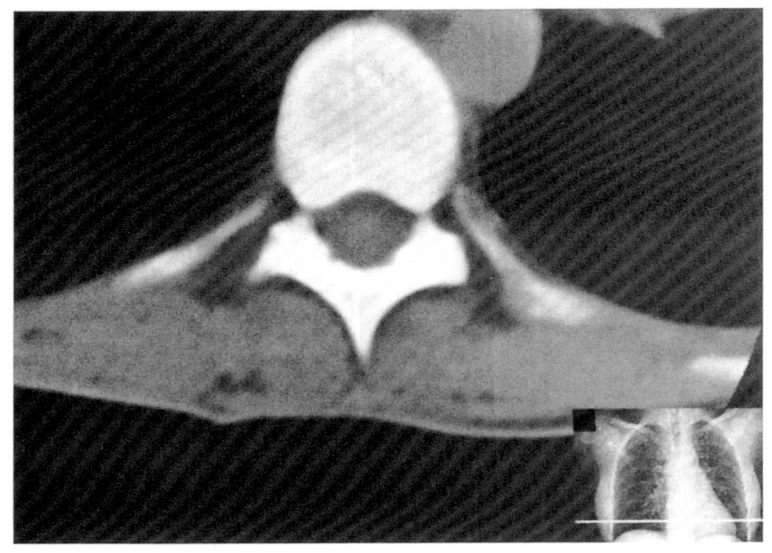
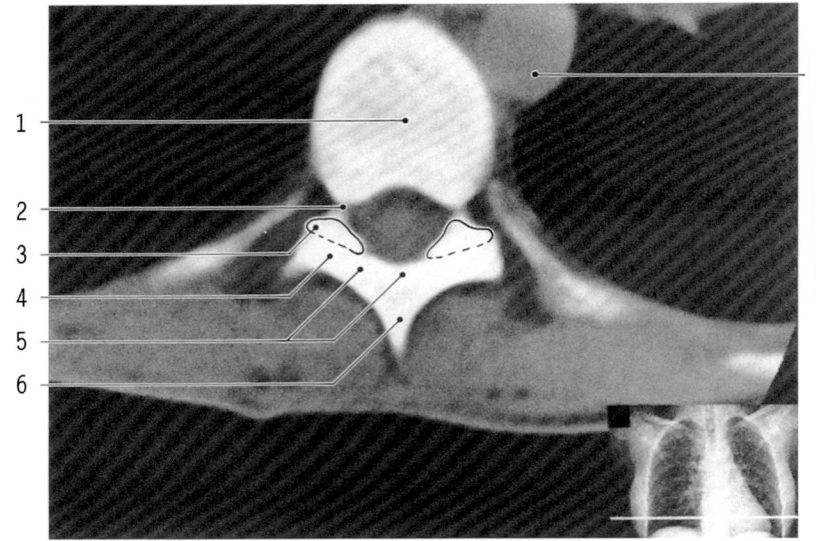

胸椎，轴位 CT

第十、十一胸椎椎间盘水平

1 第十、十一胸椎椎间盘
2 椎间孔
3 第十一胸椎上关节突
4 第十胸椎下关节突
5 椎弓板
6 第十胸椎棘突
7 胸主动脉

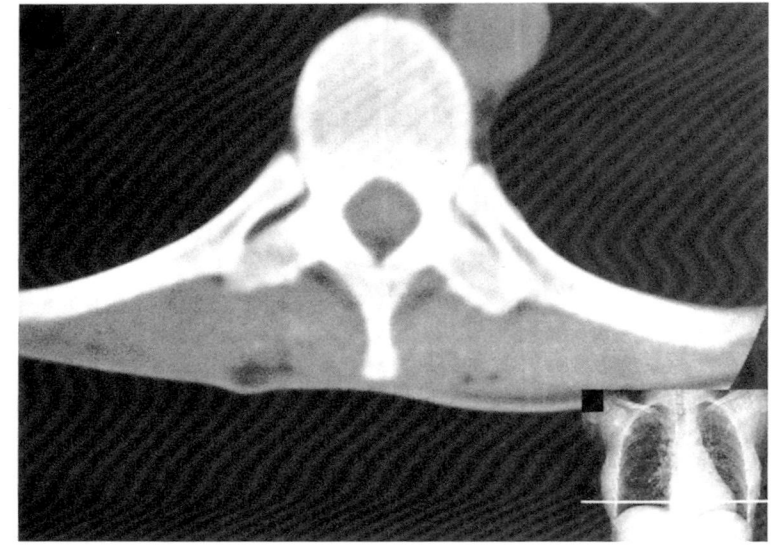
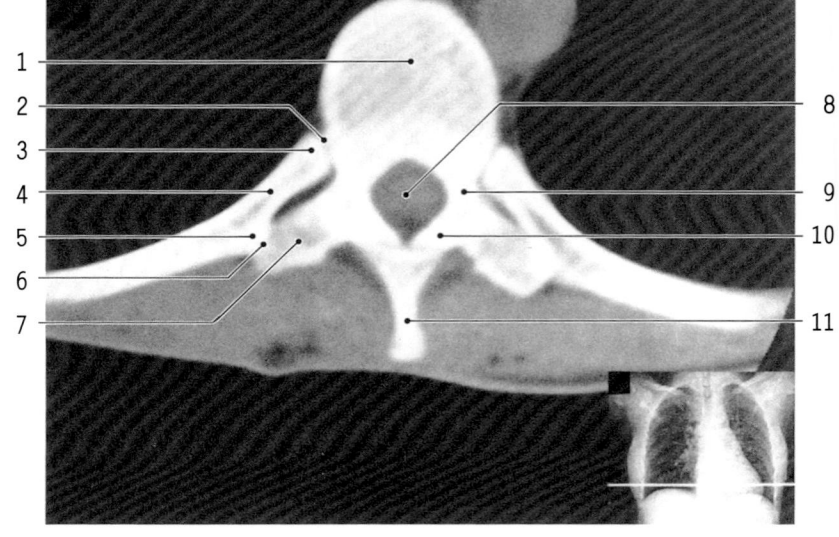

腰椎，前后位 CT

1 第十一胸椎椎体
2 肋椎关节
3 第十一肋骨头
4 第十一肋骨颈
5 第十一肋结节
6 肋横关节
7 第十一胸椎横突
8 椎间孔
9 椎弓根
10 椎弓板
11 第十一胸椎棘突

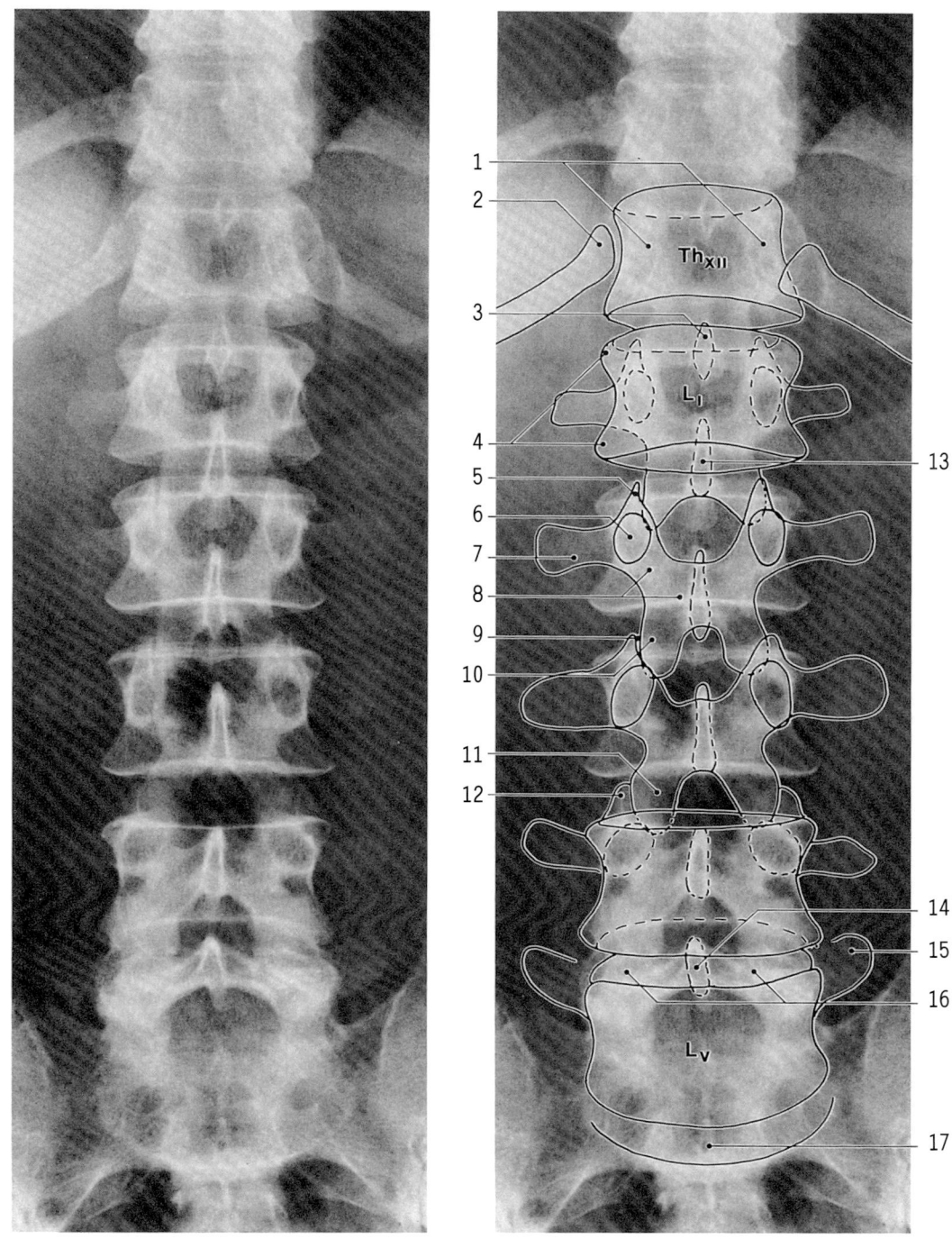

腰椎，前后位 X 线

1 第十二胸椎椎体
2 第十二肋骨头
3 第十二胸椎棘突
4 上下周边隆突
5 第二腰椎上关节突
6 第二腰椎椎弓根
7 第二腰椎横突
8 第二腰椎椎弓板
9 第二、三腰椎椎骨关节突关节
10 第二腰椎下关节突
11 第三腰椎下关节突
12 第四腰椎上关节突
13 第一腰椎棘突
14 第五腰椎棘突
15 第五腰椎横突
16 第四、五腰椎椎间盘
17 骶骨底

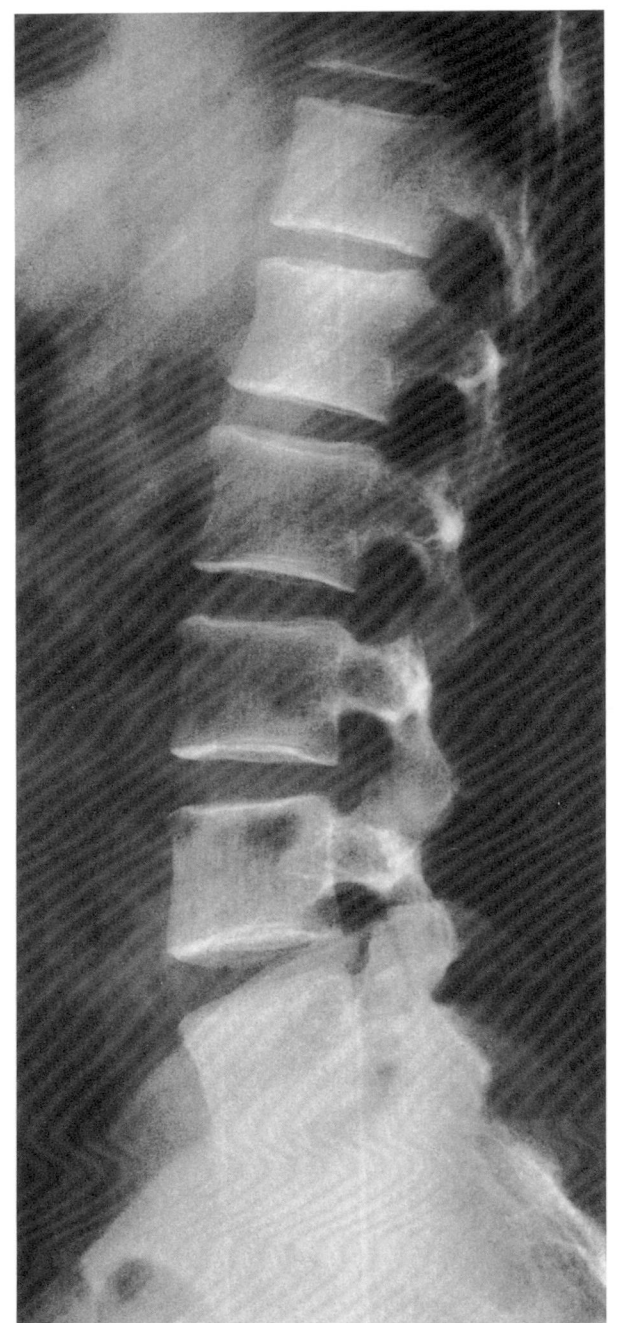
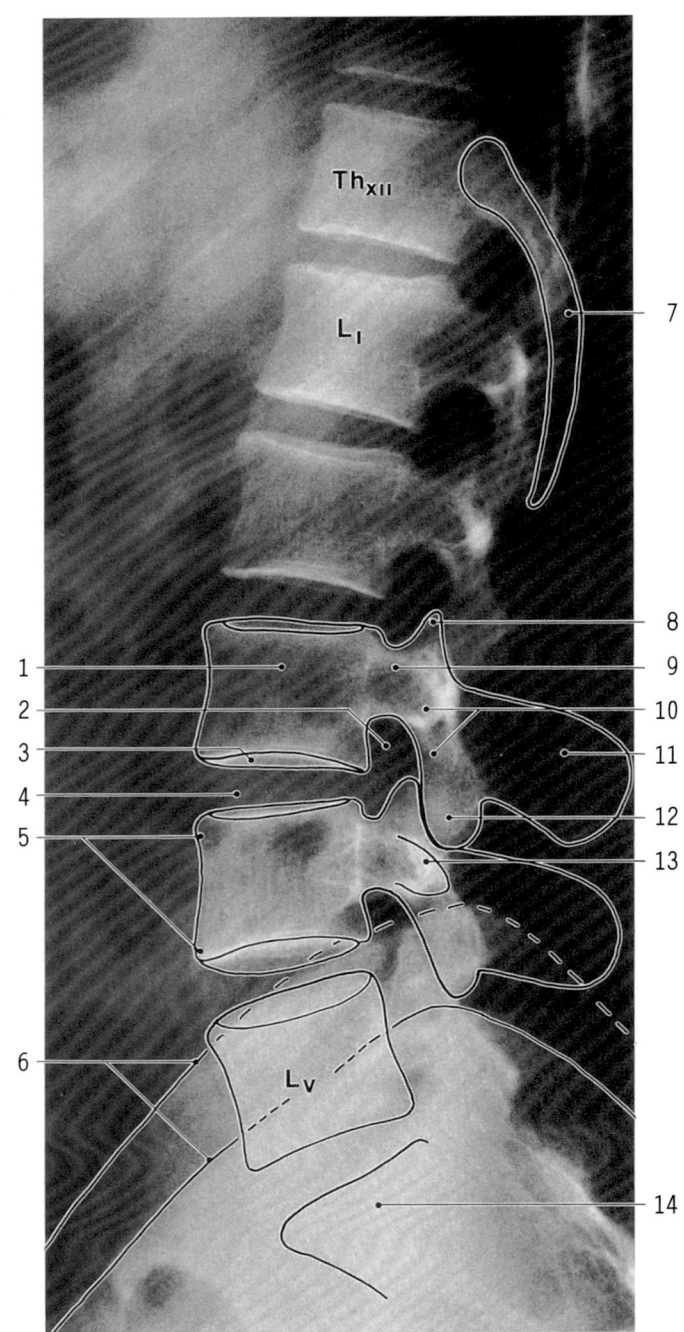

腰椎，侧位 X 线

1 椎体
2 椎间孔
3 第三腰椎下纤维软骨板
4 第三、四腰椎椎间盘
5 上下周边隆突
6 髂嵴
7 第十二肋骨
8 上关节突
9 椎弓根
10 椎弓板
11 棘突
12 下关节突
13 横突
14 骶骨

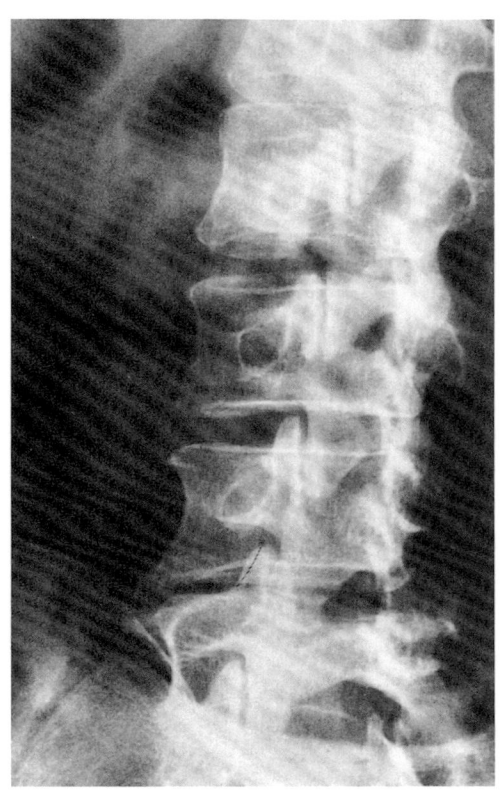
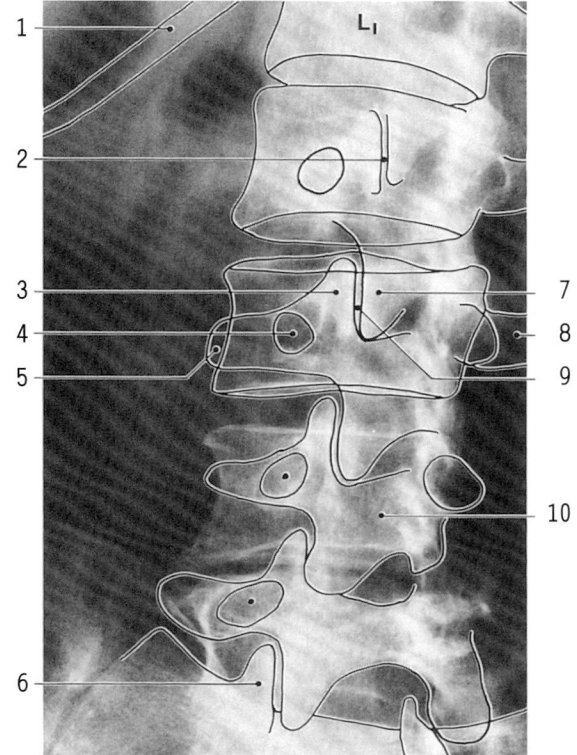

腰椎，斜位 X 线

"猎狗"投射

1 第十二肋骨
2 第一、二腰椎椎骨关节突关节
3 第三腰椎上关节突
4 第三腰椎椎弓根（狗眼）
5 第三腰椎横突（狗嘴）
6 骶骨上关节突
7 第二腰椎下关节突
8 第三腰椎横突
9 第二、三腰椎椎骨关节突关节
10 第四腰椎椎弓板

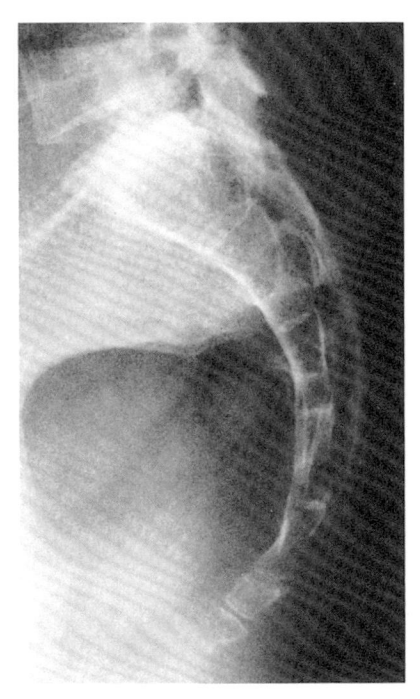

骶骨，侧位 X 线

1 第五腰椎、第一骶椎椎间盘
2 骶骨盆面
3 坐骨棘
4 尾骨
5 骶骨底
6 骶管
7 骶骨裂孔

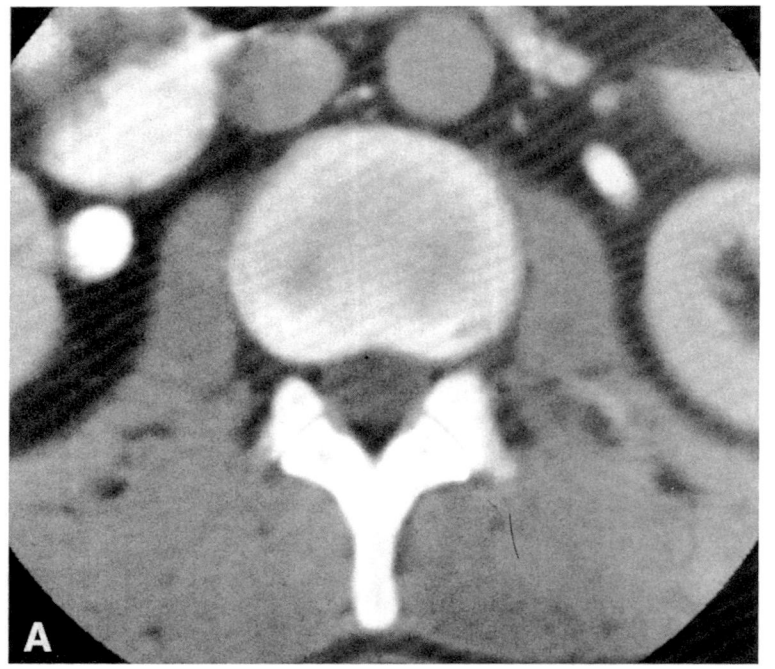
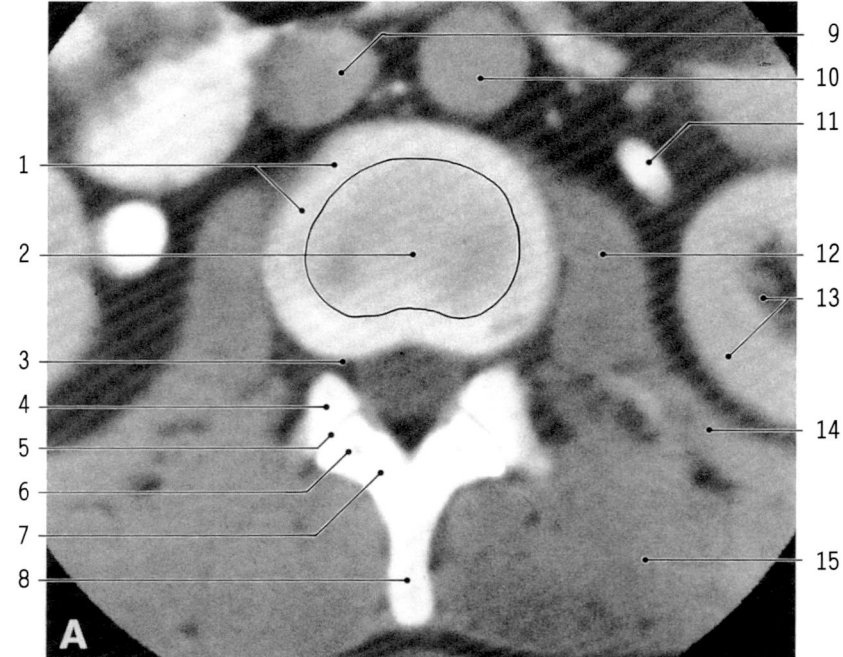

腰椎，轴位 CT

层面 A 的位置如第 135 页的定位像所示

1 椎间盘纤维环
2 髓核
3 第二腰神经穿出的椎间孔
4 第三腰椎上关节突
5 椎骨关节突关节
6 第二腰椎下关节突
7 椎弓板
8 第二腰椎棘突
9 下腔静脉
10 腹主动脉
11 左输尿管/肾盂(使用对比剂)
12 腰大肌
13 左肾
14 腰方肌
15 竖脊肌

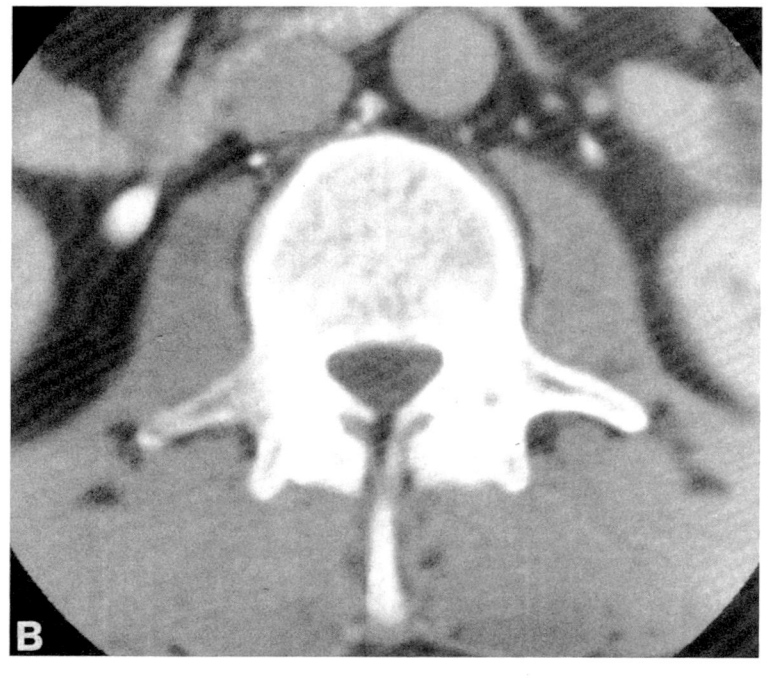
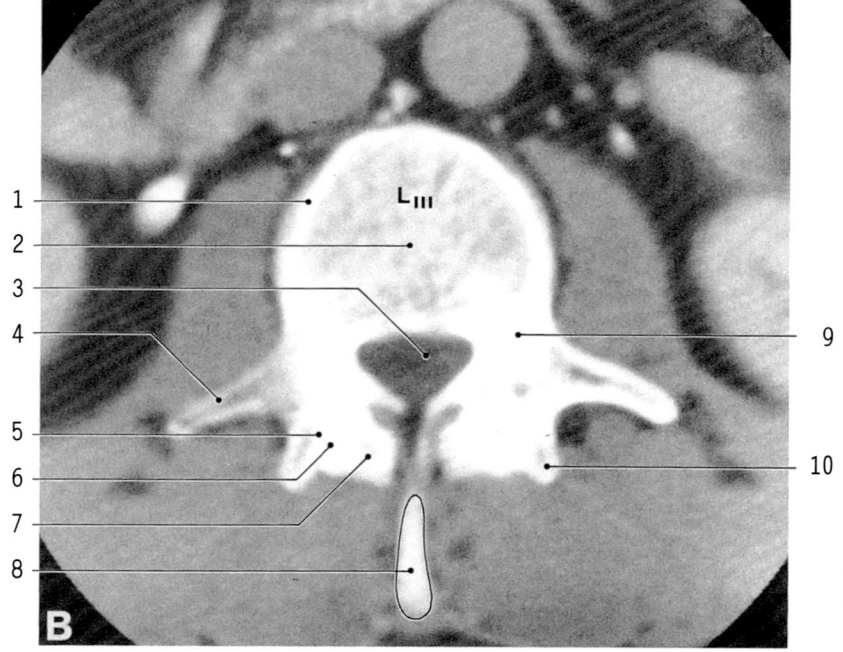

腰椎，轴位 CT

层面 B 的位置如第 135 页的定位像所示

1 骨密质
2 骨松质
3 椎孔
4 横突
5 上关节突
6 第二、三腰椎椎骨关节突关节
7 第二腰椎下关节突
8 第二腰椎棘突
9 椎弓根
10 乳头状突

腰椎

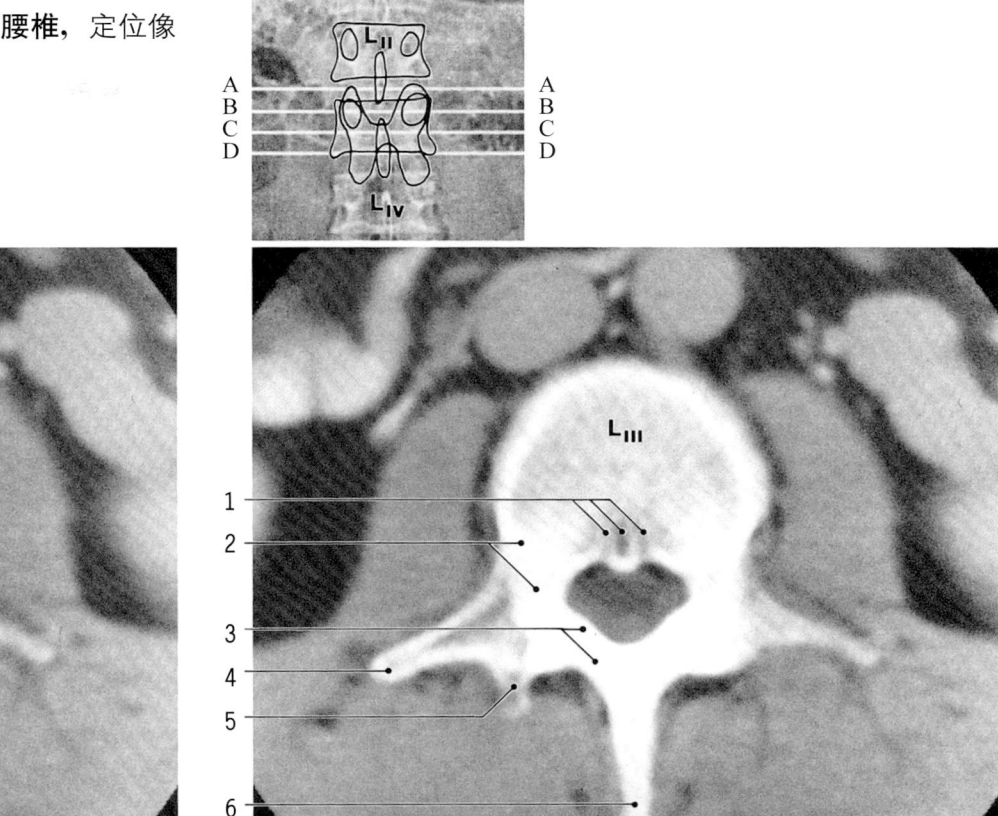

腰椎，定位像

腰椎，轴位 CT

层面 C 的位置如定位像所示

1 椎基静脉
2 椎弓根
3 椎弓板
4 （肋）横突
5 副突
6 棘突

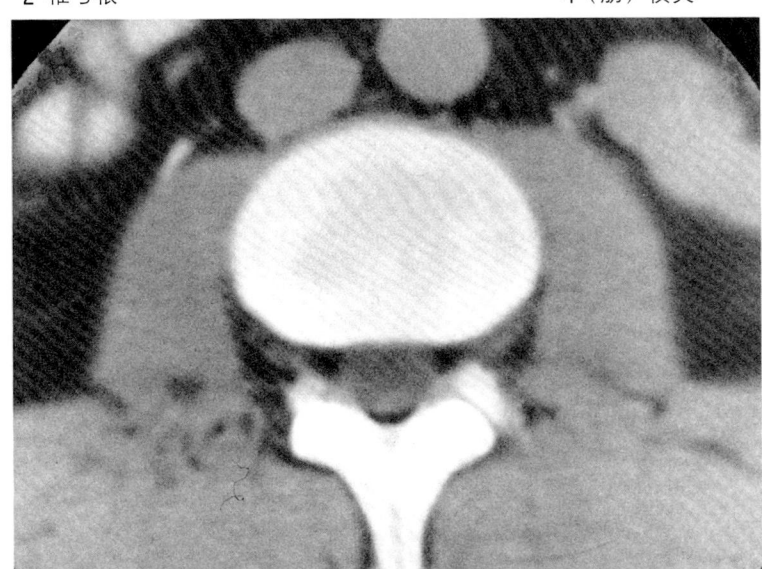
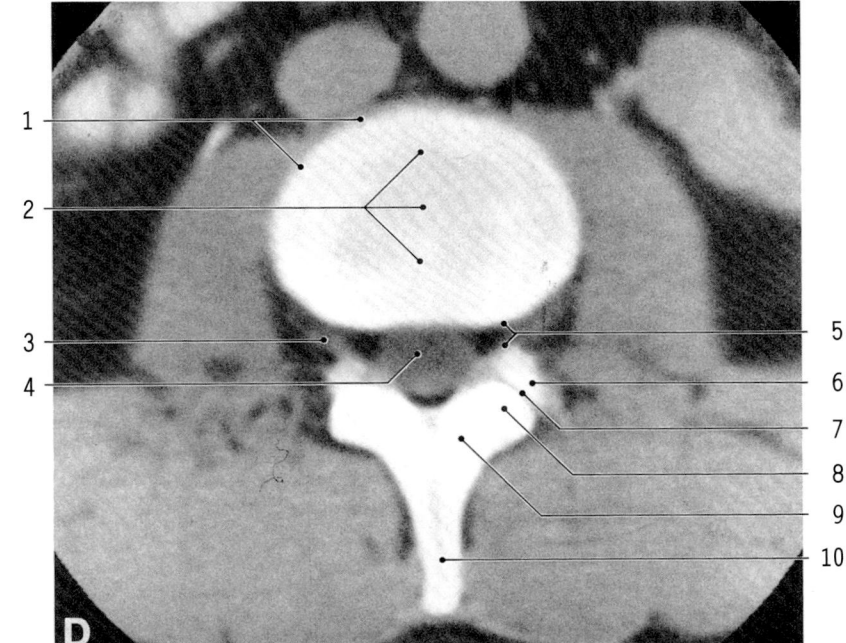

腰椎，轴位 CT

层面 D 的位置如定位像所示

1 周边隆突
2 第三腰椎下纤维软骨板
3 第三腰神经神经节
4 马尾
5 椎间孔
6 第四腰椎上关节突
7 第三、四腰椎椎骨关节突关节
8 第三腰椎下关节突
9 椎弓板
10 第三腰椎棘突

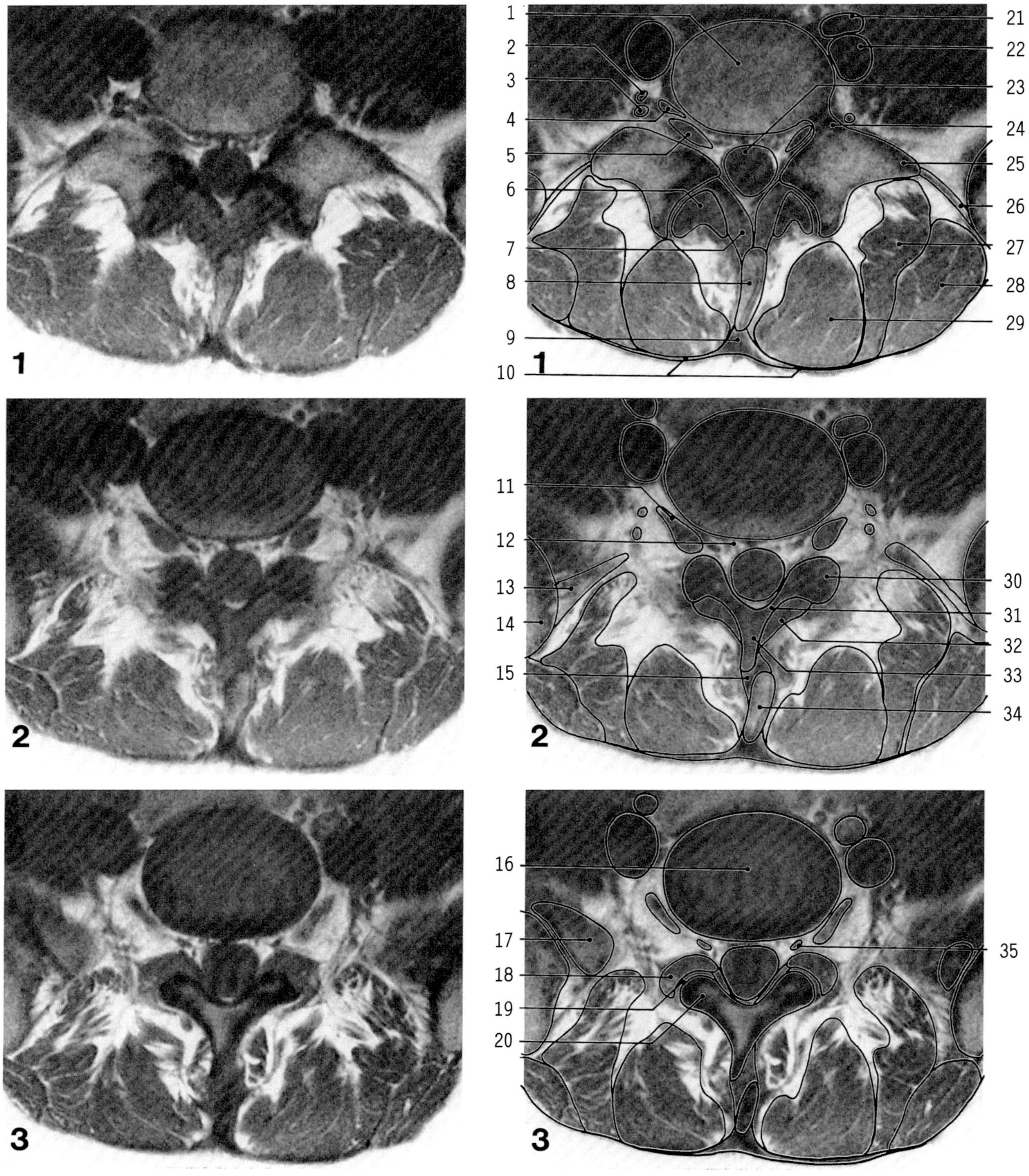

腰椎，第五腰椎～第一骶椎，斜轴位 MR

1 第五腰椎椎体
2 第四腰神经腰骶干分支
3 髂腰动脉
4 第五腰神经运动根
5 第五腰神经节
6 第四腰椎下关节突
7 黄韧带
8 第四腰椎棘突
9 棘上韧带
10 腰背筋膜
11 第五腰神经
12 硬脊膜外腔脂肪、血管
13 髂腰韧带
14 髂嵴
15 脊间韧带和肌肉
16 第五腰椎、第一骶椎椎间盘
17 骶骨翼
18 第一骶椎上关节突
19 第五腰椎、第一骶椎椎骨关节突关节
20 第五腰椎下关节突
21 髂总动脉
22 髂总静脉
23 在硬脊膜囊内的马尾
24 第五腰椎椎弓根
25 第五腰椎横突
26 髂腰韧带
27 最长肌
28 髂肋肌
29 多裂肌
30 第五腰椎下关节突基部
31 第五腰椎椎弓板
32 黄韧带
33 第五腰椎棘突
34 第四腰椎棘突
35 脊髓动静脉

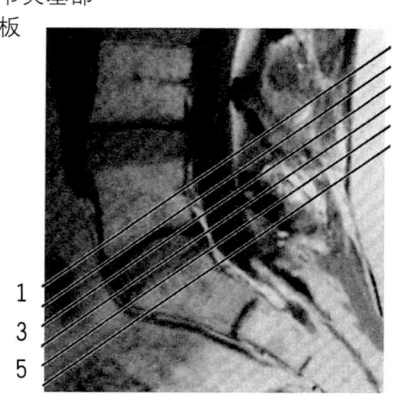

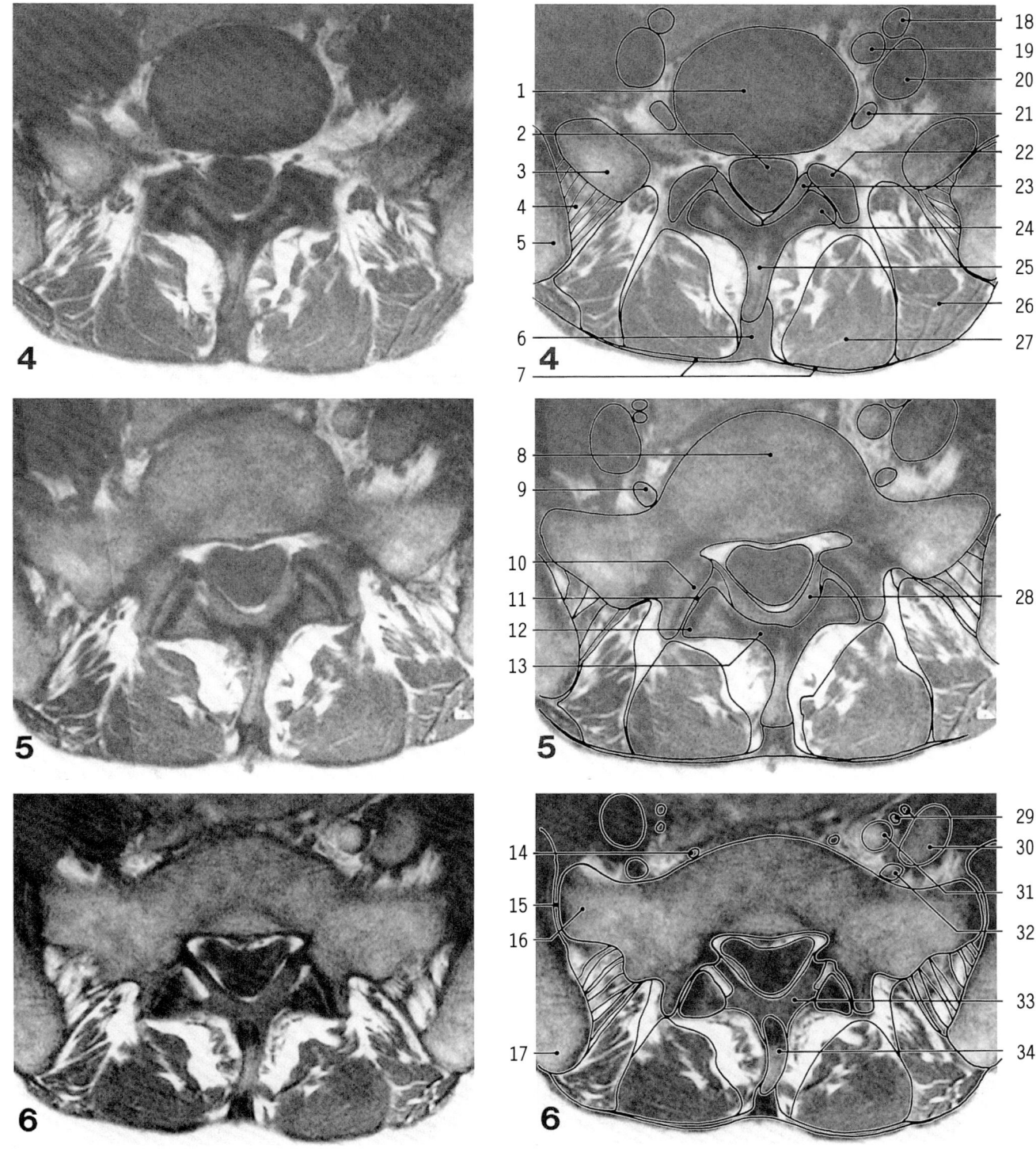

腰椎，第五腰椎～第一骶椎，斜轴位 MR
定位像见前页

1 第五腰椎、第一骶椎椎间盘
2 在硬脊膜囊内的马尾
3 骶骨翼
4 骶髂骨间韧带
5 髂骨
6 棘上韧带
7 胸腰韧带
8 第一骶骨椎体
9 腰骶干
10 第一骶椎上关节突
11 第五腰椎、第一骶椎椎骨关节突关节
12 第五腰椎下关节突
13 第五腰椎椎弓板
14 骶外侧动脉
15 骶髂关节
16 骶骨翼
17 髂后上棘
18 髂外动脉
19 髂内动脉
20 髂总静脉
21 腰骶干
22 第一骶椎上关节突
23 黄韧带
24 第五腰椎
25 第五腰椎棘突
26 最长肌
27 多裂肌
28 黄韧带
29 髂内动脉分支
30 髂外静脉
31 髂内静脉
32 腰骶干
33 黄韧带
34 第五腰椎棘突

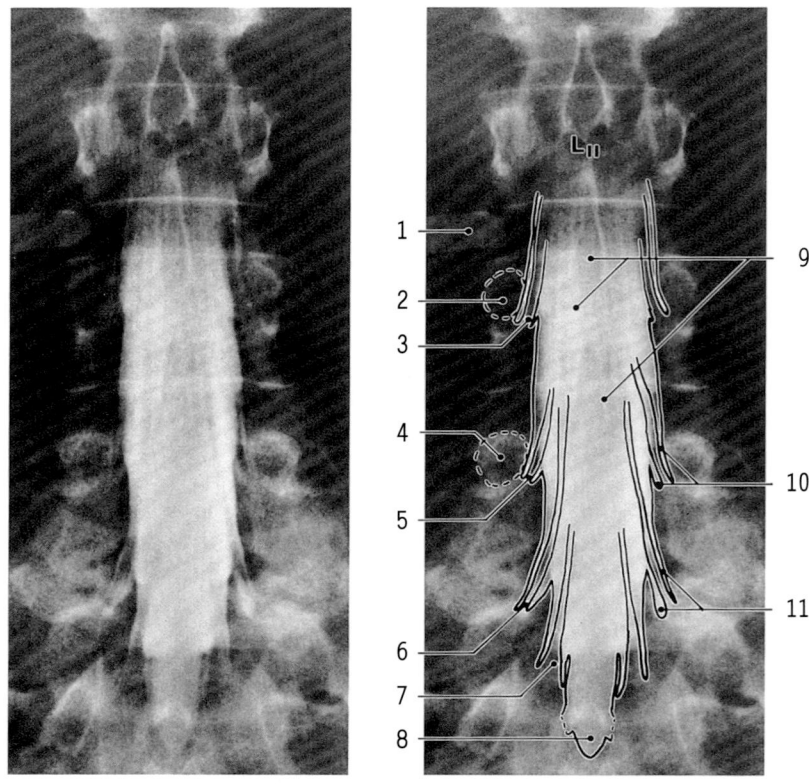

腰椎，前后位 X 线，脊髓造影

1 注射水平标志
2 第三腰椎椎弓根
3 第三腰神经
4 第四腰椎椎弓根
5 第四腰神经
6 第五腰神经
7 第一骶神经
8 蛛网膜下腔内终丝
9 马尾
10 第四腰神经根隐窝
11 第五腰神经根隐窝

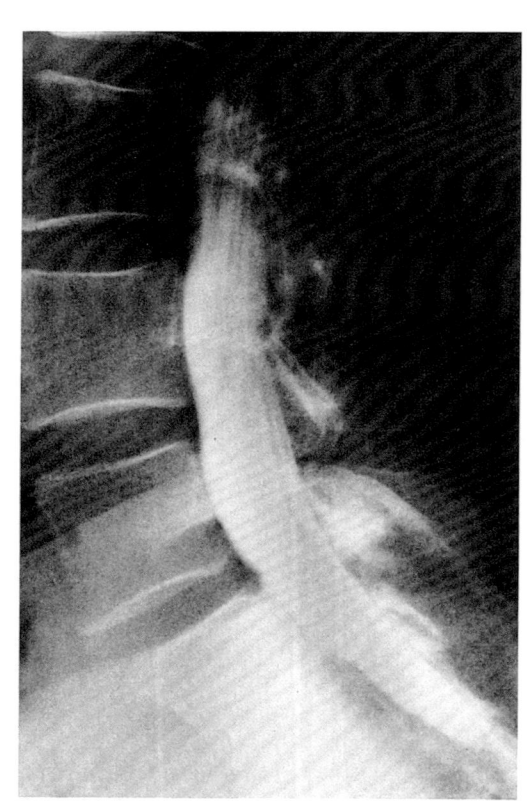
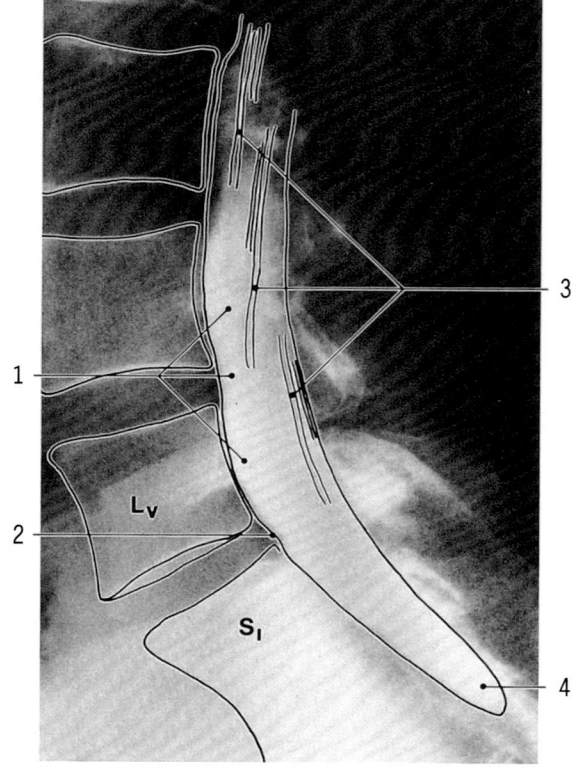

腰椎，侧位 X 线，脊髓造影

1 蛛网膜下腔
2 椎间盘压迹
3 脊神经末级小根
4 蛛网膜下腔内终丝

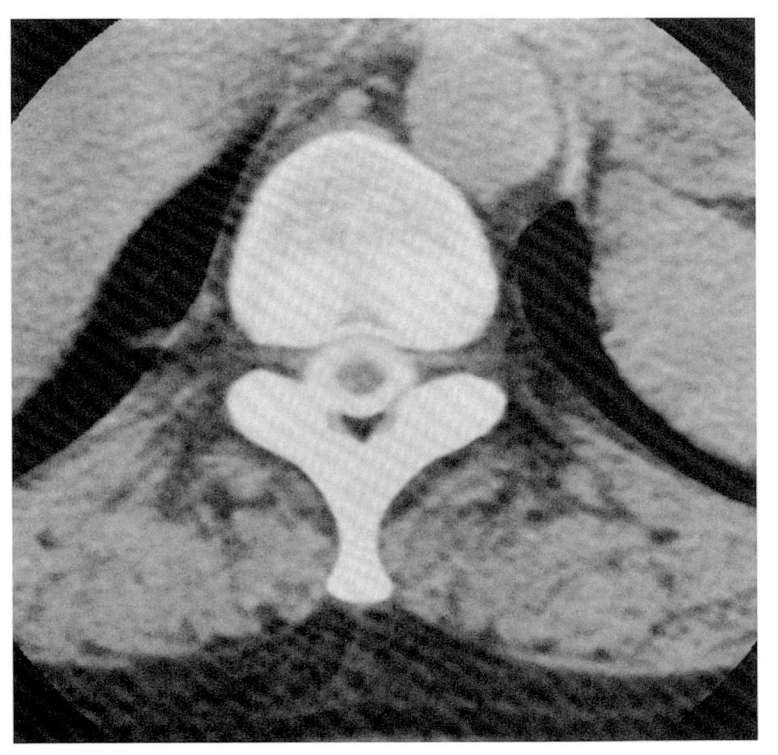
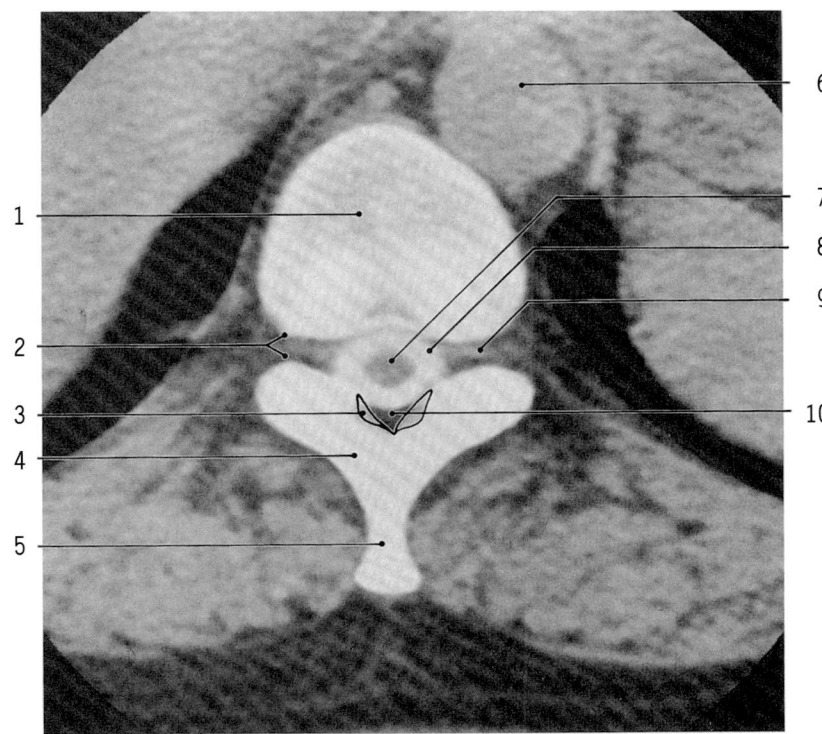

胸椎， 轴位CT，脊髓造影

1 第十一胸椎体(下缘)
2 椎间孔
3 黄韧带
4 椎弓板
5 棘突
6 主动脉
7 脊髓
8 充满对比剂的蛛网膜下腔
9 在硬脊膜隐窝内的脊神经和脊神经节
10 硬脊膜外腔及脂肪

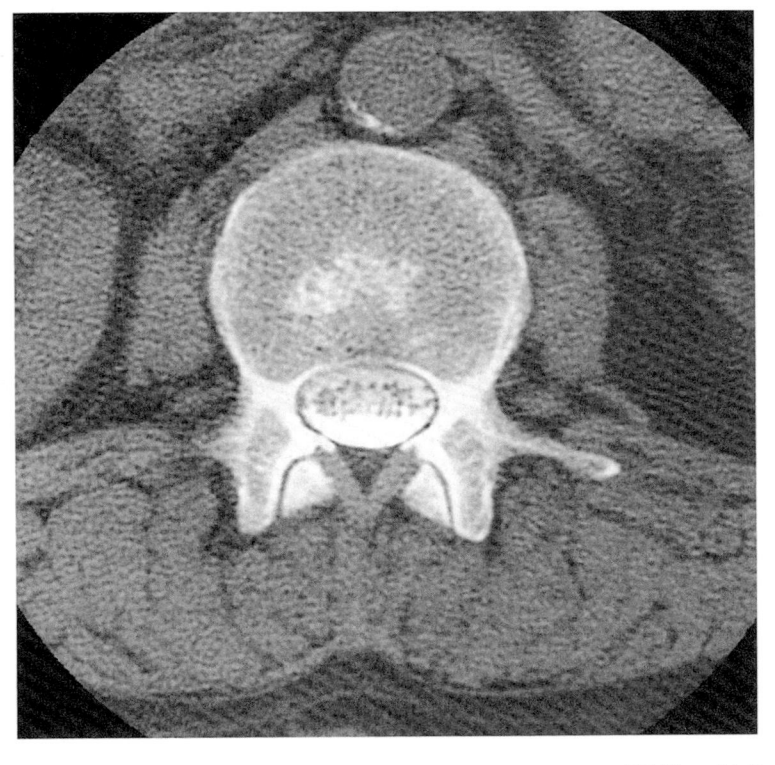

腰椎， 轴位CT，脊髓造影

1 第三腰椎椎体
2 硬脊膜外腔
3 马尾
4 充满对比剂的蛛网膜下腔
5 黄韧带
6 主动脉(已钙化)
7 腰大肌
8 椎弓根
9 横突
10 第三腰椎上关节突
11 乳头状突
12 第二、三腰椎骨关节突关节
13 第二腰椎下关节突

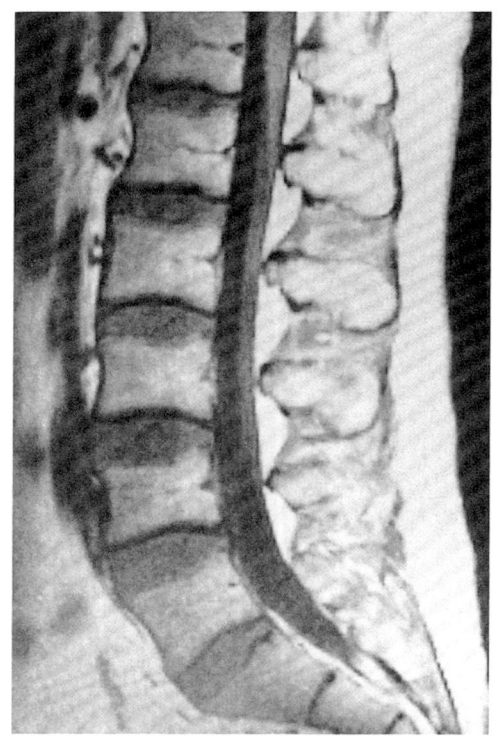
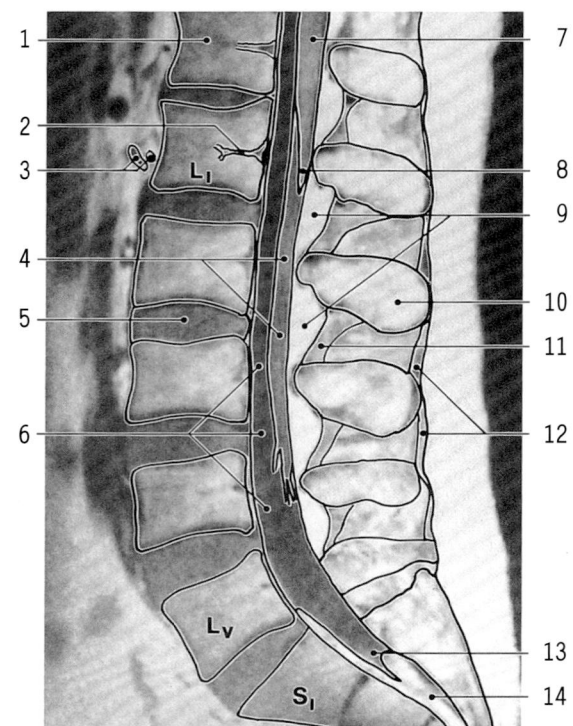

腰椎，正中位 MR，T1 加权像

1 第十二胸椎椎体
2 椎基静脉
3 腰动静脉
4 马尾
5 第二、三腰椎椎间盘
6 蛛网膜下腔
7 脊髓
8 脊髓圆锥
9 硬脊膜外脂肪
10 第二腰椎棘突
11 黄韧带
12 棘上韧带
13 蛛网膜下腔的终丝
14 骶管

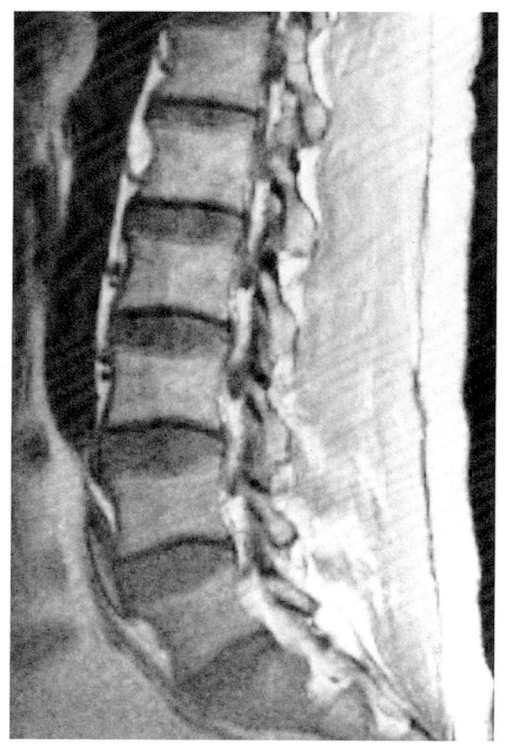
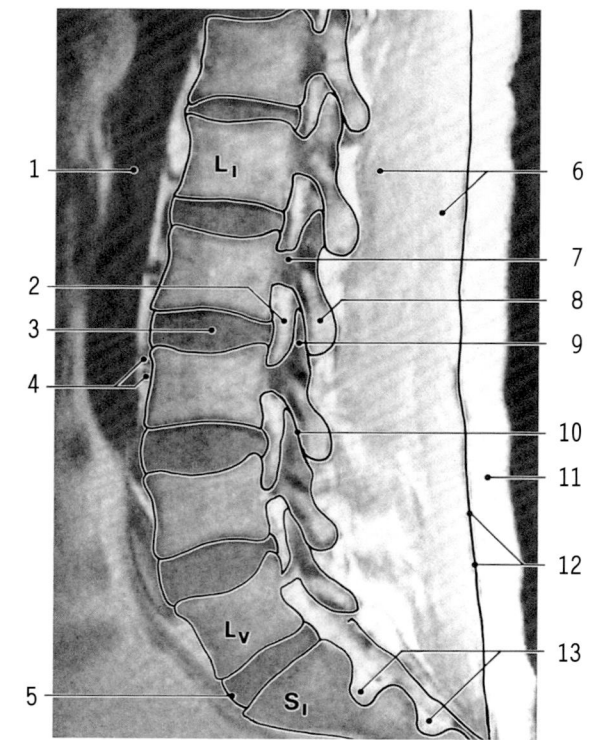

腰椎，旁正中位 MR，T1 加权像

1 腹主动脉
2 第二腰神经穿出的椎间孔
3 第二、三腰椎椎间盘
4 腰动静脉
5 骶骨岬
6 竖脊肌和棘间肌
7 椎弓根
8 第二腰椎下关节突
9 第三腰椎上关节突
10 第二、三腰椎椎骨关节突关节
11 皮下脂肪
12 胸腰筋膜
13 骶后孔

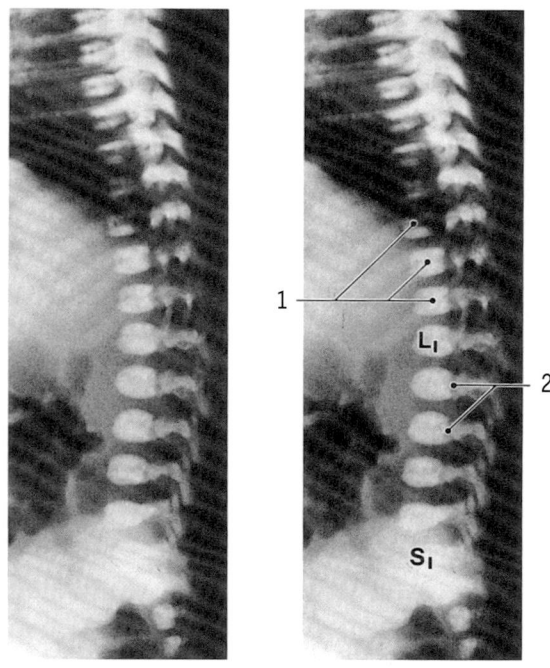

胸腰椎，侧位 X 线，新生儿

1 尚未完全融合的椎体骨化中心 2 椎弓与椎体间的软骨结合

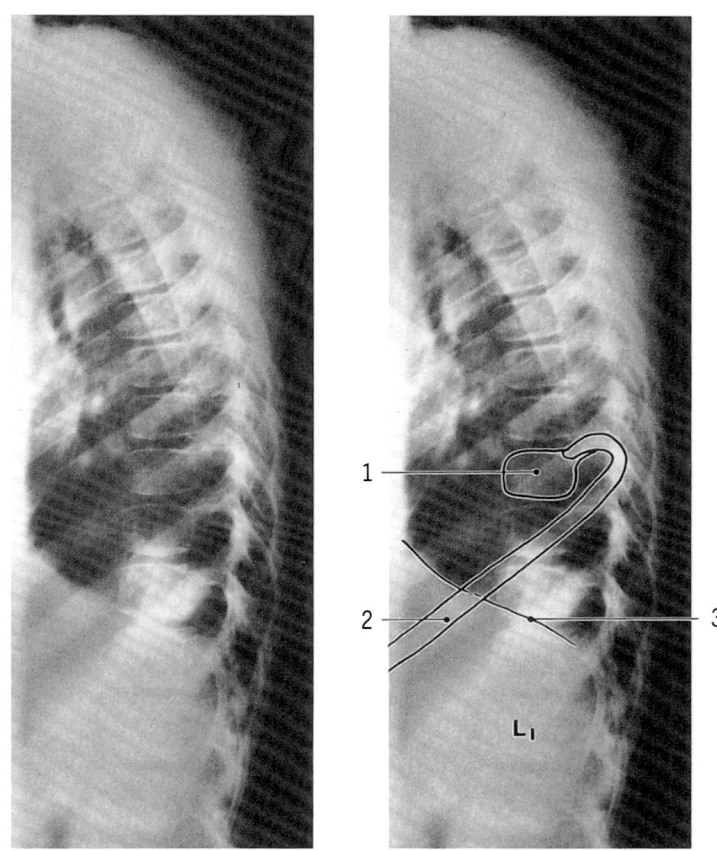

胸腰椎，12 岁儿童，侧位 X 线

1 第九胸椎椎体，纤维软骨的环状骨化中心尚未出现 2 第九肋骨 3 膈

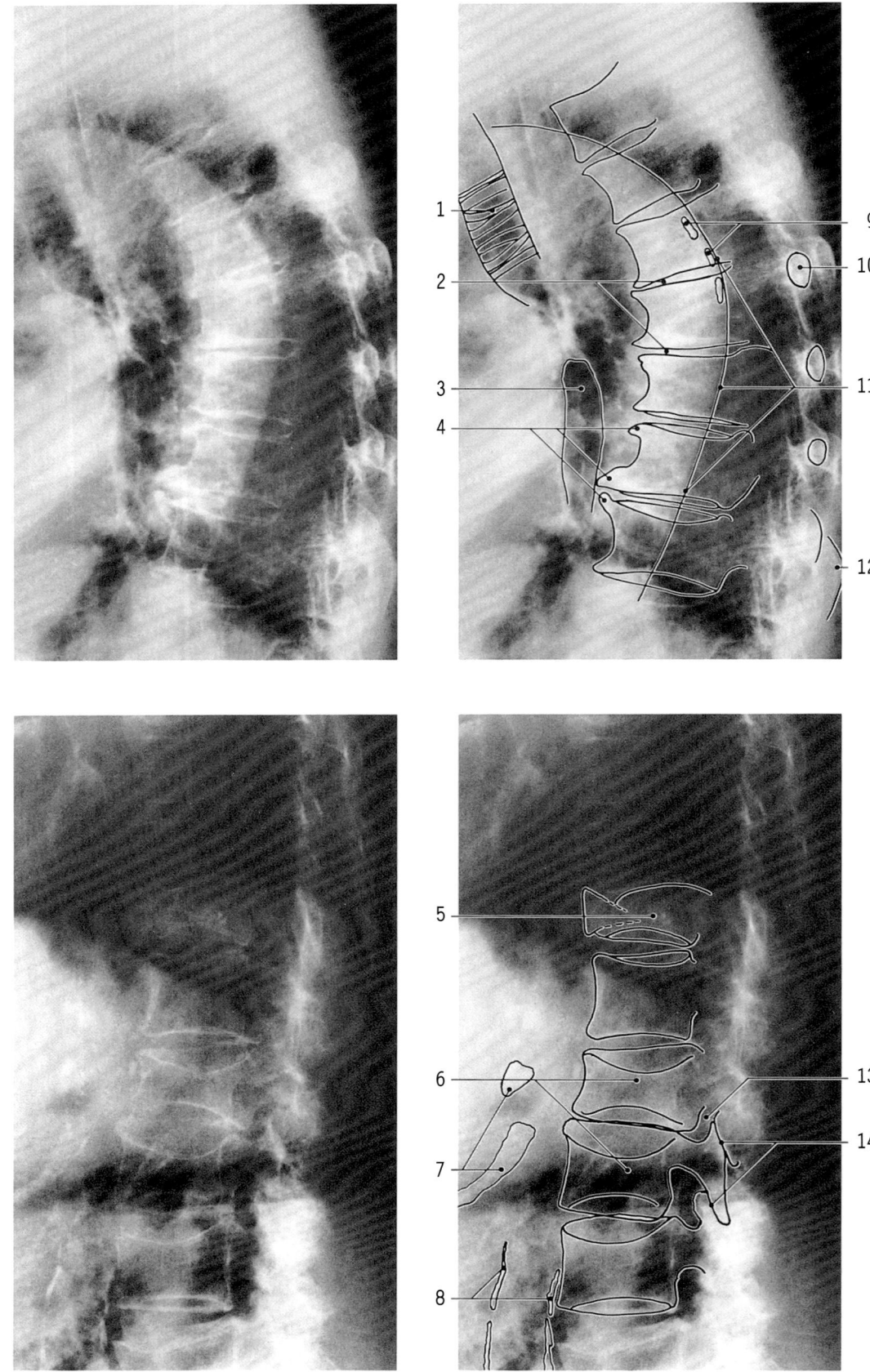

胸腰椎，老年人，侧位 X 线

1 软骨钙化的气管
2 椎间盘（厚度减少）
3 充满空气的食道
4 骨赘
5 椎骨体退行性改变
6 椎体中央压缩性骨折
7 钙化的肋软骨
8 腹主动脉（钙化）
9 胸主动脉的钙化斑
10 横突（头）
11 胸主动脉（后壁）延长
12 肋骨
13 椎间孔（变窄）
14 椎间关节突关节软骨下硬化（关节病征象）

头 部

颅骨

头部（冠状位 CT 系列）

耳（轴位 CT 系列）

眼眶

副鼻窦

颞下颌关节

牙

唾液腺

面、颈部动脉

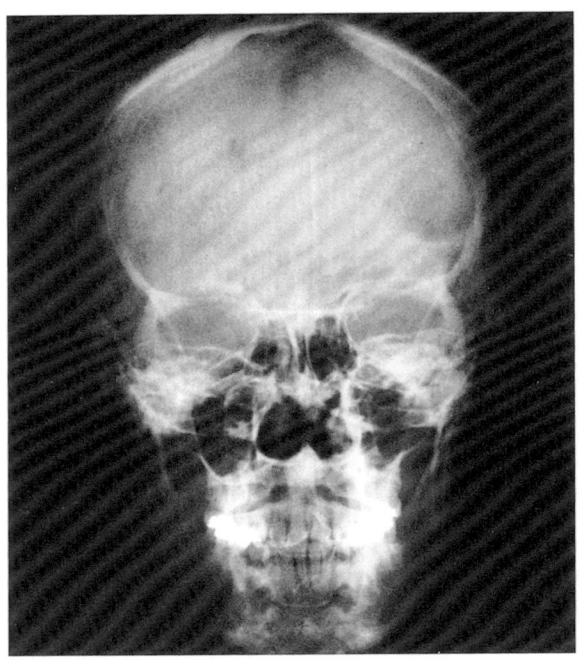
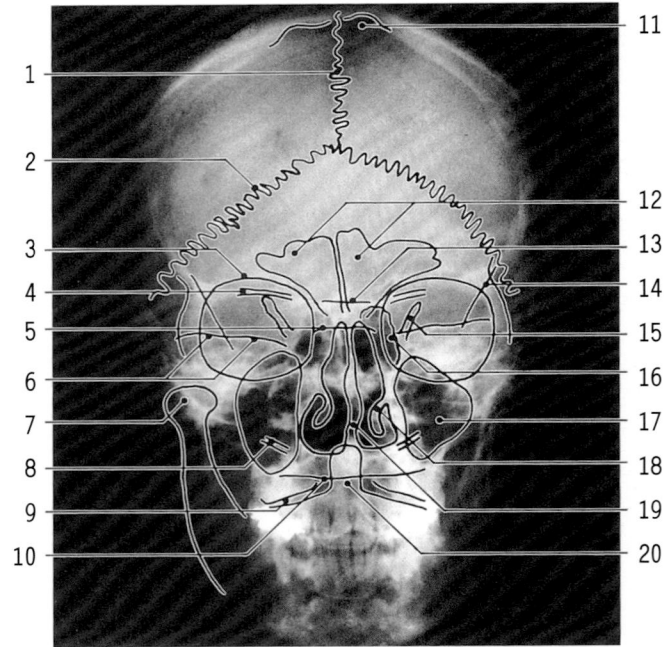

颅骨，前后位 X 线

1 矢状缝
2 人字缝
3 眶上缘
4 蝶骨小翼
5 垂体窝
6 岩骨嵴(颞部岩部上缘)
7 下颌头
8 寰枕关节
9 寰枢外侧关节
10 枕鳞部
11 颗粒小凹
12 额窦
13 蝶轭
14 无名线(放射学术语，蝶骨大翼的切线观)
15 眶上裂
16 筛骨气房
17 上颌窦
18 下鼻甲
19 鼻中隔
20 枢椎齿状突

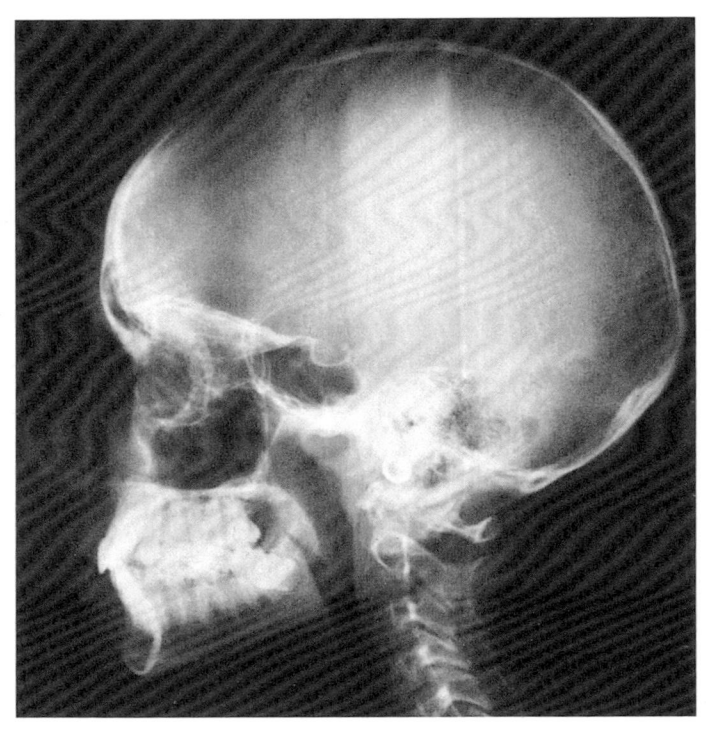
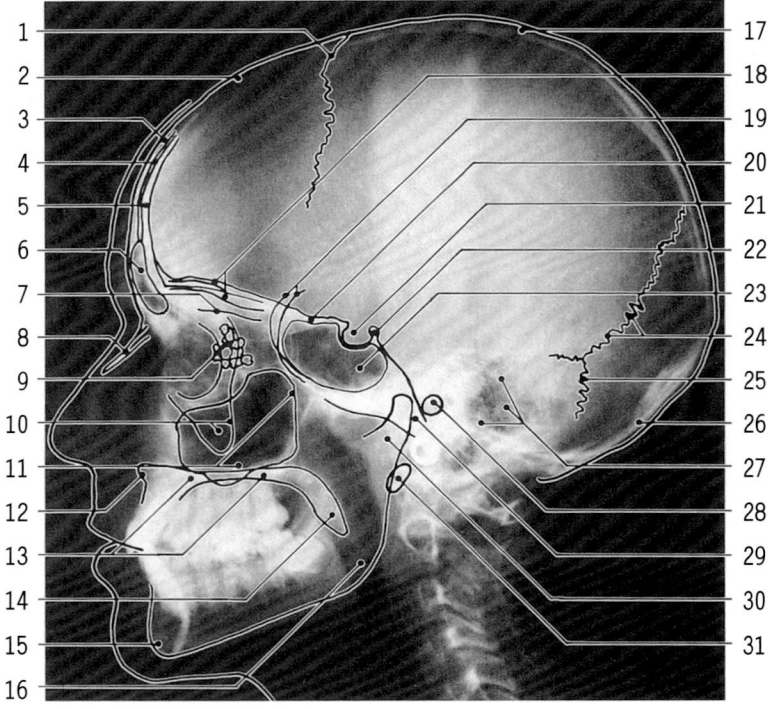

颅骨，侧位 X 线

1 冠状缝
2 额骨
3 颅盖骨外板
4 板障
5 颅盖骨内板
6 额窦
7 筛板
8 鼻骨
9 筛骨气房
10 上颌骨颧突
11 上颌窦
12 前鼻棘
13 硬腭
14 悬雍垂
15 颏隆凸
16 下颌角
17 顶骨
18 额骨眶板
19 蝶骨大翼
20 蝶轭
21 垂体窝
22 鞍背
23 蝶窦
24 人字缝
25 枕乳突缝
26 枕骨鳞部
27 乳突气房
28 外耳道
29 斜坡
30 下颌颈
31 寰椎前弓

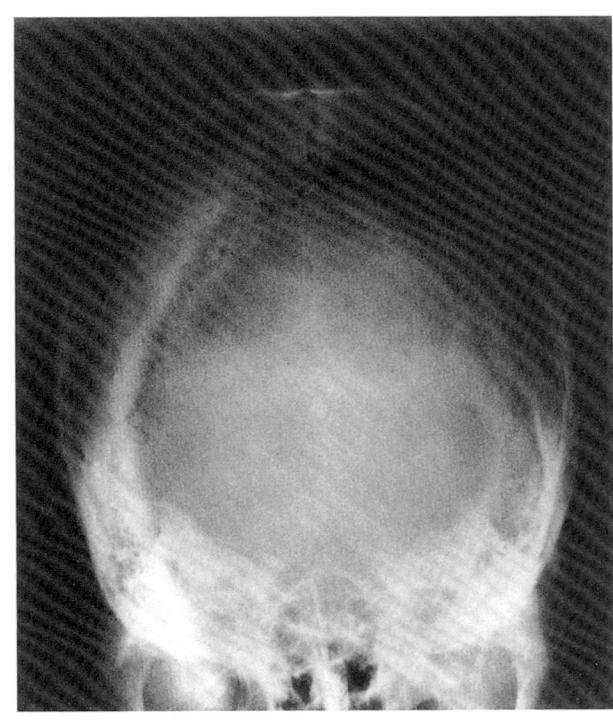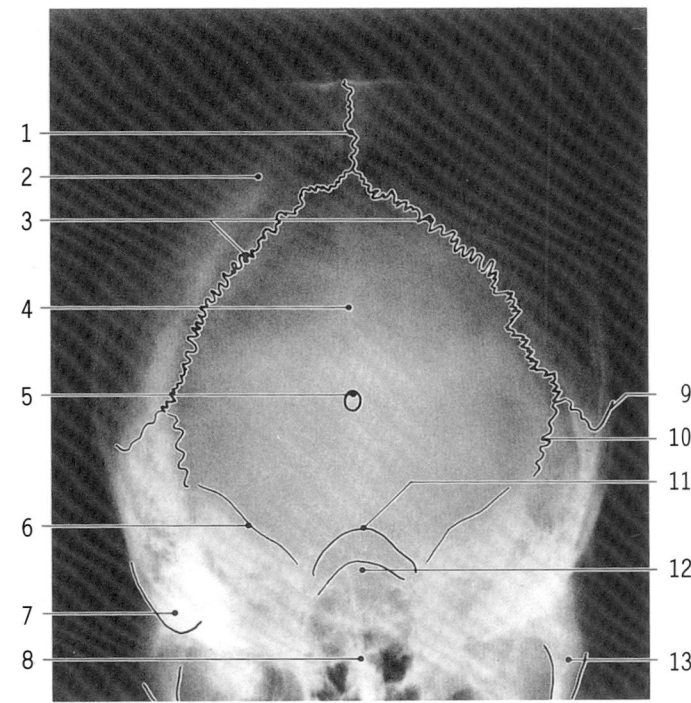

颅骨，汤氏位 X 线

1 矢状缝
2 顶骨
3 人字缝
4 枕骨鳞部
5 松果体（钙化）
6 颞骨岩部
7 乳突
8 鼻中隔
9 鳞状缝
10 枕乳突缝
11 枕大孔
12 蝶窦
13 下颌颈

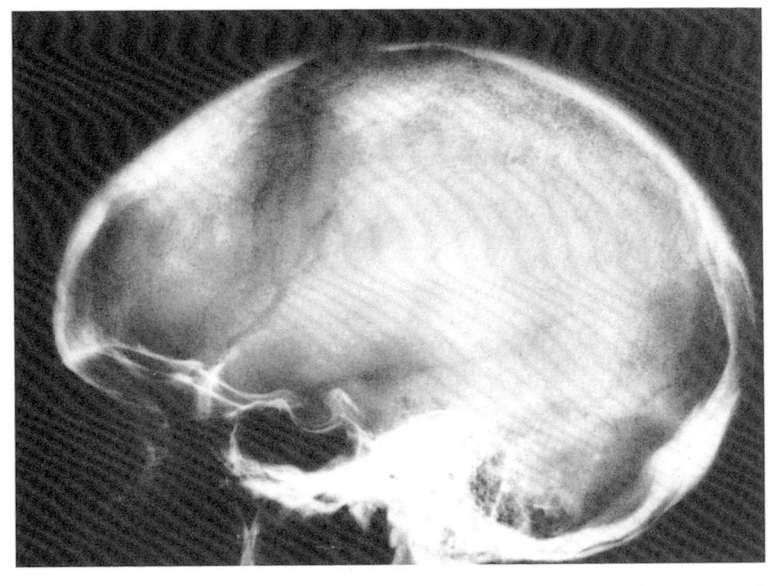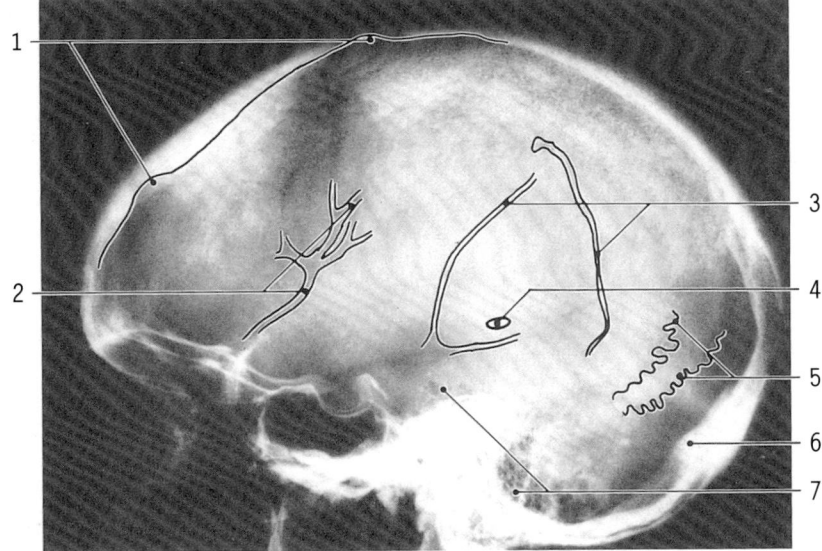

颅骨，老年人，侧位 X 线

1 颗粒小凹
2 脑膜中动脉分支沟
3 板障静脉
4 松果体钙化
5 人字缝
6 枕内隆突
7 颞骨气房

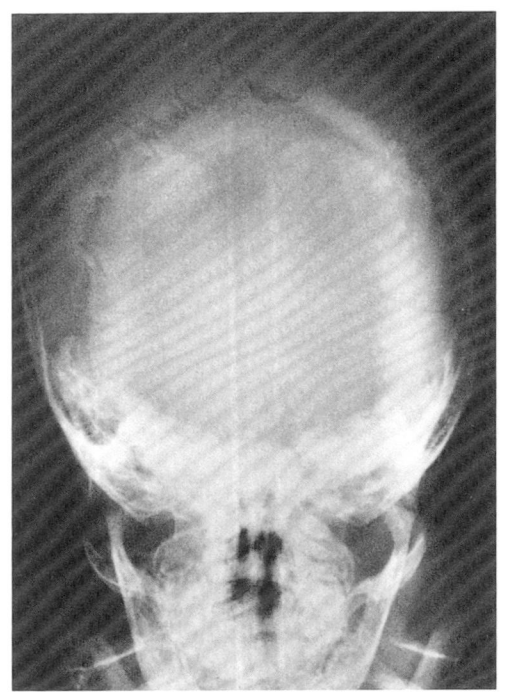
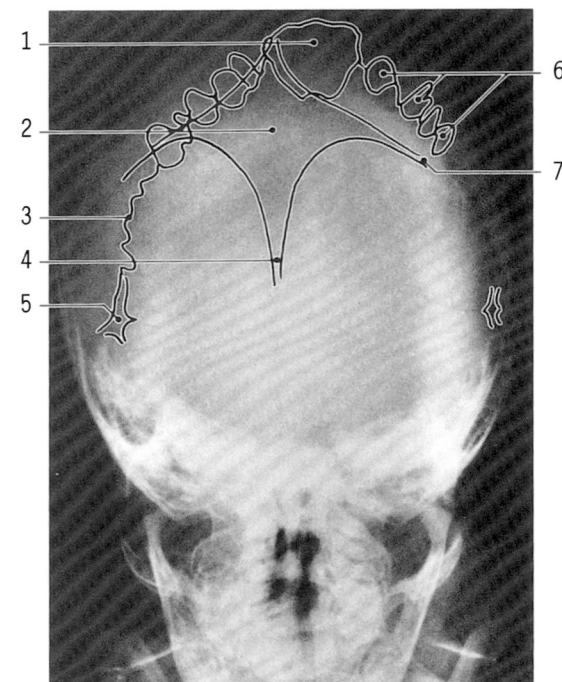

颅骨，5个月婴儿，前后倾斜位 X 线

1 顶骨间骨
2 前囟
3 人字缝
4 矢状窦
5 乳突囟
6 人字缝内的缝骨
7 冠状缝

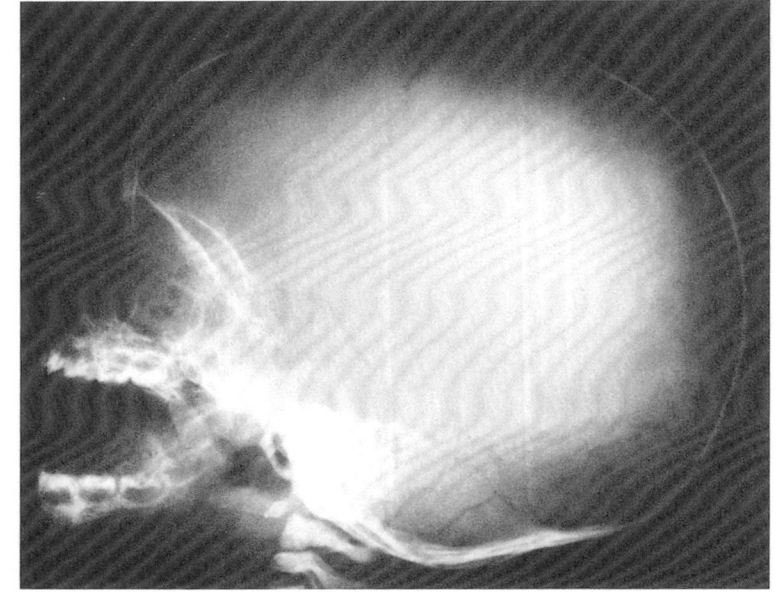
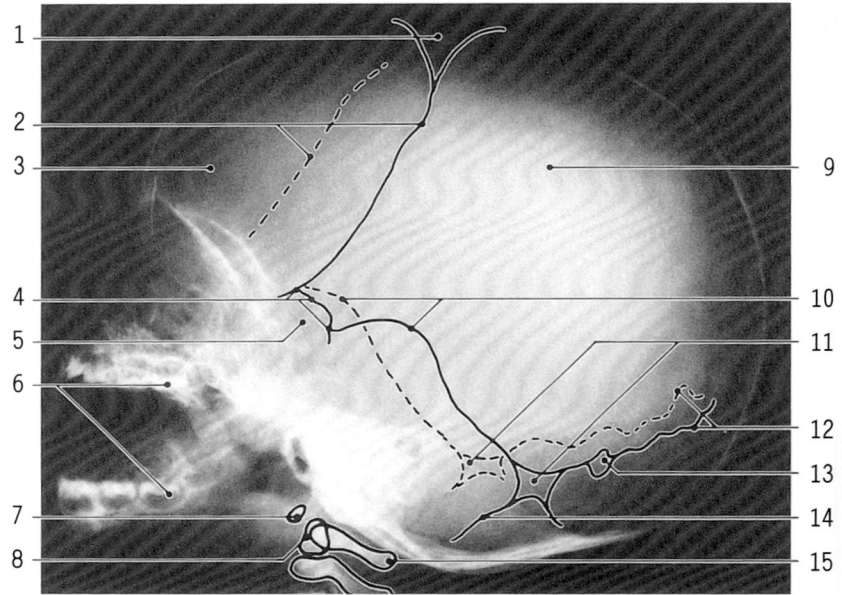

颅骨，5个月婴儿，侧位 X 线

1 前囟
2 冠状缝
3 额骨
4 翼点（蝶囟）
5 蝶骨大翼
6 乳牙
7 寰椎前弓
8 枢椎齿状突
9 顶骨
10 鳞状缝
11 乳突
12 人字缝
13 缝骨
14 枕乳窦缝
15 寰椎后方

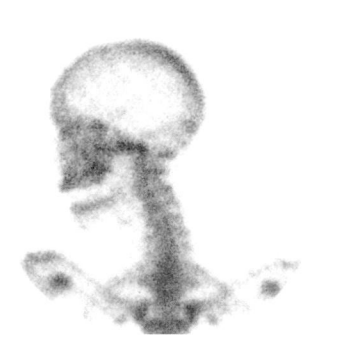
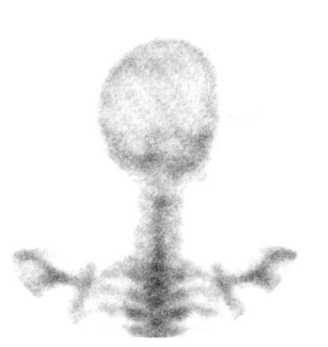
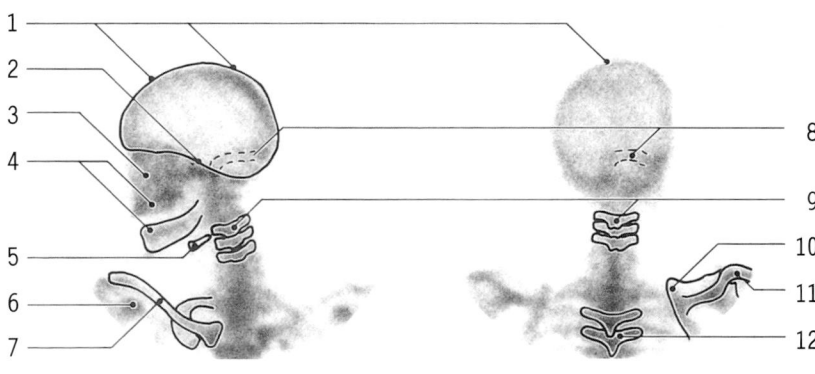

颅骨，侧位和后位，^{99M}TC-MDP，闪烁扫描

1 颅盖
2 颅腔底
3 面颅骨
4 上颌骨的牙槽突和下颌骨的牙槽部
5 舌骨
6 喙突
7 锁骨
8 横窦和乙状窦
9 颈椎
10 肩胛骨上角
11 肩峰
12 胸椎

定位像

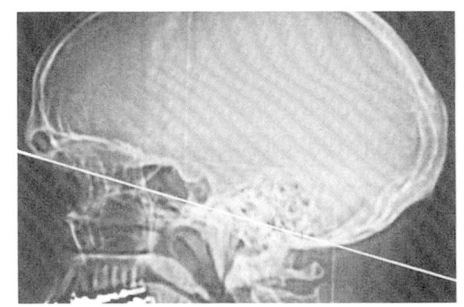

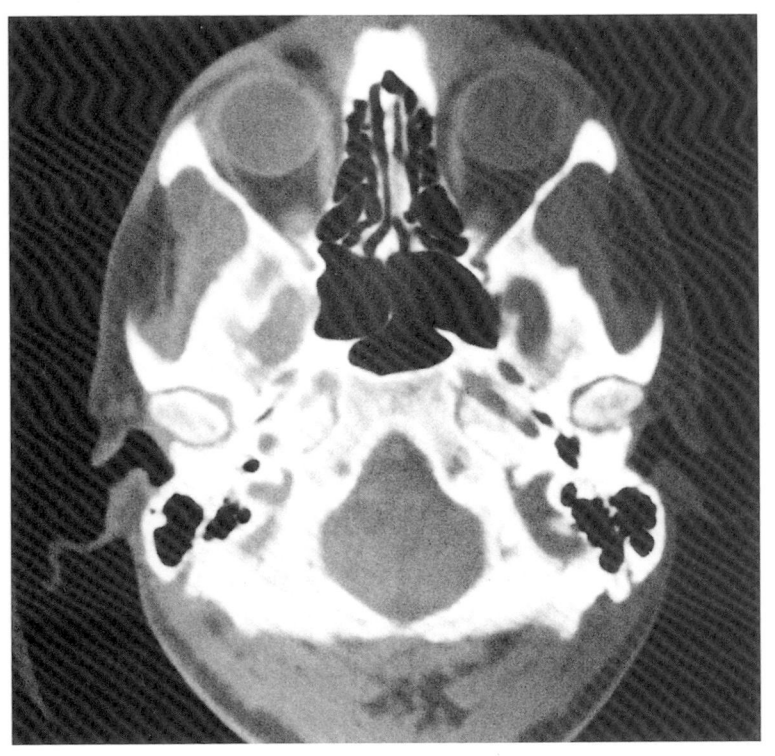
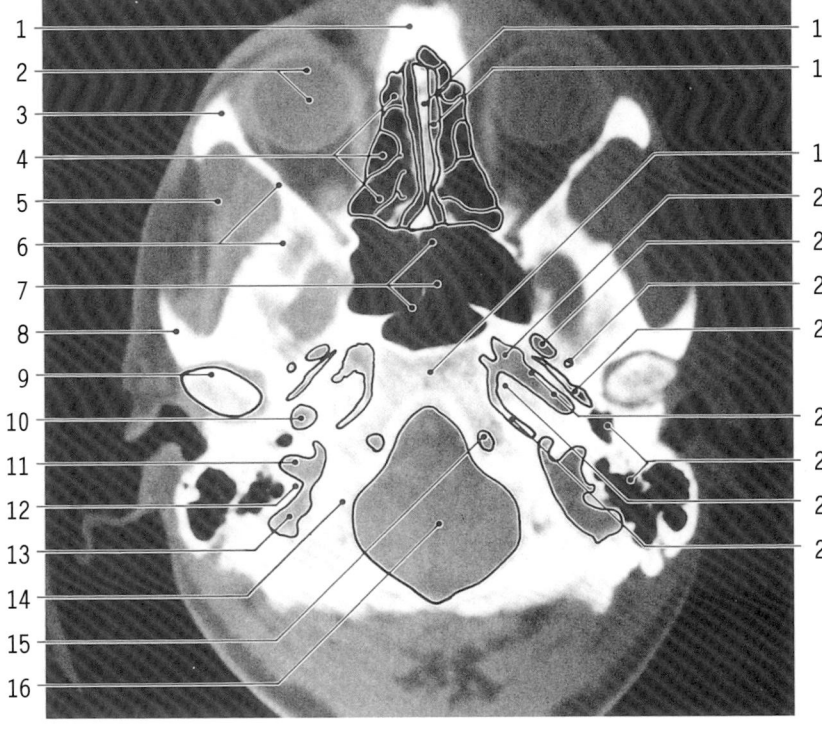

颅底，轴位 CT

1 额骨鼻棘
2 眼球
3 颧骨气房
4 筛骨气房
5 颞窝
6 蝶骨大翼
7 蝶窦
8 颞骨颧突
9 下颌头
10 颈动脉管（第一部分）
11 颈静脉孔位于颈内静脉突的后方
12 颈静脉孔后缘
13 乙状窦
14 枕骨侧部
15 舌下神经管
16 枕大孔
17 鼻中隔
18 鼻腔
19 蝶骨体
20 破裂孔
21 卵圆孔
22 棘孔
23 蝶骨岩部裂隙（咽鼓管）
24 颈动脉管（第二部分）
25 颞骨气房
26 岩骨尖
27 岩枕裂

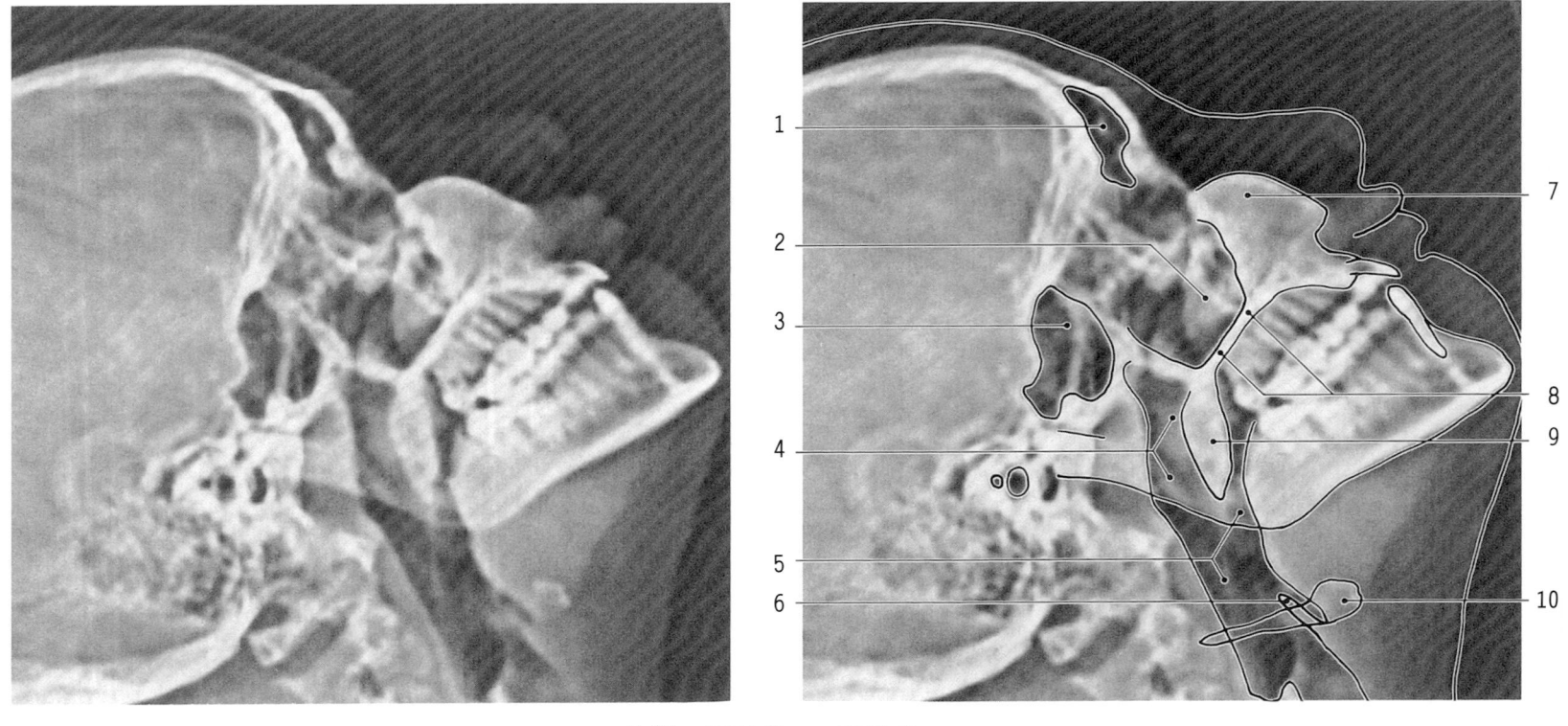

头部，冠状位 CT 定位像

1 额窦
2 上颌窦
3 蝶窦
4 鼻咽部
5 口咽部
6 会厌
7 上颌骨额突
8 硬腭
9 软腭
10 舌骨

头部，冠状位 CT 定位像

1~10 直线表示下述的 CT 扫描位置，以 10mm 厚度连续扫描 俯卧位，颈部处于过伸位

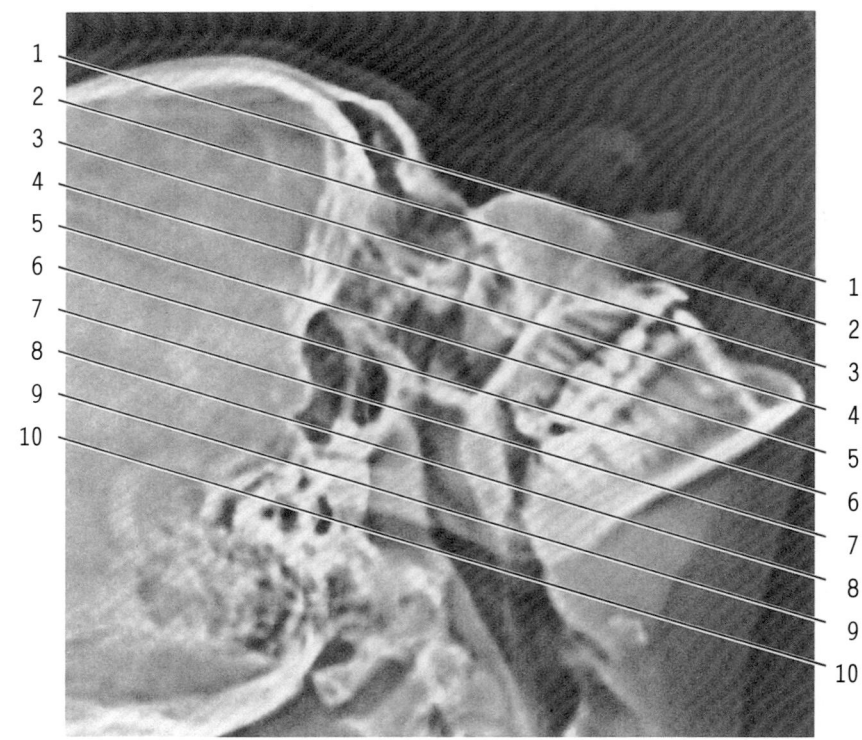

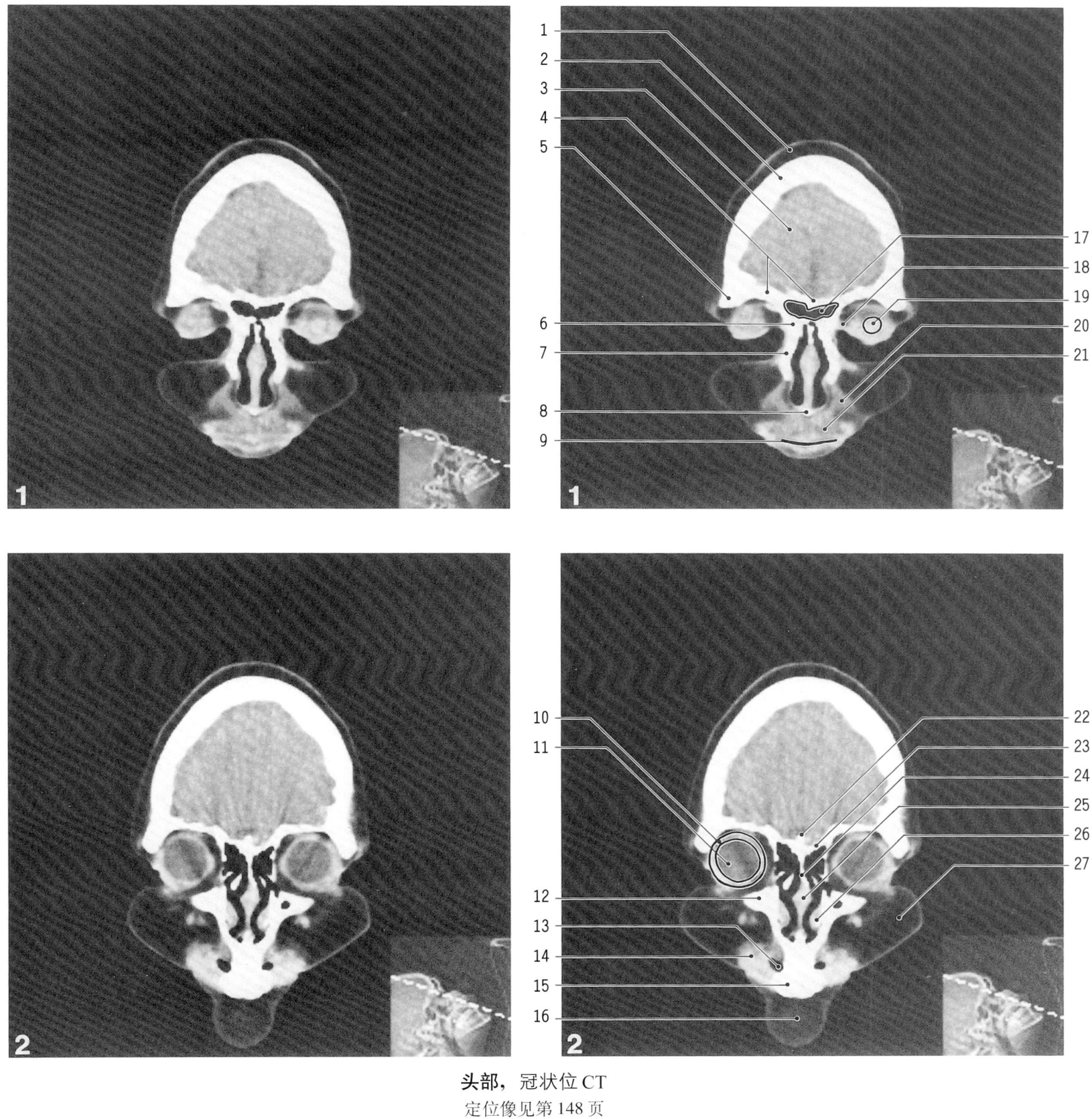

头部，冠状位 CT
定位像见第 148 页

1 头皮
2 额骨鳞部
3 额叶
4 额骨眶板
5 额骨颧突
6 额骨鼻棘
7 上颌骨额突
8 前鼻棘
9 口裂
10 巩膜
11 玻璃体
12 上颌体
13 口腔前庭的气体
14 口轮匝肌
15 上切牙
16 颏
17 额窦
18 脸内侧韧带
19 晶状体
20 提上唇肌
21 上唇
22 鸡冠
23 筛板
24 筛骨垂直板
25 鼻中隔软骨
26 下鼻甲
27 面颊

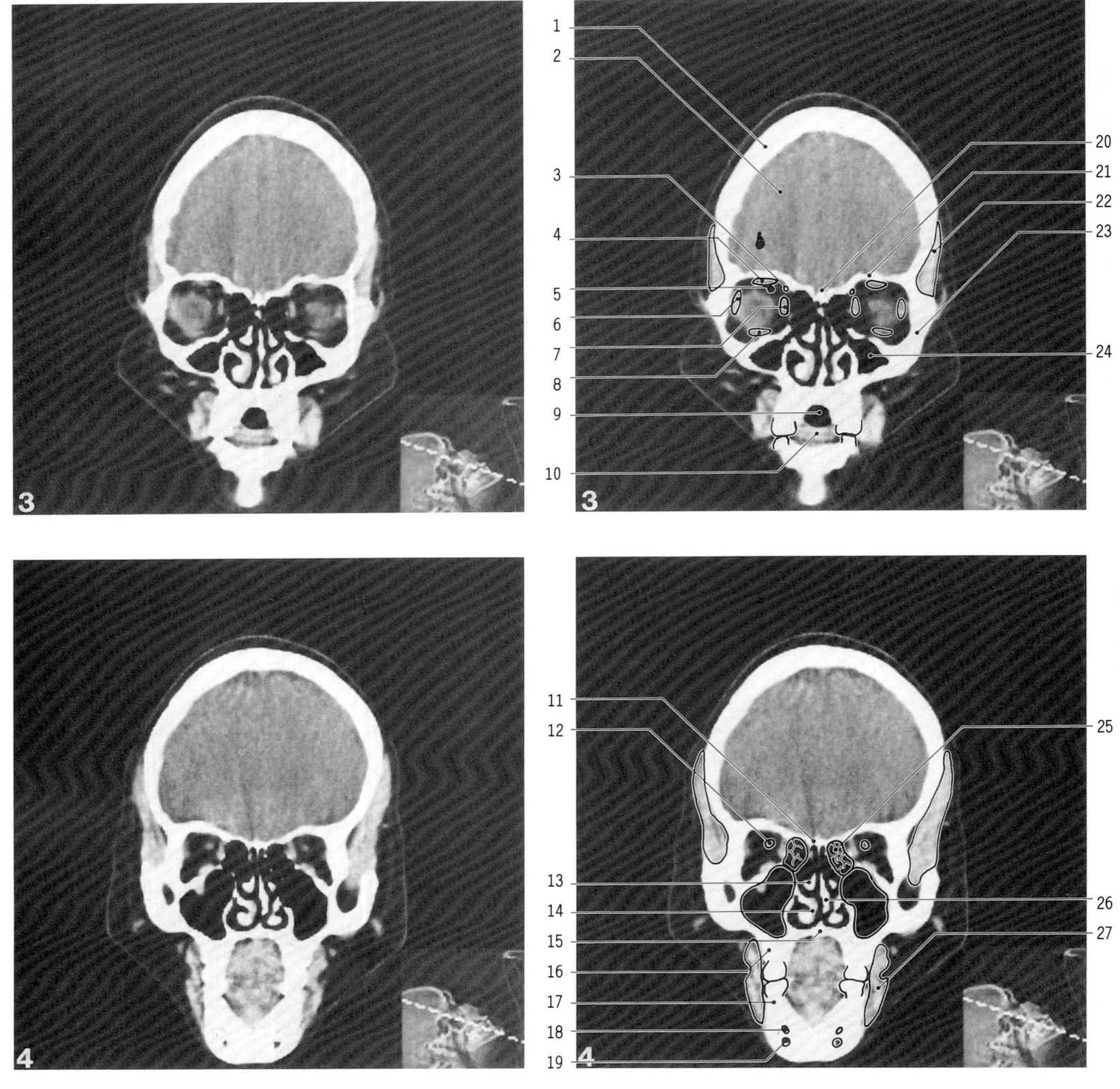

头部，冠状位 CT
定位像见第 148 页

1 额骨鳞部
2 额叶
3 上斜肌
4 上直肌和提上睑肌
5 眼动脉及眼上静脉
6 外直肌
7 内直肌
8 下直肌
9 口腔的气体
10 舌尖
11 筛板
12 视神经
13 中鼻甲
14 下鼻甲
15 硬腭
16 上颌骨牙槽突
17 下颌骨牙槽部
18 颏孔
19 下颌骨髓腔
20 鸡冠
21 额骨眶板
22 颞肌
23 颧骨
24 上颌窦
25 筛骨气房
26 鼻中隔
27 颊肌

头部，冠状位 CT 系列

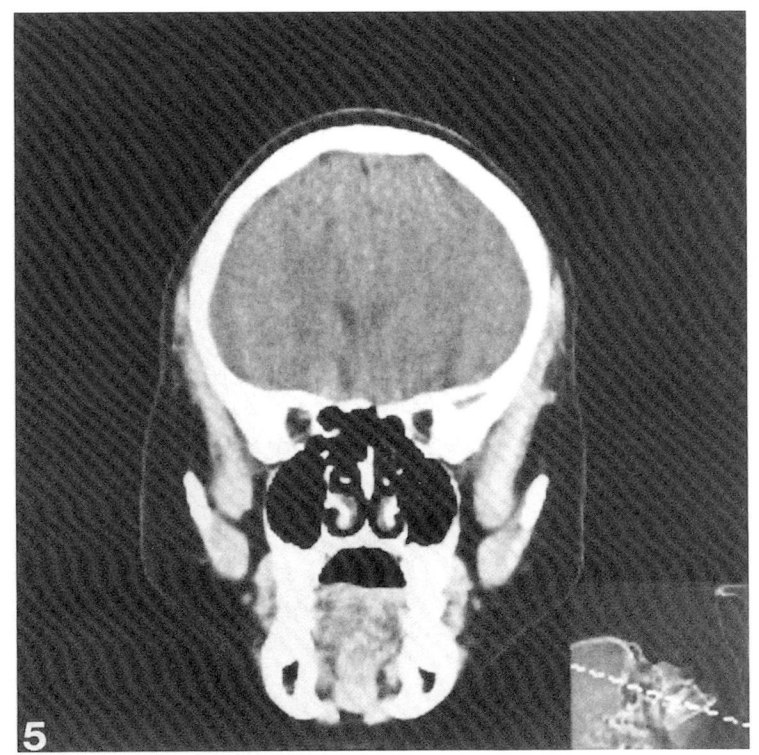
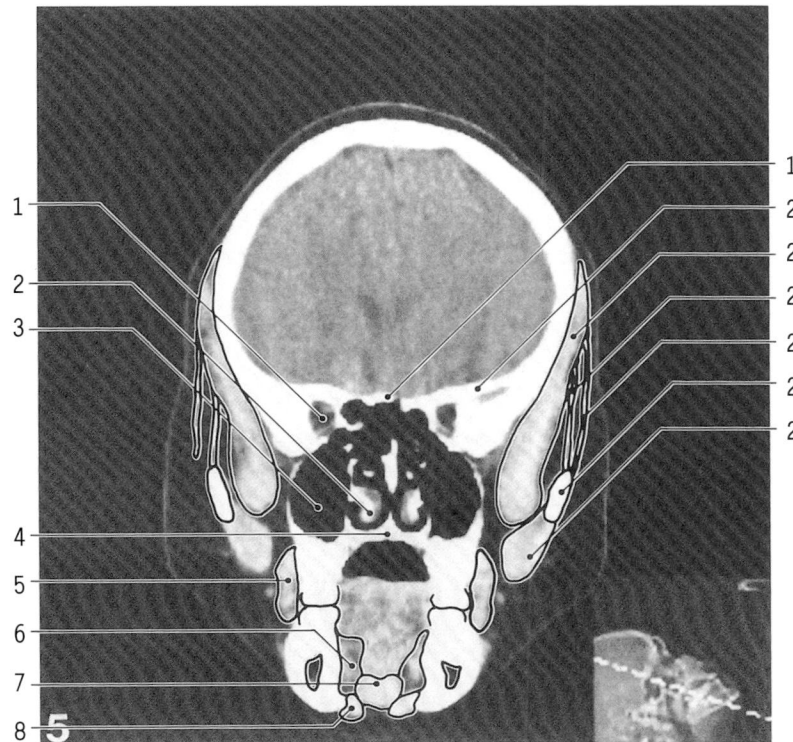
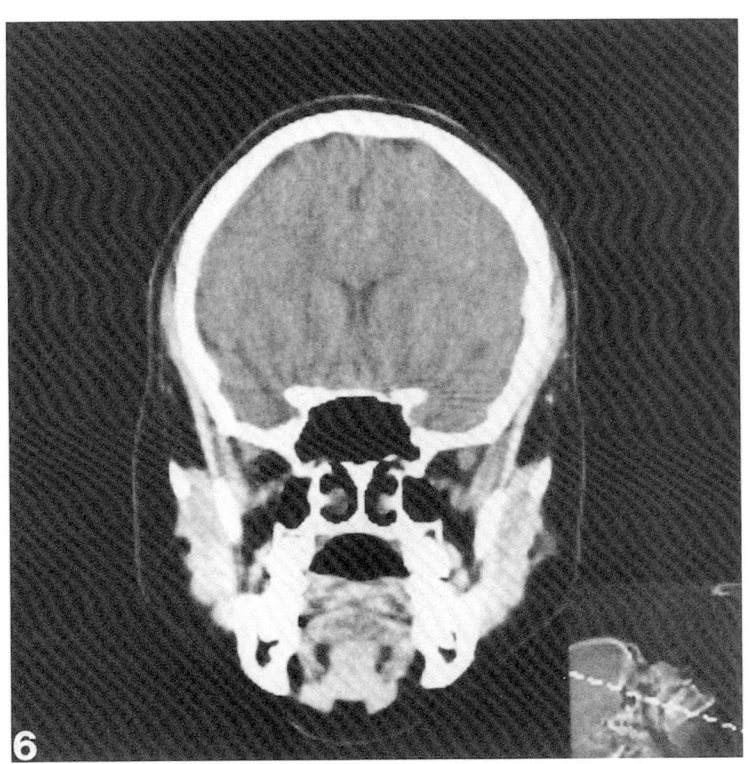
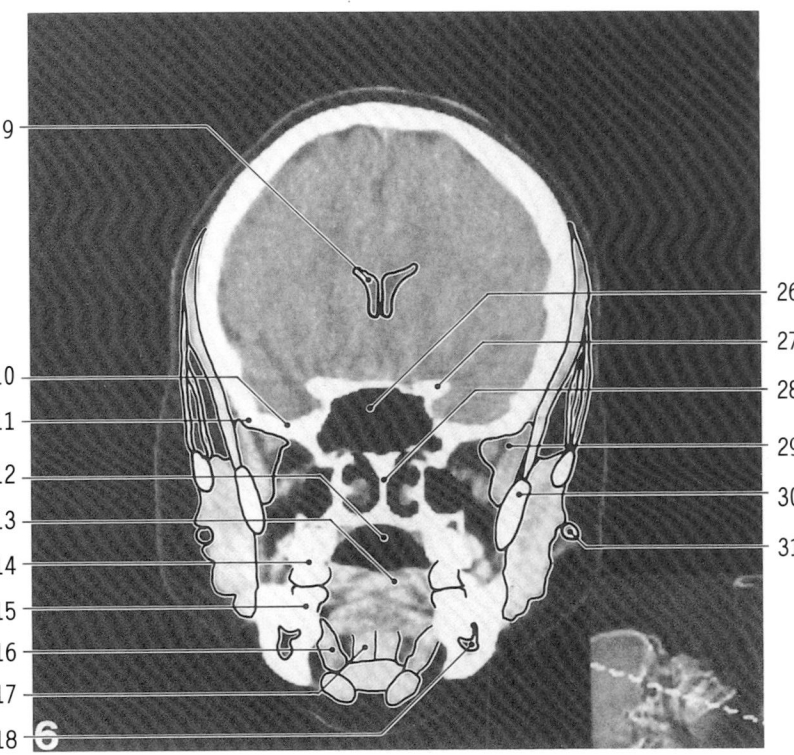

头部，冠状位 CT
定位像见第 148 页

1 眶尖
2 下鼻甲
3 上颌窦
4 硬腭
5 颊肌
6 舌下区
7 颏舌骨
8 二腹肌前腹
9 侧脑室
10 蝶骨大翼
11 颞下嵴
12 口腔
13 舌
14 上磨牙
15 下磨牙
16 下颌舌骨肌
17 颏舌肌
18 下颌骨髓腔/下颌管
19 蝶轭
20 蝶骨小翼
21 颞肌
22 颞窝
23 帽状腱膜
24 颧弓
25 咬肌
26 蝶窦
27 前床突
28 梨骨
29 翼外肌
30 下颌骨喙突
31 腮腺管

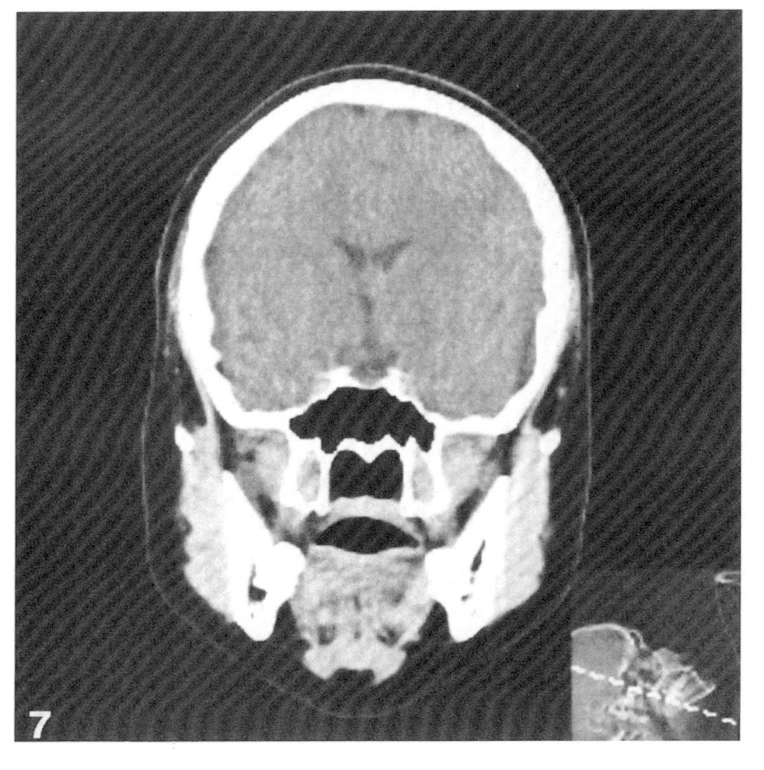
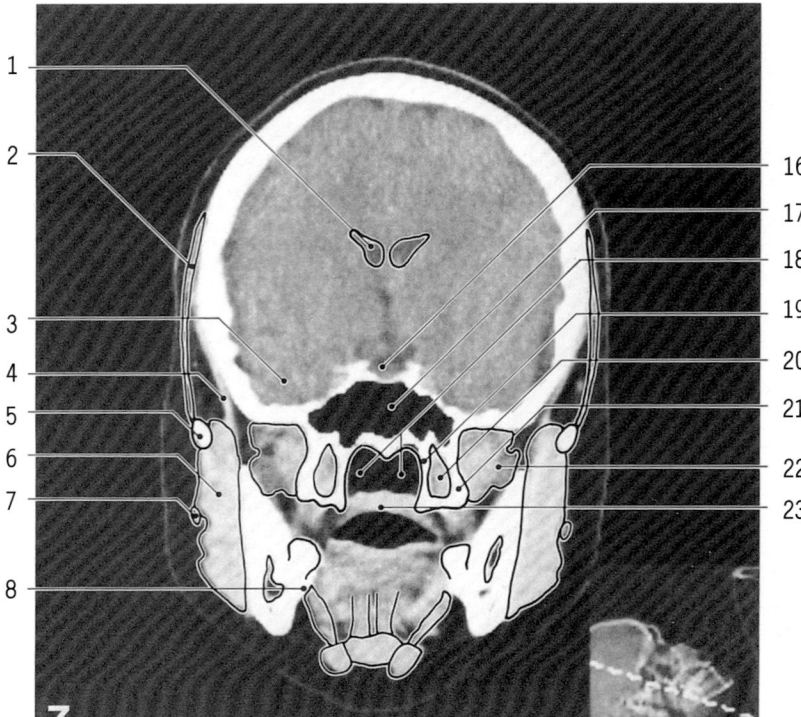
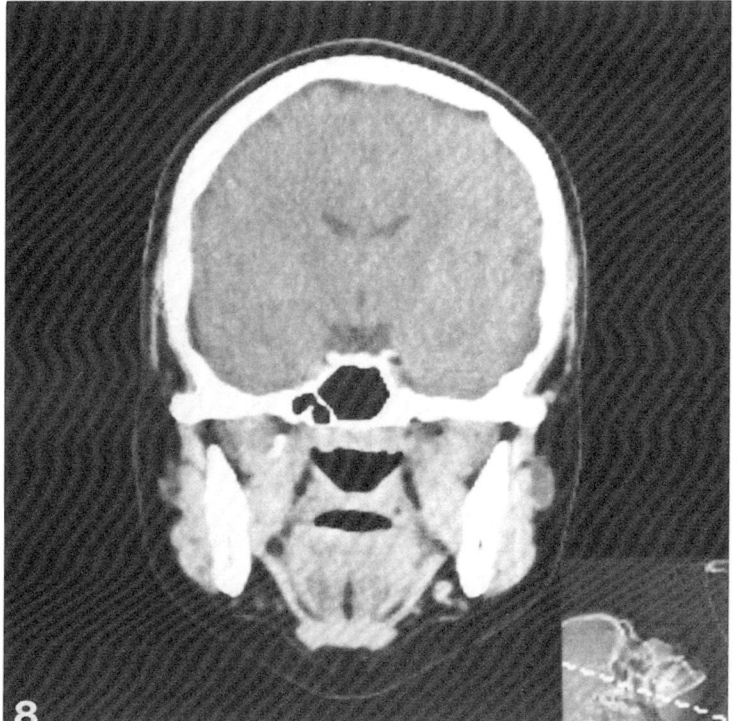
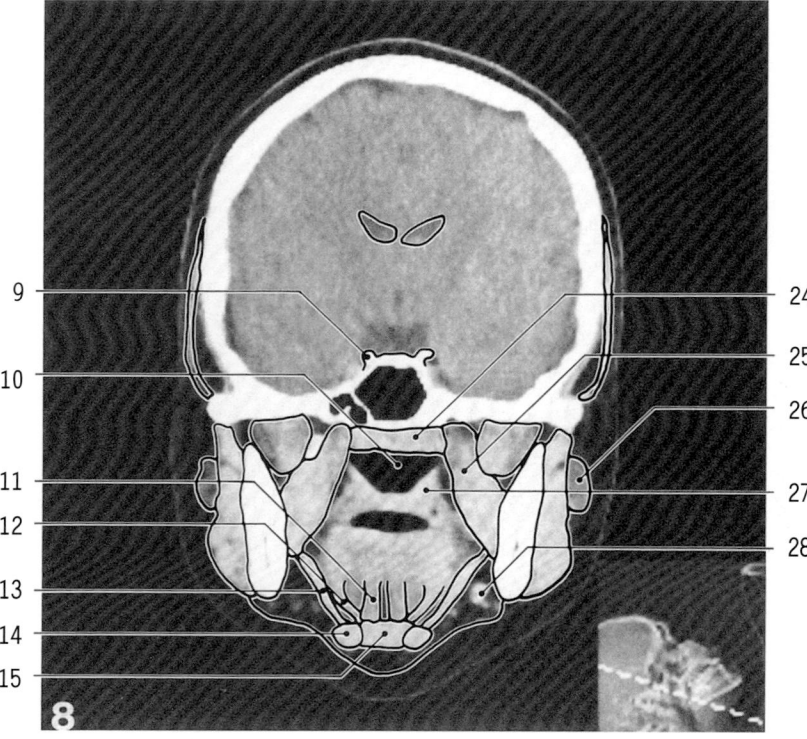

头部，冠状位CT

定位像见第148页

1 侧脑室
2 帽状腱膜
3 颞叶
4 颞肌（肌腱）
5 颧弓
6 咬肌
7 腮腺管
8 颌舌线
9 后床突
10 鼻咽部
11 颏舌肌
12 舌骨舌肌
13 下颌舌骨肌
14 二腹肌前腹
15 颏舌骨肌
16 垂体窝
17 蝶窦
18 后鼻孔
19 翼突内侧板
20 翼窝
21 翼突外侧板
22 翼外肌
23 软腭
24 头长肌
25 翼内肌
26 副腮腺
27 腭提肌
28 下颌下淋巴结

头部，冠状位 CT 系列

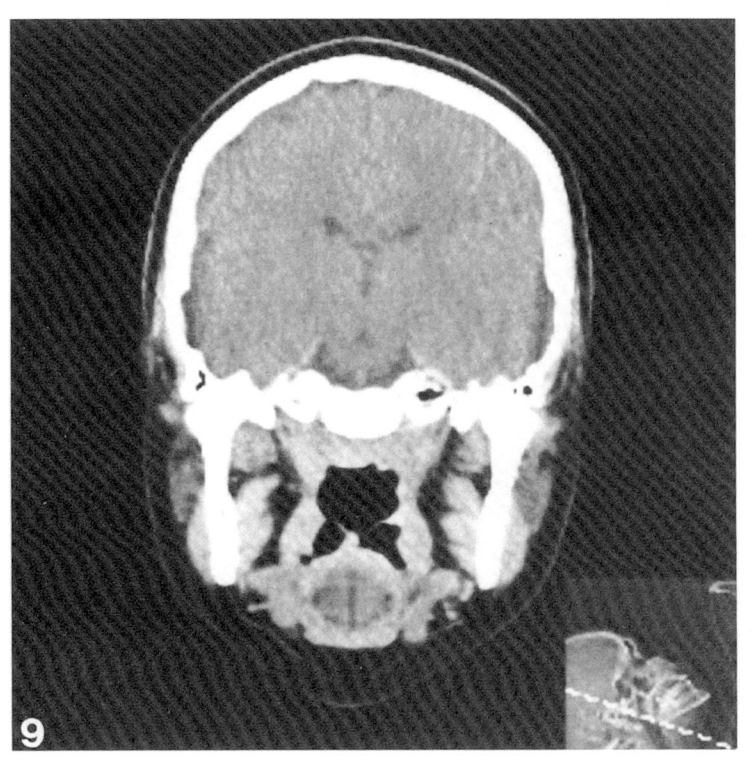
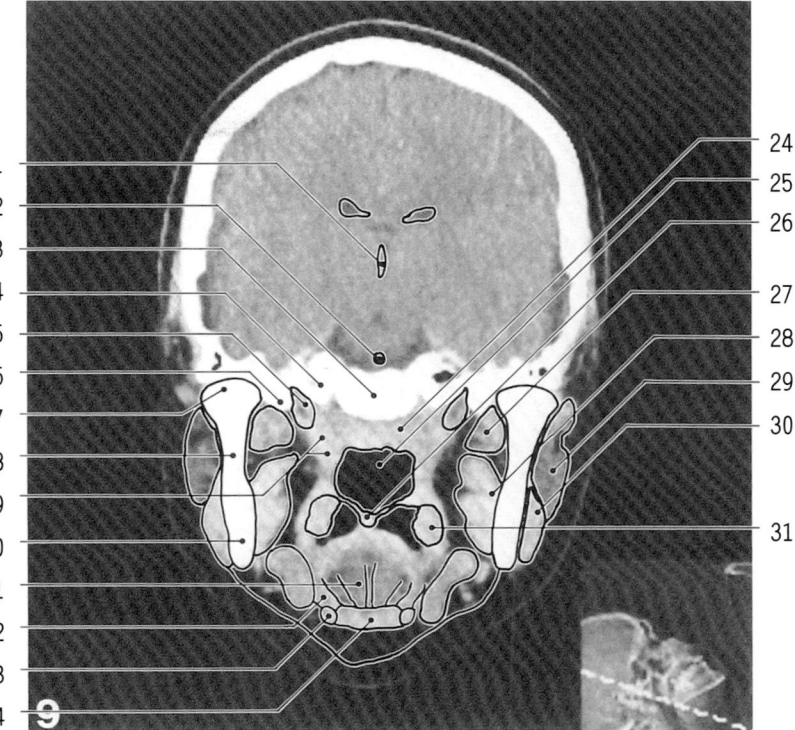
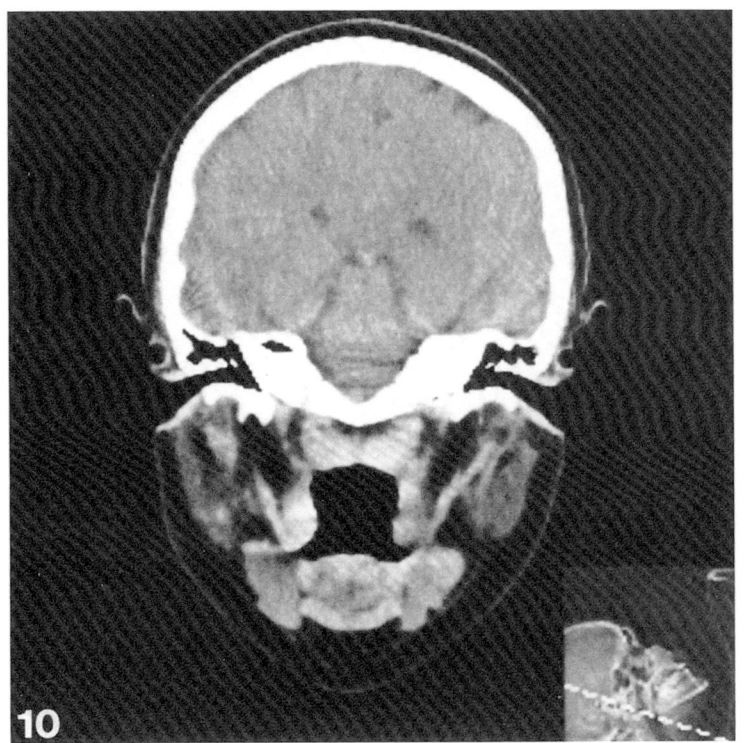
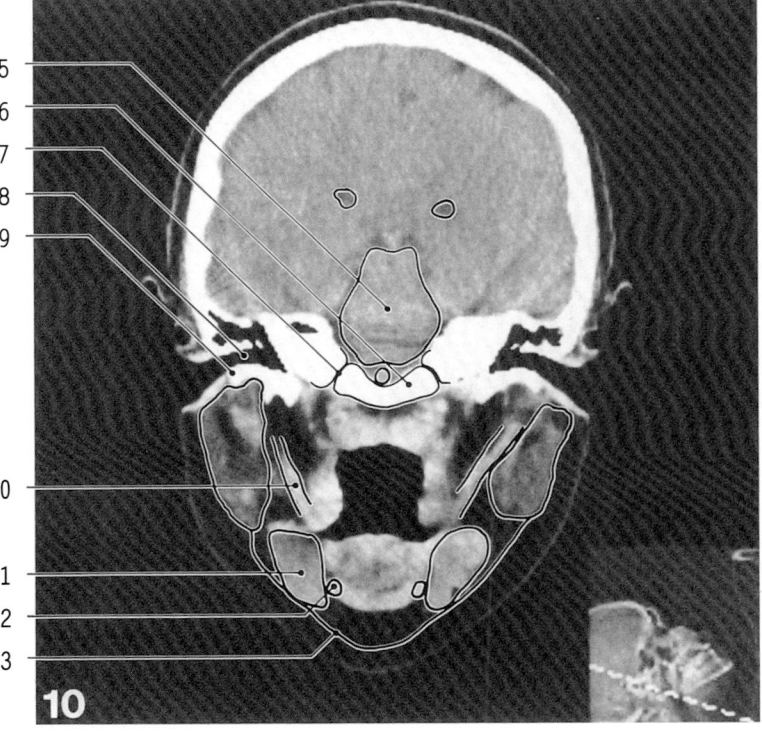

头部，冠状位 CT

定位像见第 148 页

1 第三脑室
2 基底动脉
3 蝶骨体
4 颞骨岩部
5 咽鼓管
6 蝶骨棘
7 下颌头
8 下颌颈
9 腭提肌和腭帆张肌
10 下颌角
11 颏舌肌
12 舌骨舌肌
13 二腹肌前肌
14 颏舌骨肌
15 脑干
16 枕骨基底部
17 岩枕裂
18 外耳道
19 颞骨鼓部
20 茎突舌肌
21 下颌下腺
22 二腹肌（肌腱）
23 颈阔肌
24 头长肌
25 鼻咽部
26 腭垂
27 翼外肌
28 翼内肌
29 腮腺
30 咬肌
31 腭扁桃体

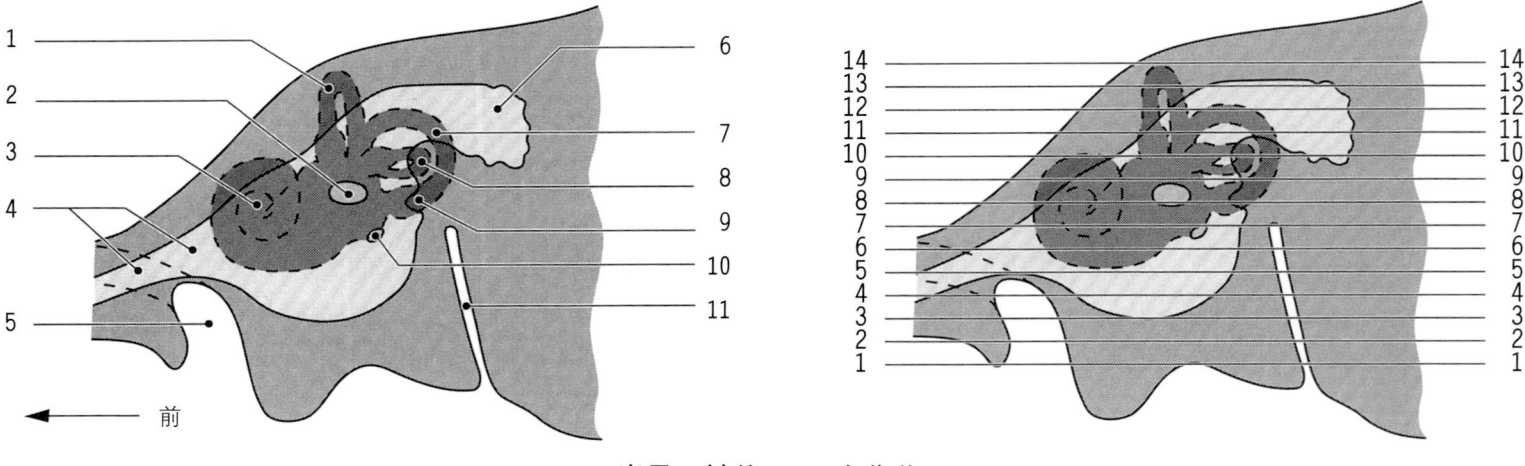

岩骨，轴位 CT，定位像
1~14 线表示下述 CT 系列的位置，连续扫描，层厚 3mm

1 前半规管
2 前庭窗
3 耳蜗
4 咽鼓管
5 颈动脉管
6 乳突窦
7 后半规管
8 外侧半规管
9 锥突
10 蜗窗
11 面神经管

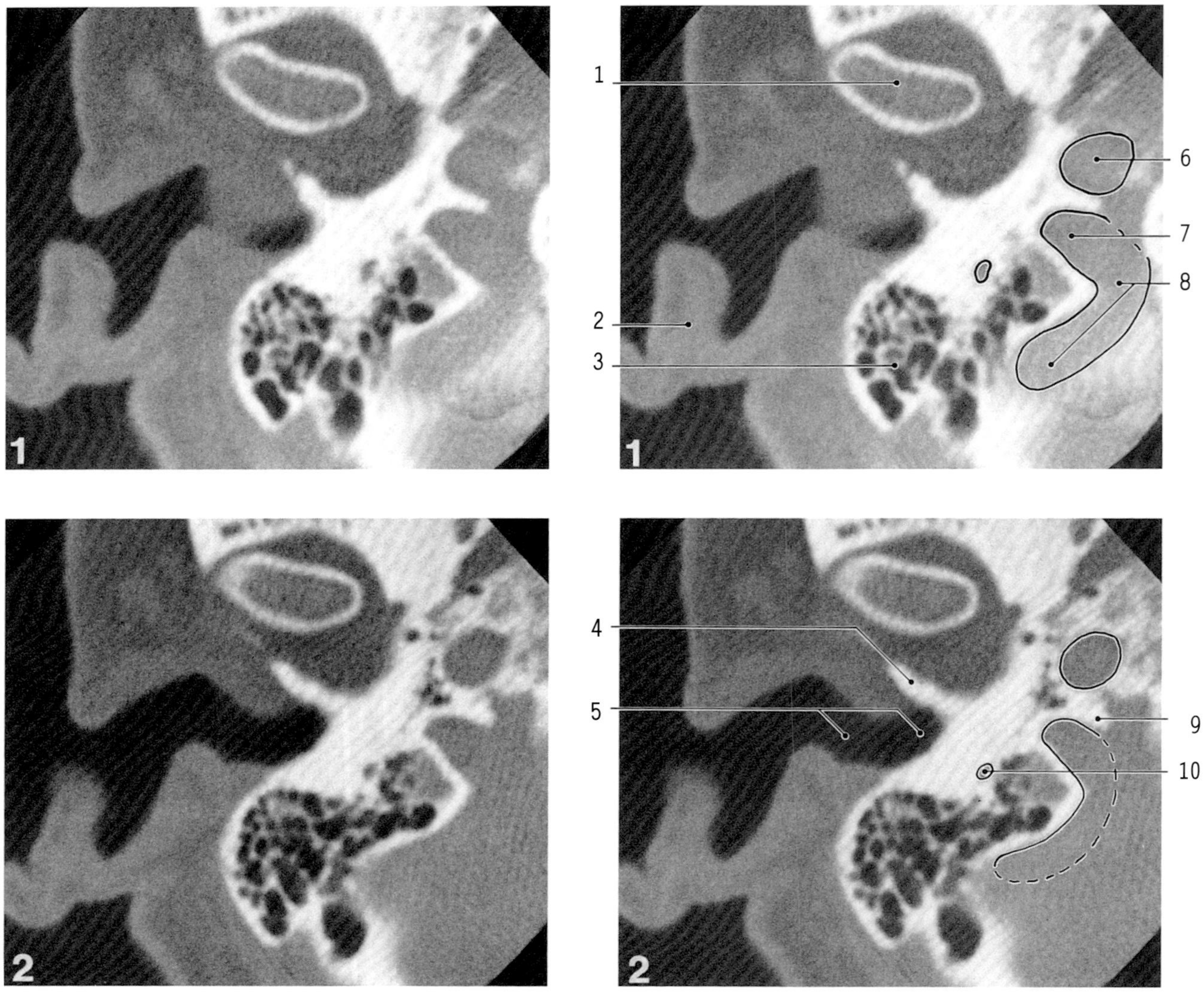

耳，轴位 CT
层面位置如上所示

1 下颌头
2 耳廓
3 乳突气房
4 颞骨鼓部
5 外耳道
6 颈动脉管
7 颈内静脉球
8 乙状窦
9 颈静脉孔内突
10 面神经管

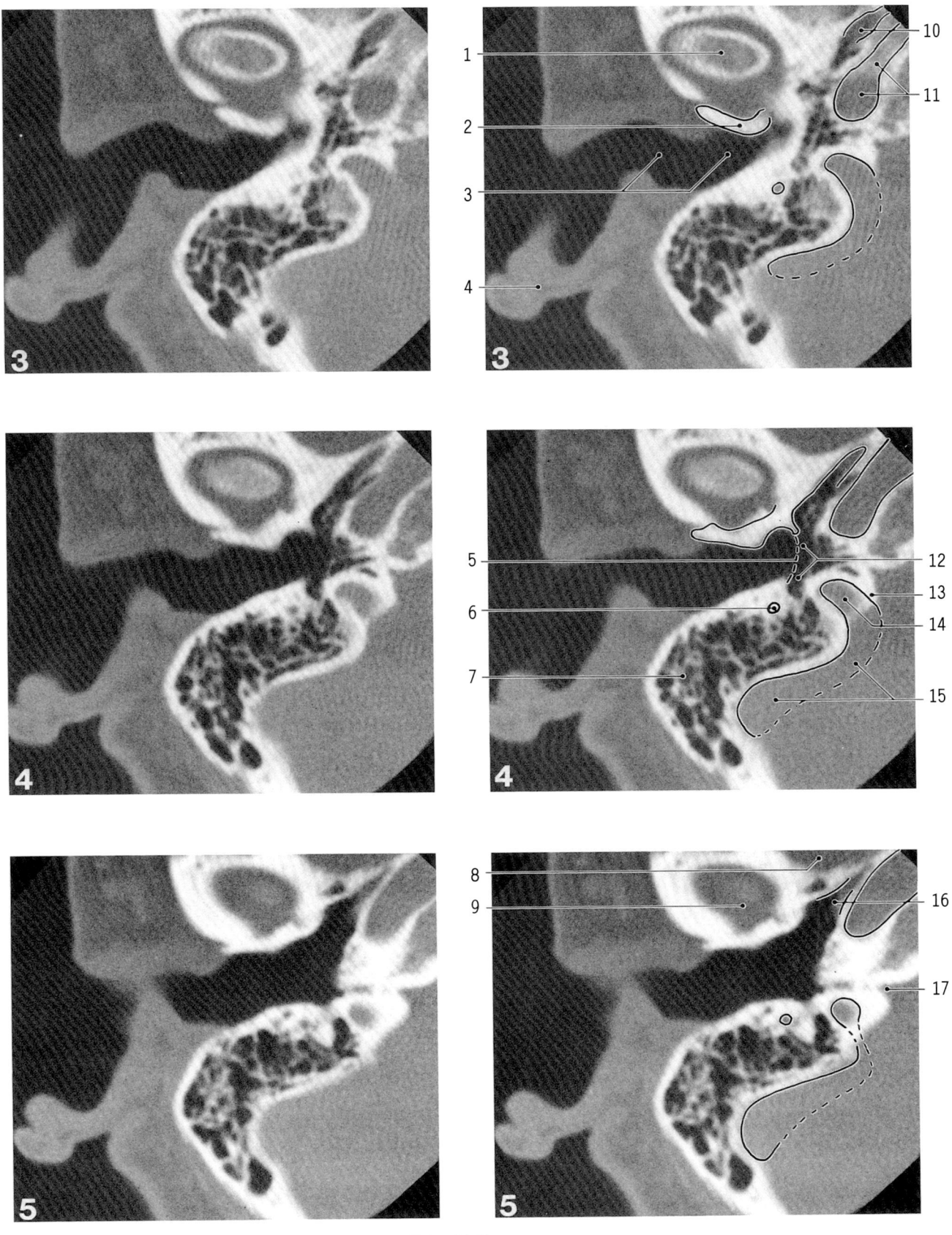

耳，轴位 CT
层面位置如上页所示

1 下颌头
2 颞骨鼓部
3 外耳道
4 耳廓
5 鼓膜
6 面神经管
7 乳突气房
8 颅中窝
9 颞下颌关节的关节盘
10 咽鼓管
11 颈动脉管
12 鼓室
13 颈内静脉突
14 颈内静脉球
15 乙状窦
16 咽鼓管鼓室口
17 蜗小管口(外淋巴管)

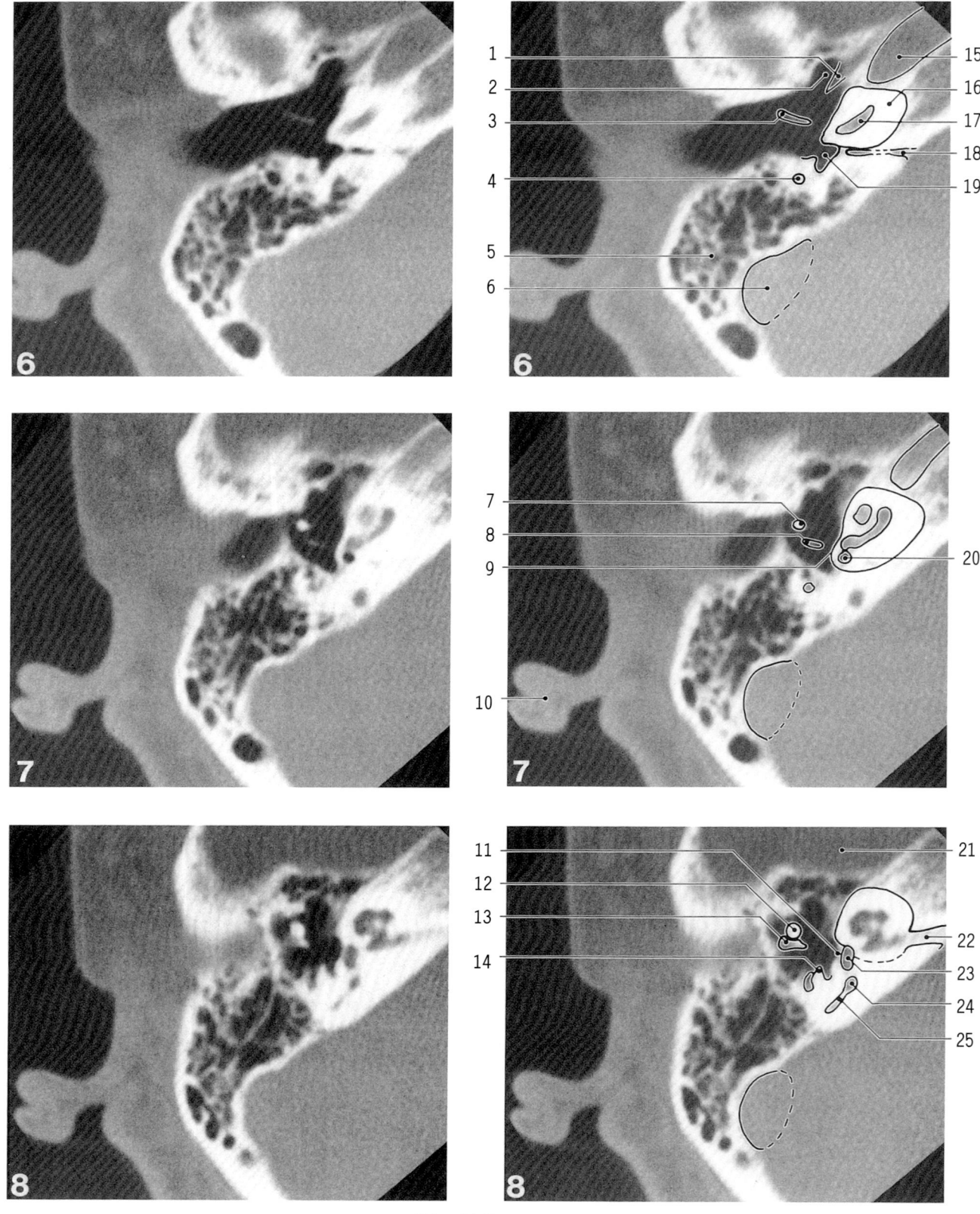

耳，轴位 CT
层面位置如第 154 页所示

1 鼓膜张肌
2 咽鼓管鼓室口
3 锤骨柄
4 面神经管
5 乳突气房
6 乙状窦
7 锤骨颈
8 砧骨长脚
9 岬
10 耳廓
11 前庭窗的镫骨基底
12 锤骨头
13 砧骨体
14 锥隆起
15 颈内动脉管
16 耳蜗
17 螺旋管
18 蜗小管（外淋巴管）
19 鼓室窦
20 蜗窗
21 中颅窝
22 内听道
23 前庭
24 后半规管壶腹部
25 后半规管

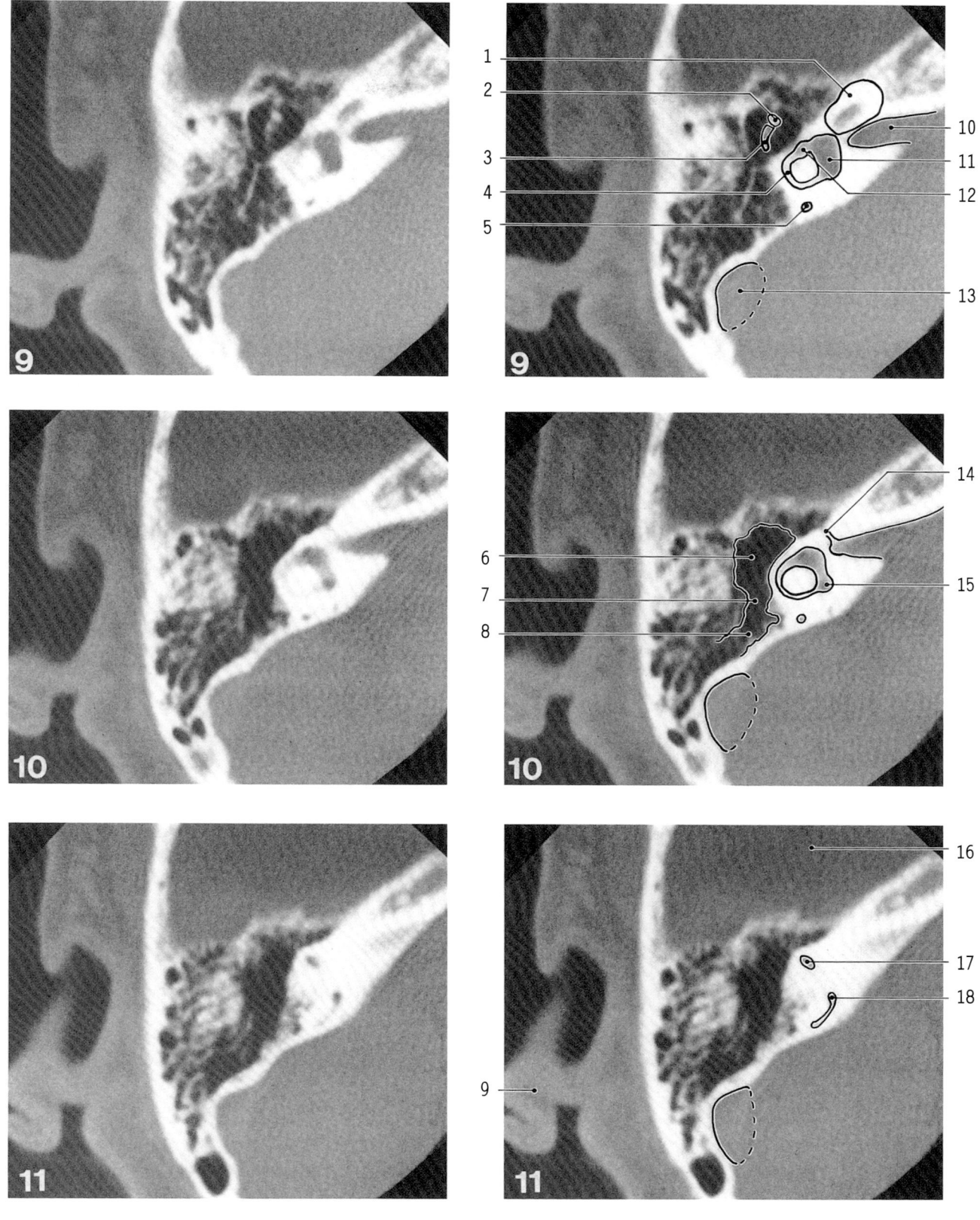

耳，轴位 CT
层面位置如第 154 页所示

1 耳蜗
2 锤骨头
3 砧骨短脚
4 外半规管
5 后半规管
6 鼓室上隐窝
7 乳突窦口
8 乳突窦
9 耳廓
10 内听道
11 前庭
12 外半规管壶腹部
13 乙状窦
14 面神经管
15 椭圆囊隐窝
16 中颅窝
17 前半规管壶腹
18 前后半规管的共同脚

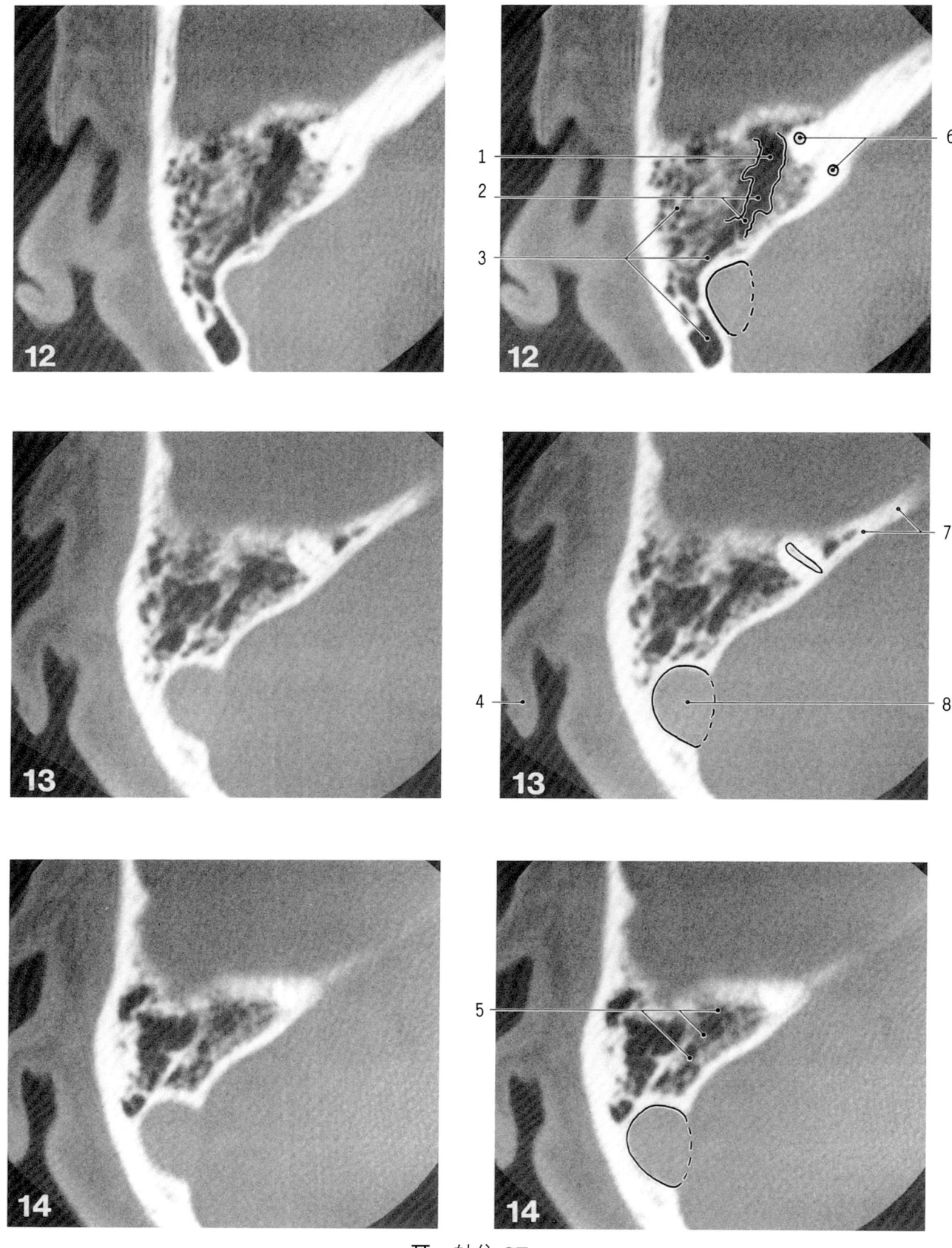

耳，轴位CT

层面位置如第154页所示

1 鼓室上隐窝
2 乳突窦
3 乳突气房
4 耳廓
5 鼓室盖
6 前半规管
7 岩骨上缘
8 乙状窦

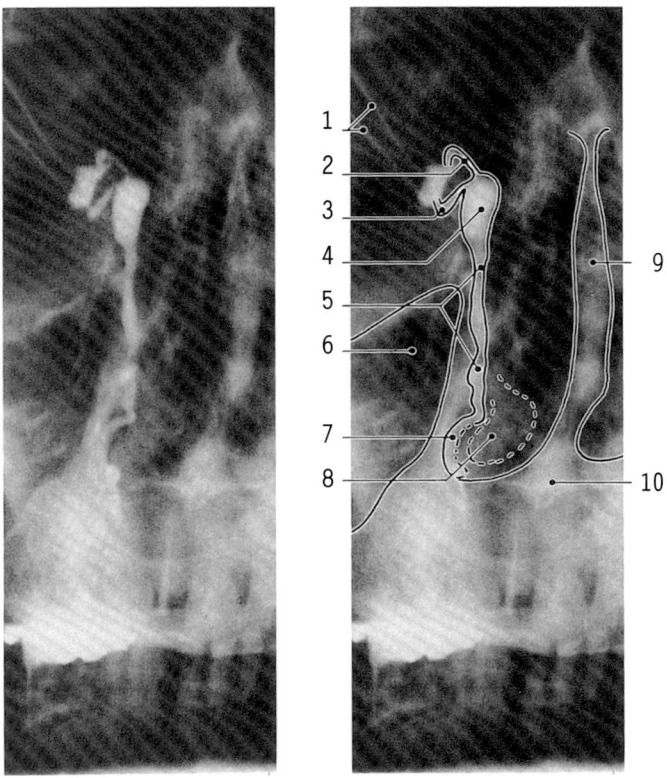

泪管，前后位 X 线，泪管造影

1 插入泪乳头的导管
2 上泪小管
3 下泪小管
4 泪囊
5 鼻泪管
6 上颌窦
7 流入鼻腔的对比剂
8 下鼻甲
9 鼻中隔
10 硬腭

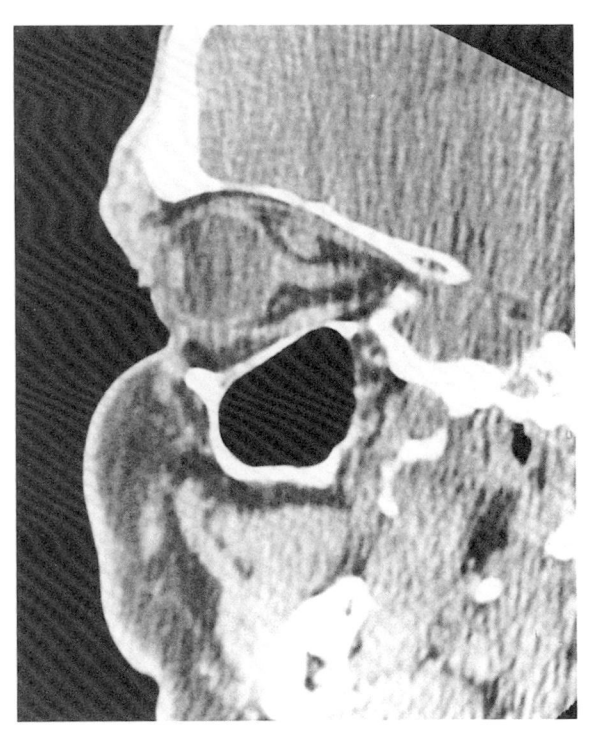

眼眶，矢状位 CT

1 额骨鳞部
2 眉弓
3 眶上缘
4 上睑
5 角膜
6 晶状体
7 下直肌
8 眶下缘
9 上颌窦
10 下颌骨
11 额骨眶板
12 提上睑肌
13 上直肌
14 眶静脉
15 视神经
16 前床突
17 眶上裂
18 眶下裂
19 翼腭窝
20 咽鼓管
21 翼突外板

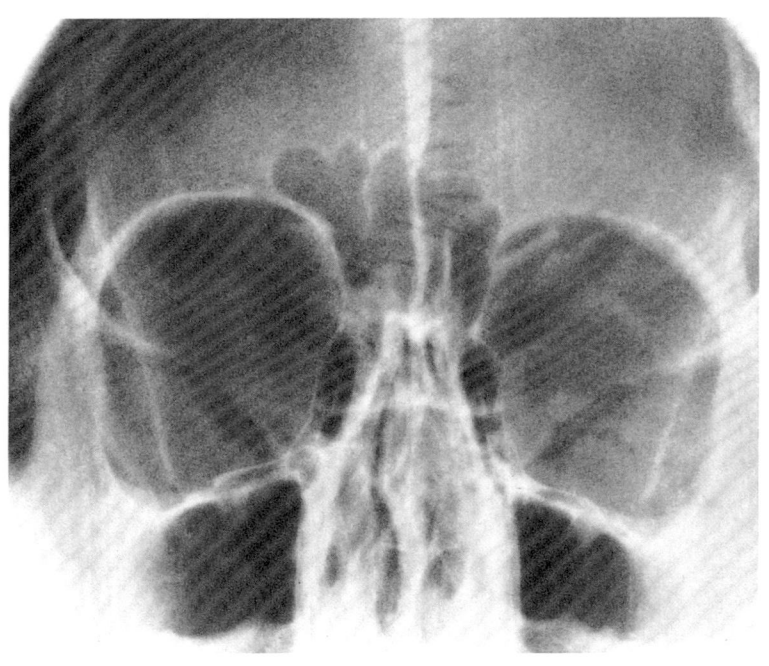

副鼻窦，前后位 X 线

1 大脑镰（钙化）
2 额窦
3 眶部
4 筛骨气房
5 眶上裂
6 上颌窦
7 矢状缝
8 无名线(放射学术语，蝶骨大翼切线观)
9 垂体窝(底)
10 鼻中隔

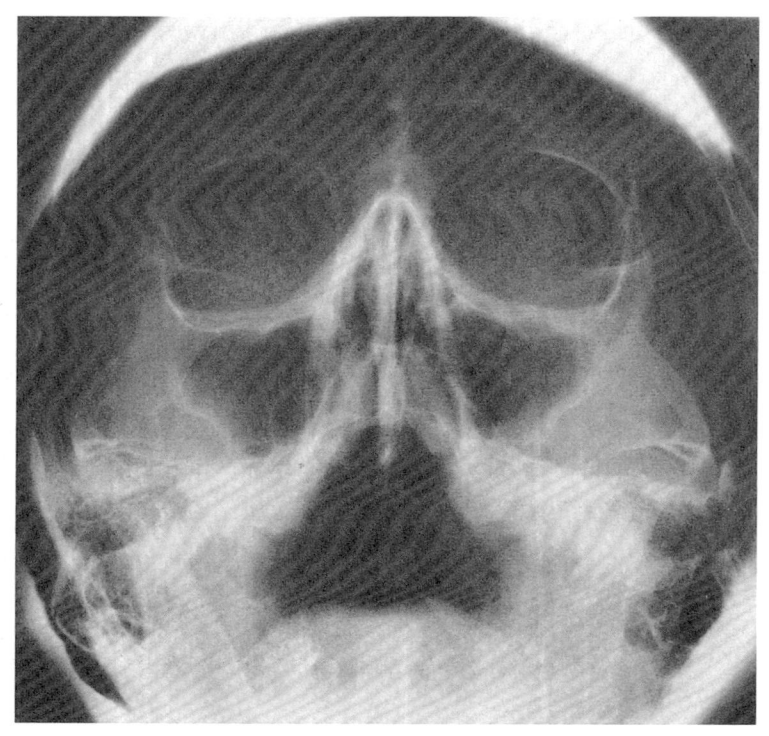
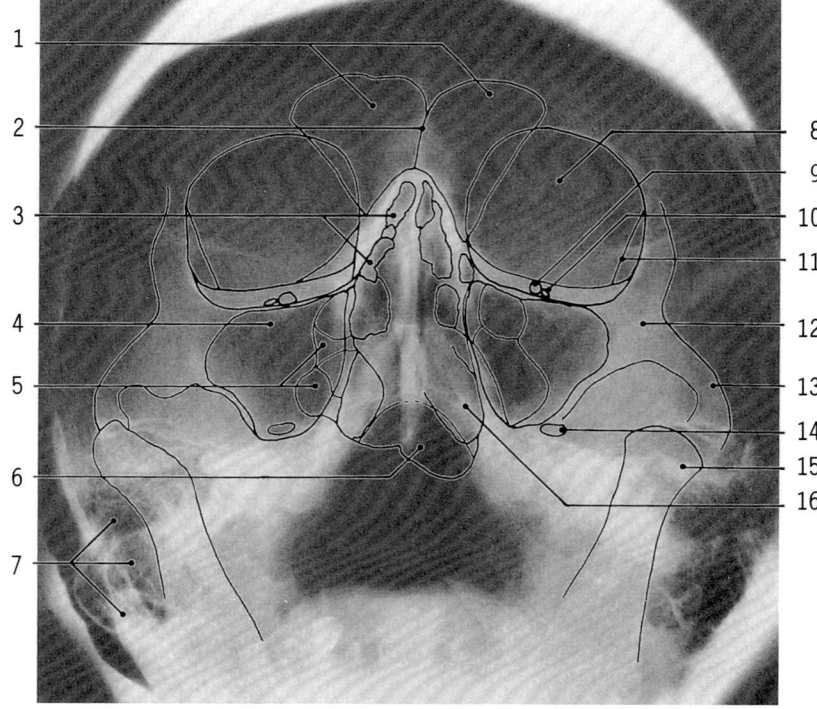

副鼻窦，前后位倾斜 X 线

1 额窦
2 额窦隔
3 前筛气房
4 上颌窦
5 后筛气房
6 蝶窦
7 乳实气房
8 眶部
9 圆孔
10 眶下孔
11 无名线(放射学术语)
12 颧骨体
13 颧弓
14 卵圆孔
15 下颌骨头
16 下鼻甲

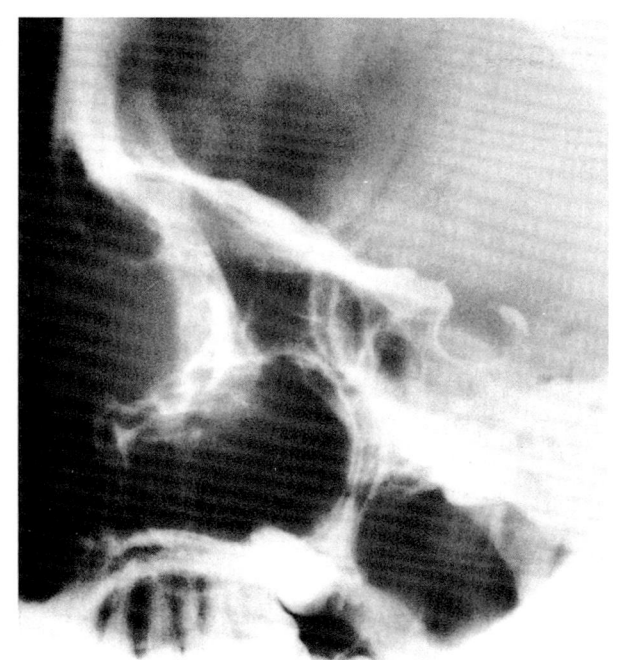
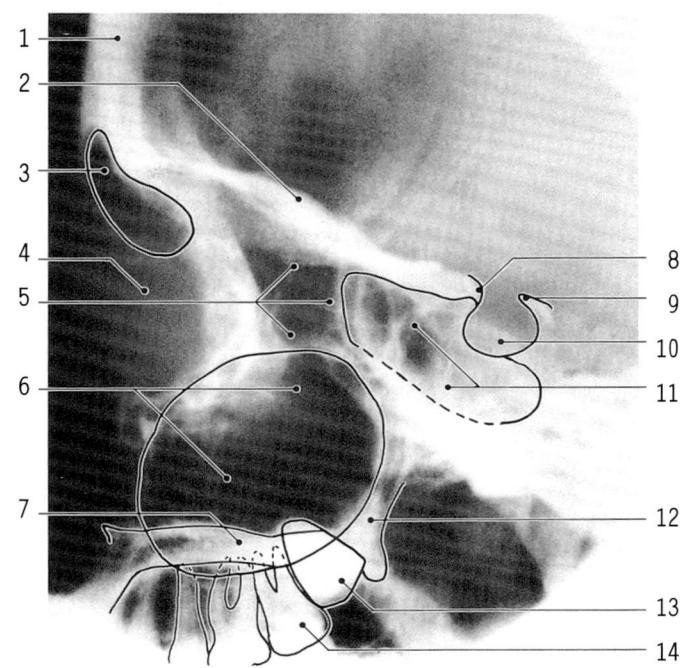

副鼻窦，侧位 X 线

1 额骨
2 额骨眶板
3 额窦
4 眶部
5 筛骨气房
6 上颌窦
7 硬腭
8 前床突
9 后床突
10 垂体窝
11 蝶窦
12 翼突
13 上排第三磨牙
14 上排第二磨牙

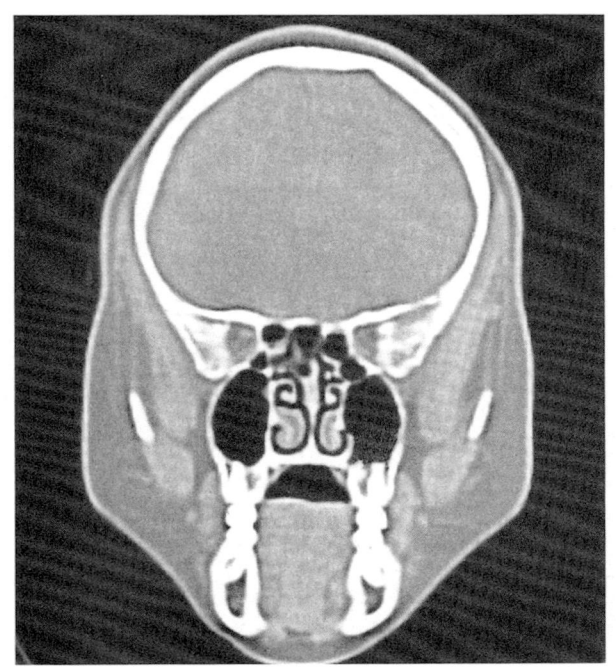
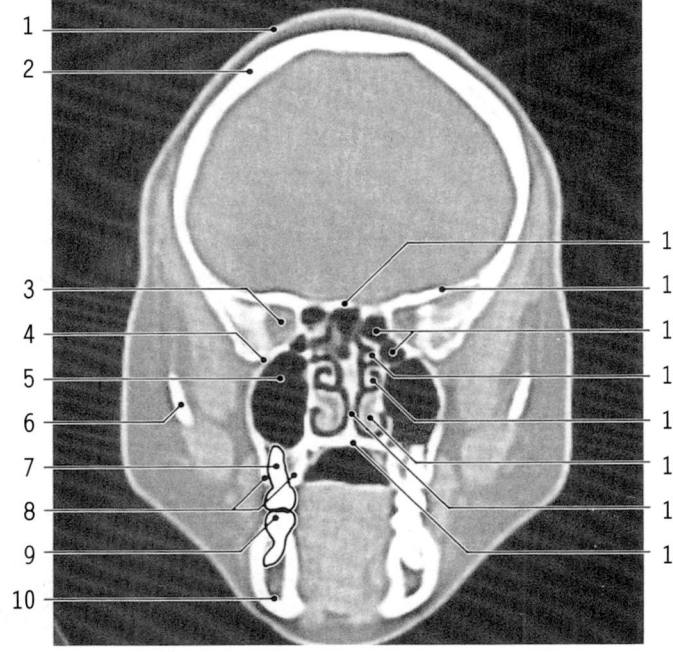

上颌窦，冠状位 CT（骨窗）

1 皮肤
2 额骨
3 眶尖
4 眶下裂
5 上颌窦
6 颧弓
7 上排磨牙根
8 上颌骨牙槽突
9 下排磨牙冠
10 下颌骨体
11 蝶轭
12 蝶骨小翼
13 筛骨气房
14 上鼻甲
15 中鼻甲
16 下鼻甲
17 鼻中隔
18 硬腭

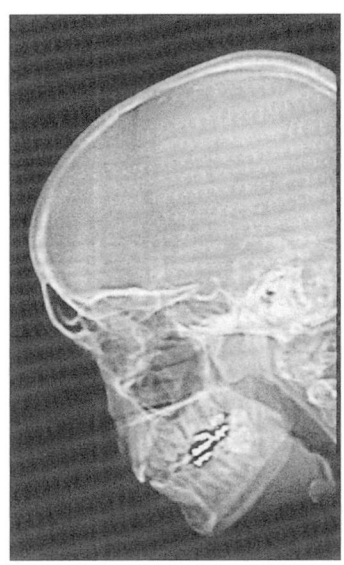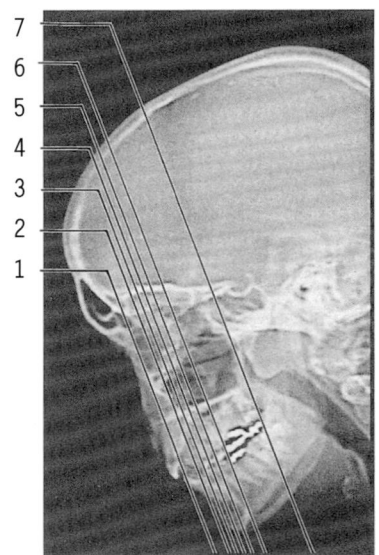

副鼻窦，定位像

1~7 线表示 CT 扫描层面的位置。层面 1mm 厚

俯卧位且颈部过伸

2~6 层面表示窦道组合，包括上颌窦、筛漏斗、钩状突、半月孔、筛泡、中鼻甲和中鼻道

箭头 ←、→、↔ 是指前一个层面、后一个层面以及两者皆可看到的结构

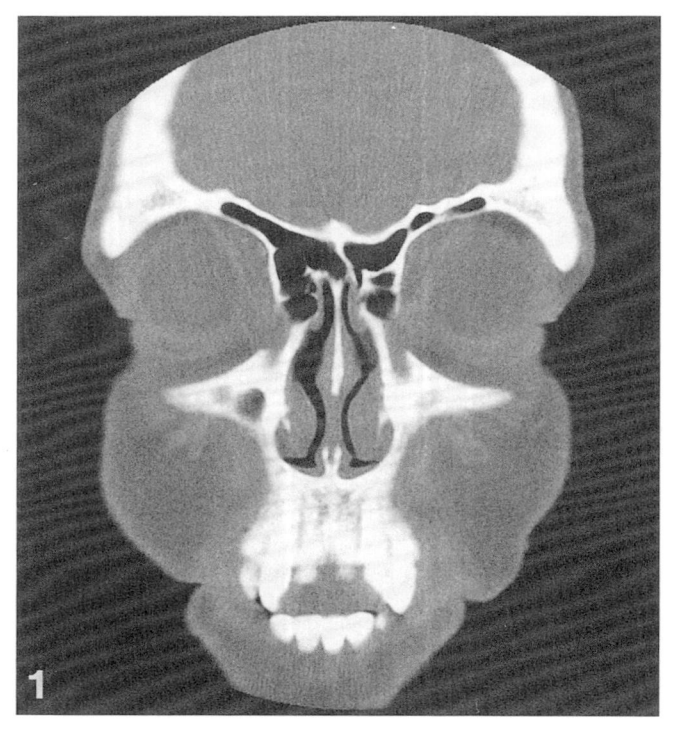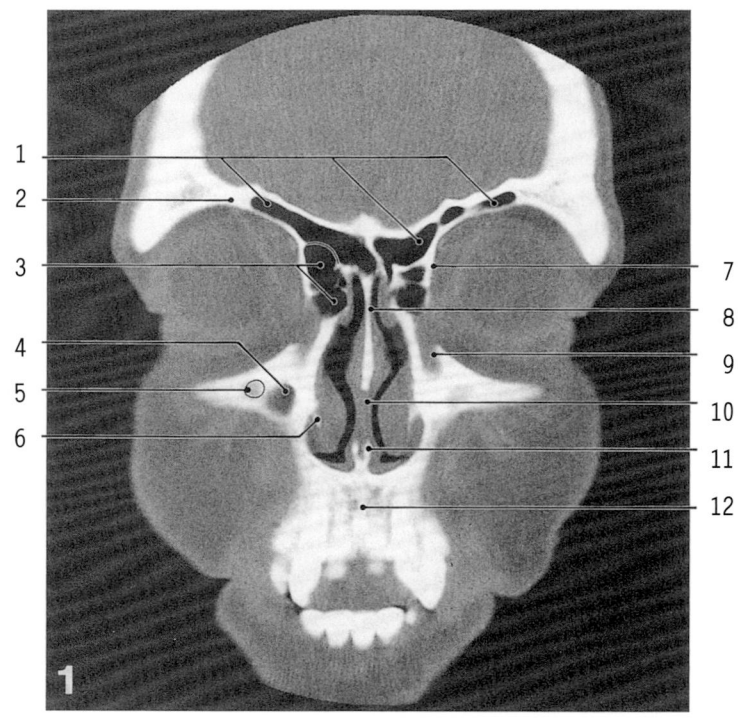

副鼻窦，冠状位 CT

1 额窦→
2 额骨眶部→
3 前筛小房→
4 上颌窦→
5 眶下裂
6 下鼻甲→
7 泪骨→
8 筛骨垂直板→
9 鼻泪管
10 鼻中隔的软骨部→
11 梨骨→
12 切牙骨

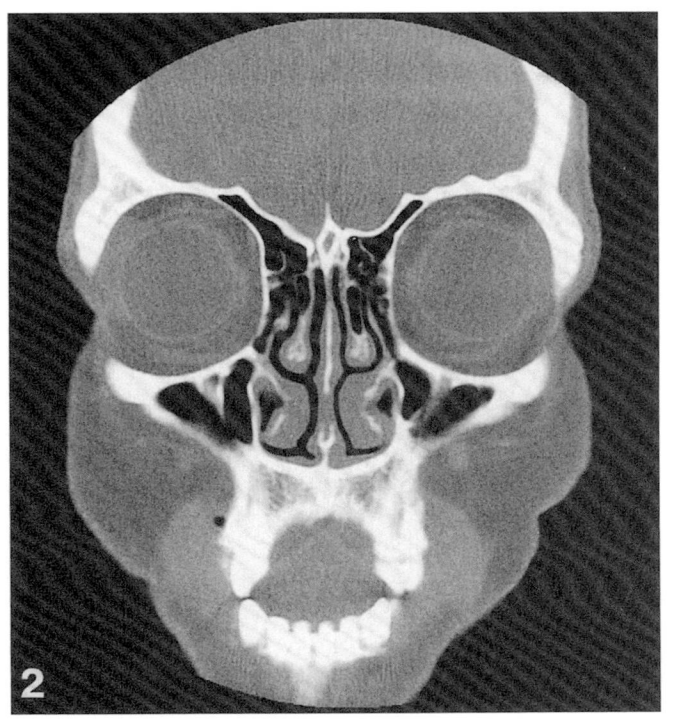
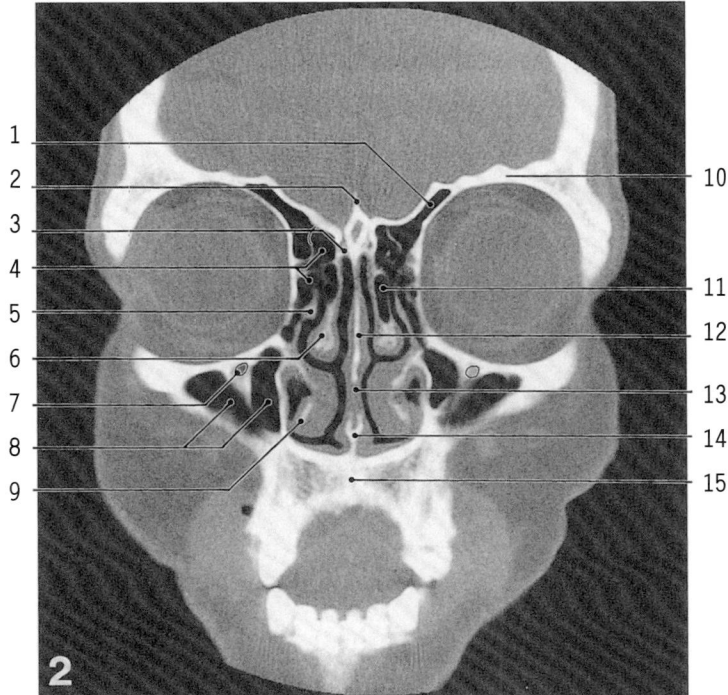

副鼻窦，冠状位 CT

1 额窦
2 鸡冠
3 筛板
4 前筛小房
5 钩状突
6 中鼻甲
7 眶下管
8 上颌窦
9 下鼻甲
10 额骨眶部
11 中鼻甲气房
12 筛骨垂直板
13 鼻中隔软骨部
14 梨骨
15 硬腭

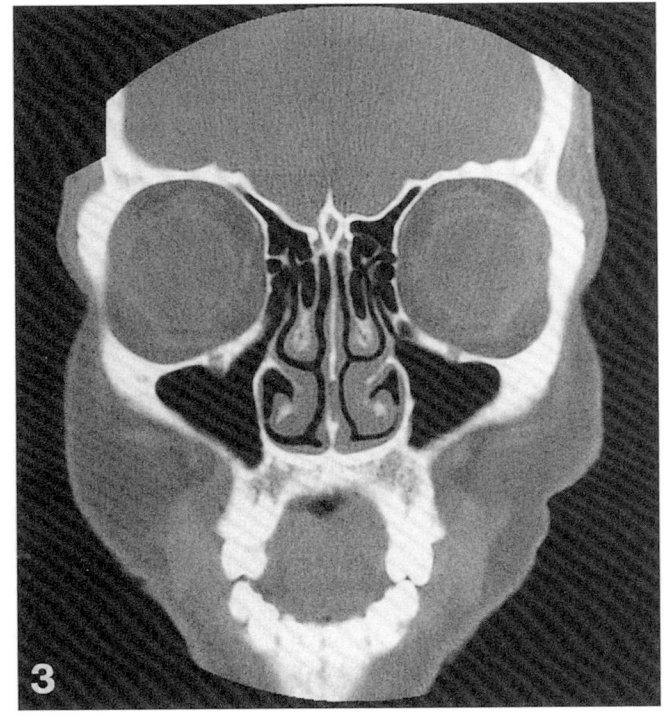
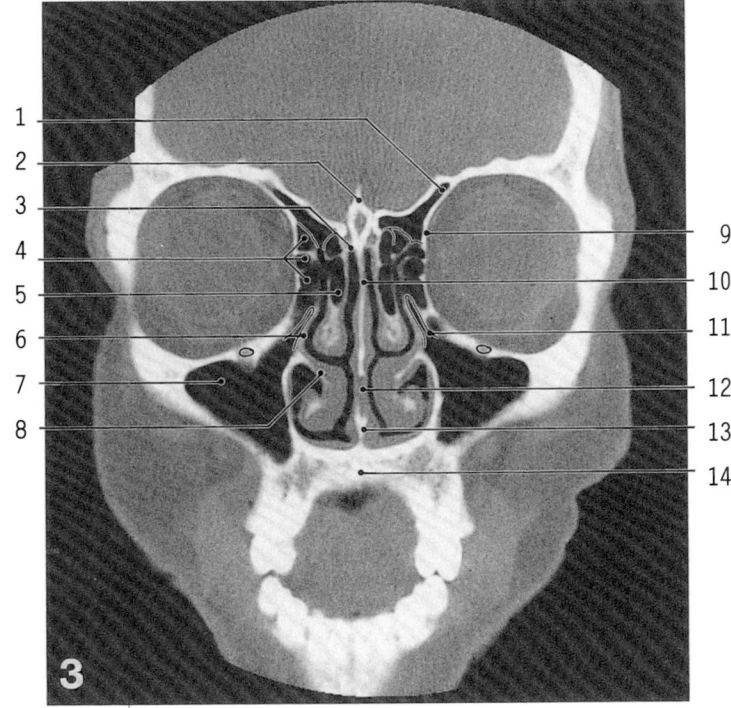

副鼻窦，冠状位 CT

1 额窦
2 鸡冠
3 筛板
4 前筛小房
5 中鼻甲气房
6 钩状突
7 上颌窦
8 下鼻甲
9 筛骨纸状板
10 筛骨垂直板
11 上颌窦和鼻腔之间的通道
12 鼻中隔软骨部
13 梨骨
14 硬腭

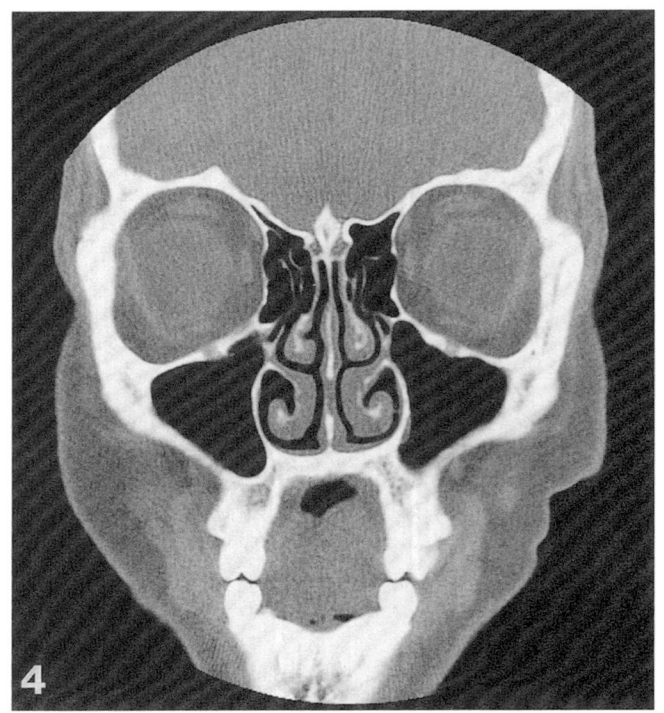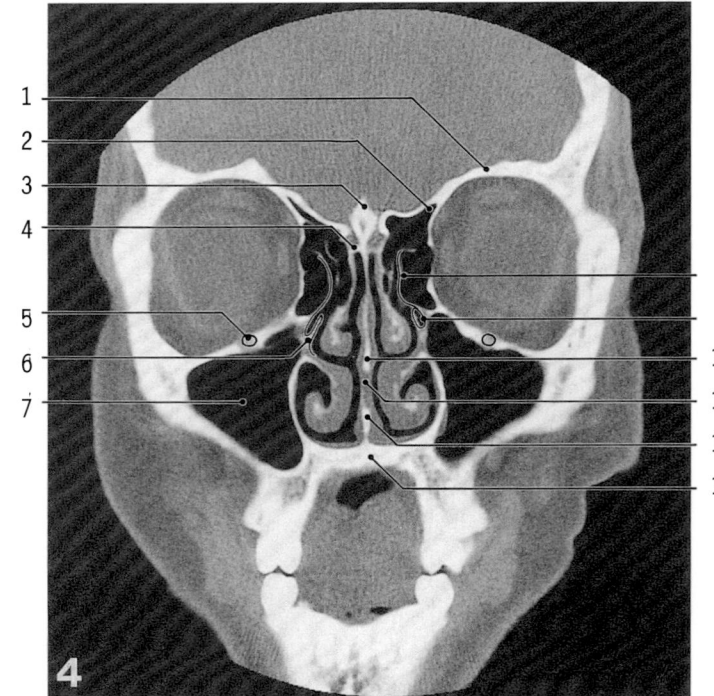

副鼻窦，冠状位 CT

层面位置如第 162 页定位像所示

1 额骨眶部↩
2 额窦↩
3 鸡冠↩
4 筛板↩
5 眶下管↩
6 钩状突↩
7 上颌窦↩
8 筛泡→
9 上额窦和鼻腔间的通道↩
10 筛骨垂直板↩
11 鼻中隔软骨部↩
12 梨骨↩
13 硬腭↩

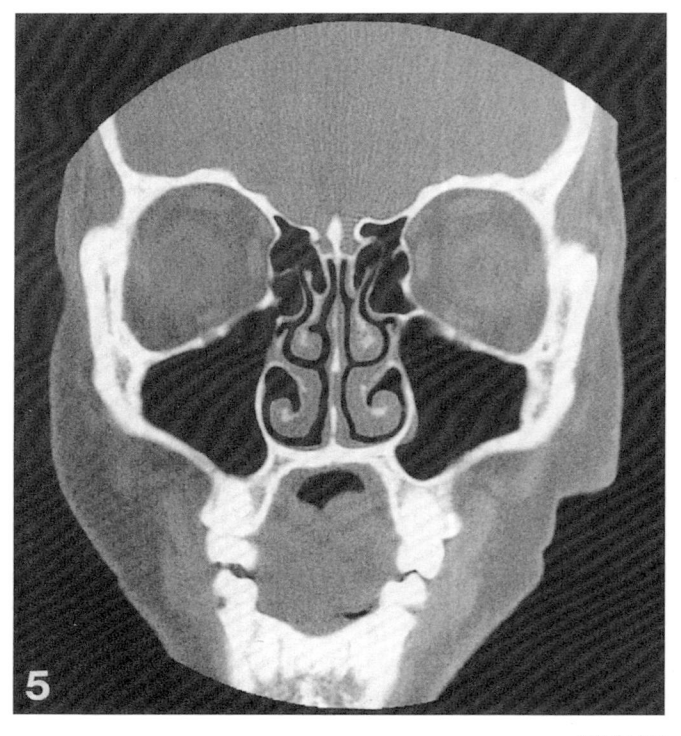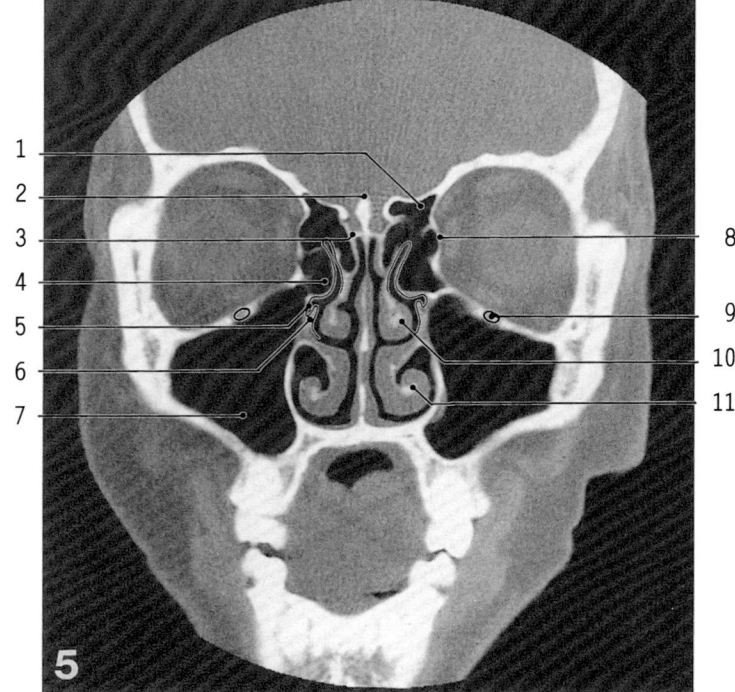

副鼻窦，冠状位 CT

1 额窦↩
2 鸡冠↩
3 筛板↩
4 筛泡↩
5 上颌窦管在半月孔的开口↩
6 钩状突↩
7 上颌窦↩
8 筛骨纸状板↩
9 眶下管↩
10 中鼻甲↩
11 下鼻甲↩

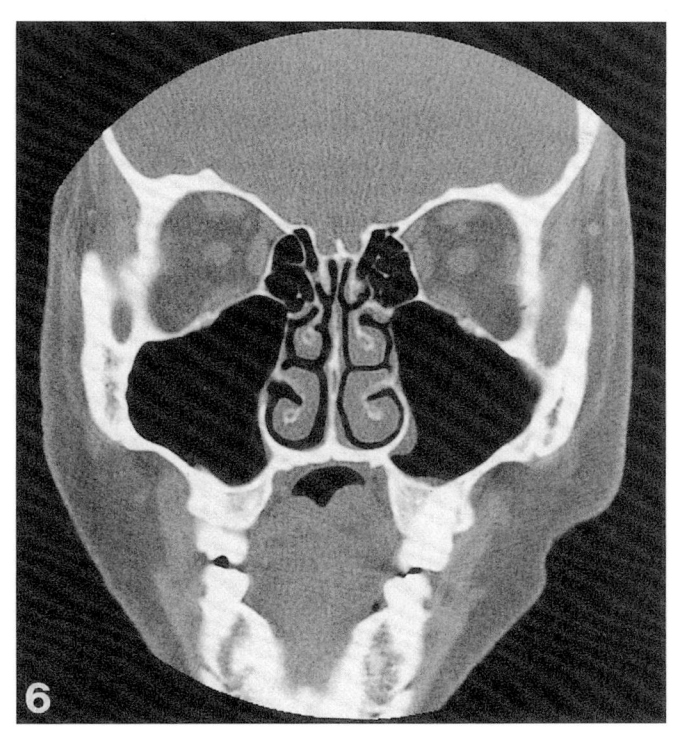
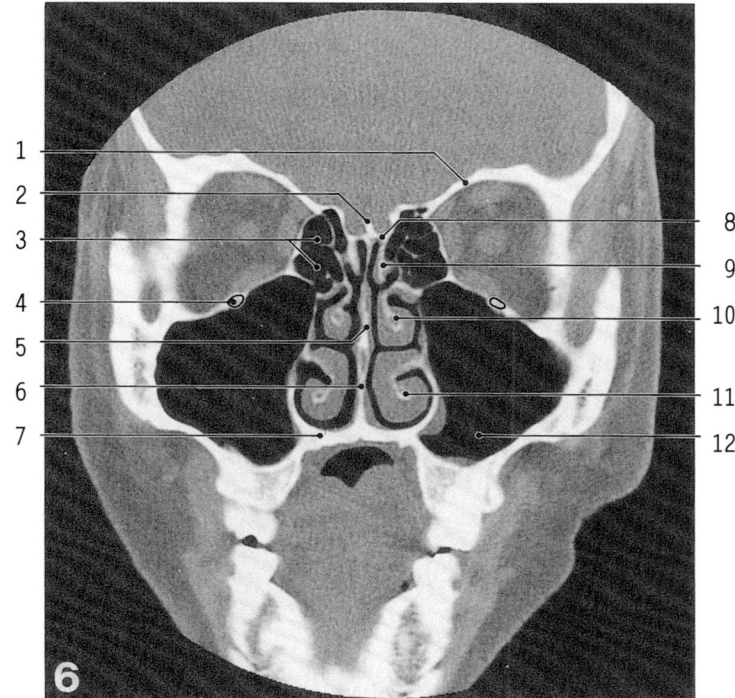

副鼻窦，冠状位 C

层面位置如第 162 页定位像所示

1 额骨的眶部
2 鸡冠
3 前筛小房
4 眶下管
5 筛骨垂直板
6 梨骨
7 硬腭
8 筛板
9 上鼻甲
10 中鼻甲
11 下鼻甲
12 上颌窦

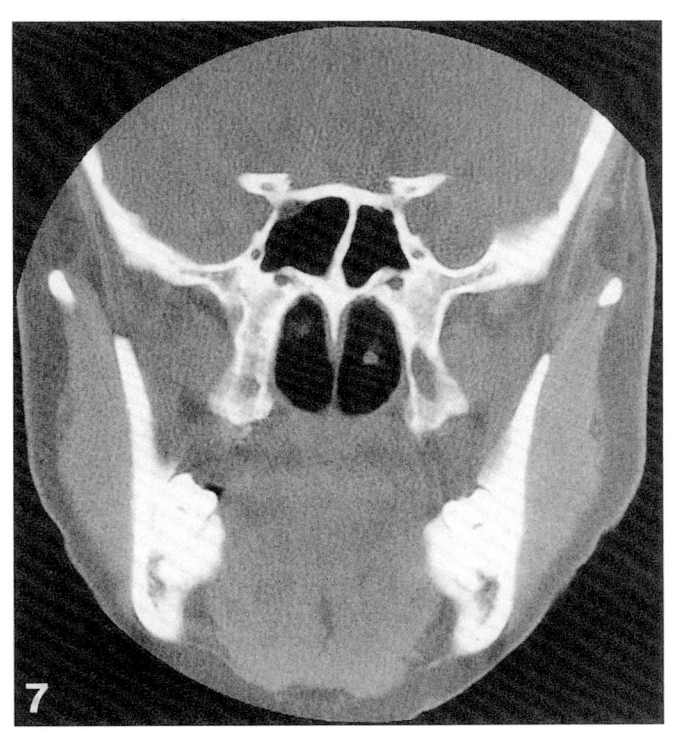
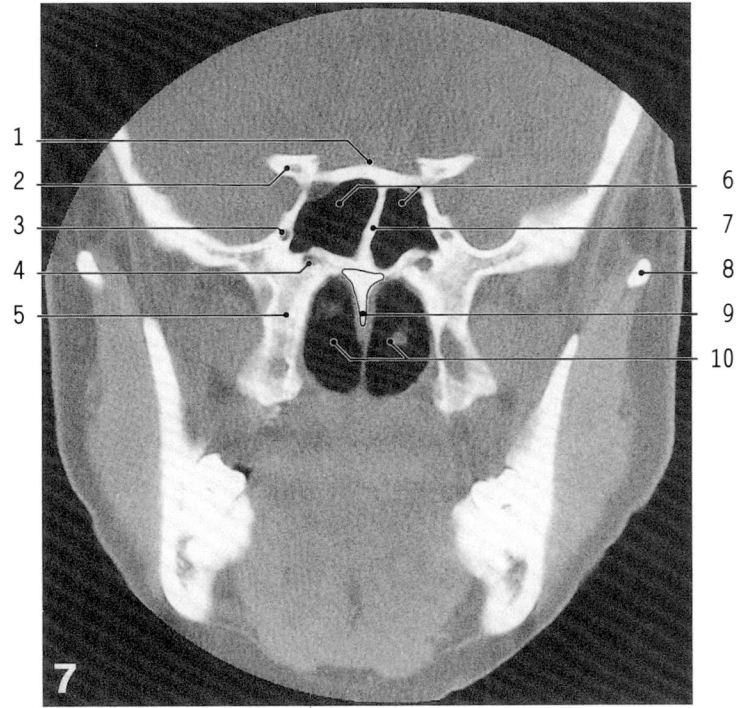

副鼻窦，冠状位 CT

层面位置如第 162 页定位像所示

1 前交叉沟
2 前床突
3 圆孔
4 翼管
5 筛骨垂直板翼突
6 蝶窦
7 蝶窦的间隔
8 颧弓
9 梨骨
10 鼻后孔

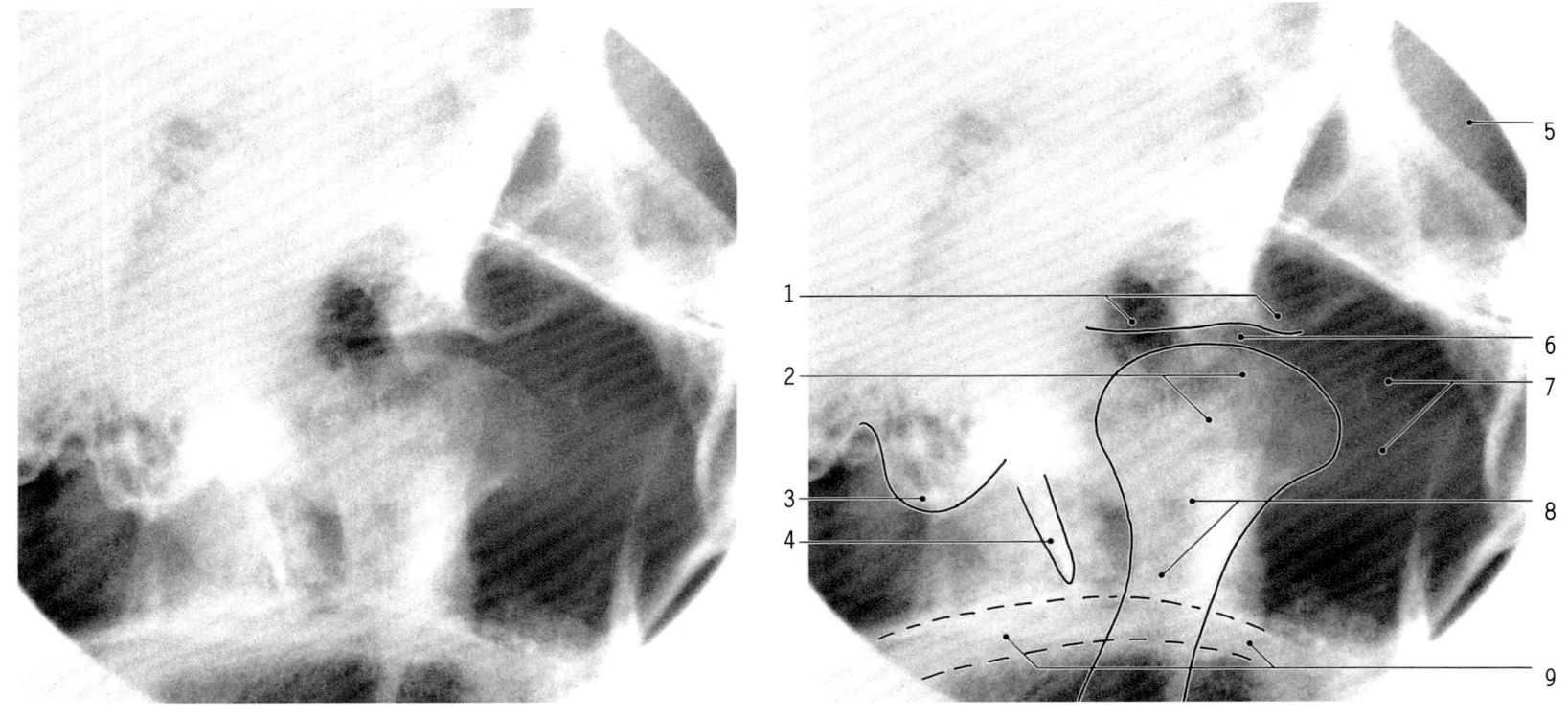

颞下颌关节，斜位 X 线 穿过上颌骨

1 关节结节
2 下颌头
3 乳突
4 茎突
5 眶
6 颞下颌关节（内有关节盘）
7 上颌窦
8 下颌颈
9 硬腭

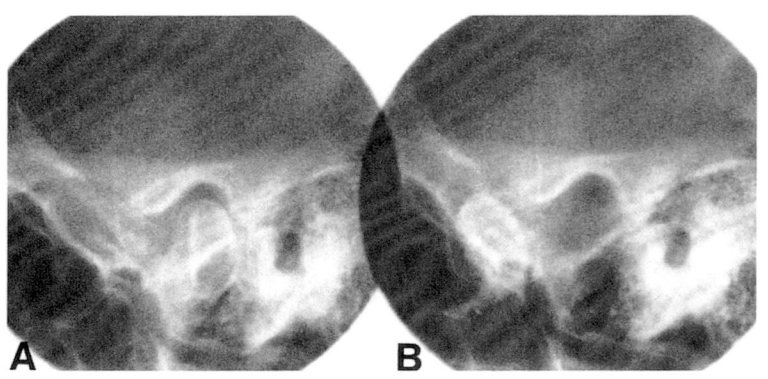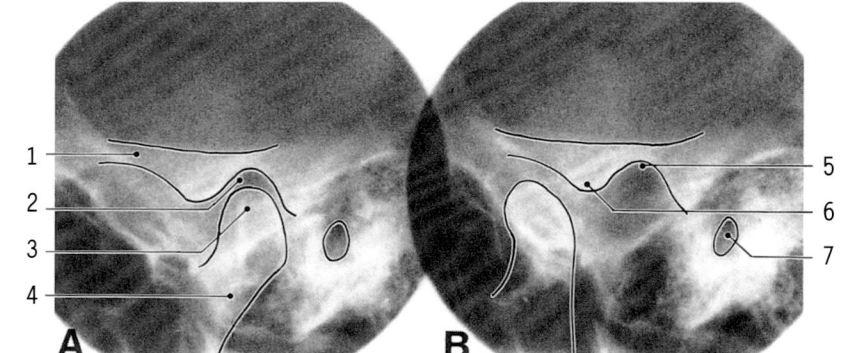

颞下颌关节，斜位 X 线

A 闭口　B 张口

1 颧弓
2 颞下颌关节（内有关节盘）
3 下颌头
4 下颌颈
5 下颌窝
6 关节结节
7 外耳道

颞下颌关节

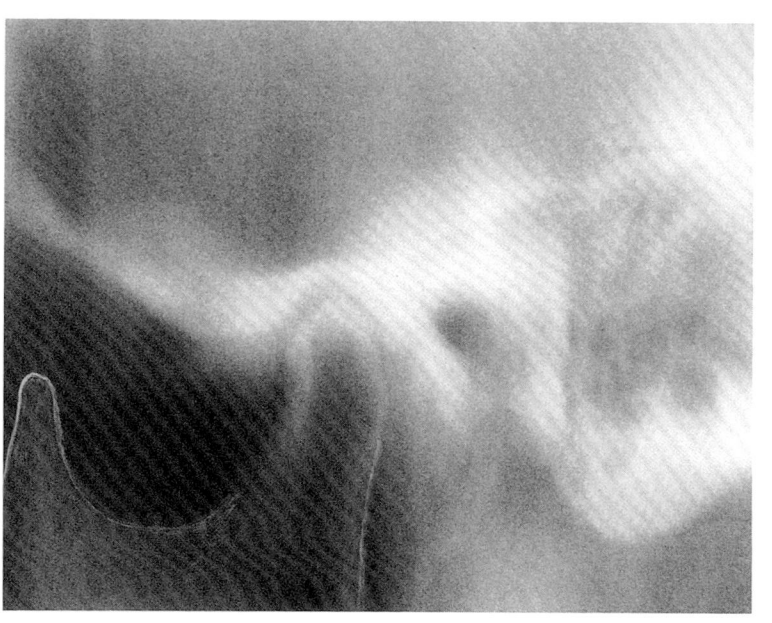
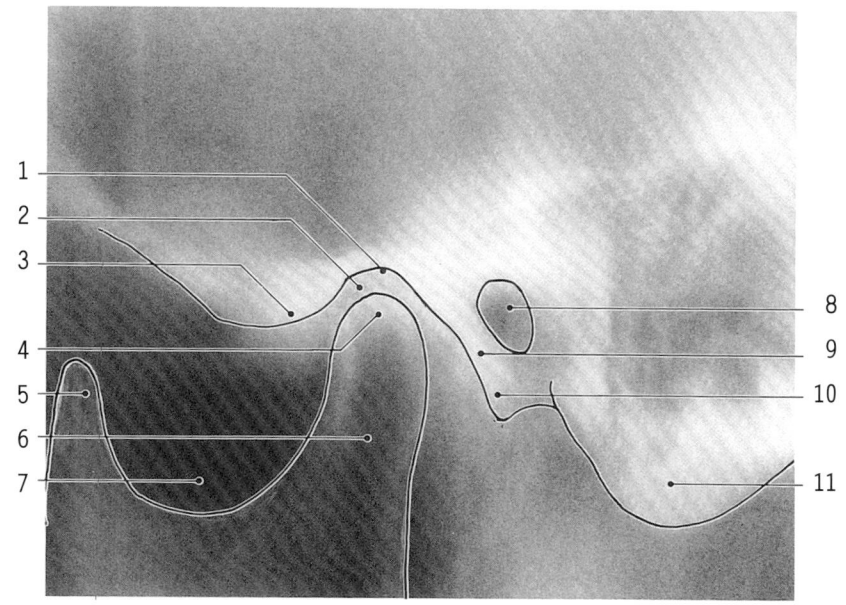

颞下颌关节，侧位 X 线，体层摄影

1 下颌窝
2 关节盘
3 关节结节
4 下颌头
5 喙突
6 下颌颈
7 下颌支
8 外耳道
9 颞骨鼓部
10 茎突（根）
11 乳突

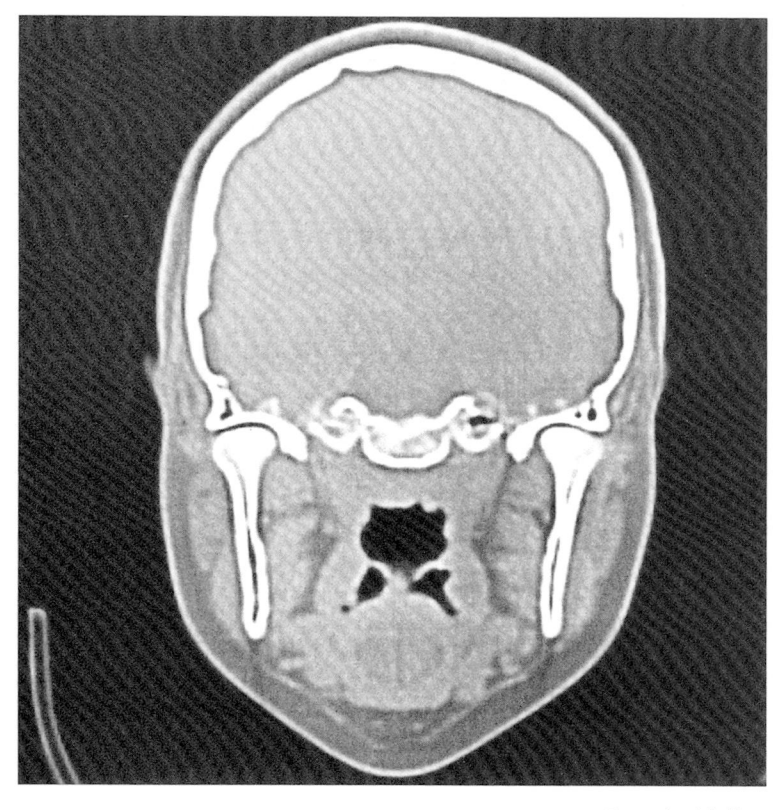
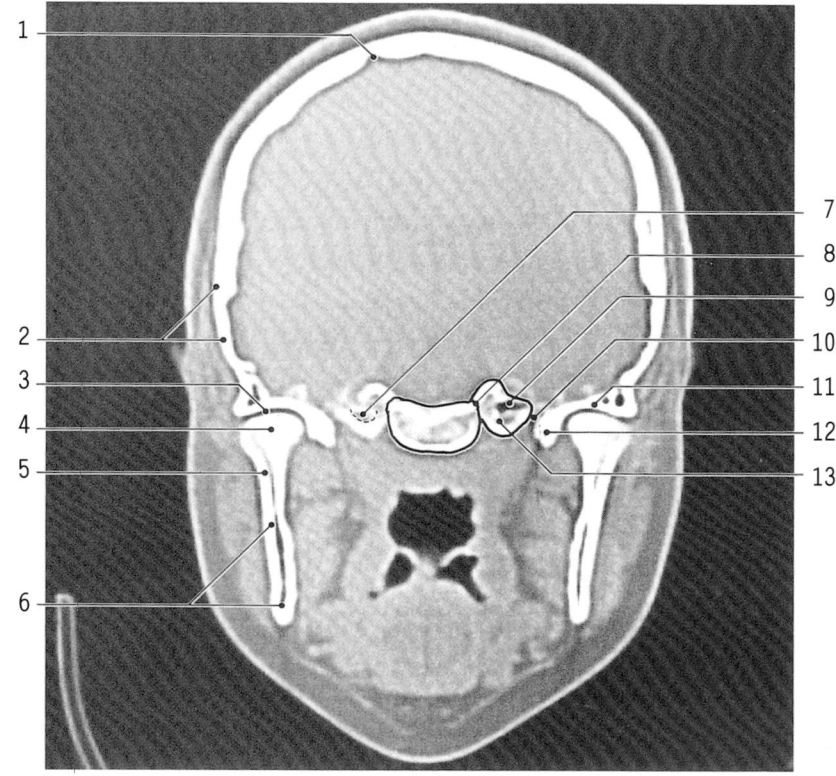

颞下颌关节，冠状位 CT（骨窗）

1 颗粒小凹
2 颞骨鳞骨
3 颞下颌关节
4 下颌头
5 下颌颈
6 下颌支
7 颈动脉管，前弯
8 岩枕裂
9 岩骨气房
10 蝶岩裂
11 下颌窝
12 蝶骨棘
13 岩骨尖

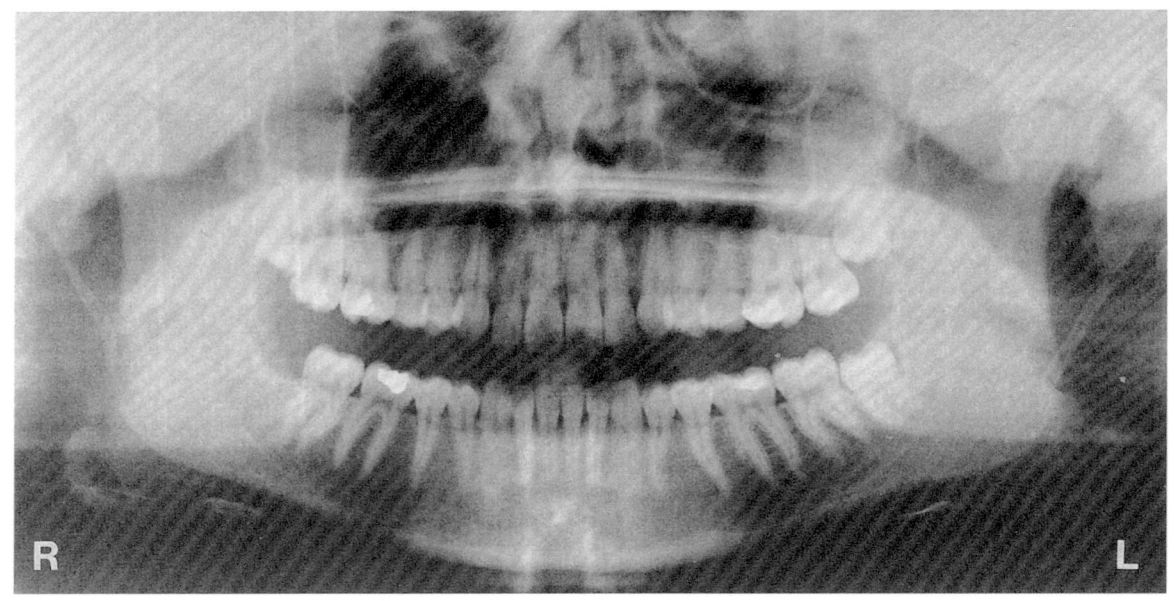

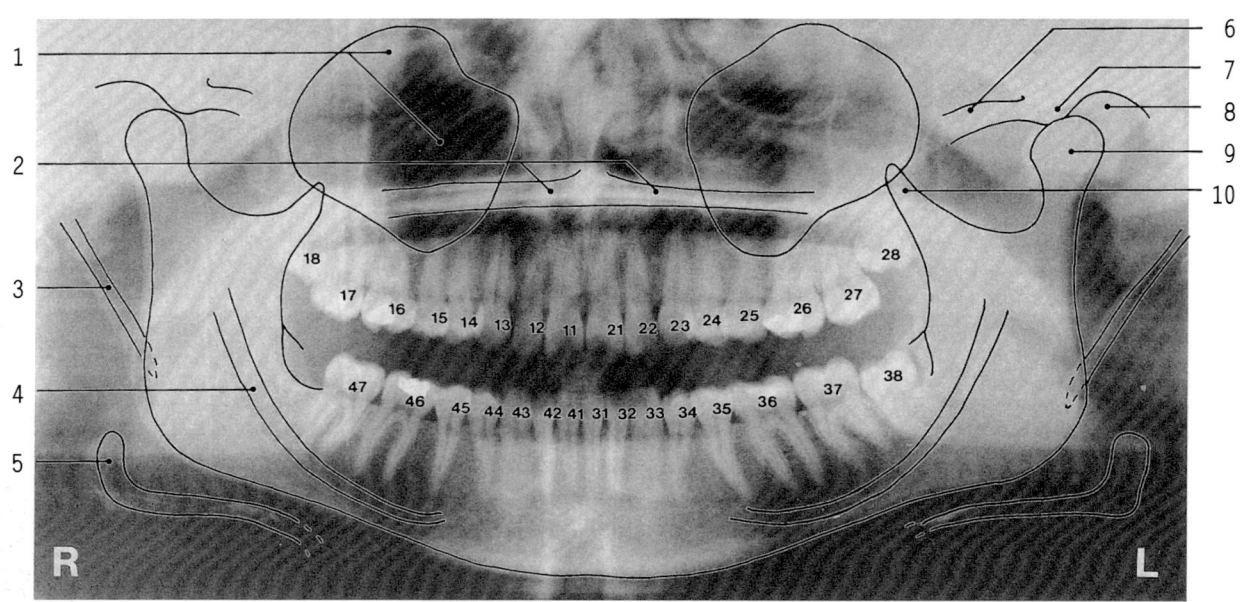

牙，成年人，全景旋转 X 线
牙齿计数依据国际牙科联合会（FDI）的双位数系统

1 上颌窦
2 硬腭
3 茎突
4 下颌管
5 舌骨大角
6 颧弓
7 关节结节
8 下颌窝
9 下颌头
10 下颌骨喙突

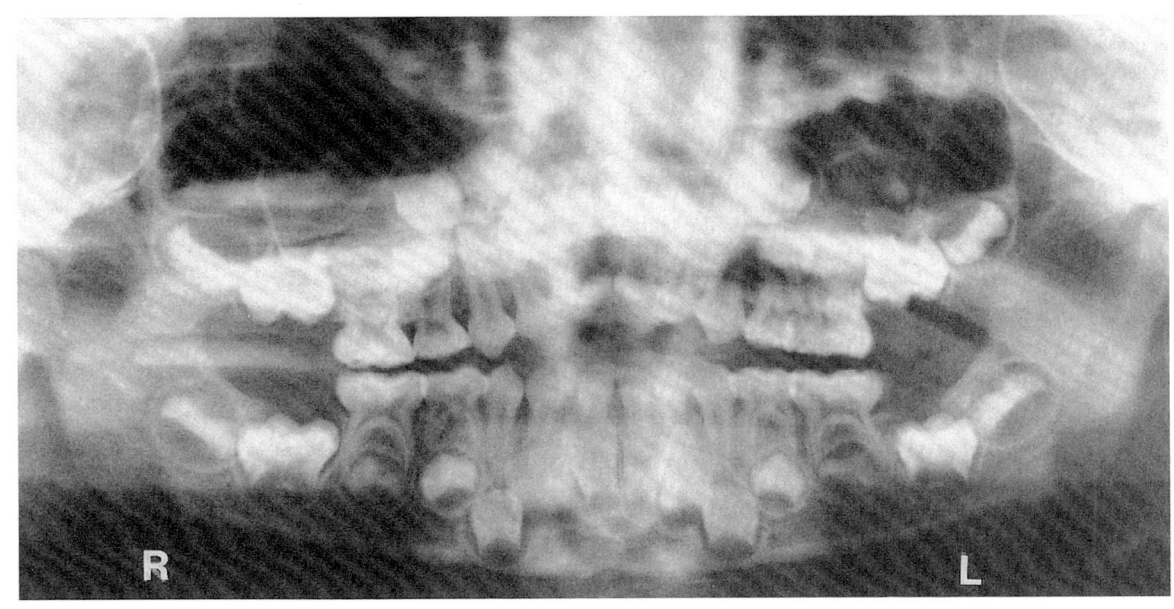

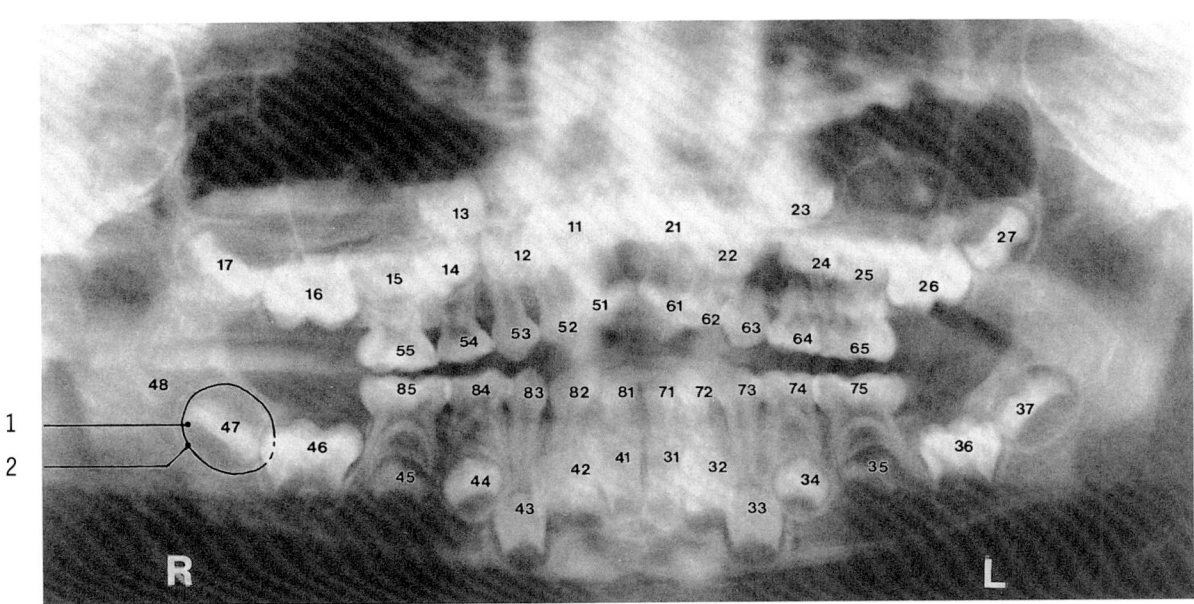

牙，5岁儿童，全景旋转 X 线
牙齿计数依据国际牙科联合会（FDI）的双位数系统

1 牙周板
2 牙囊

11 第一中切牙
12 第二中切牙
13 尖牙
14 第一前磨牙
15 第二前磨牙
16 第一磨牙
17 第二磨牙

48 第三磨牙
51 第一乳切牙
52 第二乳切牙
53 乳尖牙
54 第一乳磨牙
55 第二乳磨牙

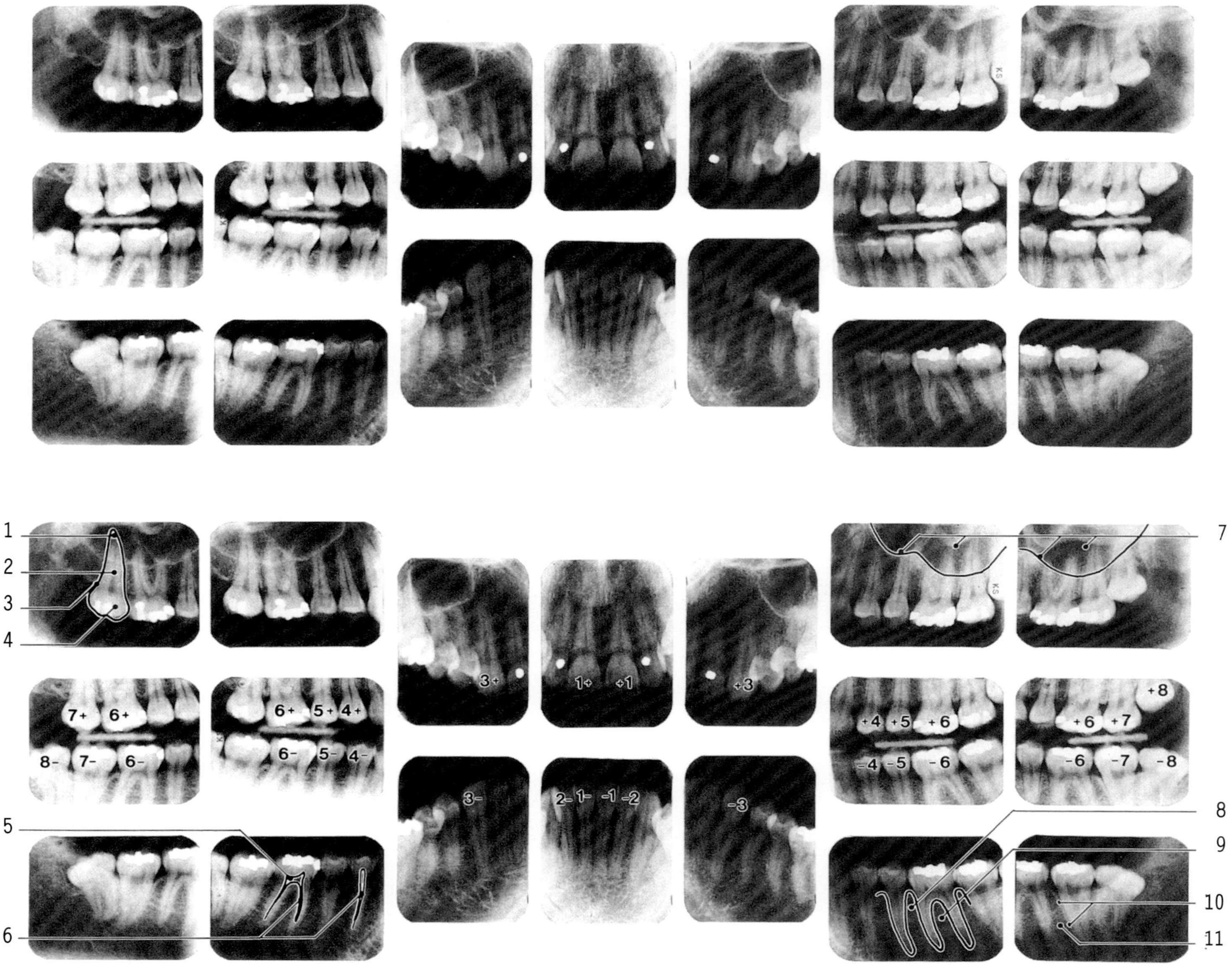

牙，全牙检查(包括四张殆翼片)，X 线

牙齿计数依据 Haderup 公式

1 根尖
2 牙根
3 颈缘
4 牙冠

5 髓腔
6 髓管
7 上颌窦
8 牙槽中隔

9 牙根中隔
10 牙槽硬膜板
11 网状骨

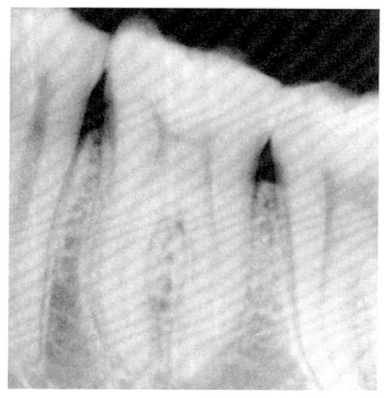

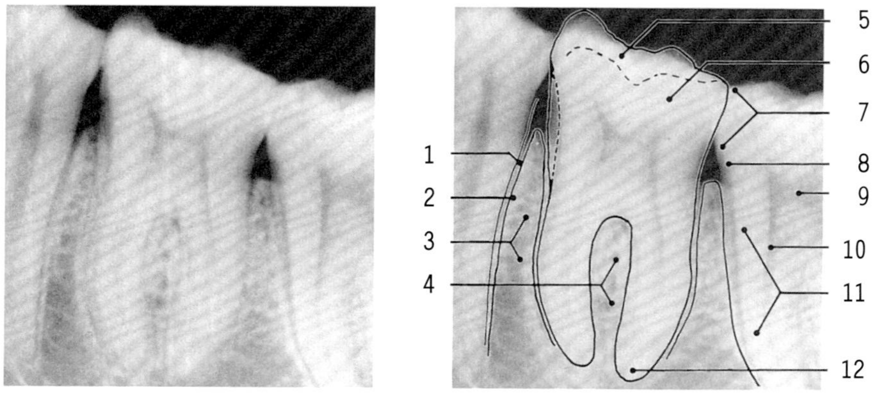

牙，第一前磨牙，X 线

1 牙周韧带间隙
2 硬膜板
3 牙槽中隔
4 牙根中隔

5 釉质
6 牙质
7 冠
8 颈

9 牙冠腔
10 根管
11 根
12 根尖

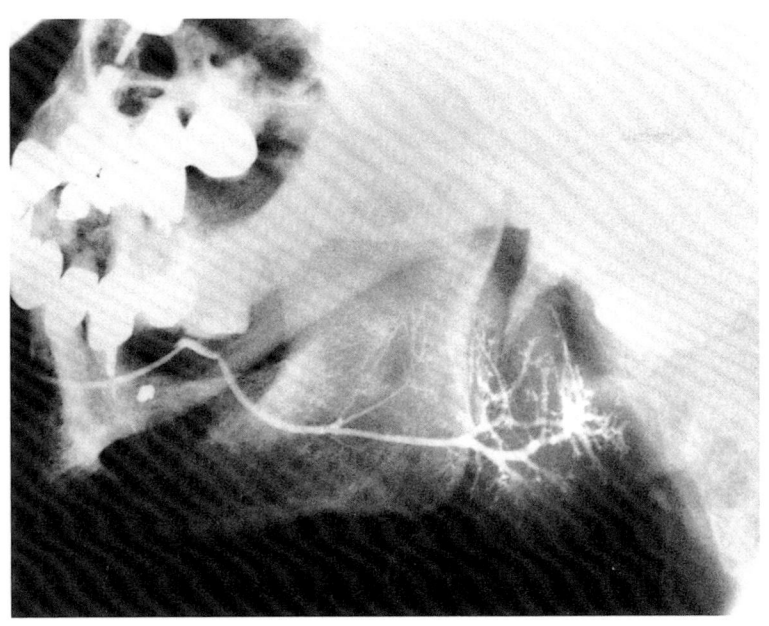
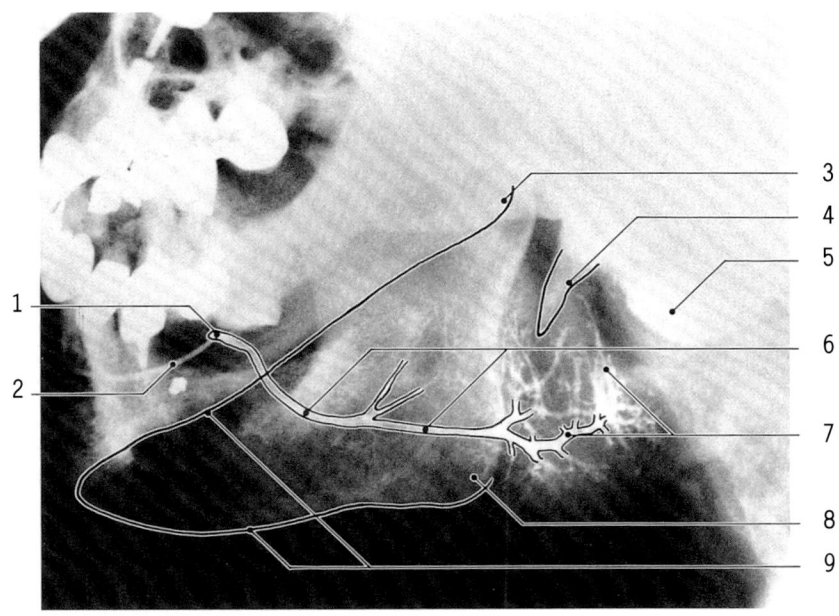

腮腺，斜位 X 线，涎管造影

1 腮腺管口
2 插管
3 下颌角（对侧）
4 茎突
5 乳突
6 腮腺管
7 腺内管
8 下颌角（同侧）
9 下颌基底部

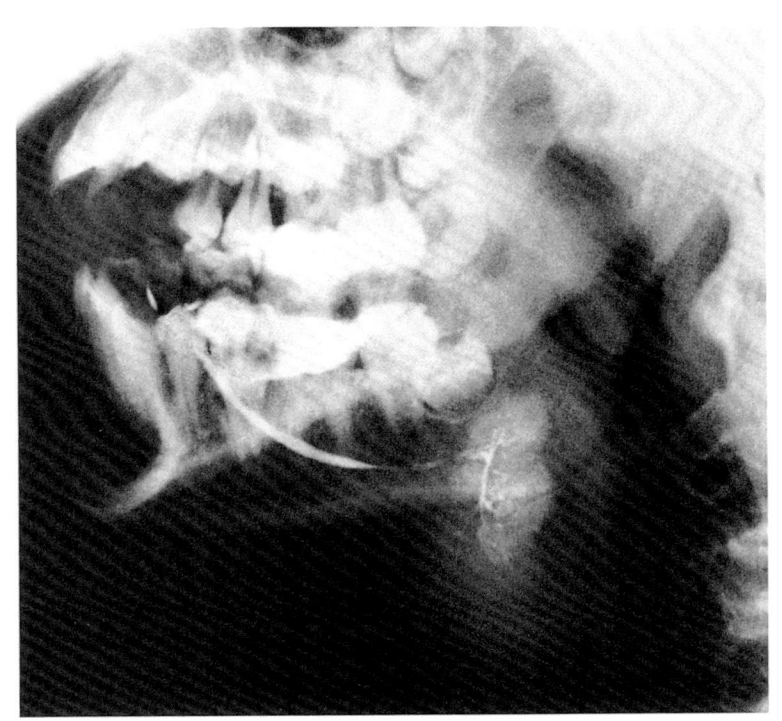
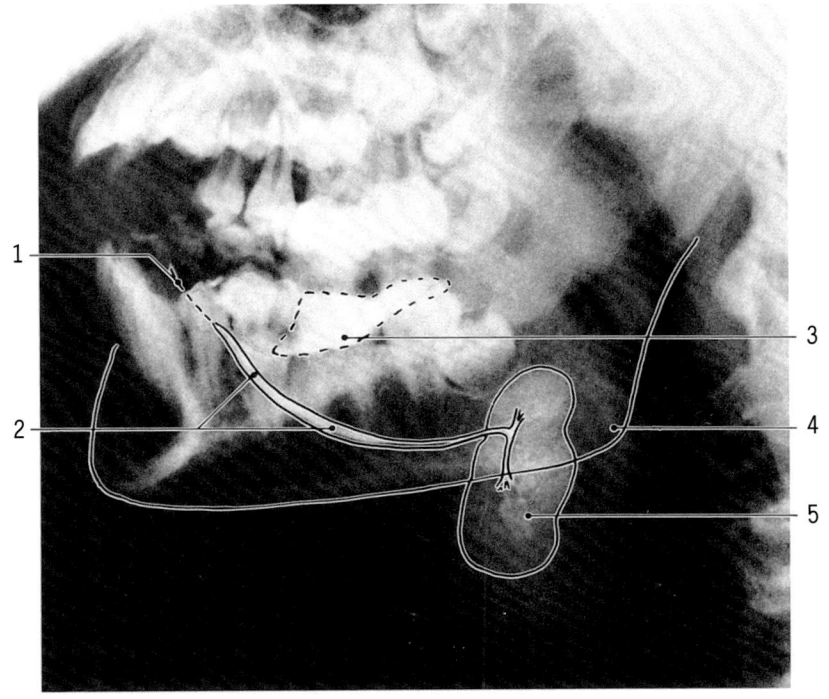

下颌下腺，侧位 X 线，涎管造影

1 插管
2 下颌下管
3 嘴中对比剂
4 下颌角
5 下颌下腺

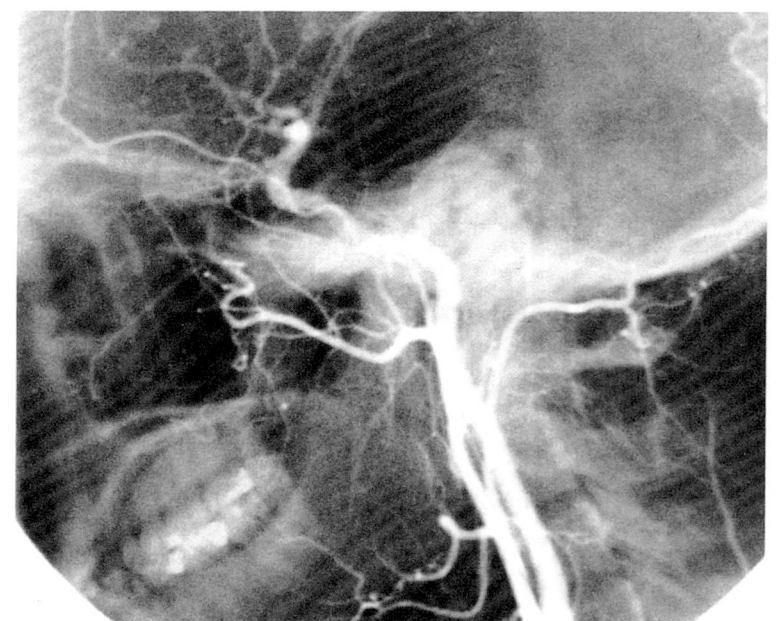
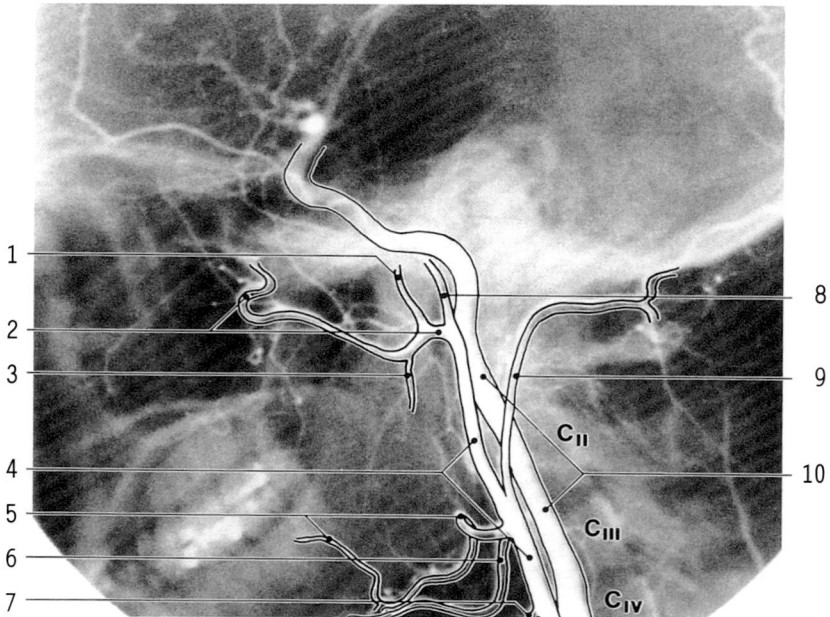

颈动脉，侧位 X 线，动脉造影

1 脑膜中动脉
2 上颌动脉
3 下牙槽动脉
4 颈外动脉
5 面动脉
6 舌动脉
7 甲状腺上动脉
8 颞浅动脉
9 枕动脉
10 颈内动脉

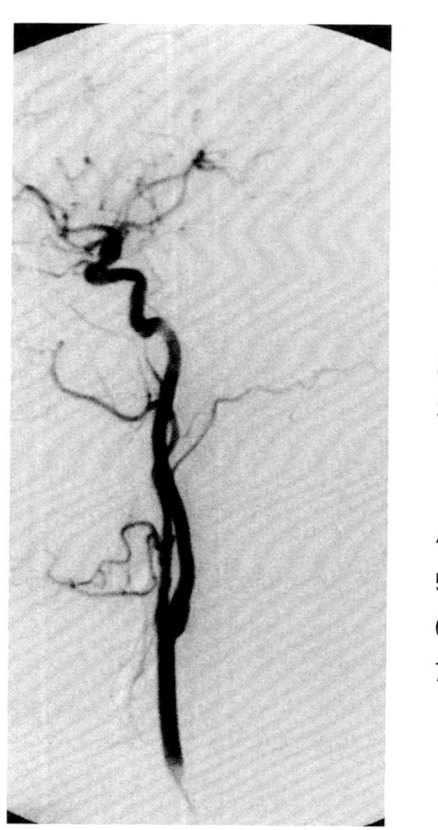
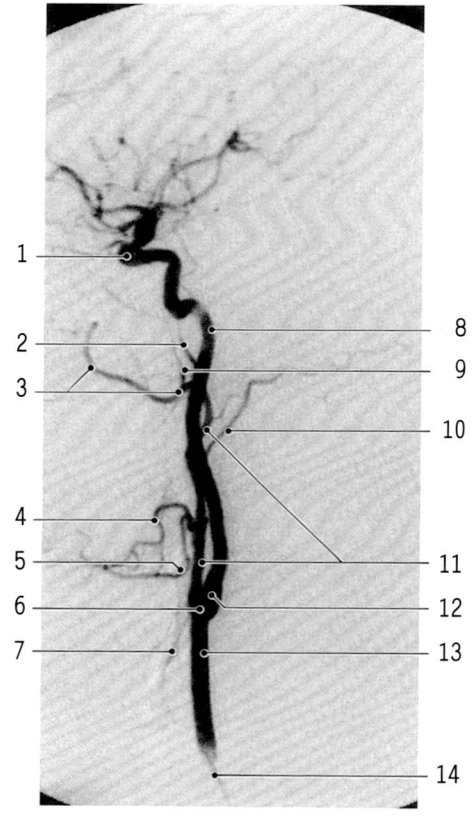

颈动脉，侧位 X 线，数字减影动脉造影

1 颈动脉虹吸部
2 颞浅动脉
3 上颌动脉
4 面动脉
5 舌动脉
6 颈动脉交叉
7 甲状腺上动脉
8 颈内动脉
9 脑膜中动脉
10 枕动脉
11 颈外动脉
12 颈动脉窦
13 颈总动脉
14 导管

大　脑

轴位 CT 系列
轴位 MR 系列
冠状位 MR 系列
矢状位 MR 系列
动脉和静脉
新生儿

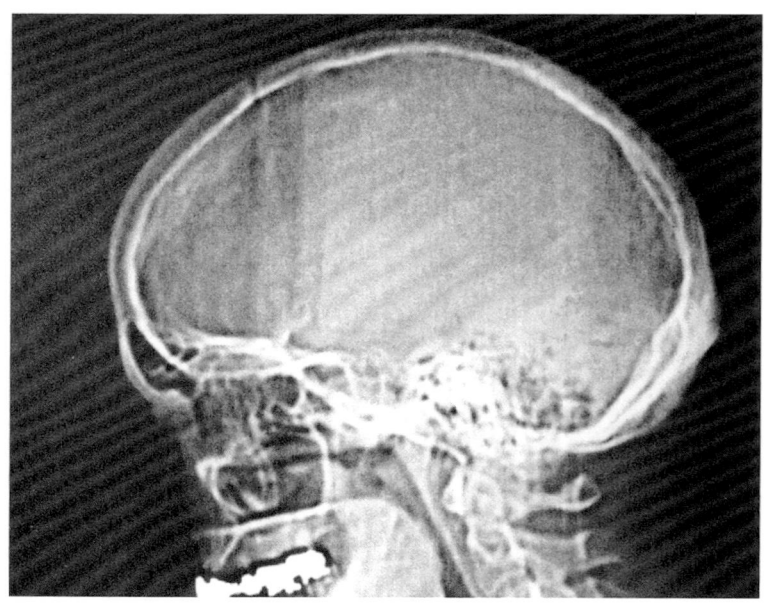
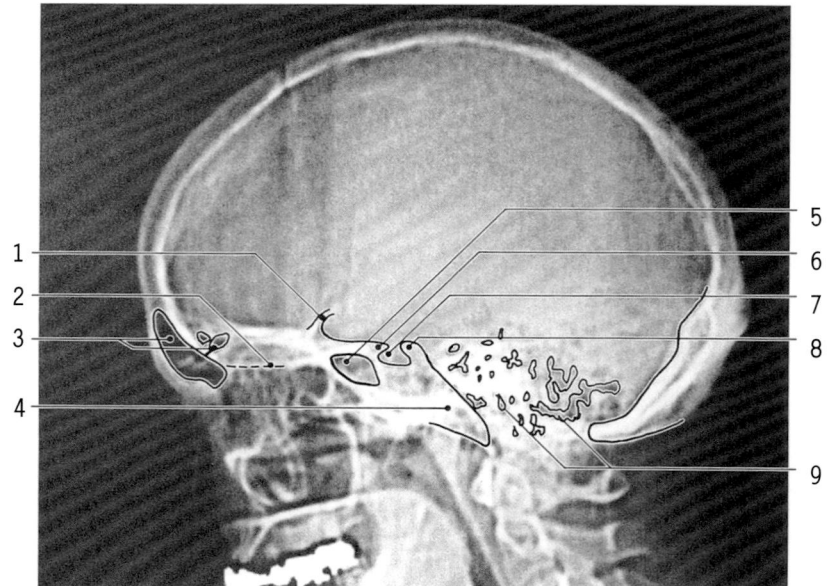

大脑，轴位定位像

1 蝶骨小翼
2 筛板
3 额窦
4 斜坡
5 蝶窦
6 前床突
7 垂体窝
8 后床突
9 颞骨气房

大脑，轴位定位像

1~15 线表示下述 CT 片层面位置
1~6 层面是 3mm 厚，扫描间隔 5mm，也就是 2mm 空隙
7~15 层面是 10mm 间隔
注意 6 和 7 层面角度变化

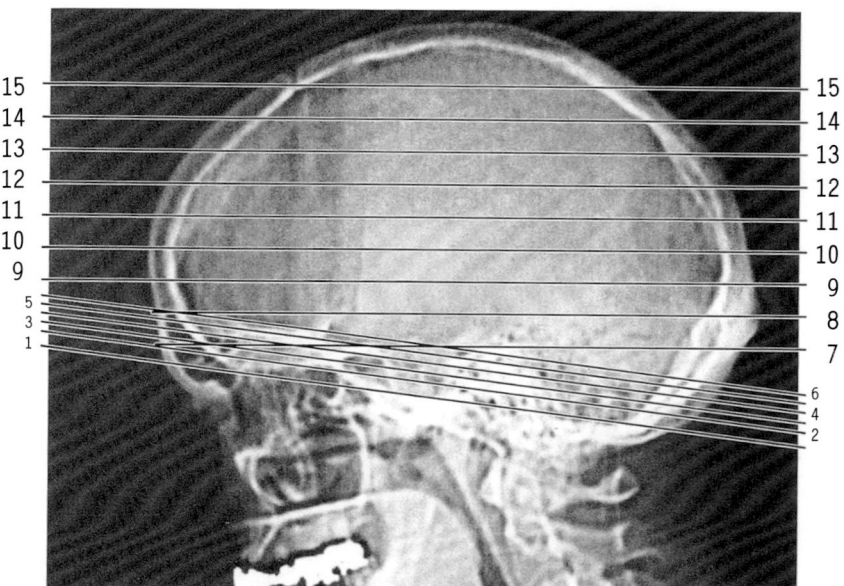

大脑，轴位CT系列

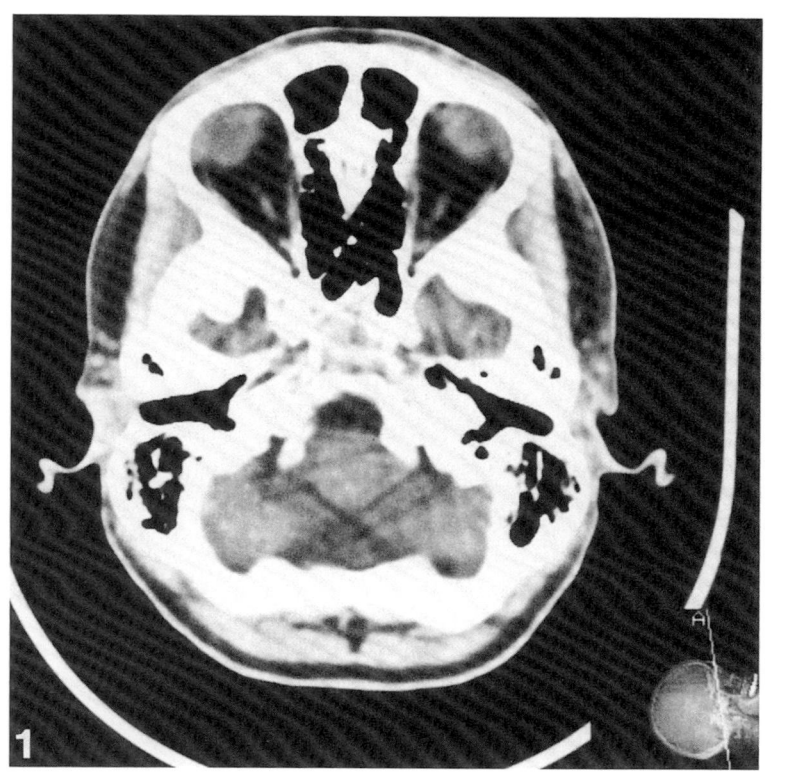
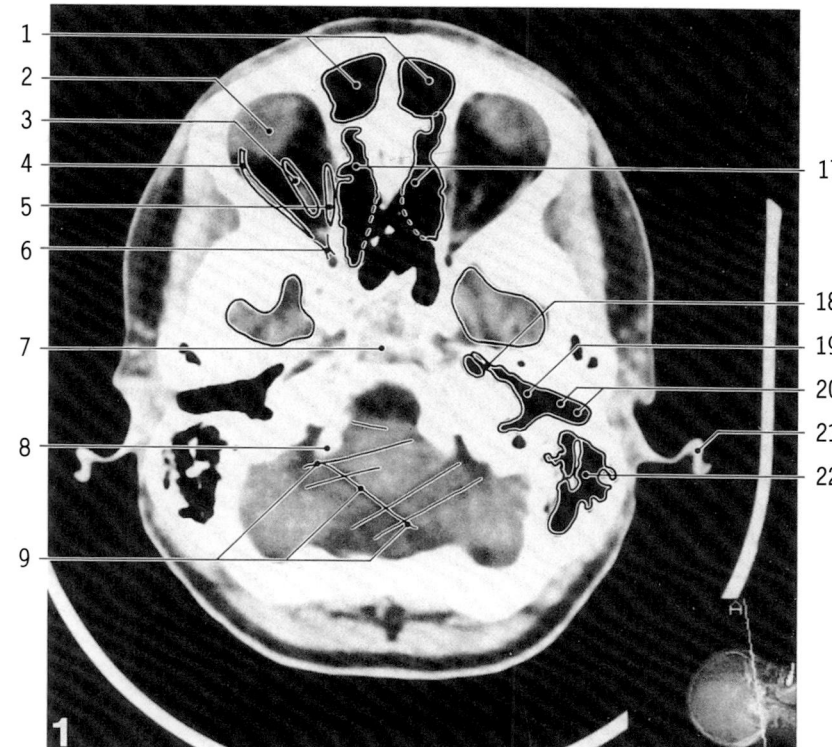
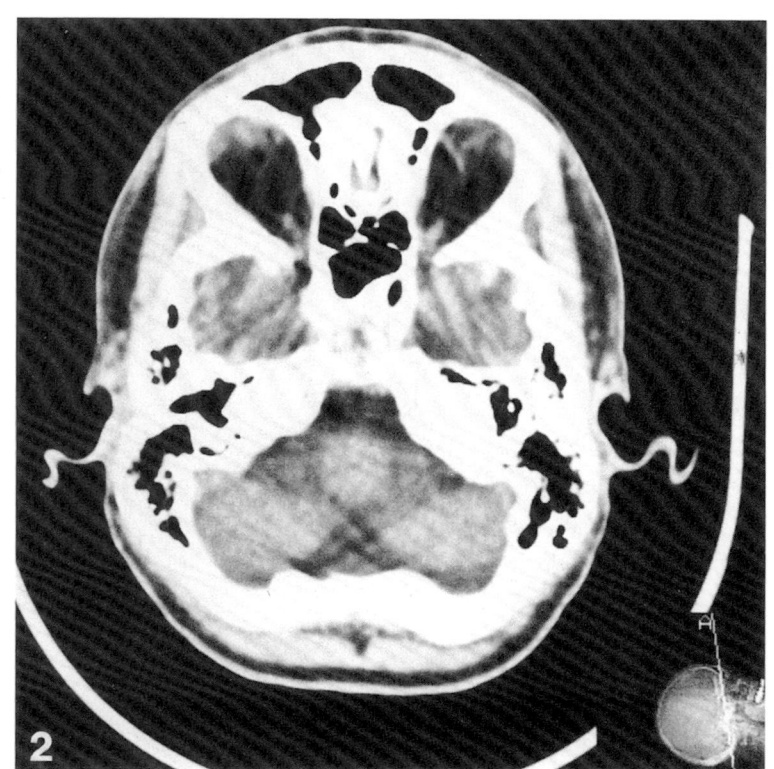
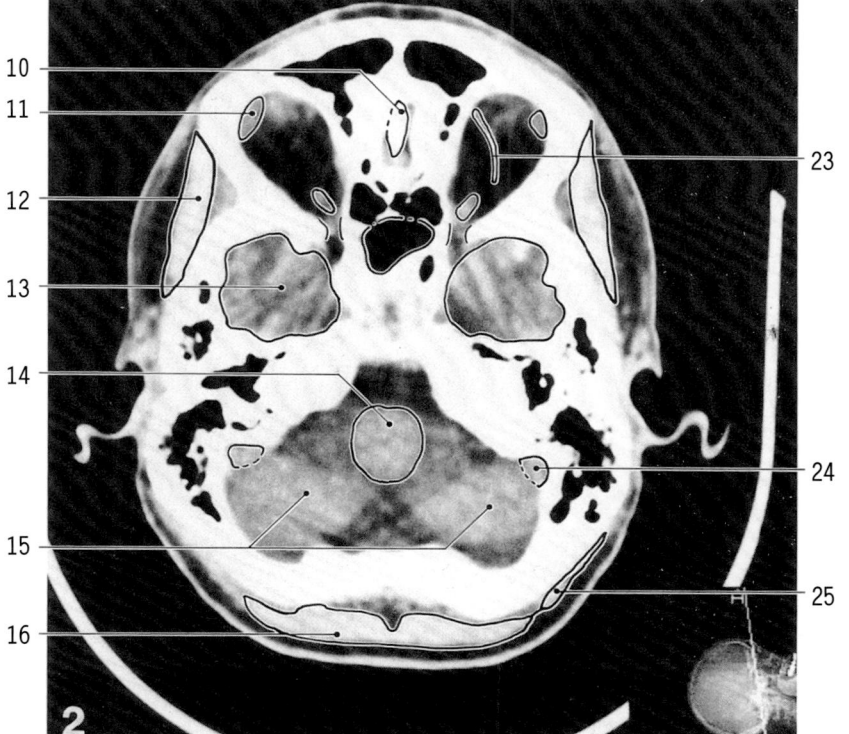

大脑，轴位CT
定位像见第174页

1 额窦
2 眼球
3 视神经
4 外直肌
5 内直肌
6 眶上裂
7 斜坡
8 颈静脉结节
9 伪影
10 鸡冠
11 泪腺
12 颞肌
13 颞叶
14 延髓
15 小脑半球
16 斜方肌
17 筛骨气房
18 咽鼓管
19 鼓腔
20 外耳道
21 耳廓
22 乳突气房
23 眼动脉
24 乙状窦
25 头夹肌

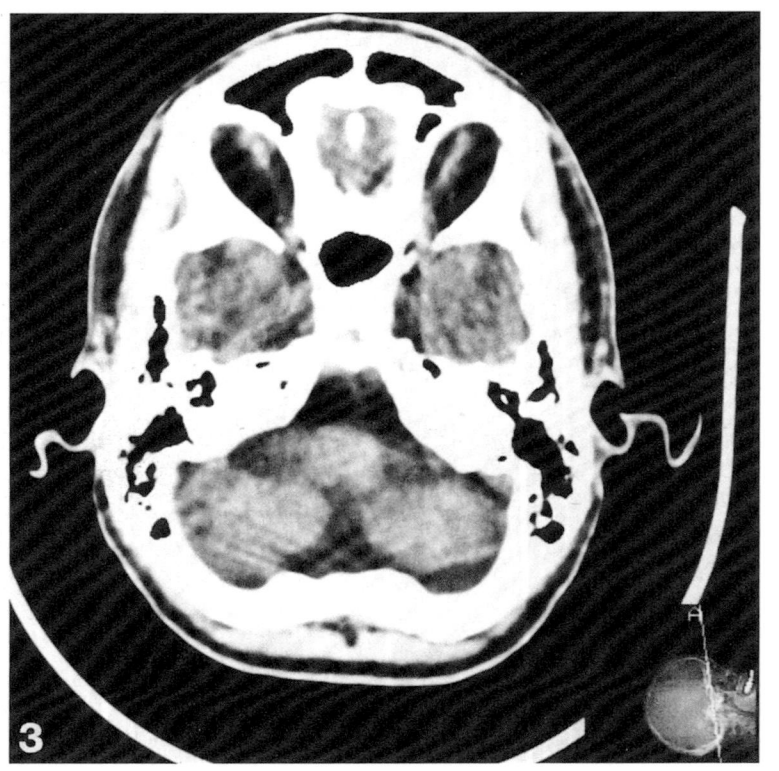
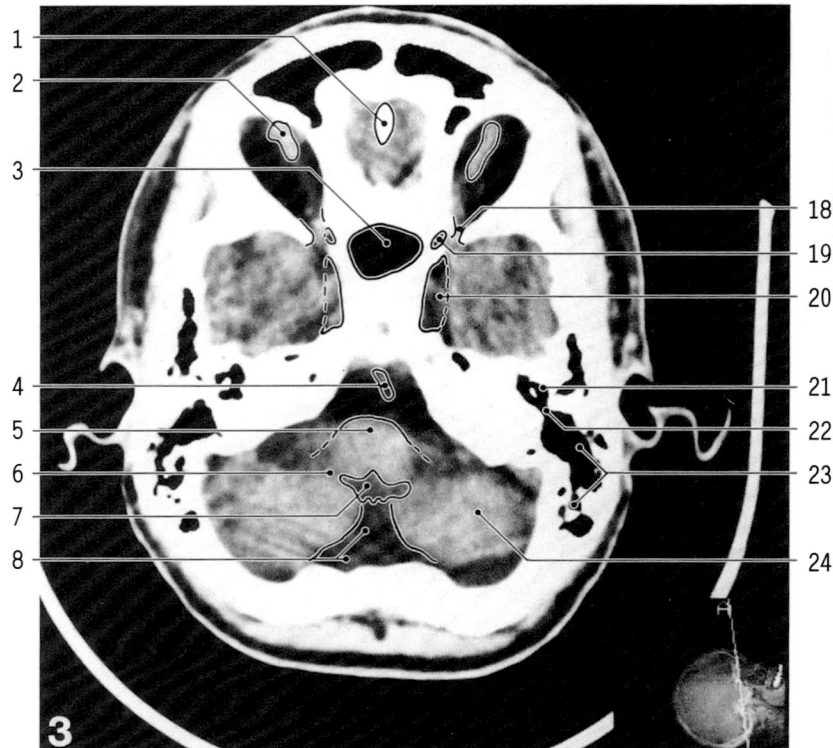
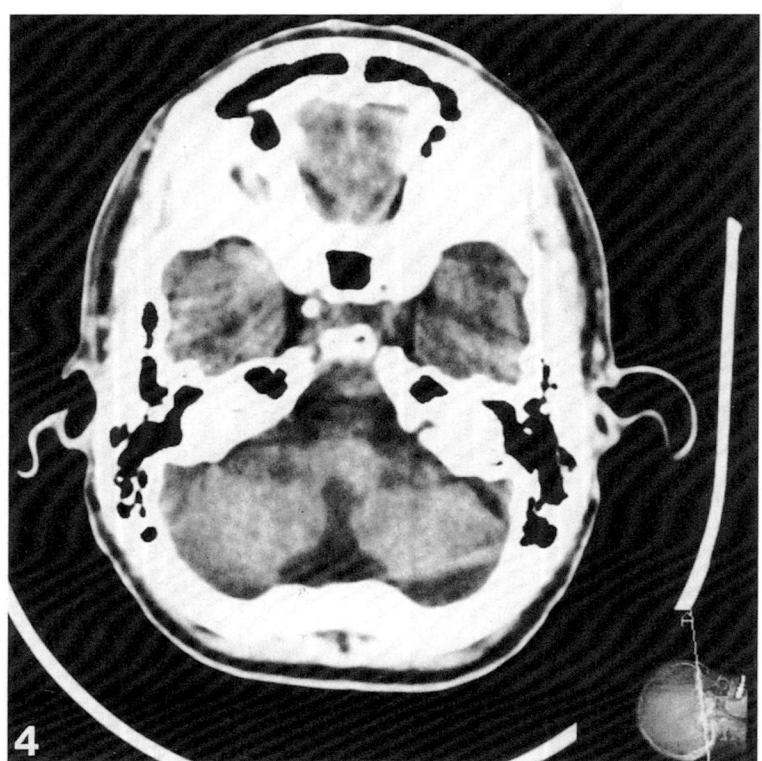
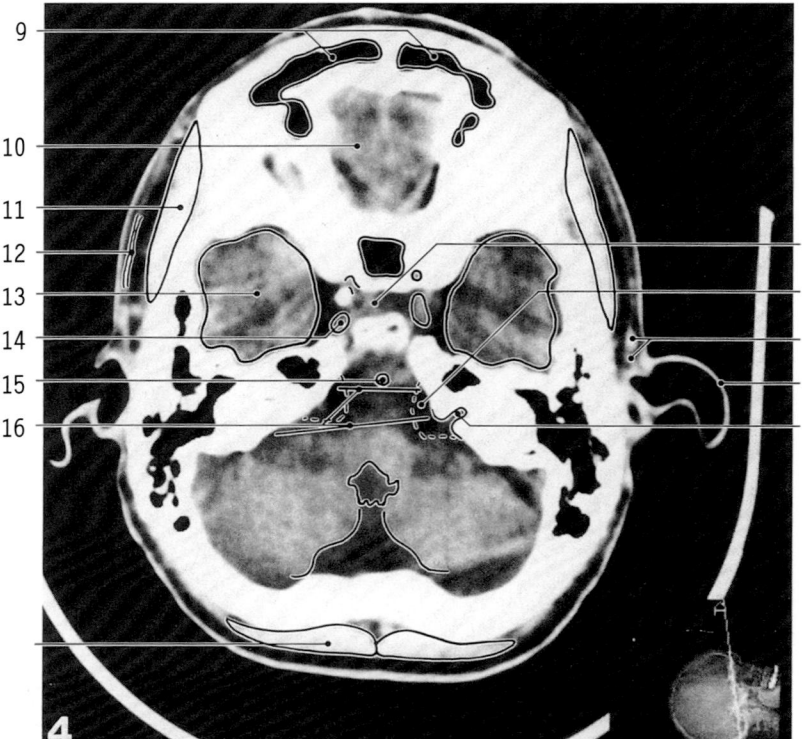

大脑，轴位 CT

定位像见第 176 页

1 鸡冠
2 上直肌和提上睑肌
3 蝶窦
4 基底动脉
5 桥脑
6 小脑中脚
7 第四脑室
8 小脑延髓池
9 额窦
10 额叶
11 颞肌
12 帽状腱膜
13 颞叶
14 颈内动脉
15 基底动脉
16 伪影
17 斜方肌
18 眶上裂
19 视神经管
20 海绵窦内颈内动脉
21 鼓室
22 乳突窦口
23 乳突气房
24 小脑半球
25 垂体
26 小脑桥脑池
27 颞浅动静脉
28 耳廓
29 内听道

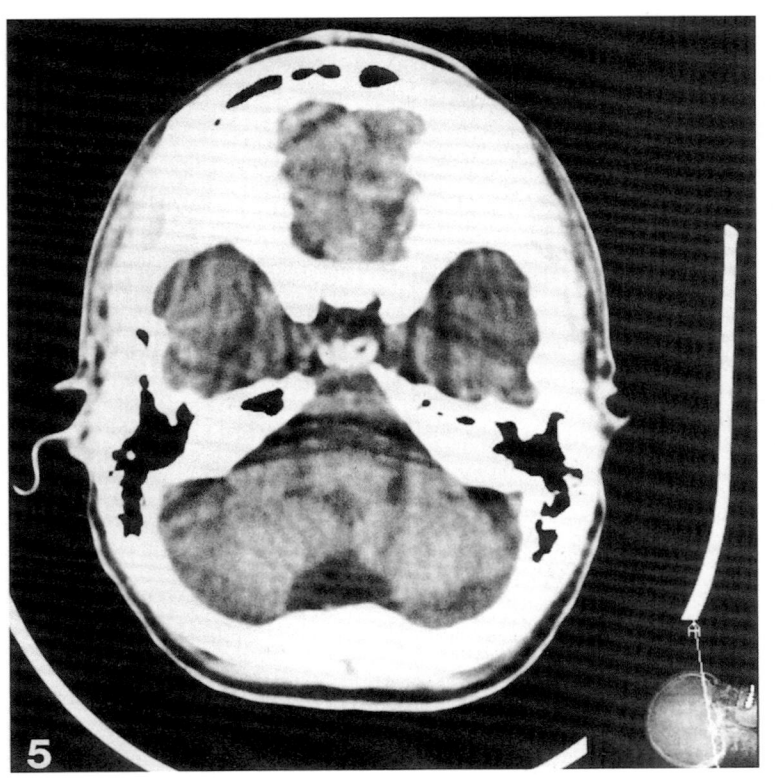
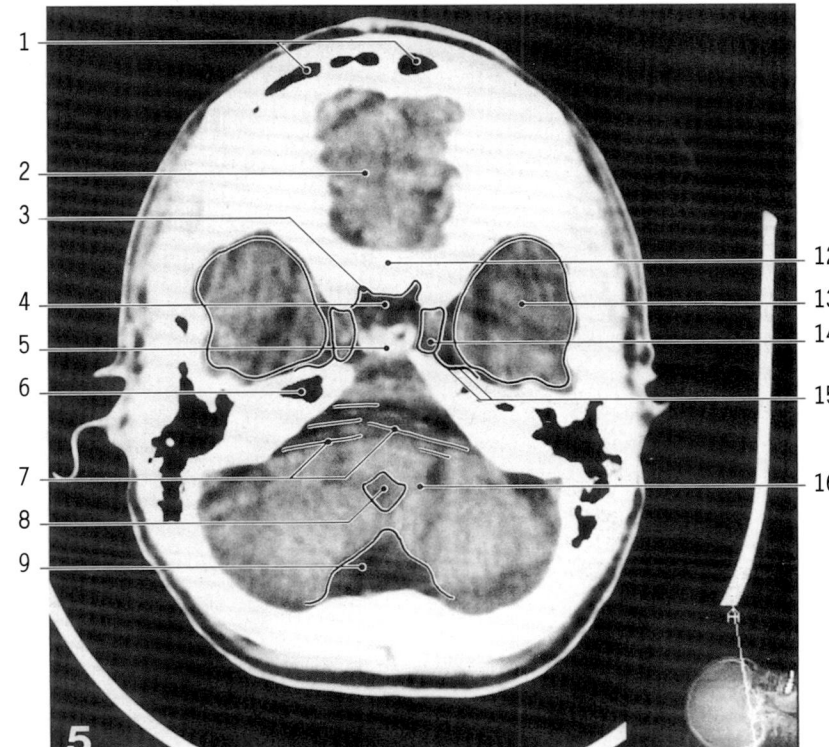
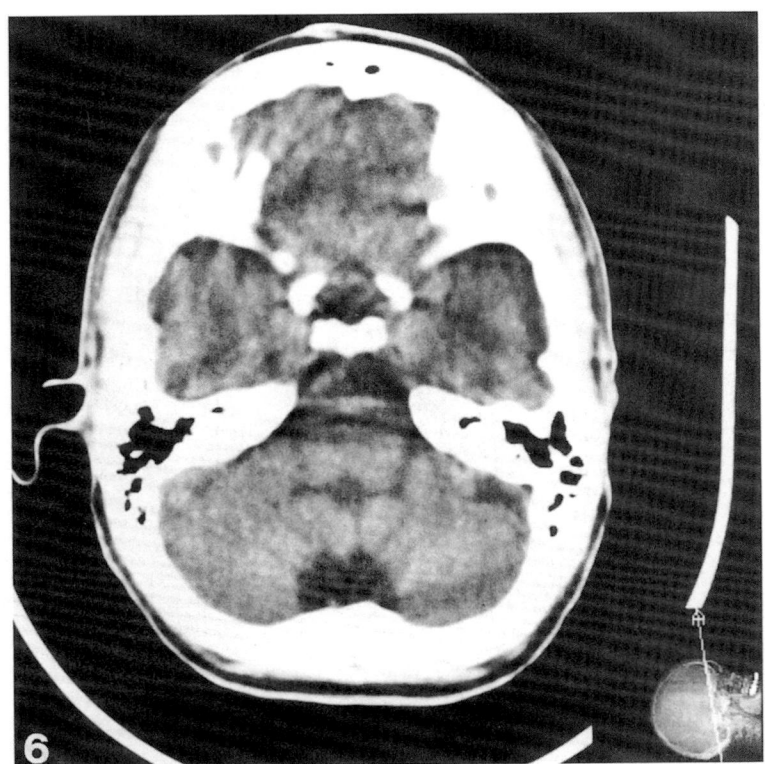
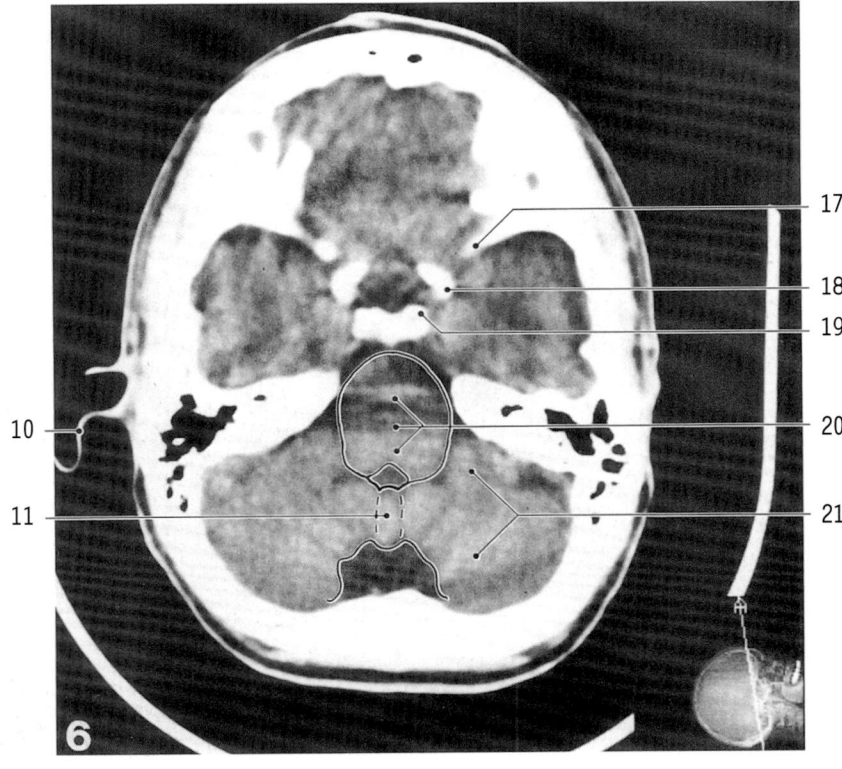

大脑，轴位 CT

定位像见第 174 页

1 额窦
2 额叶
3 视神经管
4 视交叉
5 鞍背
6 岩骨前气房
7 伪影
8 第四脑室
9 小脑延髓池
10 耳廓
11 小脑蚓部
12 蝶轭
13 颞叶
14 海绵窦内颈内动脉
15 三叉神经压迹
16 小脑上脚
17 蝶骨小翼
18 前床突
19 后床突
20 桥脑
21 小脑半球

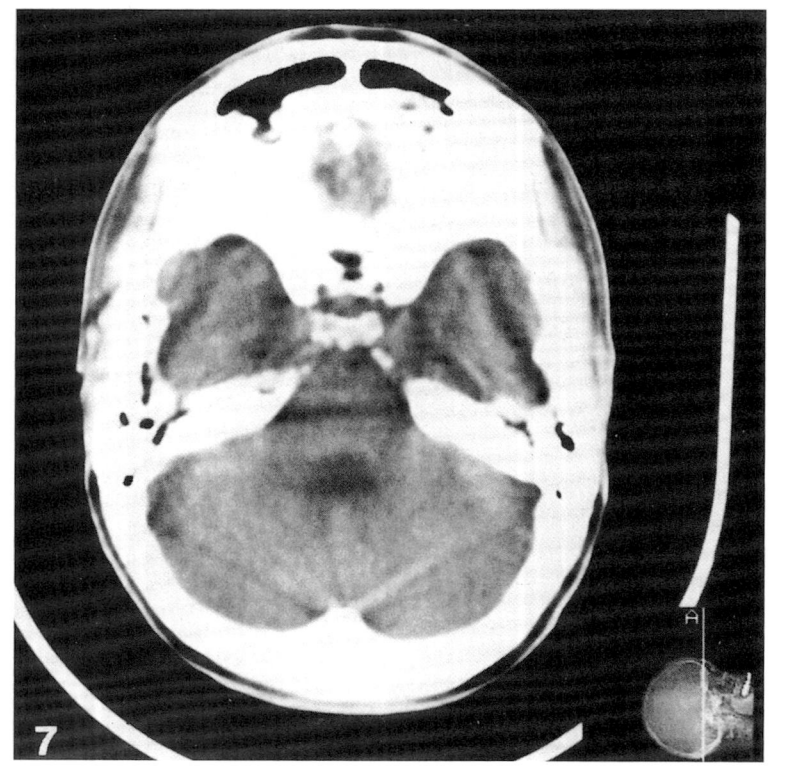
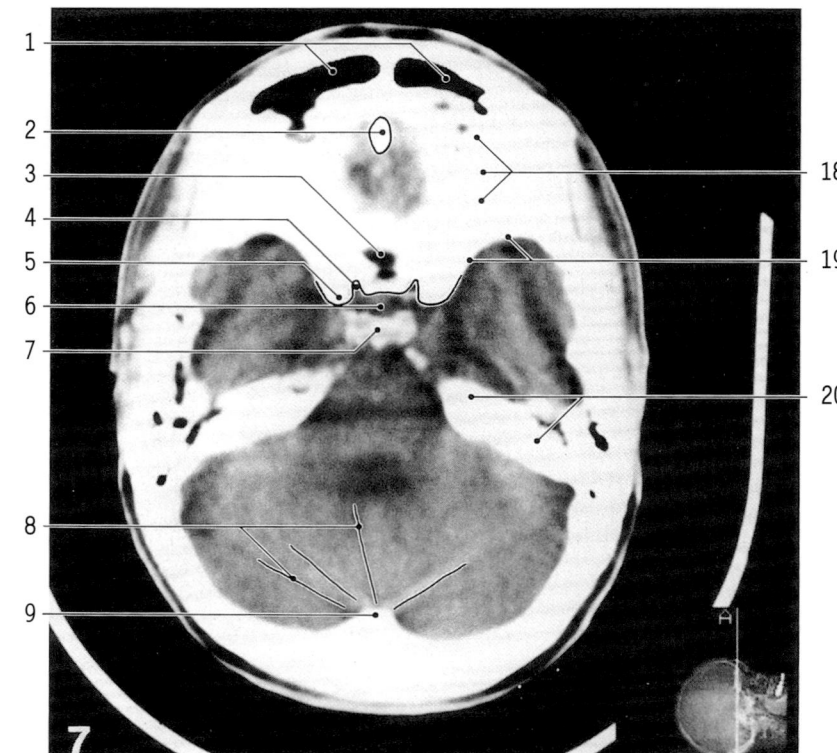
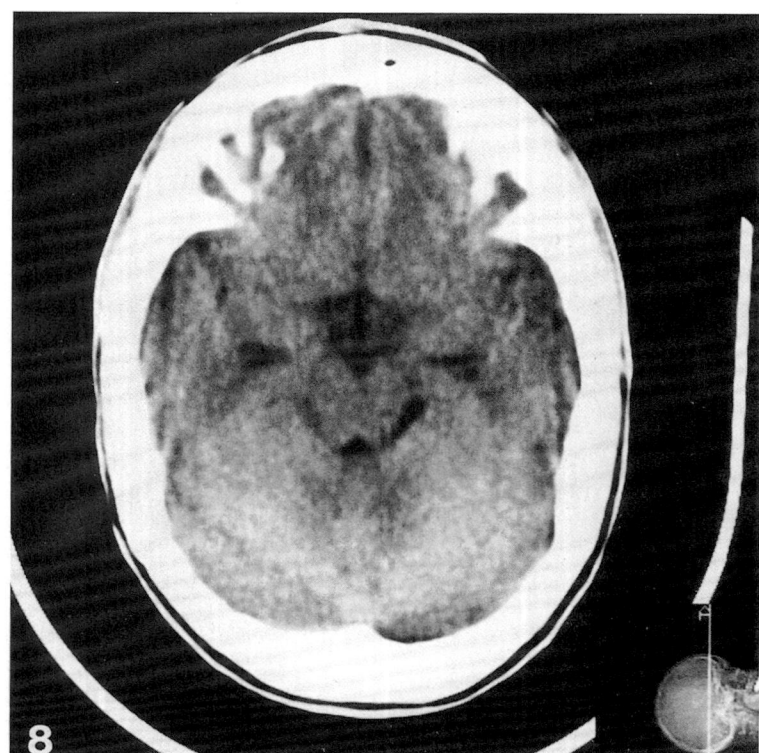
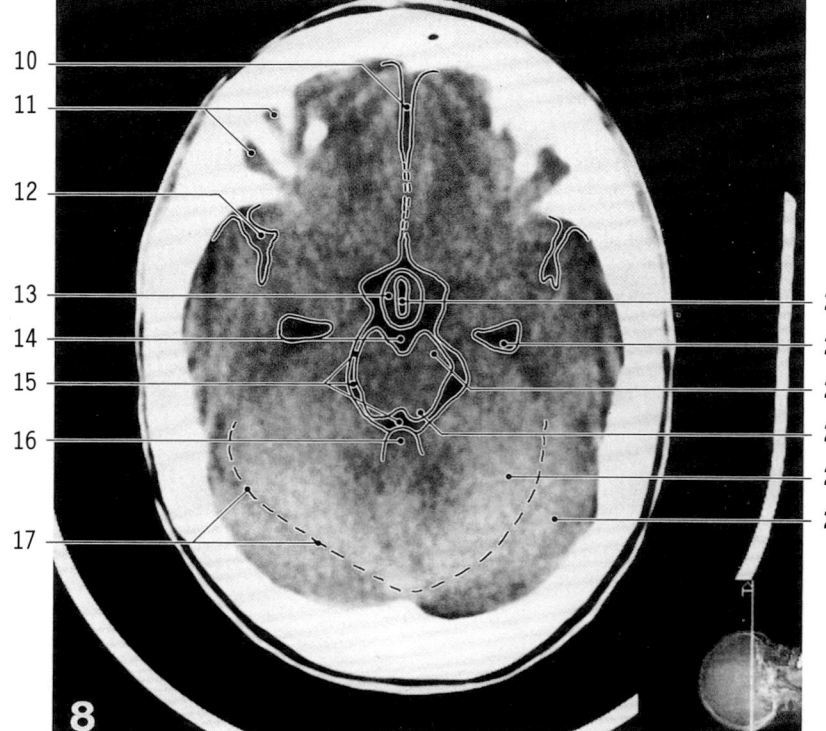

大脑，轴位CT

定位像见第174页

1 额窦
2 鸡冠
3 蝶窦
4 视神经管
5 前床突
6 垂体
7 鞍背
8 伪影
9 枕内隆凸
10 大脑纵裂
11 脑沟回压迹
12 外侧沟
13 下丘脑
14 脚间池
15 环池
16 小脑蚓部
17 小脑幕
18 额骨眶板
19 蝶骨小翼
20 颞骨岩部
21 第三脑室
22 侧脑室下角
23 大脑脚
24 下丘
25 小脑
26 枕叶

大脑，轴位 CT 系列

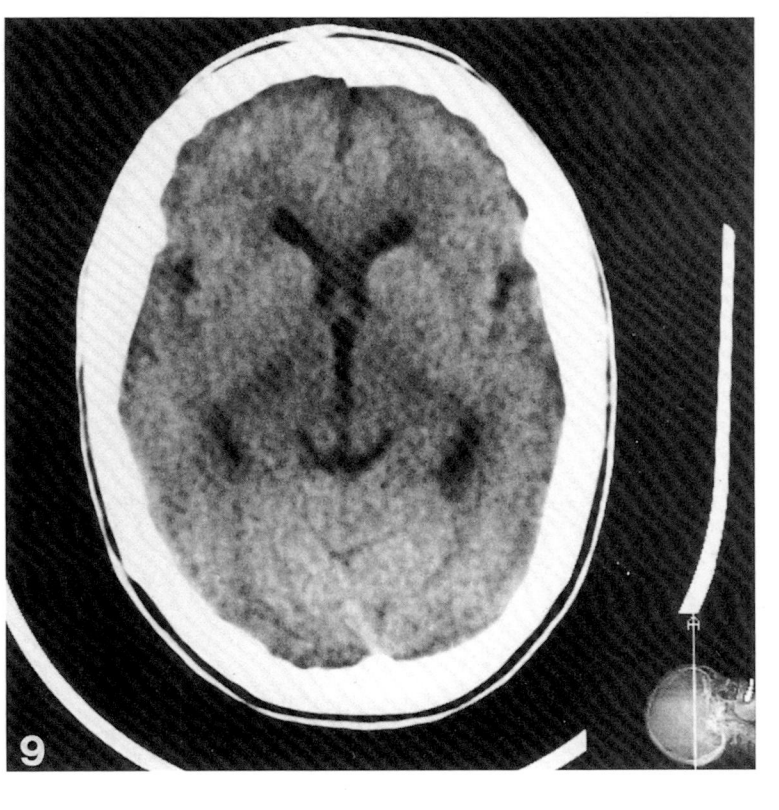
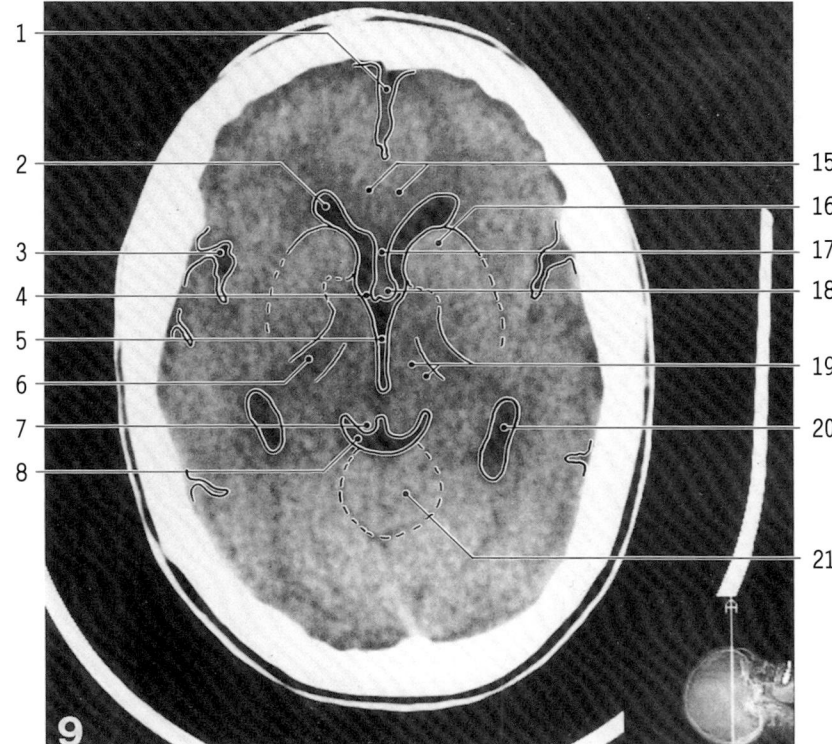
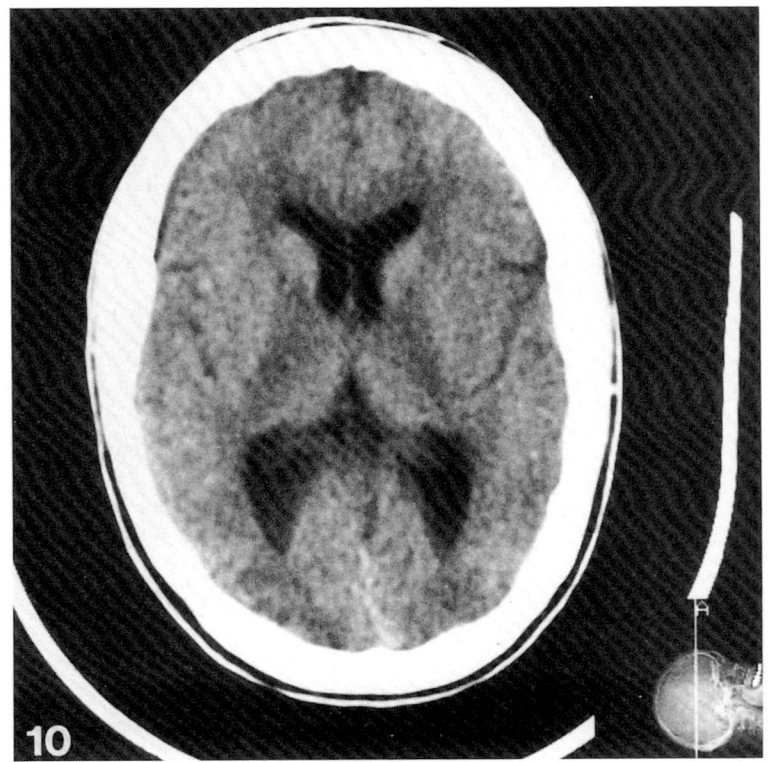
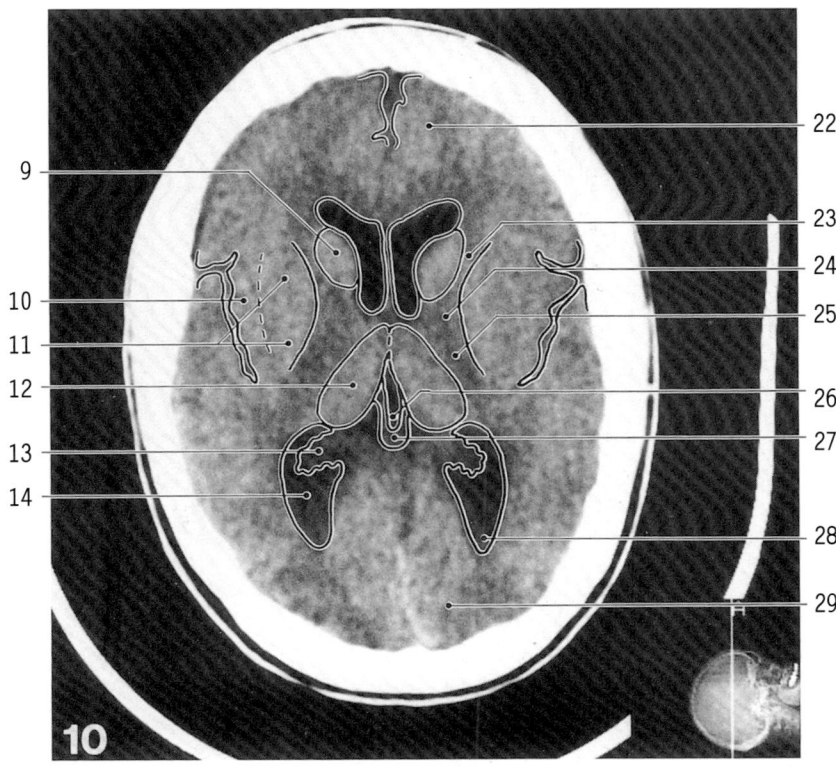

大脑，轴位 CT

定位像见第 174 页

1 大脑纵裂
2 侧脑室前角
3 外侧沟
4 室间孔
5 第三脑室
6 内囊后肢
7 上丘
8 环池
9 尾状核头
10 岛叶
11 豆状核
12 丘脑
13 脉络丛
14 侧脑室
15 胼胝体膝部
16 尾状核头与豆状核相连
17 透明隔
18 穹隆柱
19 下丘脑
20 侧脑室下角
21 小脑方形小叶
22 额叶
23 内囊前肢
24 内囊膝部
25 内囊后肢
26 第三脑室松果体隐窝
27 松果体
28 侧脑室后角
29 枕叶

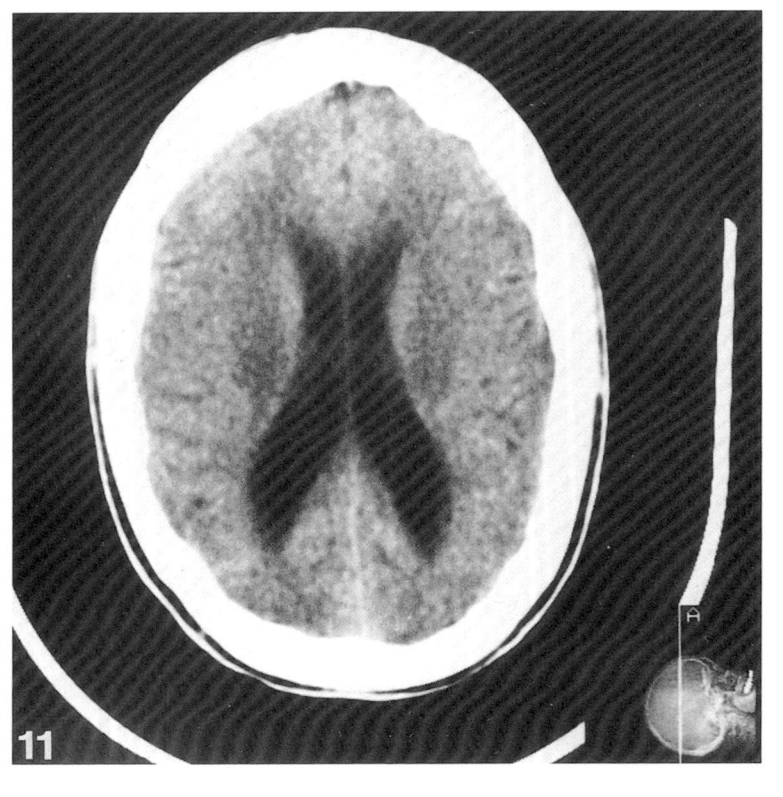
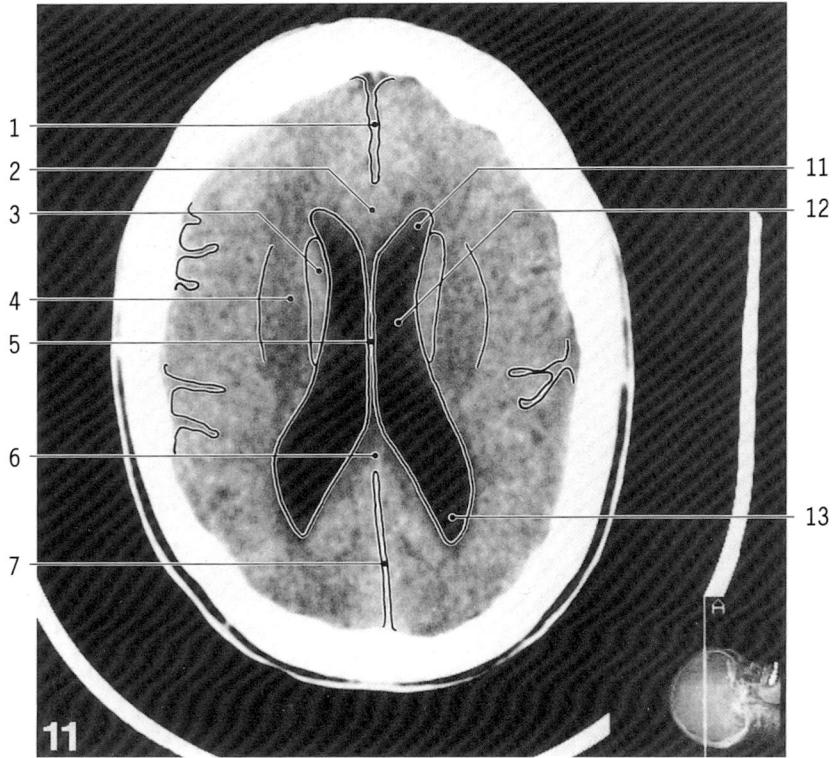
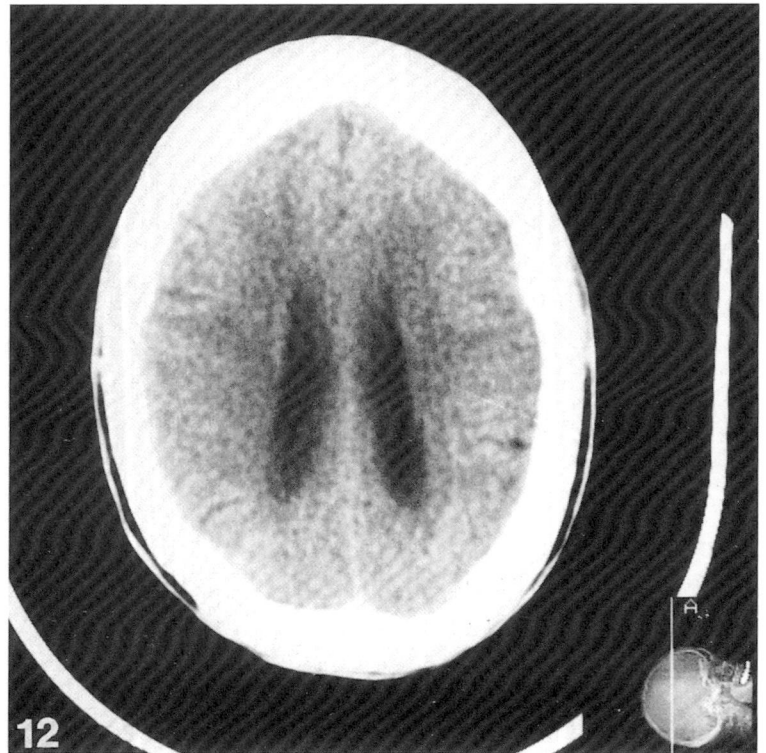
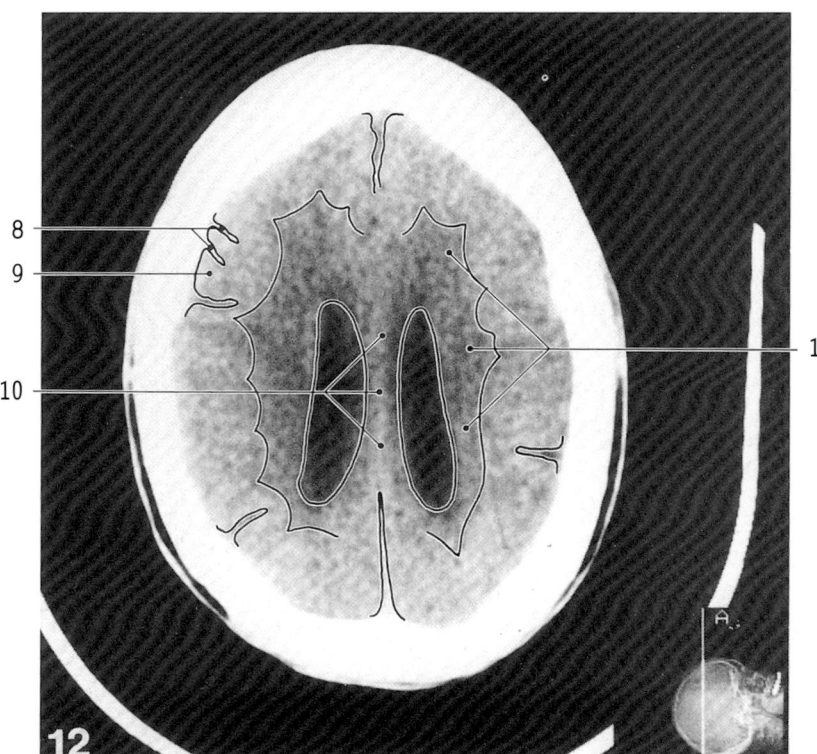

大脑，轴位 CT

定位像见第 174 页

1 大脑纵裂
2 胼胝体膝部
3 尾状核体
4 内囊
5 透明隔
6 胼胝体压部
7 大脑镰
8 大脑皮质沟
9 大脑皮质回
10 胼胝体
11 侧脑室前角
12 侧脑室中央部
13 侧脑室后角
14 放射冠

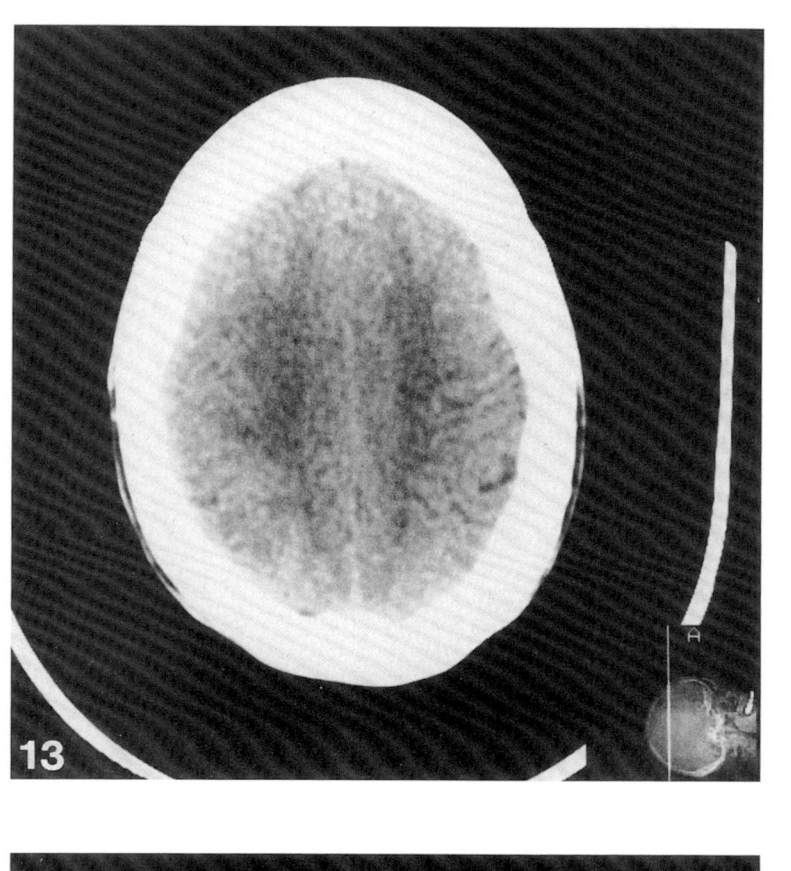
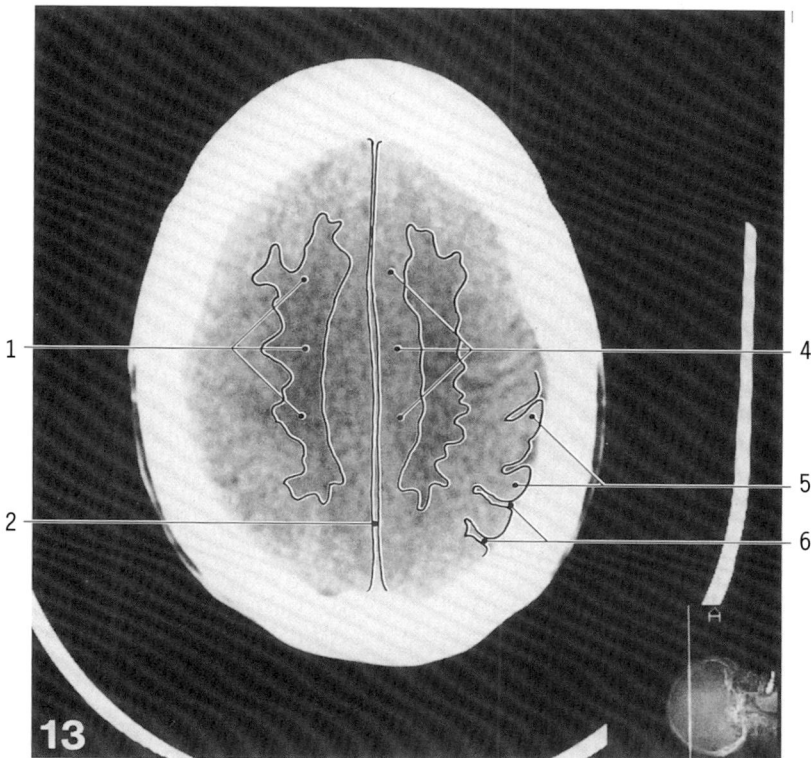
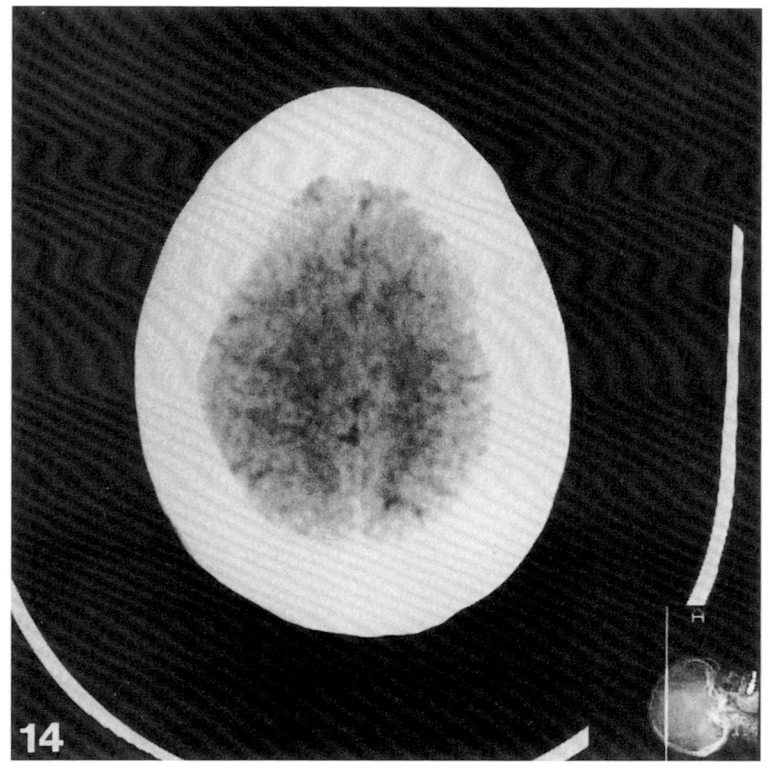
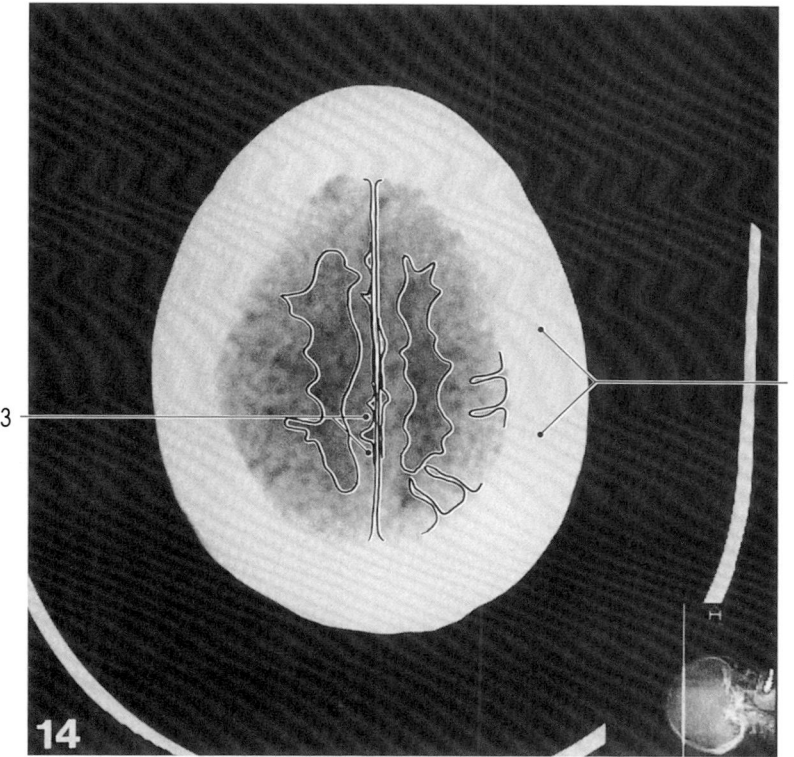

大脑， 轴位 CT

定位像见第 174 页

1 放射冠
2 大脑镰
3 大脑半球内侧面的脑回
4 扣带回
5 脑回
6 脑沟
7 颅盖

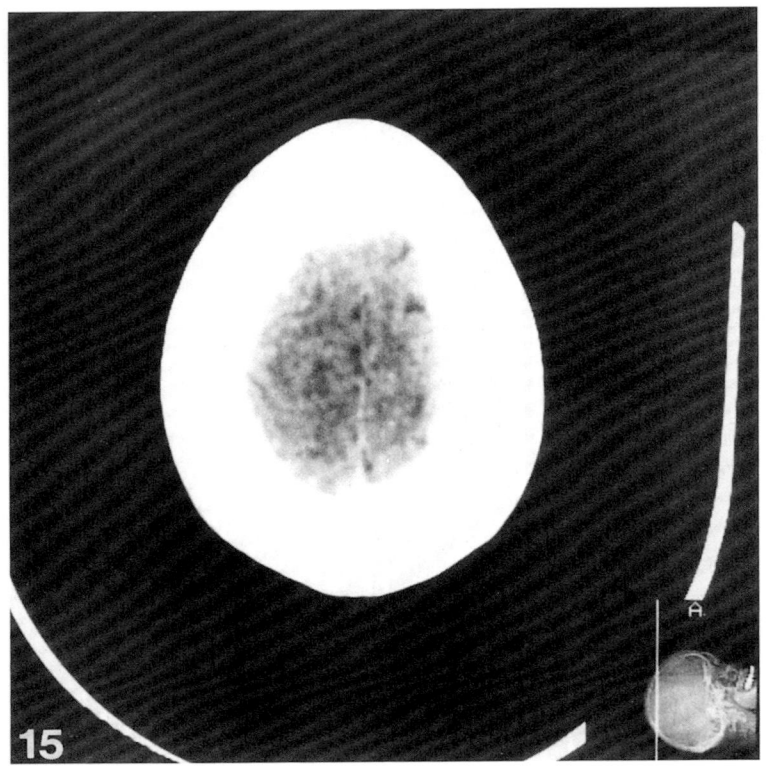
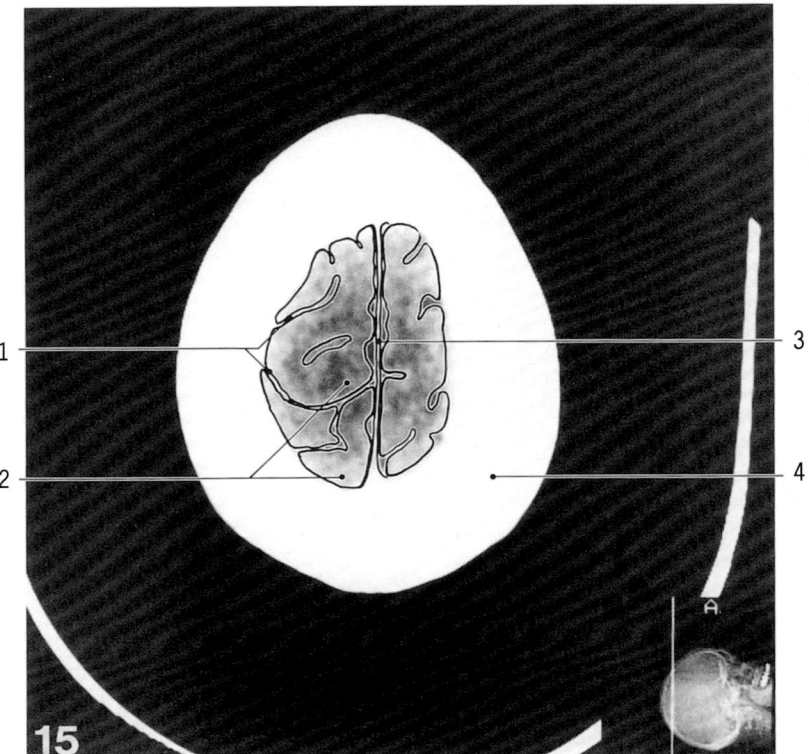

大脑，轴位 CT

定位像见第 174 页

1 脑沟
2 脑回
3 大脑镰
4 颅盖

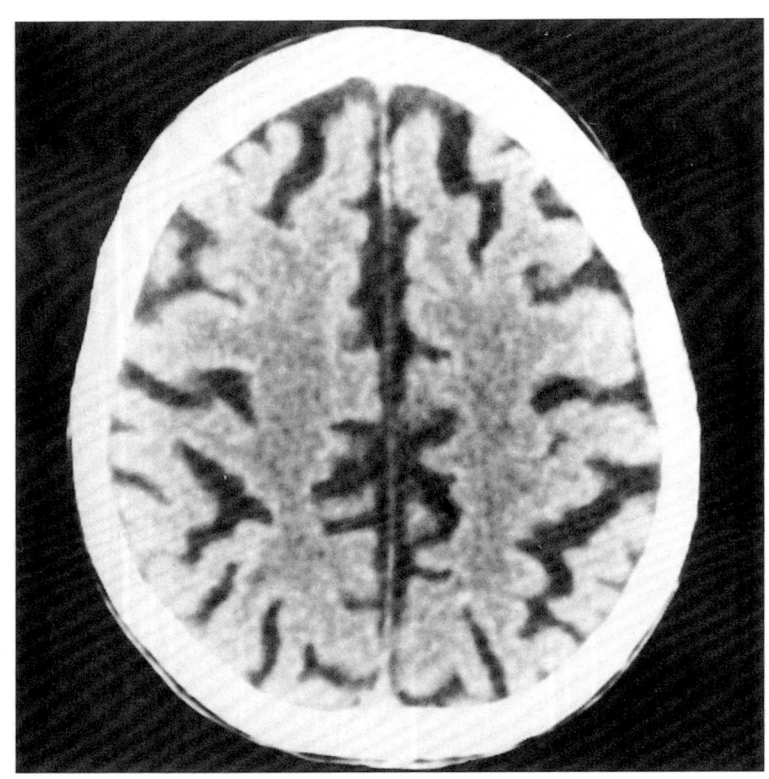
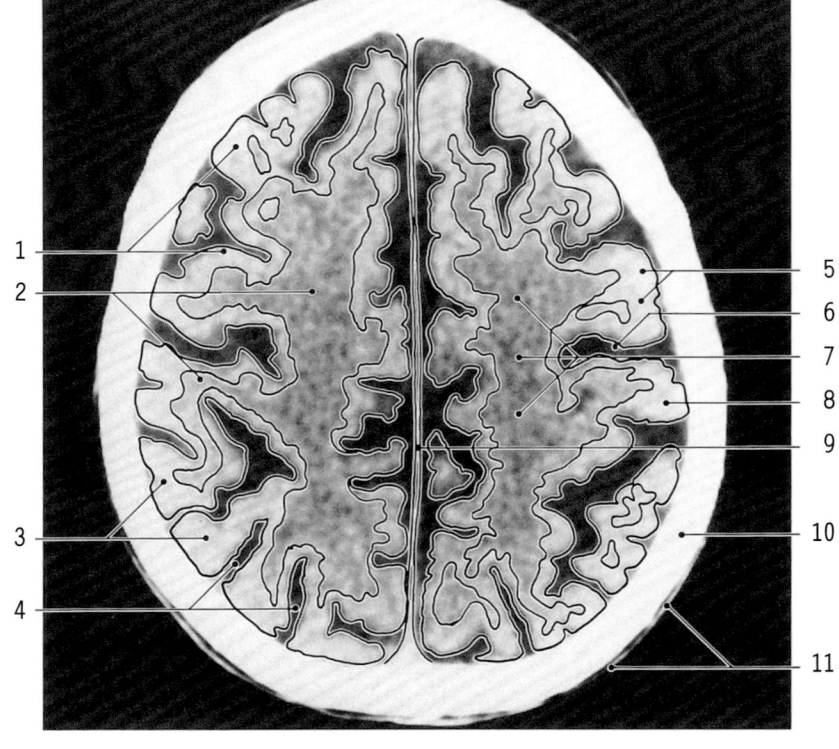

大脑，萎缩，轴位 CT

1 灰质
2 白质
3 脑回（萎缩）
4 脑沟（增宽）
5 中央前回
6 中央沟
7 放射冠
8 中央后回
9 大脑镰
10 颅盖
11 帽状腱膜

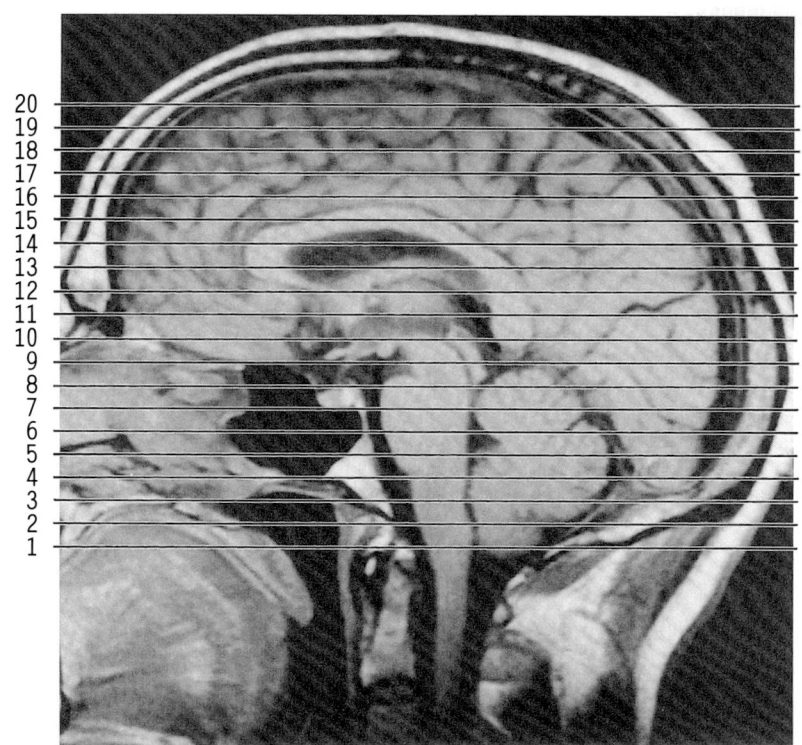
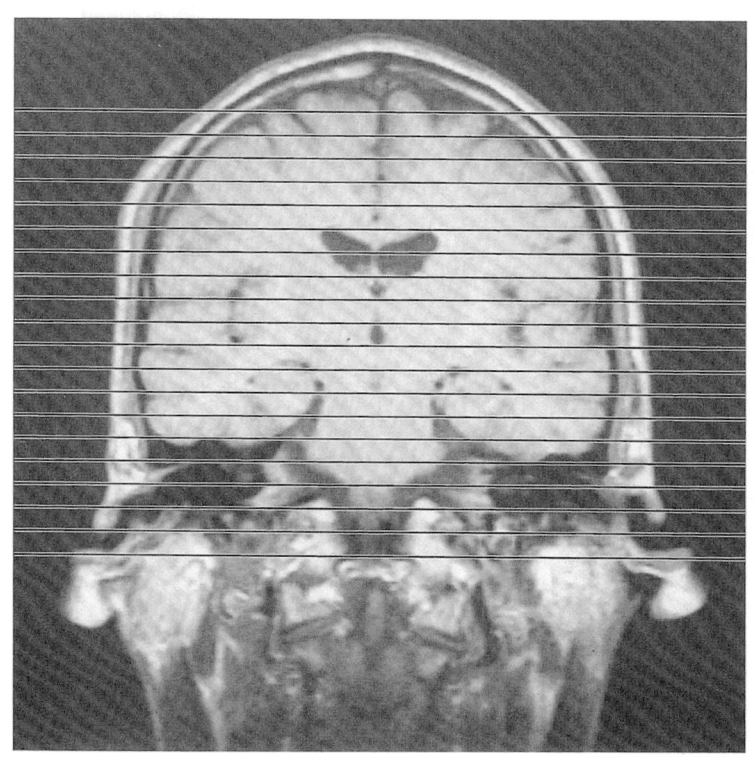

大脑，轴位 MR 定位像

1~20 线表示下述轴位 MR 系列层面的位置
定位像的解释见第 234 和 218 页的矢状位、冠状位 MR 系列
所有层面都是 5mm 厚，间隔 0.5mm
每一层面均有 T1、T2 加权像
骨的结构在 T2 加权像上用黄线表示
箭头 ←、→、↔ 是指前一个层面、后一个层面以及两者皆可看到的结构

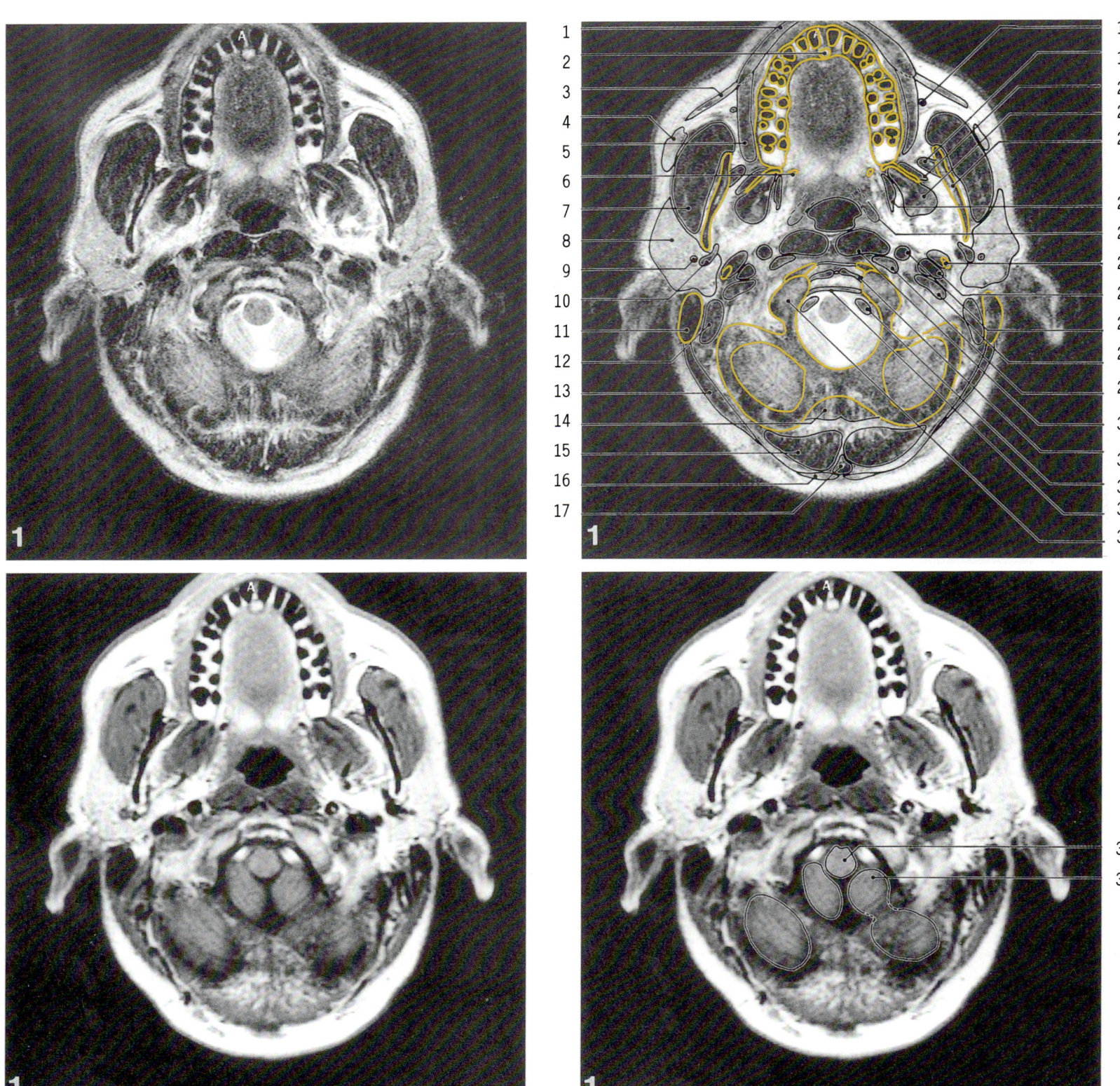

大脑，轴位 MR

定位像见前页

1 口轮匝肌→
2 切牙齿→
3 笑肌
4 副腮腺→
5 颊肌→
6 翼突钩
7 咬肌→
8 腮腺→
9 下颌后静脉→
10 颈外动脉发出的上颌动脉分支
11 乳突
12 二腹肌后腹→
13 头夹肌→
14 头后小直肌
15 头半棘肌→
16 斜方肌→
17 项韧带
18 面动静脉→
19 颞肌→
20 翼外肌→
21 翼内肌→
22 下颌支→
23 腭帆张肌→
24 腭提肌→
25 茎突→
26 颈内静脉→
27 颈内动脉→
28 头侧直肌
29 头前直肌→
30 头长肌→
31 翼状韧带
32 椎动脉→
33 盖膜
34 枕髁
35 延髓→
36 小脑扁桃体

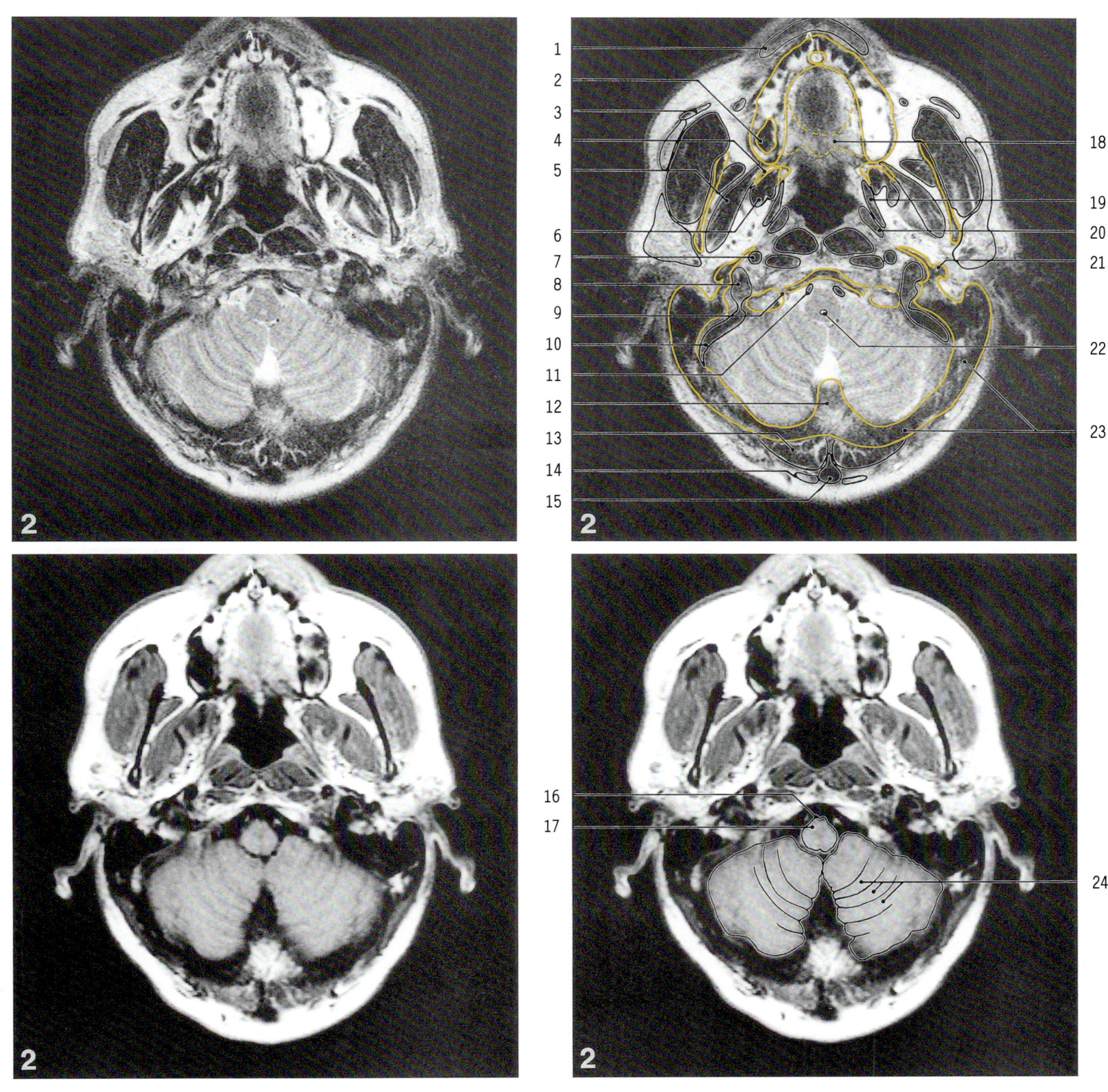

大脑，轴位 MR
定位像见第 183 页

1 口轮匝肌←
2 上颌窦→
3 颧大肌→
4 翼突↔
5 翼外肌↔
6 翼内肌←
7 颈内动脉↔
8 颈内静脉（球）↔
9 舌下神经管
10 乙状窦→
11 椎动脉←
12 枕内嵴→
13 头半棘肌←
14 斜方肌←
15 项韧带←
16 锥体→
17 延髓→
18 硬腭
19 腭帆张肌↔
20 腭提肌↔
21 茎突（根）←
22 延髓中央管
23 枕骨鳞部
24 小脑叶片

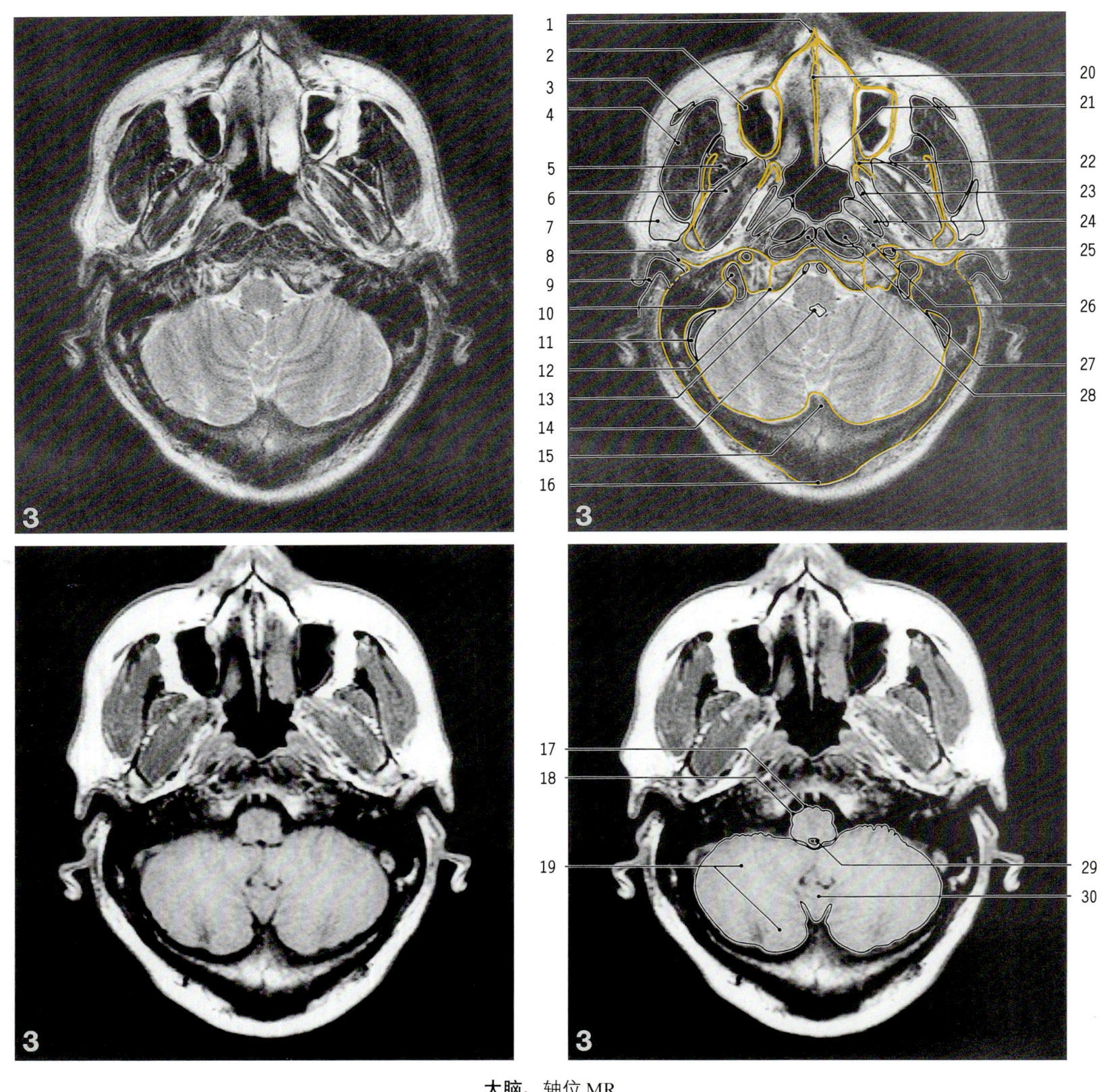

大脑，轴位 MR
定位像见第 183 页

1 前鼻棘
2 上颌窦←
3 颧大肌←
4 咬肌←
5 颞肌←
6 翼外肌←
7 腮腺←
8 颞骨鼓部
9 外听道
10 颈内静脉球←
11 乙状窦←
12 岩枕裂→
13 椎动脉←
14 第四脑室→
15 枕内隆凸
16 枕外隆凸
17 锥体←
18 橄榄体
19 小脑半球
20 犁骨→
21 提肌圆枕
22 翼突←
23 腭帆张肌←
24 腭提肌←
25 颈内动脉管的颈内动脉←
26 咽鼓管
27 头长肌←
28 头前直肌←
29 第四脑室→
30 小脑蚓部

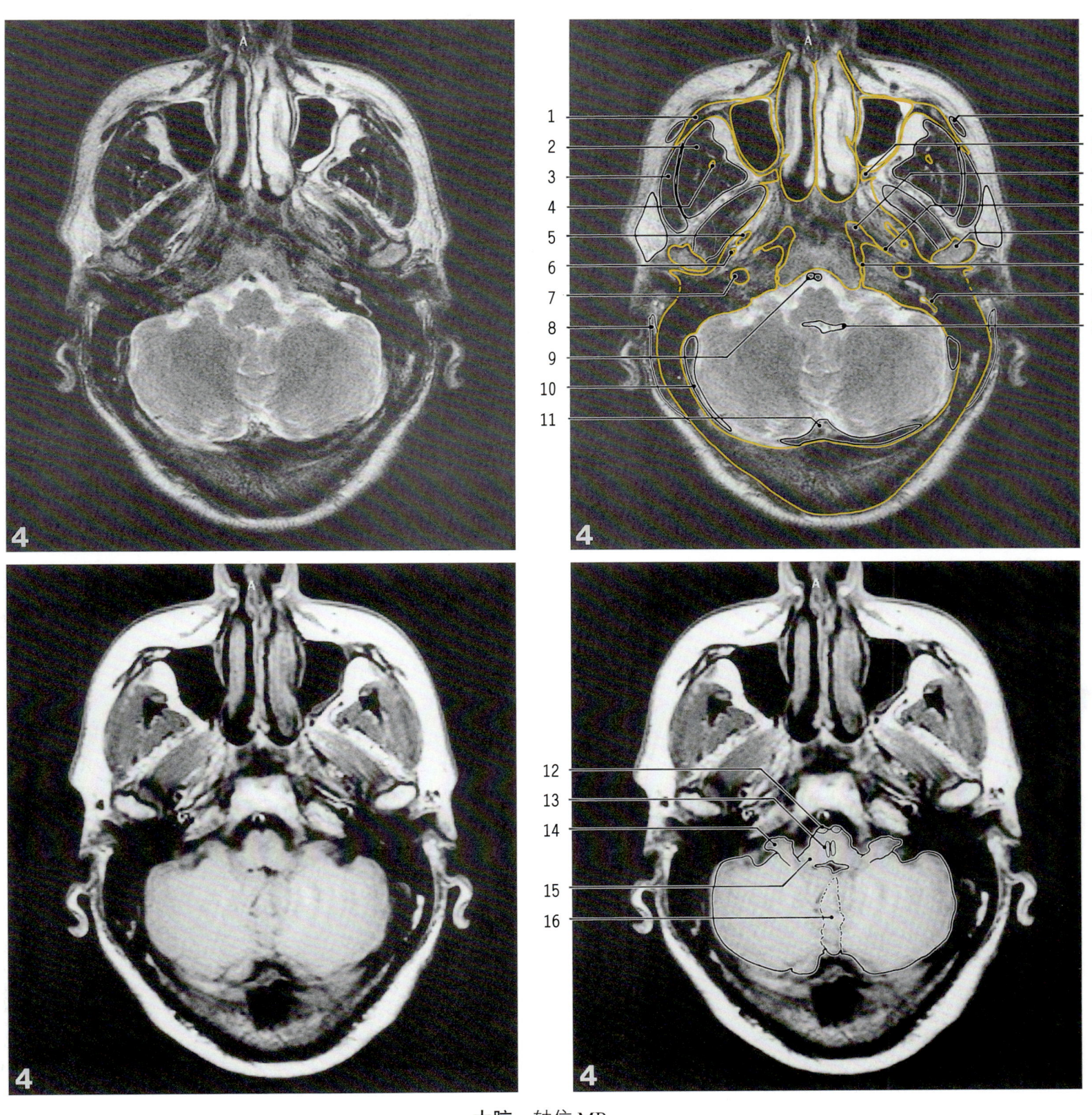

大脑，轴位 MR
定位像见第 183 页

1 颧骨体→
2 颞肌↔
3 咬肌←
4 颞肌内的喙突←
5 卵圆孔
6 棘孔
7 颈动脉管↔
8 耳后肌
9 椎动脉←
10 横窦↔
11 窦汇→
12 锥体←
13 内侧丘系→
14 绒球
15 小脑下脚
16 小脑蚓部←
17 颧大肌←
18 翼腭窝→
19 破裂孔
20 蝶岩裂
21 下颌头→
22 岩枕裂
23 后半规管
24 第四脑室↔

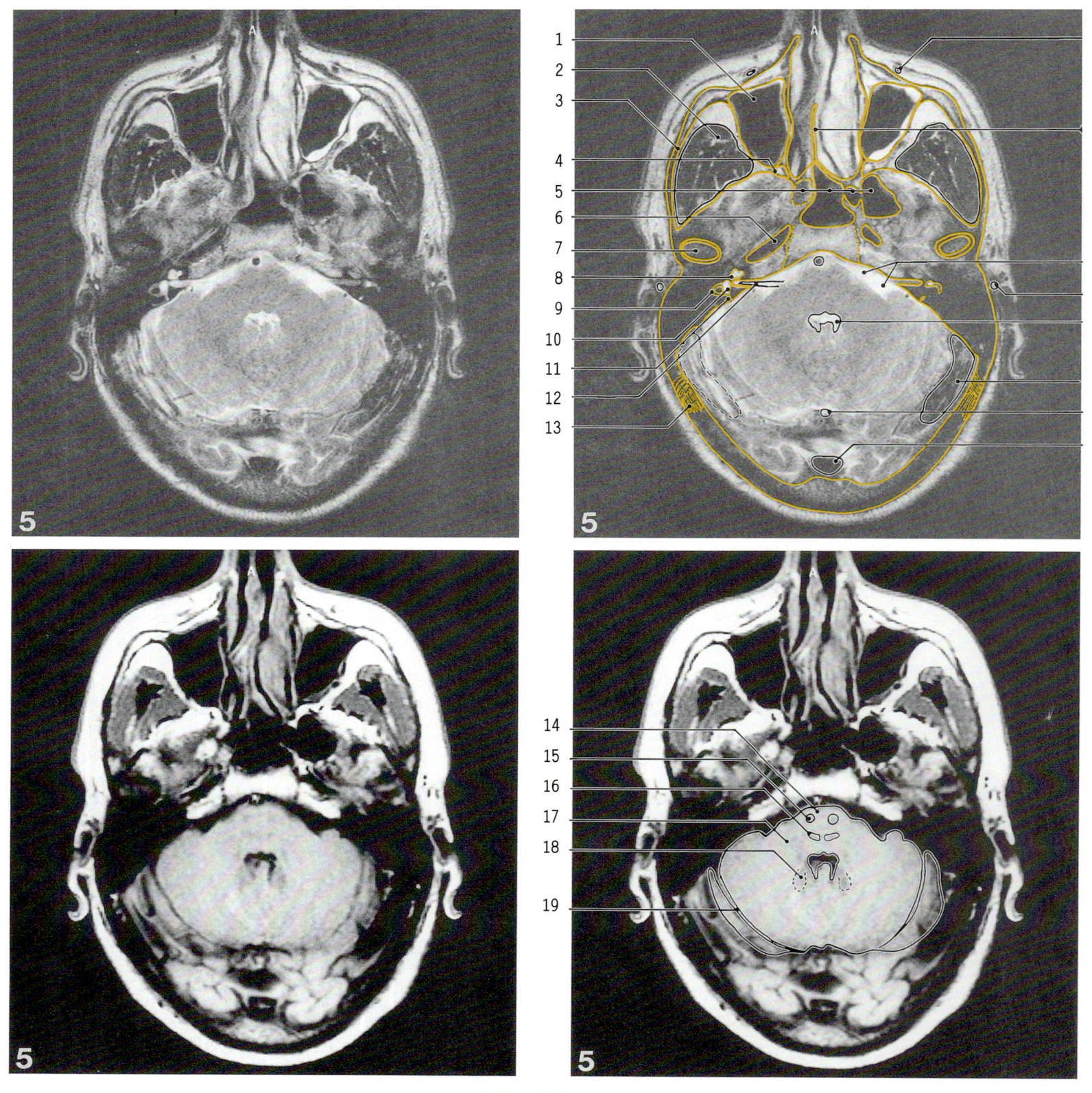

大脑，轴位 MR
定位像见第 183 页

1 上颌窦 ↵
2 颞肌 ↵
3 颧弓
4 翼腭窝 ↵
5 蝶窦 →
6 颈动脉管 ↵
7 下颌窝内的下颌头 ←
8 耳蜗
9 外半规管
10 前庭
11 外淋巴管
12 内耳孔内有面神经和前庭蜗神经
13 星点
14 桥脑 →
15 皮质脊髓束 →
16 内侧丘系 ↵
17 小脑中脚
18 橄榄核
19 水平裂
20 面动静脉
21 犁骨 ↵
22 小脑脑桥池
23 颞浅动脉 →
24 第四脑室 ↵
25 横窦 ←
26 直窦 →
27 窦汇 ←

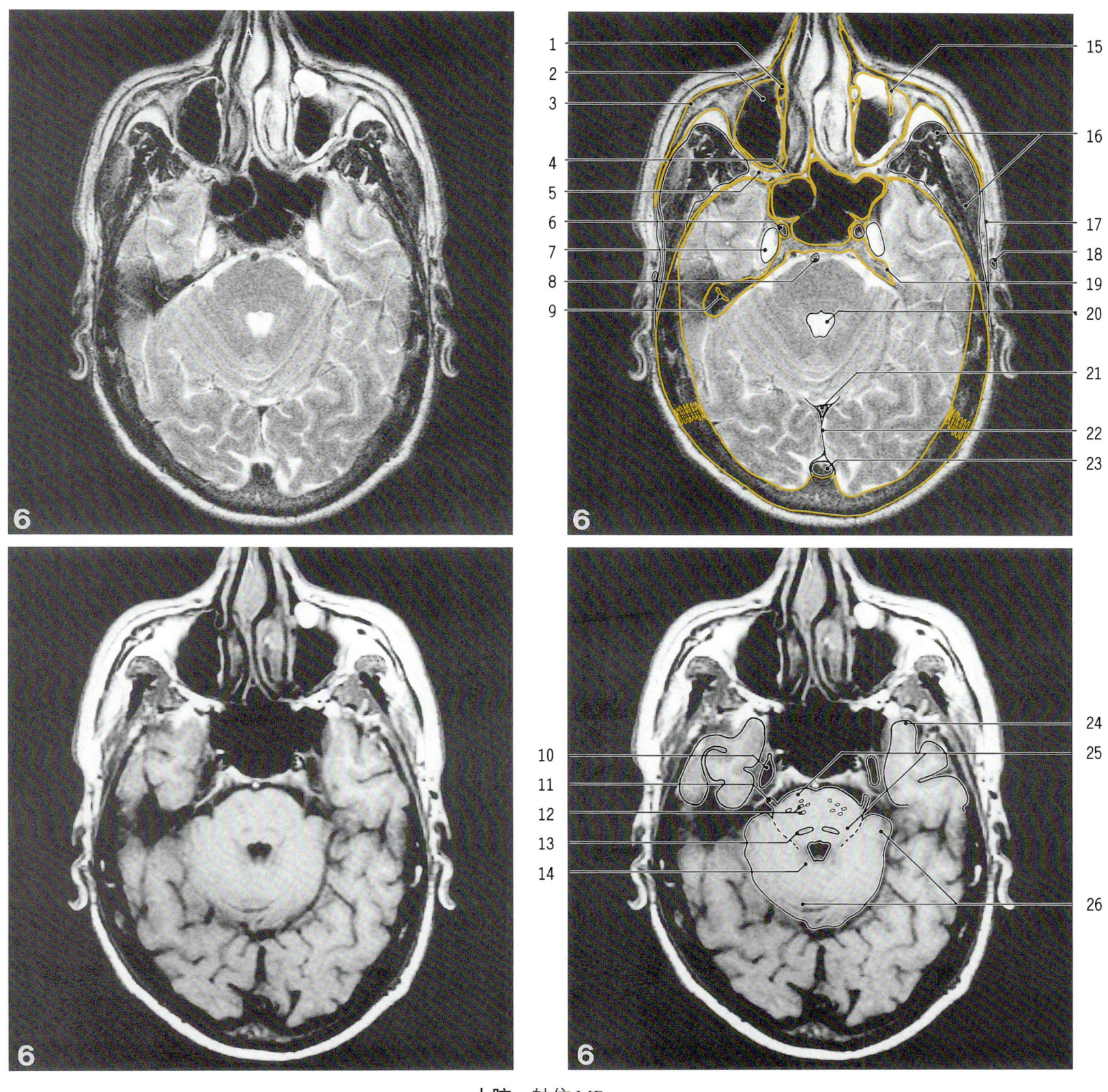

大脑，轴位 MR

定位像见第 183 页

1 鼻泪管→
2 上颌窦↔
3 颧骨体↔
4 蝶腭孔
5 翼腭窝↔
6 颈动脉管内的颈内动脉↔
7 三叉神经窝
8 基底动脉↔
9 前半规管
10 三叉神经节
11 三叉神经
12 皮质脊髓束↔
13 内侧丘系↔
14 小脑上脚→
15 眶上管
16 颞肌↔
17 颞筋膜
18 颞浅动脉←
19 岩骨上缘
20 第四脑室↔
21 直窦↔
22 大脑镰
23 上矢状窦→
24 颞叶前极
25 桥脑↔
26 小脑↔

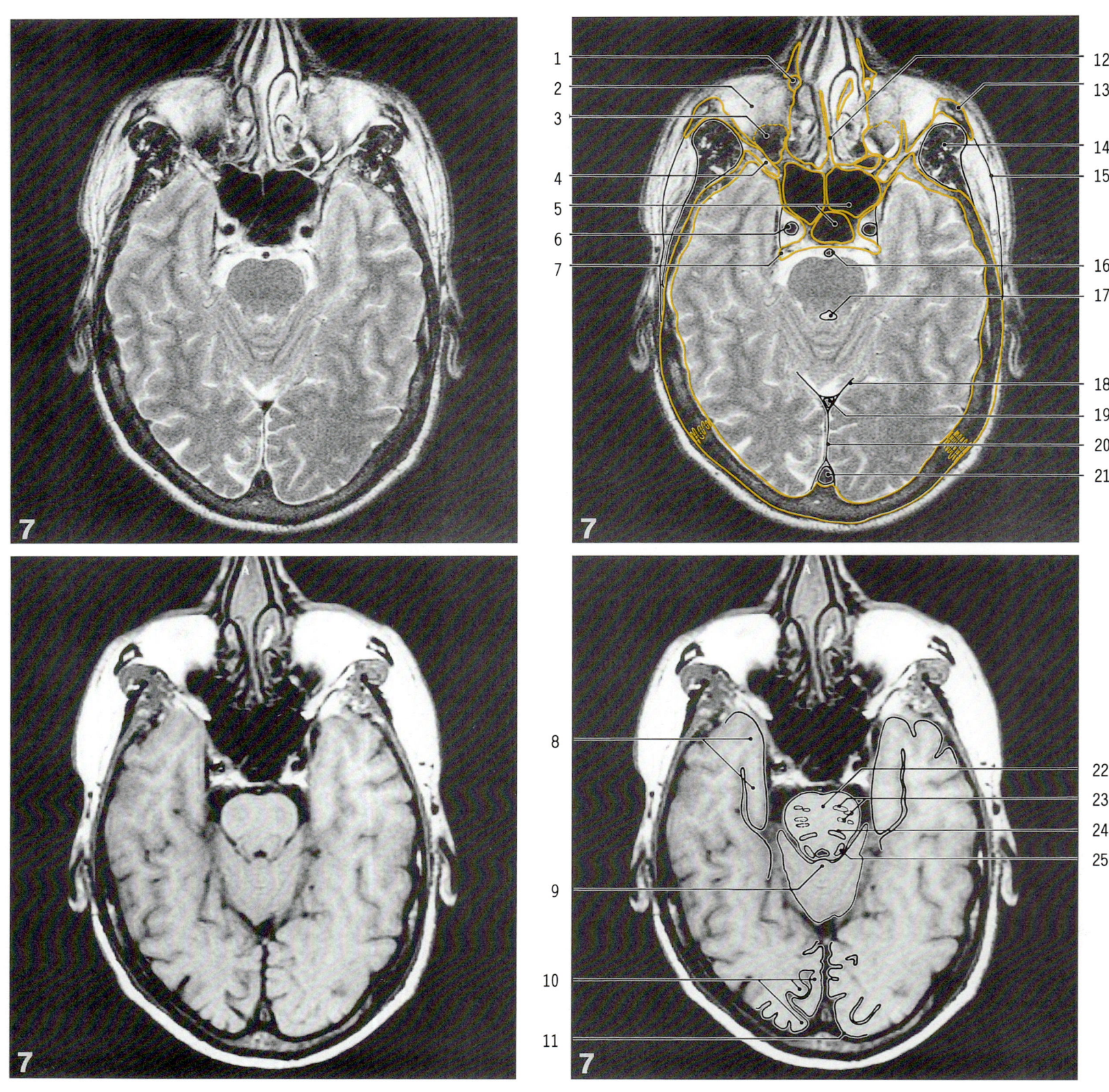

大脑，轴位 MR
定位像见第 183 页

1 鼻泪管←
2 眼眶
3 上颌窦←
4 翼腭窝←
5 蝶窦↔
6 海绵窦的颈内动脉↔
7 后床突
8 枕颞外侧回
9 小脑小山
10 距状裂周围的视皮质
11 大脑枕极
12 梨骨↔
13 颧骨体↔
14 颞肌
15 颞筋膜↔
16 基底动脉↔
17 第四脑室
18 小脑幕→
19 直窦↔
20 大脑镰↔
21 上矢状窦↔
22 桥脑←
23 皮质脊髓束↔
24 内侧丘系↔
25 小脑上脚←

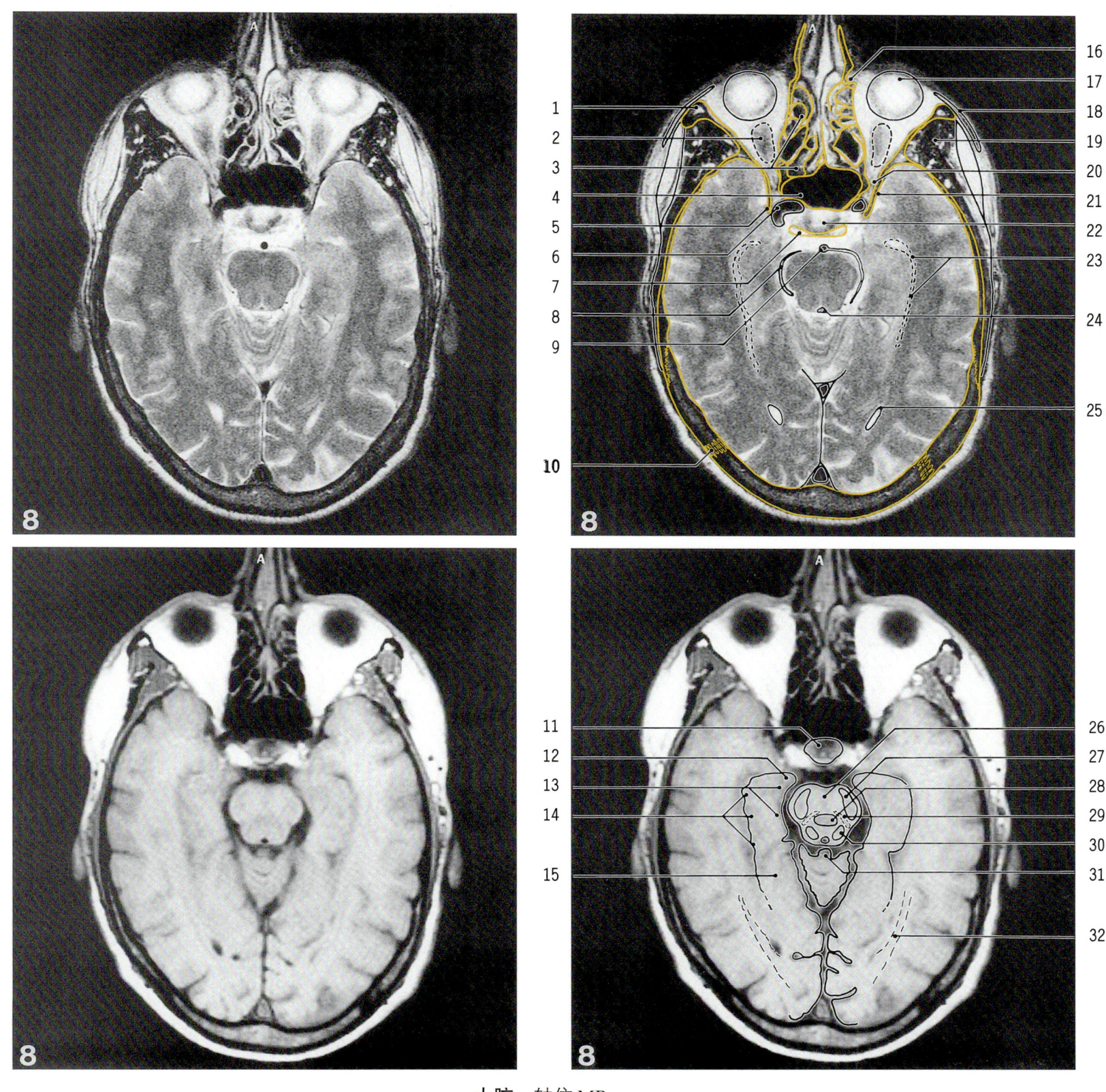

大脑，轴位 MR
定位像见第 183 页

1 颧骨额突→
2 下直肌
3 筛骨气房→
4 蝶窦←
5 前床突
6 颈内动脉↔
7 鞍背
8 环池内的小脑上动脉
9 桥脑池内的基底动脉←
10 人字缝↔
11 垂体
12 钩
13 海马旁回
14 海马→
15 枕颞内侧回
16 泪沟
17 眼球
18 眼轮匝肌
19 颞肌↔
20 眶上裂→
21 蝶骨小翼
22 垂体窝
23 侧脑室下角→
24 大脑导水管→
25 侧脑室后角→
26 中脑→
27 皮质脊髓束→
28 小脑上脚交叉
29 内侧丘系→
30 下丘核
31 山顶（小脑）←
32 视放射

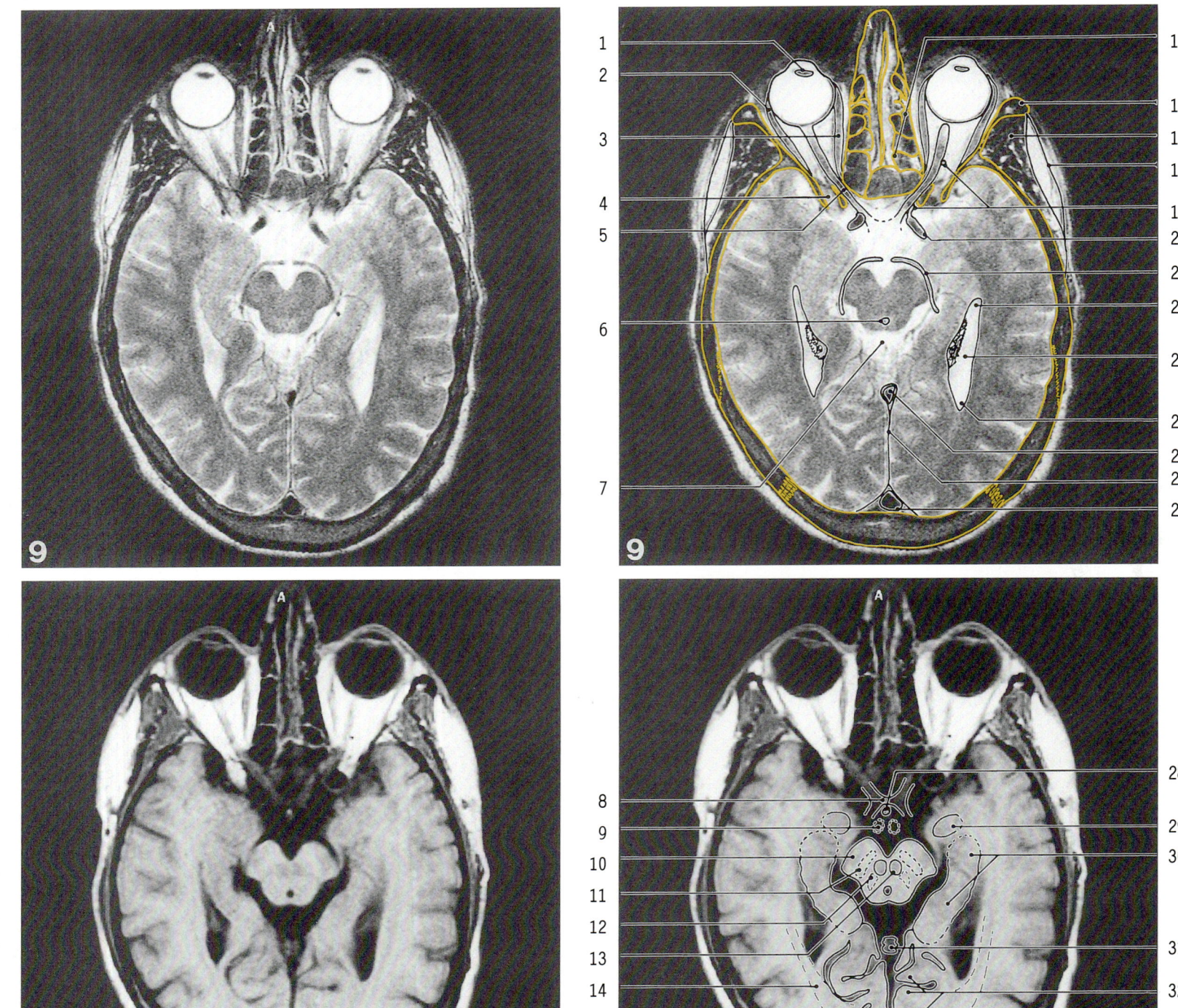

大脑，轴位 MR

定位像见第 183 页

1 晶状体
2 外直肌→
3 内直肌→
4 眶上裂←
5 视神经管内的视神经
6 大脑导水管←
7 四叠体池
8 视交叉
9 脚间池内的乳头体
10 大脑脚内的皮质脊髓束←
11 黑质
12 内侧丘系←
13 红核
14 视辐射←
15 筛骨气房
16 颧骨额突←
17 颞肌←
18 颞筋膜←
19 眼动脉→
20 颈内动脉→
21 大脑后动脉
22 侧脑室下角←
23 侧脑室三角区→
24 侧脑室后角→
25 直窦←
26 大脑镰→
27 上矢状窦←
28 鞍上池内的垂体漏斗
29 杏仁体
30 海马
31 大脑大静脉周围的软脑膜
32 距状沟周围的视皮质←

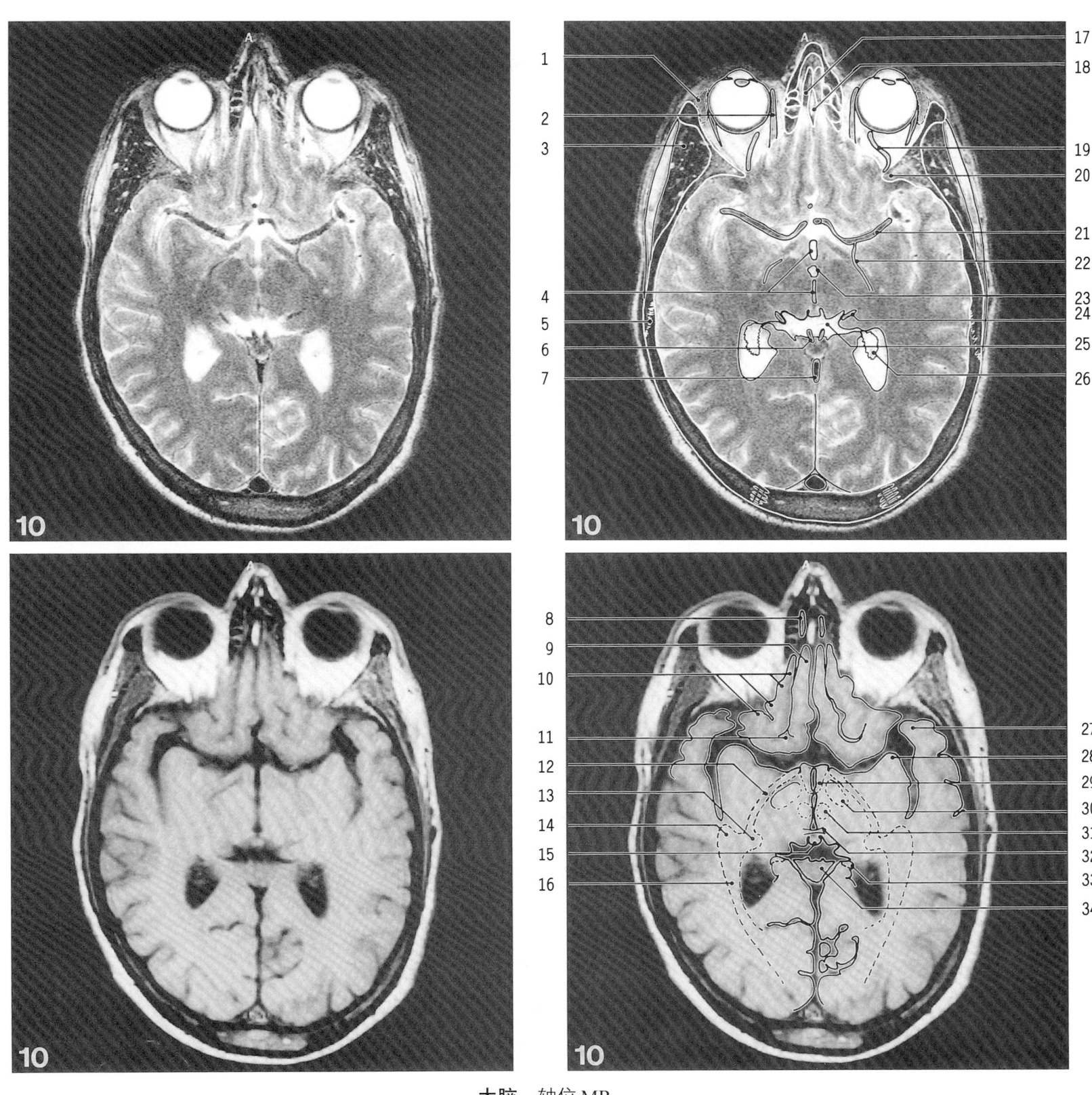

大脑，轴位 MR

定位像见第 183 页

1 泪腺→
2 上斜肌
3 颞肌↔
4 第三脑室→
5 鳞缝←
6 颈内静脉→
7 大脑大静脉←
8 嗅球
9 直回→
10 眶回→
11 嗅三角
12 视束
13 外侧膝状体
14 视放射的豆核下部
15 松果体
16 视放射↔
17 筛板
18 鸡冠
19 眼动脉←
20 蝶骨小翼←
21 大脑中动脉→
22 脉络丛前动脉←
23 脚间池
24 大脑后动脉←
25 大脑横裂
26 侧脑室脉络丛←
27 颞叶前极
28 岛阀
29 下丘脑
30 大脑脚←
31 红核←
32 后连合
33 穹隆脚-海马伞
34 胼胝体压部→

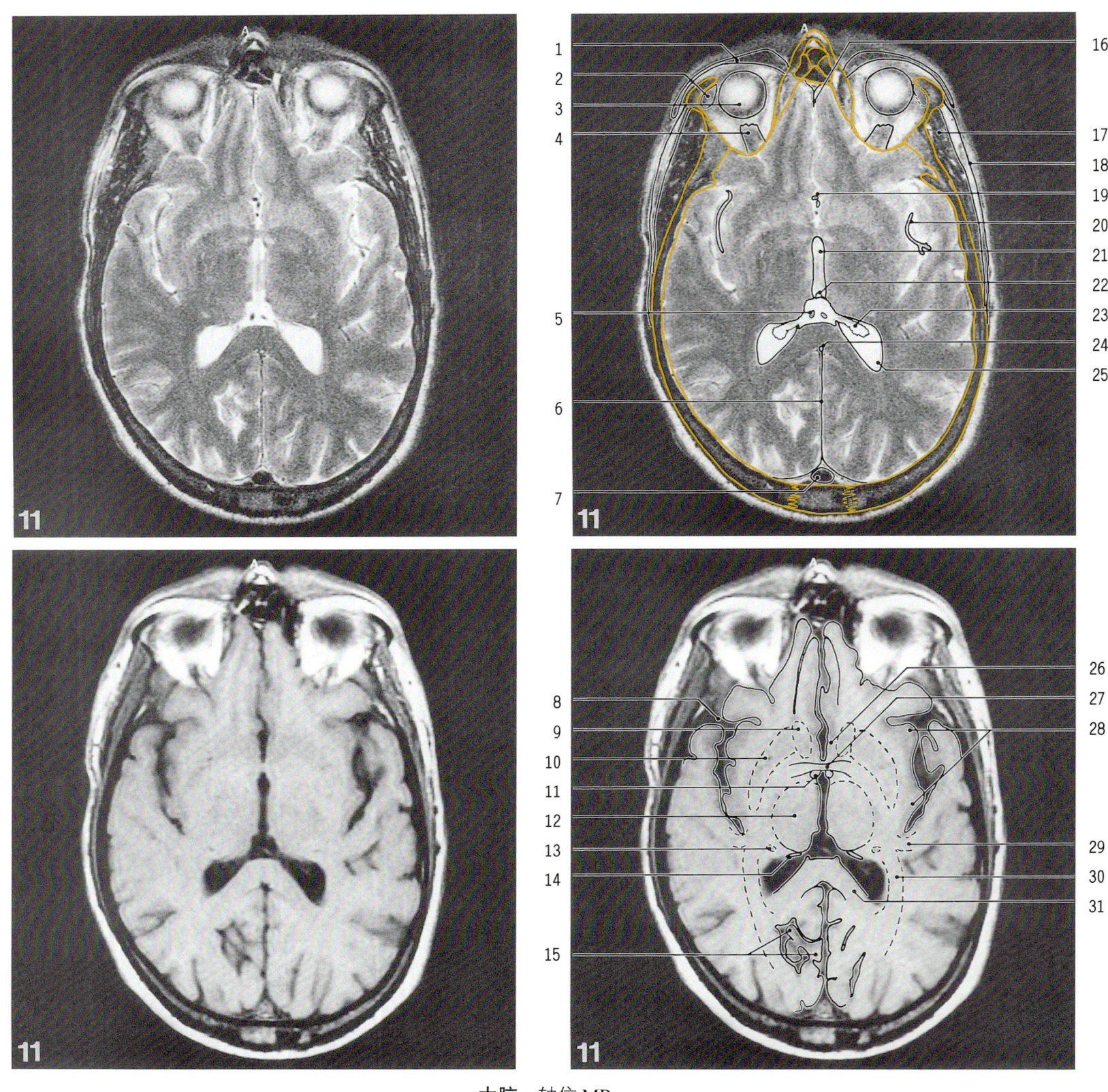

大脑，轴位 MR
定位像见第 183 页

1 眼轮匝肌
2 泪腺←
3 眼球←
4 上直肌 / 提上睑肌
5 大脑内静脉↔
6 大脑镰↔
7 上矢状窦↔
8 外侧沟→
9 尾状核头→
10 壳→
11 穹隆柱→
12 丘脑↔
13 尾状核尾→
14 穹隆脚→
15 距状裂周围的视皮质
16 大脑镰↔
17 颞肌
18 颞窝
19 大脑纵裂内大脑前动脉→
20 大脑中动脉分支←
21 第三脑室→
22 第三脑室脉络丛→
23 侧脑室脉络丛↔
24 下矢状窦→
25 侧脑室后角↔
26 胼胝体下区 / 络板旁回→
27 前连合
28 岛叶↔
29 听辐射
30 视辐射←
31 枕钳→

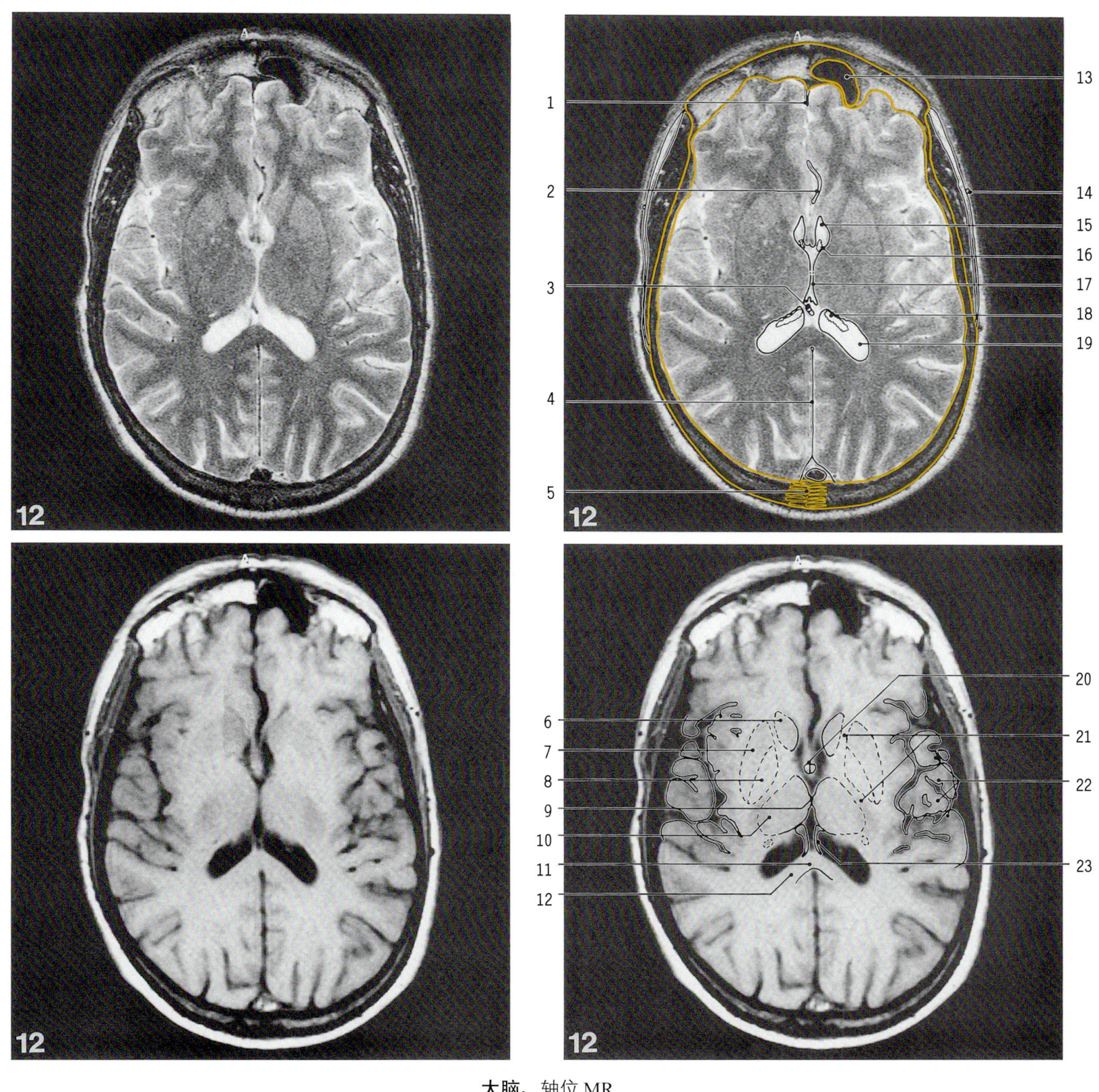

大脑，轴位 MR
定位像见第 183 页

1 大脑镰↩
2 大脑前动脉↩
3 大脑内静脉↩
4 大脑镰↩
5 人字缝尖
6 尾状核头↩
7 壳↩
8 苍白球
9 丘脑间黏合
10 丘脑↩
11 胼胝体压部↩
12 枕钳↩
13 额窦
14 颞浅动脉
15 侧脑室↩
16 室间孔
17 第三脑室↩
18 侧脑室脉络丛↩
19 侧脑室三角区↩
20 内囊→
21 穹隆柱↩
22 颞叶听皮质
23 穹隆脚↩

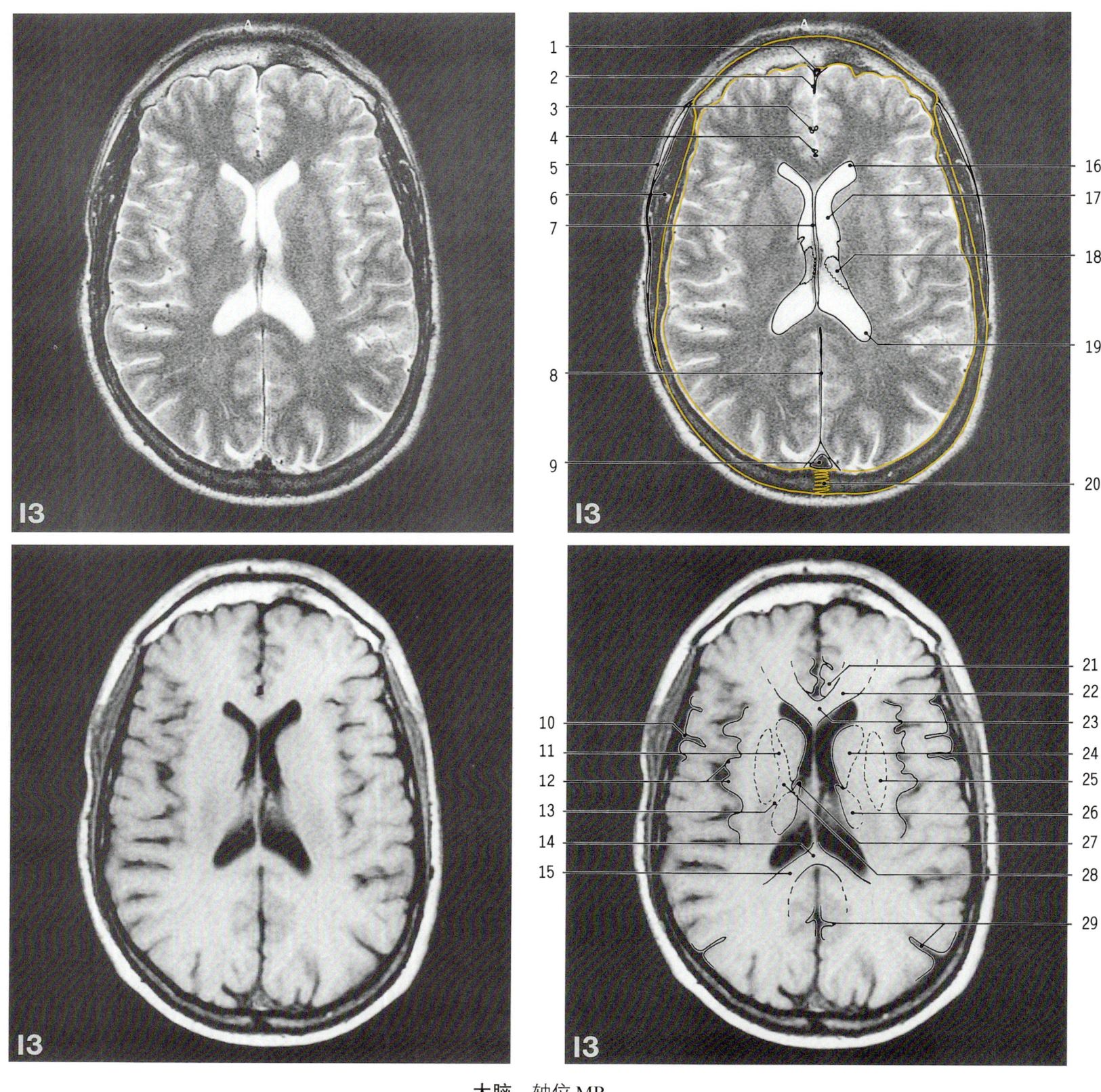

大脑，轴位 MR
定位像见第 183 页

1 上矢状窦 ↵
2 大脑镰 ↵
3 胼缘动脉 →
4 胼周动脉 →
5 颞筋膜 ↵
6 颞肌 ↵
7 透明隔 →
8 大脑镰 ↵
9 上矢状窦 ↵
10 中央沟 →
11 内囊前肢 ↵
12 岛叶 ↵
13 内囊后肢 →
14 胼胝体压部 ↵
15 枕钳 ↵
16 侧脑室前角 →
17 侧脑室中央部 →
18 侧脑室脉络丛 ↵
19 侧脑室三角区 ↵
20 矢状缝 →
21 终极旁回 / 胼胝体下区 ↵
22 额钳 →
23 胼胝体膝部 →
24 尾状核头 ↵
25 壳 →
26 丘脑 ↵
27 穹隆 ↵
28 内囊膝部
29 顶枕沟 →

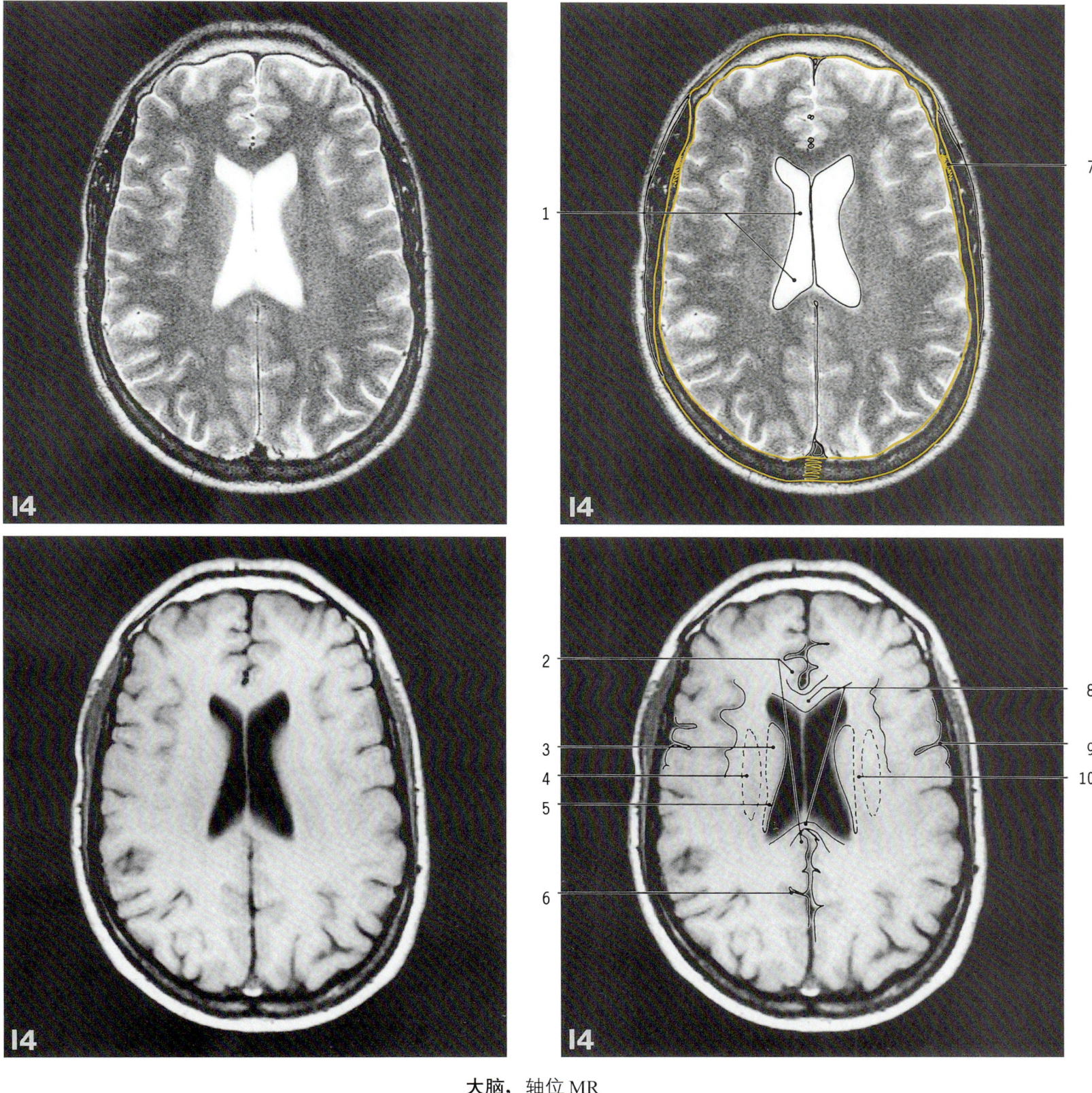

大脑，轴位 MR
定位像见第 183 页

1 侧脑室中央部 ↩
2 扣带回 →
3 尾状核体 ←
4 壳 ←
5 尾状核尾 ←
6 顶枕沟 ↩
7 冠状缝 →
8 胼胝体体部 →
9 中央沟 ↩
10 内囊 ←

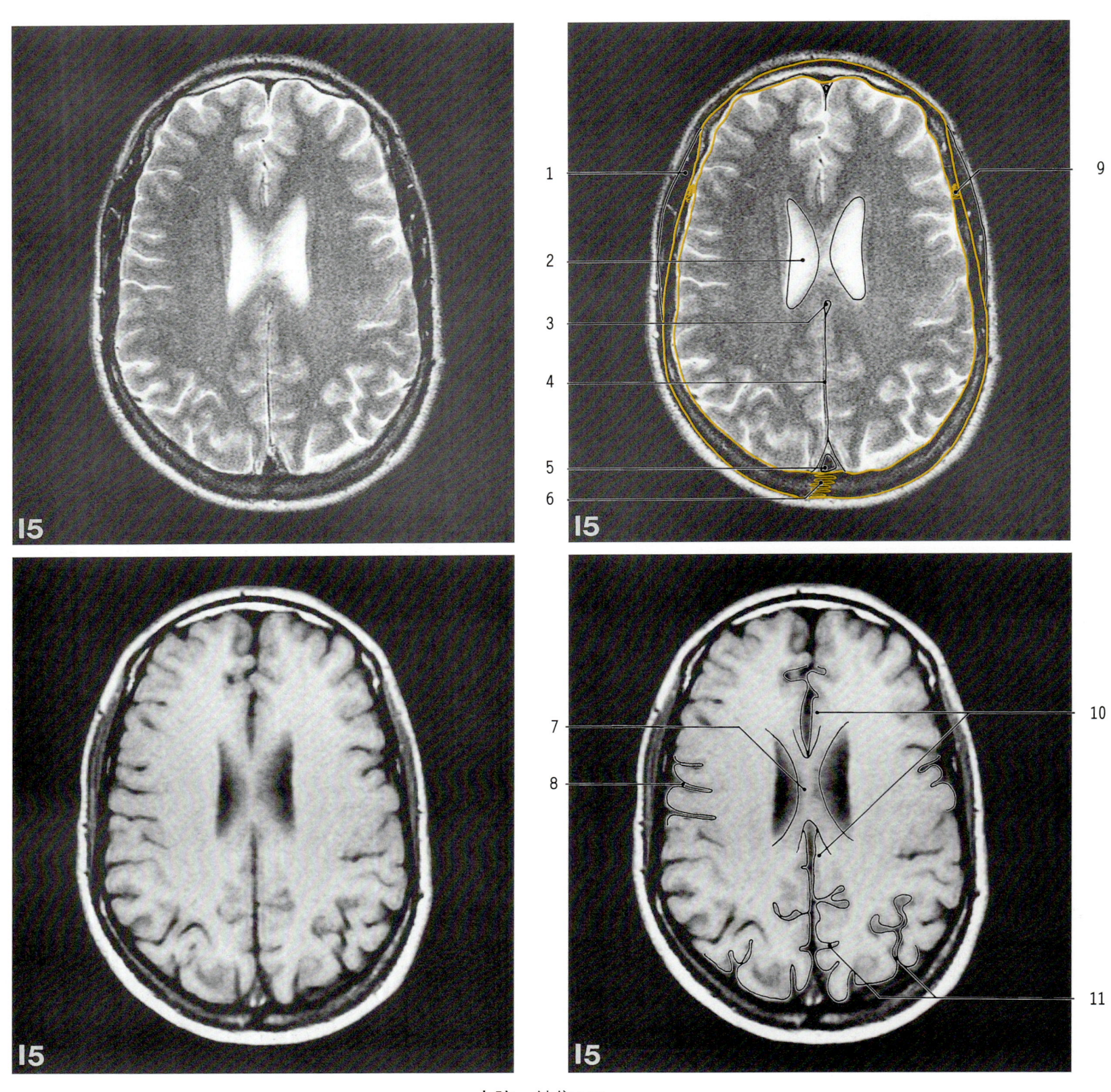

大脑，轴位 MR
定位像见第 183 页

1 颞肌
2 侧脑室中央部
3 下矢状窦
4 大脑镰
5 上矢状窦
6 矢状缝
7 胼胝体体部
8 中央沟
9 冠状缝
10 扣带回
11 顶枕沟

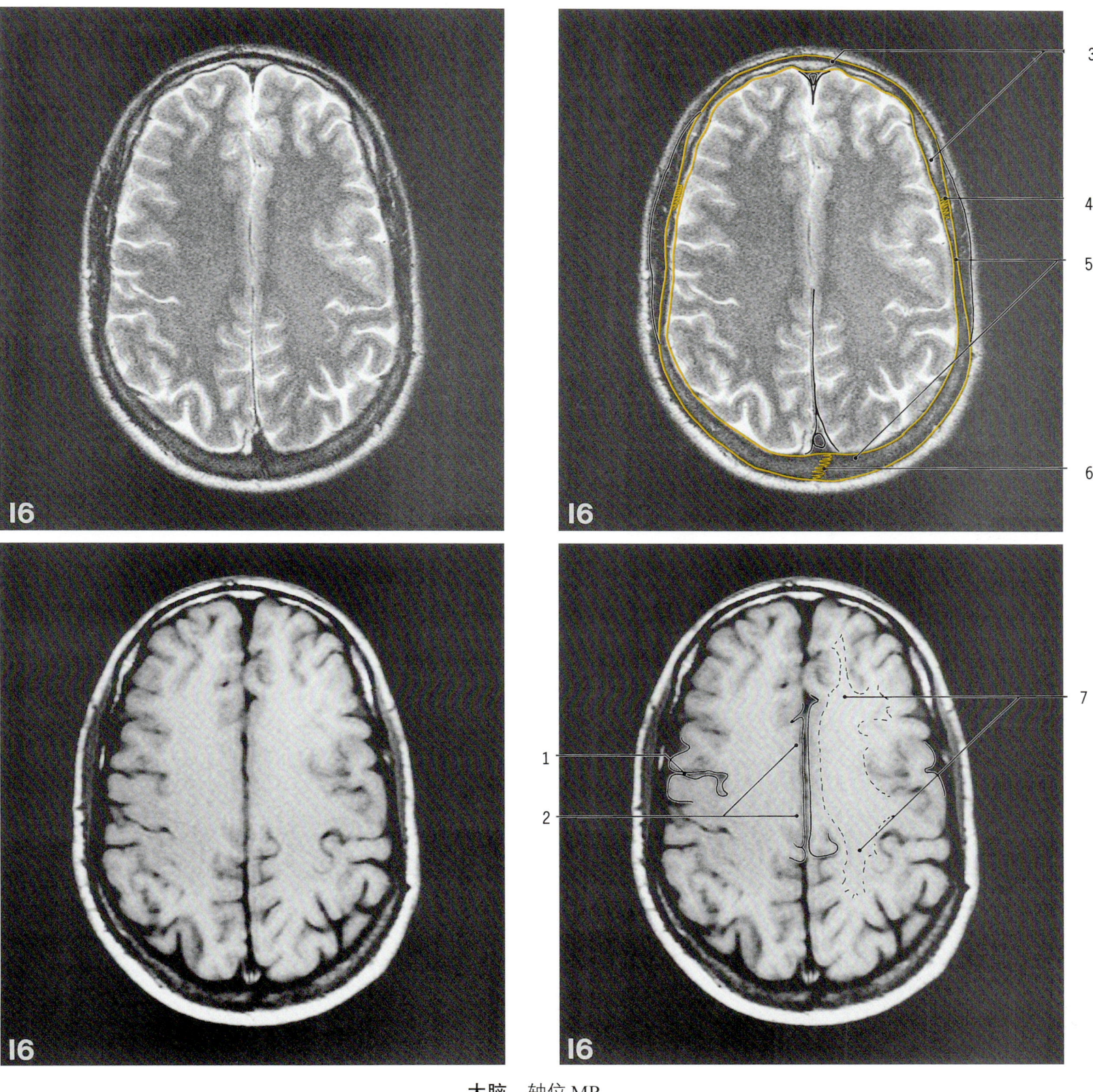

大脑，轴位 MR
定位像见第 183 页

1 中央沟↵
2 扣带回↵
3 额骨鳞部↵
4 冠状缝↵
5 顶骨↵
6 矢状缝↵
7 放射冠 / 半卵圆中心
　（放射学术语）→

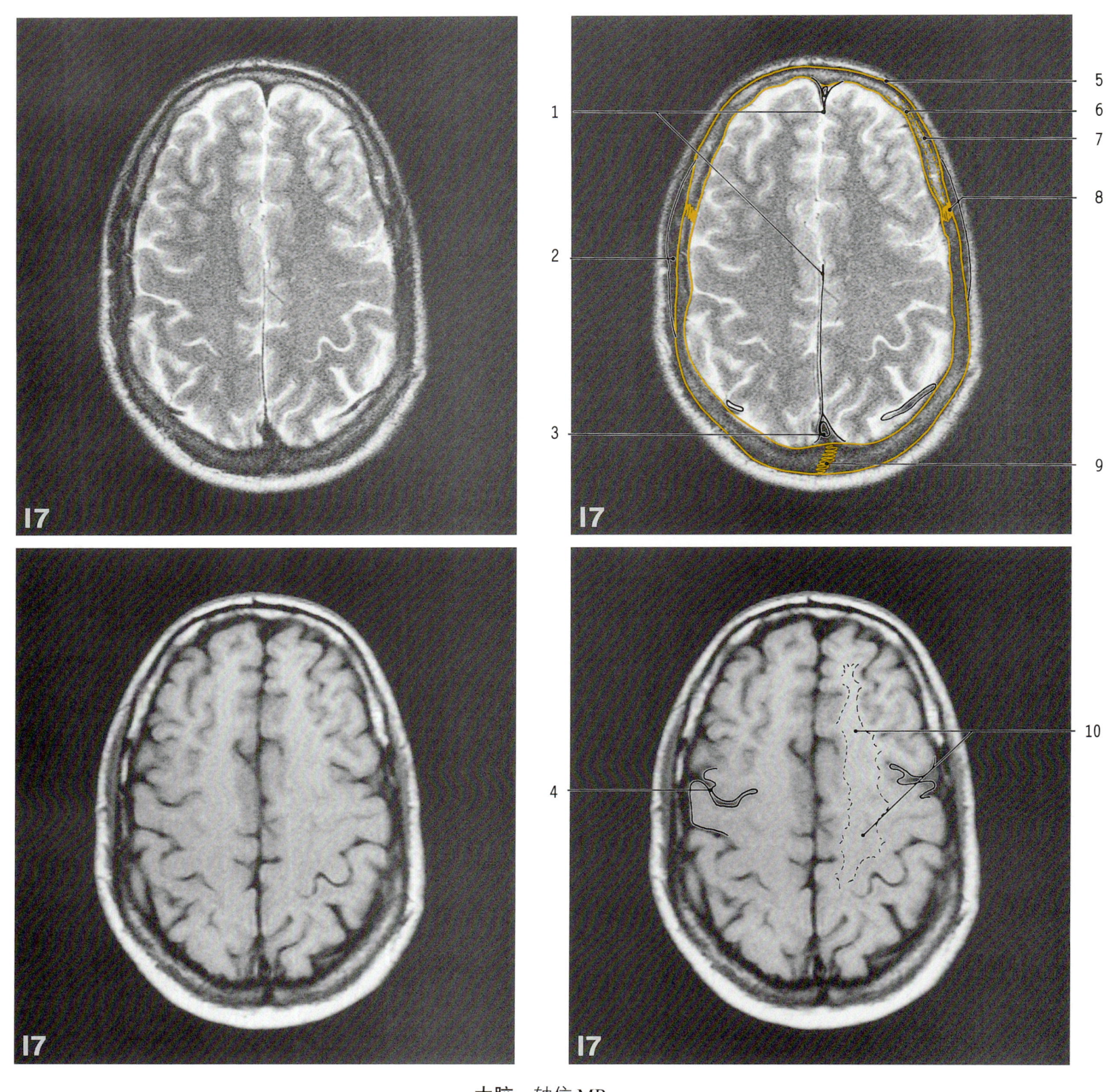

大脑，轴位 MR
定位像见第 183 页

1 大脑镰 ↔
2 颞肌 ↔
3 上矢状窦 ↔
4 中央沟 ↔
5 额骨外板
6 额骨内板
7 额骨板障
8 冠状缝 ↔
9 矢状缝 ↔
10 放射冠 ↔

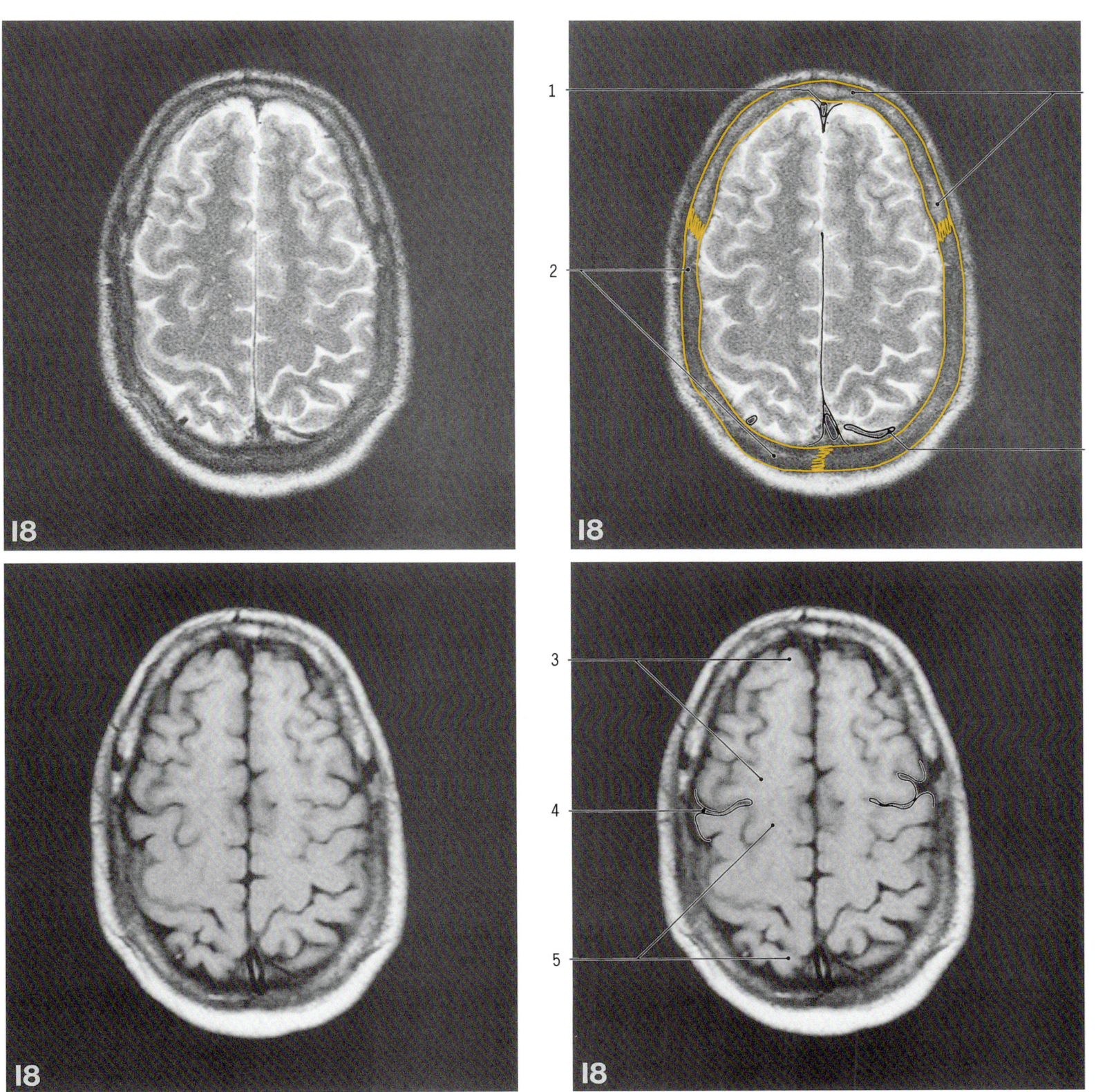

大脑，轴位 MR
定位像见第 183 页

1 上矢状窦 ↩
2 顶骨 ↩
3 额叶 ↩
4 中央沟 ↩
5 顶叶 ↩
6 额骨鳞部 ↩
7 大脑上静脉 →

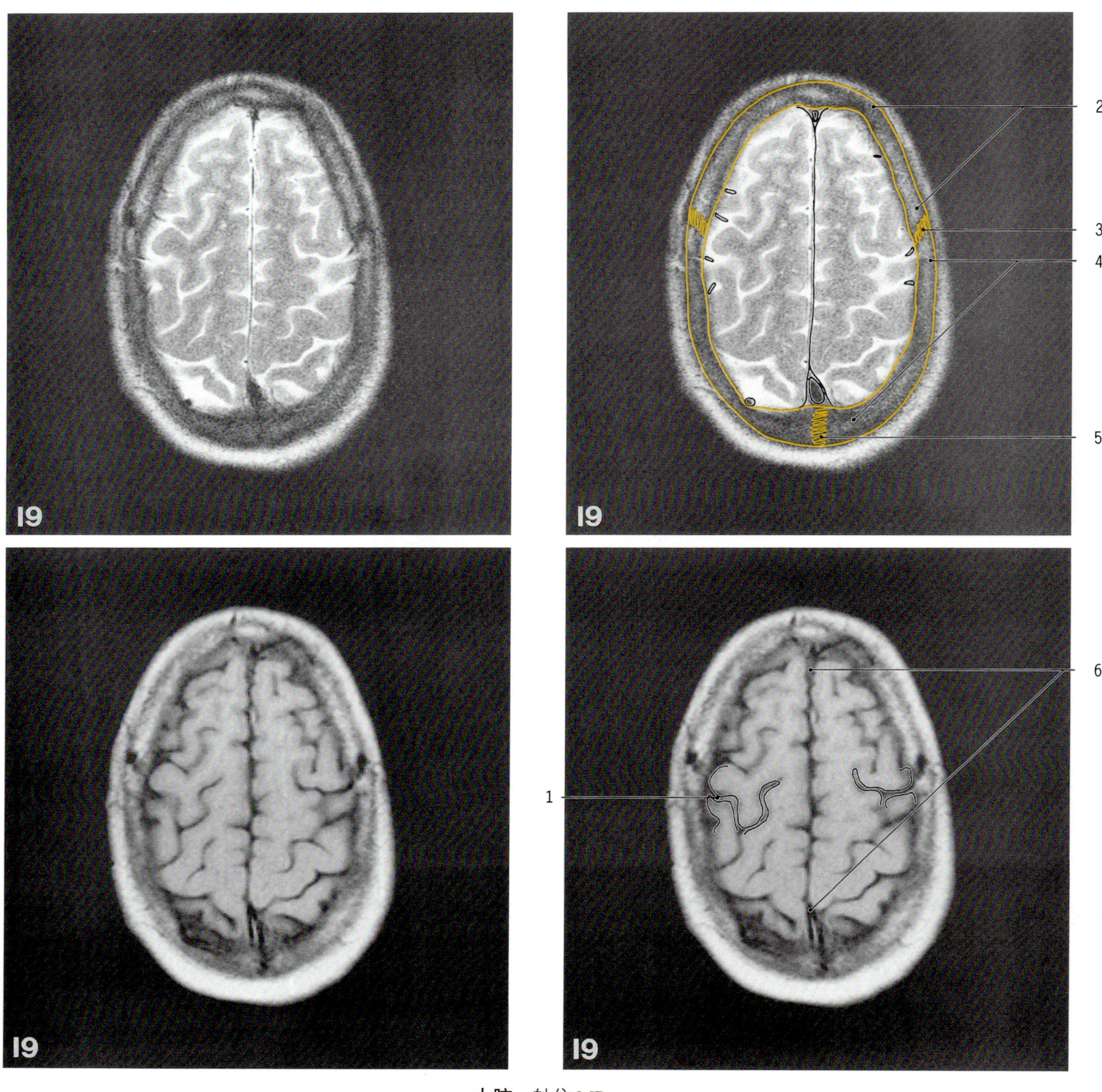

大脑，轴位 MR
定位像见第 183 页

1 中央沟
2 额骨鳞部
3 冠状缝
4 顶骨
5 矢状缝
6 大脑纵裂

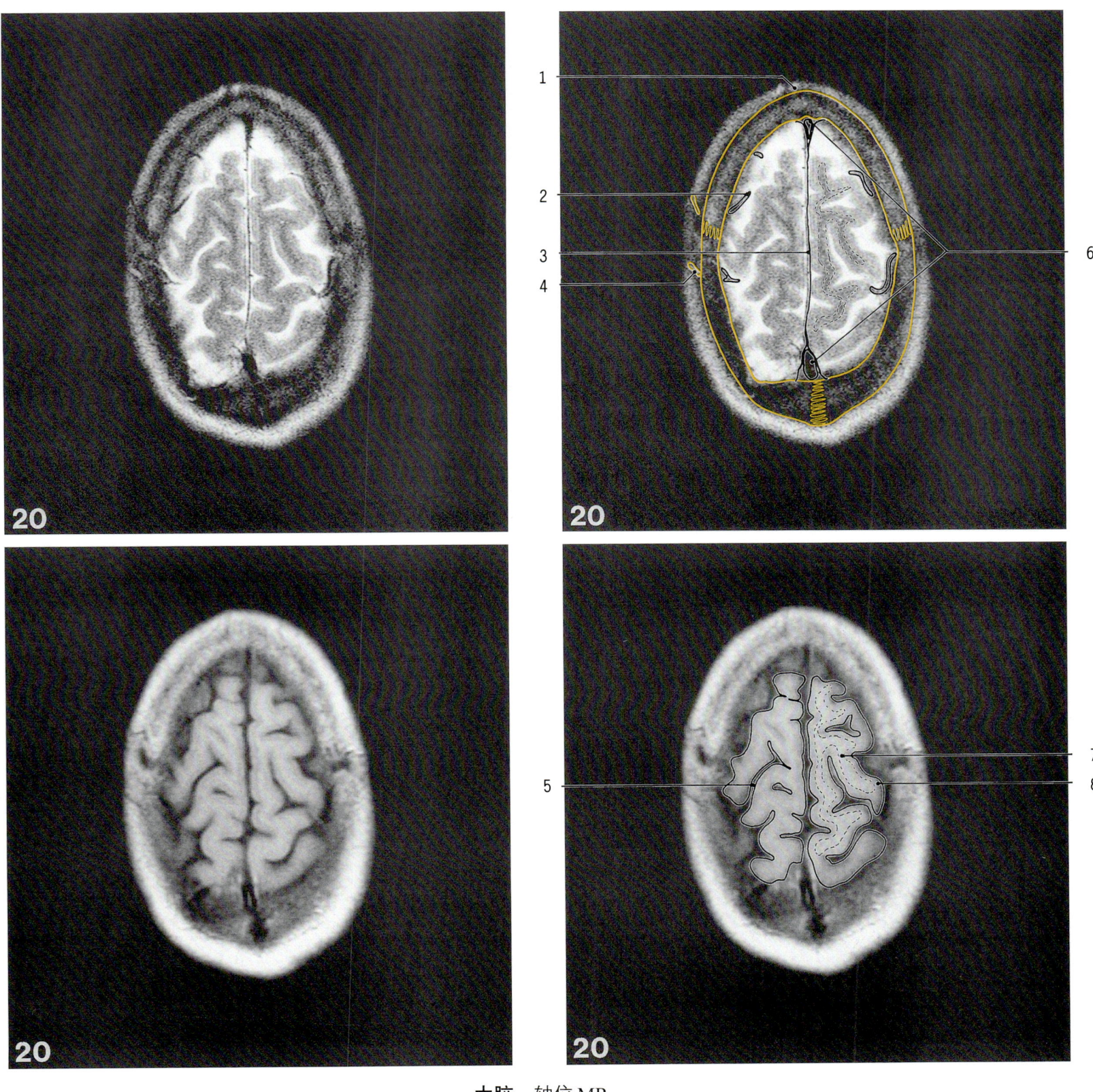

大脑，轴位 MR

定位像见第 183 页

1 头皮静脉 ←
2 大脑上静脉 ←
3 大脑镰 ←
4 头皮静脉 ←
5 大脑皮质沟
6 上矢状窦 ←
7 脑回白质
8 脑回灰质

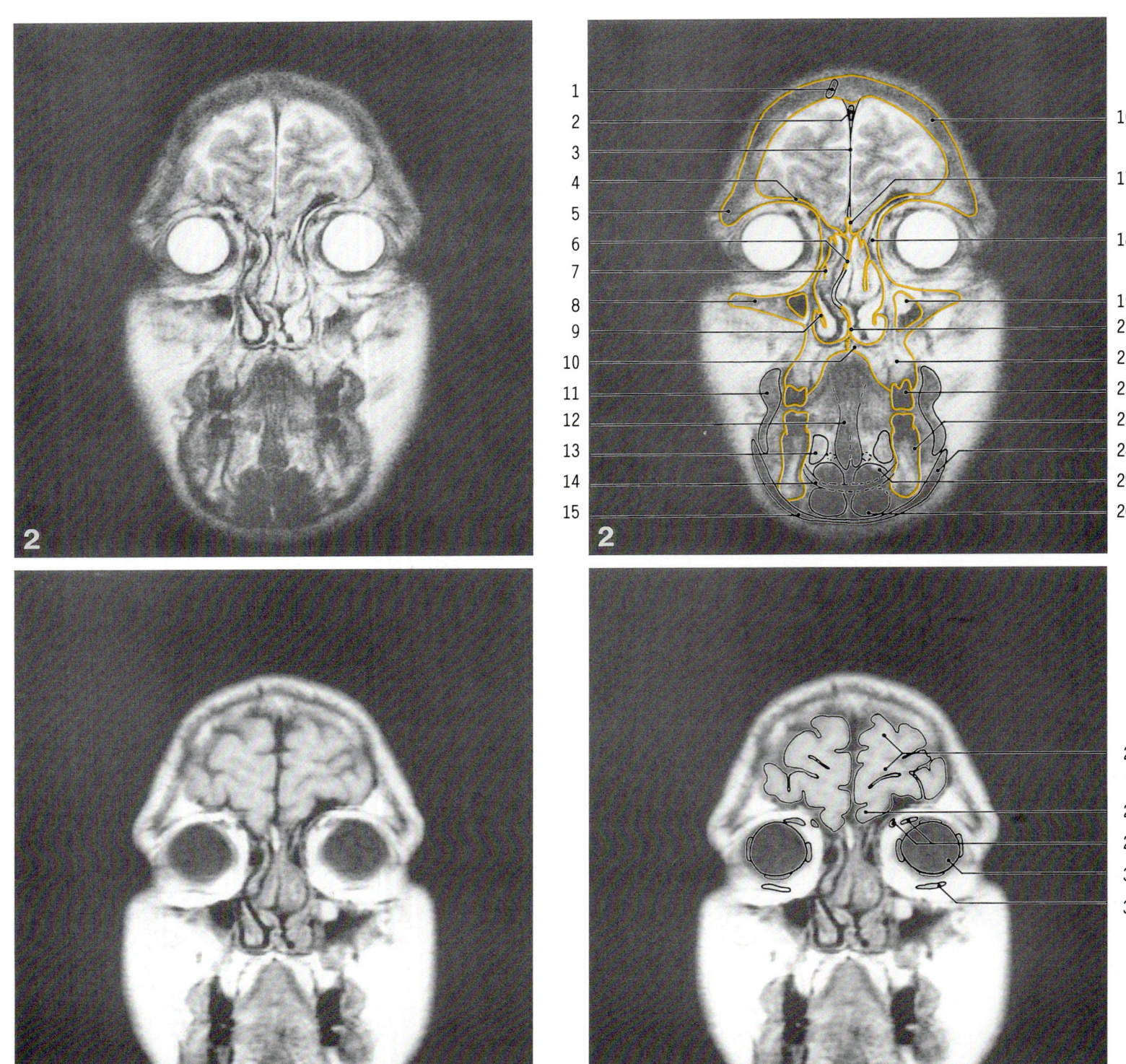

大脑，冠状位 MR
定位像见第 204 页

1 板障静脉↩
2 上矢状窦→
3 大脑镰→
4 额骨眶部↩
5 额骨眶上缘←
6 筛骨垂直板↩
7 中鼻甲→
8 上颌骨眶下缘←
9 下鼻甲↩
10 硬腭↩
11 颊肌
12 颏舌肌↩
13 舌下腺→
14 下颌舌骨肌↩
15 颈阔肌↩
16 额骨鳞部↩
17 鸡冠→
18 筛骨气房→
19 上颌窦→
20 犁骨→
21 上颌骨牙槽部↩
22 第一上磨牙
23 下颌骨牙槽部↩
24 颈阔肌↩
25 颏舌骨肌↩
26 二腹肌前腹↩
27 额叶↩
28 直回↩
29 上斜肌↩
30 眼球↩
31 下斜肌→

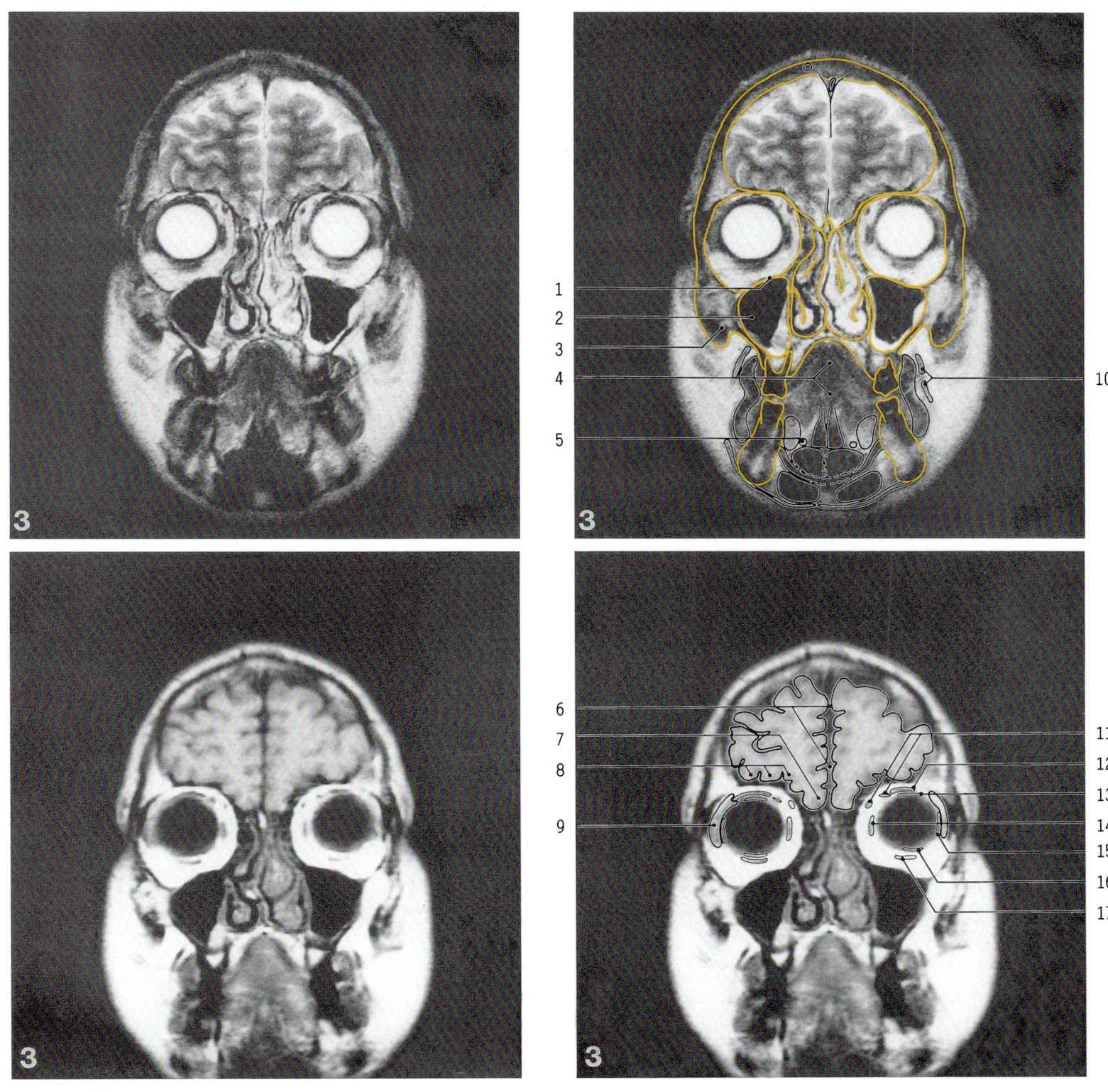

大脑，冠状位 MR
定位像见第 204 页

1 上颌骨眶板↵
2 上颌窦（黏膜水肿）
3 颧骨体→
4 舌↵
5 下颌下管→
6 大脑纵裂↵
7 直回↵
8 眶回→
9 泪腺→
10 面动静脉
11 上斜肌↵
12 提上睑肌↵
13 上直肌↵
14 内直肌↵
15 外直肌↵
16 下直肌↵
17 下斜肌←

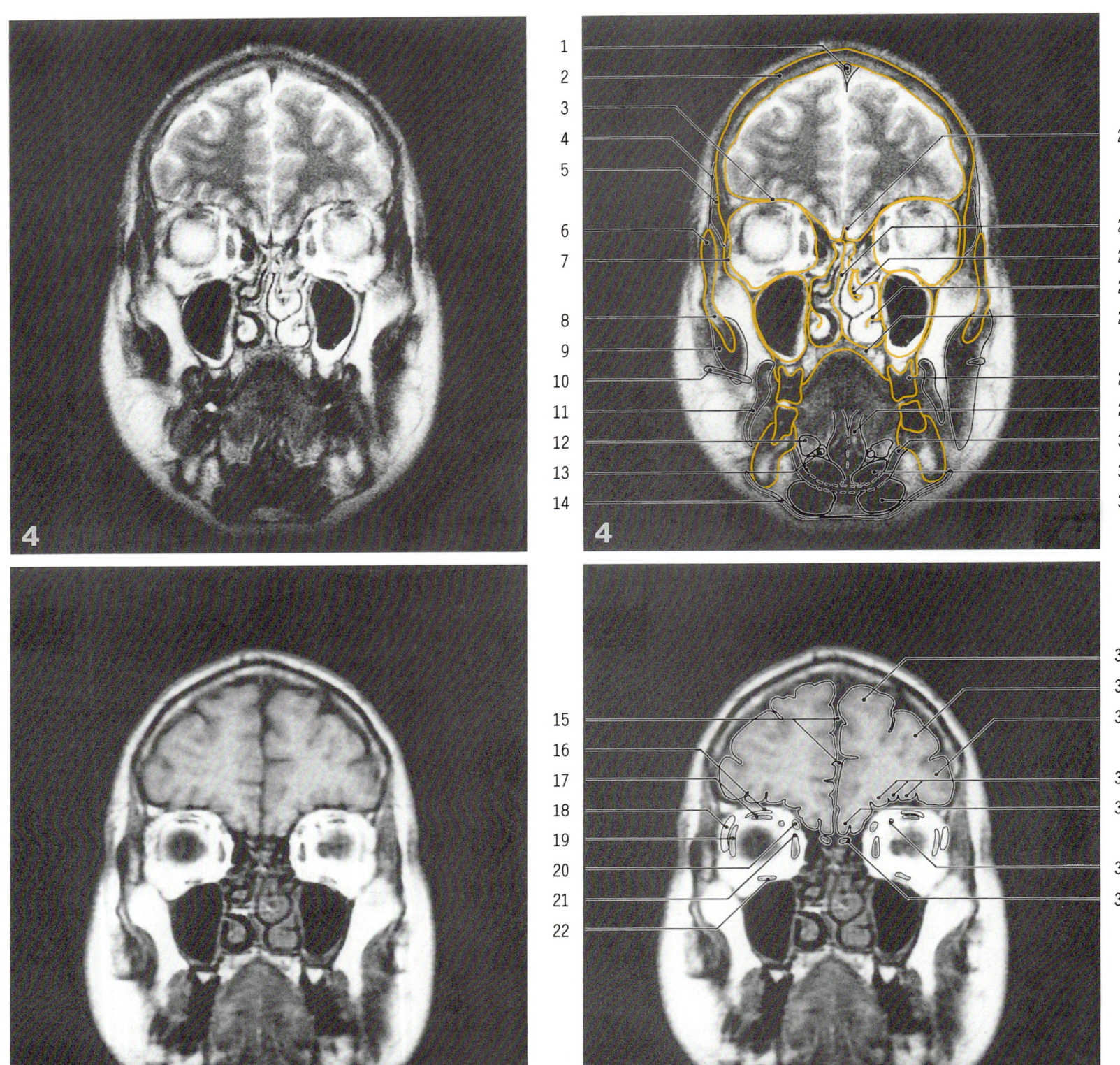

大脑，冠状位 MR

定位像见第 204 页

1 上矢状窦↵
2 额骨鳞部↵
3 额骨眶部↵
4 颞筋膜→
5 颞肌→
6 颧骨额突
7 眶侧壁的蝶骨大翼→
8 颧骨体
9 咬肌
10 腮腺管→
11 颊肌↵
12 舌下腺↵
13 被腺体深部包绕的下颌下管↵
14 颈阔肌↵
15 大脑纵裂↵
16 提上睑肌↵
17 上直肌↵
18 泪腺←
19 外直肌↵
20 上斜肌↵
21 内直肌↵
22 下直肌↵
23 鸡冠↵
24 鼻中隔↵
25 中鼻甲↵
26 下鼻甲↵
27 硬腭↵
28 第二上磨牙
29 颏舌肌↵
30 下颌舌骨肌↵
31 颏舌骨肌↵
32 二腹肌前腹↵
33 额上回↵
34 额中回↵
35 额下回↵
36 眶回↵
37 直回↵
38 眼动脉→
39 嗅球

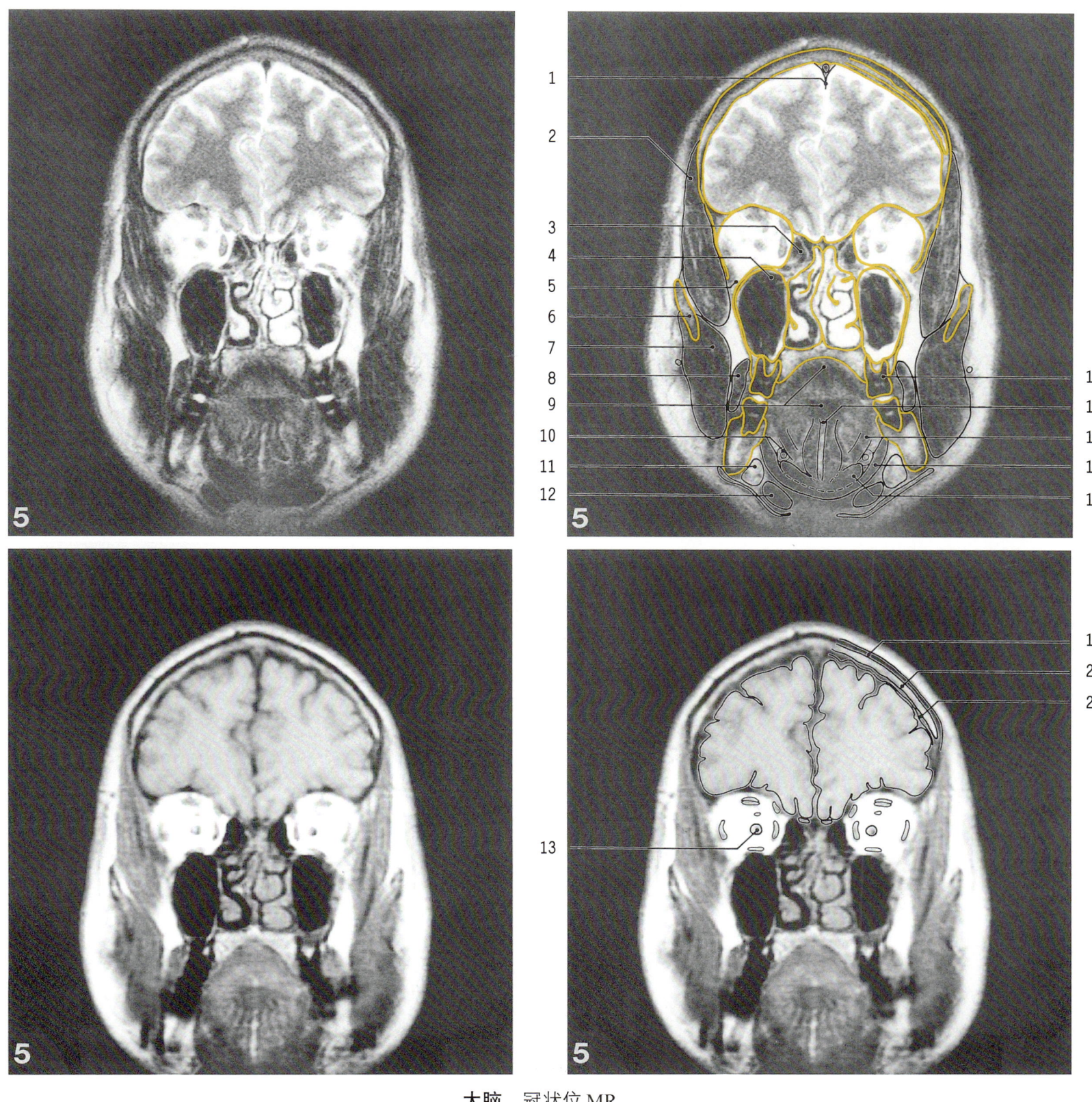

大脑，冠状位 MR
定位像见第 204 页

1 大脑镰↵
2 颞肌↵
3 筛窦↵
4 上颌窦↵
5 眶下裂→
6 颧弓→
7 咬肌↵
8 颊肌↵
9 舌↵
10 下颌下管←
11 下颌下腺←
12 二腹肌前腹←
13 视神经→
14 第三上磨牙
15 舌中隔
16 舌骨舌肌→
17 下颌舌骨肌↵
18 颏舌骨肌↵
19 额骨外板
20 额骨板障
21 额骨内板

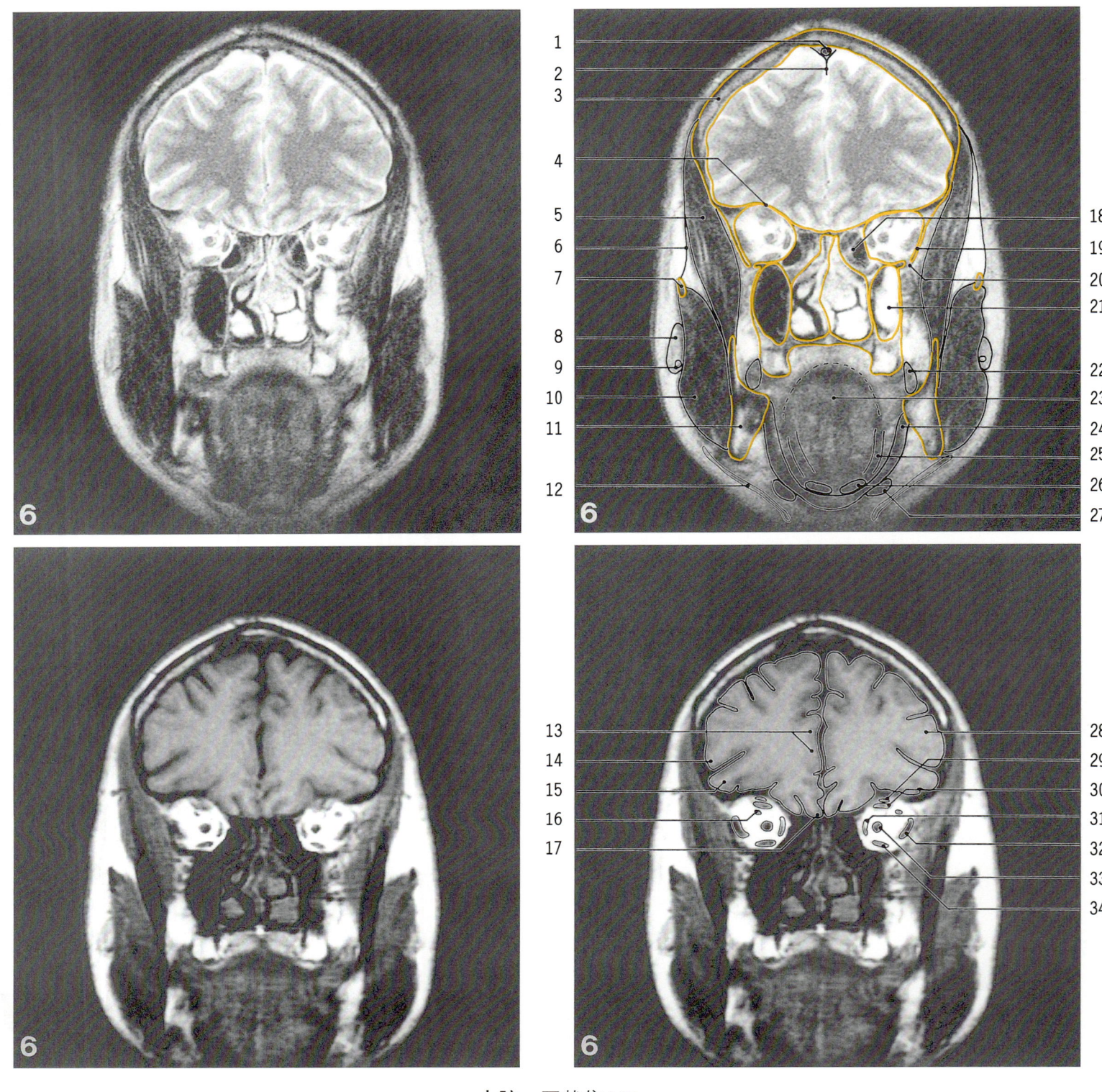

大脑，冠状位MR
定位像见第204页

1 上矢状窦
2 大脑镰
3 额骨鳞部
4 额骨眶部
5 颞肌
6 颞筋膜
7 颧弓
8 副腮腺
9 腮腺管
10 咬肌
11 下颌骨支
12 颈阔肌
13 扣带回
14 额中回
15 额下回
16 眼动脉
17 直回
18 筛窦
19 蝶骨大翼
20 眶下裂
21 上颌窦（黏膜水肿）
22 颊肌
23 舌
24 下颌舌骨肌
25 舌骨舌肌
26 颏舌骨肌
27 二腹肌前腹
28 额中回
29 提上睑肌
30 上直肌
31 内直肌
32 外直肌
33 视神经
34 下直肌

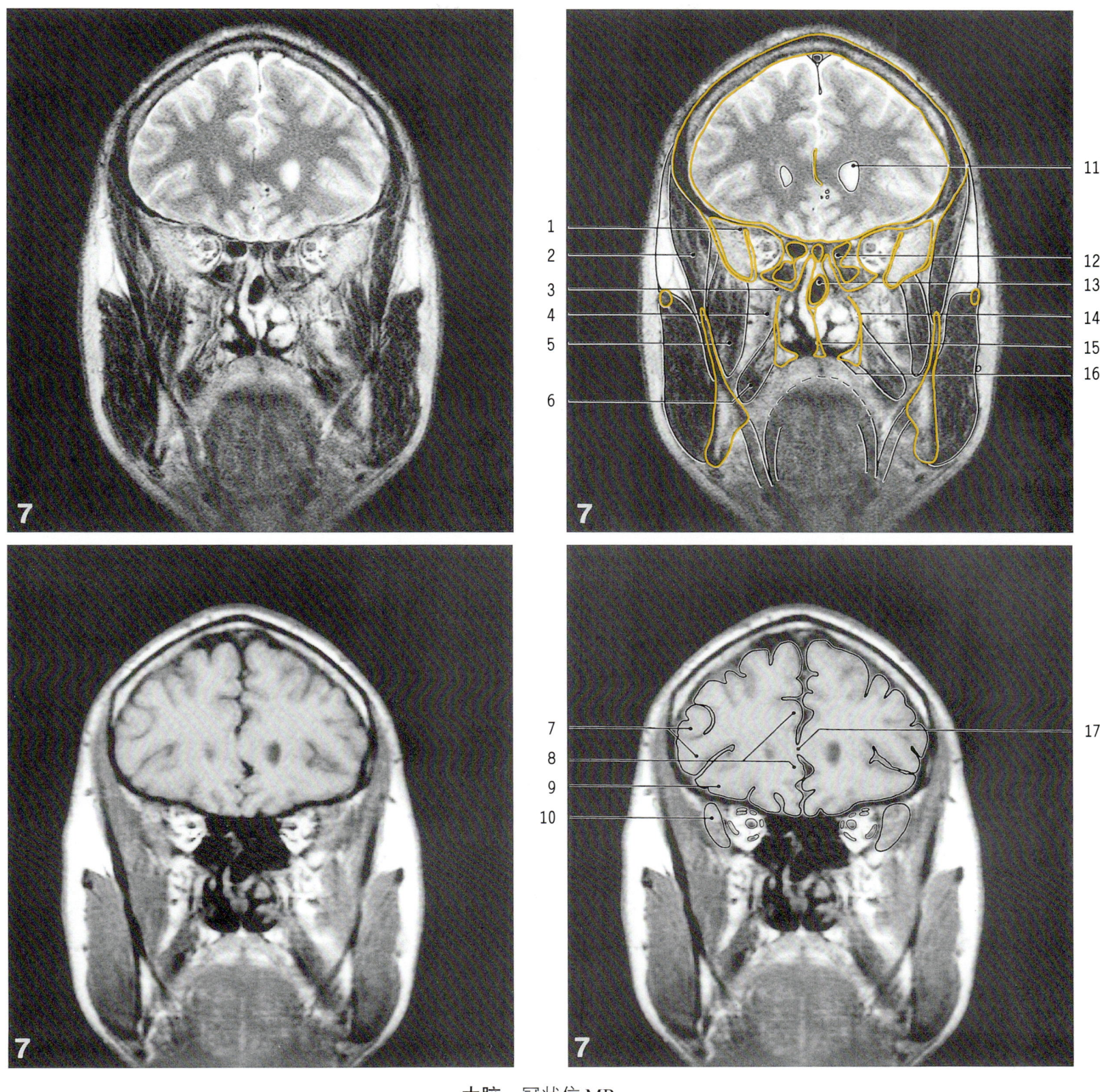

大脑，冠状位 MR
定位像见第 204 页

1 眶上裂 ↔
2 颞肌 ↔
3 蝶腭孔
4 翼腭窝
5 翼外肌 →
6 翼内肌 →
7 额中回 ↔
8 扣带回 ↔
9 额下回 ↔
10 颞叶前极 →
11 后脑室前角 →
12 筛窦 ←
13 蝶窦 →
14 腭骨垂直板
15 犁骨
16 翼突
17 胼胝体膝部 →

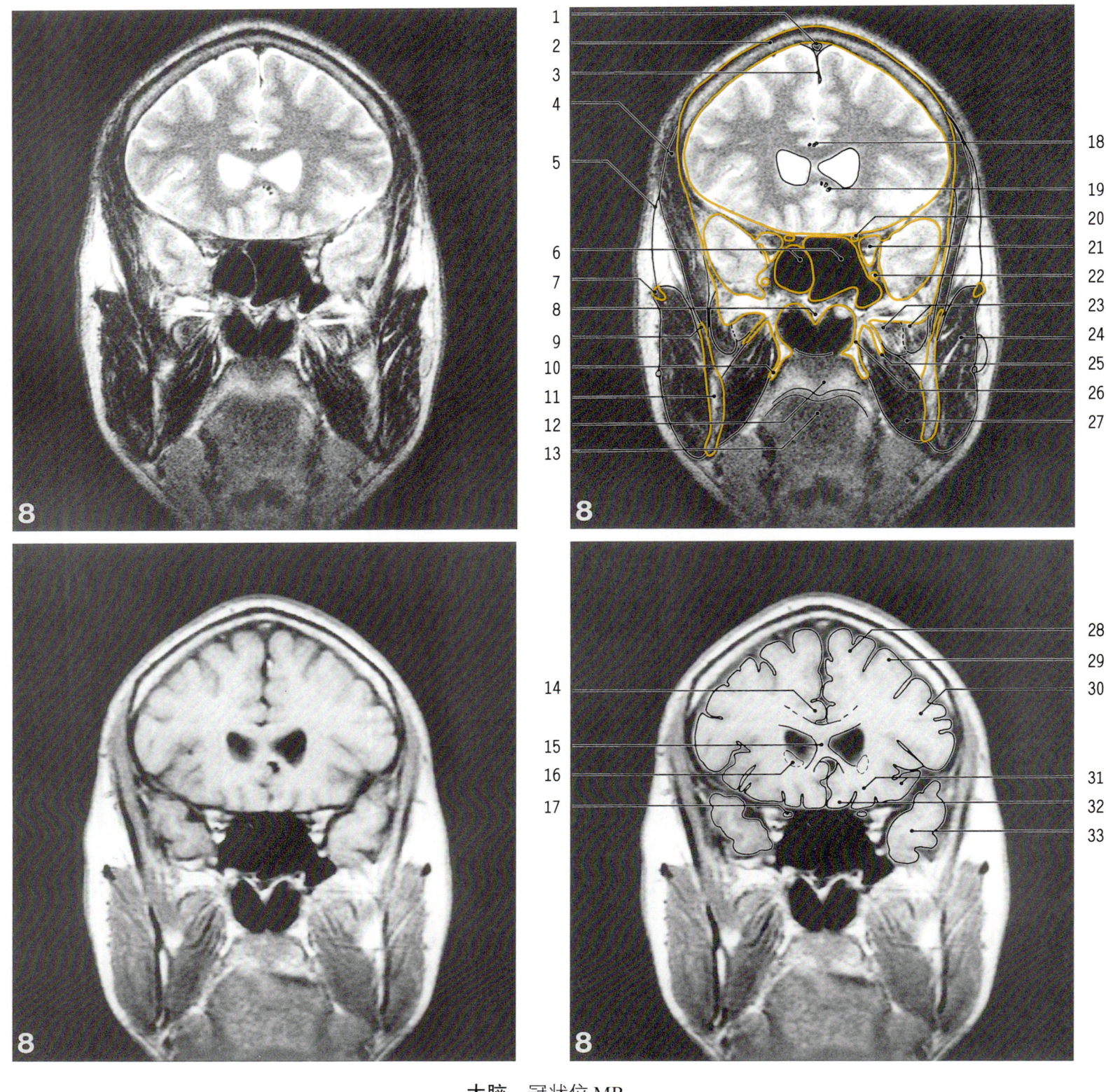

大脑，冠状位 MR
定位像见第 204 页

1 上矢状窦
2 额骨鳞部
3 大脑镰
4 颞肌
5 颞筋膜
6 蝶窦
7 颧弓
8 犁骨与蝶骨的接合
9 下颌骨喙突
10 翼突钩
11 下颌骨支
12 软腭
13 舌
14 扣带回
15 胼胝体膝部
16 尾状核头
17 视神经
18 胼周动脉
19 大脑前动脉
20 视神经管
21 眶尖
22 下颌神经及圆孔
23 翼外肌
24 咬肌
25 翼突外板
26 翼突内板
27 翼内肌
28 额上回
29 额中回
30 额下回
31 眶回
32 直回
33 颞叶

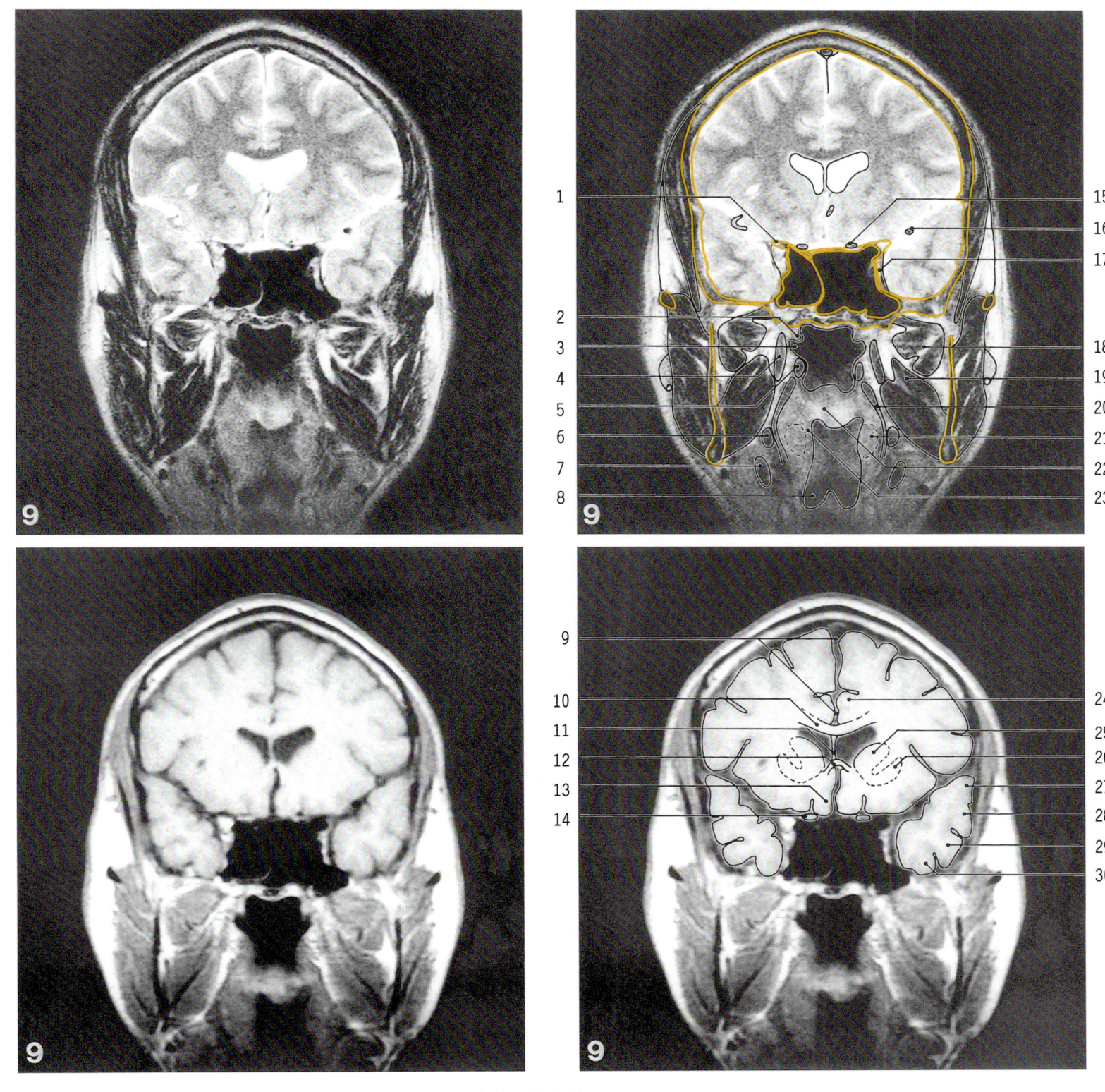

大脑，冠状位 MR
定位像见第 204 页

1 前床突→
2 隆突管
3 咽鼓管的咽部开口
4 腭帆张肌
5 腭提肌→
6 茎突舌骨肌、茎突舌肌→
7 二腹肌后腹→
8 会厌谷
9 大脑纵裂↔
10 胼胝体↔
11 透明隔→
12 胼胝体嘴→
13 直回←
14 视神经←
15 视神经←
16 大脑中动脉→
17 海绵窦→
18 翼外肌↔
19 翼内肌↔
20 上缩肌→
21 腭扁桃体
22 软腭←
23 腭咽弓
24 扣带回↔
25 尾状核头↔
26 壳→
27 颞上回→
28 颞中回→
29 颞下回→
30 枕颞外侧回→

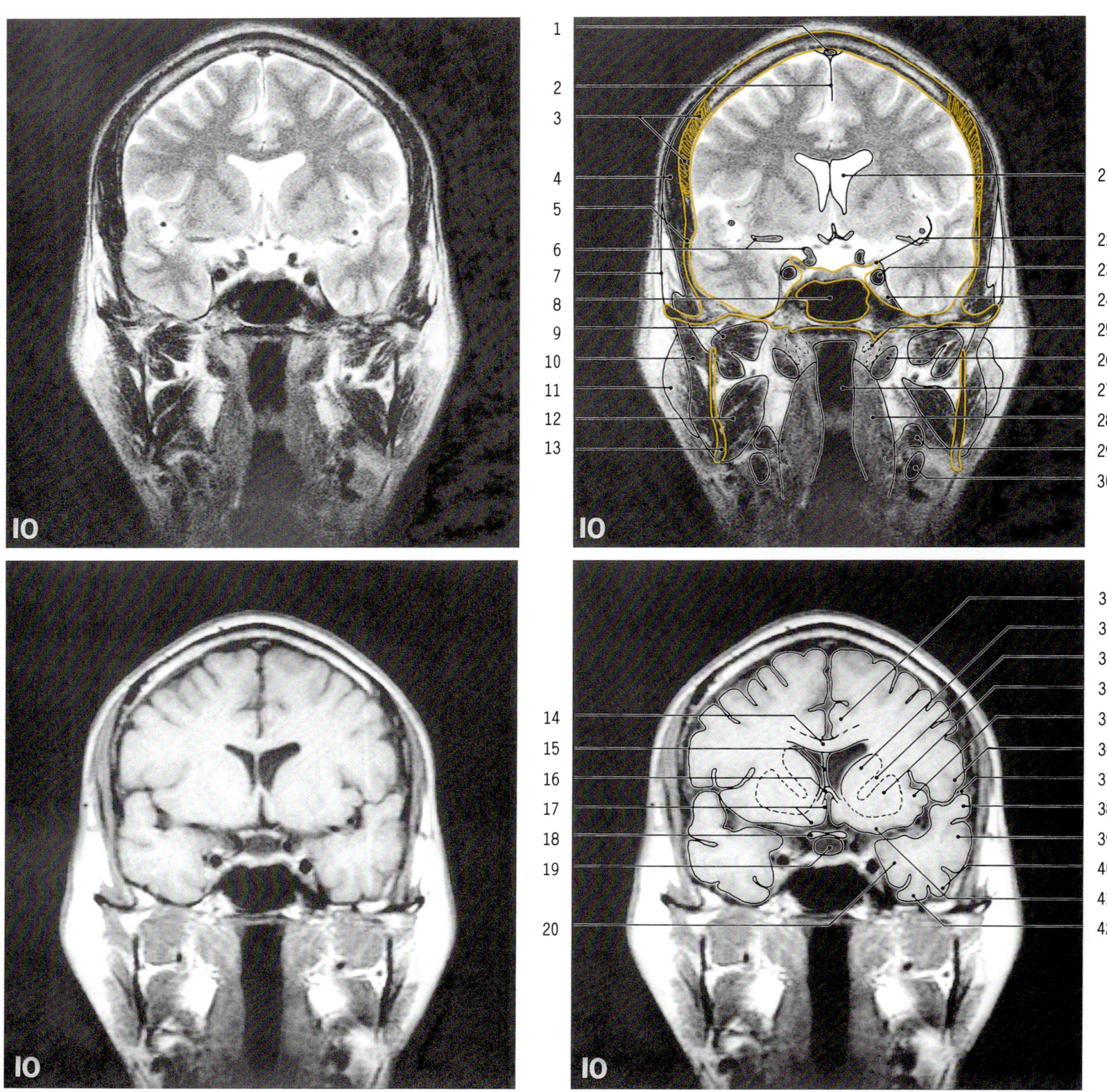

大脑，冠状位 MR
定位像见第 204 页

1 上矢状窦↵
2 大脑镰↵
3 冠状缝→
4 颞肌↵
5 翼点
6 大脑中动脉↵
7 颞筋膜↵
8 蝶窦↵
9 翼外肌
10 咬肌←
11 腮腺→
12 翼内肌↵
13 下颌骨角
14 胼胝体↵
15 透明隔↵
16 胼胝体嘴←
17 终板旁回
18 视交叉
19 垂体
20 海马旁回→
21 侧脑室前角↵
22 前床突↵
23 海绵窦内颈内动脉→
24 海绵窦←
25 咽鼓管→
26 腭提肌↵
27 鼻咽
28 上缩肌
29 茎突肌与茎突咽肌分离↵
30 二腹肌后腹↵
31 扣带回
32 尾状核头↵
33 内囊前肢↵
34 壳↵
35 岛阈
36 额岛盖
37 大脑外侧裂→
38 颞上回↵
39 颞中回↵
40 颞下回↵
41 前穿质→
42 枕颞外侧回↵

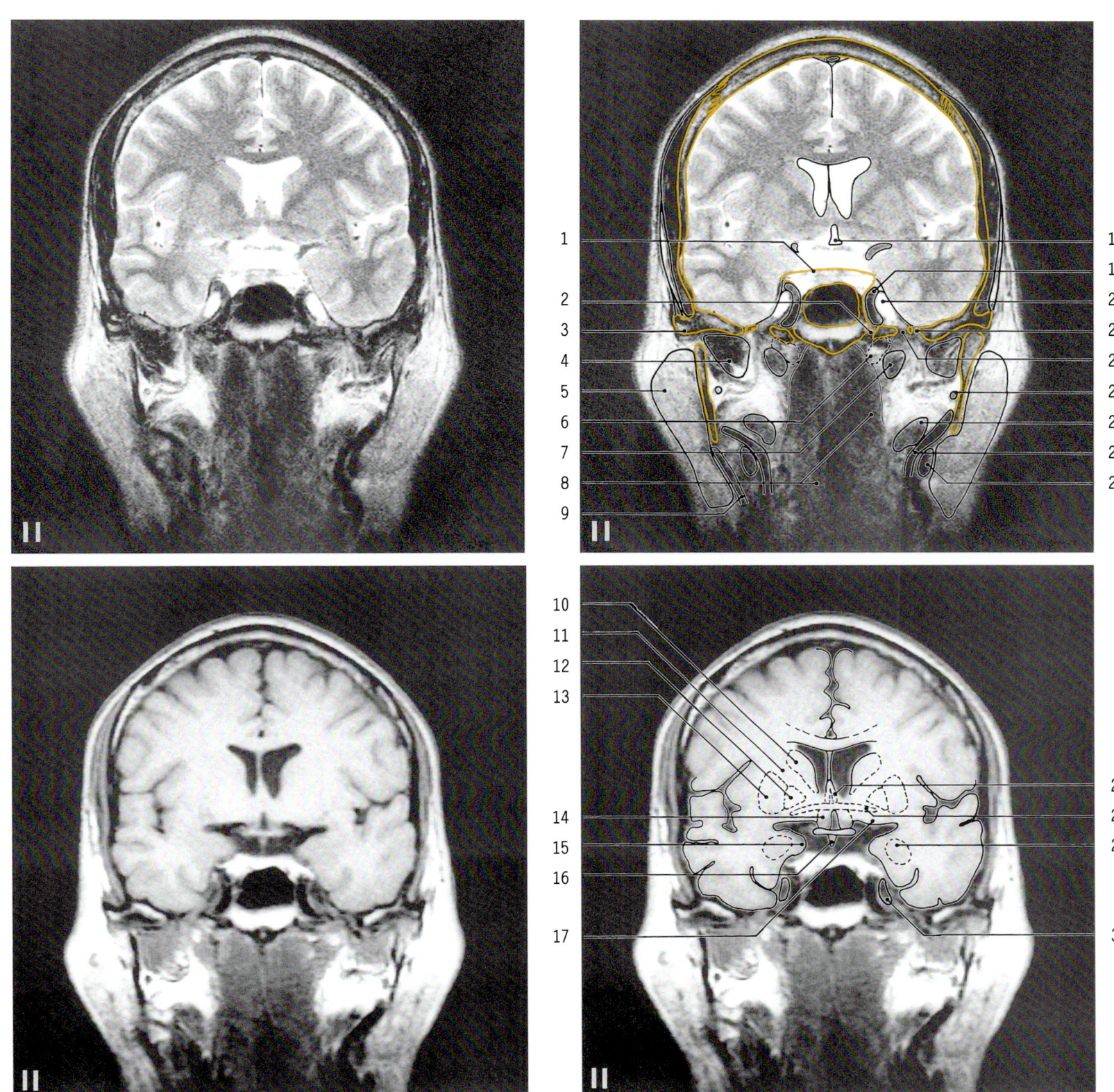

大脑，冠状位 MR
定位像见第 204 页

1 垂体窝底
2 破裂孔
3 关节结节
4 翼外肌↔
5 腮腺↔
6 咽鼓管↔
7 腭提肌↔
8 咽上缩肌和头长肌/颈长肌→
9 下颌后静脉→
10 尾状核体→
11 内囊前肢↔
12 苍白球→
13 壳→
14 胼胝体下区/下丘脑→
15 钩→
16 垂体漏斗
17 前穿质←
18 第三脑室→
19 颈内动脉↔
20 三叉神经窝→
21 棘孔及脑膜中动脉
22 卵圆孔
23 上颌动脉→
24 茎突肌→
25 颈外动脉→
26 二腹肌后腹↔
27 穹隆柱
28 前连合
29 杏仁体→
30 三叉神经节→

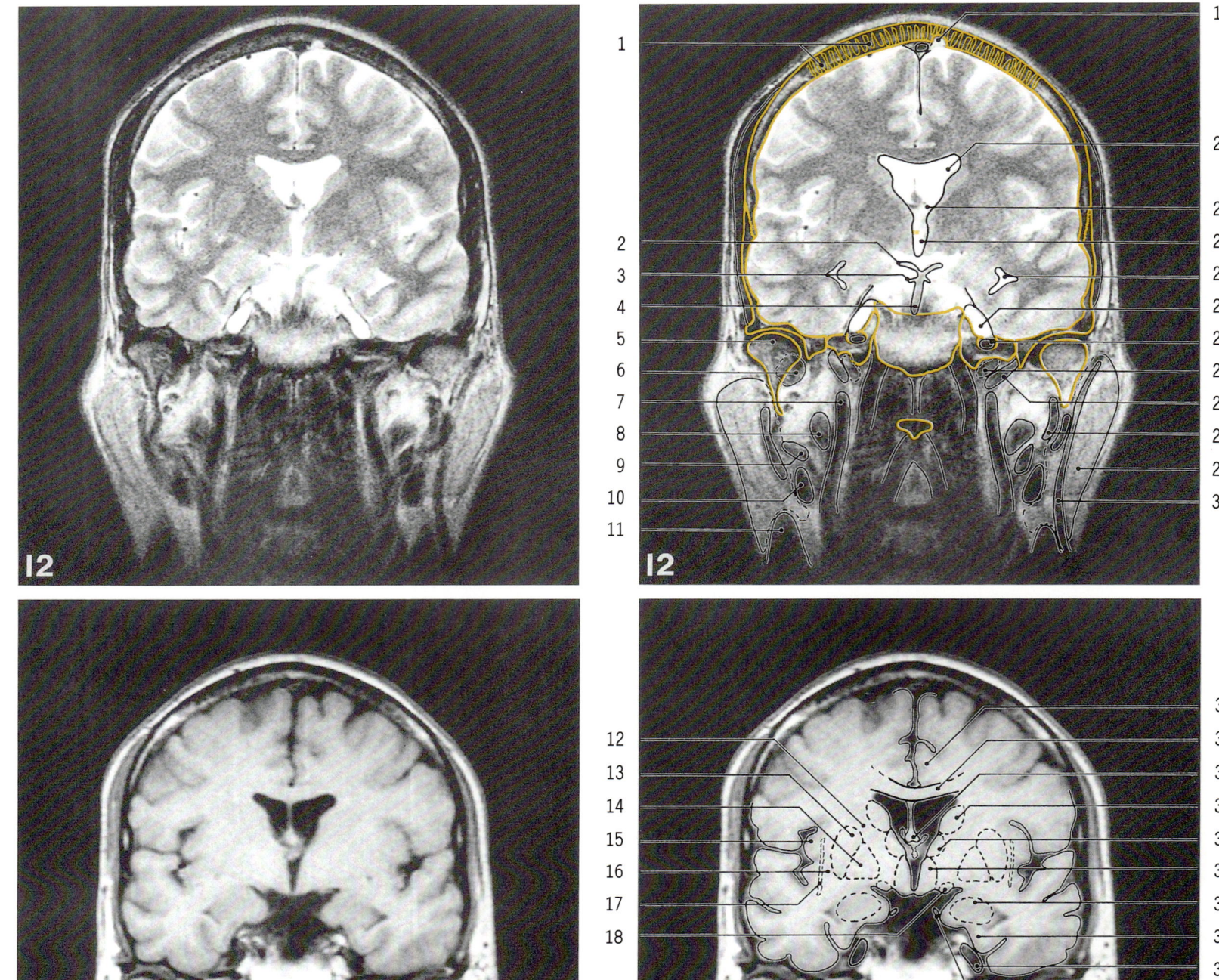

大脑，冠状位 MR

定位像见第 204 页

1 冠状缝 ←
2 大脑后动脉 →
3 小脑上动脉 →
4 脑桥池内的基底动脉 →
5 下颌骨头
6 翼外肌 ←
7 颈内动脉 ↔
8 茎突肌 ↔
9 颈外动脉 ←
10 二腹肌后腹 →
11 胸锁乳突肌 →
12 内囊 ↔
13 壳 ↔
14 苍白球 →
15 岛叶 ↔
16 外囊 ↔
17 屏状核 →
18 视束
19 蛛网膜颗粒
20 侧脑室
21 室间孔
22 第三脑室 →
23 侧脑室下角 →
24 三叉神经窝 ←
25 颈动脉管中的颈内动脉 ↔
26 咽鼓管 ←
27 腭提肌 ←
28 上颌动脉 ←
29 腮腺 ↔
30 下颌后静脉 ←
31 扣带回 ↔
32 胼胝体体部
33 穹隆柱
34 尾状核体 ↔
35 丘脑
36 下丘脑 ↔
37 杏仁体 ←
38 海马旁回 ↔
39 三叉神经节 ↔
40 动眼神经

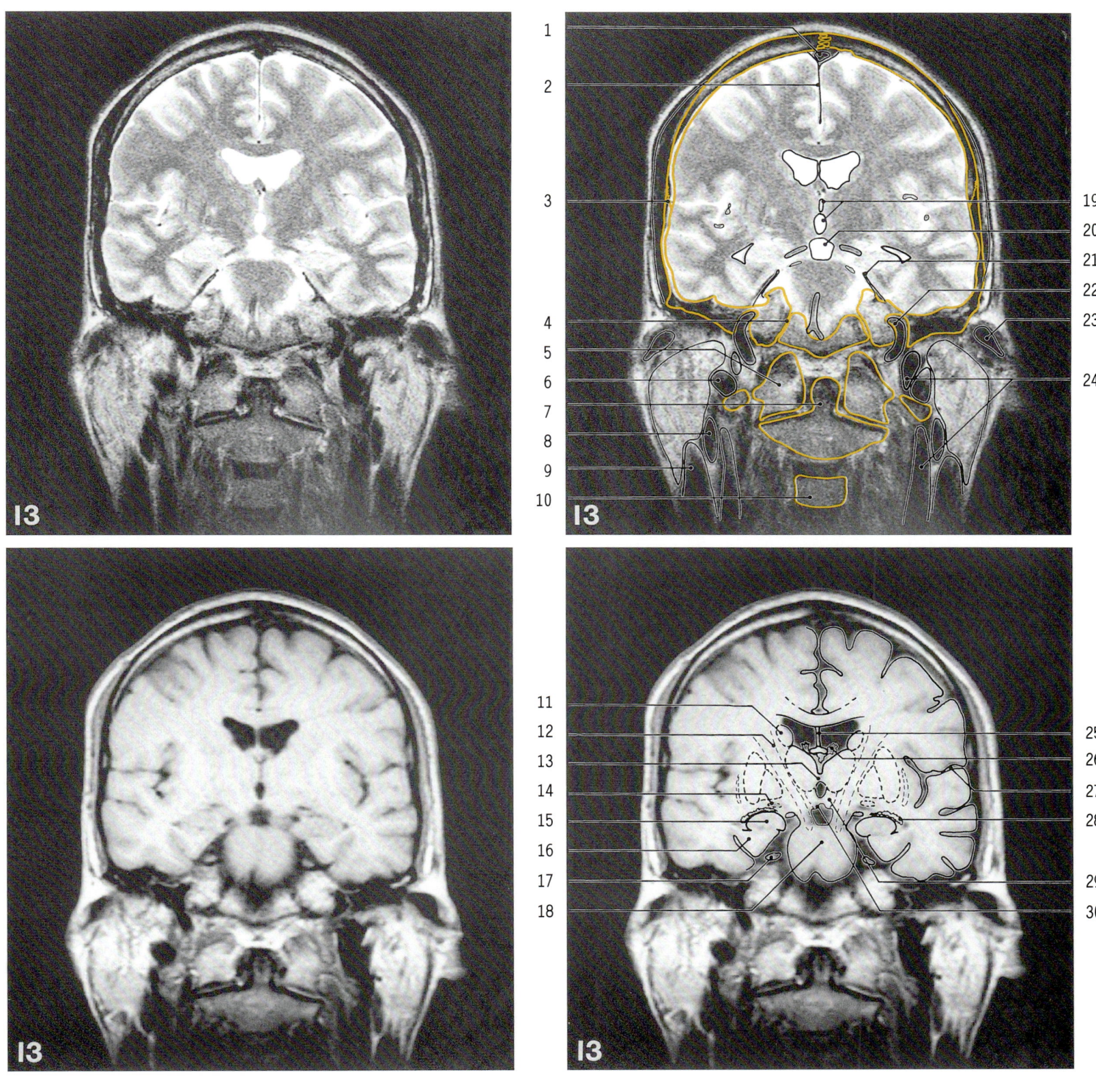

大脑，冠状位 MR
定位像见第 204 页

1 上矢状窦↵
2 大脑镰↵
3 鳞缝→
4 岩枕裂
5 寰椎侧块→
6 茎突肌↵
7 牙→
8 二腹肌后腹↵
9 胸锁乳突肌↵
10 第三颈椎体→
11 尾状核体↵
12 内囊后肢↵
13 丘脑间黏合
14 尾状核尾
15 海马→
16 海马旁回↵
17 三叉神经→
18 桥脑↵
19 第三脑室→
20 脚间池→
21 小脑幕→
22 颈动脉管中的颈内动脉↵
23 外耳道→
24 颈内静脉→
25 透明隔↵
26 侧脑室脉络丛↵
27 外侧裂↵
28 侧脑室下角脉络丛↵
29 下丘脑↵
30 乳头体（后缘）

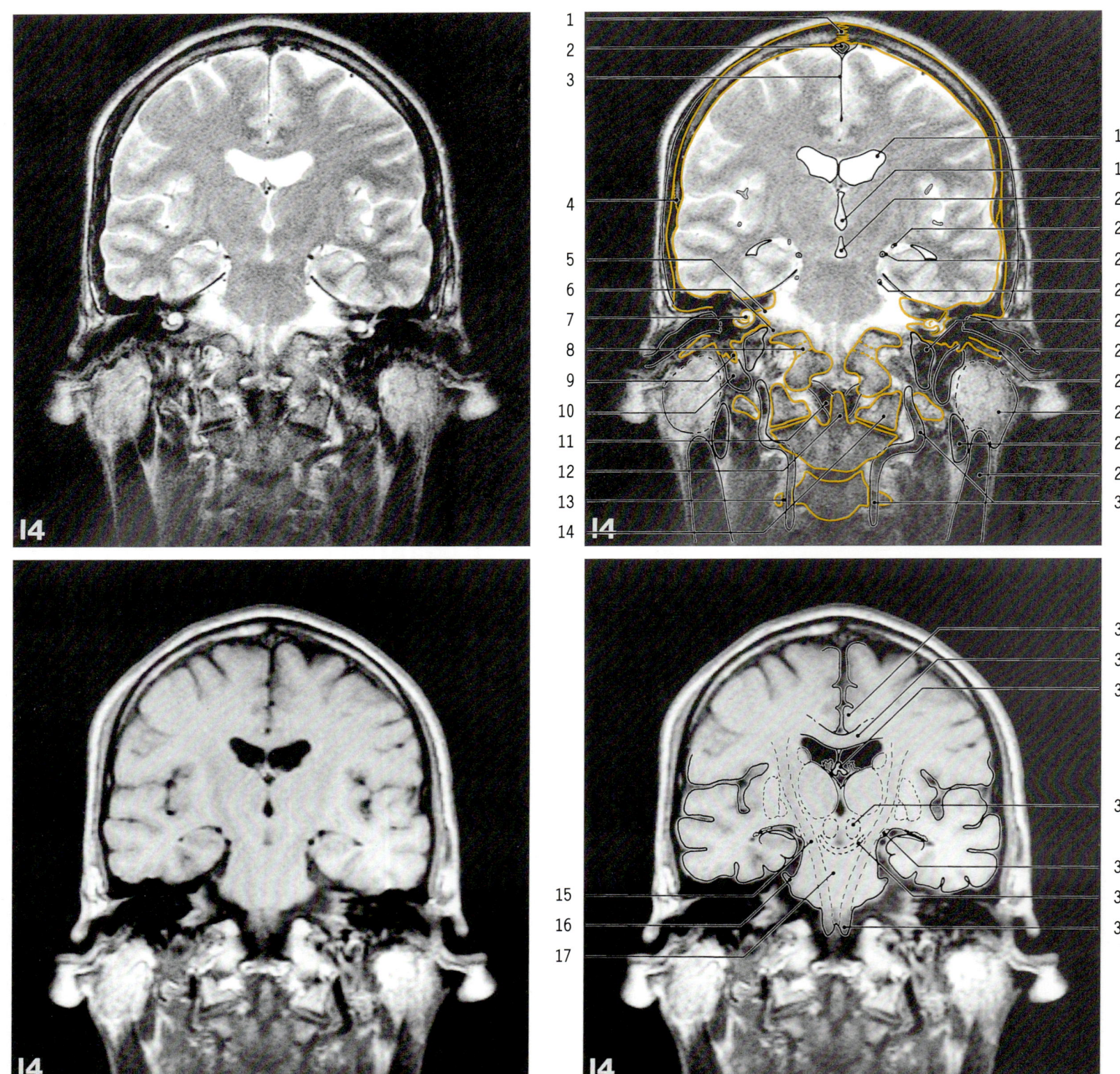

大脑，冠状位 MR

定位像见第 204 页

1 矢状缝 ↔
2 上矢状窦 ↔
3 大脑镰 ↔
4 鳞缝 ←
5 内耳道口
6 颈静脉孔 ↔
7 耳蜗
8 舌下管
9 茎突
10 茎突肌 ←
11 翼状韧带
12 牙 ←
13 第三颈椎横突孔
14 寰椎侧块 ↔
15 大脑脚中皮质脊髓束
16 环池中的三叉神经 ←
17 脑桥 ↔
18 侧脑室中央部 ↔
19 第三脑室 ↔
20 脚间池 ←
21 脉络膜前动脉
22 大脑后动脉
23 小脑上动脉 ←
24 颈内静脉（球）←
25 外耳道
26 颞骨鼓部
27 腮腺 ←
28 二腹肌后腹 ↔
29 胸锁乳突肌 ↔
30 椎动脉 →
31 扣带回
32 胼胝体体部 ↔
33 穹窿体 ←
34 红核
35 视束 ←
36 黑质
37 锥体内皮质脊髓束

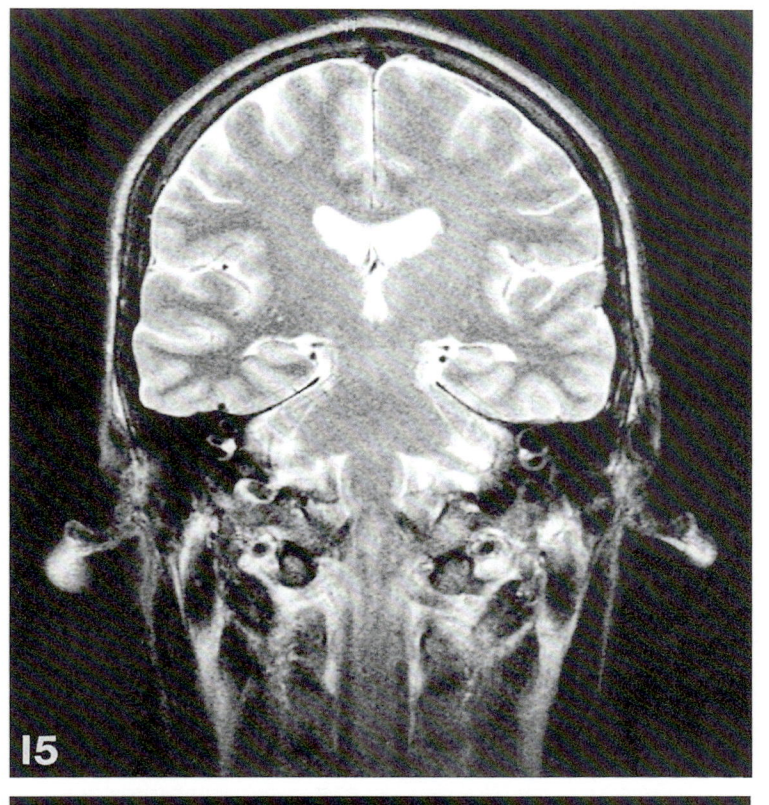
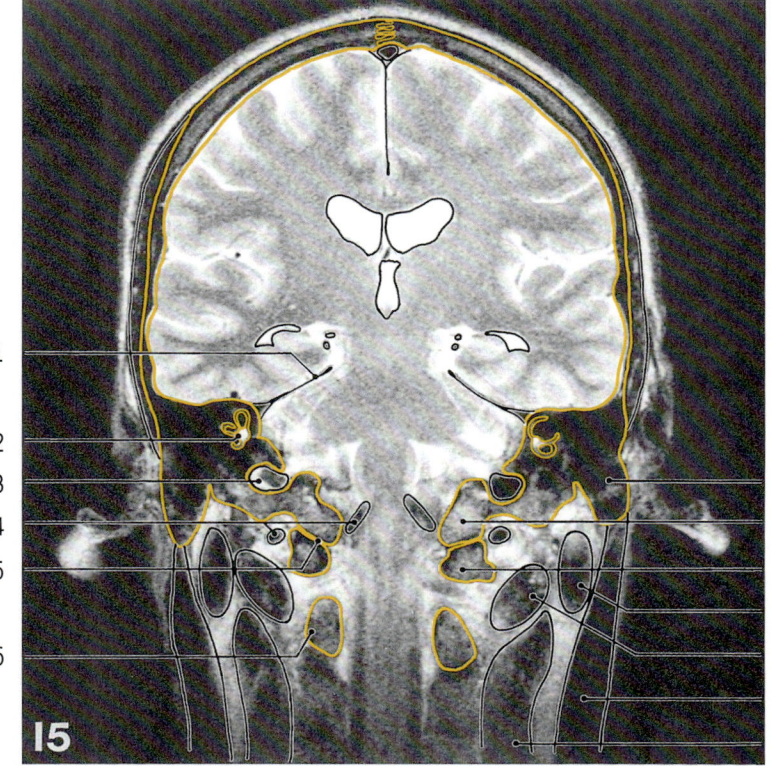
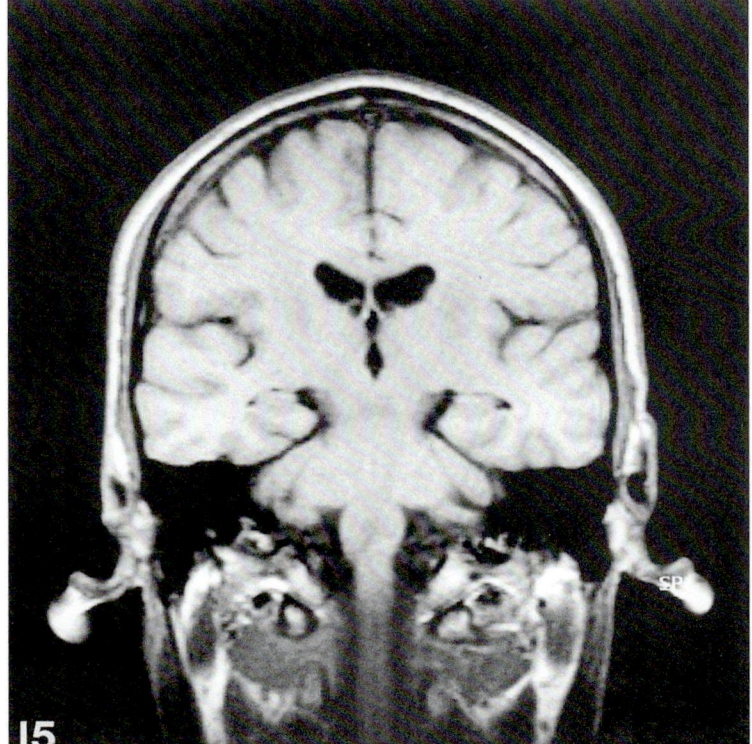
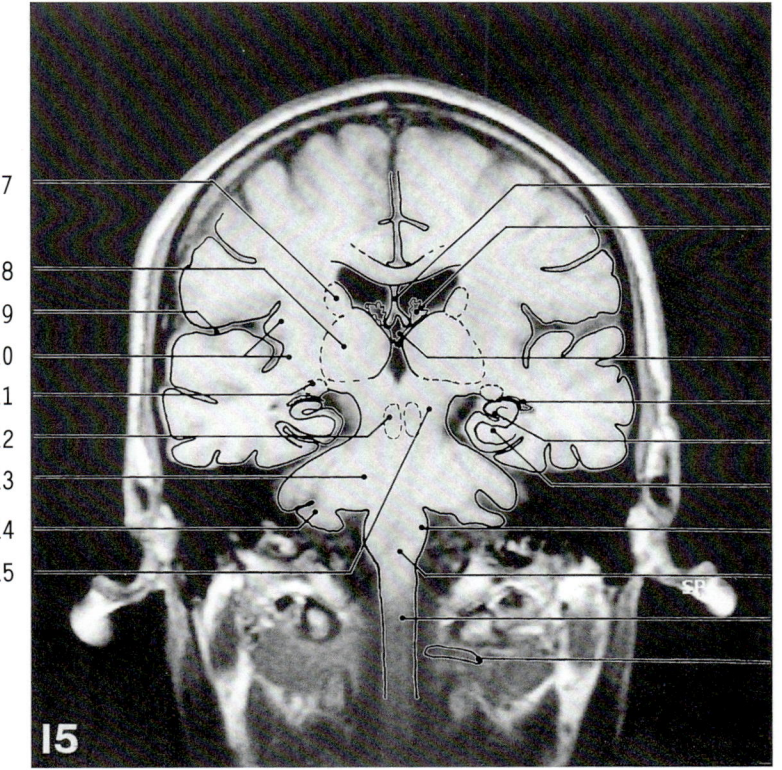

大脑，冠状位 MR

定位像见第 204 页

1 小脑幕 ↵
2 骨迷路前庭
3 乙状窦 →
4 椎动脉 ↵
5 寰-枕关节
6 枢椎弓
7 尾状核体 ↵
8 丘脑
9 外侧裂
10 脑岛 ↵
11 外侧膝状体
12 红核 ↵
13 小脑中脚 →
14 绒球
15 大脑脚 ←
16 乳突 →
17 枕髁 ↵
18 寰椎侧块 ←
19 二腹肌后腹 →
20 头下斜肌 →
21 胸锁乳突肌 ↵
22 斜角肌 →
23 透明隔 ←
24 侧脑室脉络丛（中央部）↵
25 第三脑室脉络丛
26 侧脑室下角脉络丛 →
27 海马 ↵
28 海马旁回 ↵
29 橄榄
30 延髓 ↵
31 脊髓 →
32 第二颈椎神经

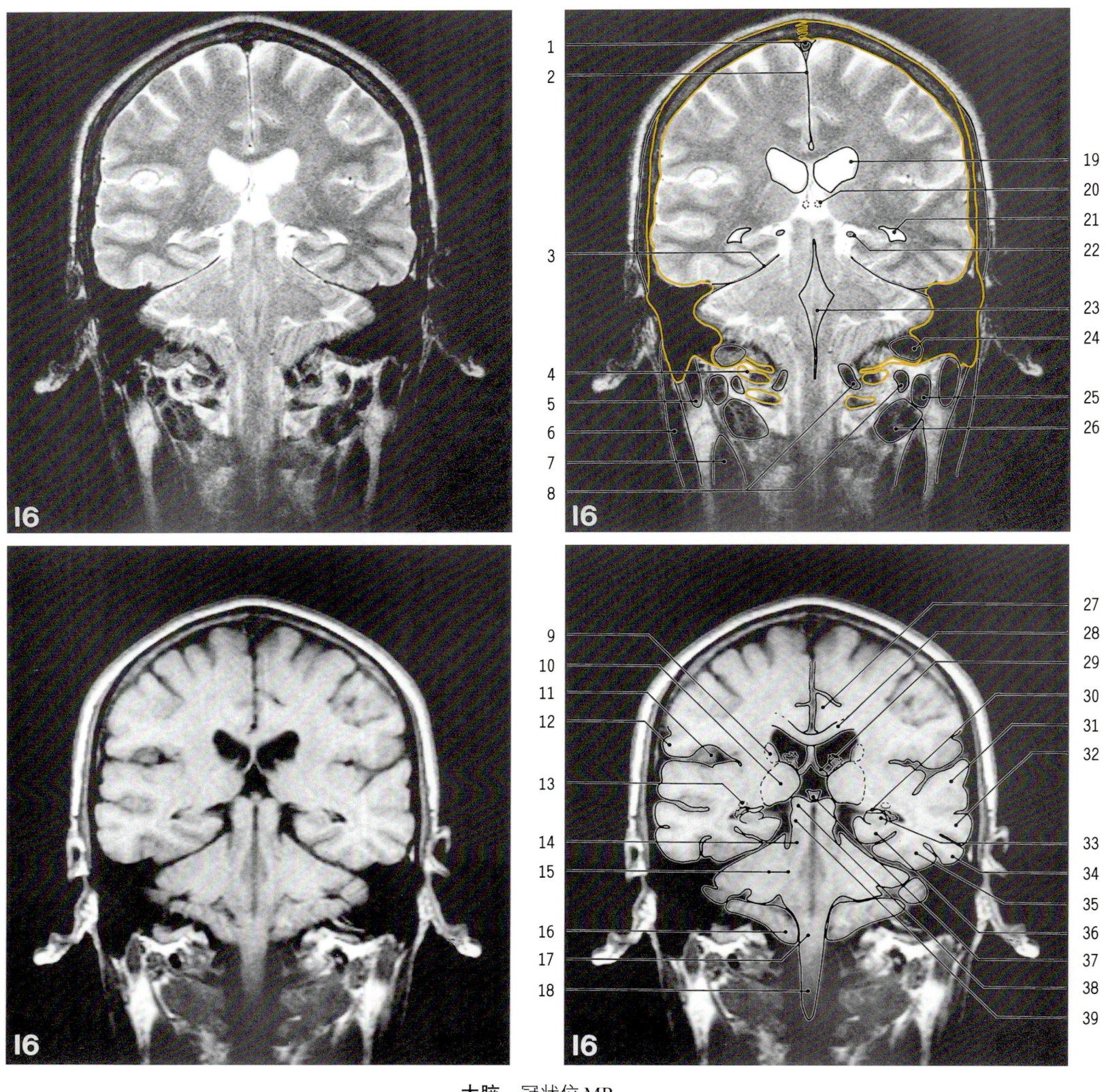

大脑，冠状位 MR

定位像见第 204 页

1 上矢状窦↩
2 大脑镰↩
3 小脑幕↩
4 寰椎侧块（后缘）↩
5 二腹肌后腹↩
6 胸锁乳突肌↩
7 斜角肌↩
8 椎动脉↩
9 尾状核体↩
10 丘脑（丘脑后结节）↩
11 外侧裂↩
12 额顶岛盖
13 尾状核尾↩
14 小脑上脚
15 小脑中脚↩
16 小脑扁桃体→
17 延髓↩
18 脊髓↩
19 侧脑室中央部↩
20 大脑内静脉→
21 侧脑室下角↩
22 环池内大脑后动脉↩
23 第四脑室（菱形窝）→
24 乙状窦→
25 头上斜肌→
26 头下斜肌↩
27 扣带回↩
28 胼胝体体部↩
29 穹窿脚→
30 海马伞
31 颞上回↩
32 颞中回↩
33 海马
34 颞下回↩
35 枕颞外侧回↩
36 海马旁回↩
37 松果体↩
38 上丘
39 下丘

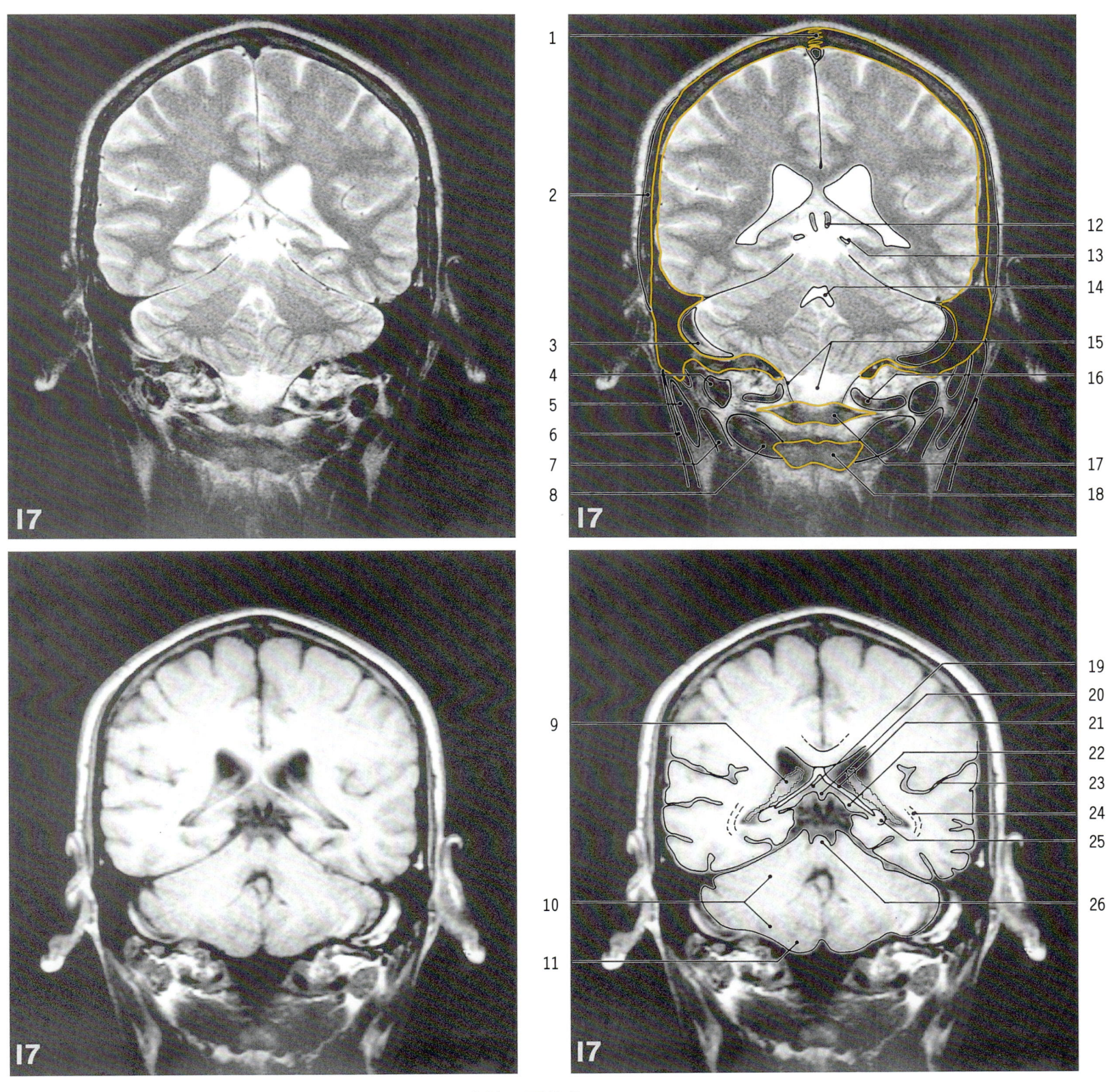

大脑，冠状位 MR
定位像见第 204 页

1 矢状缝 ↵
2 颞肌 ↵
3 乙状窦 ↵
4 头上斜肌 ↵
5 头夹肌 →
6 胸锁乳突肌 ↵
7 头最长肌 →
8 头下斜肌 →
9 侧脑室三角区脉络膜丛 ↵
10 小脑半球 ↵
11 小脑扁桃体 ↵
12 大脑内静脉 ↵
13 四叠体池的大脑后动脉 ↵
14 第四脑室 ↵
15 顶盖膜和小脑延髓池
16 椎动脉 ↵
17 寰椎后弓 →
18 枢椎弓
19 松果体缰
20 松果体 ↵
21 穹隆脚
22 丘脑后极
23 外侧裂 ↵
24 视放射 →
25 海马
26 山顶

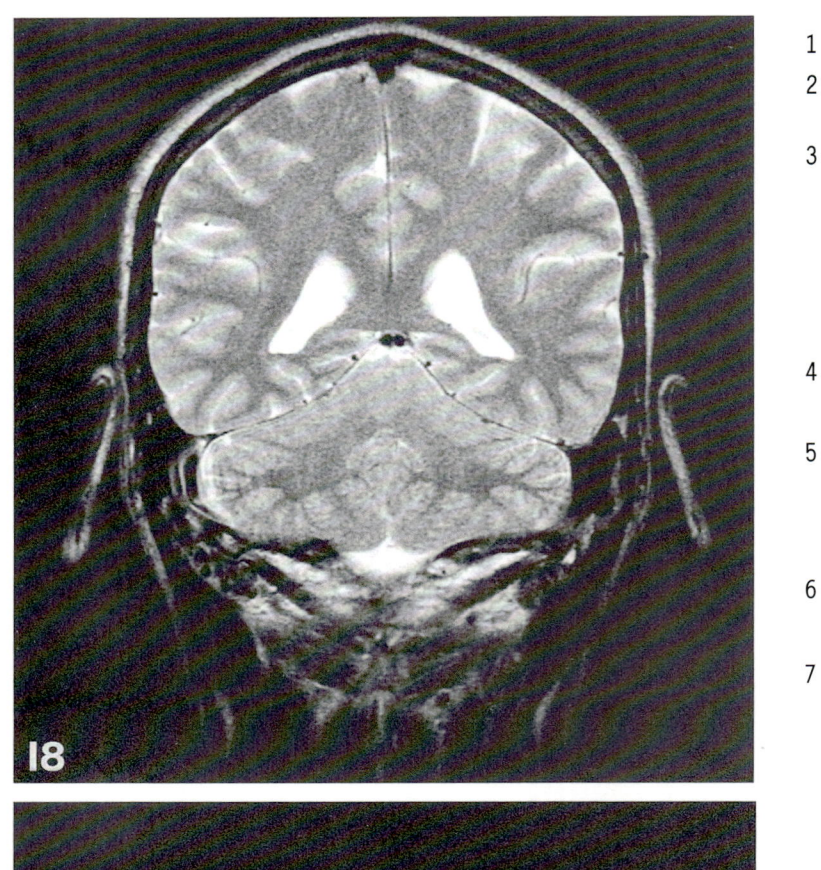
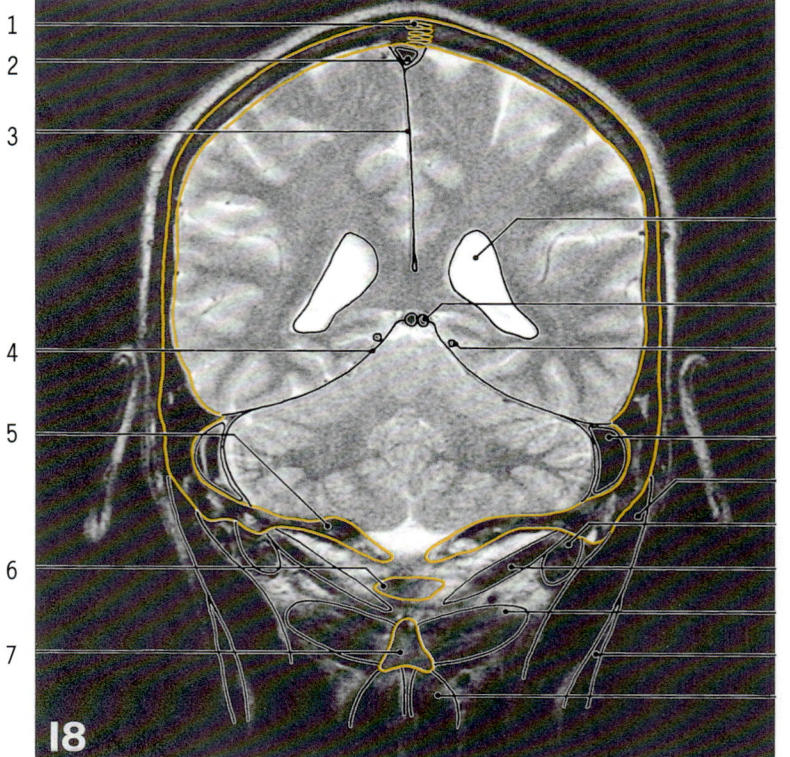
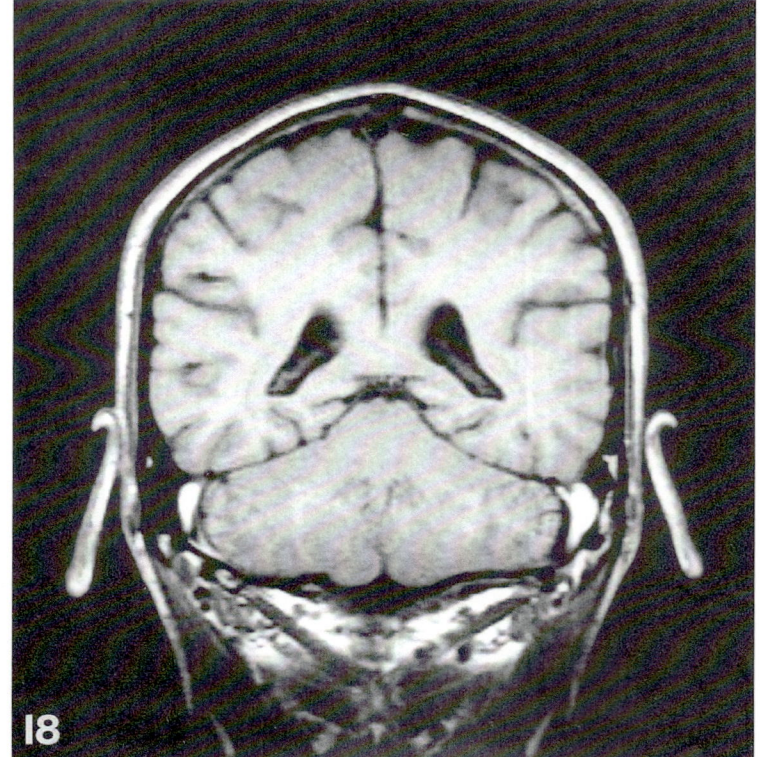
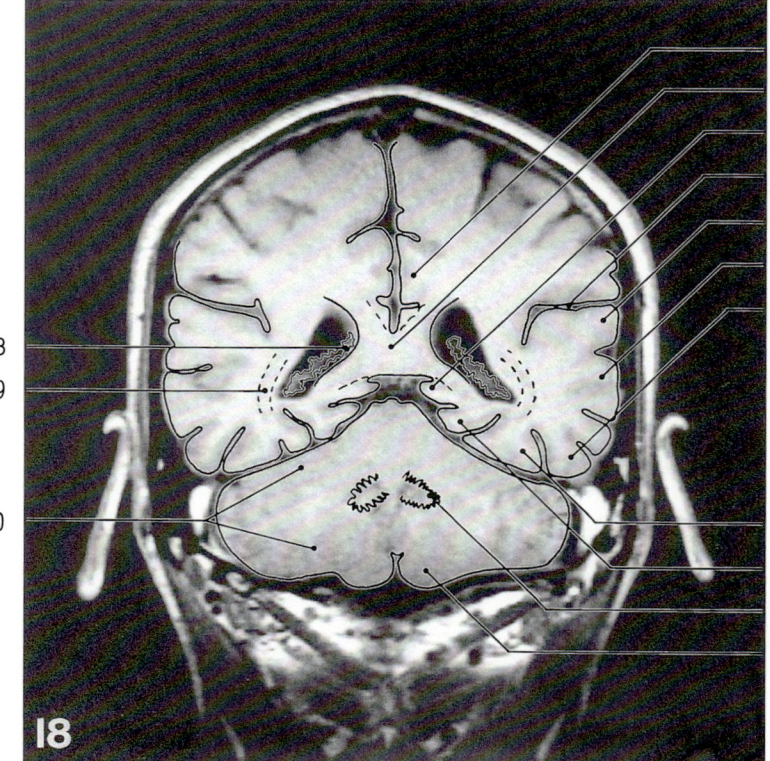

大脑，冠状位 MR

定位像见第 204 页

1 矢状缝↔
2 上矢状窦↔
3 大脑镰↔
4 小脑幕↔
5 枕骨鳞部→
6 寰椎后弓↔
7 枢椎棘突→
8 侧脑室三角区脉络丛↔
9 视放射↔
10 小脑半球↔
11 侧脑室三角区↔
12 大脑内静脉↔
13 大脑后动脉↔
14 矢状窦←
15 头夹肌↔
16 头最长肌←
17 头后大直肌→
18 头下斜肌↔
19 胸锁乳突肌←
20 颈半棘肌
21 扣带回↔
22 胼胝体压部←
23 扣带回峡部→
24 外侧裂↔
25 颞上回↔
26 颞中回↔
27 颞下回↔
28 枕颞外侧回↔
29 枕颞内侧回↔
30 齿状核
31 小脑扁桃体↔

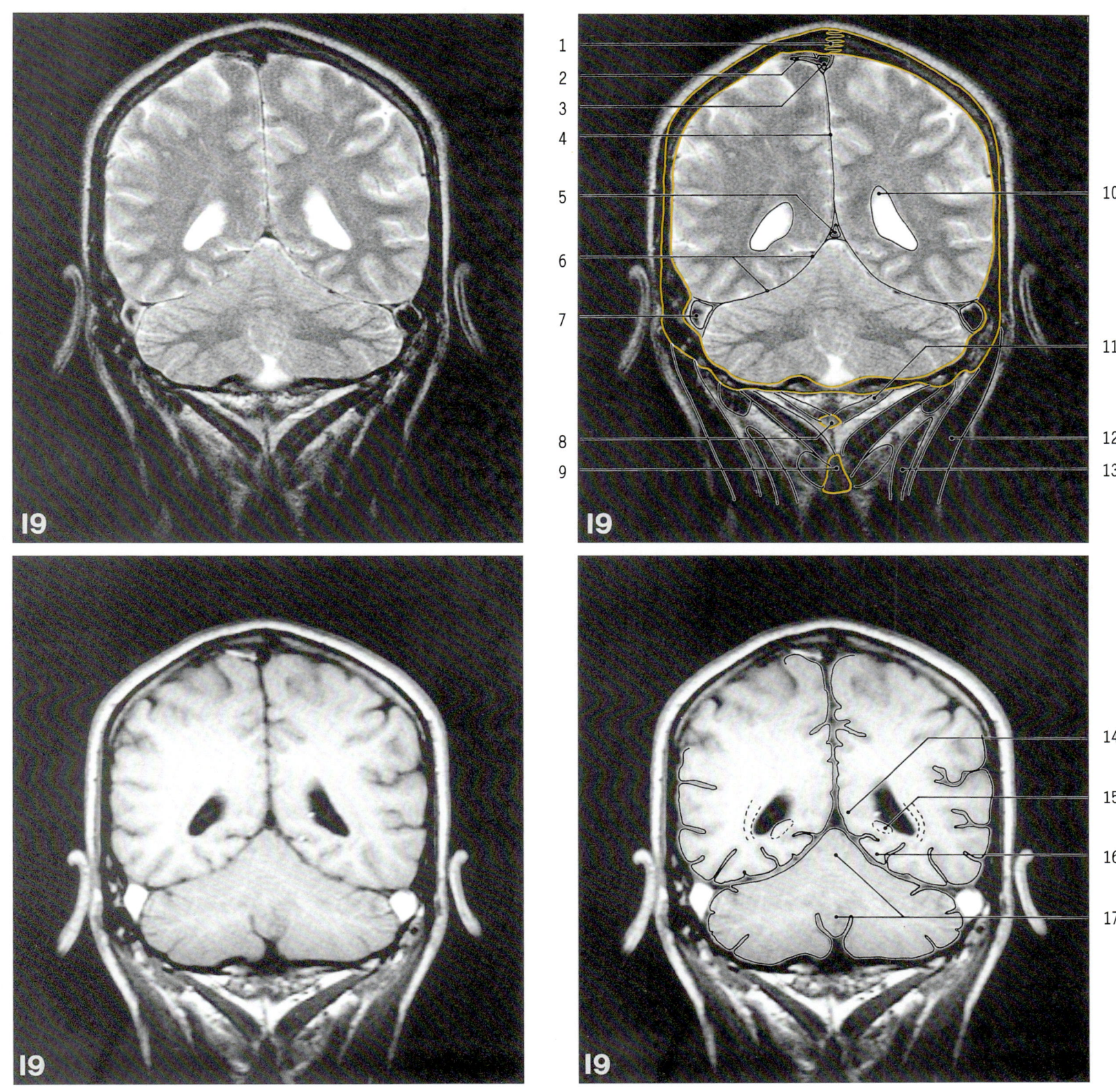

大脑，冠状位 MR

定位像见第 204 页

1 矢状缝 ↔
2 大脑上静脉 →
3 上矢状窦 ↔
4 大脑镰 ↔
5 直窦 →
6 小脑幕 ↔
7 横窦 →
8 寰椎后结节 ←
9 枢椎棘突 ←
10 侧脑室三角区 ←
11 头后小直肌 →
12 头夹肌 →
13 颈夹肌
14 扣带回峡部 ←
15 枕钳突入侧脑室后角如同禽距
16 枕颞内侧回 ↔
17 小脑蚓部 →

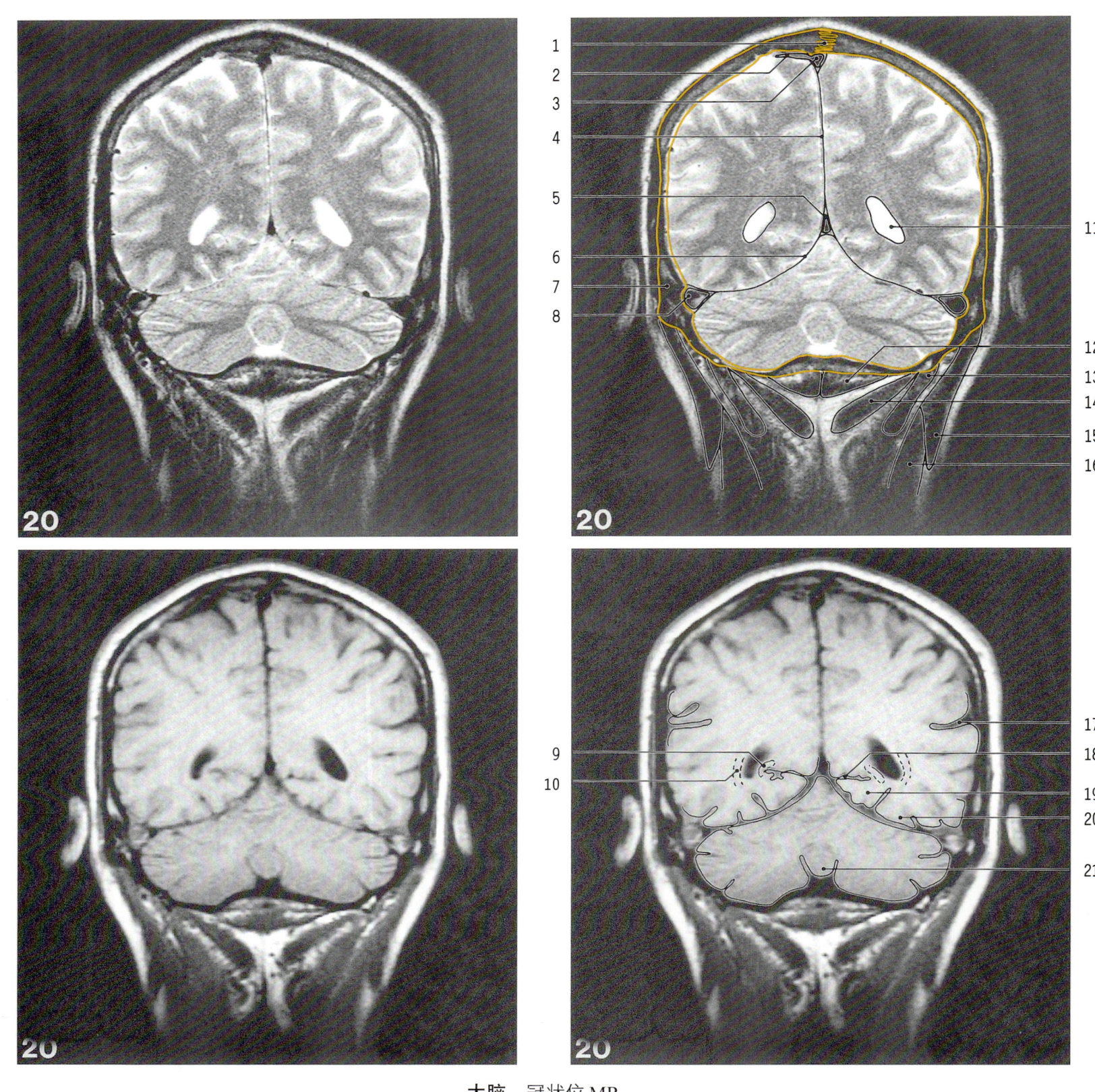

大脑，冠状位 MR
定位像见第 204 页

1 矢状缝
2 大脑上静脉
3 上矢状窦
4 大脑镰
5 直窦
6 小脑幕
7 星点
8 横窦
9 枕钳
10 视辐射
11 侧脑室后角
12 头后小直肌
13 头上斜肌
14 头后大直肌
15 头夹肌
16 头半棘肌
17 外侧裂
18 距状沟
19 枕颞内侧回
20 枕颞外侧回
21 小脑蚓部

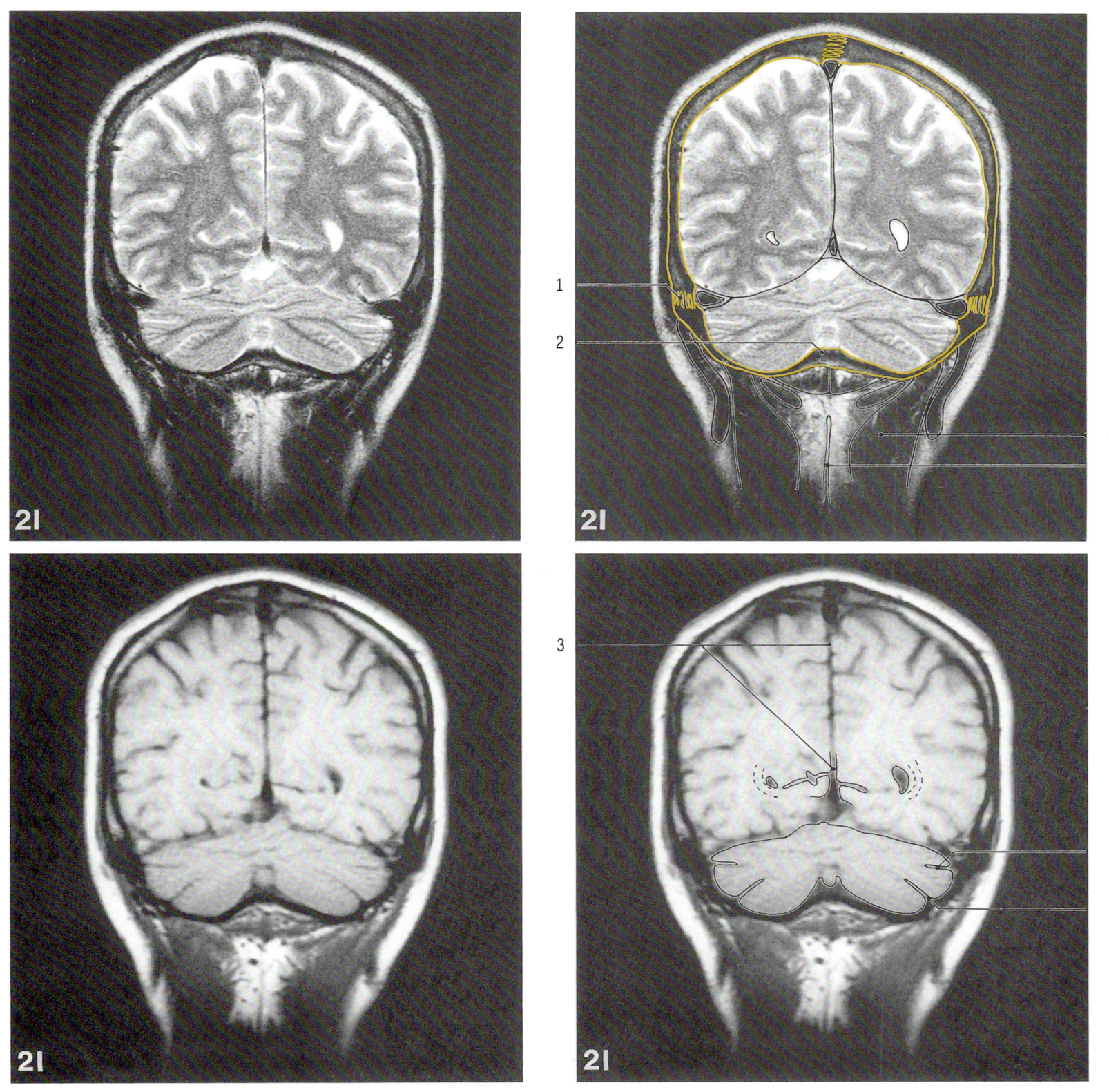

大脑，冠状位 MR
定位像见第 204 页

1 人字缝 →
2 枕内嵴 →
3 大脑纵裂 ↔
4 头半棘肌 ↔
5 项韧带 →
6 小脑水平裂 →
7 小脑侧后裂

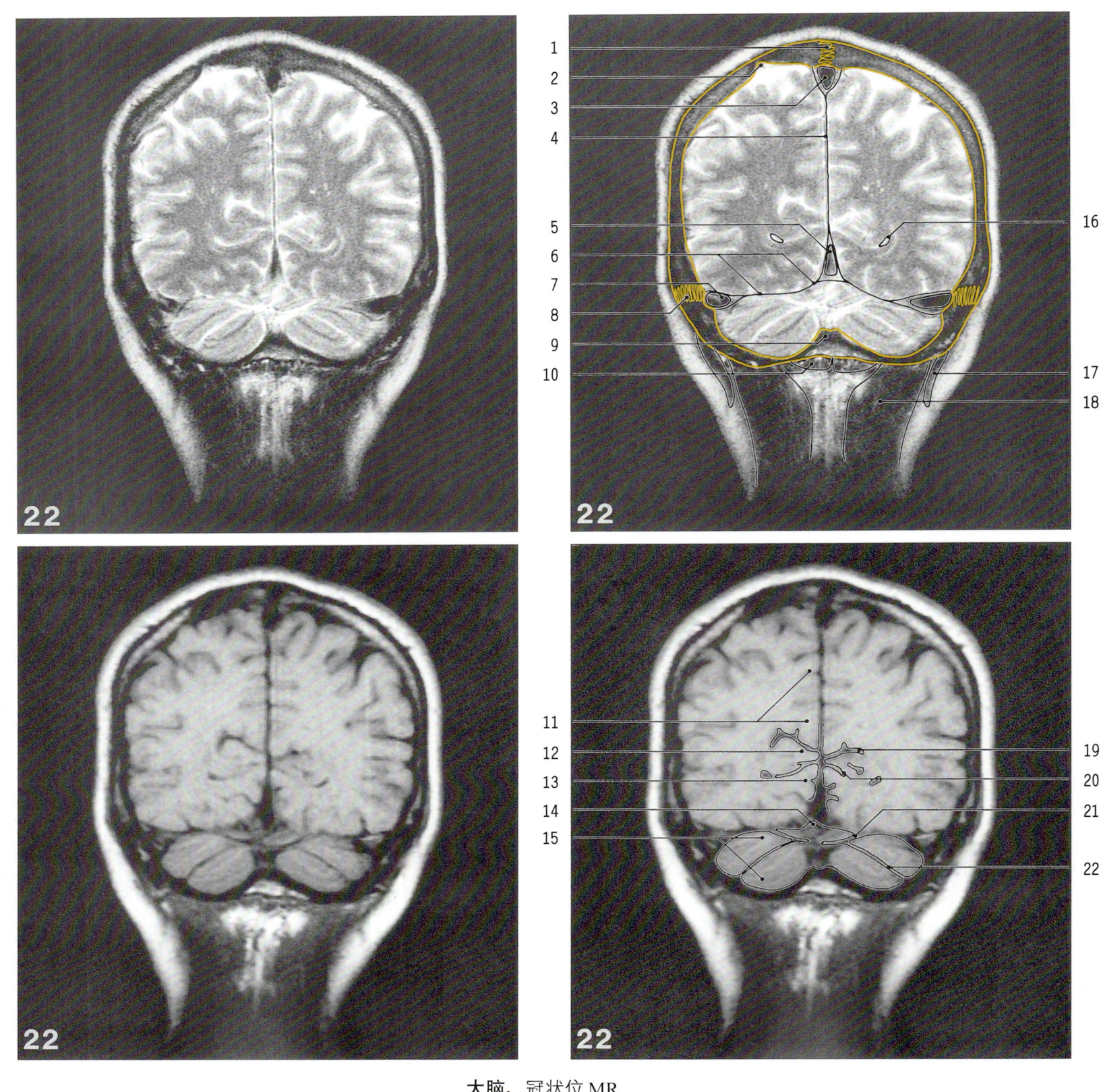

大脑，冠状位 MR
定位像见第 204 页

1 矢状缝
2 蛛网膜颗粒
3 上矢状窦
4 大脑镰
5 直窦
6 小脑幕
7 横窦
8 人字缝
9 枕内嵴
10 头后小直肌
11 楔前叶
12 大脑楔叶
13 枕颞内侧回
14 小脑蚓部
15 小脑半球
16 侧脑室后角
17 头夹肌
18 头半棘肌
19 顶枕沟
20 距状沟
21 小脑原裂
22 水平裂

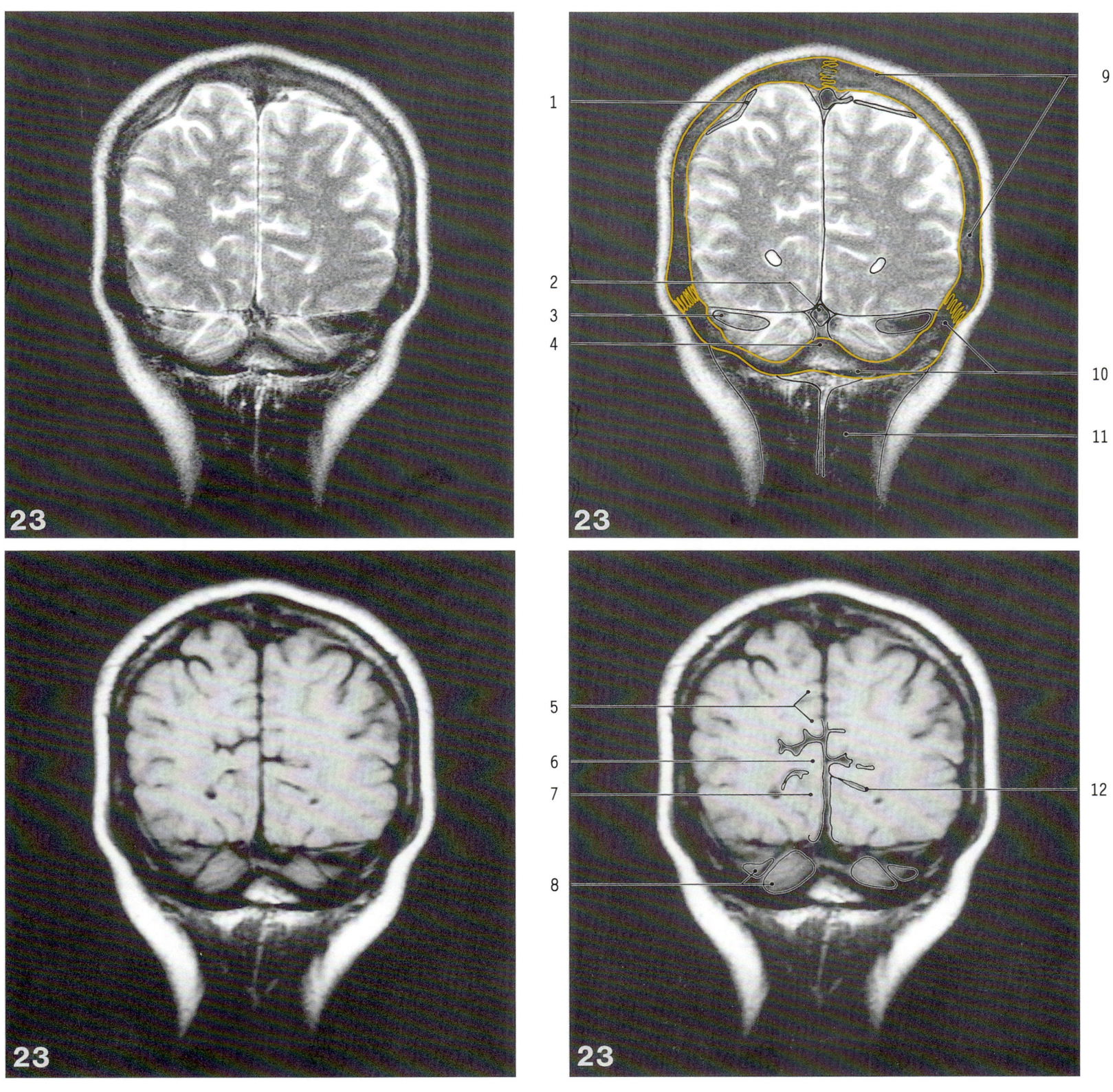

大脑，冠状位 MR
定位像见第 204 页

1 大脑上静脉
2 直窦
3 横窦
4 枕内隆突
5 楔前叶
6 大脑楔叶
7 枕颞内侧回
8 小脑半球
9 顶骨
10 枕骨鳞部
11 头半棘肌
12 距状沟

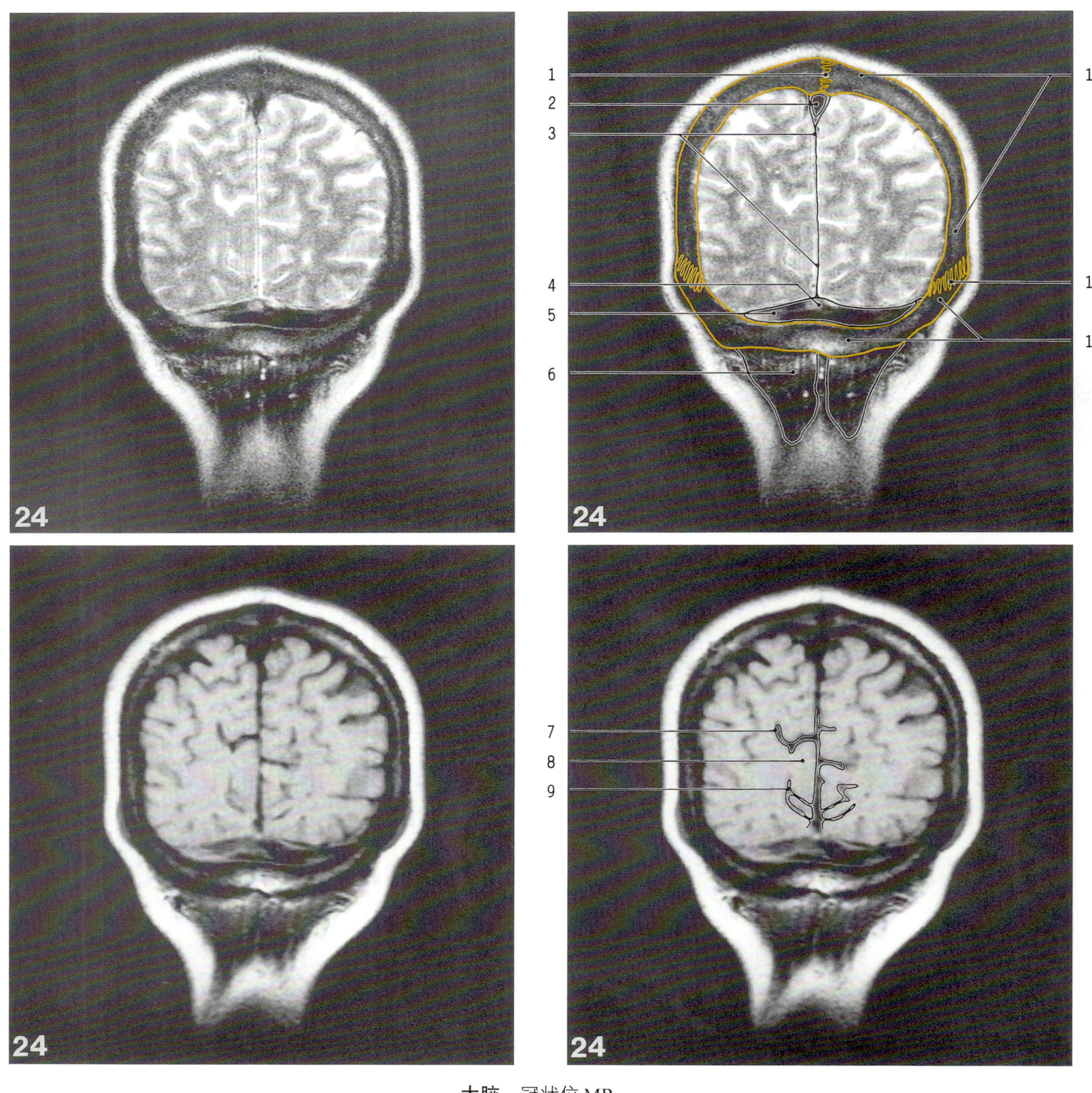

大脑，冠状位 MR
定位像见第 204 页

1 矢状缝 ↩
2 上矢状窦 ↩
3 大脑镰 ↩
4 窦汇 →
5 横窦 ←
6 头半棘肌 ↩
7 顶枕沟 ←
8 大脑楔叶 ↩
9 距状沟 ↩
10 顶骨 ↩
11 人字缝 ↩
12 枕骨鳞部 ↩

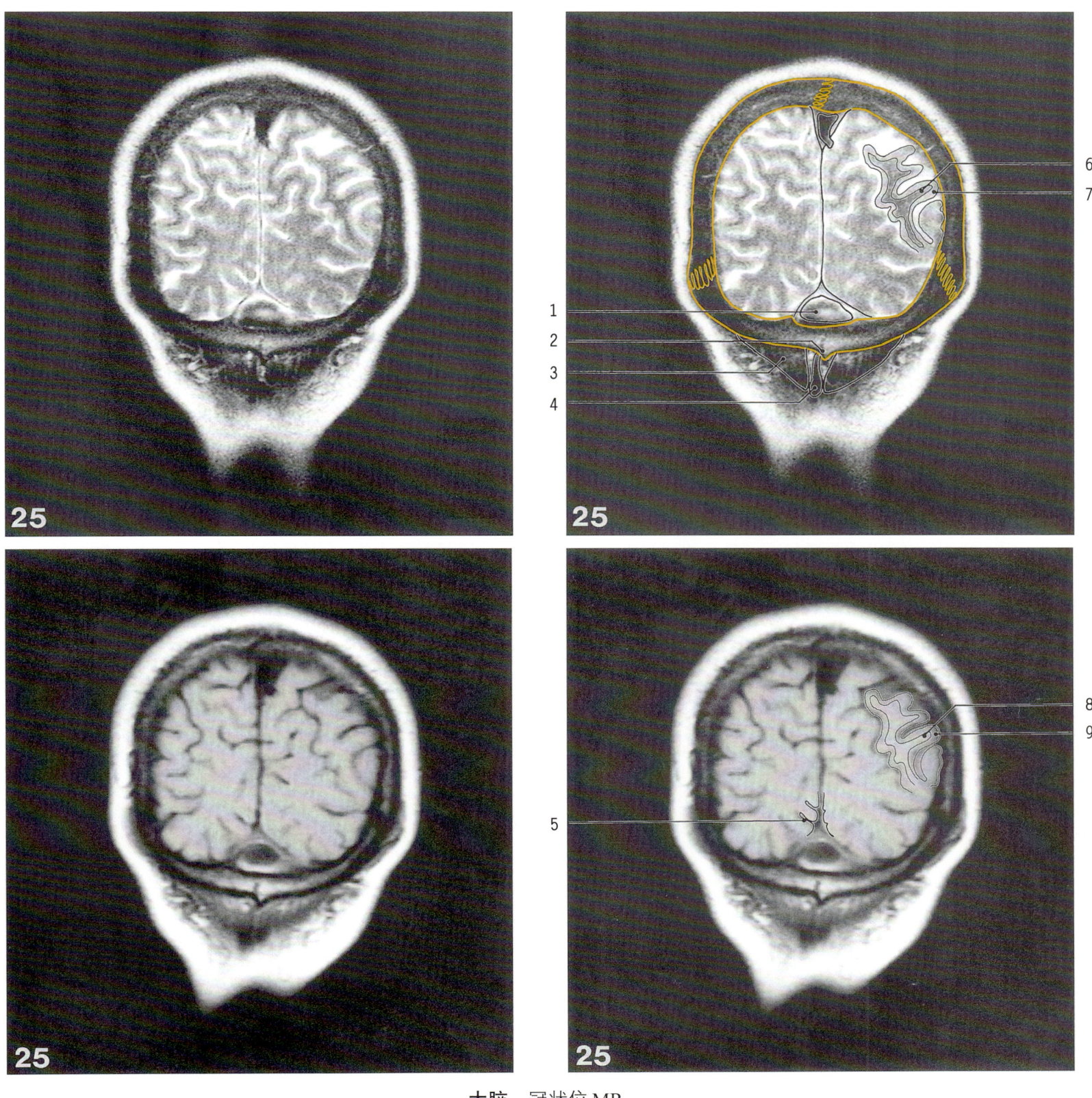

大脑，冠状位 MR
定位像见第 204 页

1 窦汇 ←
2 枕外嵴 →
3 头半棘肌 ←
4 项韧带 →
5 距状沟 ↔
6 白质
7 灰质

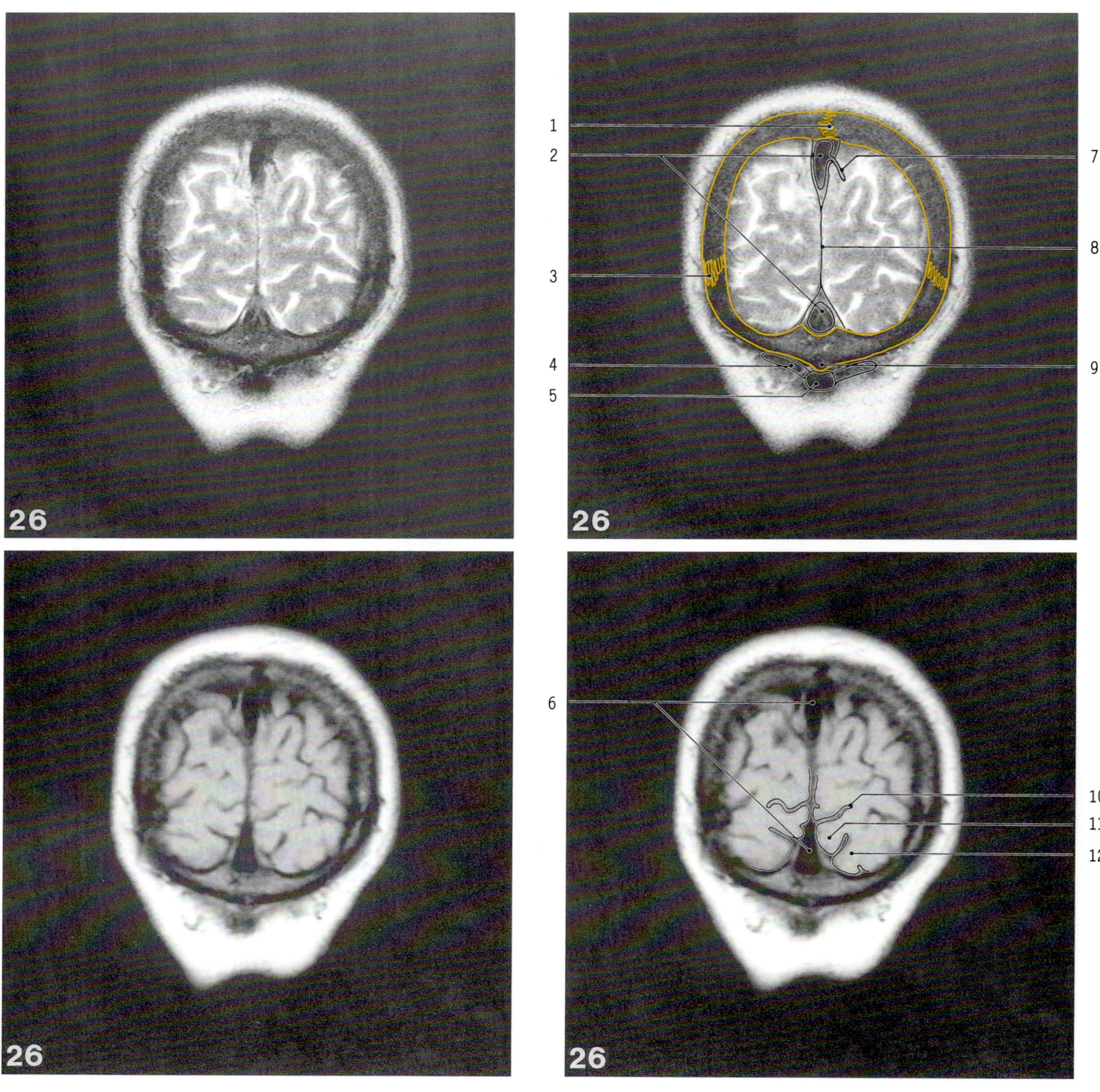

大脑，冠状位 MR
定位像见第 204 页

1 矢状缝↩
2 上矢状沟↩
3 人字缝↩
4 斜方肌
5 项韧带↩
6 大脑纵裂↩
7 大脑上静脉
8 大脑镰↩
9 枕外嵴
10 距状沟↩
11 枕颞内侧回↩
12 枕颞外侧回↩

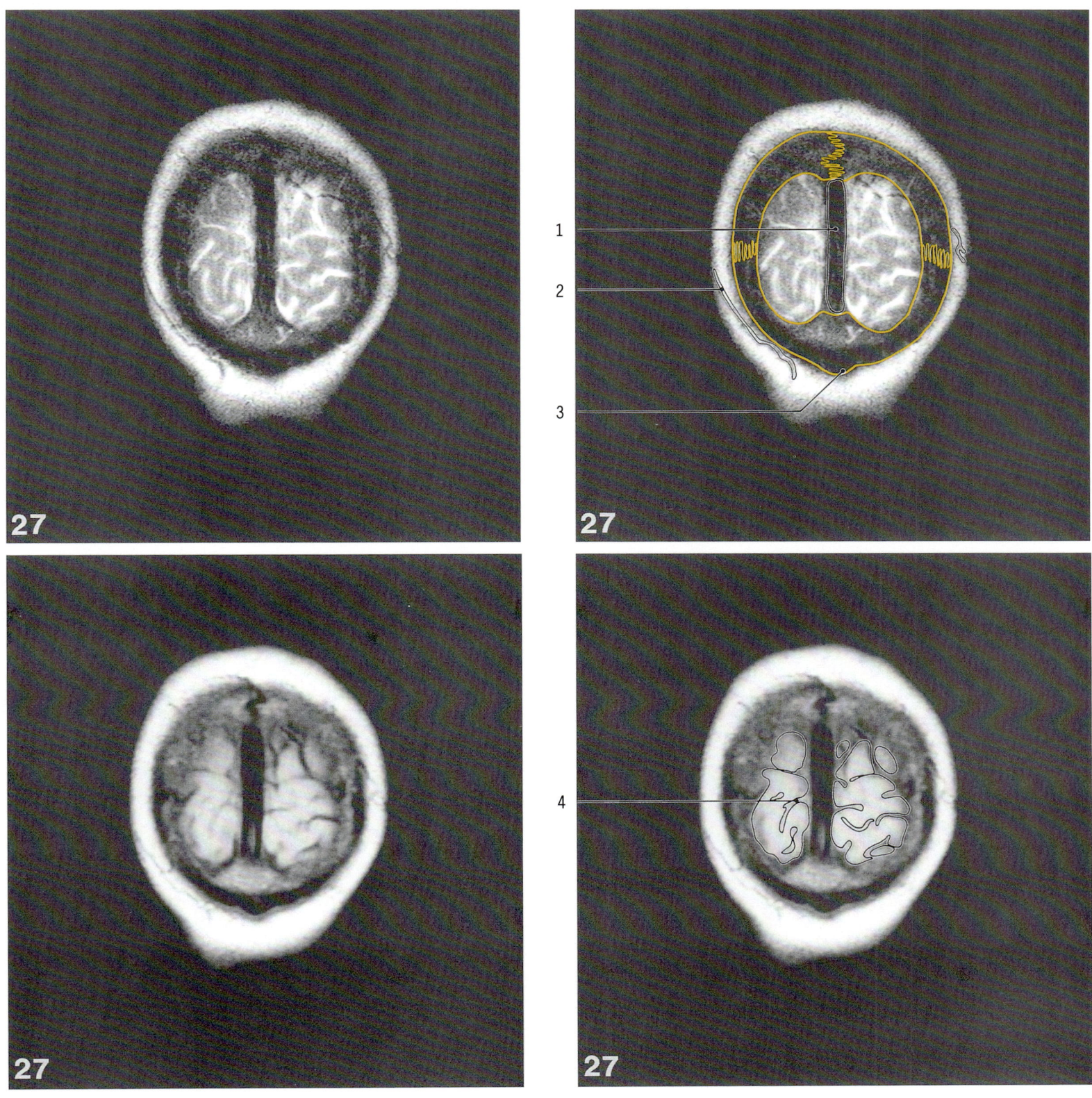

大脑，冠状位 MR
定位像见第 204 页

1 上矢状窦 ←
2 头皮静脉
3 枕外隆突
4 距状沟 ←

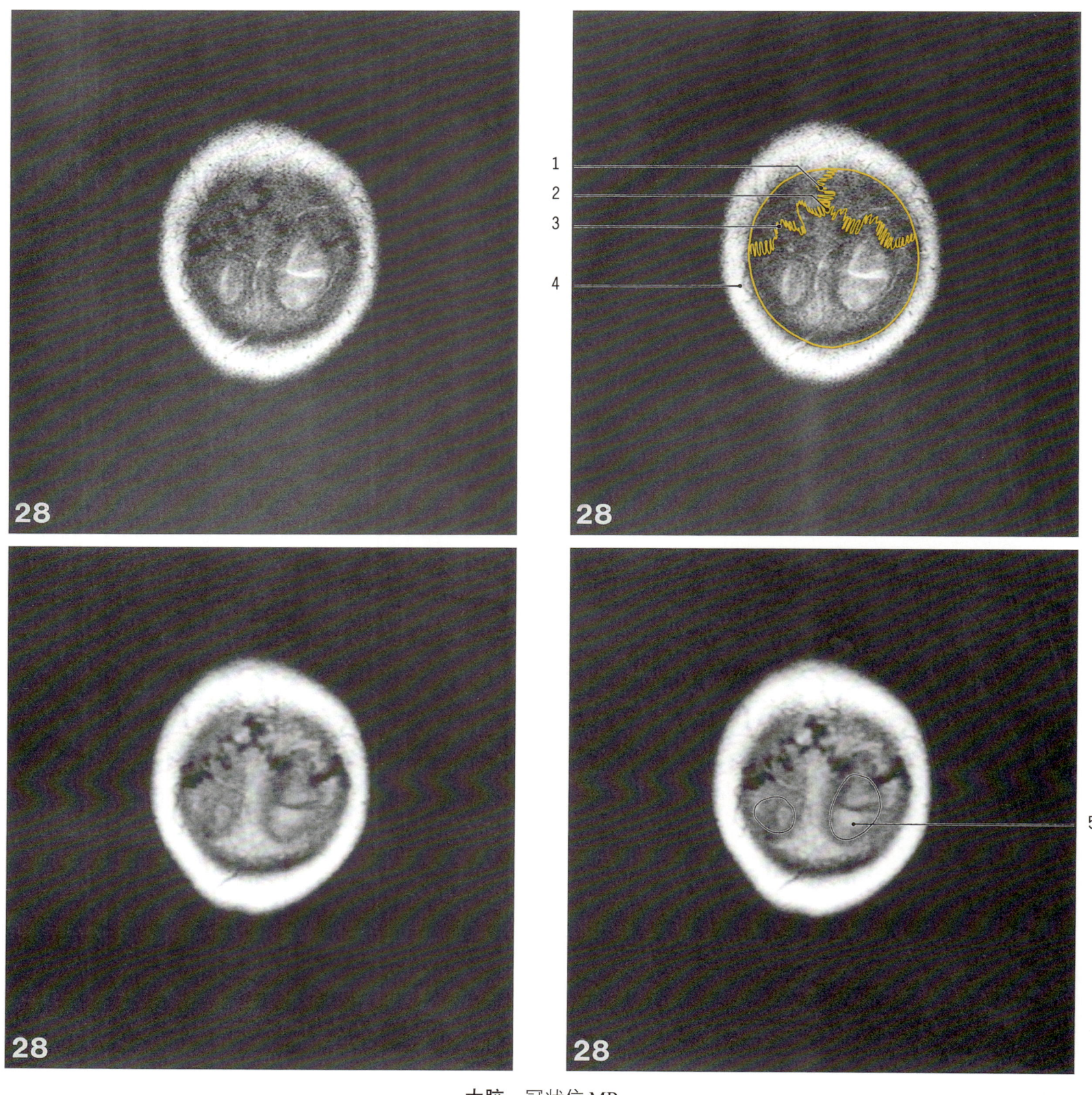

大脑，冠状位 MR
定位像见第 204 页

1 矢状缝←
2 人字缝尖
3 人字缝←
4 头皮
5 枕极

大脑，矢状位 MR 系列

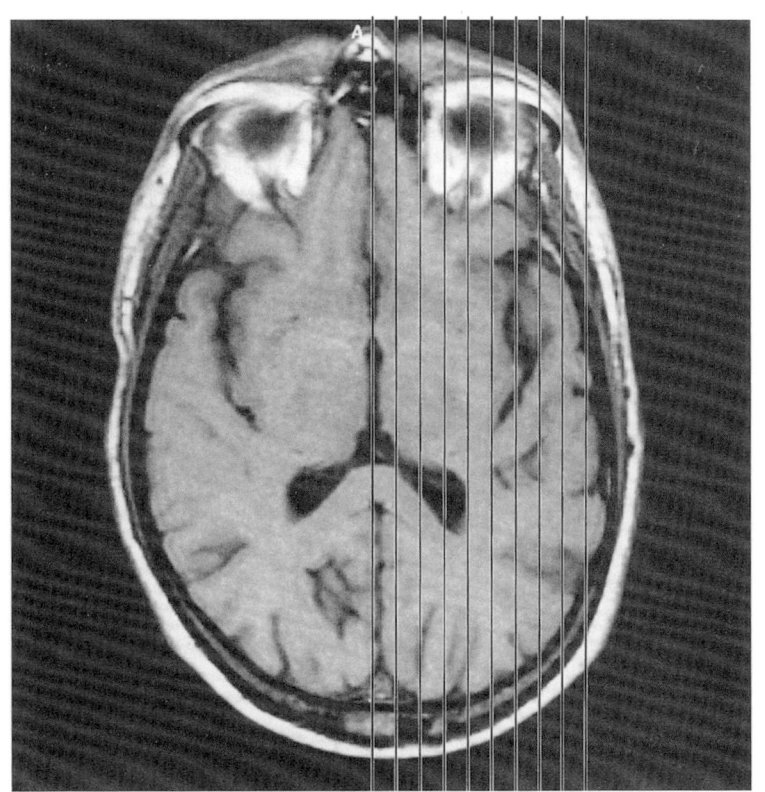

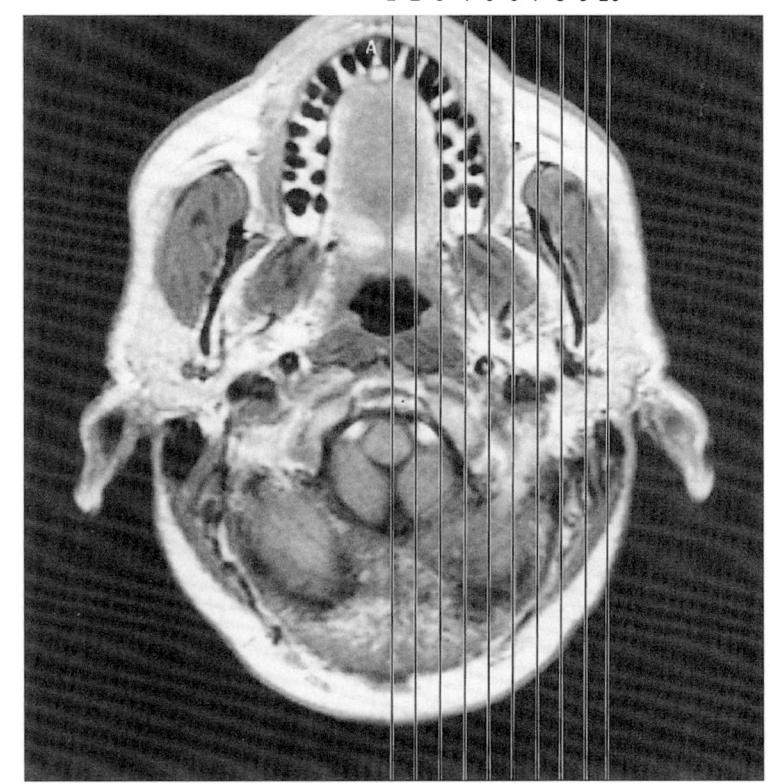

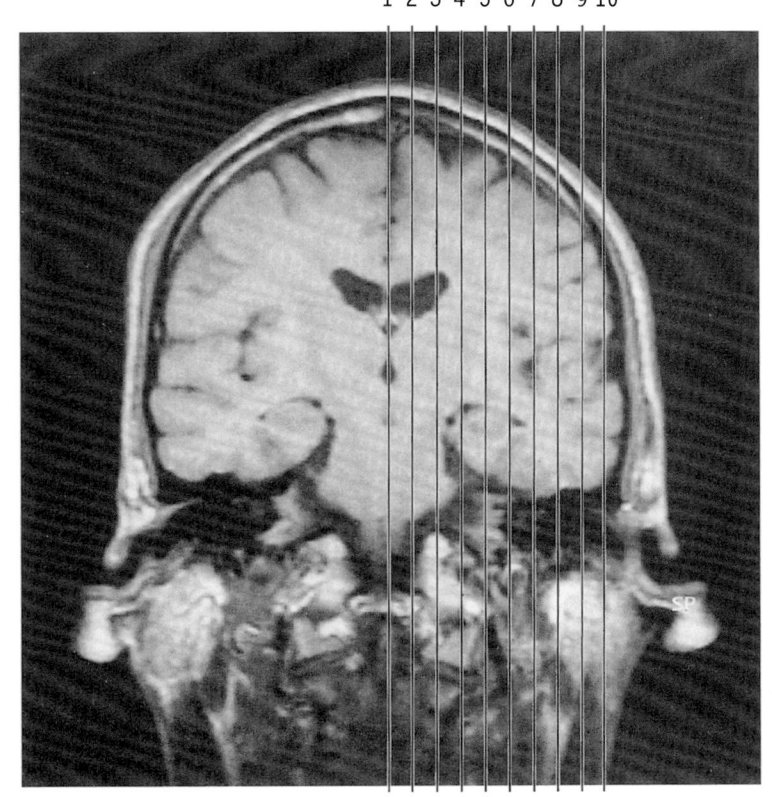

大脑，矢状位 MR 系列定位像

1～10 线条表示下述 MR 系列矢状层面的位置

定位像的解释见第 194、184 及 218 页中的轴位和冠状位系列

所在层面厚 5mm，间隔 1.5mm

两个层面都有 T2、T1 加权像两种图像表示

骨结构在 T2 加权像中用黄线标出

箭头 ←、→、↔ 是指前一个层面、后一个层面以及两者皆可见的结构

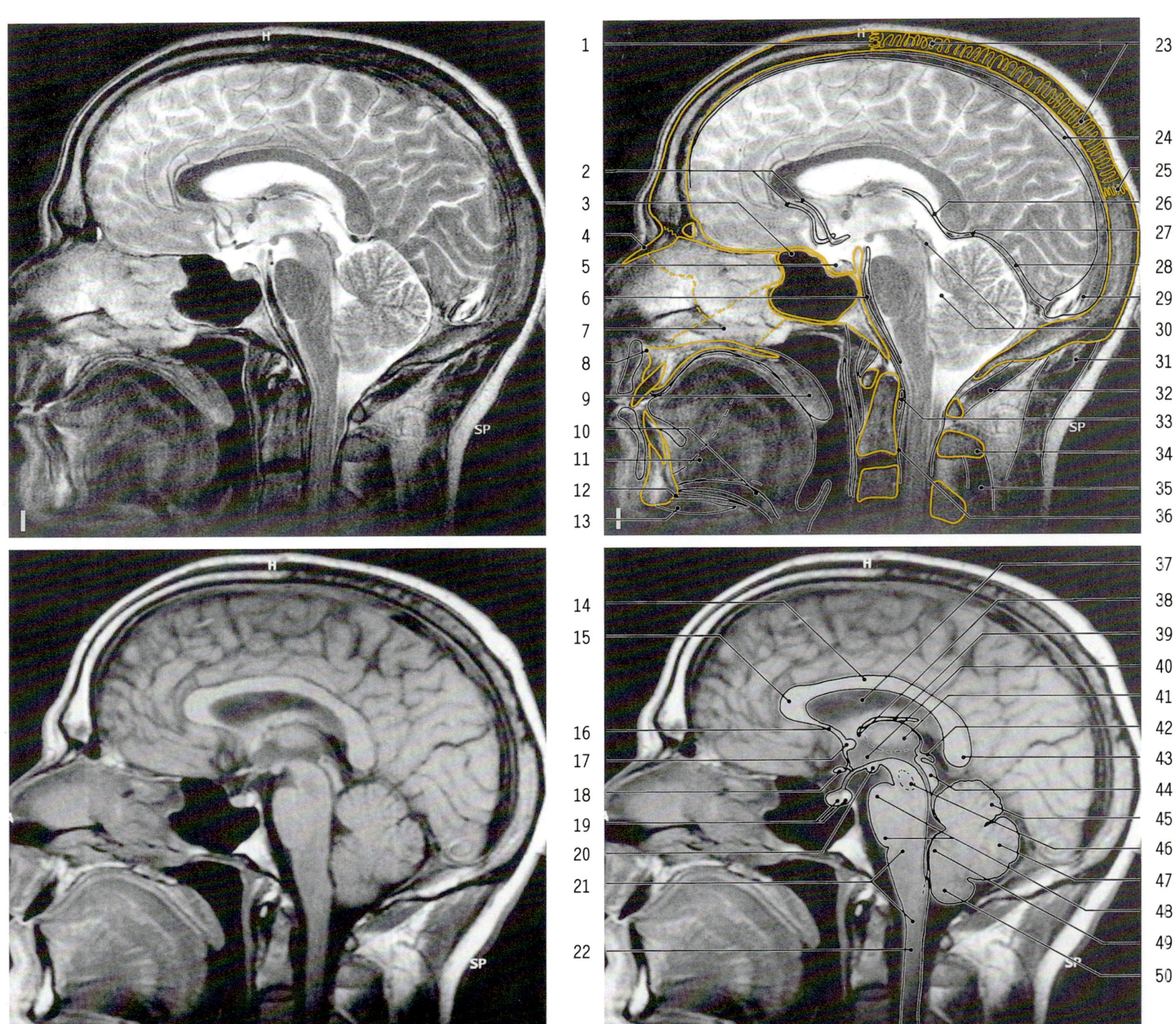

大脑，矢状位 MR

定位像见第 233 页

1 冠状缝→
2 大脑前动脉
3 蝶窦→
4 鼻骨→
5 垂体窝
6 基底动脉
7 犁骨
8 后鼻棘
9 悬雍垂→
10 颏舌骨肌→
11 颏舌肌
12 下颌舌骨肌→
13 二腹肌前腹→
14 胼胝体体部→
15 胼胝体膝部→
16 胼胝体嘴
17 前连合→
18 视交叉
19 垂体（前、后叶）
20 乳头体
21 延髓→
22 脊髓→
23 矢状缝
24 上矢状窦→
25 人字缝尖
26 大脑内静脉→
27 大脑大静脉→
28 直窦
29 窦汇→
30 大脑导水管和第四脑室→
31 头半棘肌
32 头后小直肌→
33 寰椎横韧带→
34 枢椎棘突→
35 颈半棘肌
36 顶盖膜→
37 透明隔
38 室间孔
39 穹隆体→
40 下丘脑→
41 丘脑→
42 松果体
43 胼胝体压部
44 中脑顶盖→
45 小脑方形小叶→
46 红核
47 小脑薄叶片→
48 脑桥
49 小脑蚓垂
50 小脑扁桃体

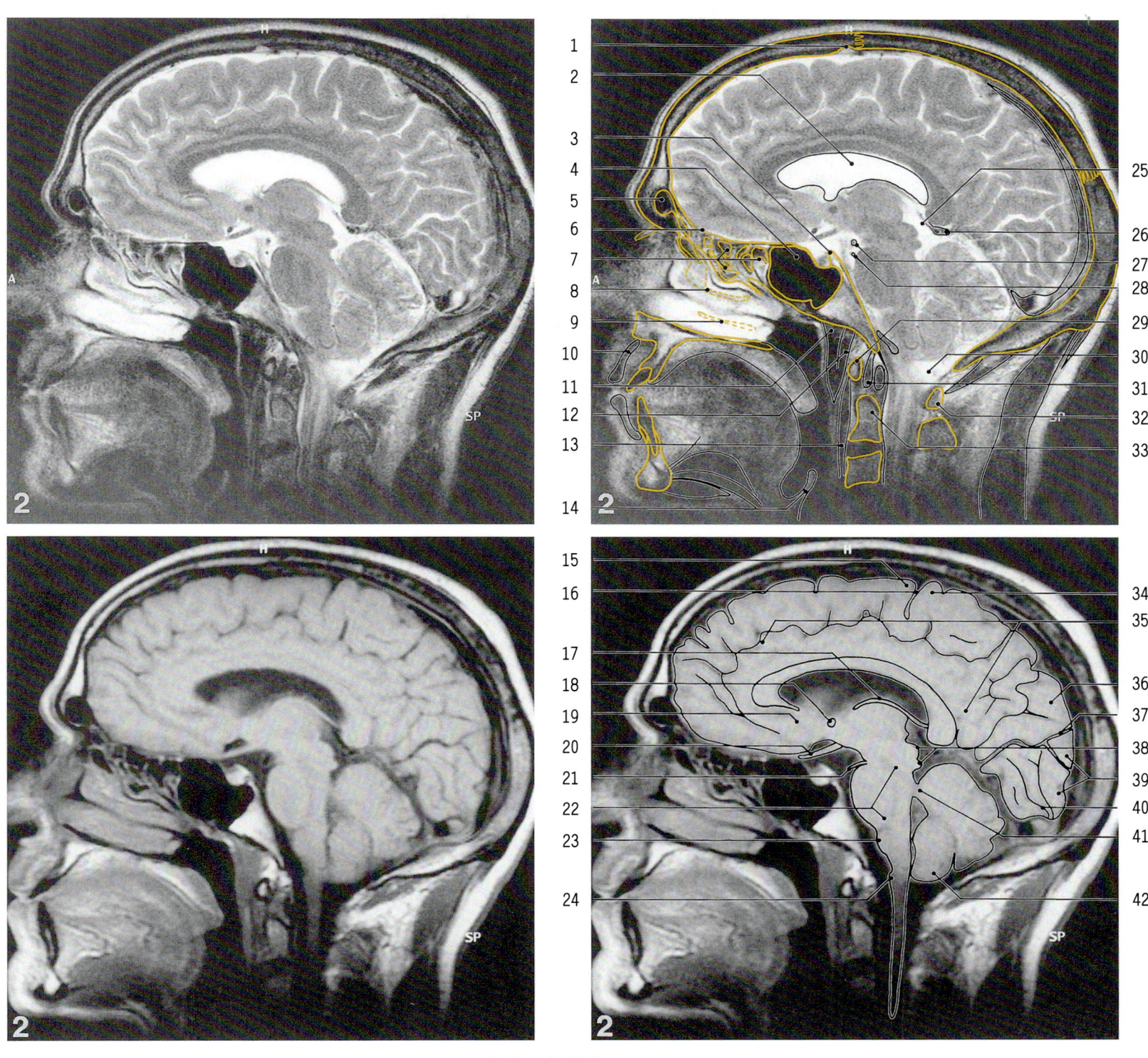

大脑，矢状位 MR

定位像见第 233 页

1 蛛网膜颗粒
2 侧脑室中央部→
3 鞍背←
4 蝶窦↔
5 额窦→
6 筛板
7 筛骨气房→
8 中鼻甲
9 下鼻甲
10 口轮匝肌→
11 头长肌→
12 头前直肌
13 颈长肌
14 会厌
15 中央前回→
16 中央沟→
17 穹隆体↔
18 前连合↔
19 胼胝体下区
20 视束→
21 动眼神经
22 脑桥→
23 橄榄体
24 锥体
25 四叠体池←
26 大脑大静脉←
27 大脑后动脉→
28 小脑上动脉→
29 寰椎前弓←
30 小脑延髓池↔
31 翼状韧带
32 寰椎后弓←
33 牙←
34 中央后回→
35 扣带回→
36 楔前叶→
37 顶枕沟→
38 上、下丘
39 大脑楔叶→
40 距状沟↔
41 小脑上脚→
42 小脑扁桃体←

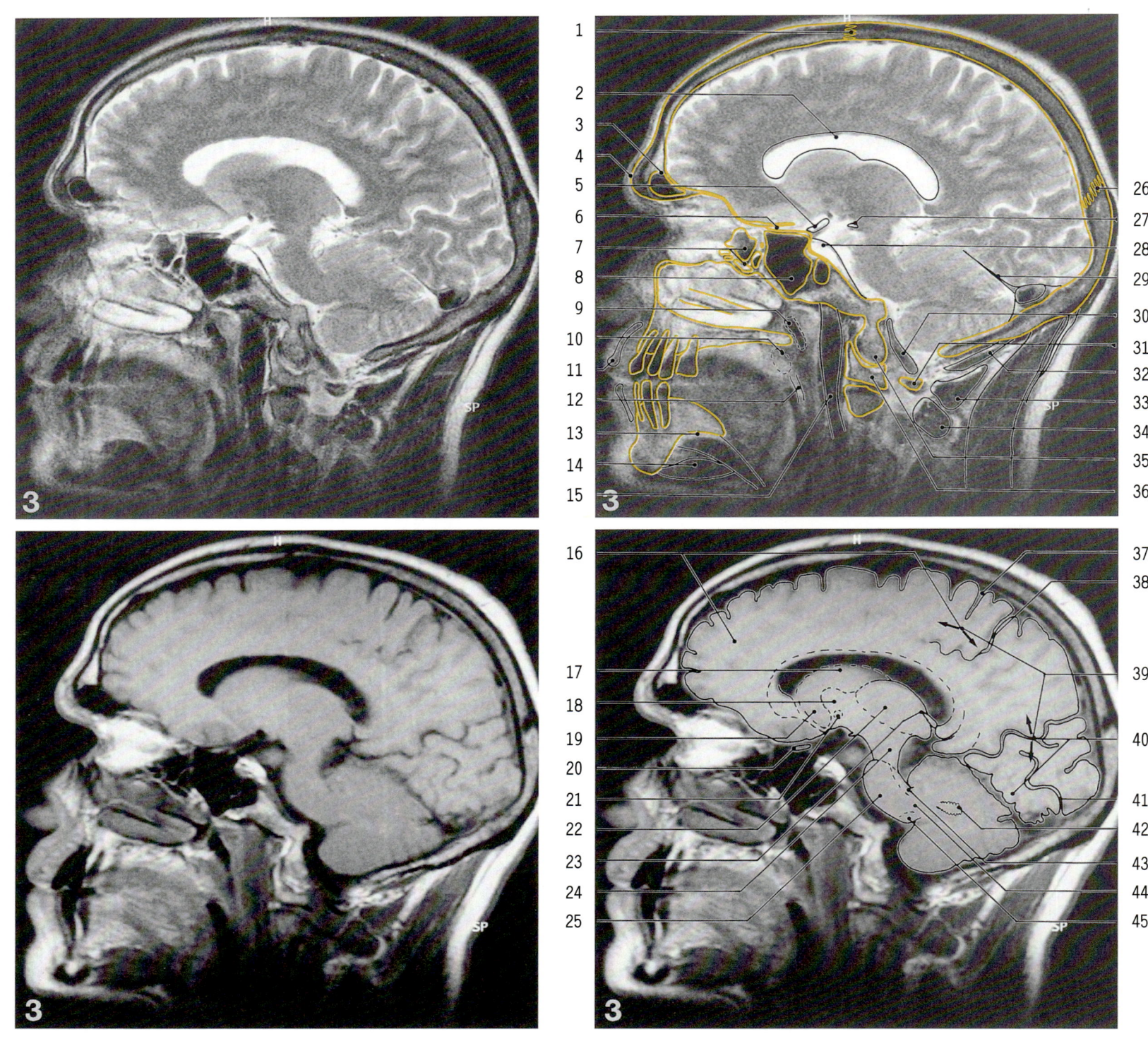

大脑，矢状位 MR
定位像见第 233 页

1 冠状缝
2 侧脑室中央部
3 额窦
4 眉弓
5 大脑中动脉
6 视神经管及视神经
7 筛骨气房
8 蝶窦
9 咽隐窝
10 腭扁桃体
11 口轮匝肌
12 咽腭弓
13 下颌舌骨肌
14 二腹肌前腹
15 头长肌
16 额叶
17 尾状核体
18 内囊
19 壳
20 视神经
21 前连合
22 丘脑
23 穹隆脚
24 大脑脚
25 桥脑
26 人字缝
27 大脑后动脉
28 海绵窦/三叉神经窝
29 小脑幕
30 椎动脉
31 寰椎后弓
32 头后小直肌
33 头后大直肌
34 头下斜肌
35 枕髁
36 寰椎侧块
37 中央沟
38 扣带回
39 顶叶
40 枕叶
41 距状沟
42 齿状核
43 小脑上脚
44 小脑中脚
45 小脑下脚

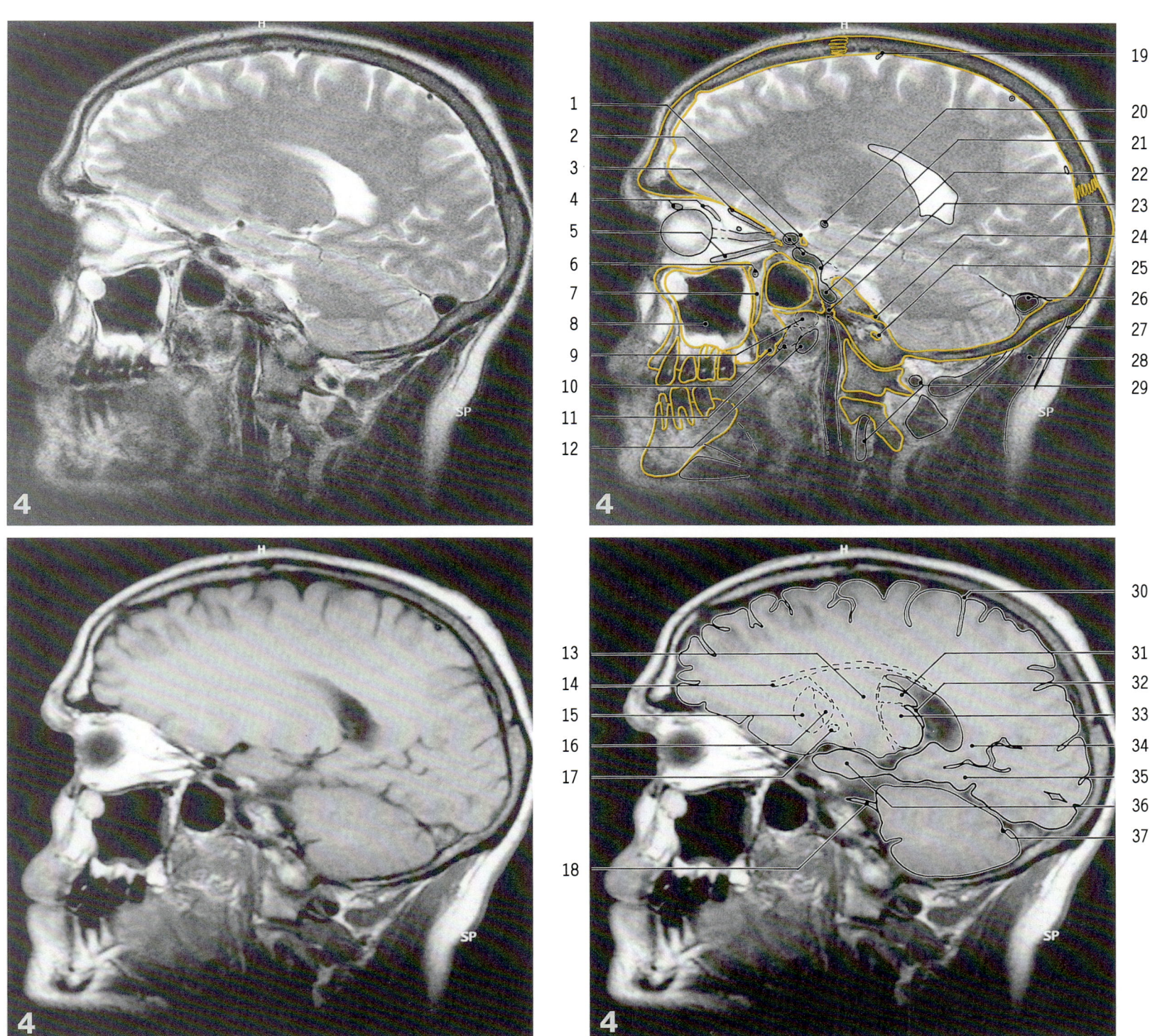

大脑，矢状位 MR
定位像见第 233 页

1 前床突
2 颈内动脉虹吸部→
3 上直肌/提上睑肌→
4 上斜肌
5 下直肌→
6 上颌动脉
7 翼腭窝→
8 上颌窦（黏膜水肿）
9 咽鼓管
10 翼突钩
11 腭帆张肌
12 腭提肌
13 内囊↔
14 胼胝体↔
15 壳↔
16 苍白球→
17 前连合↔
18 三叉神经
19 大脑上静脉→
20 大脑中动脉↔
21 海绵窦内颈内动脉
22 颈动脉管内颈内动脉↔
23 破裂孔
24 岩枕裂→
25 舌下神经管→
26 横窦↔
27 斜方肌→
28 头半棘肌↔
29 椎动脉↔
30 中央沟→
31 尾状核←
32 穹隆脚←
33 丘脑←
34 扣带回峡部
35 枕颞内侧回
36 钩
37 小脑水平裂

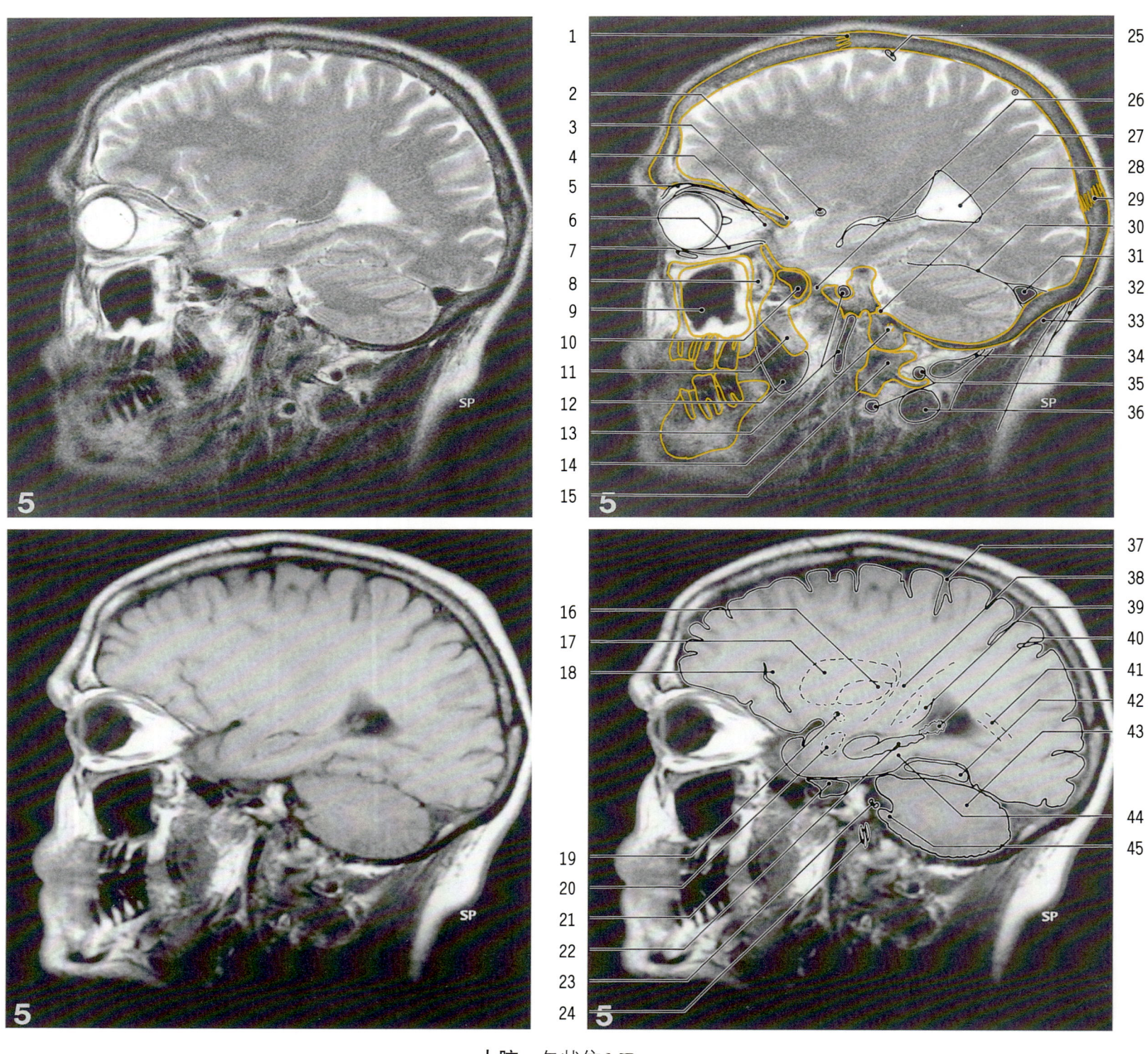

大脑，矢状位 MR
定位像见第 233 页

1 冠状缝 ↔
2 大脑中动脉 →
3 蝶骨小翼 →
4 眶上裂
5 提上睑肌 ↔
6 下直肌 ←
7 下斜肌 →
8 翼腭窝 ←
9 上颌窦 →
10 蝶窦 ←
11 翼突 ←
12 翼内肌 ↔
13 颈内动脉 ↔
14 舌下神经管 ↔
15 寰椎侧块 ←

16 苍白球 ←
17 壳 ←
18 岛阈 →
19 前连合 ←
20 杏仁体
21 三叉神经节
22 海马
23 听神经和面神经
24 迷走神经、舌咽神经和副神经
25 大脑上静脉 ←
26 卵圆孔及下颌神经
27 侧脑室三角区 ↔
28 岩枕裂 ←
29 人字缝 ↔
30 小脑幕 ↔

31 横窦 ↔
32 斜方肌 ←
33 头半棘肌 →
34 头后大直肌 ↔
35 椎动脉 ↔
36 头下斜肌 →
37 中央沟 ↔
38 内囊后肢 ←
39 枕钳
40 脉络丛
41 视放射
42 枕颞外侧回 →
43 小脑
44 枕颞内侧回 →
45 绒球

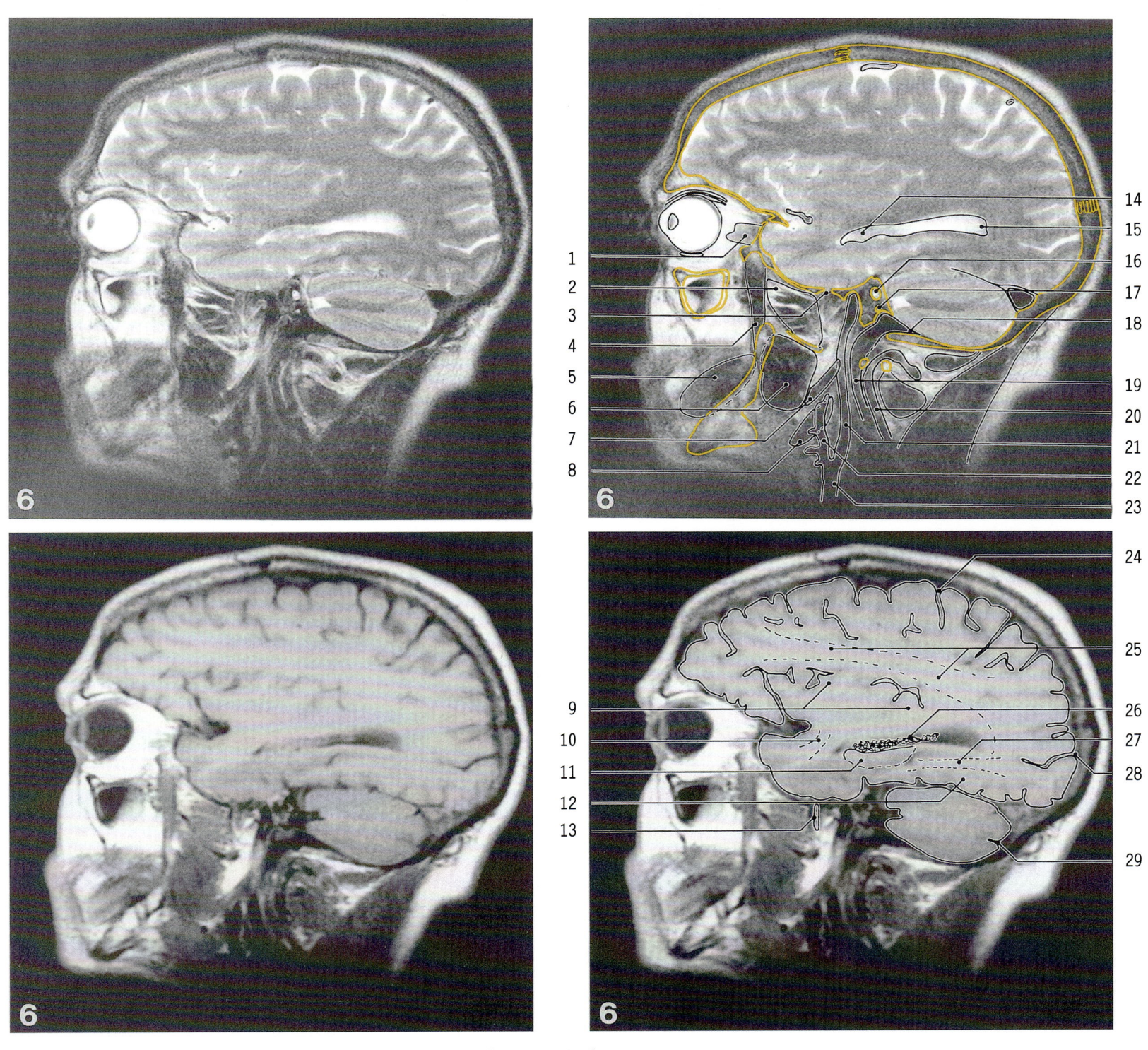

大脑，矢状位 MR
定位像见第 233 页

1 外直肌→
2 翼外肌→
3 棘孔
4 颞肌→
5 咬肌→
6 翼内肌↔
7 茎突肌→
8 二腹肌后腹→
9 岛叶→
10 钩束
11 海马←
12 枕颞外侧回→
13 下颌神经
14 侧脑室下角→
15 侧脑室后角
16 内耳道开口
17 外淋巴管
18 乙状窦→
19 颈内静脉→
20 椎动脉←
21 颈内动脉←
22 颈外动脉
23 颈总动脉
24 中央沟↔
25 上纵束
26 侧脑室脉络丛
27 下纵束
28 距状沟↔
29 小脑水平裂↔

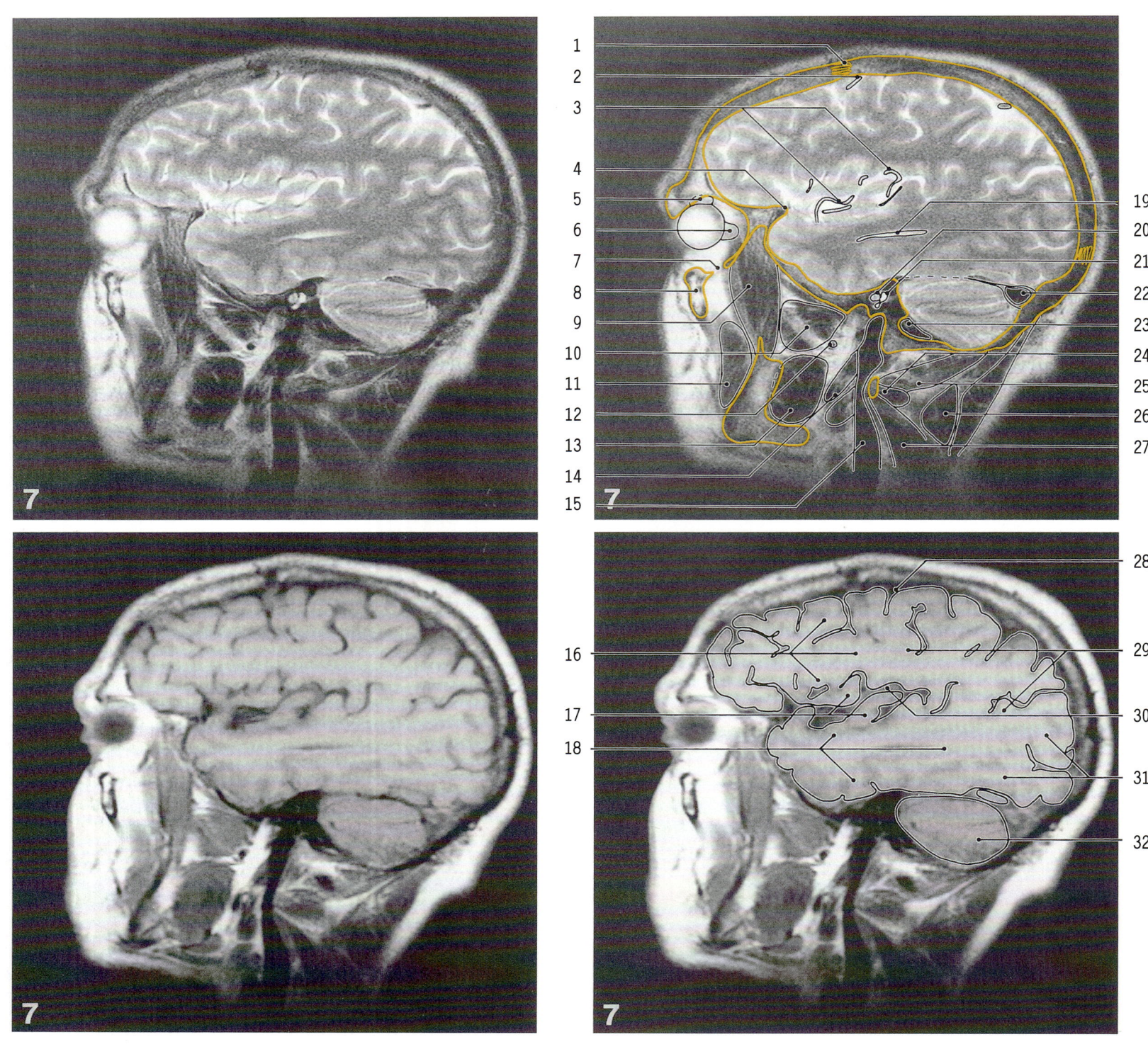

大脑，矢状位 MR

定位像见第 233 页

1 冠状缝
2 大脑上静脉
3 大脑中动脉岛叶支
4 蝶骨小翼
5 泪腺
6 外直肌
7 眶下裂
8 上颌骨体
9 颞肌
10 翼外肌
11 咬肌
12 上颌动脉
13 翼内肌
14 茎突肌
15 颈内静脉
16 额叶
17 岛回
18 颞叶
19 侧脑室下角
20 耳蜗
21 前庭
22 横窦
23 乙状窦
24 头下斜肌
25 头上斜肌
26 头夹肌
27 肩胛提肌
28 中央沟
29 顶叶
30 外侧裂
31 枕叶
32 小脑

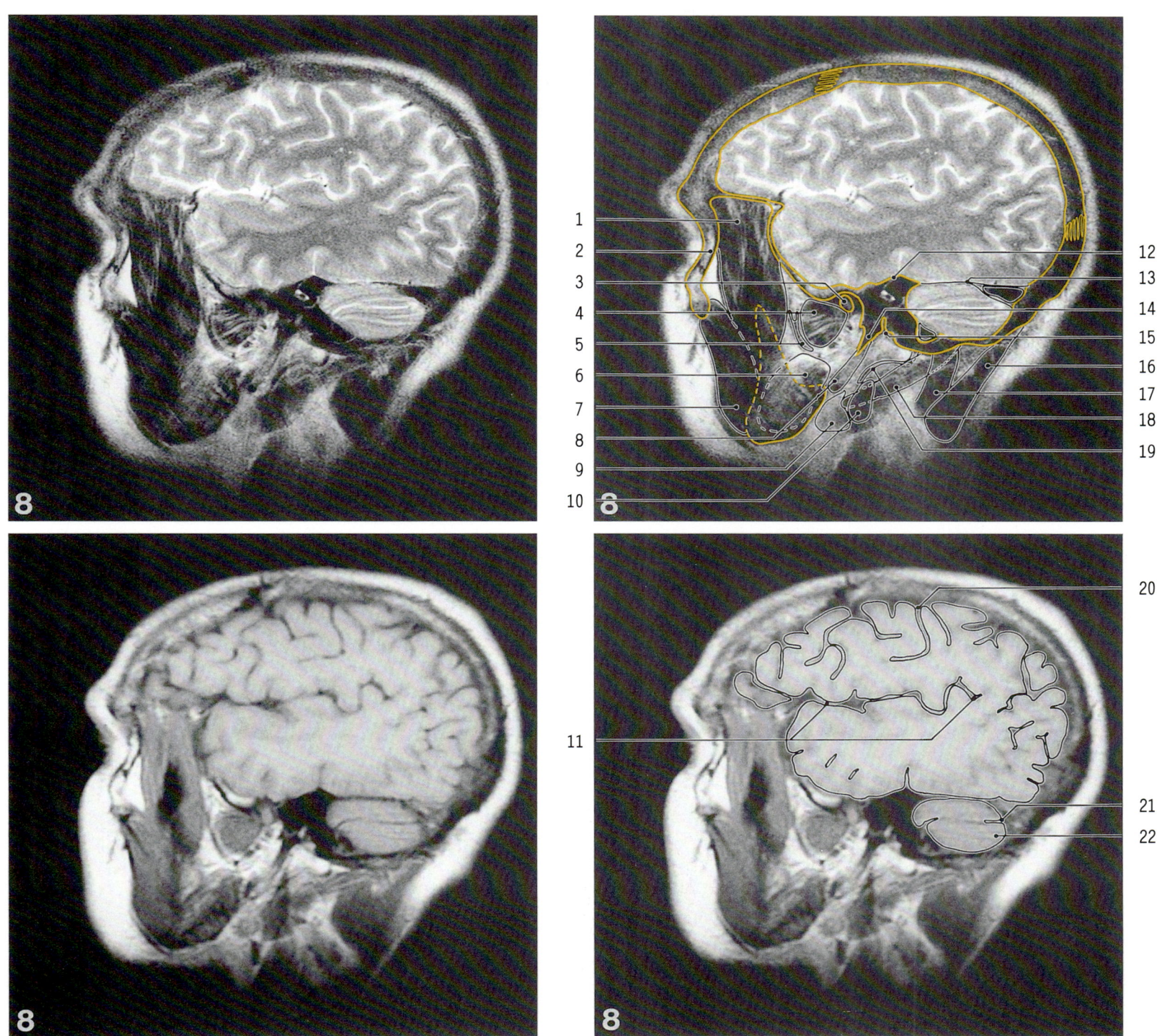

大脑，矢状位 MR
定位像见第 233 页

1 颞肌↩
2 颧骨额突→
3 下颌头→
4 翼外肌→
5 上颌动脉←
6 翼内肌←
7 咬肌↩
8 茎突肌←
9 腮腺→
10 颈内静脉←
11 外侧沟↔
12 鼓室盖
13 小脑幕↔
14 茎突
15 茎乳孔及面神经
16 头夹肌↩
17 上斜肌←
18 二腹肌后腹←
19 枕动脉
20 中央沟↩
21 小脑水平裂←
22 小脑半球↩

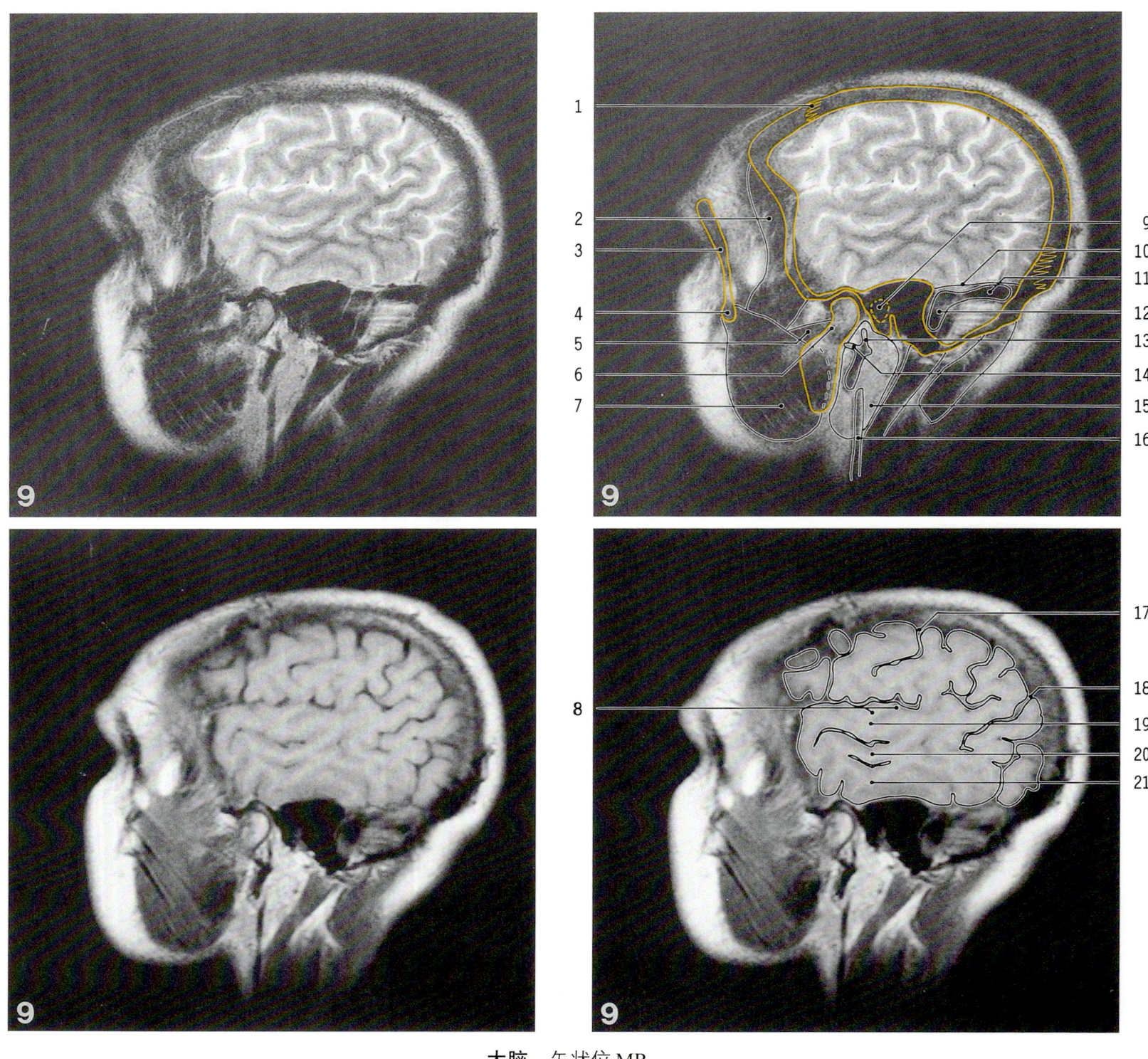

大脑，矢状位 MR
定位像见第 233 页

1 冠状缝 ←
2 颞肌 →
3 颧骨额突 ←
4 颧弓 →
5 翼外肌 ←
6 下颌颈
7 咬肌 ↔
8 听皮质
9 中耳
10 小脑幕 ←
11 横窦 ←
12 乙状窦 ←
13 颞浅动脉
14 上颌动脉 ←
15 腮腺 ↔
16 下颌后静脉 →
17 中央沟 ↔
18 顶枕沟 ←
19 颞上回
20 颞中回
21 颞下回

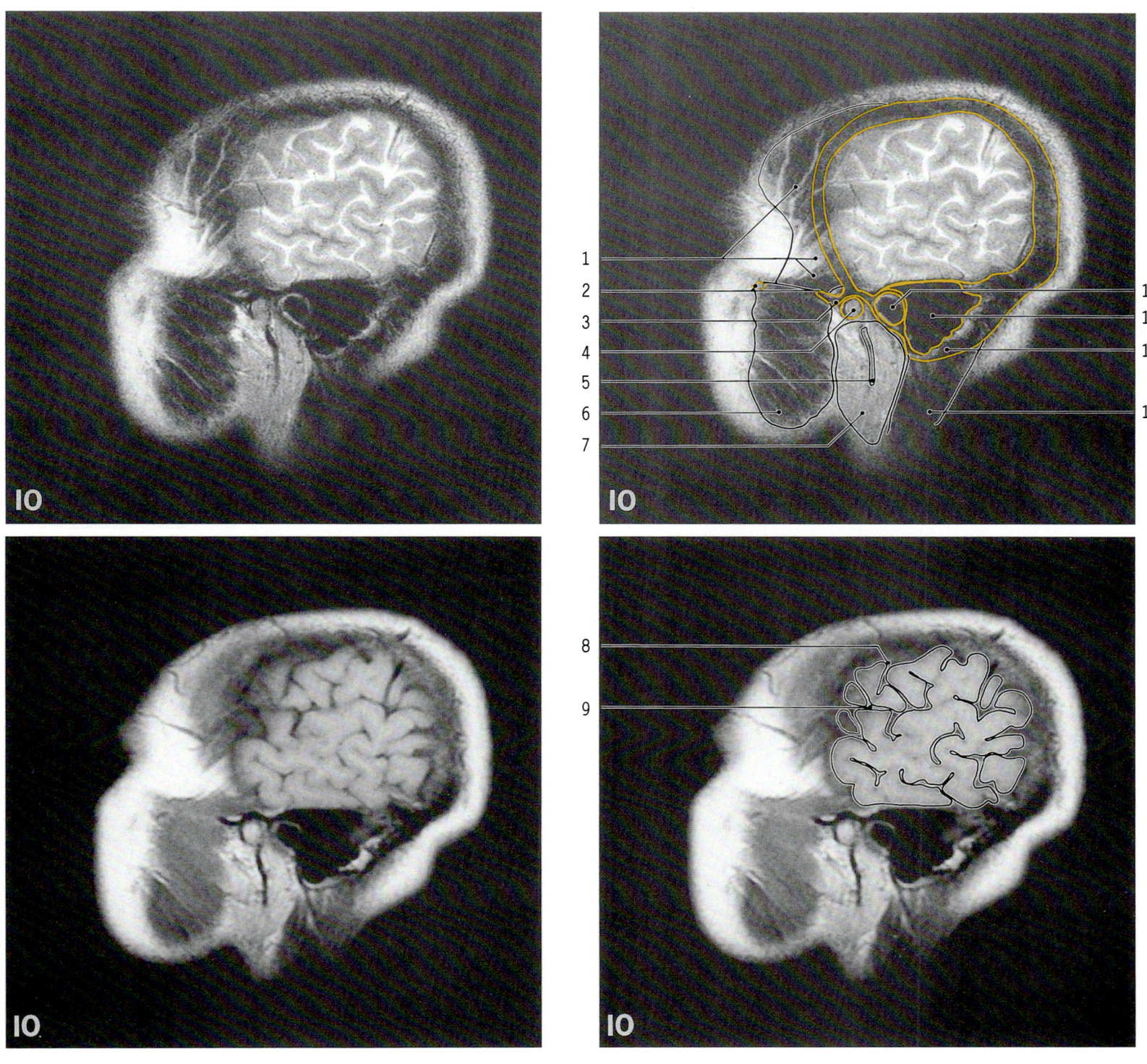

大脑，矢状位 MR
定位像见第 233 页

1 颞肌 ←
2 颧弓 ←
3 关节结节
4 下颌头 ←
5 下颌后静脉 ←
6 咬肌 ←
7 腮腺 ←
8 中央沟 ←
9 外侧裂 ←
10 外耳道
11 乳突气房
12 乳突
13 胸锁乳突肌

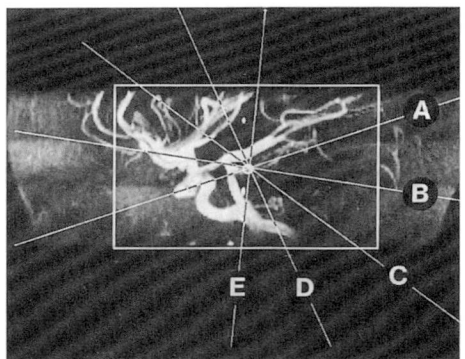

双侧大脑动脉，MR血管造影定位像

下列 MR 血管造影系列显示了双侧大脑动脉，其前、后、头、尾侧的界限如同定位像上的框所表示

A～E 的影像分别垂直于定位像的 A～E 平面

相关系列参见第 246～247 页

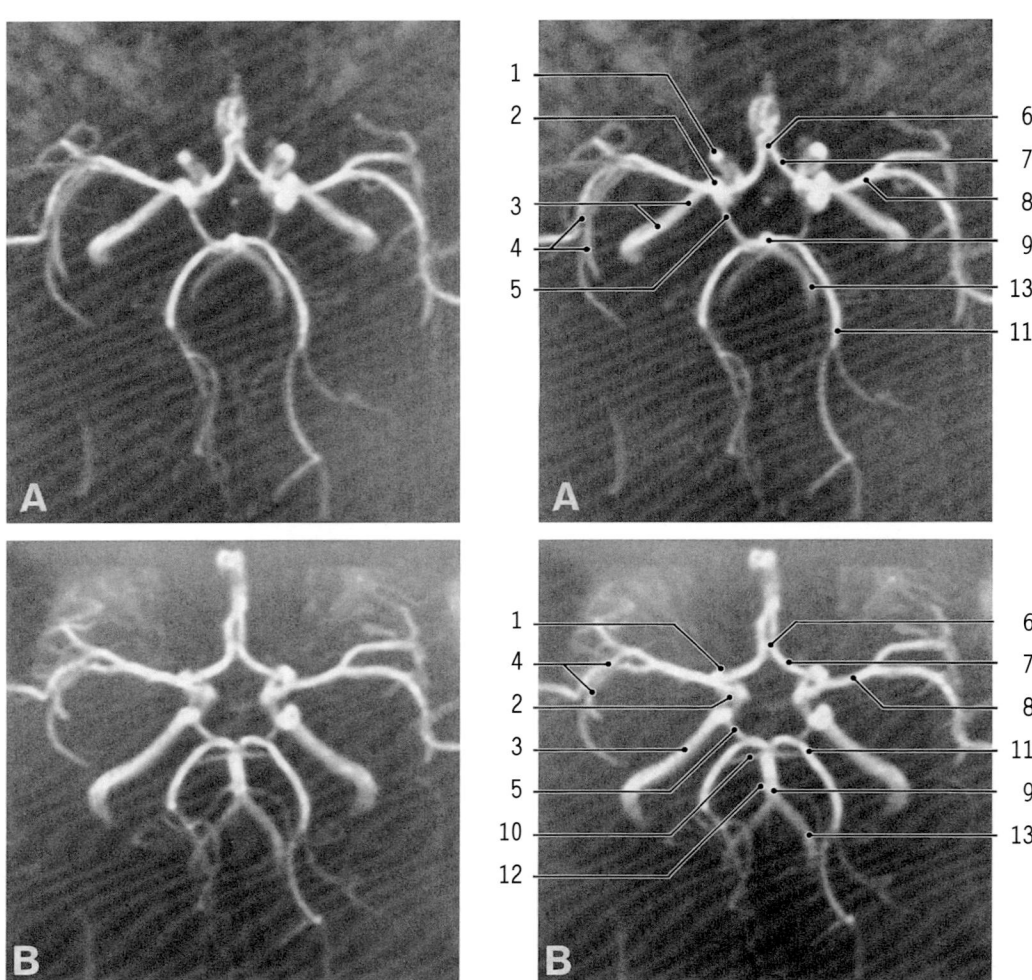

双侧大脑动脉，MR 血管造影，Willis 环

1 颈内动脉虹吸部
2 海绵窦内的颈内动脉
3 颈动脉管内的颈内动脉
4 大脑中动脉岛叶支
5 后交通动脉
6 前交通动脉
7 大脑前动脉
8 大脑中动脉
9 基底动脉
10 小脑上动脉
11 大脑后动脉
12 小脑前下动脉
13 椎动脉

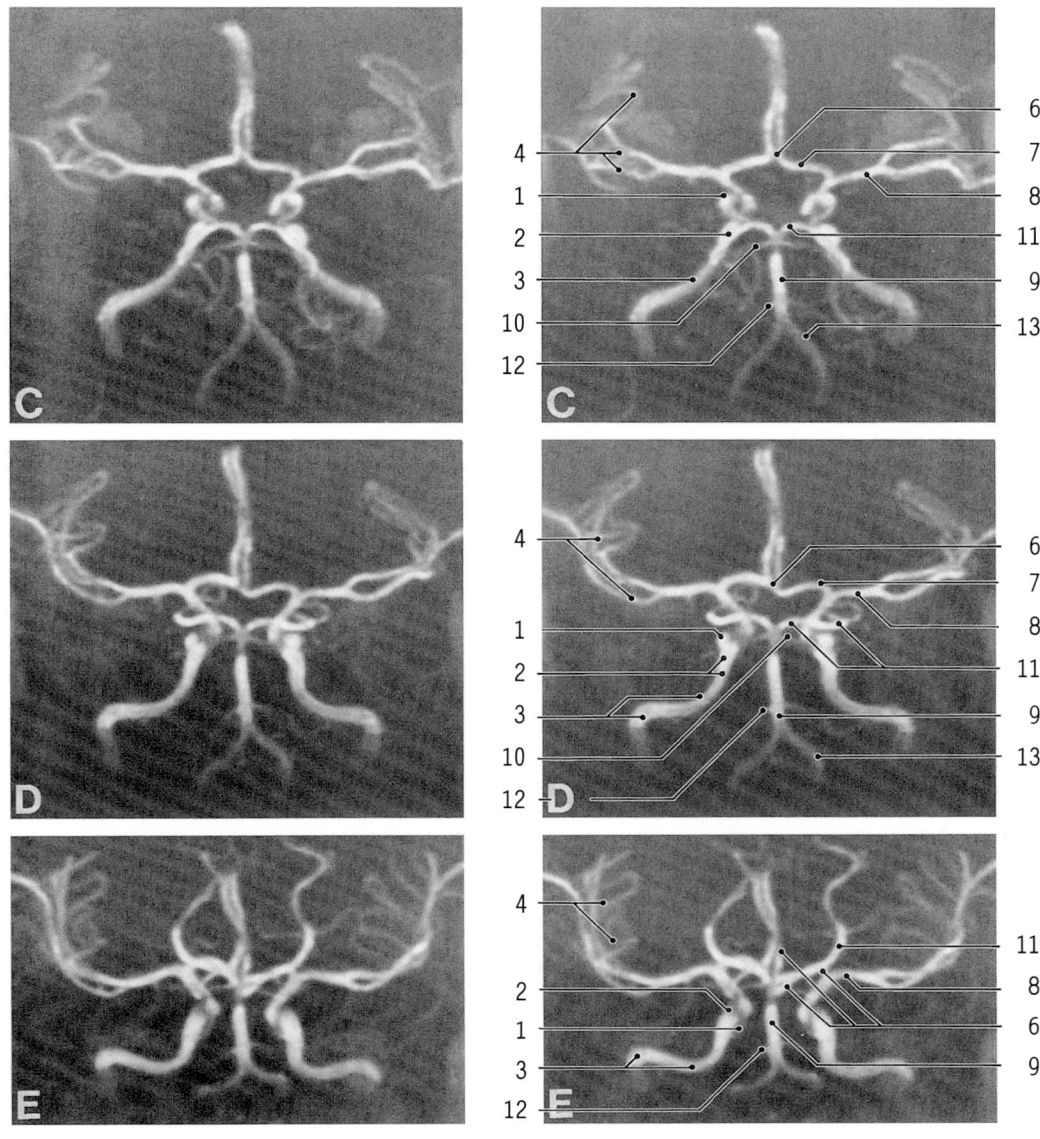

双侧大脑动脉，MR 血管造影，Willis 环

1 颈内动脉虹吸部
2 海绵窦内的颈内动脉
3 颈动脉管内的颈内动脉
4 大脑中动脉岛叶支
5 后交通动脉
6 前交通动脉
7 大脑前动脉
8 大脑中动脉
9 基底动脉
10 小脑上动脉
11 大脑后动脉
12 小脑前下动脉
13 椎动脉

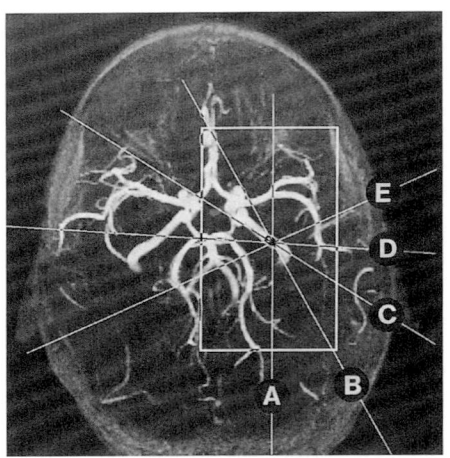

左大脑动脉，MR 血管造影定位像

下列的 MR 血管造影系列显示了左侧大脑动脉，正好跨过中线，其前、后、内、外侧的界限如同影像定位像图框所示。相关系列参见前页。

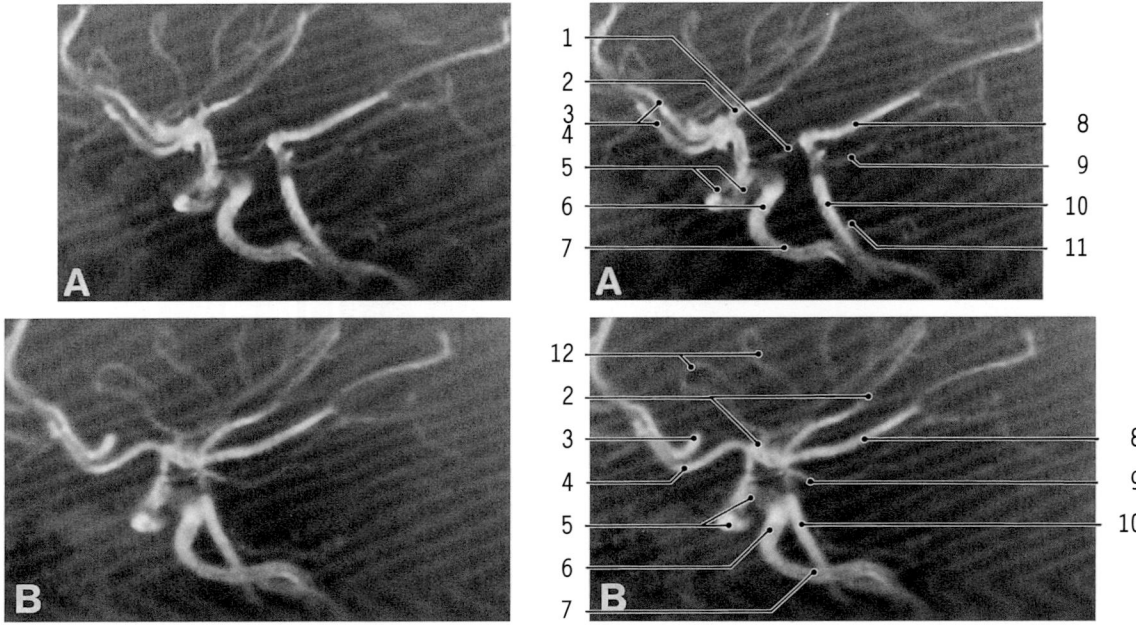

左大脑动脉，MR 血管造影，Willis 环

1 后交通动脉
2 大脑中动脉
3 右大脑前动脉
4 左大脑前动脉
5 颈内动脉虹吸部
6 海绵窦内颈动脉
7 颈动脉管内的颈内动脉
8 大脑后动脉
9 小脑上动脉
10 基底动脉
11 小脑前下动脉
12 大脑中动脉岛叶支
13 椎动脉

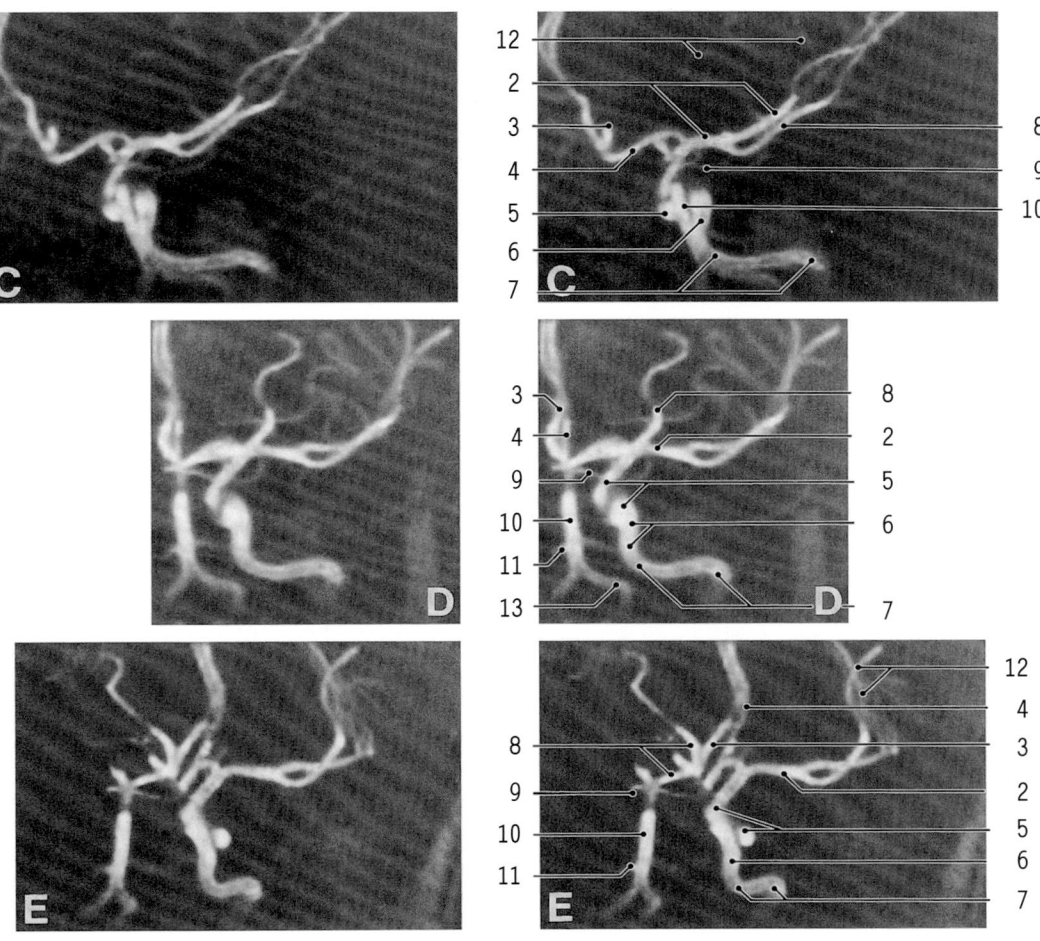

左大脑动脉，MR 血管造影，Willis 环

1 后交通动脉
2 大脑中动脉
3 右大脑前动脉
4 左大脑前动脉
5 颈内动脉虹吸部
6 海绵窦内颈动脉
7 颈动脉管内的颈内动脉
8 大脑后动脉
9 小脑上动脉
10 基底动脉
11 小脑前下动脉
12 大脑中动脉岛叶支
13 椎动脉

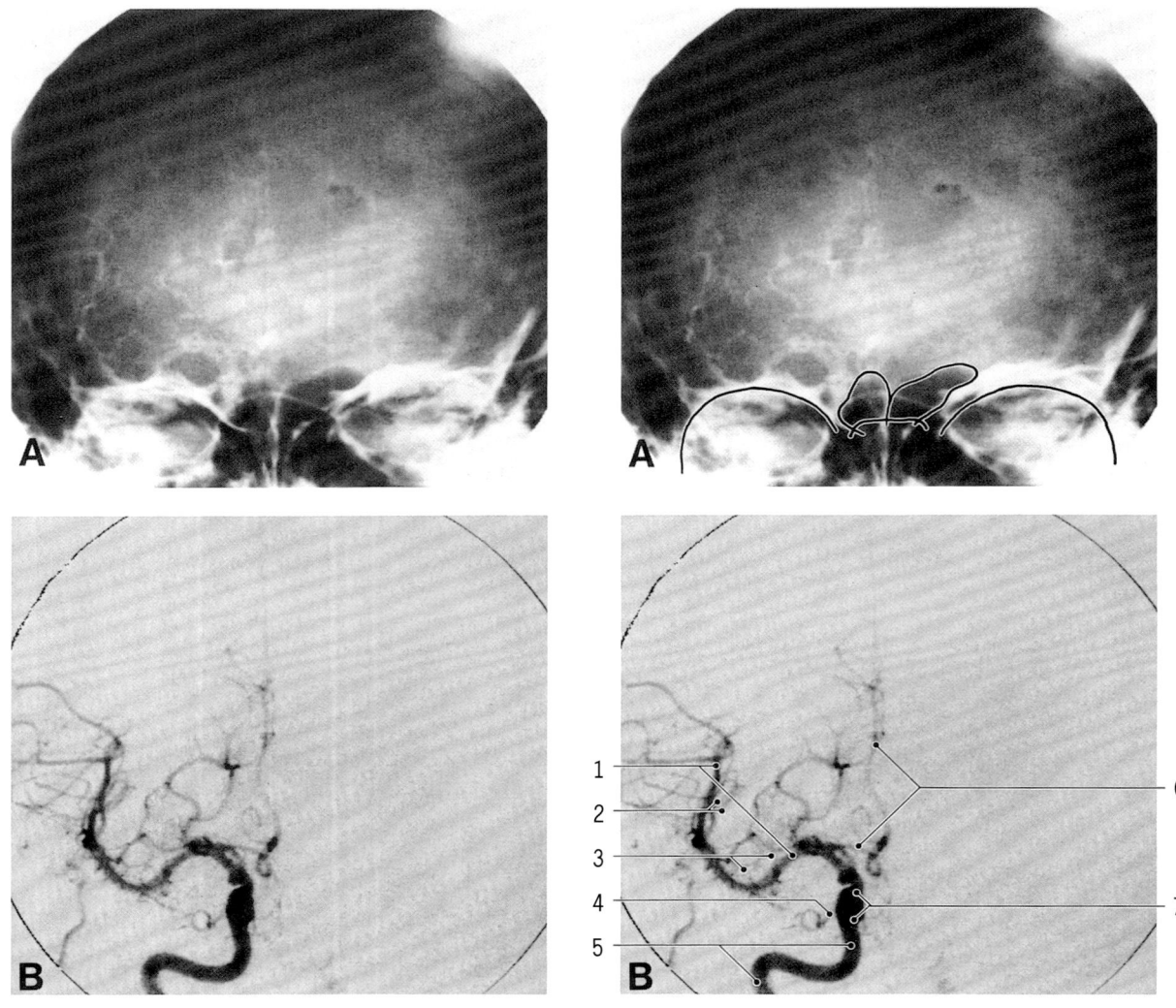

颈内动脉，前后位 X 线，动脉造影
A 未经减影　B 数字减影后

1 大脑中动脉
2 岛叶动脉
3 外侧丘纹动脉
4 眼动脉
5 颈动脉管内的颈内动脉
6 大脑前动脉
7 颈内动脉虹吸部

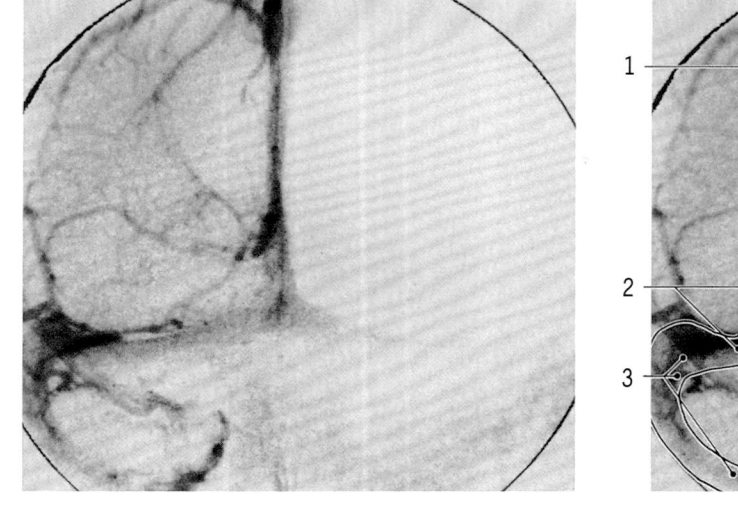

大脑静脉，前后位 X 线，动脉造影静脉期（数字减影）

1 大脑上静脉
2 横窦
3 乙状窦
4 上矢状窦
5 窦汇
6 岩下窦

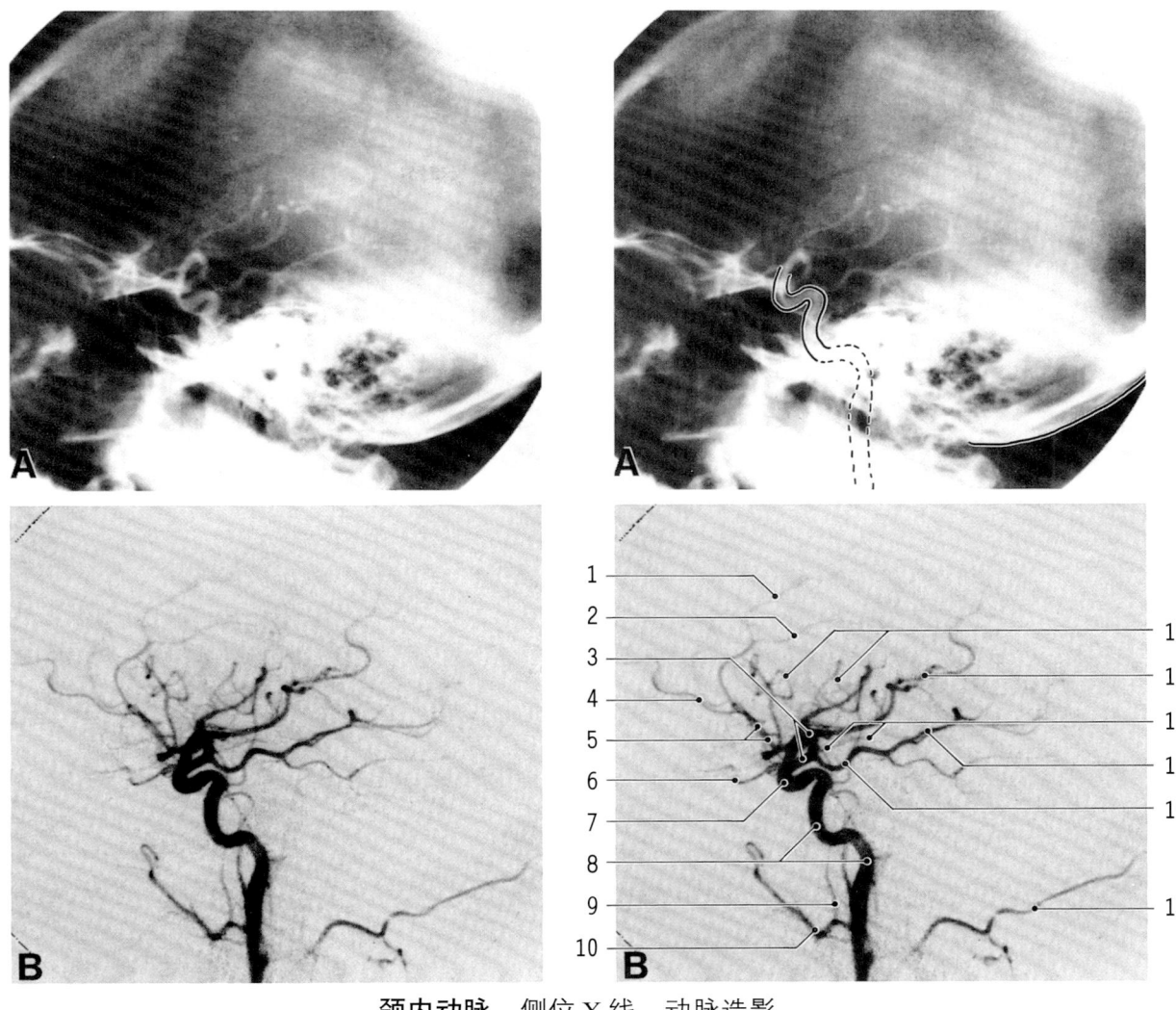

颈内动脉，侧位 X 线，动脉造影
A 未经减影　B 数字减影后

1 胼缘动脉
2 胼周动脉
3 大脑中动脉
4 额极动脉
5 大脑前动脉
6 眼动脉
7 颈内动脉虹吸部
8 颈动脉管内的颈内动脉
9 脑膜中动脉
10 上颌动脉
11 岛叶动脉
12 大脑中动脉顶叶支
13 脉络膜前动脉
14 大脑后动脉
15 后交通动脉
16 枕动脉

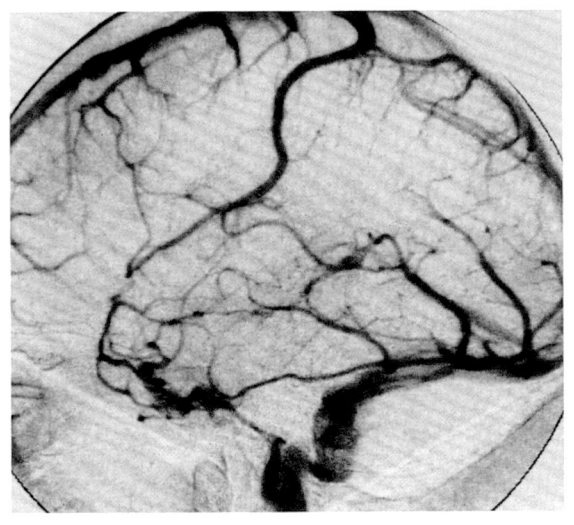

大脑静脉，前后位 X 线，动脉造影静脉期（数字减影）

1 上矢状窦
2 大脑上静脉
3 大脑大静脉
4 基底静脉
5 岩上窦
6 海绵窦
7 岩下窦
8 颈静脉球
9 丘纹静脉
10 大脑内静脉
11 直窦
12 横窦
13 乙状窦

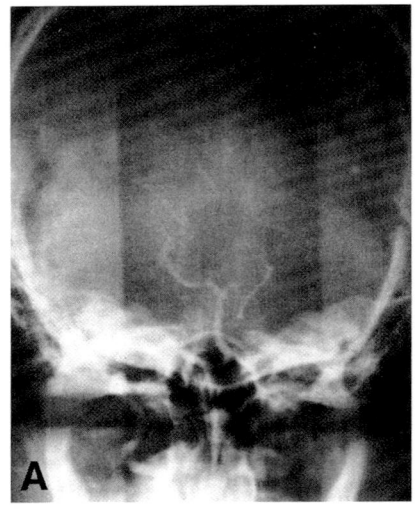
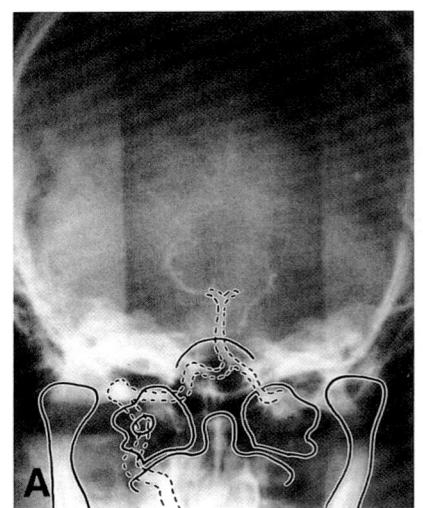

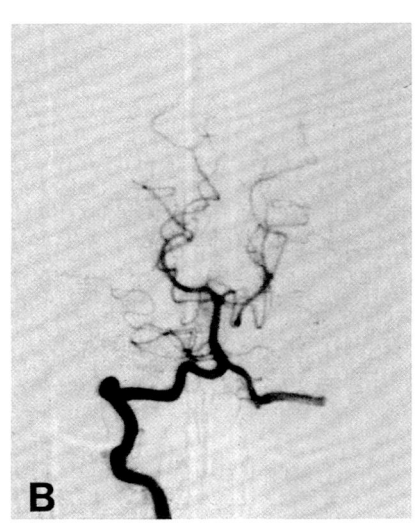
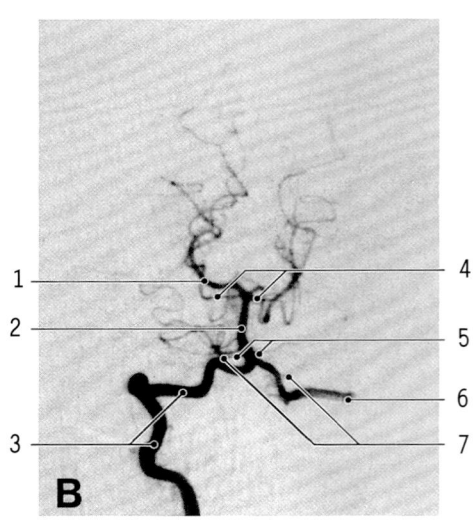

椎动脉，前后位 X 线，动脉造影

A 未经减影　B 数字减影后

1 大脑后动脉	4 小脑上动脉	7 小脑后下动脉
2 基底动脉	5 小脑前下动脉	
3 椎动脉	6 对侧椎动脉充盈	

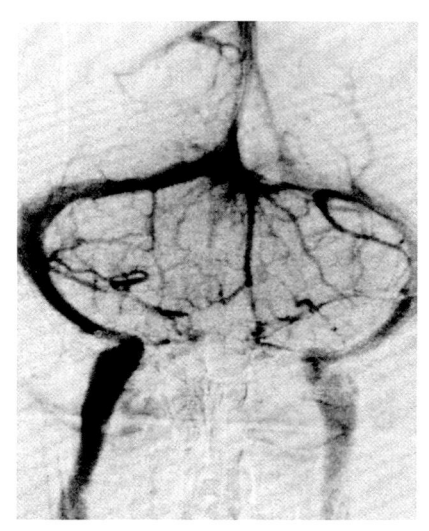
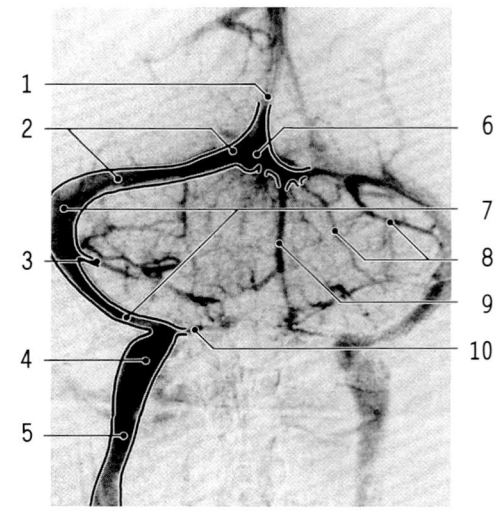

大脑静脉，前后位 X 线，动脉造影静脉期（数字减影）

1 上矢状窦	5 颈内静脉	9 蚓部下静脉
2 横窦	6 窦汇	10 岩下窦
3 岩上窦	7 乙状窦	
4 颈内静脉球	8 大脑下静脉	

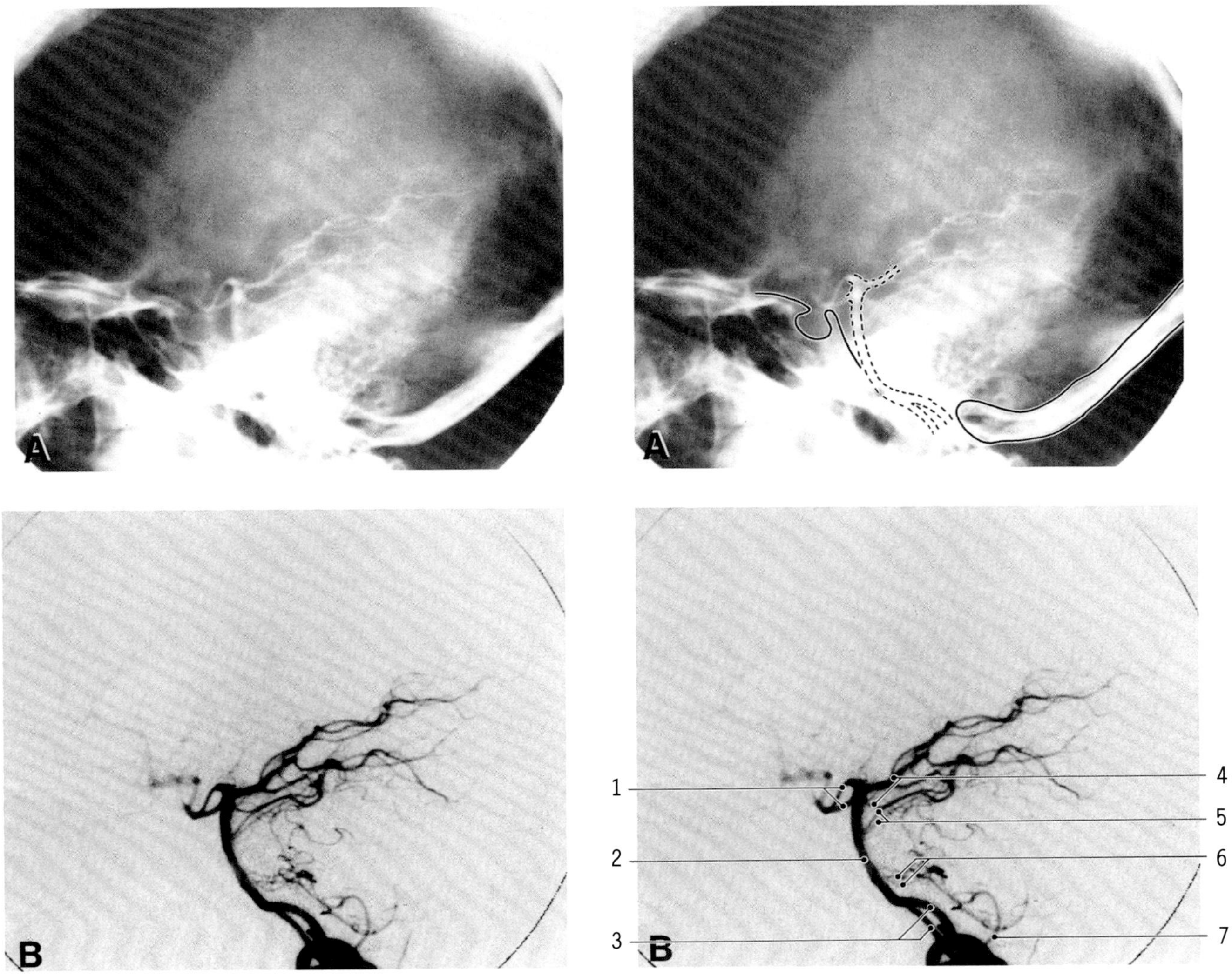

椎动脉，侧位 X 线，动脉造影静脉期（数字减影）

A 未经减影　　B 数字减影后

1 后交通动脉	4 大脑后动脉	6 小脑前下动脉
2 基底动脉	5 小脑上动脉	7 小脑后下动脉
3 椎动脉		

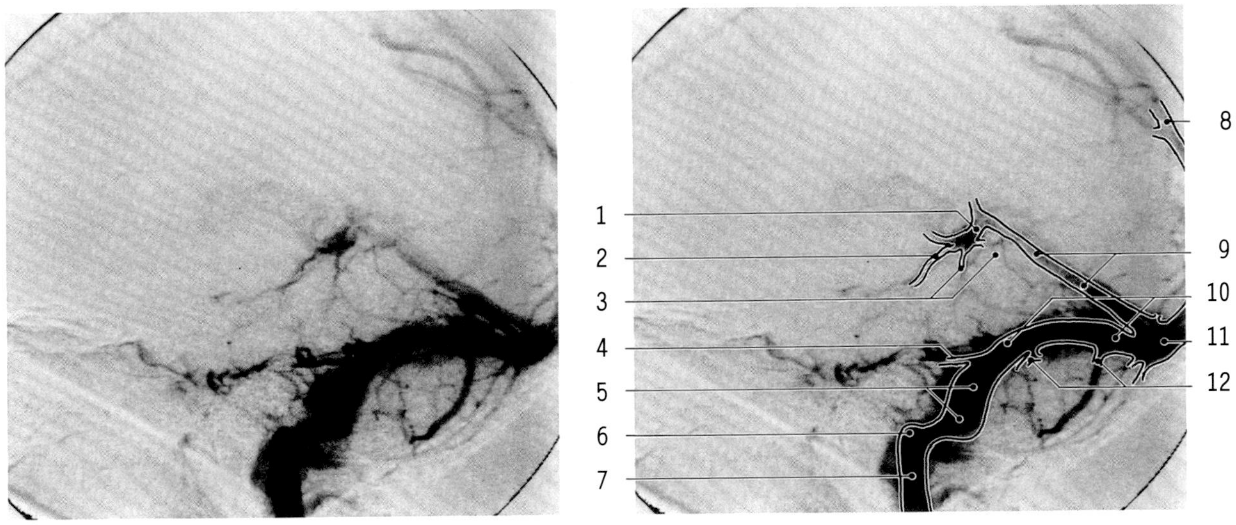

大脑静脉，前后位 X 线，动脉造影静脉期（数字减影）

1 大脑大静脉	5 乙状窦	9 直窦
2 基底静脉	6 颈内静脉球	10 横窦
3 小脑上静脉	7 颈内静脉	11 窦汇
4 岩上窦	8 上矢状窦	12 小脑上静脉

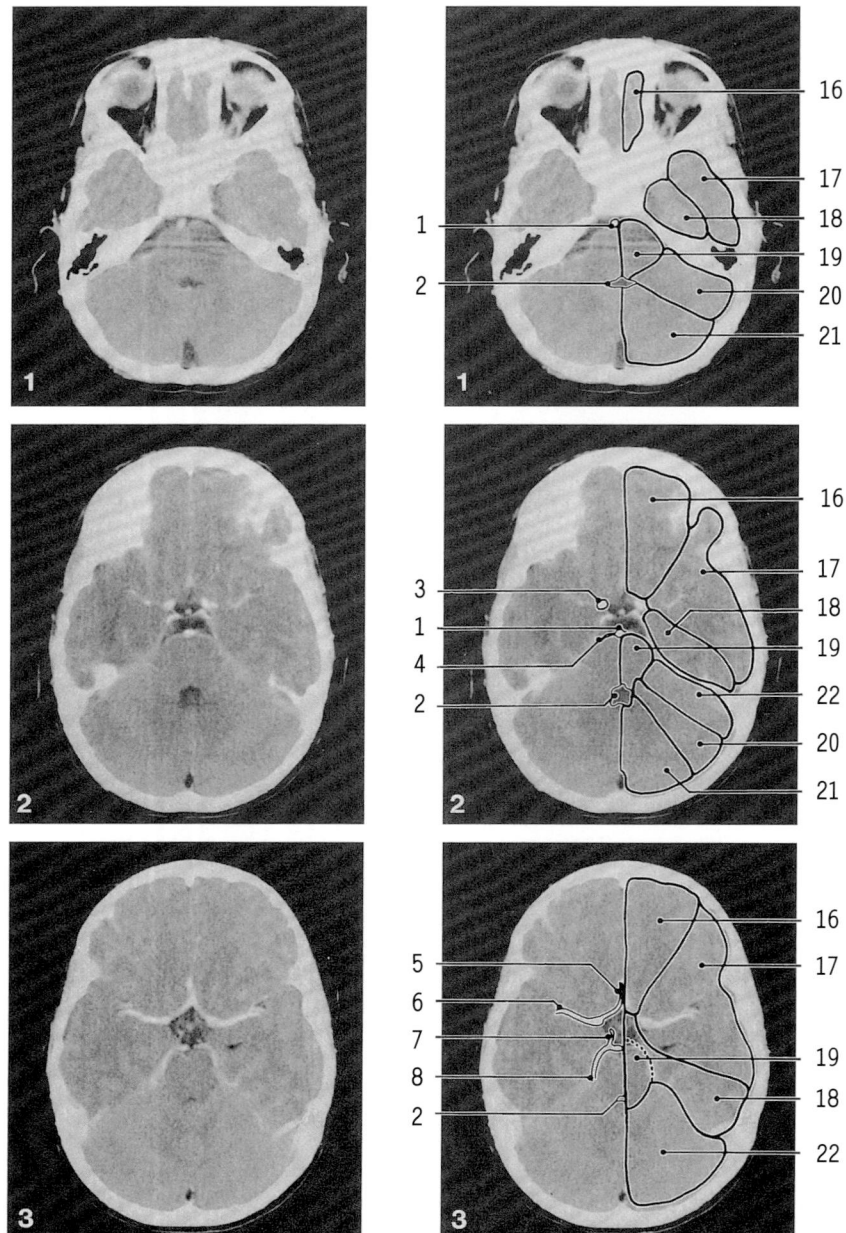

大脑，儿童，CT血管造影
典型的大脑动脉分布标识在左大脑半球

1 基底动脉
2 第四脑室
3 颈内动脉
4 小脑前下动脉
5 大脑前动脉
6 大脑中动脉
7 后交通动脉
8 大脑后动脉

9 侧脑室前角
10 尾状核
11 豆状核
12 第三脑室
13 侧脑室下角
14 上丘
15 小脑
16 大脑前动脉

17 大脑中动脉
18 大脑后动脉
19 基底动脉
20 小脑前下动脉
21 小脑后下动脉
22 小脑上动脉

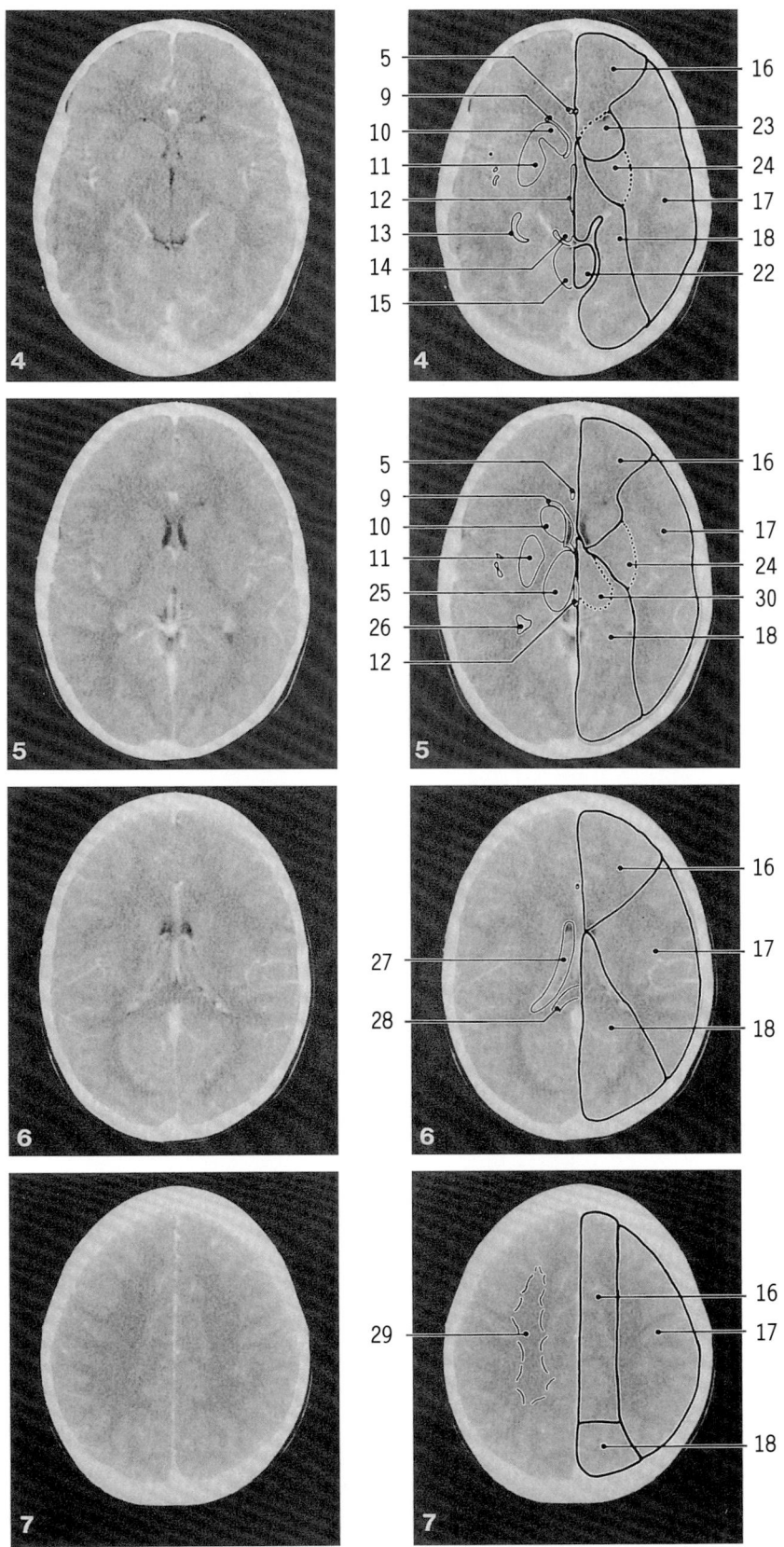

大脑，儿童，CT血管造影

典型的大脑动脉分布标识在左大脑半球，序号延续前页

23 大脑前动脉的纹状体支
24 大脑中动脉豆纹动脉分支
25 丘脑
26 侧脑室三角区
27 侧脑室中央部
28 枕钳
29 放射冠
30 大脑后动脉的丘脑动脉分支

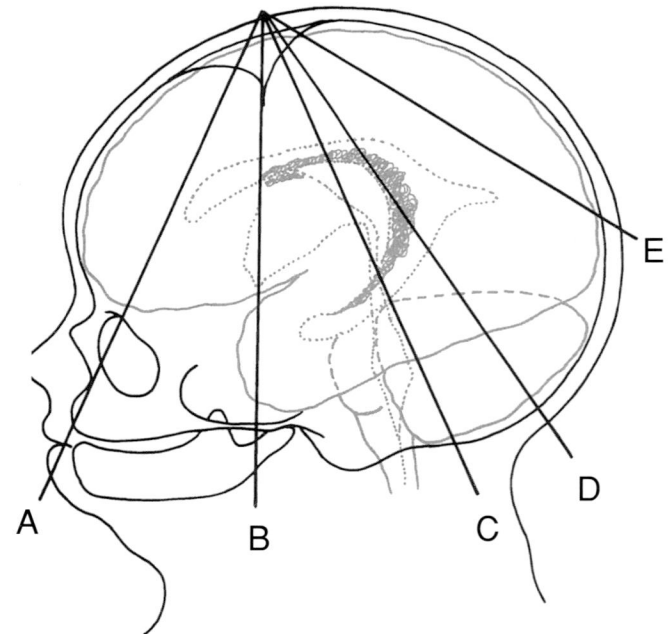

大脑，新生儿，超声
A~E 线表示下述倾斜冠状位超声系列的层面位置，从前囟探查

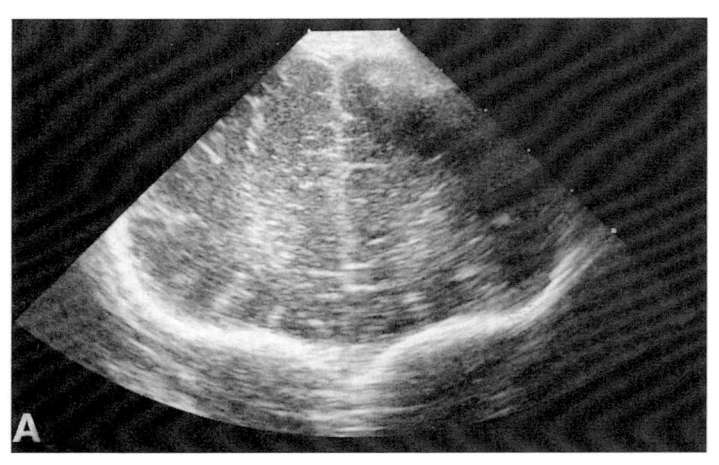

大脑，新生儿，超声

1 前囟
2 上矢状窦
3 额叶
4 额骨眶部
5 眶部
6 大脑纵裂
7 直回 / 嗅球
8 鼻腔

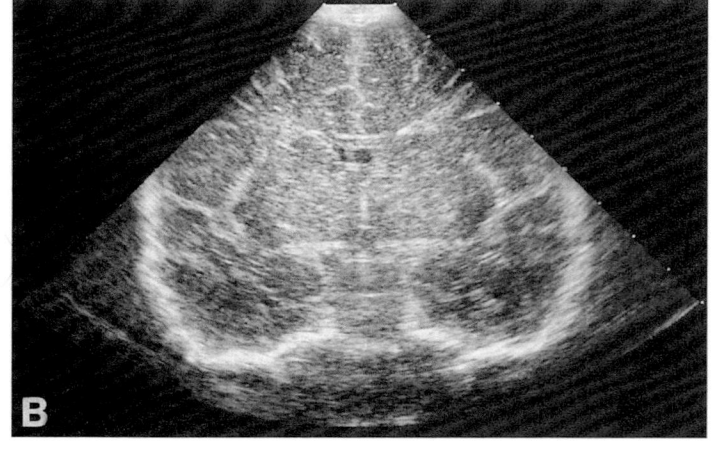

大脑，新生儿，超声

1 胼胝体
2 尾状核
3 透明隔窝
4 第三脑室
5 颞叶
6 内囊
7 豆状核
8 外侧裂
9 岛叶
10 颈内动脉
11 垂体
12 蝶骨体

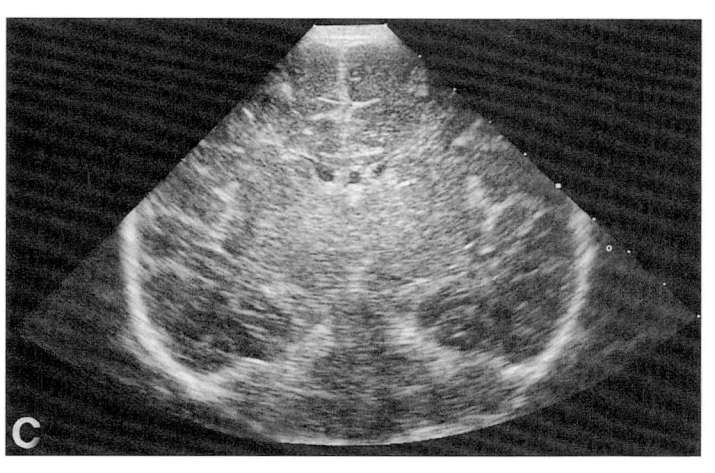

大脑，新生儿，超声

1 上矢状窦	6 第三脑室	11 外侧裂
2 大脑纵裂	7 脚间窝	12 岛叶
3 胼胝体	8 中脑	13 豆状核和内囊
4 侧脑室中央部	9 小脑	14 丘脑
5 透明隔窝	10 前囟	15 海马

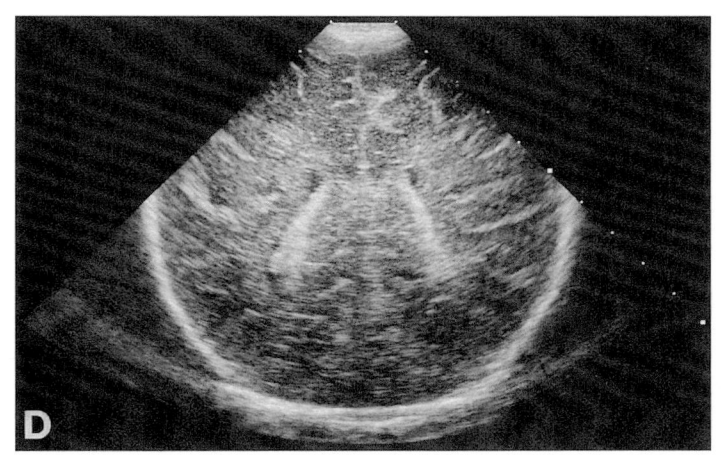
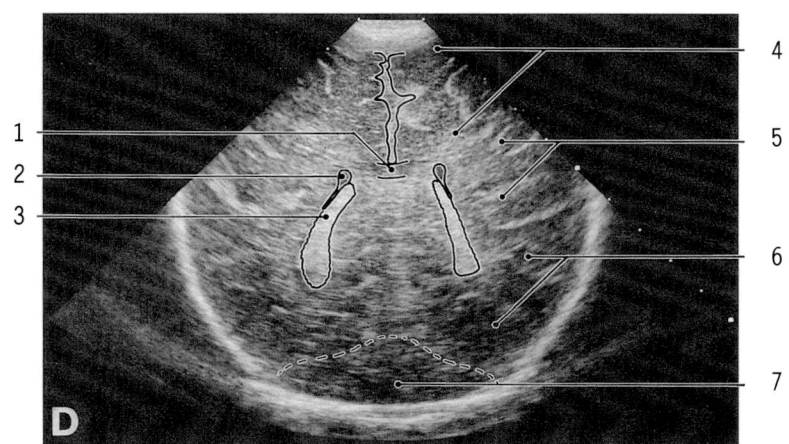

大脑，新生儿，超声

1 胼胝体	4 额叶	7 小脑
2 侧脑室	5 顶叶	
3 侧脑室体部脉络丛	6 颞叶	

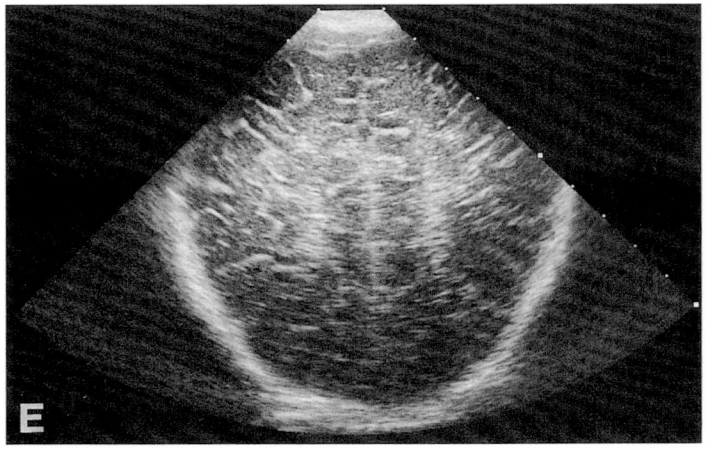
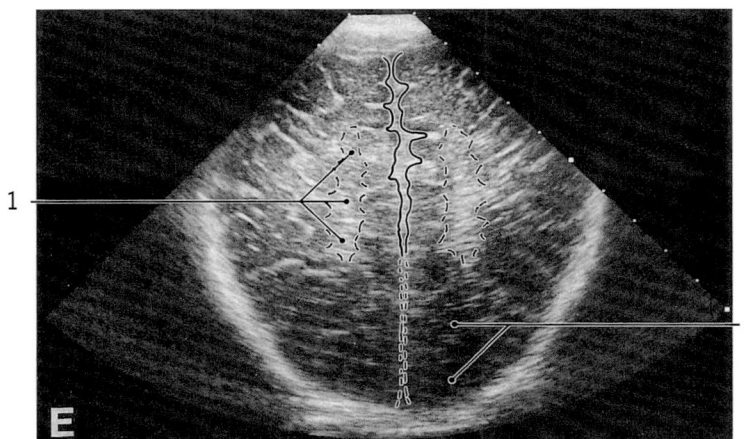

大脑，新生儿，超声

1 放射冠　　2 枕叶

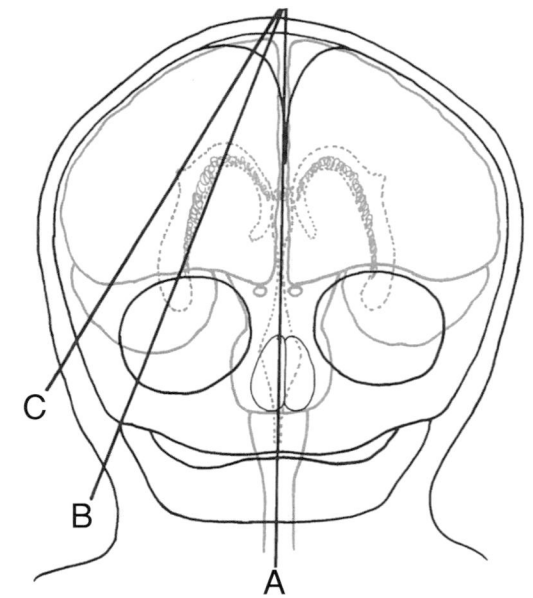

大脑，新生儿，超声
A~C线表示下列超声系列的层面位置，从前囟探查

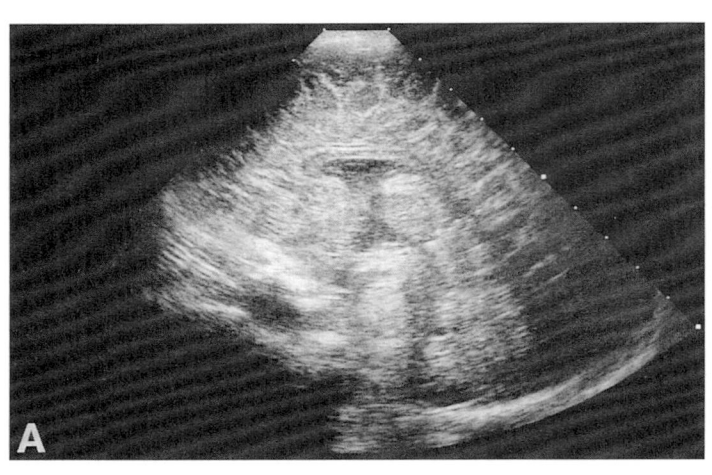

大脑，新生儿，区中超声

1 胼胝体
2 透明隔
3 第三脑室
4 垂体
5 中脑
6 桥脑
7 延髓
8 前囟
9 丘脑
10 中脑顶盖
11 大脑导水管
12 第四脑室
13 小脑

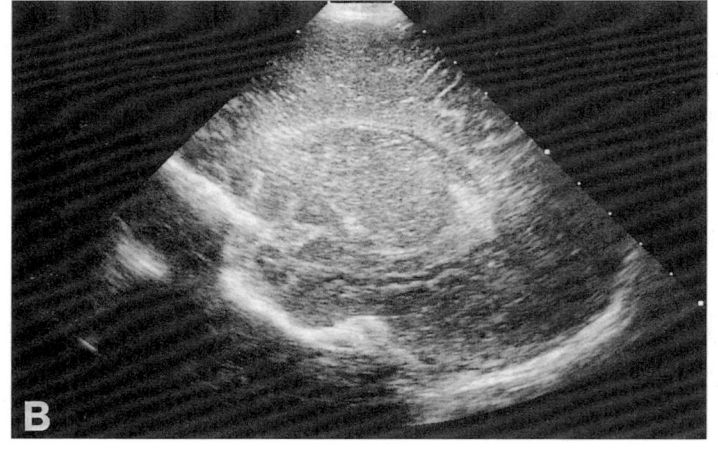
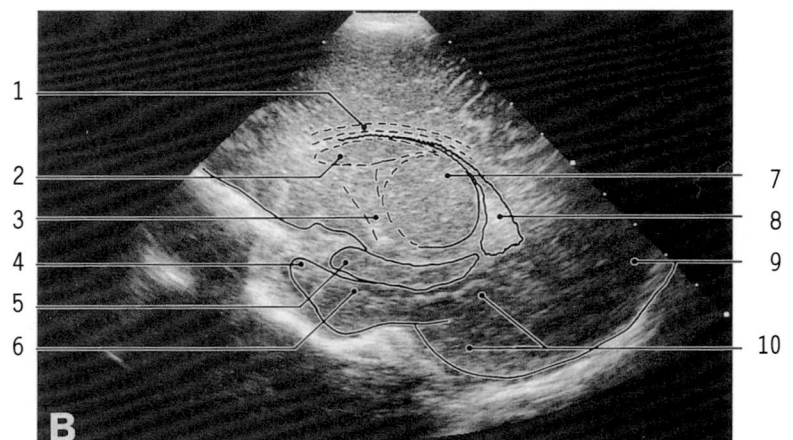

大脑，新生儿，超声

1 胼胝体
2 侧脑室
3 内囊
4 颞叶钩
5 海马
6 海马旁回
7 丘脑
8 侧脑室三角区脉络丛
9 枕叶
10 颞叶

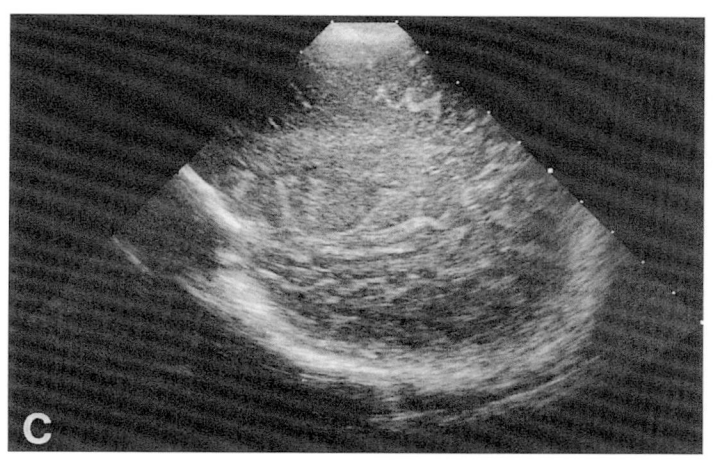
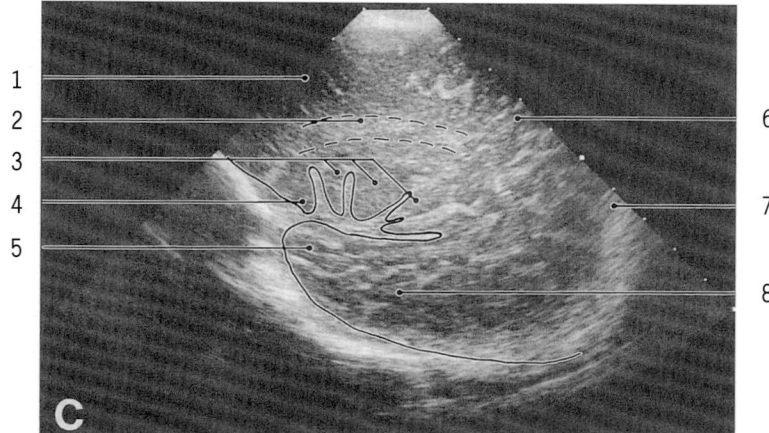

大脑，新生儿，超声

1 额叶
2 放射冠
3 岛叶
4 额叶岛盖
5 外侧裂下方的颞叶岛盖
6 顶叶
7 枕叶
8 颞叶

颈 部

喉

咽

颈（轴位 CT 系列）

甲状腺

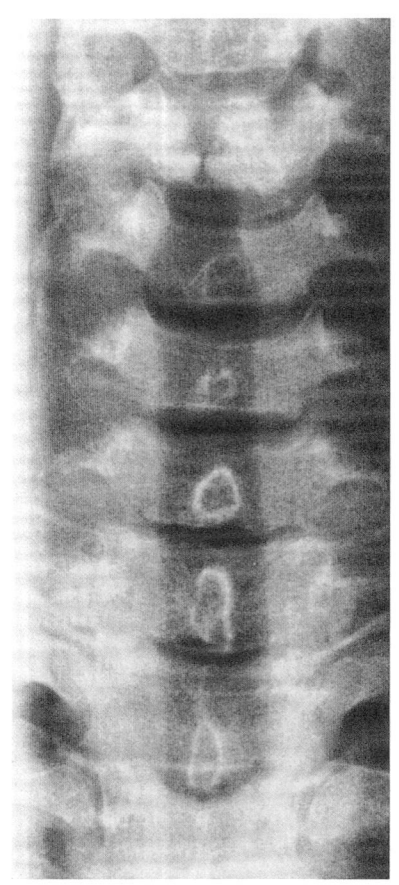
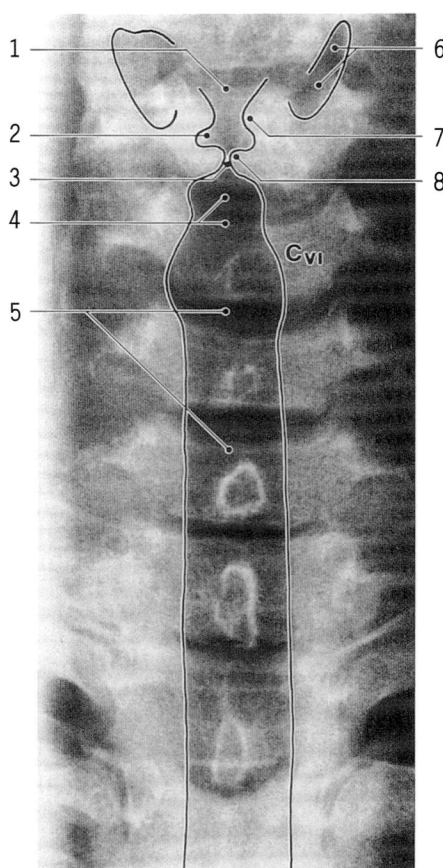

喉，前后位 X 线

1 喉前庭
2 喉室
3 声门裂
4 声门下腔
5 气管
6 梨状窝
7 前庭襞
8 声襞

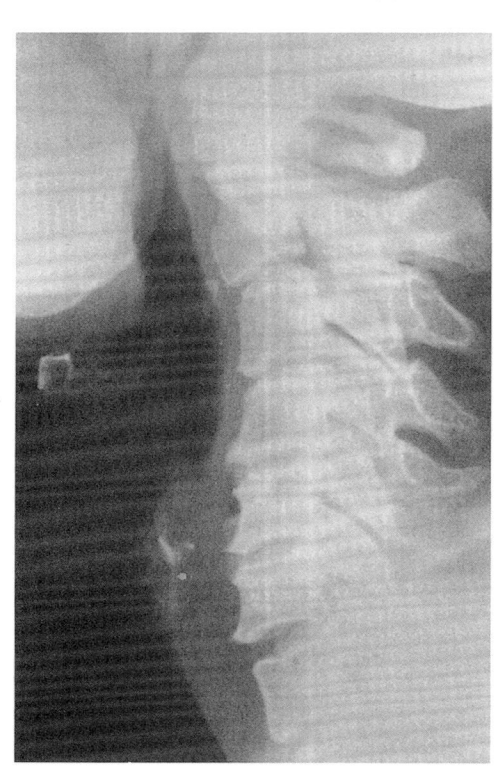
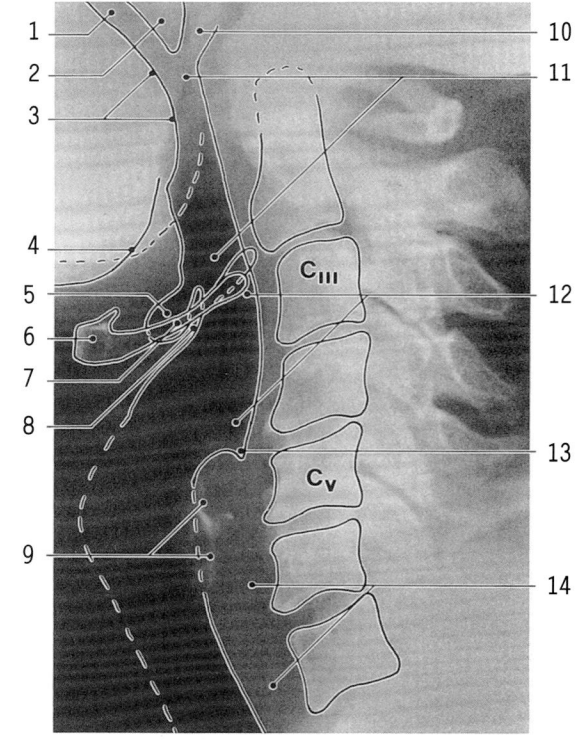

喉，侧位 X 线

1 口腔
2 悬雍垂
3 舌根
4 下颌角
5 喉谷
6 舌骨体
7 舌骨大角
8 会厌
9 环状软骨板（已钙化）
10 鼻咽部
11 口咽部
12 喉咽部
13 食道入口
14 食道

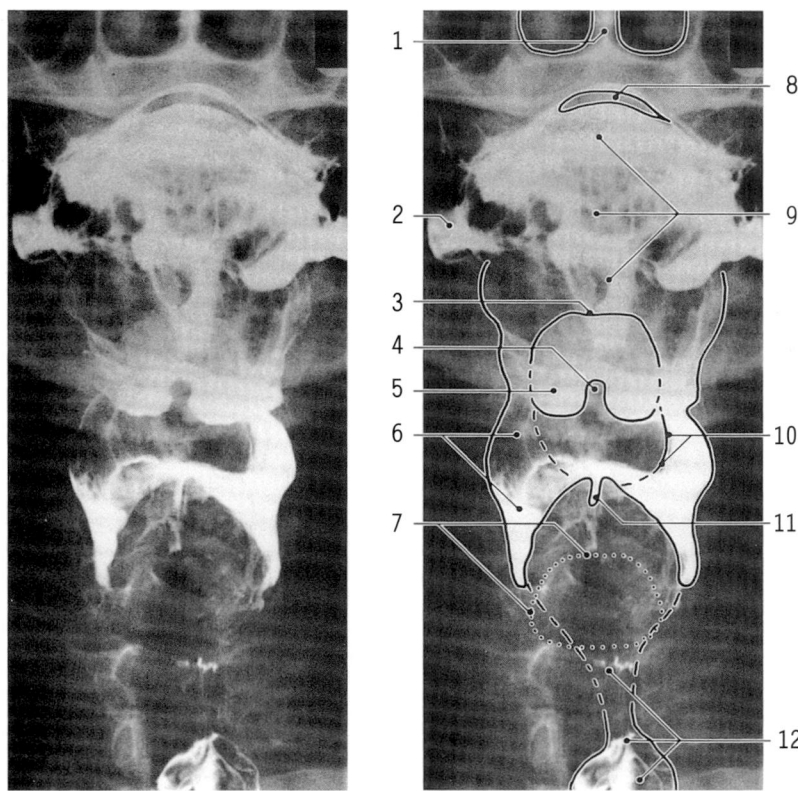

咽，前后位 X 线，吞钡

1 鼻中隔
2 口前庭
3 会厌
4 舌会厌正中襞
5 喉谷
6 梨状窝
7 环状软骨板的轮廓
8 舌与腭间的空气
9 口与咽的钡
10 杓状会厌襞
11 杓状软骨间切迹
12 食道

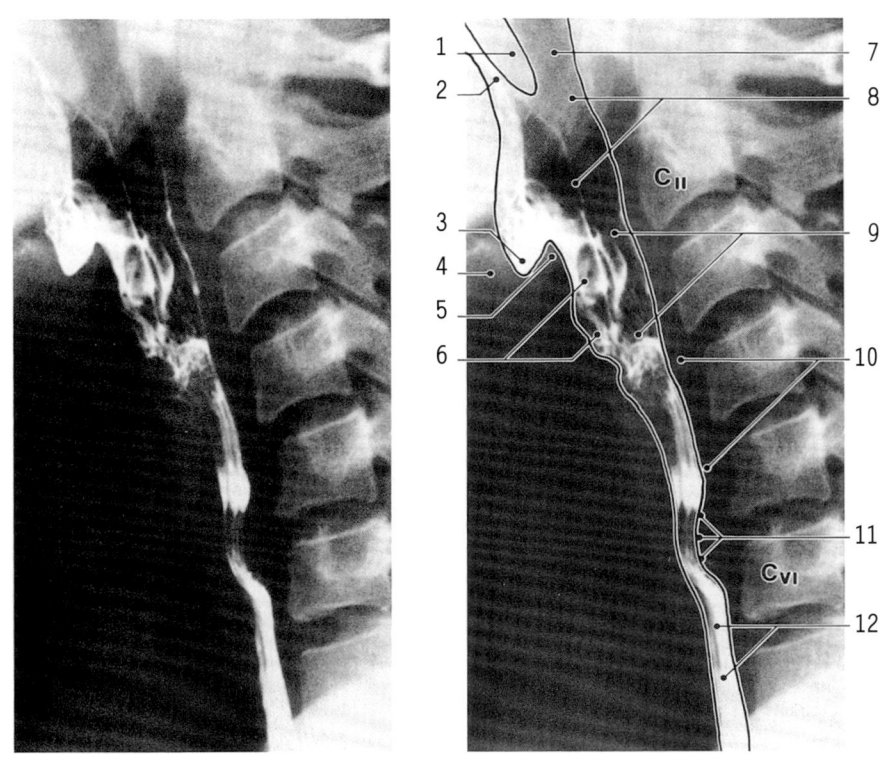

咽，侧位 X 线，吞钡

1 悬雍垂
2 口腔
3 喉谷
4 舌骨
5 会厌
6 梨状窝
7 鼻咽
8 口咽
9 喉咽
10 咽后间隙
11 环咽肌切迹
12 食道

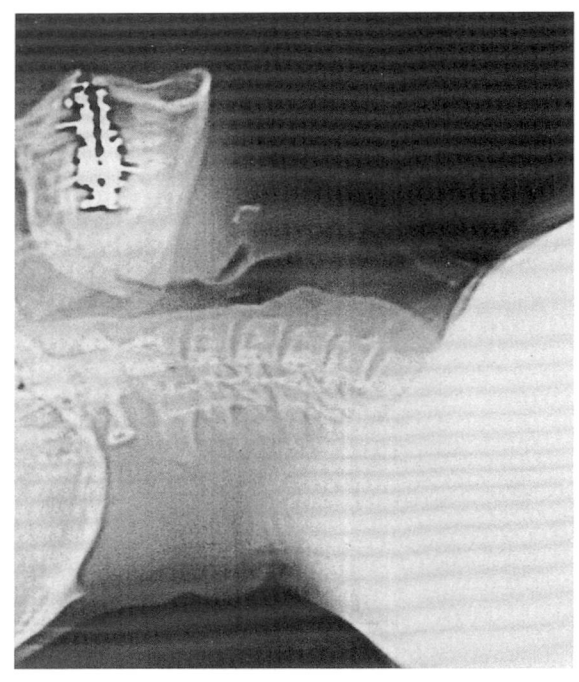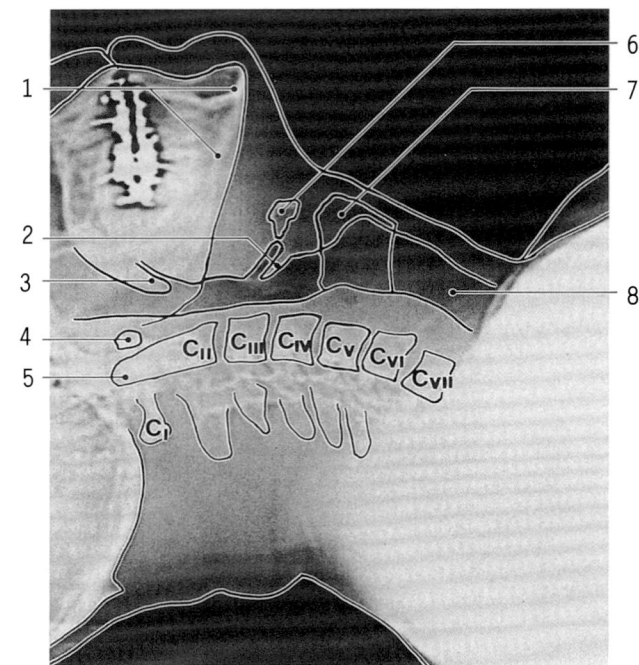

颈部，轴位 CT 定位像

1 下颌骨
2 会厌
3 悬雍垂
4 寰椎前弓
5 枢椎齿状突
6 舌骨
7 甲状软骨
8 气管

颈部，轴位 CT 定位像

1~15 线表示下列 CT 系列的层面位置，以 10mm 厚连续扫描

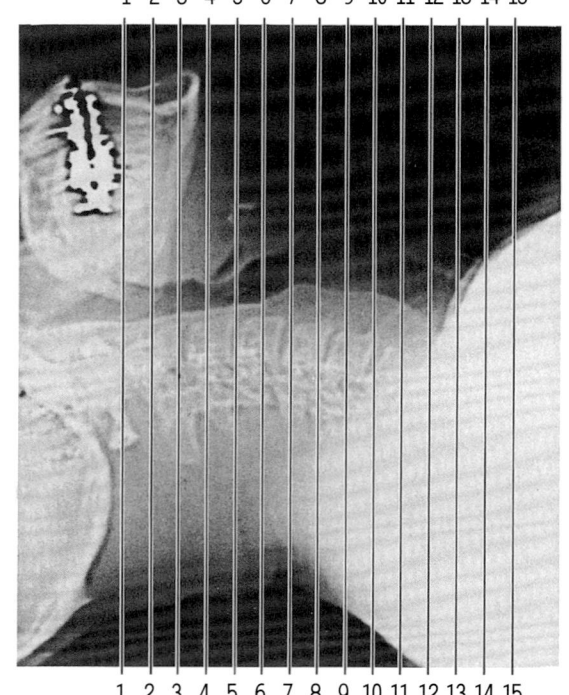

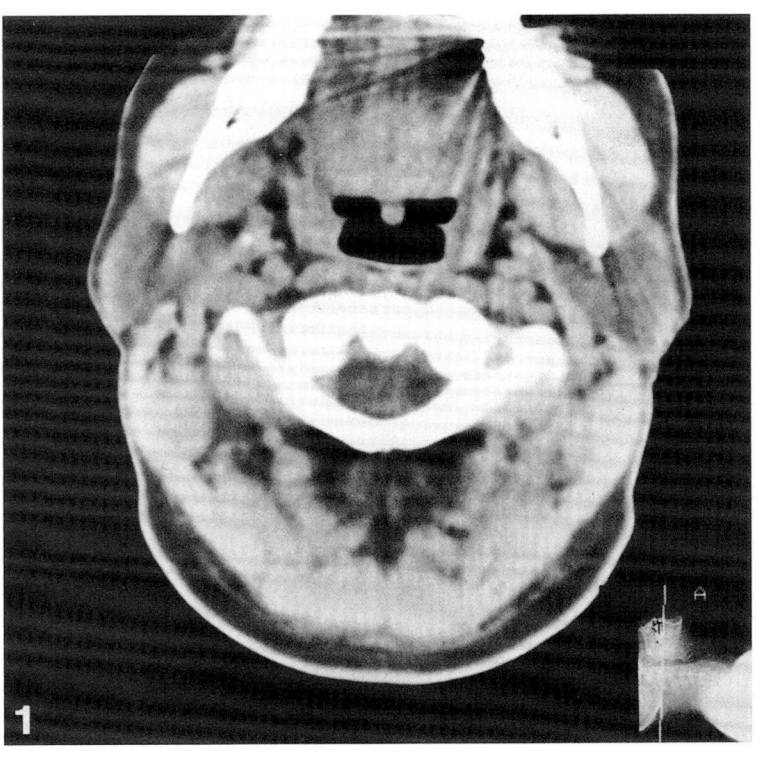
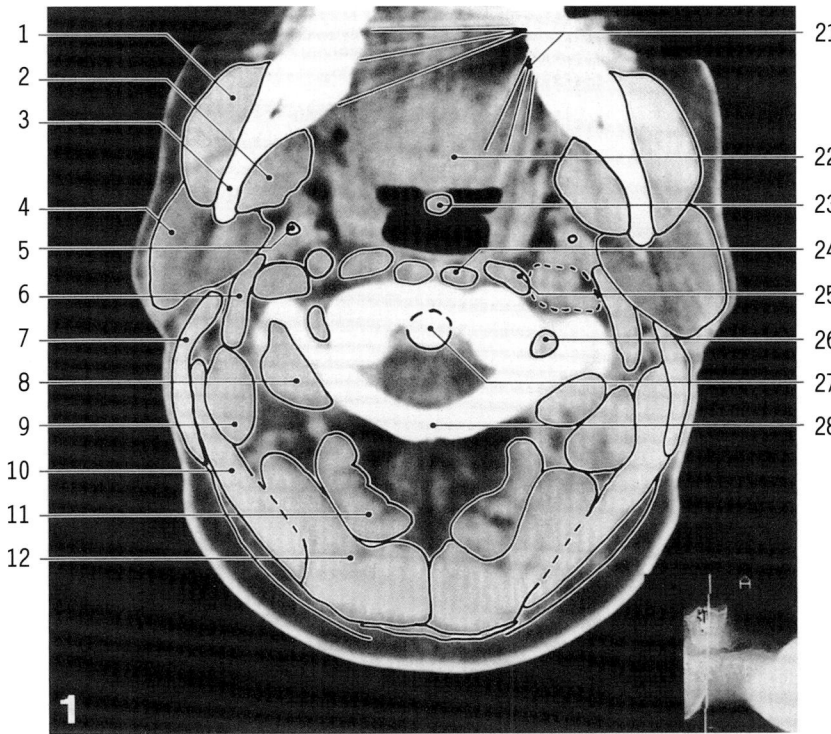
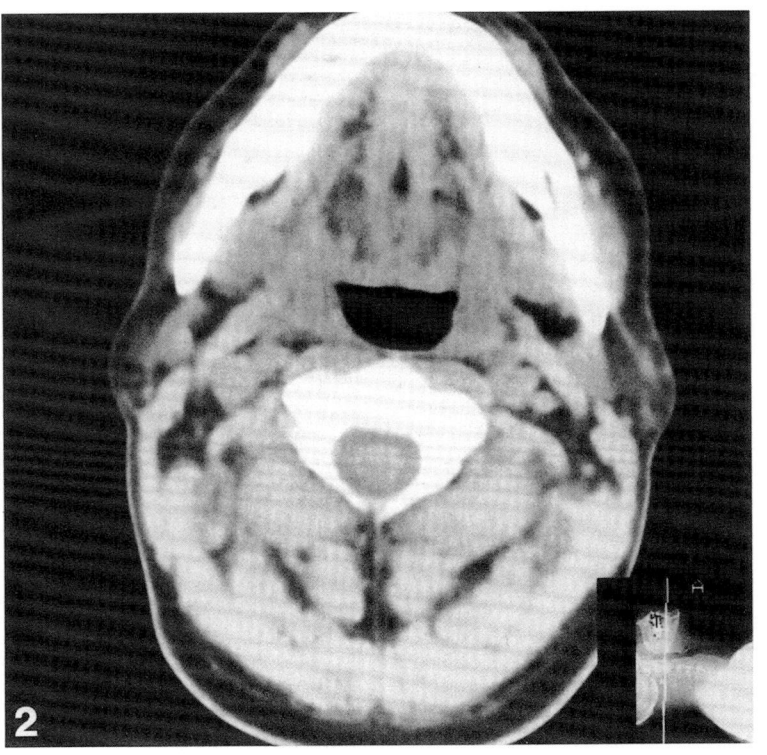
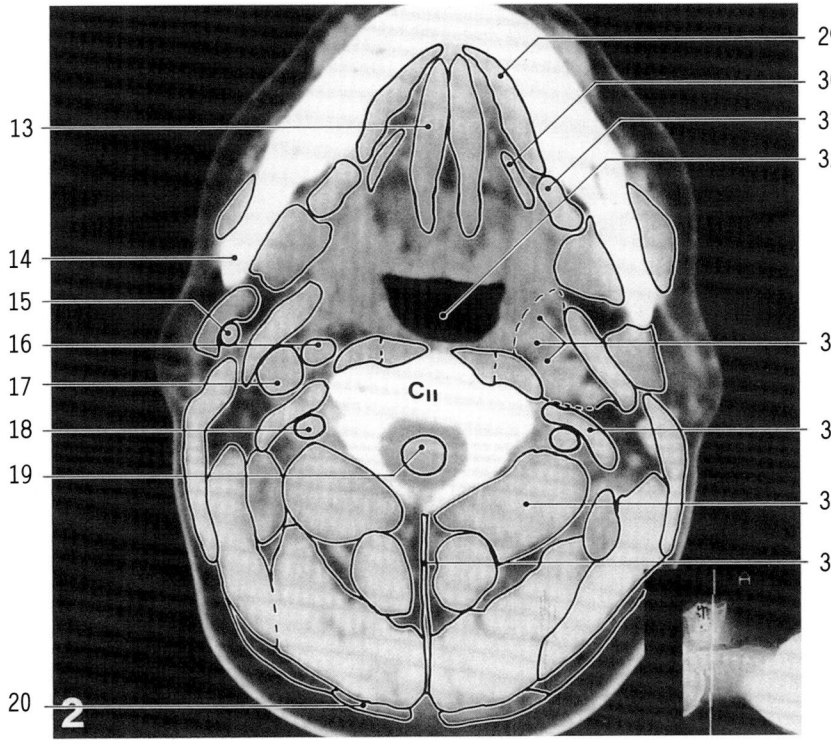

颈部，轴位 CT

定位像见第 262 页

1 咬肌
2 翼内肌
3 下颌支
4 腮腺
5 茎突
6 二腹肌后腹
7 胸锁乳突肌
8 头下斜肌
9 头最长肌
10 头夹肌
11 头后大直肌
12 头半棘肌
13 颏舌肌
14 下颌角
15 下颌后静脉
16 颈内动脉
17 颈内静脉
18 椎动脉
19 脊髓
20 斜方肌
21 牙齿充填物的伪影
22 舌
23 悬雍垂
24 颈长肌
25 头长肌
26 寰椎横突孔
27 枢椎齿状突
28 寰椎后弓
29 下颌舌骨肌
30 舌骨舌肌
31 下颌下腺
32 口咽部
33 咽旁间隙
34 肩胛提肌和颈夹肌
35 头下斜肌
36 项韧带

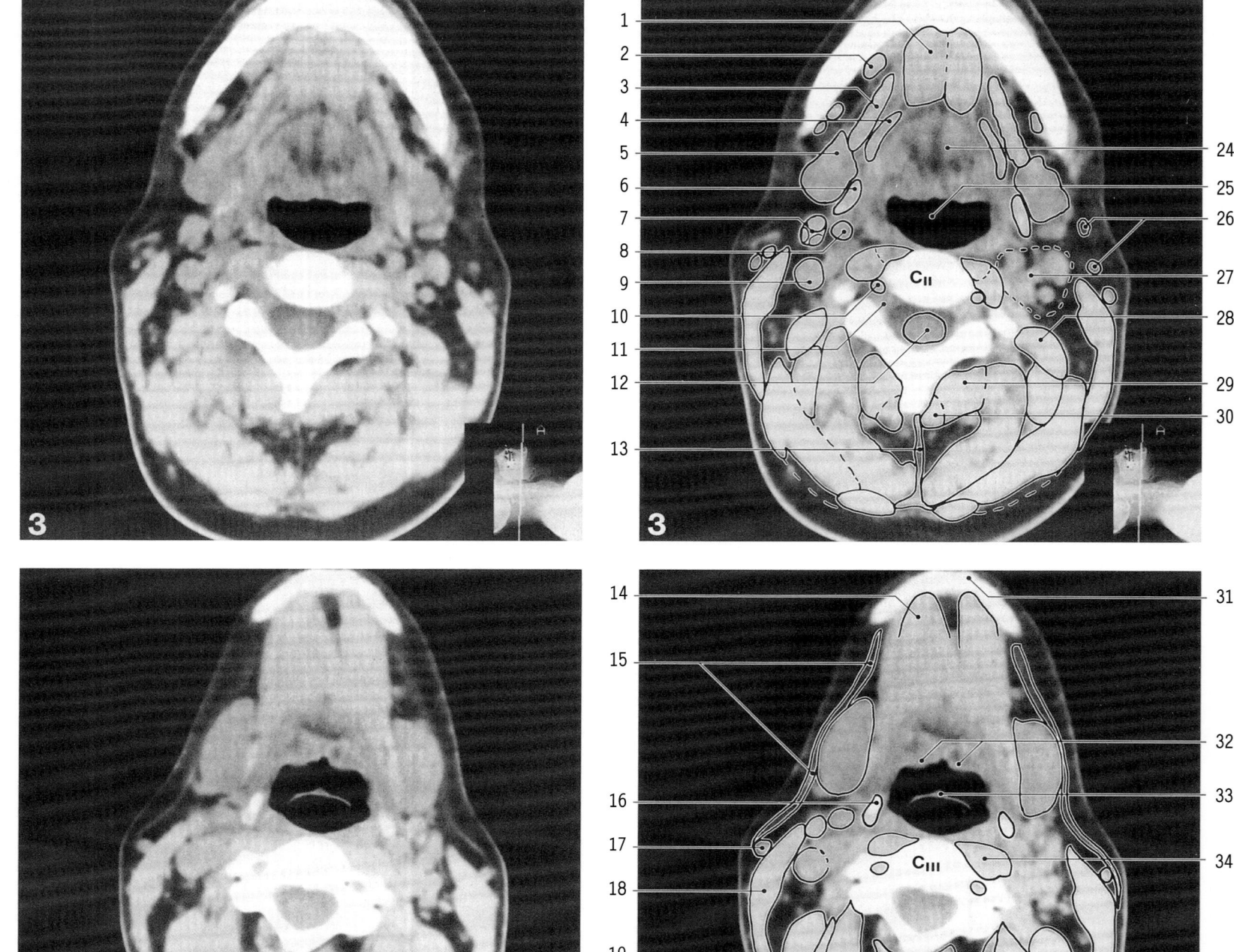

颈部，轴位 CT
定位像见第 262 页

1 颏舌骨肌
2 下颌下淋巴结
3 下颌舌骨肌
4 舌骨舌肌
5 下颌下腺
6 二腹肌和茎突舌骨肌
7 颈外动脉（分支）
8 颈内动脉
9 颈内静脉
10 椎动脉
11 椎间孔及脊神经
12 脊髓
13 项韧带
14 二腹肌前腹
15 颈阔肌
16 舌骨大角
17 颈外静脉
18 胸锁乳突肌
19 头最长肌
20 头半棘肌
21 头夹肌
22 颈深筋膜的浅层
23 斜方肌
24 舌根
25 口咽部
26 颈外静脉淋巴结
27 咽旁间隙（内有血管、神经、颈内静脉、淋巴）
28 颈夹肌和肩胛提肌
29 头下斜肌
30 头后大直肌
31 颏结节
32 舌扁桃体
33 会厌
34 颈长肌和头长肌
35 第二颈椎棘突

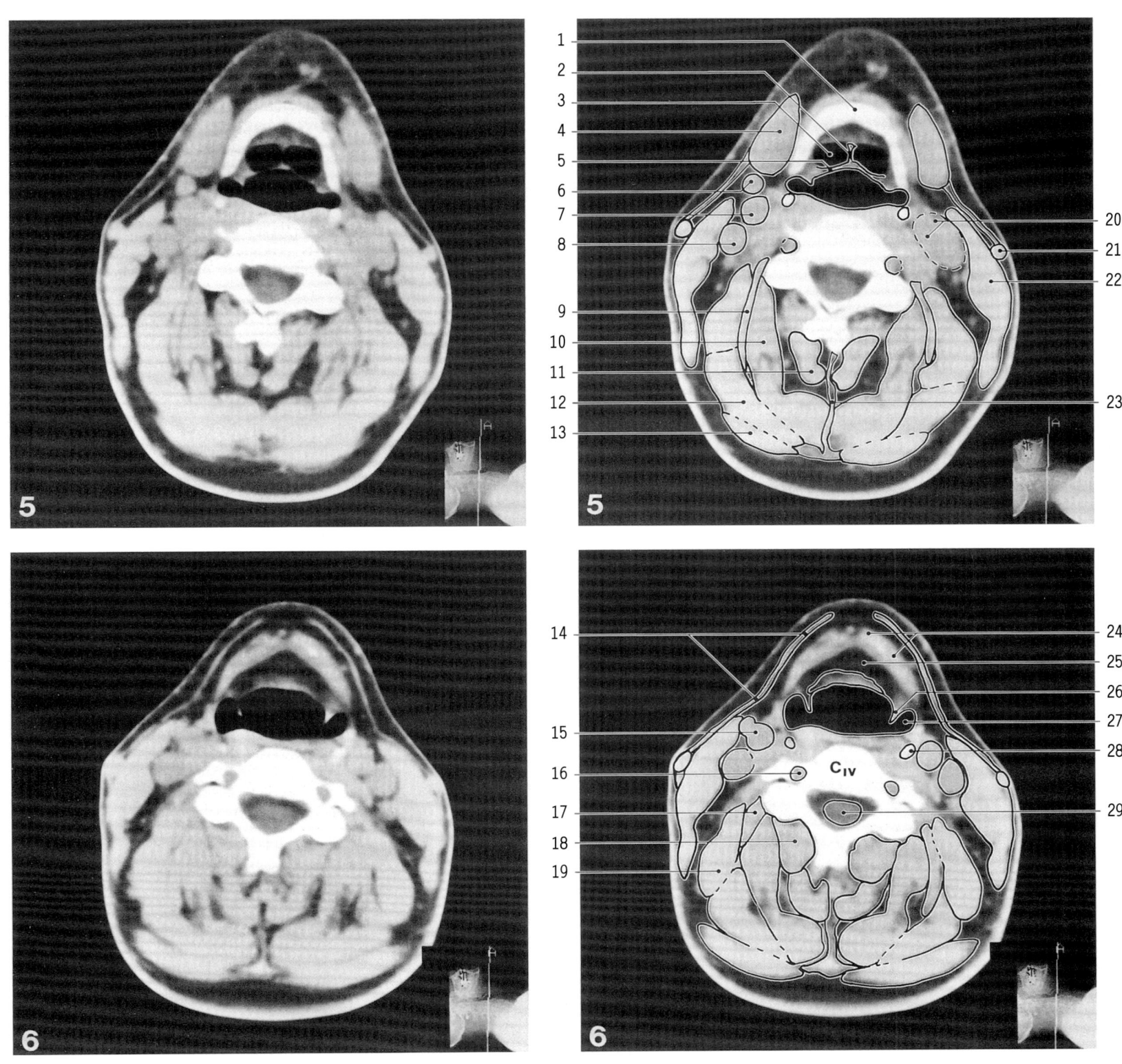

颈部，轴位 CT
定位像见第 262 页

1 舌骨体
2 舌会厌正中襞
3 喉谷
4 下颌下腺
5 会厌
6 颈外动脉
7 颈动脉窦
8 颈内静脉
9 头最长肌
10 头半棘肌
11 颈半棘肌
12 头夹肌
13 斜方肌
14 颈阔肌
15 颈动脉分叉
16 椎动脉
17 颈最长肌
18 回旋肌和多裂肌
19 肩胛提肌
20 咽旁间隙
21 颈外静脉
22 胸锁乳突肌
23 项韧带
24 舌下肌
25 喉部脂肪垫
26 杓状会厌襞
27 梨状窝
28 甲状软骨上角
29 脊髓

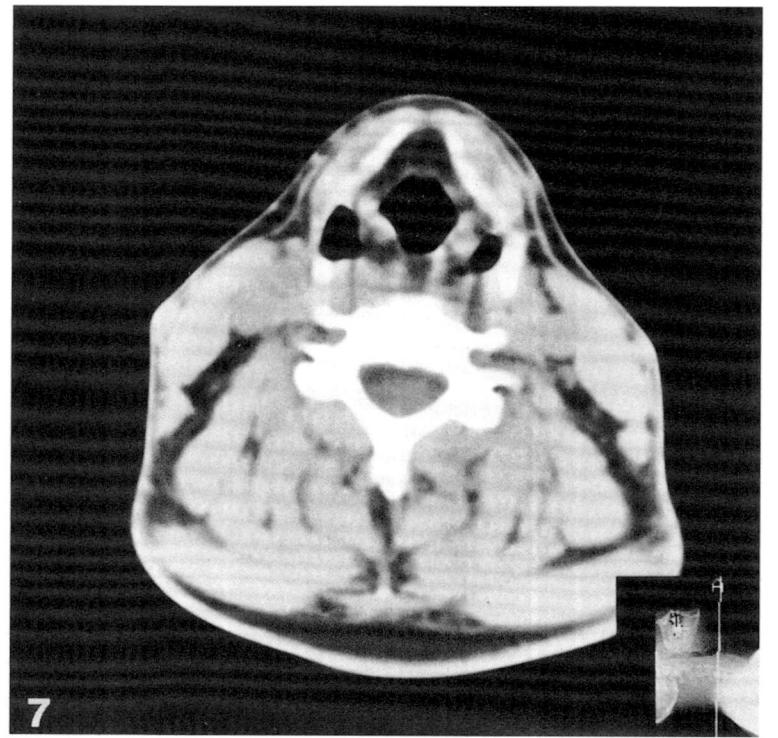
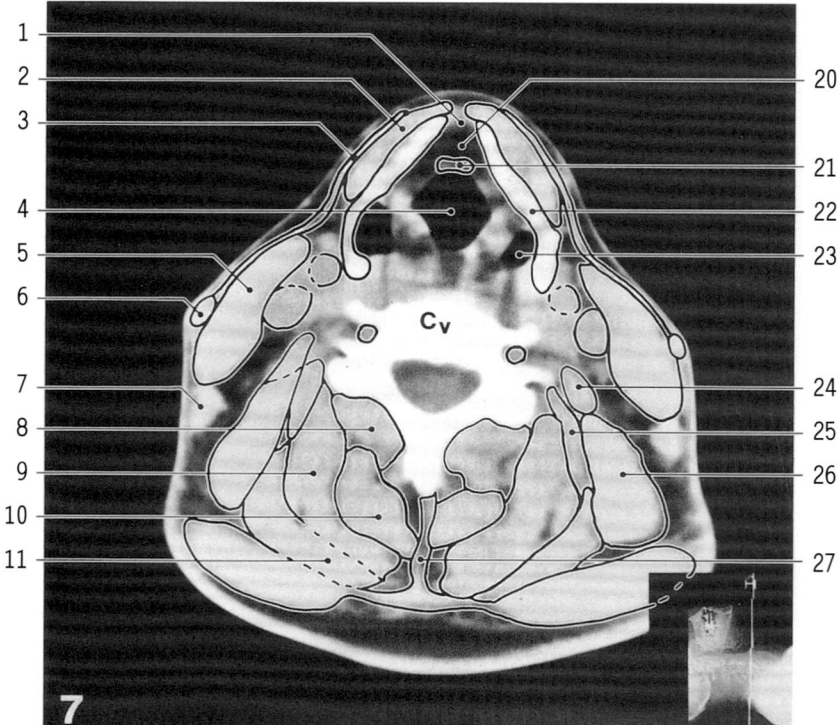
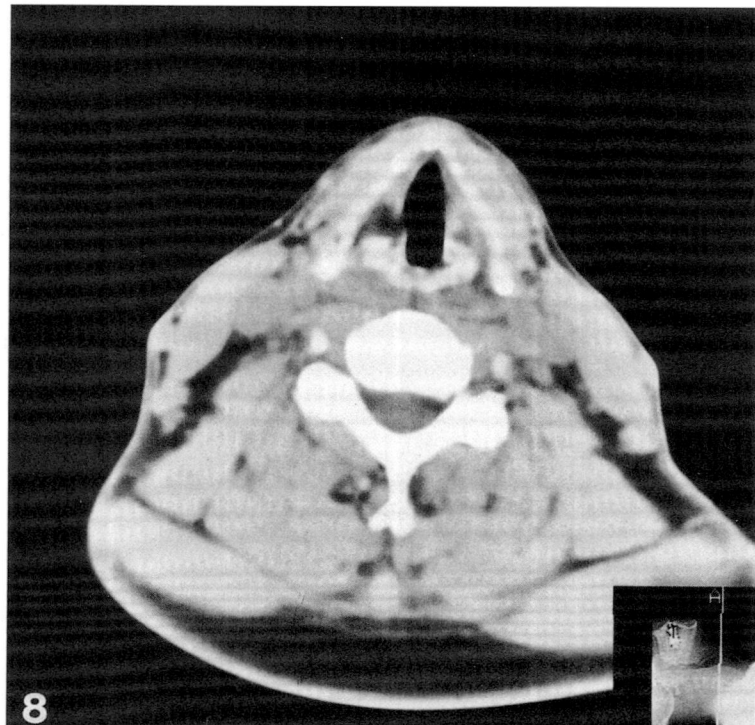
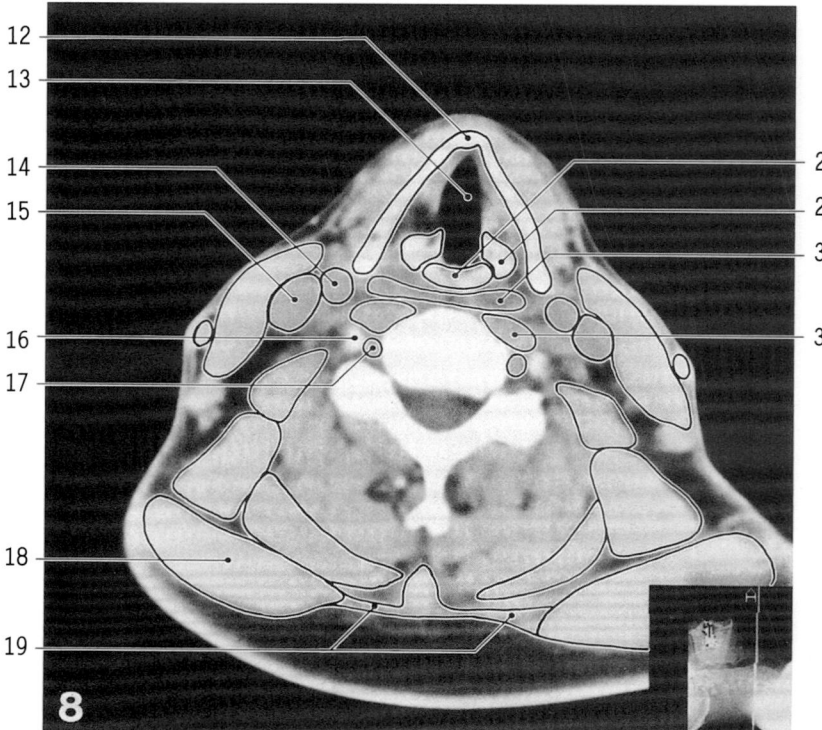

颈，轴位 CT

定位像见第 262 页

1 甲状腺切迹
2 舌下肌
3 颈阔肌
4 喉前庭
5 胸锁乳突肌
6 颈外静脉
7 淋巴结
8 回旋肌、多裂肌
9 头半棘肌
10 颈半棘肌
11 头夹肌
12 喉结
13 由声肌控制的声门裂
14 颈总动脉
15 颈内静脉
16 横突前结节
17 椎动脉
18 斜方肌
19 菱形肌腱膜
20 喉部脂肪垫
21 会厌
22 甲状软骨板
23 梨状窝
24 中斜角肌
25 颈最长肌
26 肩胛提肌
27 项韧带
28 环状软骨板
29 杓状软骨
30 喉咽部
31 颈长肌和头长肌

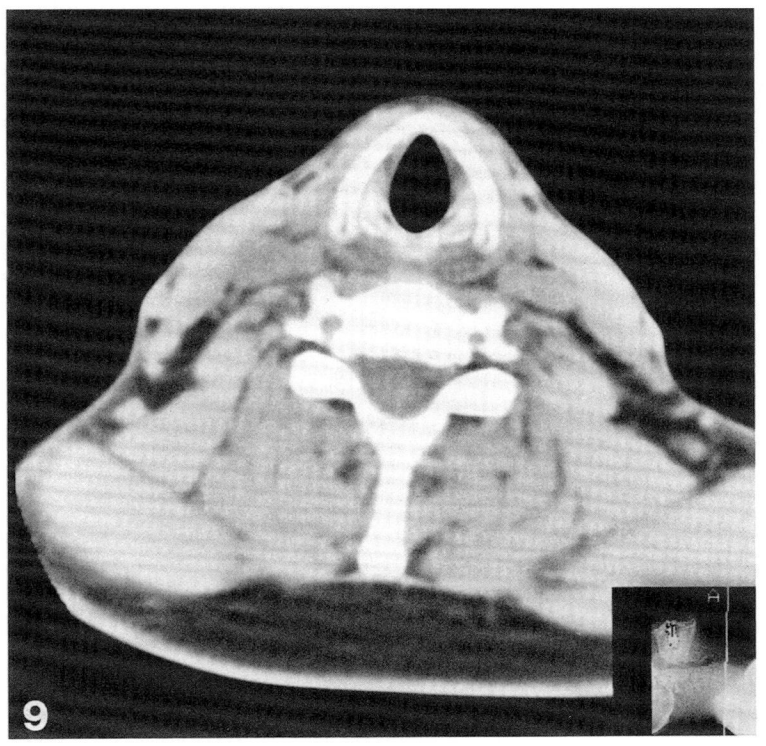
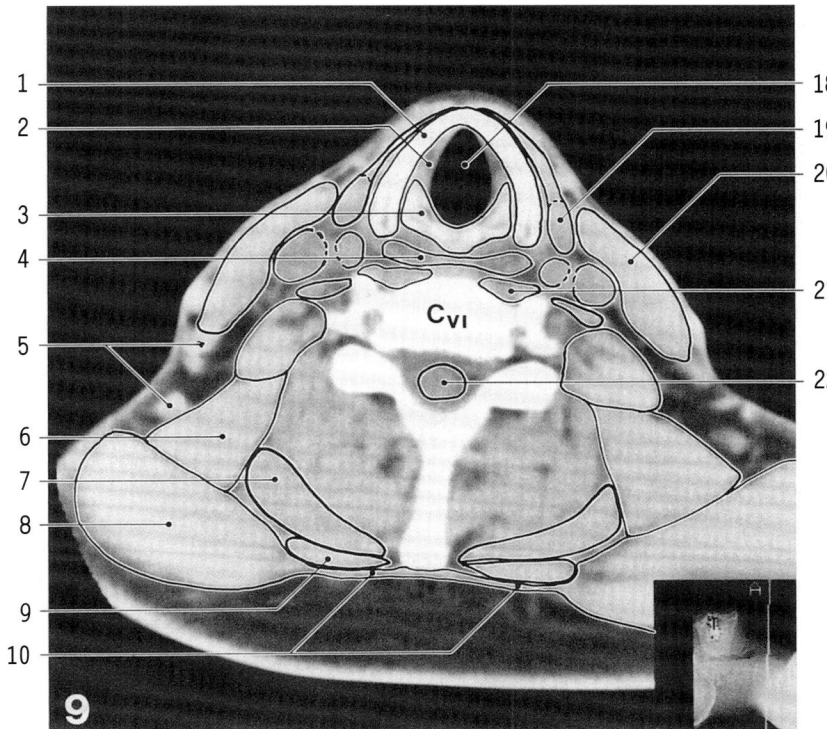
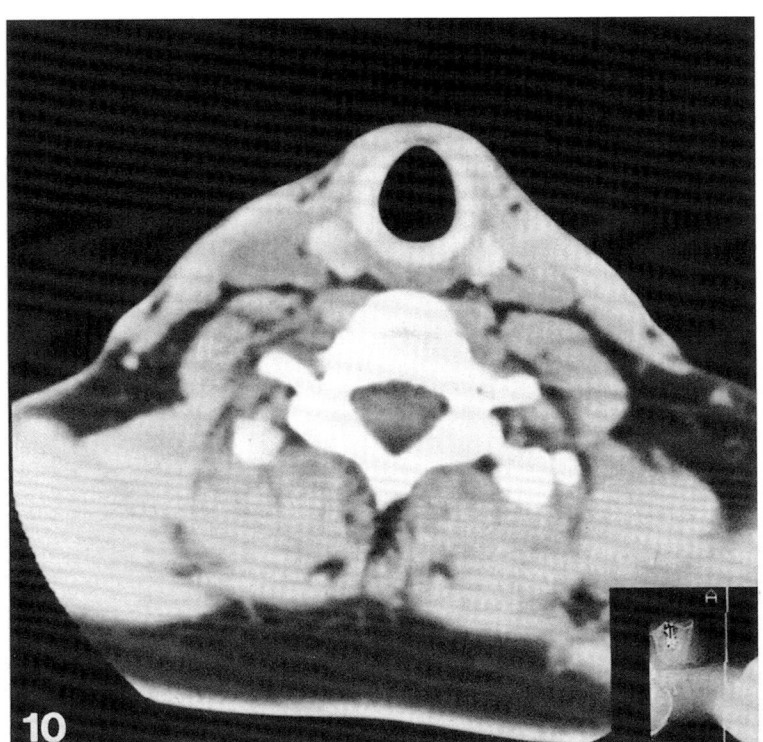
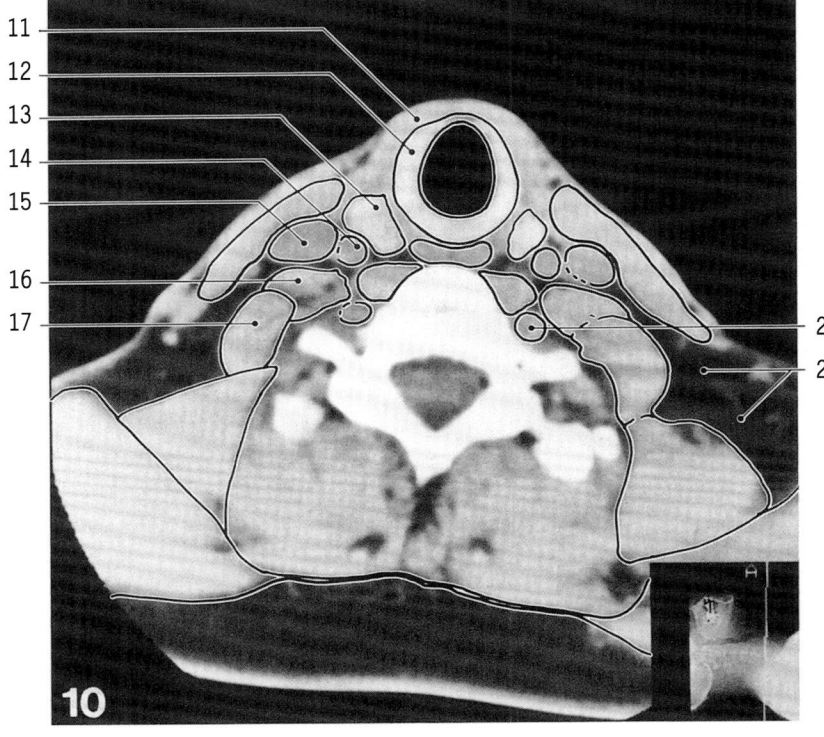

颈，轴位 CT

定位像见第 262 页

1 甲状软骨板
2 弹性圆锥
3 环状软骨板
4 喉咽部
5 颈浅淋巴结
6 肩胛提肌
7 夹肌
8 斜方肌
9 菱形肌
10 菱形肌腱膜
11 舌下肌
12 环状软骨弓
13 甲状腺
14 颈总动脉
15 颈内静脉
16 前斜角肌
17 中斜角肌
18 声门下腔
19 肩胛舌骨肌上腹
20 胸锁乳突肌
21 颈长肌和头长肌
22 脊髓
23 椎动脉和静脉
24 颈外侧区

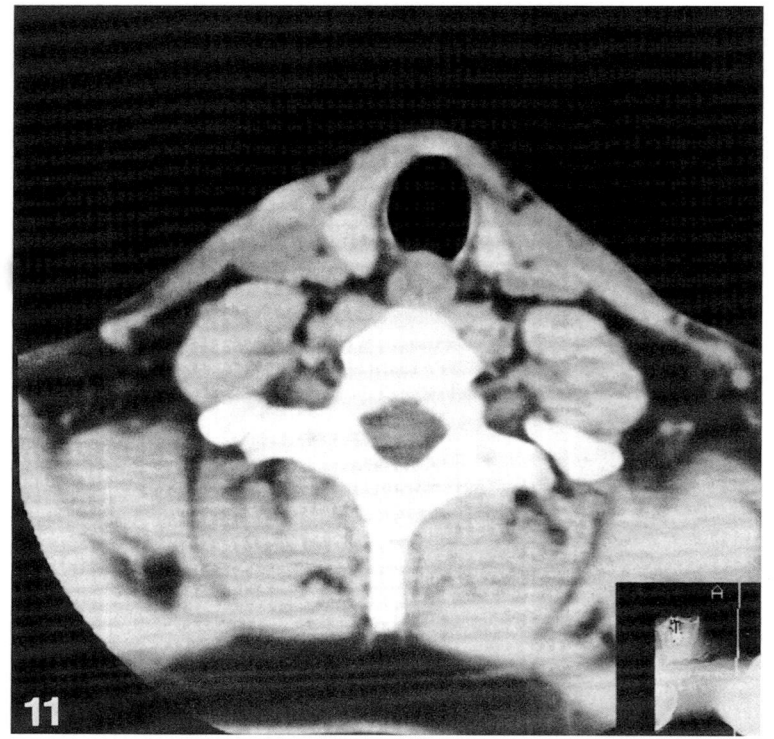
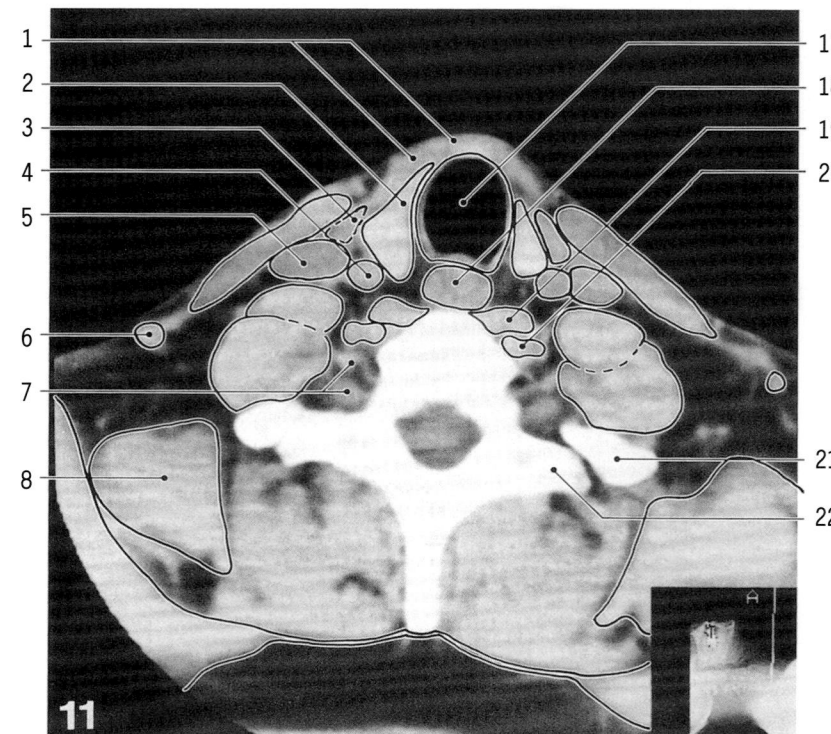
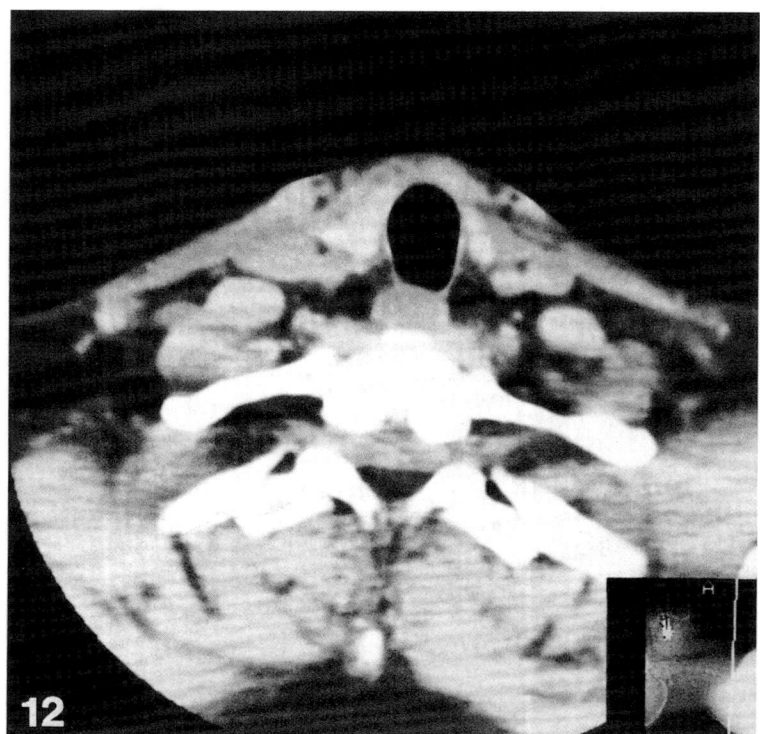
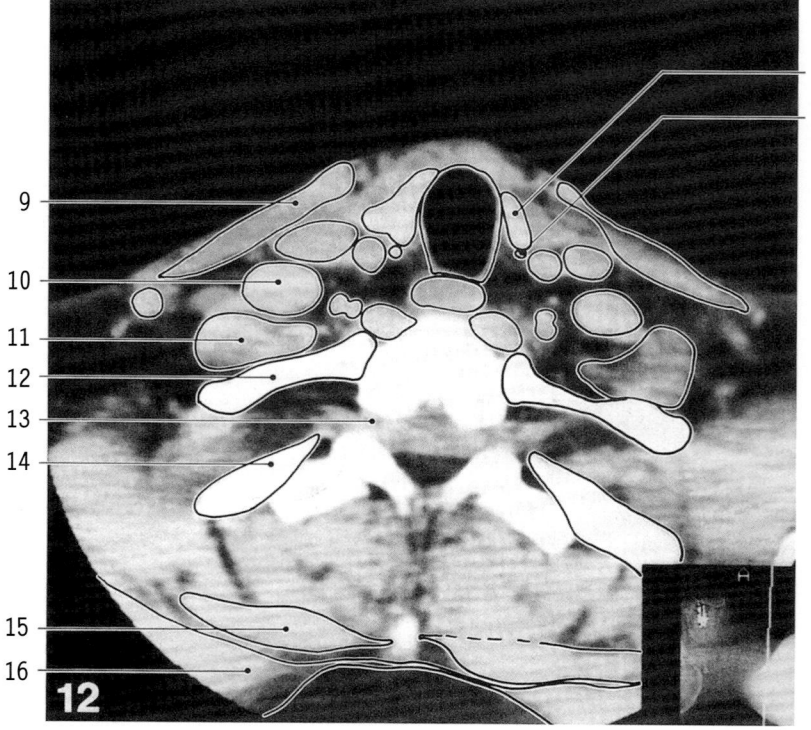

颈，轴位 CT

定位像见第 262 页

1 胸骨舌骨肌和胸骨甲状肌
2 甲状腺右叶
3 肩胛舌骨肌上腹
4 颈总动脉
5 颈内静脉
6 颈外静脉
7 臂丛根
8 肩胛提肌
9 胸锁乳突肌
10 前斜角肌
11 中斜角肌
12 第一肋颈
13 第一胸神经
14 第二肋
15 菱形肌
16 斜方肌
17 气管
18 食道
19 颈长肌
20 椎动、静脉
21 第一肋结节
22 第一胸椎横突
23 甲状腺左叶
24 甲状腺下动脉

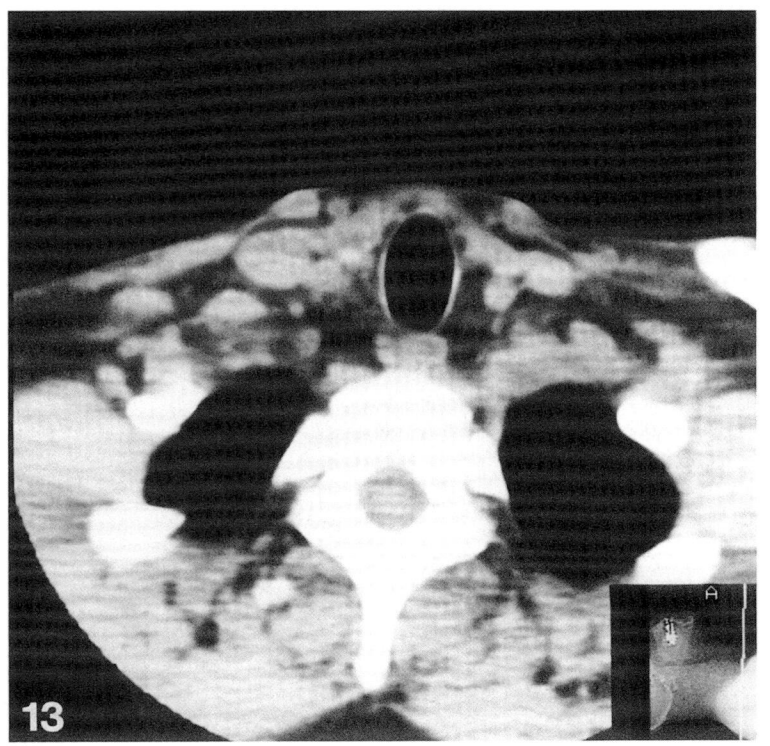
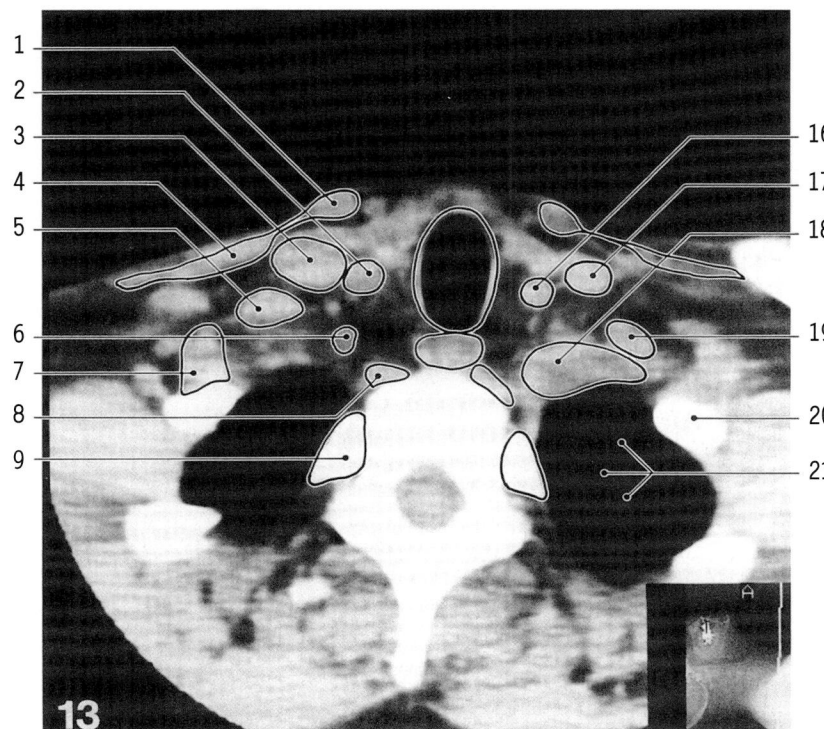
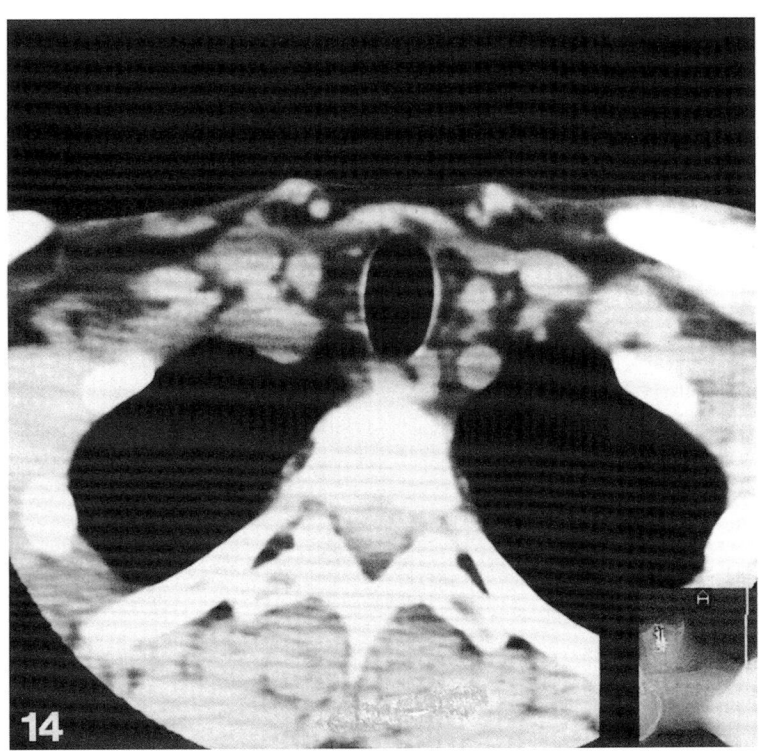
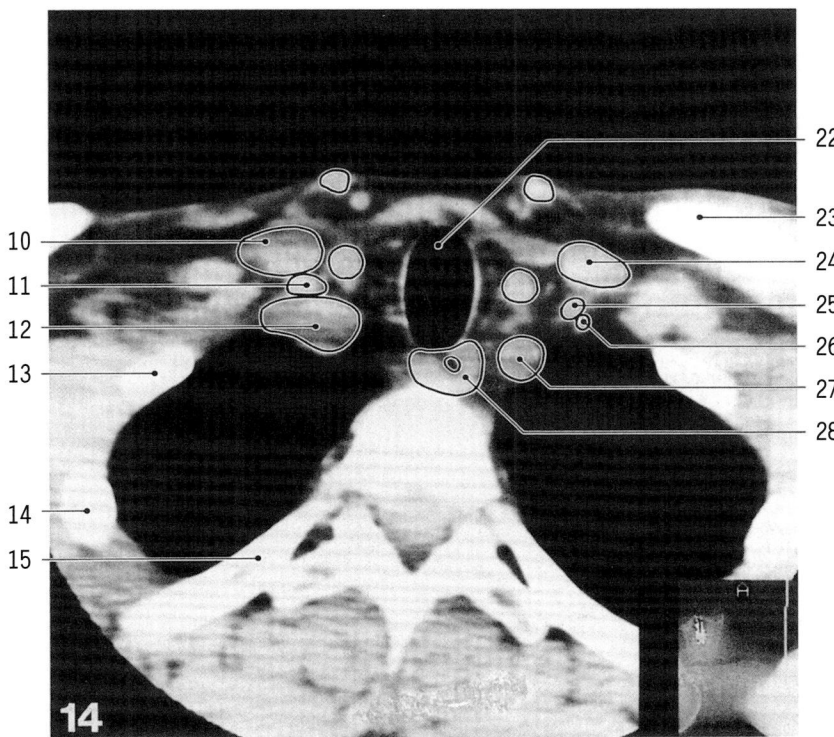

颈，轴位 CT

定位像见第 262 页

1 胸锁乳突肌胸骨端
2 右颈总动脉
3 右颈外静脉和右锁骨下静脉相连
4 胸锁乳突肌锁骨端
5 右前斜角肌
6 右椎动脉
7 中斜角肌
8 颈长肌
9 第二肋头
10 右锁骨下静脉
11 右椎动脉
12 右锁骨下静脉
13 第一肋
14 第二肋
15 第三肋
16 左颈总动脉
17 左颈内静脉
18 左锁骨下动脉
19 左前斜角肌
20 第一肋
21 肺尖
22 气管
23 锁骨
24 左锁骨下静脉
25 左椎静脉
26 胸内动脉
27 左锁骨下动脉
28 食道

270　颈部，轴位 CT 系列

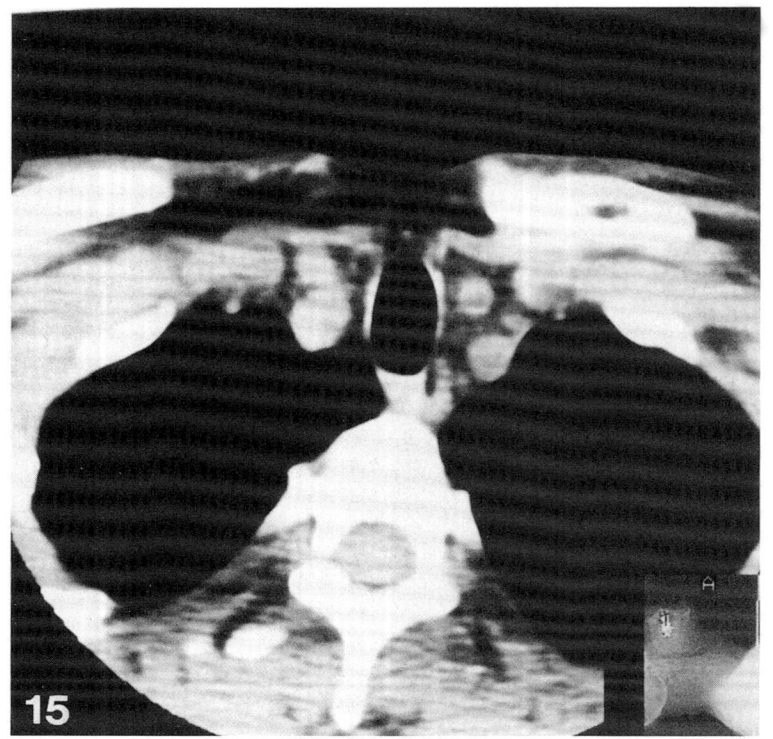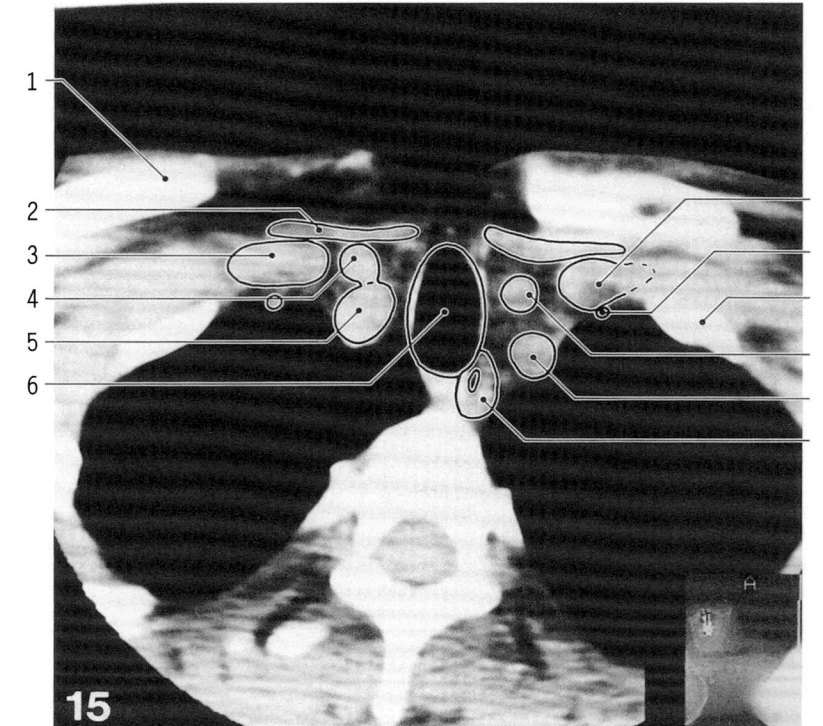

颈，轴位 CT
定位像见第 262 页

1 锁骨
2 舌下肌
3 右锁骨下静脉
4 右颈总动脉
5 头臂干
6 气管
7 左锁骨下静脉
8 胸内动脉
9 第一肋骨
10 左颈总动脉
11 左锁骨下动脉
12 食道

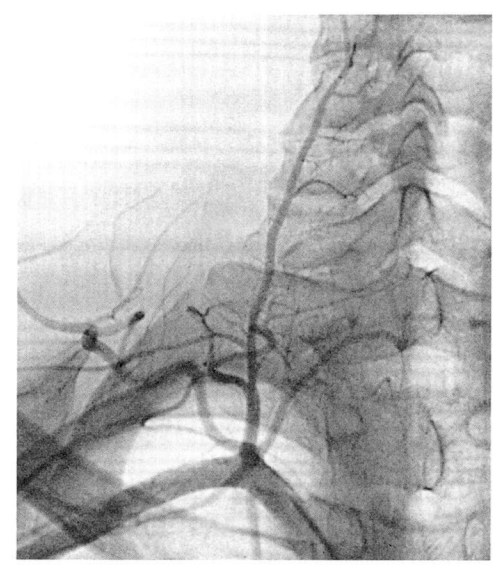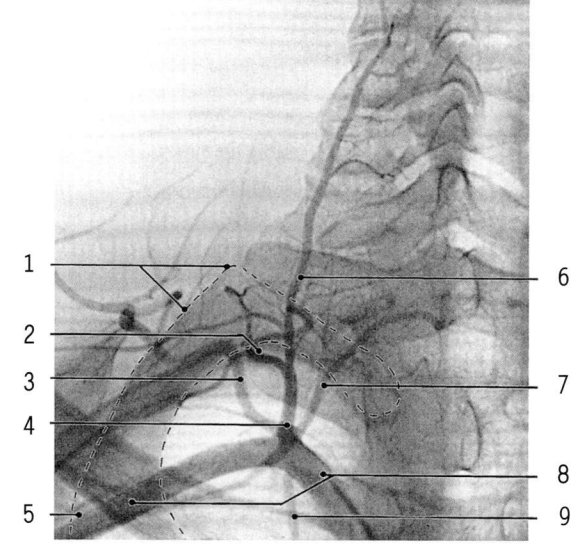

甲状颈干，X 线，动脉造影

1 第一肋
2 颈横动脉
3 肩胛上动脉
4 甲状颈干
5 腋动脉
6 颈升动脉
7 甲状腺下动脉
8 锁骨下动脉
9 胸廓内动脉

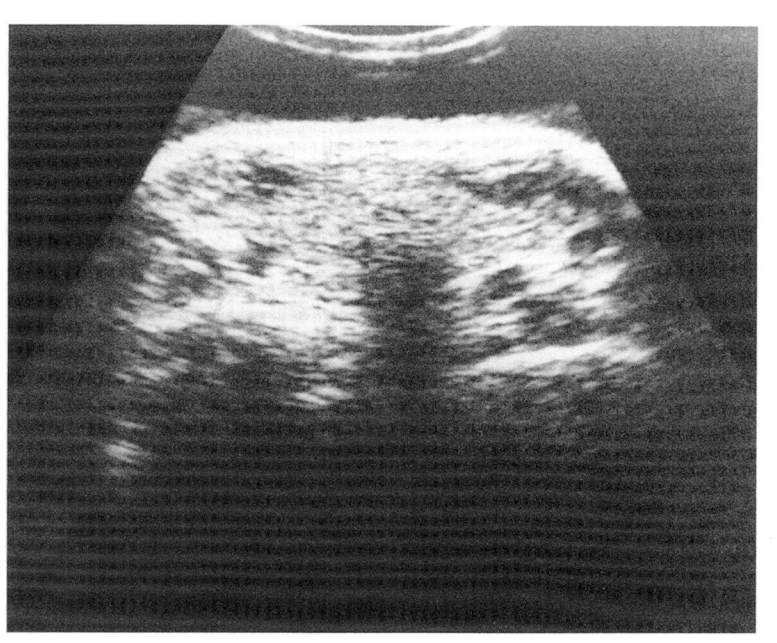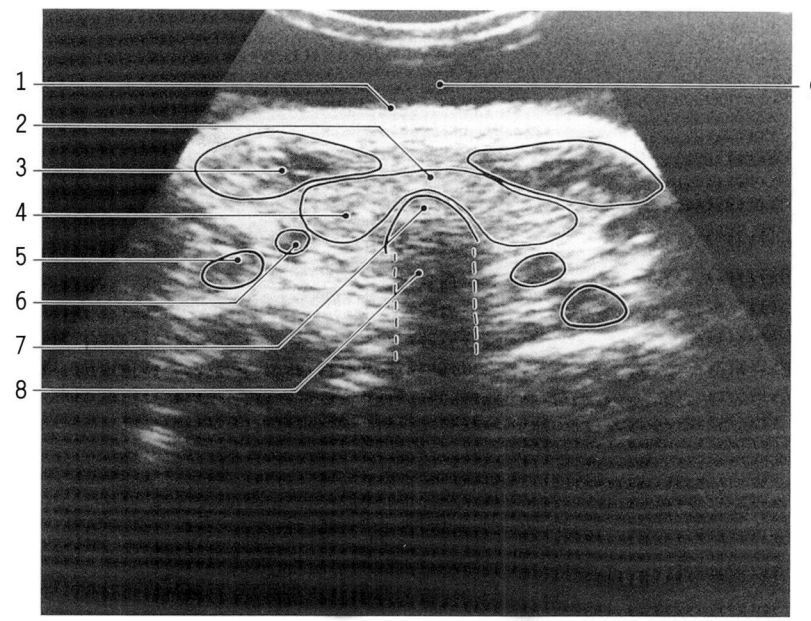

甲状腺，横切面，超声

1 皮肤
2 甲状腺峡部
3 胸锁乳突肌
4 甲状腺右叶
5 颈内静脉
6 颈总动脉
7 气管
8 声影
9 皮肤和超声换能器间的导电胶区

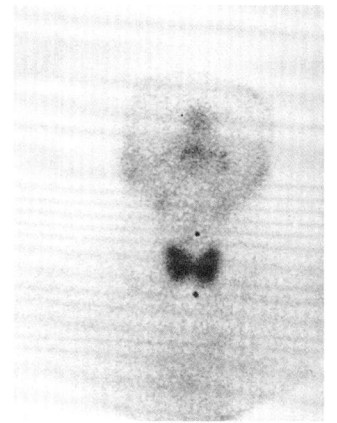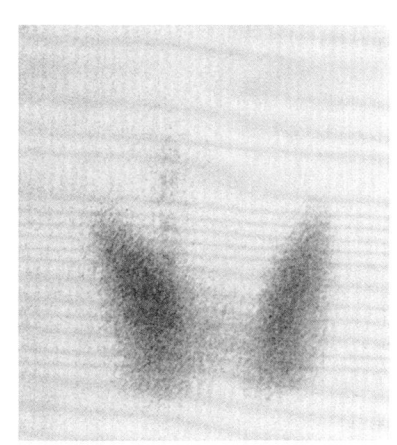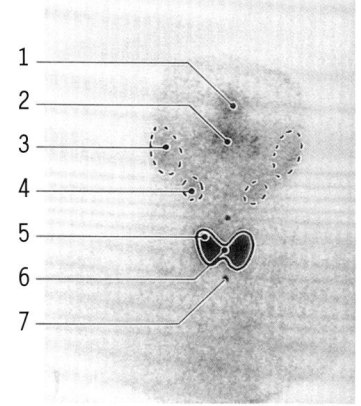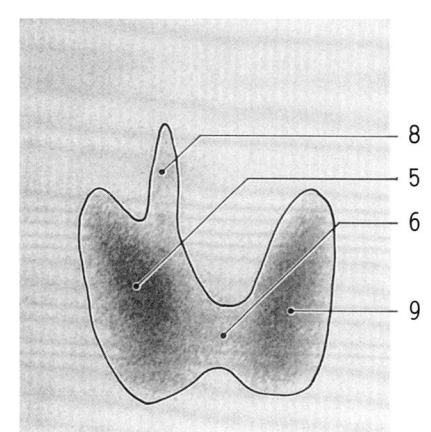

甲状腺，前面观，^{131}I 闪烁扫描法
（注意：唾液腺和鼻部粘膜腺分泌碘）

1 鼻
2 嘴
3 腮腺
4 下颌下腺
5 甲状腺右叶
6 甲状腺峡部
7 颈静脉切迹和喉结的标记
8 甲状腺锥状叶
9 甲状腺左叶

胸部

胸廓

肺

轴位CT系列

心和大血管

食管

乳房

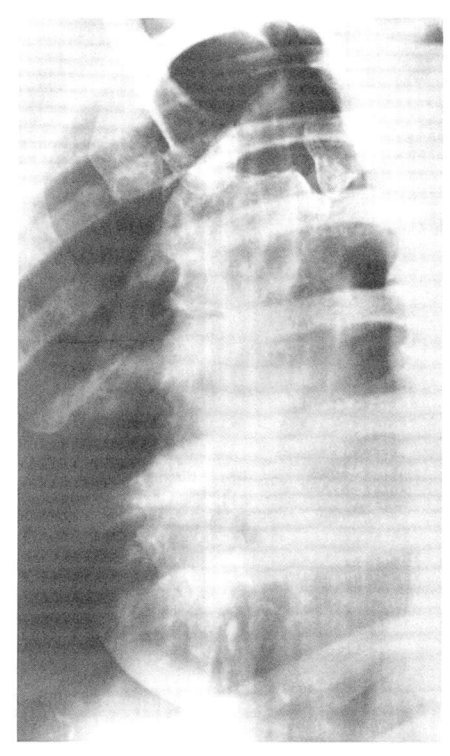
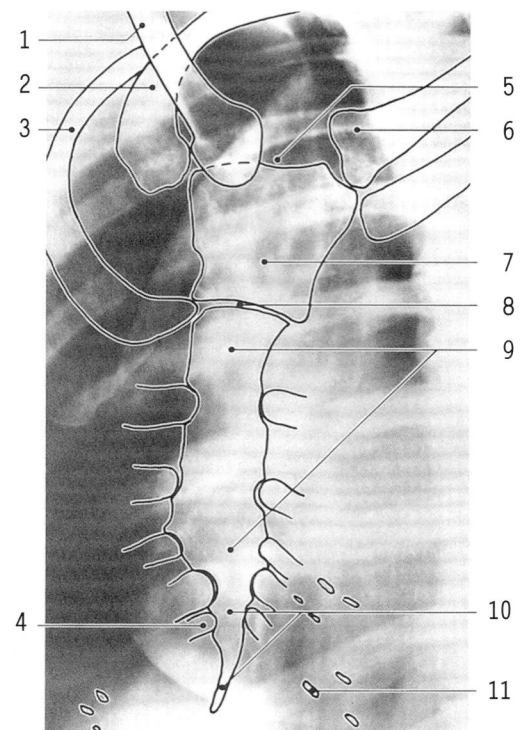

胸骨，斜位 X 线

1 锁骨体
2 第一肋骨
3 第二肋骨
4 第七肋骨
5 颈静脉切迹
6 锁骨胸骨端
7 胸骨柄
8 胸骨角
9 胸骨体
10 剑突
11 钙化的肋软骨

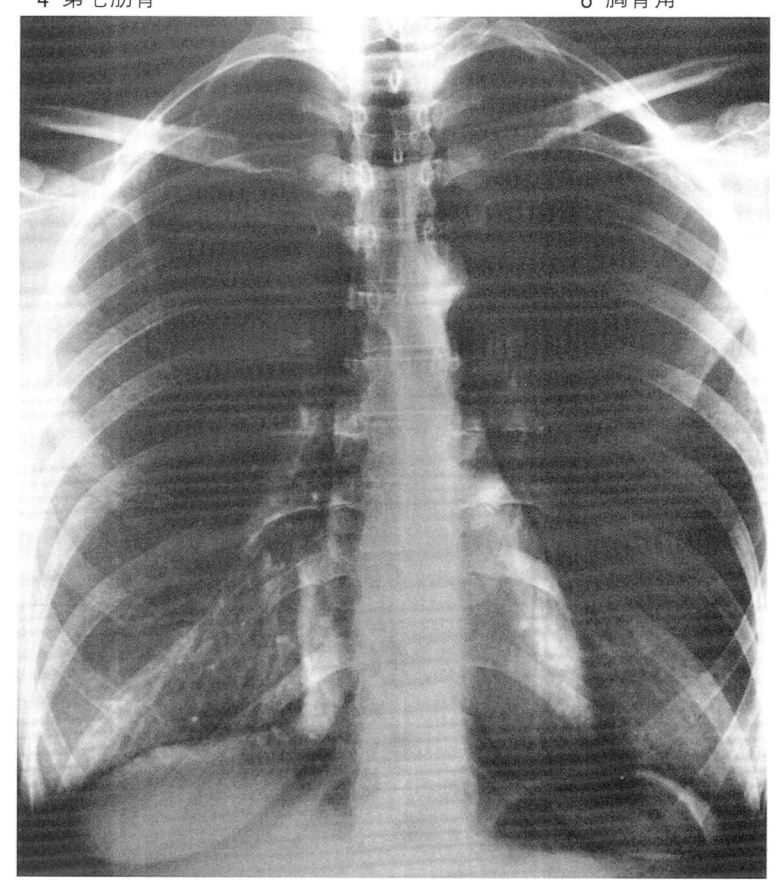
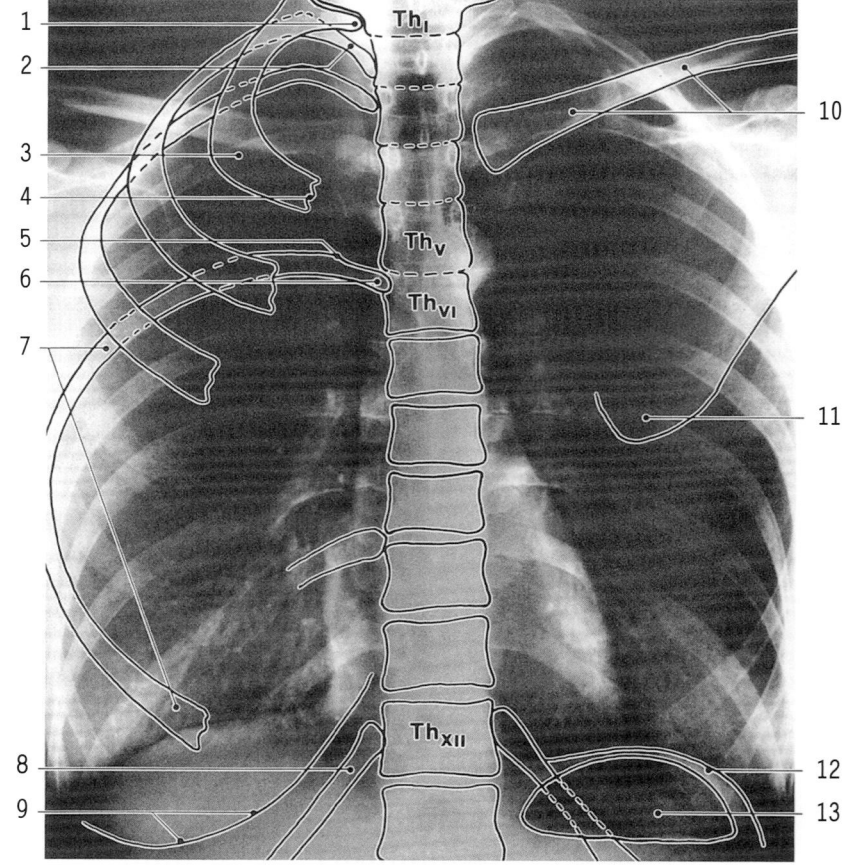

胸廓，前后位 X 线

1 第一肋骨头
2 第二肋骨颈
3 第一肋骨体
4 肋骨肋软骨连接
5 第六肋骨结节
6 第六肋骨头
7 第六肋骨体
8 第十二肋骨
9 乳房
10 锁骨
11 肩胛骨下角
12 膈
13 胃内气体

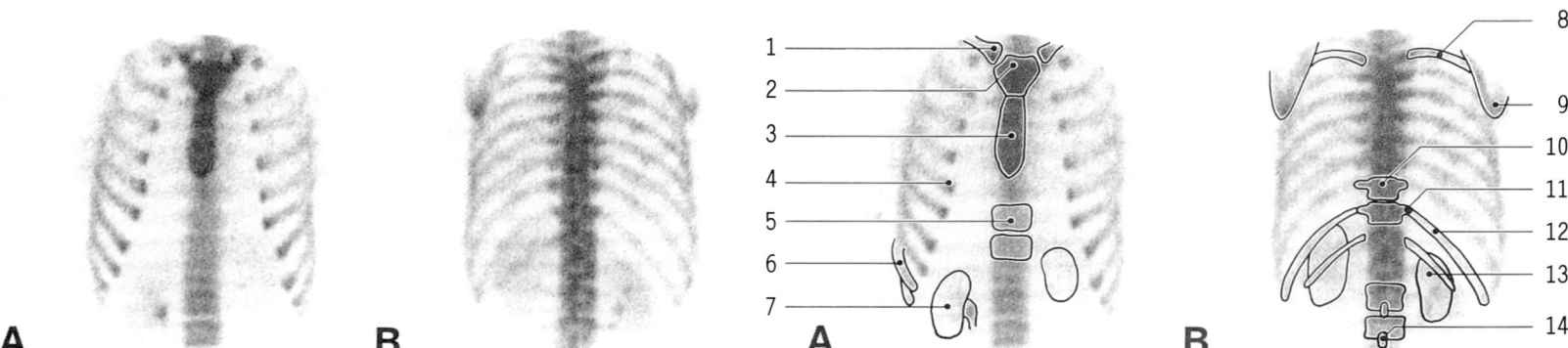

胸，^{99m}Tc-MDP，闪烁扫描

A 前面观　B 后面观

1 锁骨胸骨端
2 胸骨柄
3 胸骨体
4 第五肋骨肋软骨连接
5 第十胸椎体
6 第九肋骨
7 右肾
8 第四肋骨
9 肩胛骨下角
10 第十胸椎体
11 椎骨横突和肋颈
12 第十一肋骨
13 右肾
14 腰椎棘突

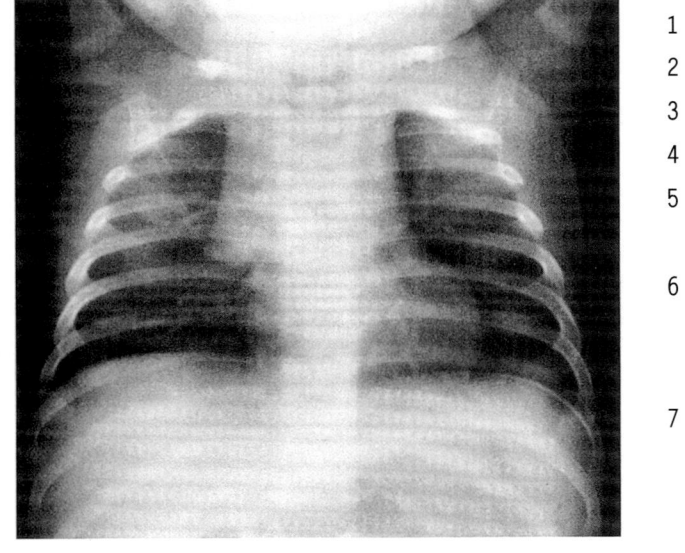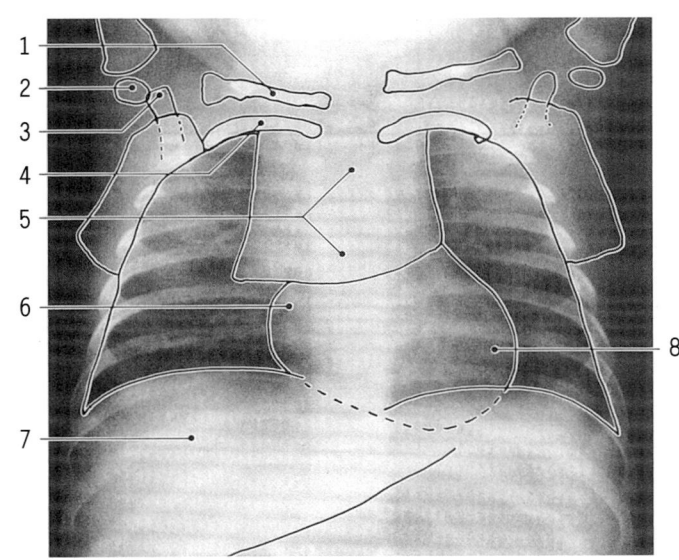

胸，1 个月儿童，前后位 X 线

1 锁骨
2 肱骨头（骨化中心）
3 肩峰
4 第一肋骨
5 胸腺
6 右心房
7 肝
8 左心室

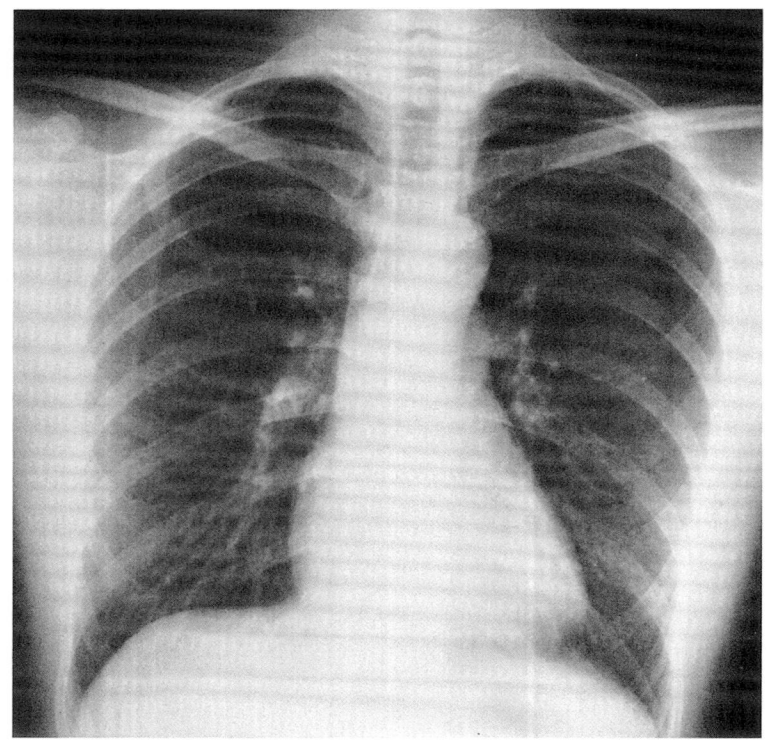
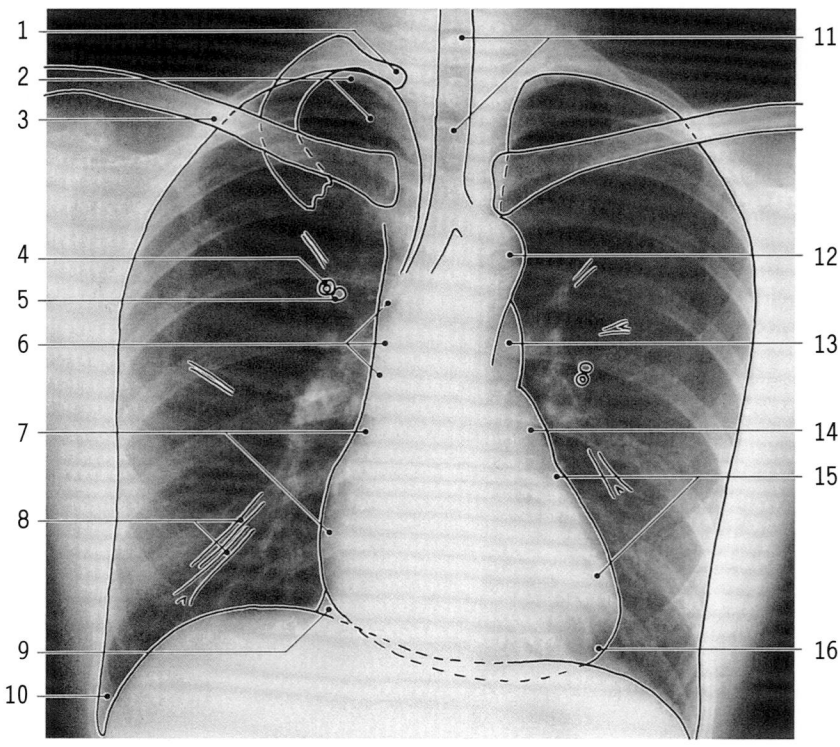

胸，后前位 X 线，深吸气

1 第一肋头
2 肺尖
3 锁骨
4 支气管（纵向观）
5 肺血管（纵向观）
6 上腔静脉
7 右心房
8 肺血管
9 心膈角内的下腔静脉
10 肋膈隐窝
11 气管
12 主动脉弓
13 肺动脉干
14 左心耳
15 左心室
16 心尖

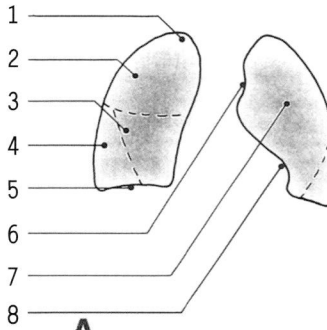
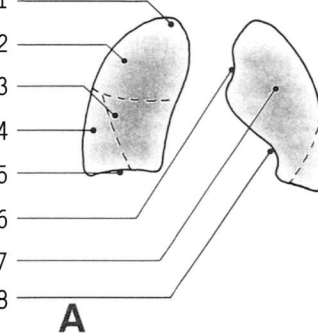

肺，^{133}Xe 吸入，闪烁扫描

A 前面观　B 后面观

1 右肺尖
2 右肺上叶
3 右肺中叶
4 右肺下叶
5 右肺底
6 主动脉压迹
7 左肺上叶
8 心切迹
9 右肺尖
10 右肺上叶
11 右肺下叶
12 纵隔
13 左肺上叶
14 左肺下叶

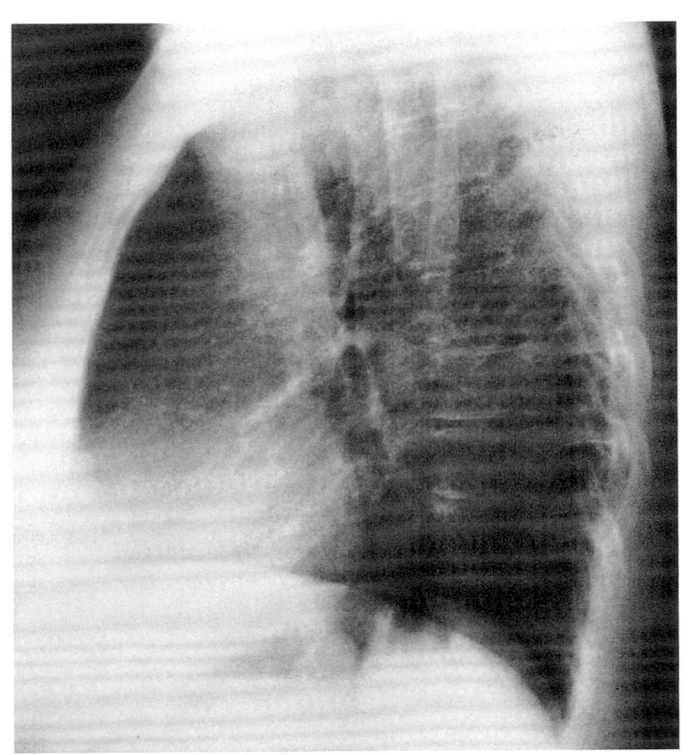
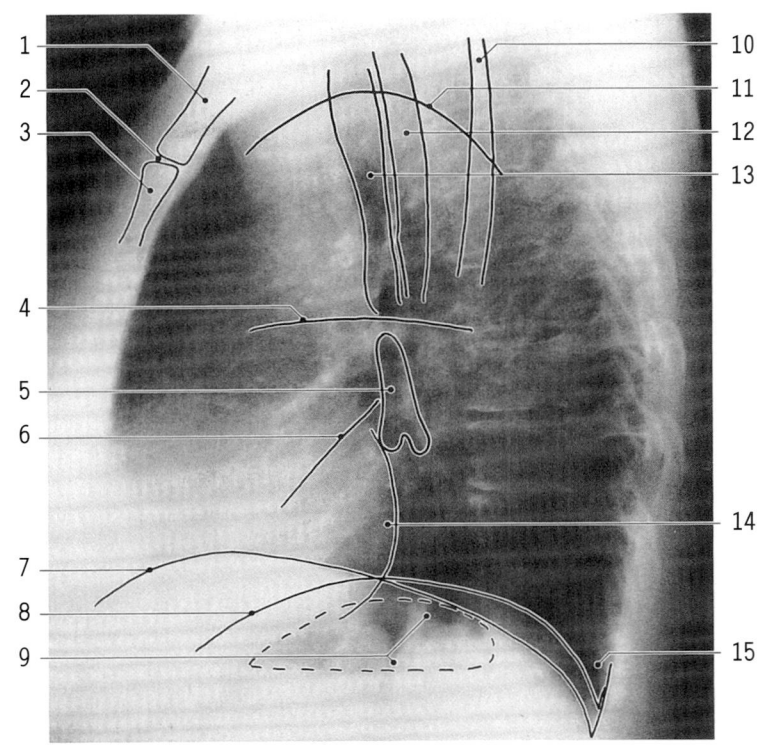

胸，侧位 X 线

1 胸骨柄
2 胸骨角
3 胸骨体
4 右肺水平裂
5 支气管
6 肺斜裂
7 膈，右穹隆
8 膈，左穹隆
9 胃底内气体
10 肩胛骨
11 主动脉弓
12 食管（有气）
13 气管
14 左心房
15 肋膈隐窝

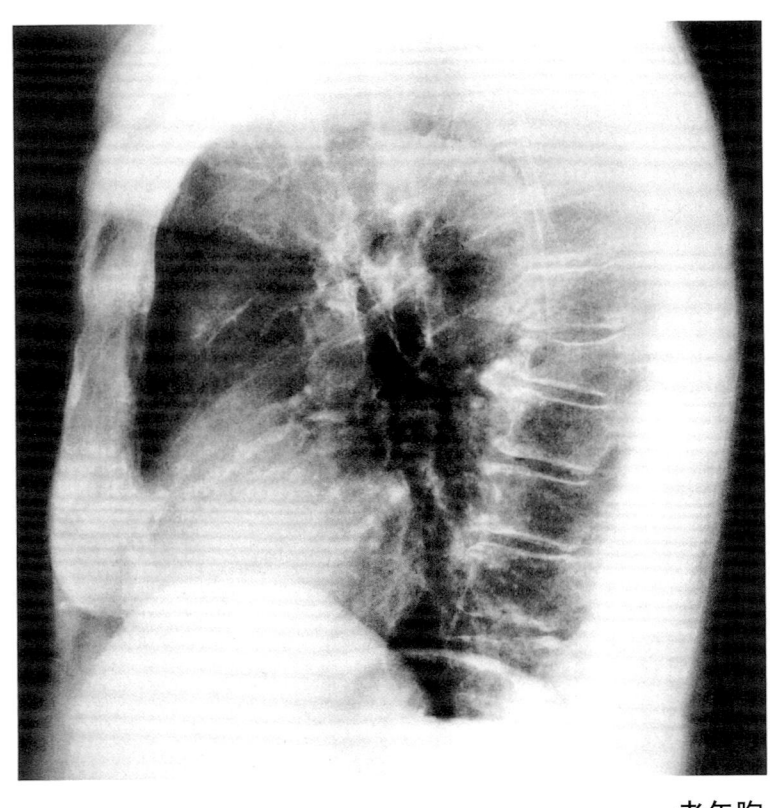
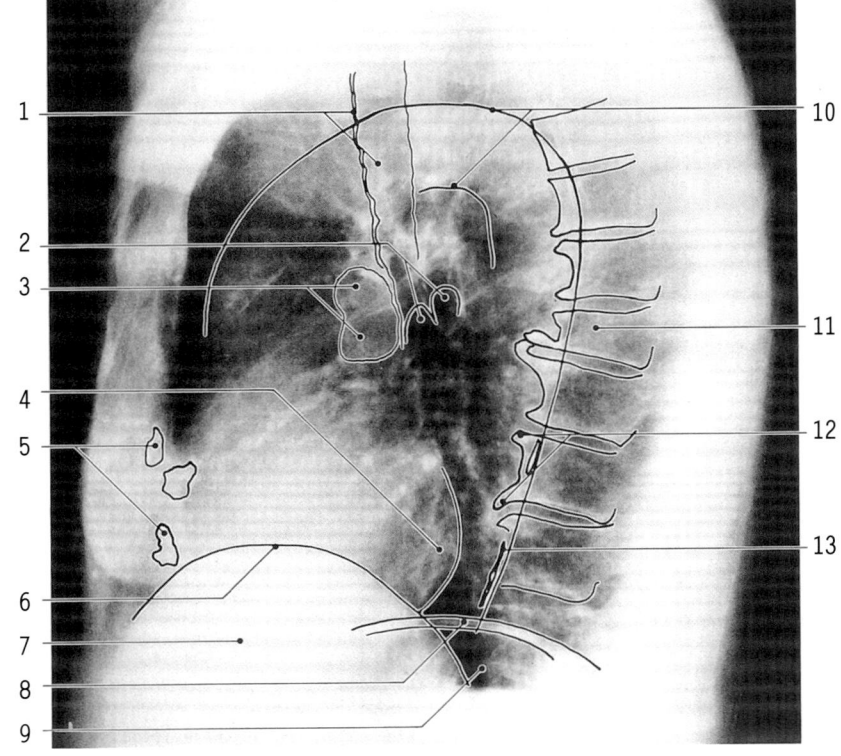

老年胸，侧位 X 线

1 气管（有软骨钙化）
2 主支气管
3 肺动脉
4 左心室（增大）
5 钙化的肋软骨
6 膈右穹隆（松弛）
7 肝
8 膈左穹隆
9 胃内气体
10 主动脉弓（扩张）
11 椎体（萎陷）
12 骨赘
13 主动脉壁钙化

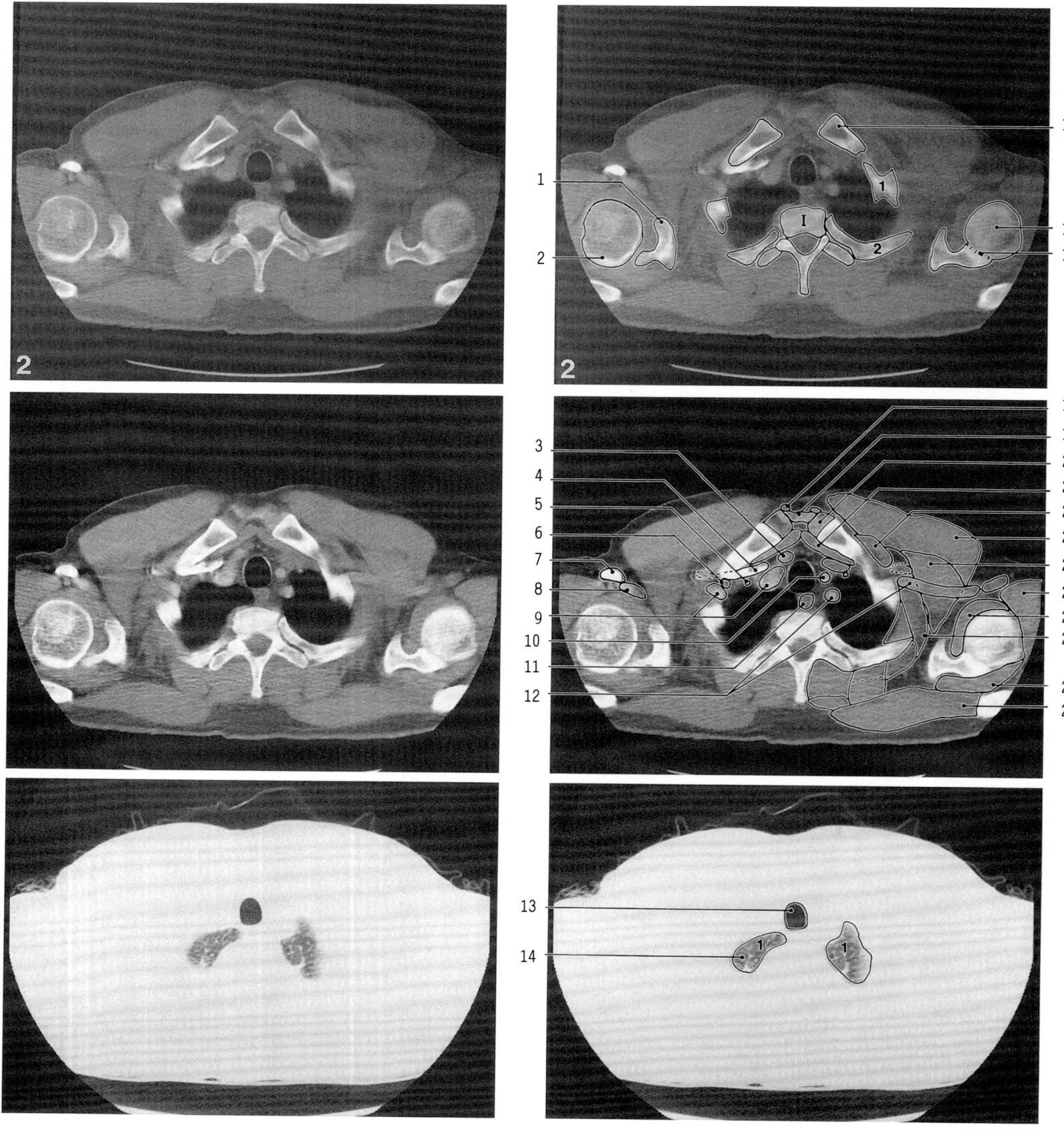

胸，轴位 CT（定位像见第 278 页）

1 喙突
2 肱骨大结节
3 右颈总动脉
4 锁骨下静脉和颈内静脉汇合处
5 胸廓内动脉
6 前斜角肌（附着点）
7 腋静脉（造影）
8 腋动脉
9 右锁骨下动脉
10 左颈总动脉
11 食管
12 左锁骨下动脉
13 气管
14 肺尖
15 锁骨胸骨端
16 肱骨头
17 肩关节
18 胸锁乳突肌胸骨头
19 锁间韧带
20 胸锁关节关节盘
21 胸骨舌骨肌和胸骨甲状肌
22 锁骨下肌
23 胸大肌
24 胸小肌
25 大圆肌
26 肩胛下肌
27 前锯肌
28 冈上肌
29 斜方肌

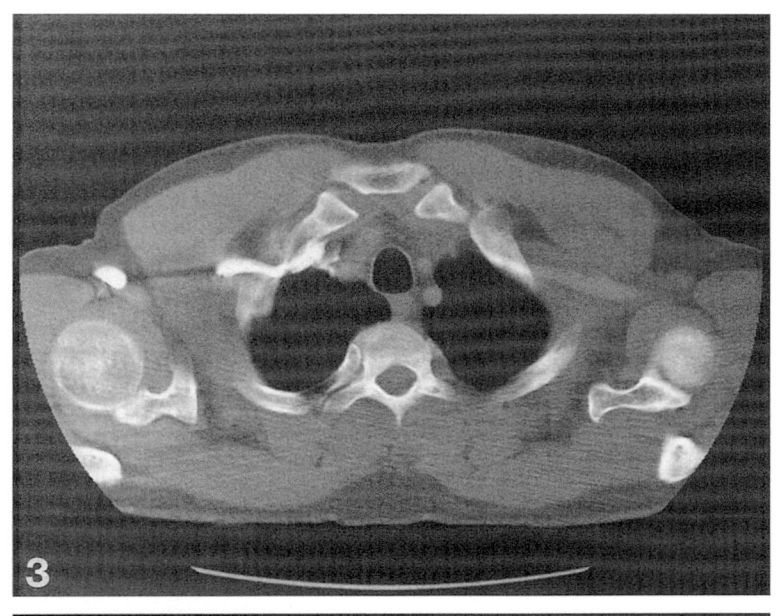
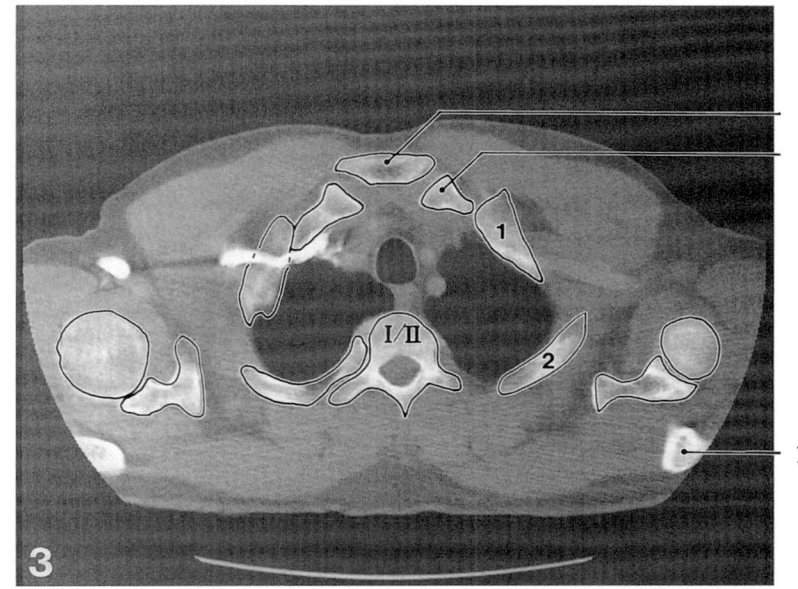
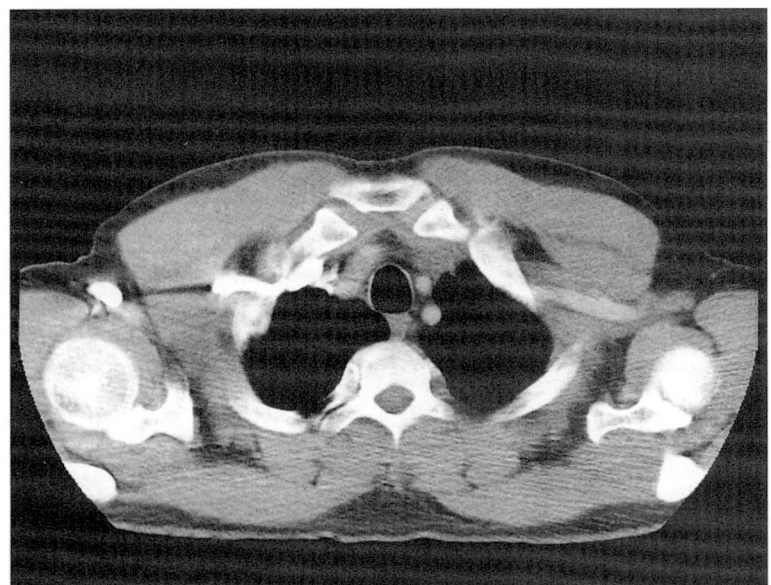
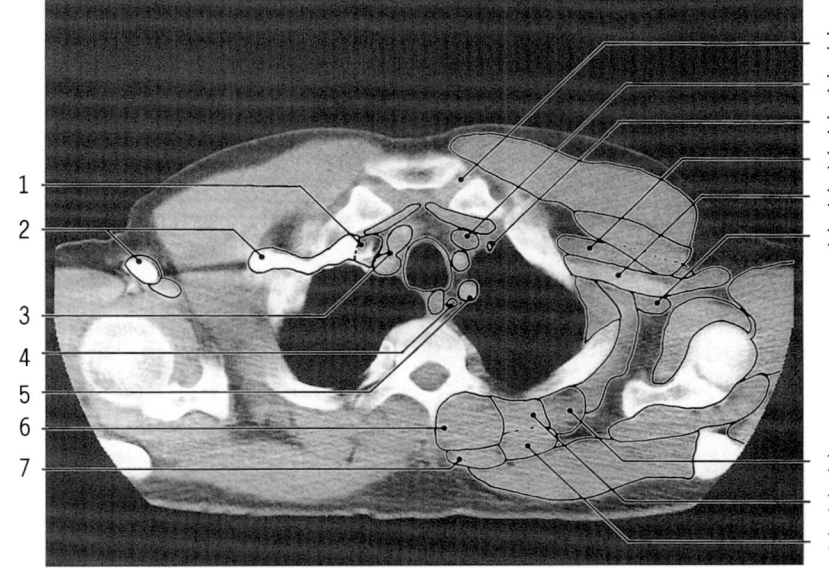
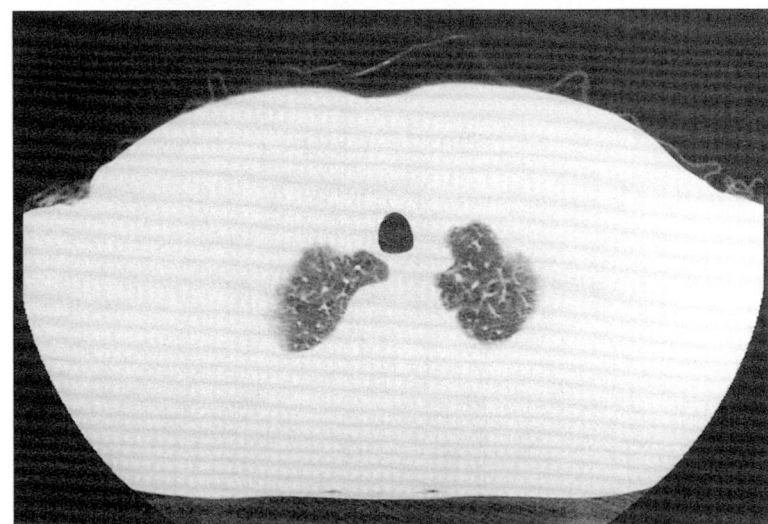
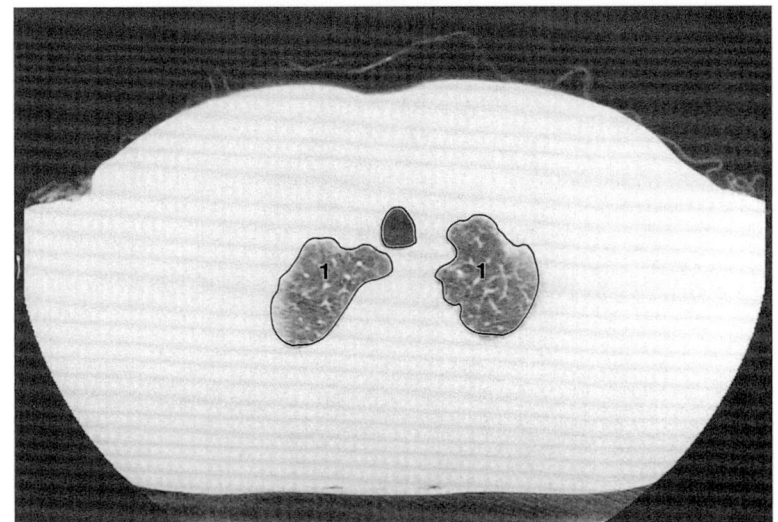

胸，轴位CT（定位像见第278页）

1 锁骨下静脉和颈内静脉汇合处
2 腋静脉（造影）
3 头臂干分叉处
4 胸导管
5 左锁骨下动脉
6 横突棘肌
7 菱形肌
8 胸骨柄
9 锁骨胸骨端
10 肩峰
11 胸锁关节关节盘
12 左头臂静脉
13 胸廓内动脉
14 右腋静脉
15 右腋动脉
16 肩胛舌骨肌下腹
17 髂肋肌
18 最长肌
19 肩胛提肌

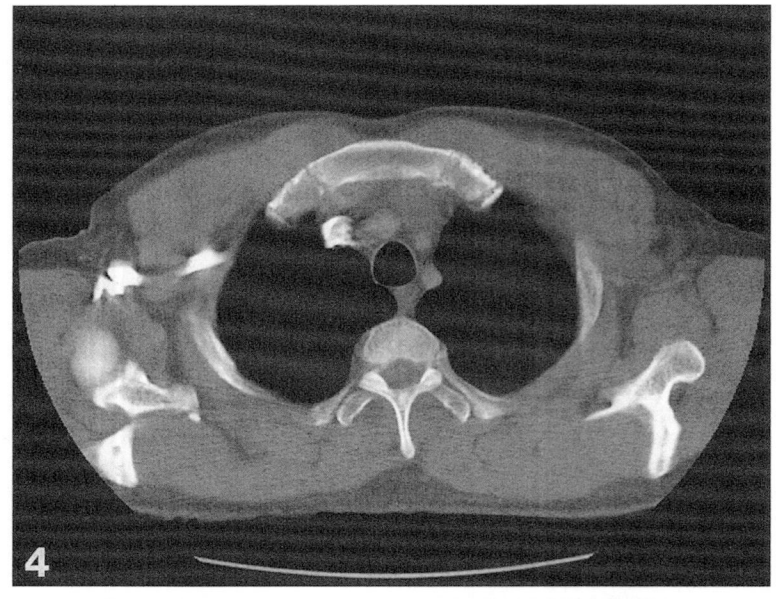
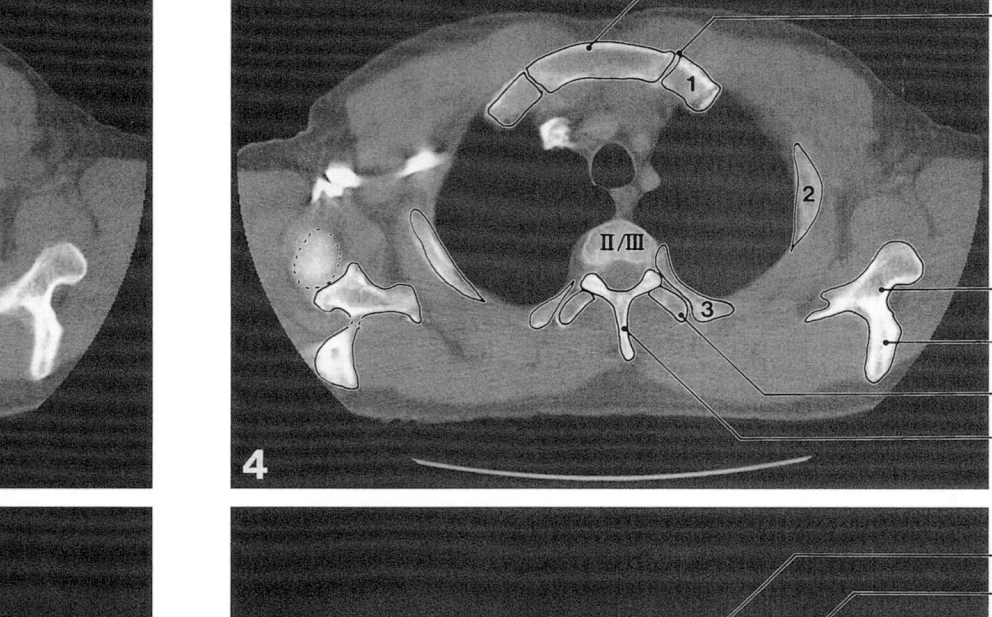
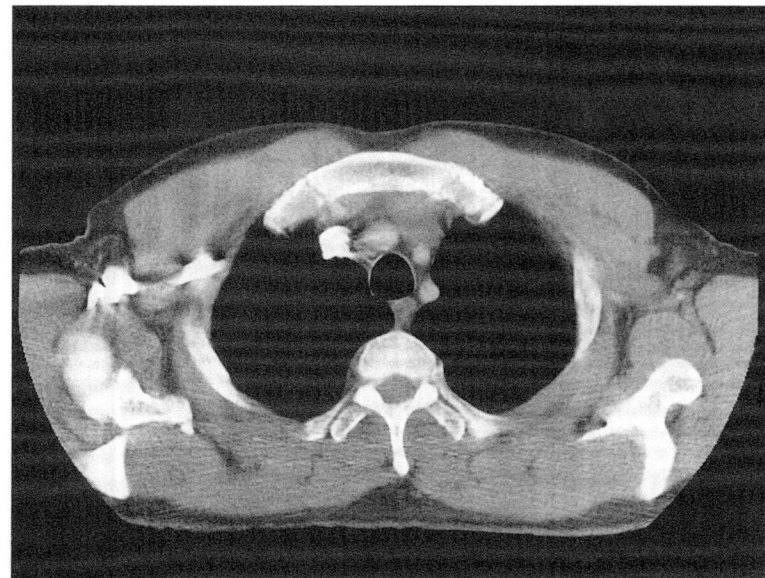
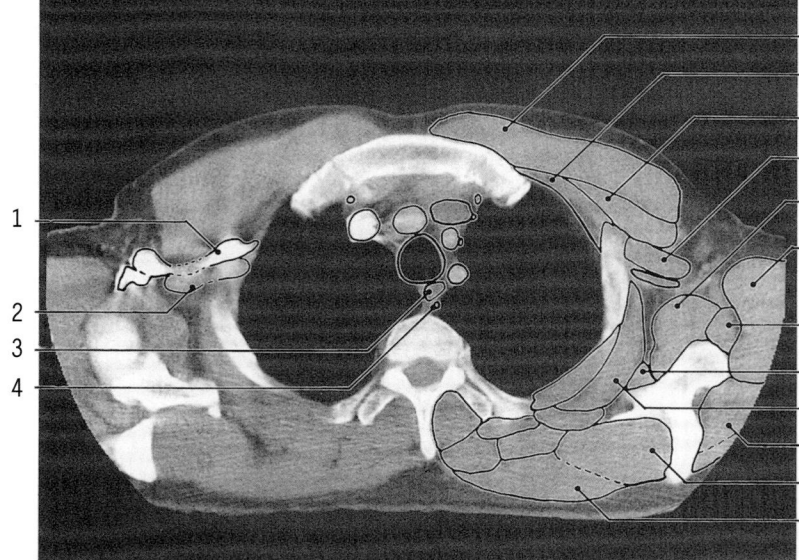
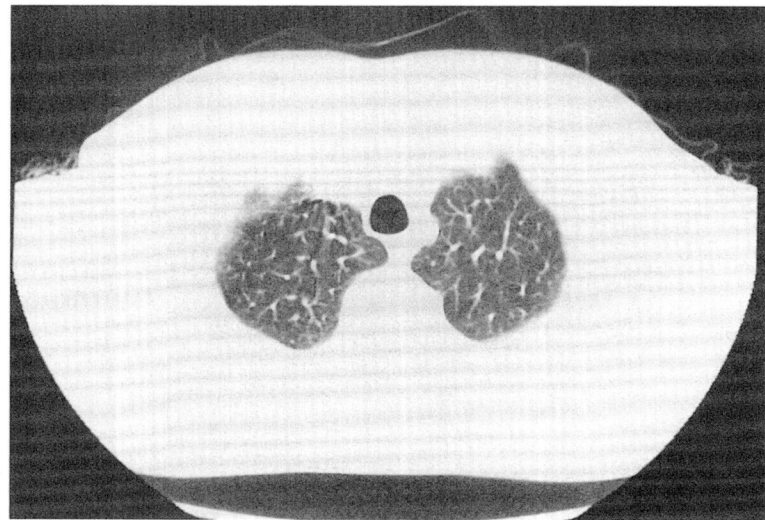
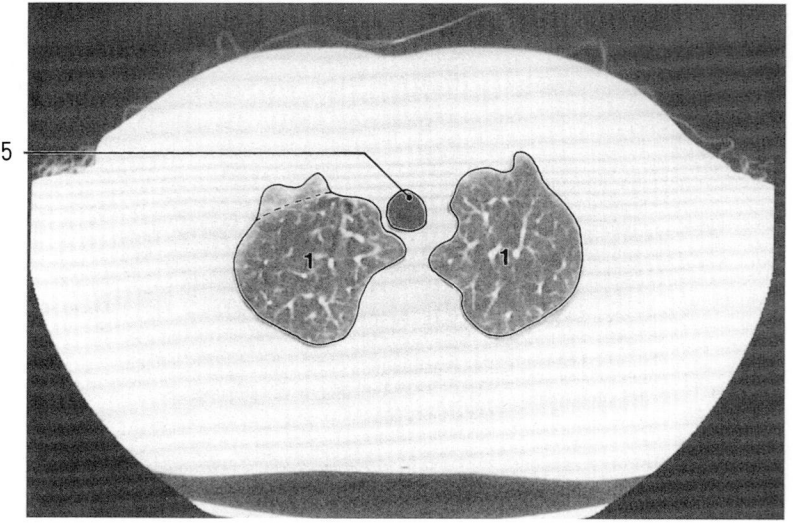

胸，轴位 CT（定位像见第 278 页）

1 造影的右腋静脉
2 腋动脉
3 食管
4 胸导管
5 气管
6 胸骨柄
7 第一肋胸肋结合
8 肩胛颈
9 肩胛冈
10 第三胸椎横突
11 第二胸椎棘突
12 胸大肌
13 肋间肌
14 胸小肌
15 左腋静脉
16 肩胛下肌
17 大圆肌
18 小圆肌
19 肩胛舌骨肌下腹
20 前锯肌
21 冈下肌
22 冈上肌
23 斜方肌

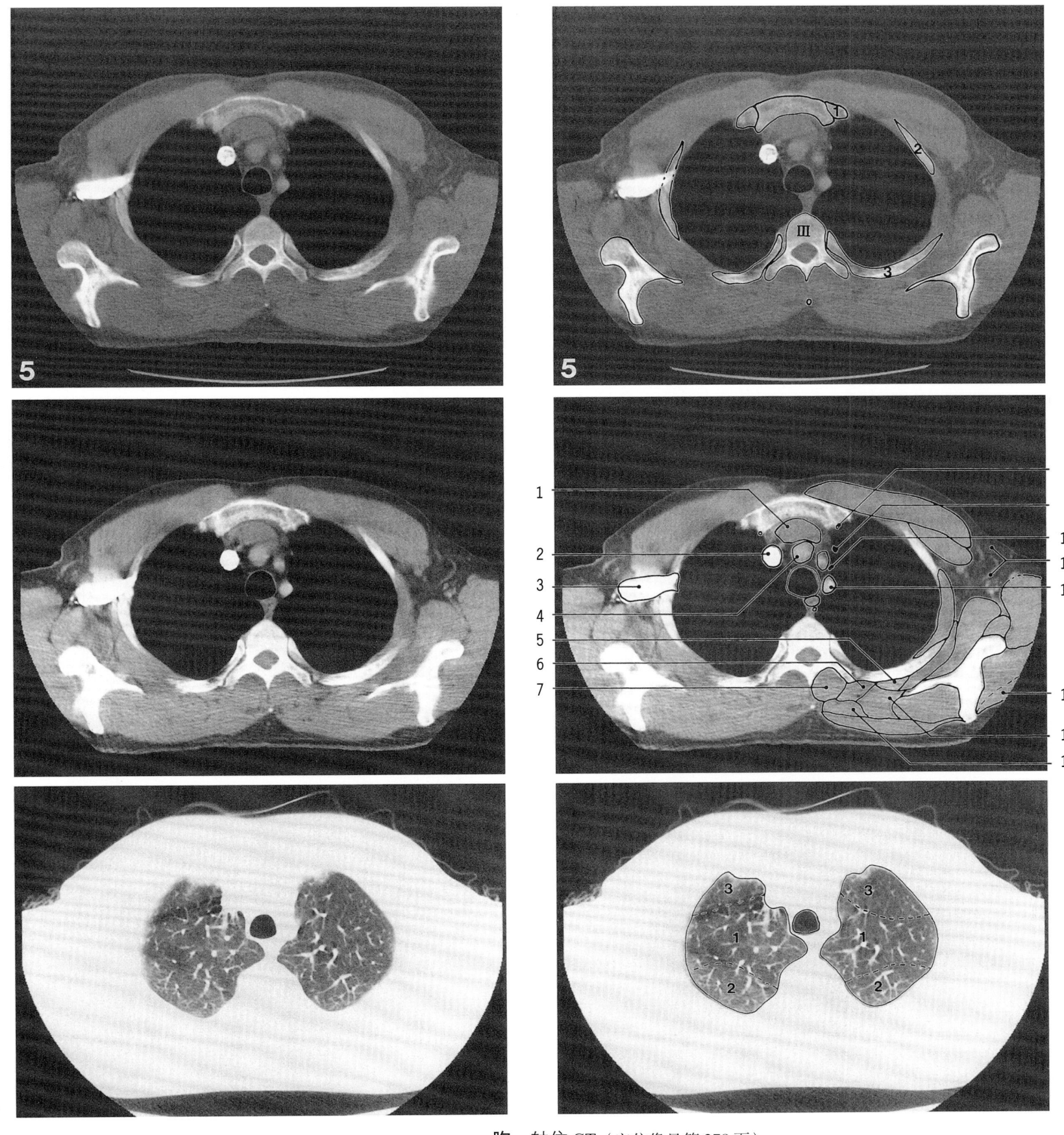

胸，轴位 CT（定位像见第 278 页）

1 左头臂静脉
2 右头臂静脉
3 右腋静脉
4 头臂干
5 髂肋肌
6 最长肌
7 横突棘肌
8 胸廓内动脉
9 左膈神经
10 左迷走神经
11 腋窝内神经、血管和淋巴结
12 左锁骨下动脉
13 三角肌
14 肩胛提肌
15 菱形肌

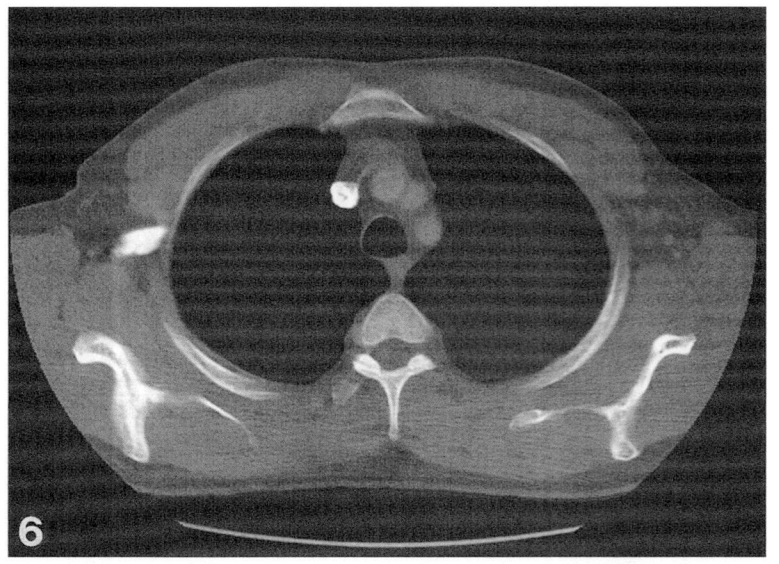
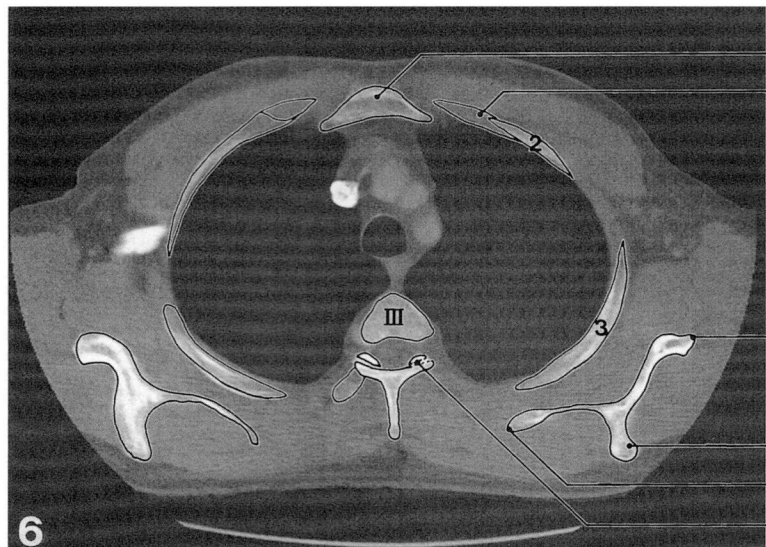
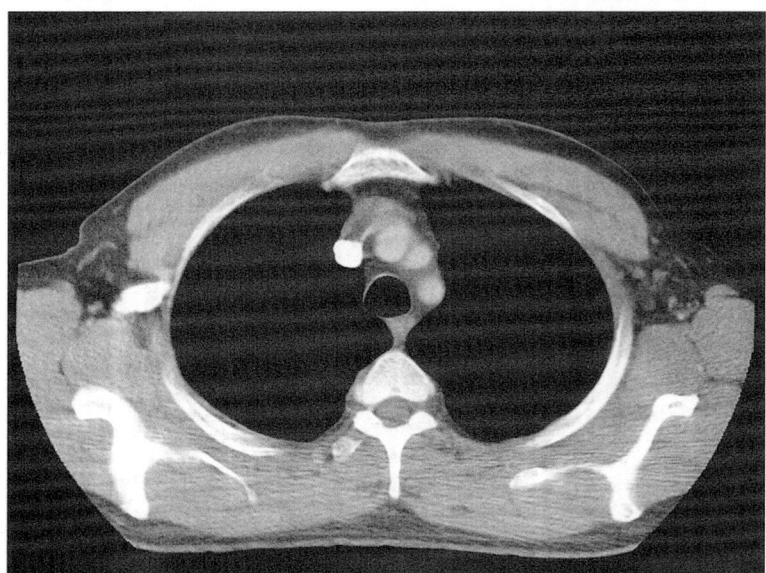
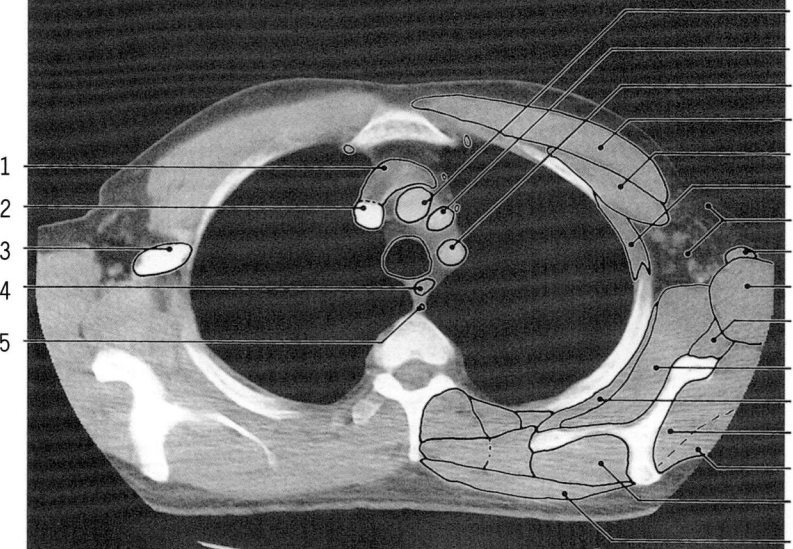
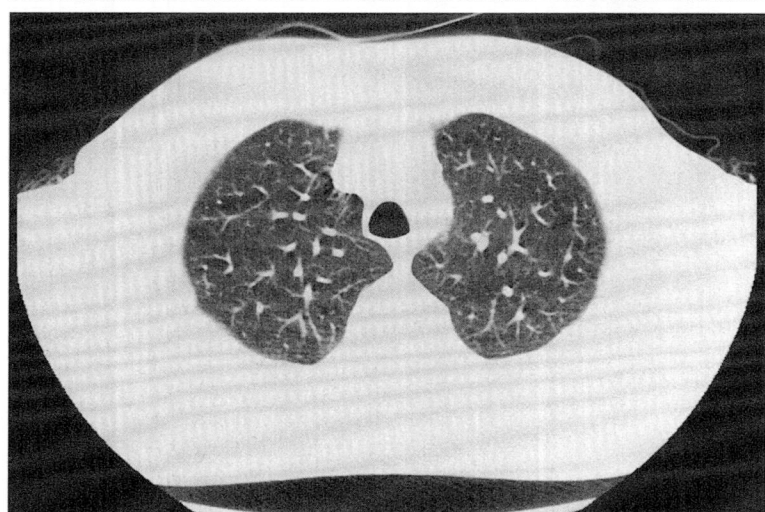
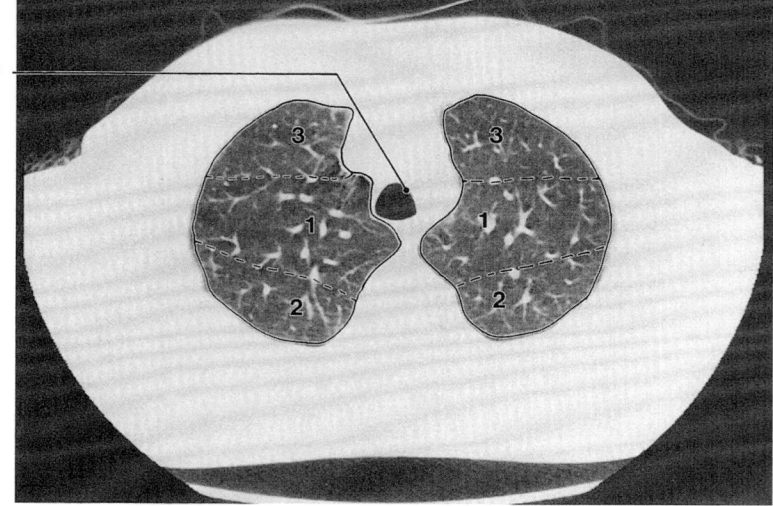

胸，轴位CT（定位像见第278页）

1 左头臂静脉
2 右头臂静脉
3 右腋静脉
4 食管
5 胸导管
6 气管
7 胸骨柄
8 肋软骨
9 肩胛骨外侧缘
10 肩胛冈
11 肩胛冈内侧缘
12 第三、四胸椎关节突关节
13 头臂干
14 左颈总动脉
15 左锁骨下动脉
16 胸大肌
17 胸小肌
18 肋间肌
19 腋窝内神经、血管和淋巴结
20 背阔肌
21 大圆肌
22 小圆肌
23 肩胛下肌
24 前锯肌
25 冈下肌
26 三角肌
27 冈上肌
28 斜方肌

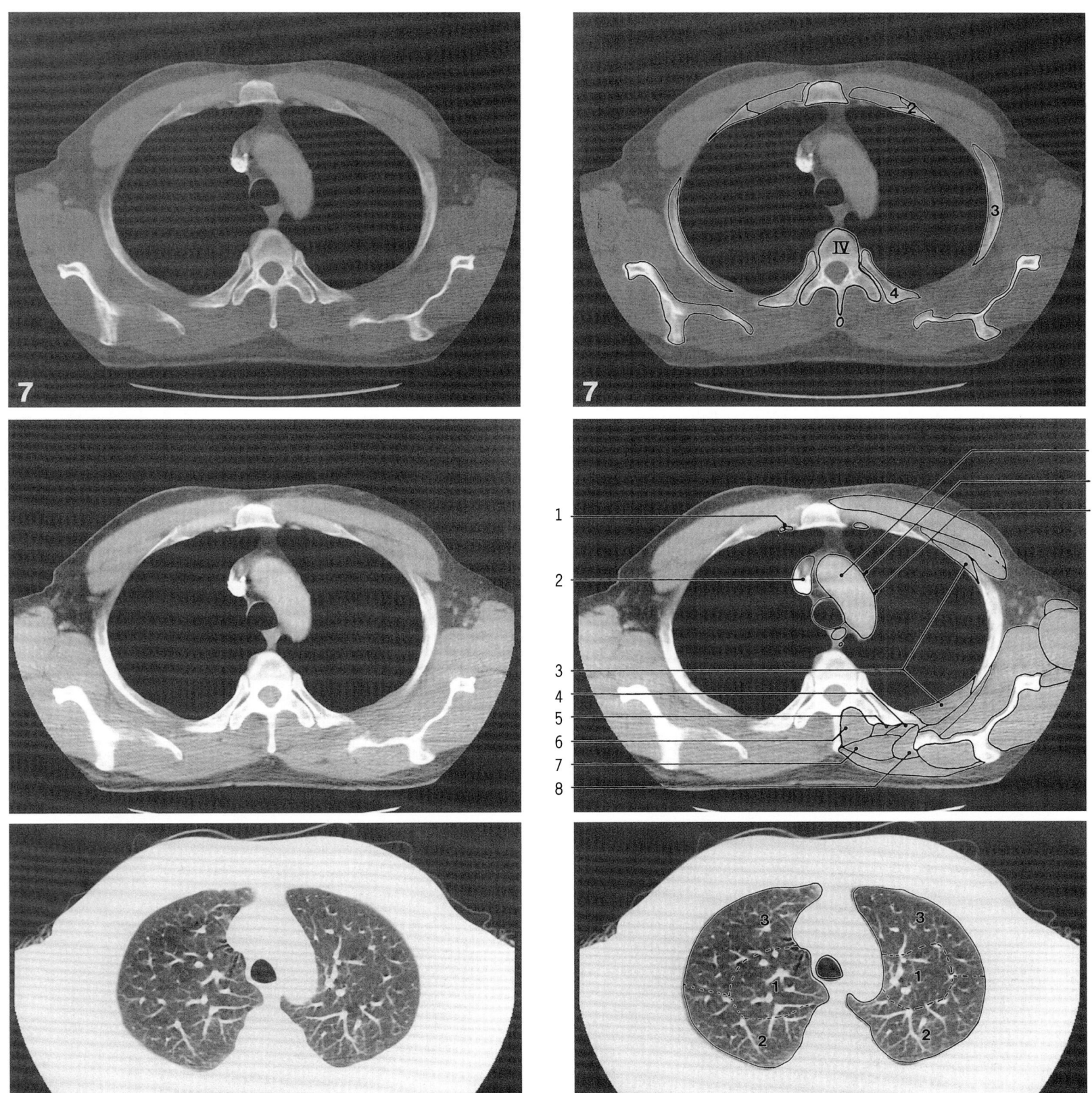

胸，轴位 CT（定位像见第 278 页）

1 胸廓内动静脉
2 左右头臂静脉汇合处
3 肋间肌
4 髂肋肌
5 最长肌
6 横突棘肌
7 菱形肌
8 肩胛提肌
9 主动脉弓
10 左膈神经
11 左迷走神经

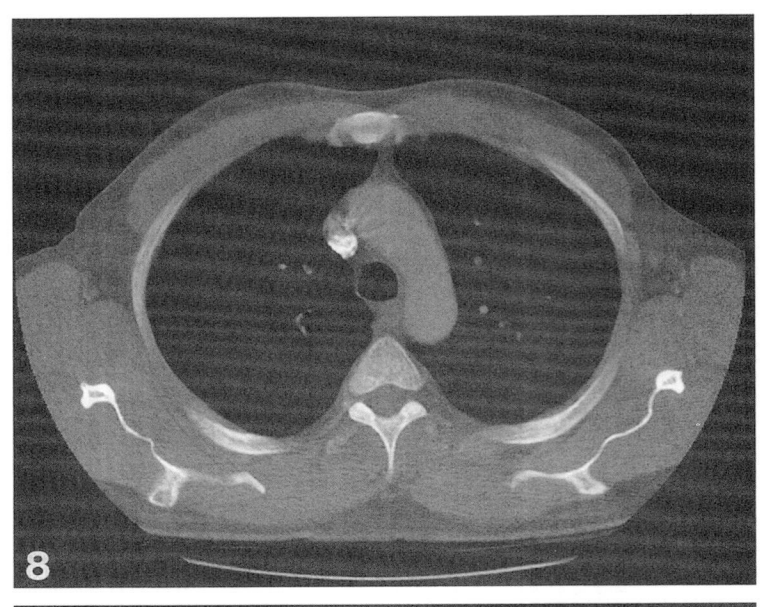
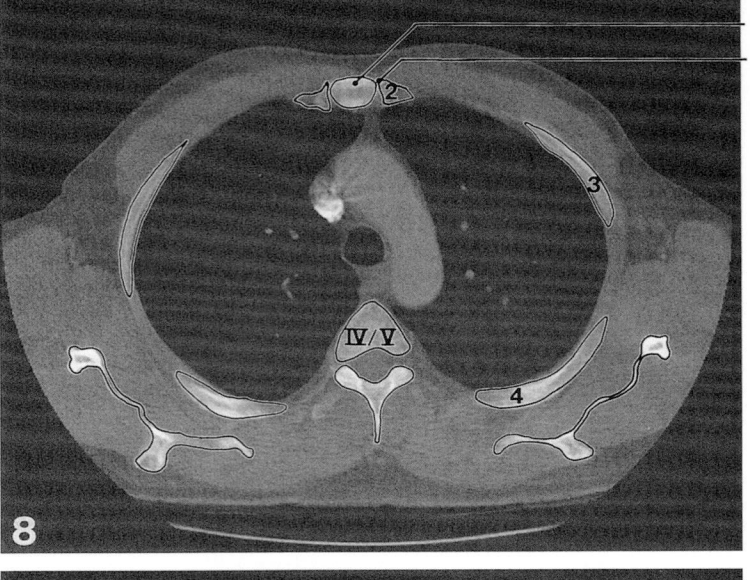
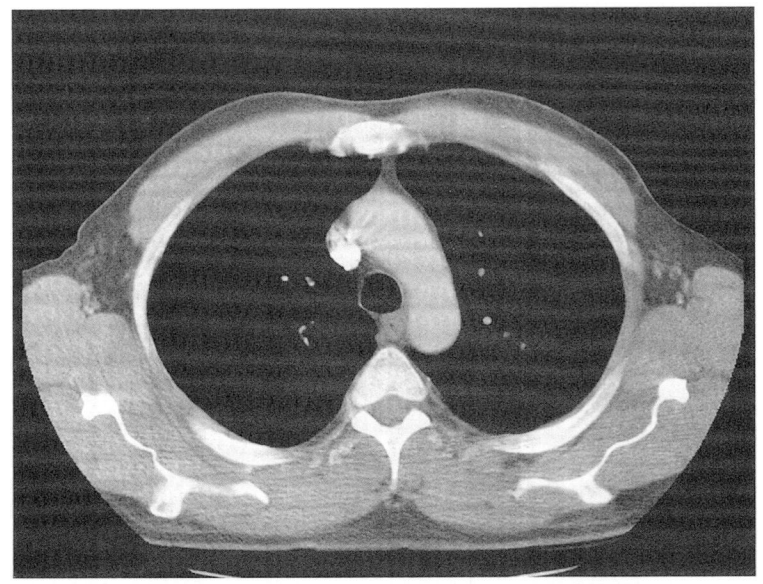
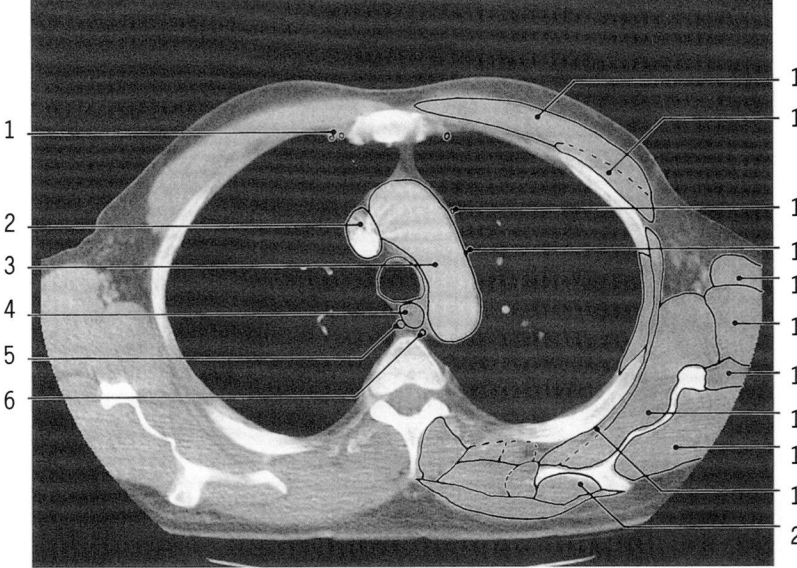
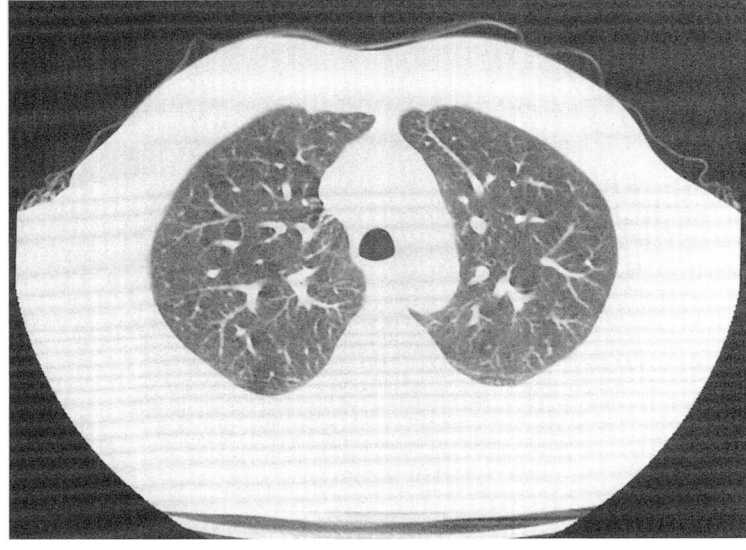
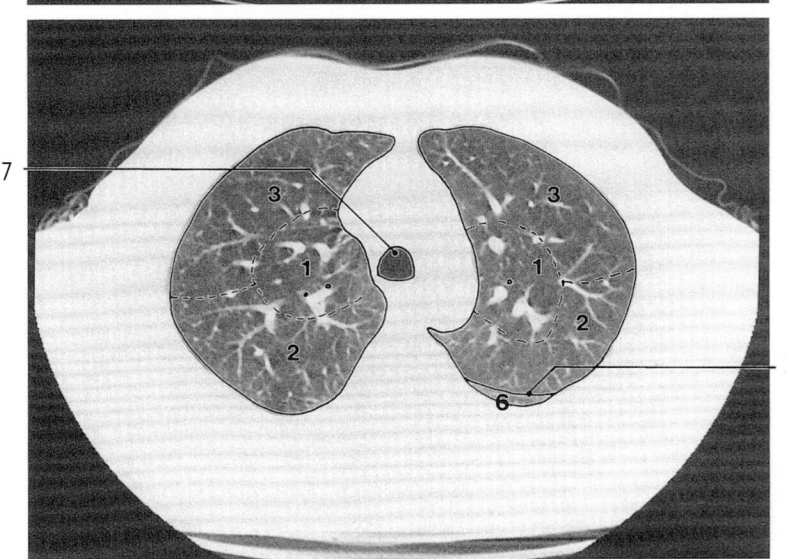

胸，轴位 CT（定位像见第 278 页）

1 胸廓内动静脉
2 上腔静脉
3 主动脉弓
4 食管
5 奇静脉（右肋间上静脉）
6 胸导管
7 气管
8 胸骨体
9 第二胸肋关节
10 胸大肌
11 胸小肌
12 左膈神经
13 左迷走神经
14 背阔肌
15 大圆肌
16 小圆肌
17 肩胛下肌
18 冈下肌
19 前锯肌
20 冈上肌
21 左肺斜裂

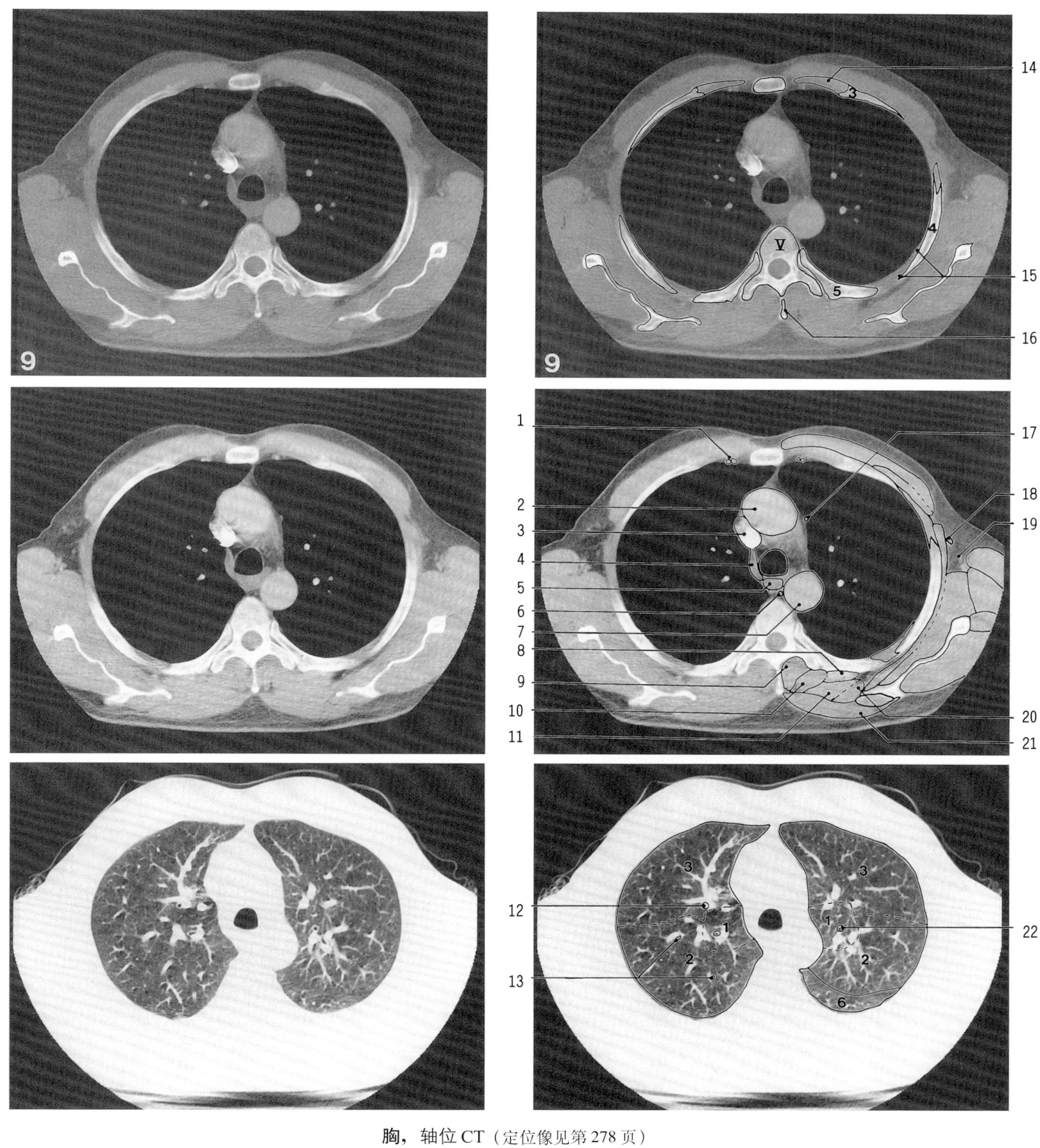

胸，轴位CT（定位像见第278页）

1. 胸廓内动静脉
2. 升主动脉
3. 上腔静脉
4. 奇静脉（弓）
5. 食管
6. 胸导管
7. 降主动脉
8. 髂肋肌
9. 横突棘肌
10. 最长肌
11. 菱形肌
12. 前段支气管 B III 分支
13. 后段支气管 B II 分支
14. 肋软骨
15. 肋沟
16. 第四胸椎棘突
17. 左膈神经
18. 胸外侧动脉
19. 腋窝
20. 肩胛提肌
21. 斜方肌
22. 尖段支气管 B I

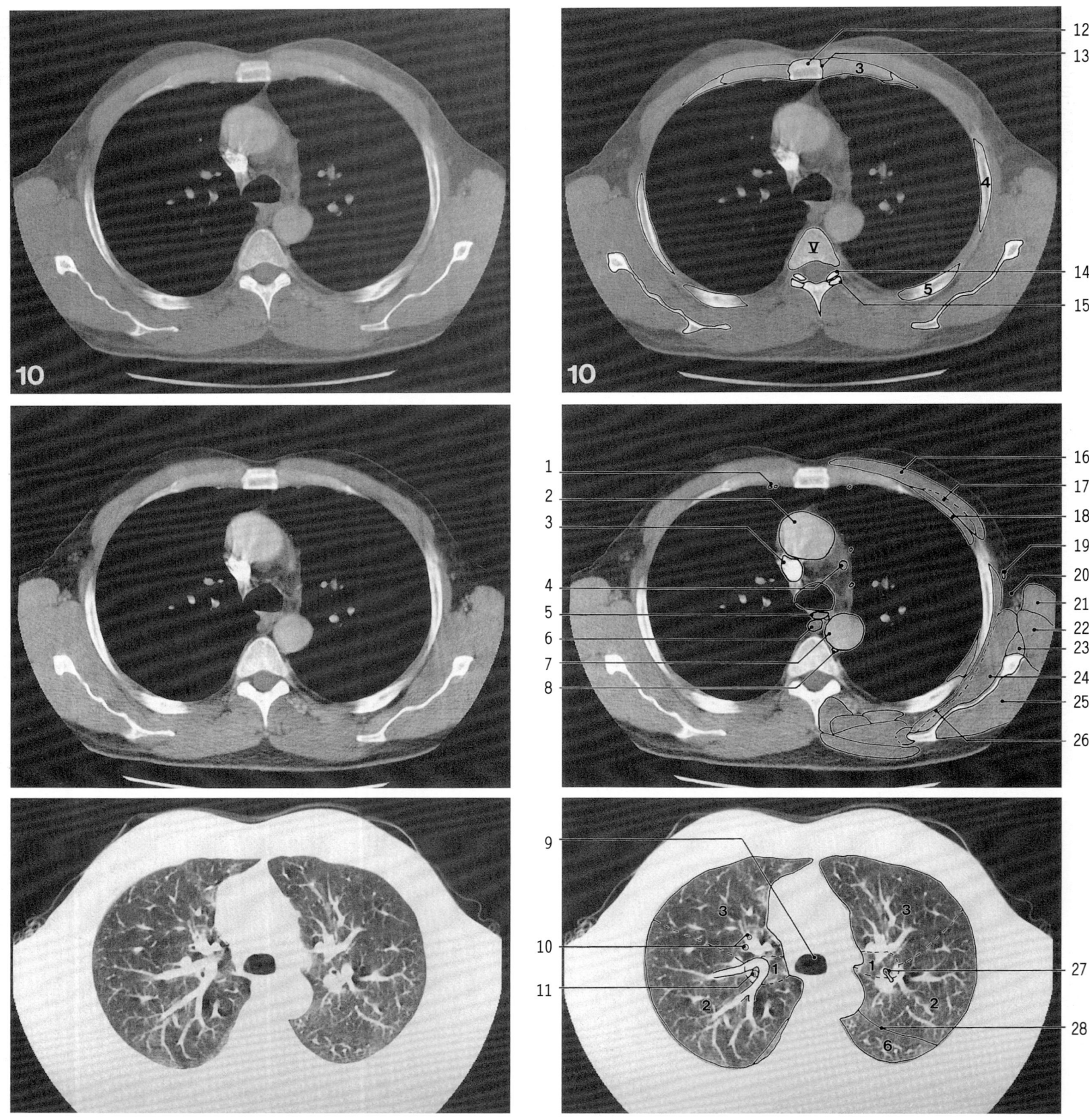

胸，轴位 CT（定位像见第 278 页）

1 胸廓内动静脉
2 升主动脉
3 上腔静脉
4 主动脉肺动脉窗动脉韧带（动脉导管）
5 食管
6 奇静脉
7 降主动脉
8 半奇静脉
9 气管
10 前段支气管 B III 分支
11 尖段支气管 B I
12 胸骨体
13 第三胸肋关节
14 第六胸椎上关节突
15 第五胸椎下关节突
16 胸大肌
17 胸小肌
18 肋间肌
19 胸外侧动脉
20 腋窝
21 背阔肌
22 大圆肌
23 小圆肌
24 肩胛下肌
25 冈下肌
26 前锯肌
27 左肺尖后段支气管 (B I+B II)
28 斜裂

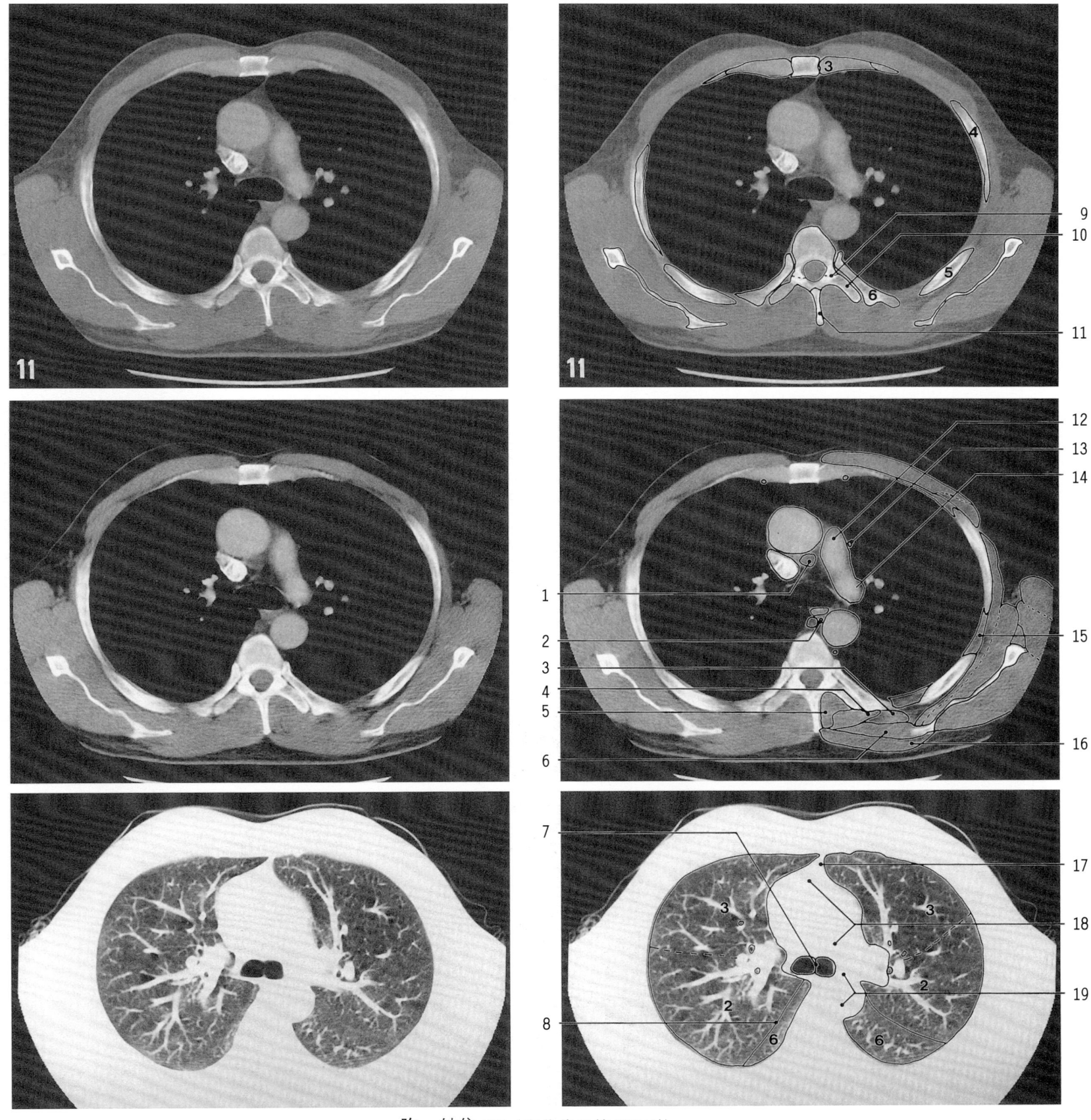

胸，轴位 CT（定位像见第 278 页）

1 隆嵴前淋巴结
2 胸导管
3 髂肋肌
4 最长肌
5 横突棘肌
6 菱形肌
7 气管隆嵴（气管杈）
8 右肺斜裂
9 第五、六胸椎关节突关节
10 第六胸椎横突
11 第五胸椎棘突
12 肺动脉干
13 左膈神经
14 左肺动脉
15 肋间肌
16 斜方肌
17 前纵隔
18 中纵隔
19 后纵隔

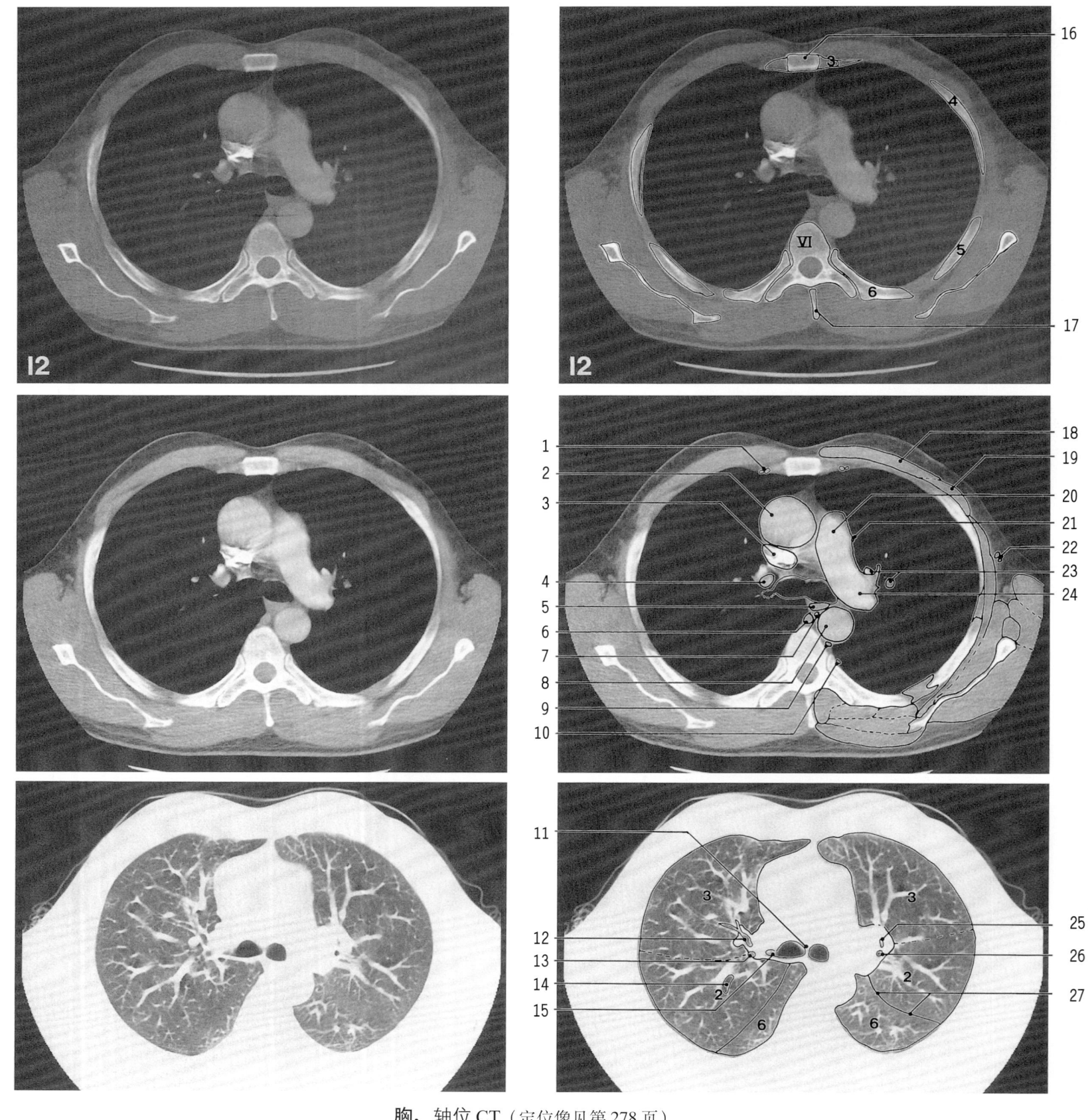

胸，轴位CT（定位像见第278页）

1 胸廓内动静脉
2 升主动脉
3 上腔静脉
4 右肺动脉上叶支
5 食管
6 奇静脉
7 胸导管
8 降主动脉
9 半奇静脉
10 交感干
11 气管隆嵴
12 右上叶前段支气管 B III
13 右上叶尖段支气管 B I
14 右上叶后段支气管 B II
15 右上叶支气管
16 胸骨体
17 第五胸椎棘突
18 胸大肌
19 胸小肌
20 肺动脉干
21 左膈神经
22 胸外侧动静脉
23 左上肺静脉分支
24 左肺动脉
25 左上叶前段支气管
26 左上叶尖后段支气管
27 左肺斜裂

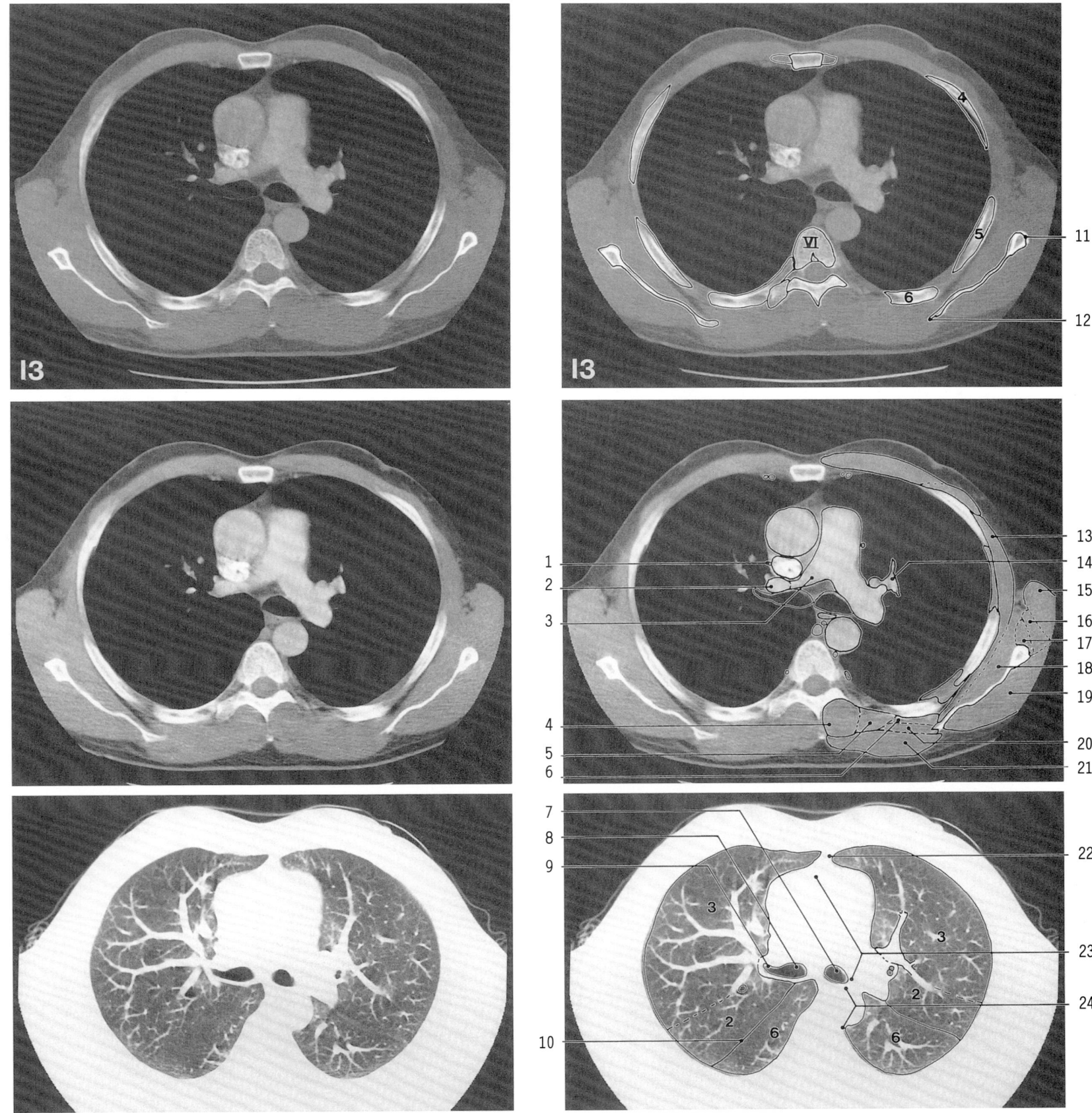

胸，轴位 CT（定位像见第 278 页）

1. 右膈神经
2. 右肺动脉上叶支
3. 右肺动脉
4. 横突棘肌
5. 最长肌
6. 髂肋肌
7. 左主支气管
8. 右主支气管
9. 右上叶支气管
10. 右肺斜裂
11. 肩胛骨外侧缘
12. 肩胛骨内侧缘
13. 前锯肌
14. 左上肺静脉分支
15. 背阔肌
16. 大圆肌
17. 小圆肌
18. 肩胛下肌
19. 冈下肌
20. 菱形肌
21. 斜方肌
22. 前纵隔
23. 中纵隔
24. 后纵隔

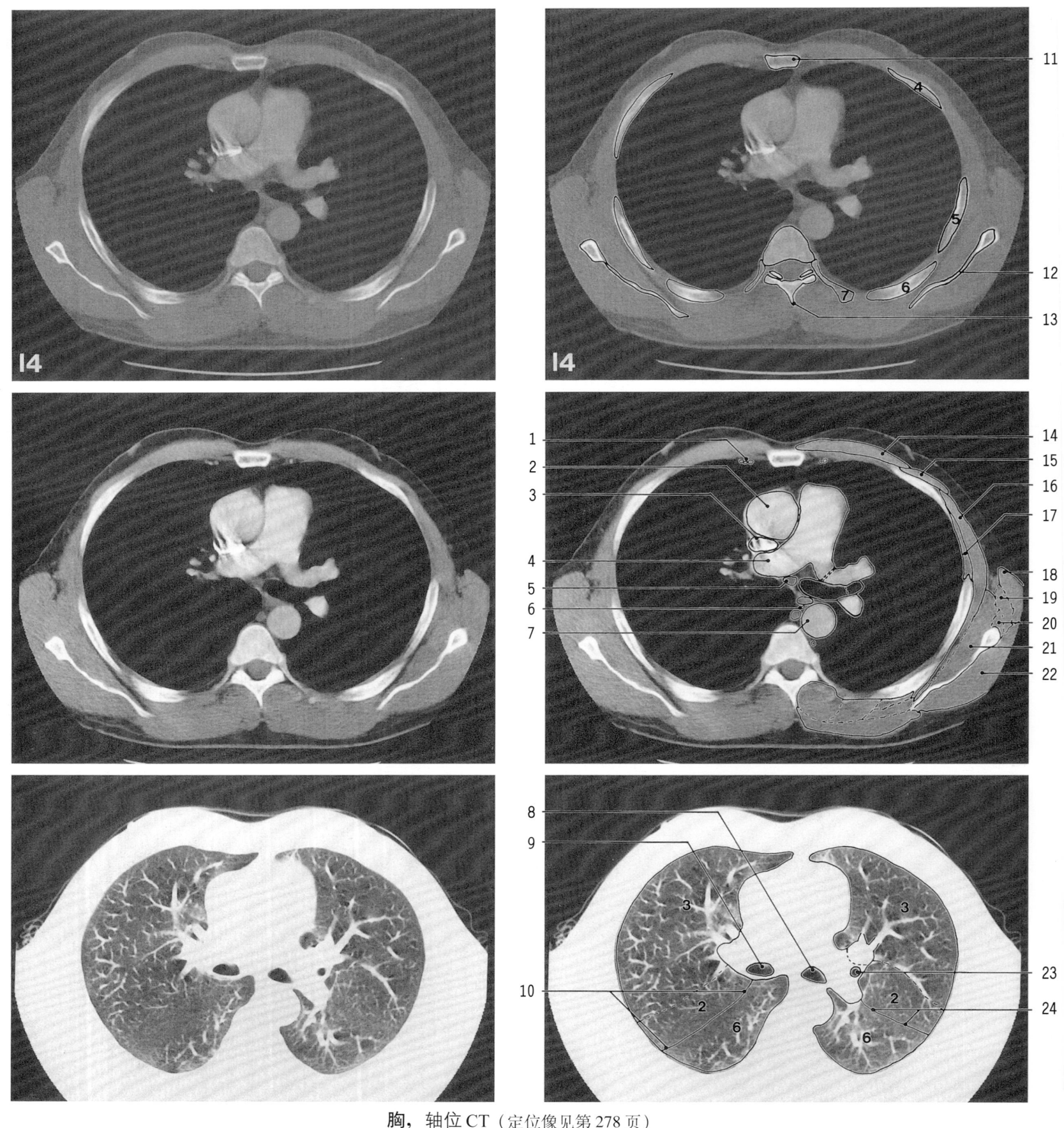

胸，轴位CT（定位像见第278页）

1 胸廓内动静脉
2 升主动脉
3 上腔静脉
4 右肺动脉
5 隆嵴下（气管杈）淋巴结
6 胸导管
7 降主动脉
8 左主支气管
9 右主支气管
10 右肺斜裂
11 胸骨体
12 肩胛骨
13 第六胸椎棘突
14 胸大肌
15 胸小肌
16 前锯肌
17 肋间肌
18 背阔肌
19 大圆肌
20 小圆肌
21 肩胛下肌
22 冈下肌
23 左上叶支气管上支
24 左肺斜裂

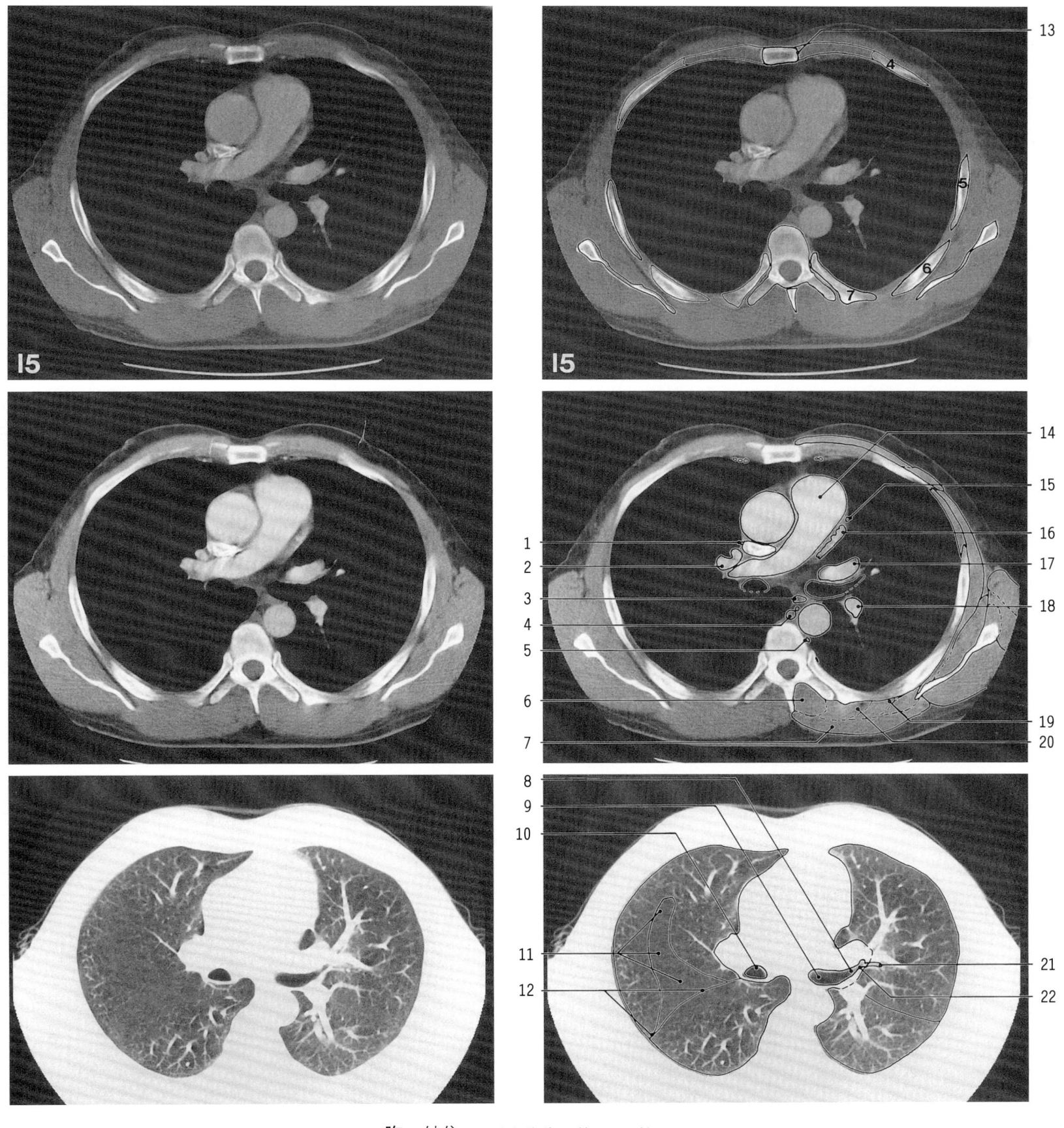

胸，轴位CT（定位像见第278页）

1 右膈神经
2 右上肺静脉
3 食管
4 奇静脉
5 半奇静脉
6 横突棘肌
7 斜方肌
8 左上叶支气管
9 左主支气管
10 右主支气管
11 水平裂（在断层面）
12 右肺斜裂
13 第四胸肋关节
14 肺动脉干
15 左膈神经
16 左心耳
17 左上肺静脉
18 左肺动脉下支
19 髂肋肌
20 最长肌
21 上舌段支气管
22 左上叶支气管舌支

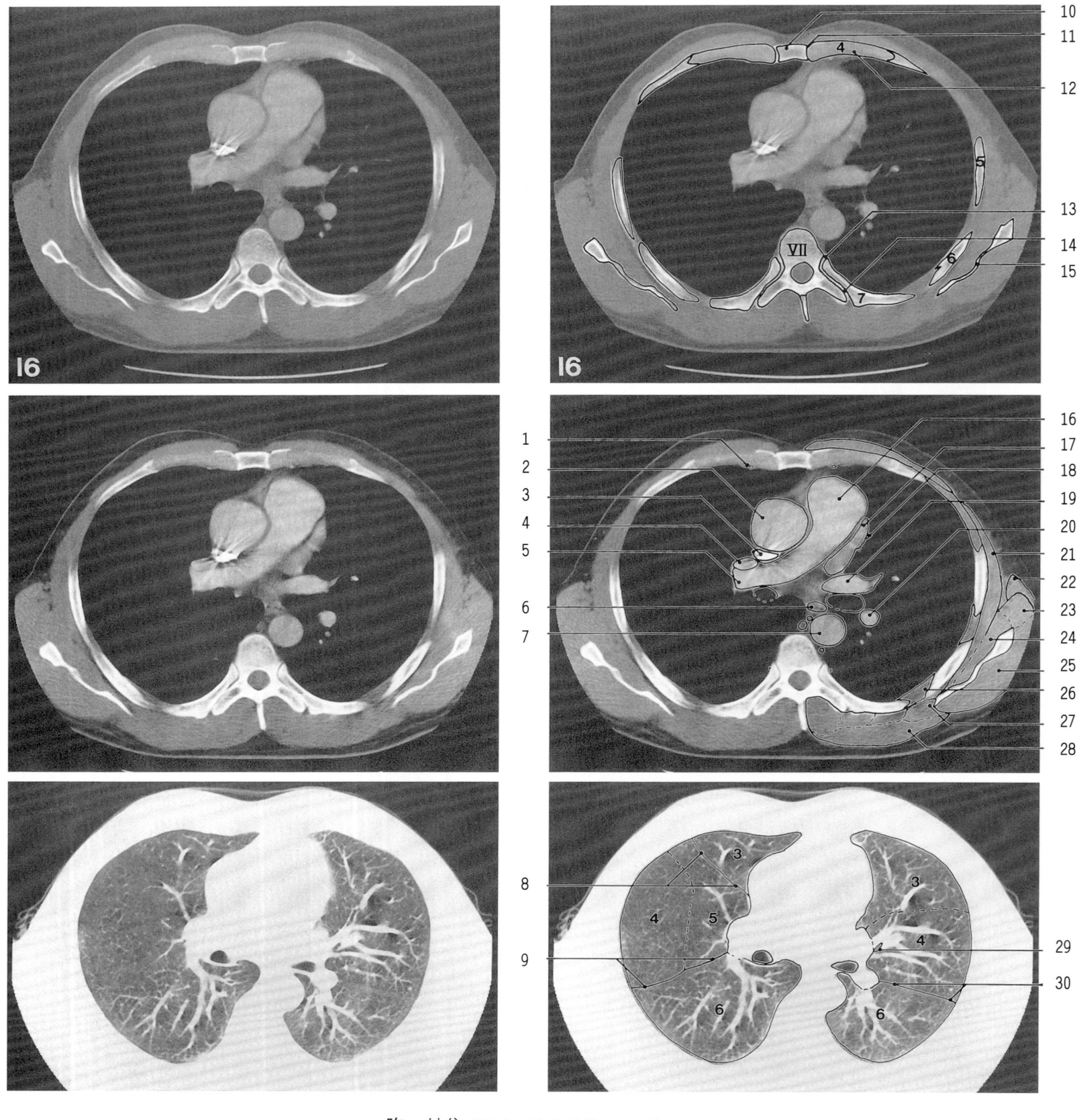

胸，轴位 CT（定位像见第 278 页）

1 胸廓内动静脉
2 升主动脉
3 上腔静脉
4 右上肺静脉
5 右肺动脉
6 食管
7 降主动脉
8 右肺水平裂
9 右肺斜裂
10 胸骨体
11 第四胸肋关节
12 肋软骨
13 肋椎关节
14 肋横突关节
15 肩胛骨
16 肺动脉
17 左心耳
18 左膈神经
19 左上肺静脉
20 左肺动脉下支
21 前锯肌
22 背阔肌
23 大圆肌
24 肩胛下肌
25 冈下肌
26 肋间肌
27 菱形肌
28 斜方肌
29 下舌段支气管
30 左肺斜裂

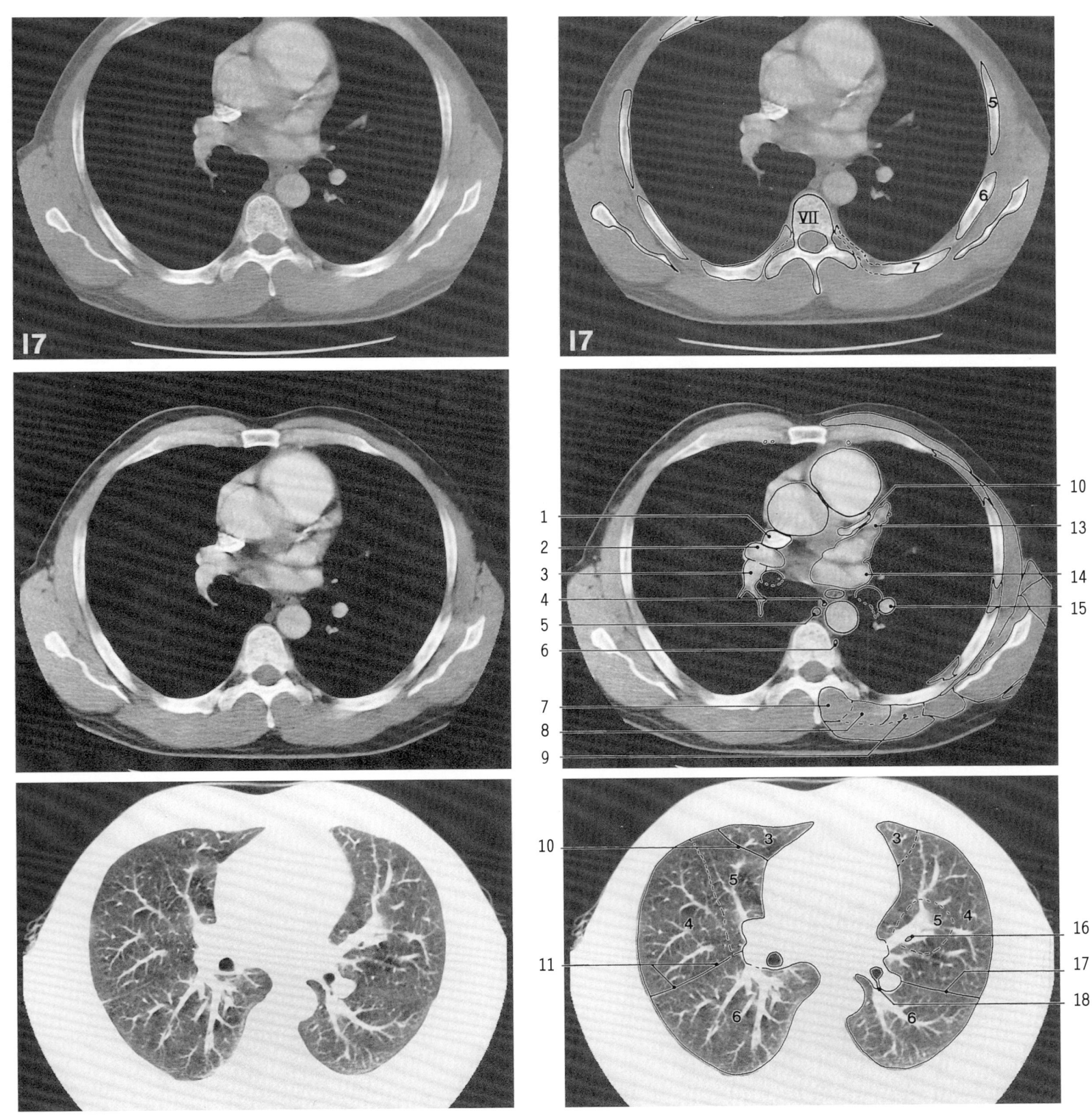

胸，轴位 CT（定位像见第 278 页）

1 上腔静脉
2 右上肺静脉
3 右肺动脉下支
4 胸导管
5 奇静脉
6 半奇静脉
7 横突棘肌
8 最长肌
9 髂肋肌
10 水平裂
11 右肺斜裂
12 左冠状动脉（钙化）
13 左心耳
14 左上肺静脉至左心房入口
15 左肺动脉下支
16 下舌段支气管
17 左肺斜裂
18 左下叶上段支气管

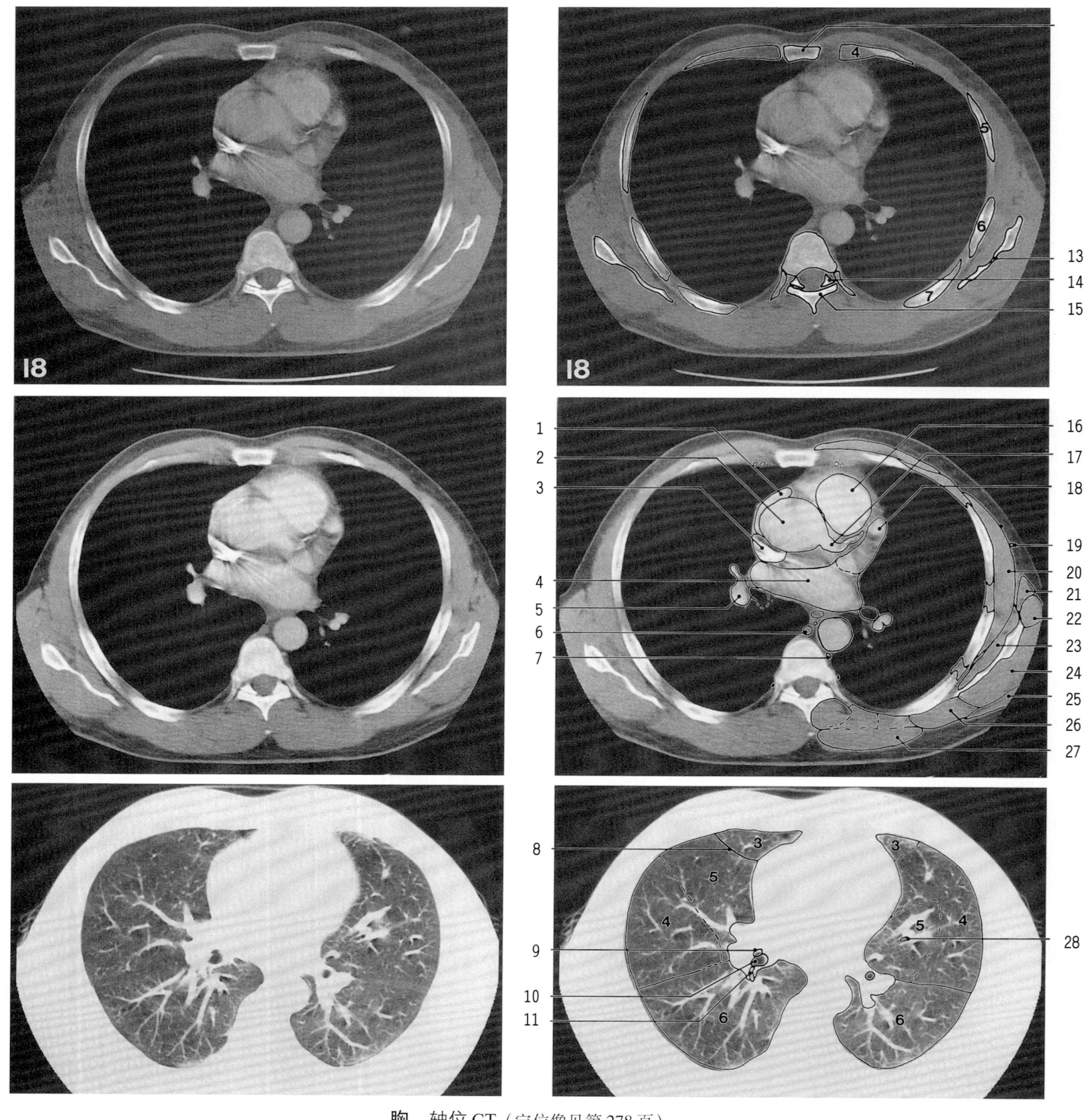

胸，轴位CT（定位像见第278页）

1 右心耳
2 升主动脉（球部）
3 上腔静脉至右心房入口
4 左心房
5 右肺动脉下支
6 奇静脉
7 半奇静脉
8 水平裂
9 中叶支气管
10 下叶支气管
11 右下叶上段支气管
12 胸骨体
13 肩胛骨
14 第八胸椎上关节突
15 第七胸椎椎弓板
16 肺动脉干
17 左冠状动脉
18 左心耳
19 胸外侧动脉
20 前锯肌
21 背阔肌
22 大圆肌
23 肩胛下肌
24 冈下肌
25 背阔肌
26 菱形肌
27 斜方肌
28 下舌段支气管

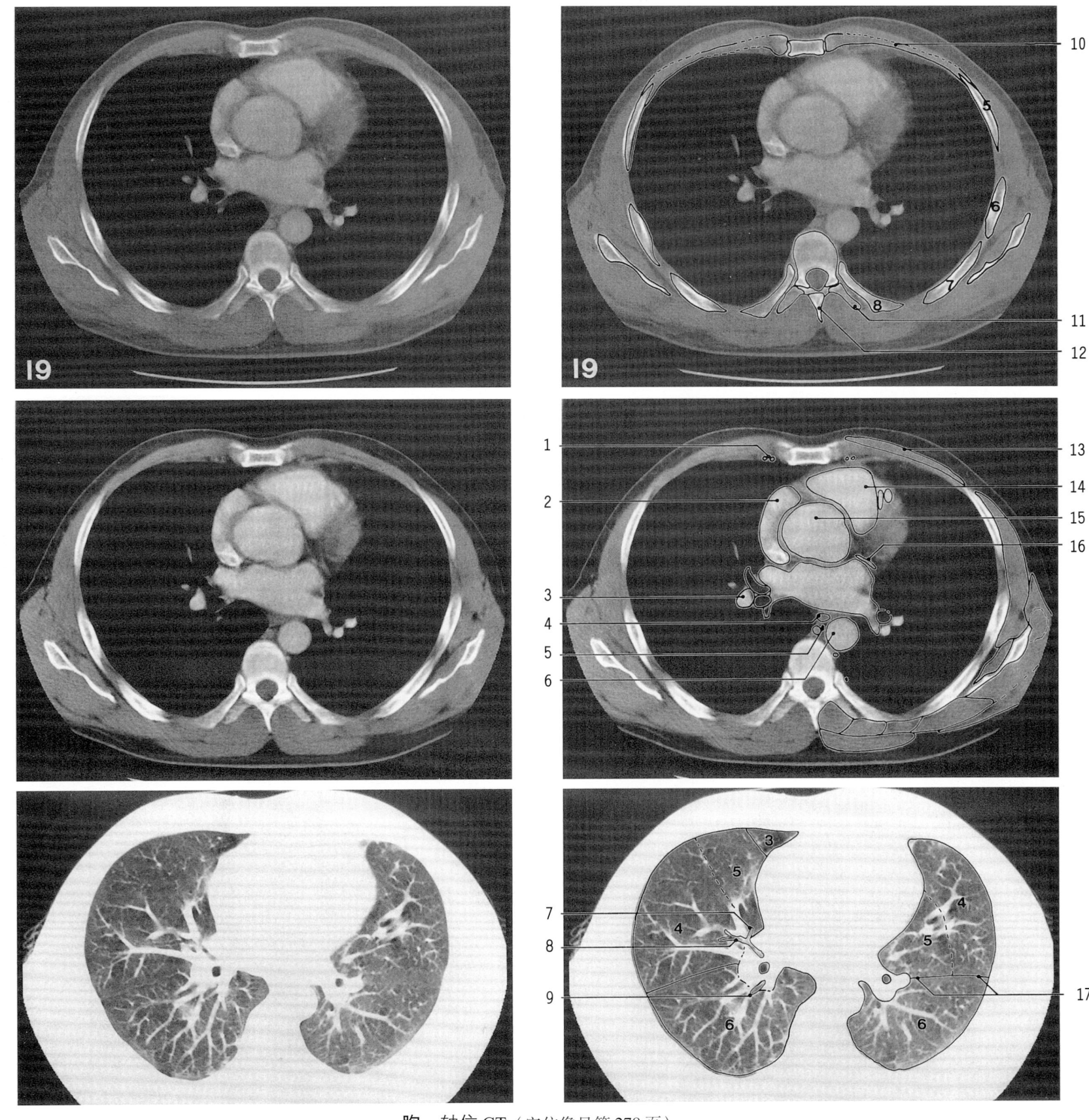

胸，轴位CT（定位像见第278页）

1 胸廓内动静脉↔
2 右心耳↔
3 右肺动脉下支↔
4 食管↔
5 胸导管↔
6 降主动脉↔
7 中叶内侧段支气管
8 中叶外侧段支气管
9 下叶上段支气管
10 肋软骨
11 第八胸椎横突
12 第七胸椎棘突
13 胸大肌↔
14 动脉圆锥→
15 主动脉球↔
16 左冠状动脉旋支→
17 左肺斜裂↔

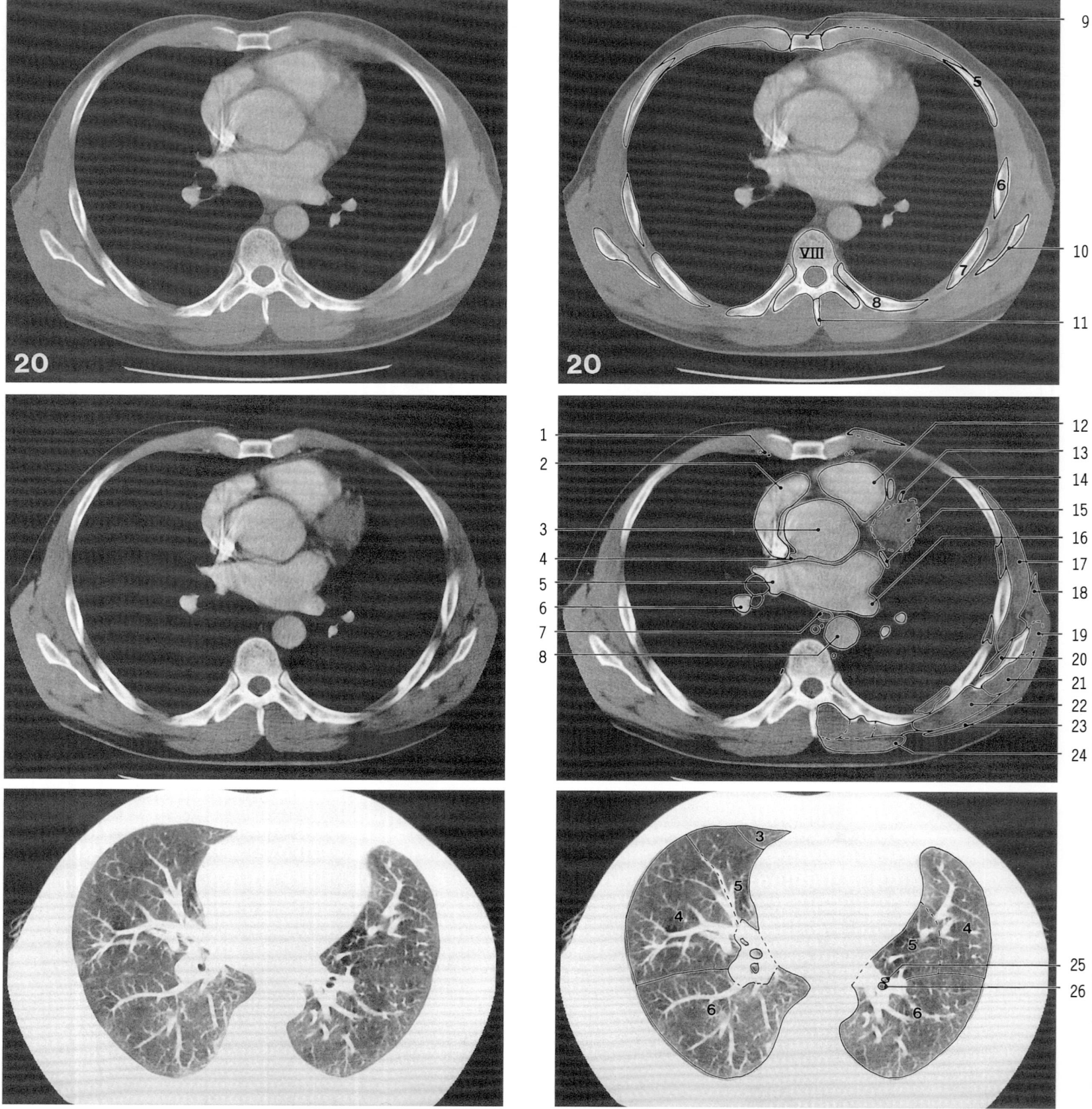

胸，轴位CT（定位像见第278页）

1 胸廓内动静脉↵
2 右心耳↵
3 主动脉球↵
4 右冠状动脉→
5 右上肺静脉↵
6 右肺动脉下支→
7 食管↵
8 降主动脉↵
9 胸骨体↵
10 肩胛骨↵
11 第七胸椎棘突
12 动脉圆锥↵
13 左冠状动脉前室间支→
14 左心室
15 左冠状动脉旋支↵
16 左下肺静脉→
17 前锯肌↵
18 背阔肌↵
19 大圆肌↵
20 肩胛下肌↵
21 冈下肌→
22 菱形肌↵
23 背阔肌↵
24 斜方肌↵
25 左下叶前内侧段支气管→
26 左下叶外侧底段支气管→

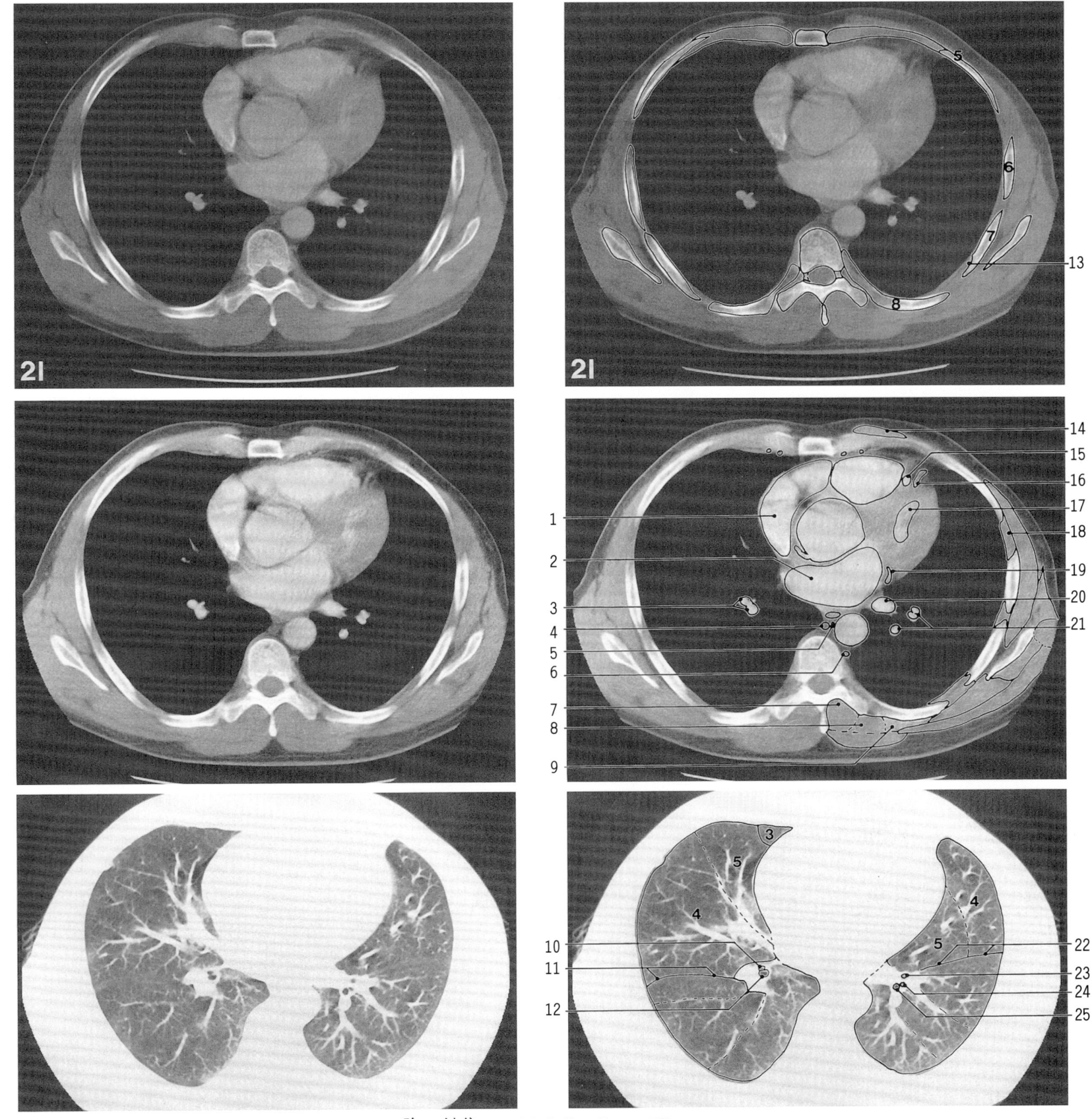

胸，轴位CT（定位像见第278页）

1 右心房
2 左心房
3 肺动脉右下叶支
4 奇静脉
5 胸导管
6 半奇静脉
7 横突棘肌
8 最长肌
9 髂肋肌
10 右下叶前内侧段支气管
11 右肺斜裂
12 右下叶后外侧段支气管
13 肋沟
14 胸大肌
15 心大静脉
16 左冠状动脉前室间支
17 左心室腔
18 肋间肌
19 左冠状动脉旋支
20 左下肺静脉
21 左肺动脉下叶支
22 左肺斜裂
23 左下叶前内侧段支气管
24 左下叶外侧段支气管
25 左下叶后段支气管

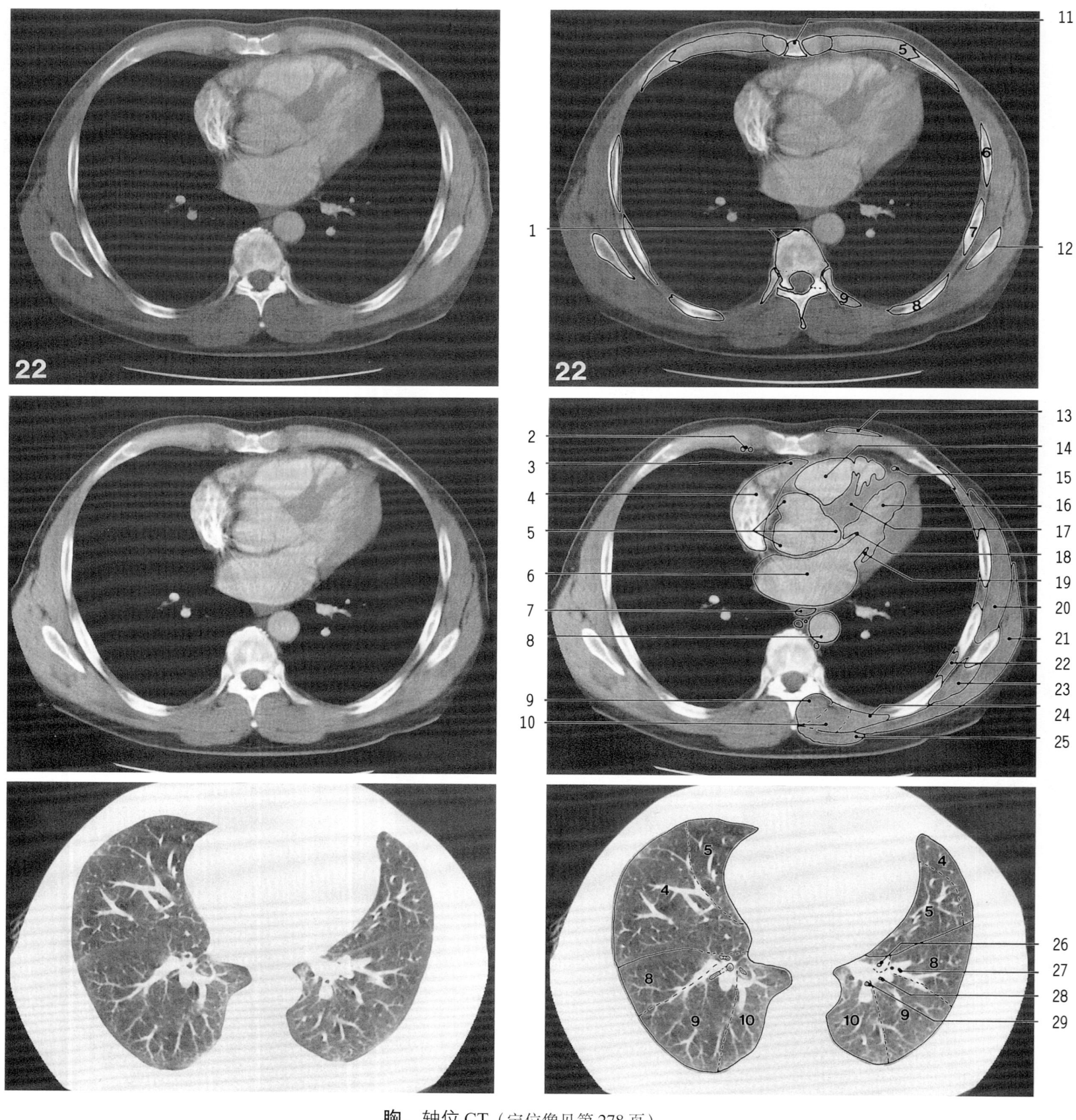

胸，轴位CT（定位像见第278页）

1 钙化（骨赘）
2 胸廓内动静脉
3 右心耳
4 右心房
5 主动脉窦
6 左心房
7 食管
8 降主动脉
9 横突棘肌
10 最长肌
11 胸骨体
12 肩胛骨下角
13 胸大肌
14 动脉圆锥
15 左冠状动脉前室间支
16 左心室
17 室间隔
18 二尖瓣前尖
19 二尖瓣后尖
20 前锯肌
21 背阔肌
22 肋间肌
23 菱形肌
24 髂肋肌
25 斜方肌
26 下叶内侧段支气管
27 下叶前段支气管（分支）
28 下叶外侧段支气管
29 下叶后段支气管

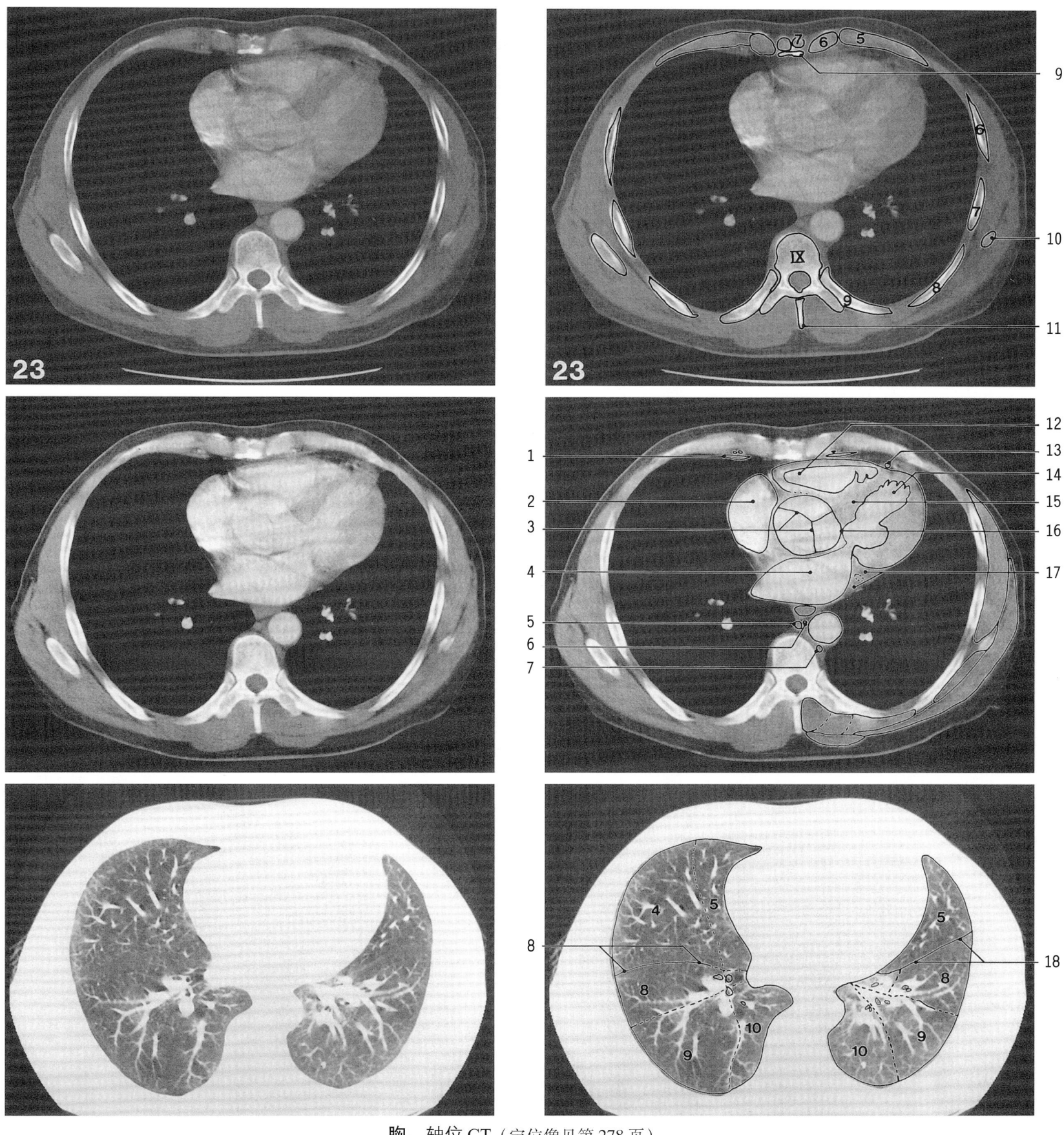

胸，轴位CT（定位像见第278页）

1 胸横肌→
2 右心房↵
3 主动脉瓣半月瓣叶（闭合）
4 左心房↵
5 奇静脉↵
6 胸导管↵
7 半奇静脉↵
8 右肺斜裂↵
9 剑突→
10 肩胛骨下角←
11 第八胸椎棘突
12 动脉圆锥　←
13 左冠状动脉前室间支↵
14 左心室↵
15 室间隔↵
16 左半月瓣连接室间隔膜部上缘
17 冠状沟内旋支和脂肪↵
18 左肺斜裂↵

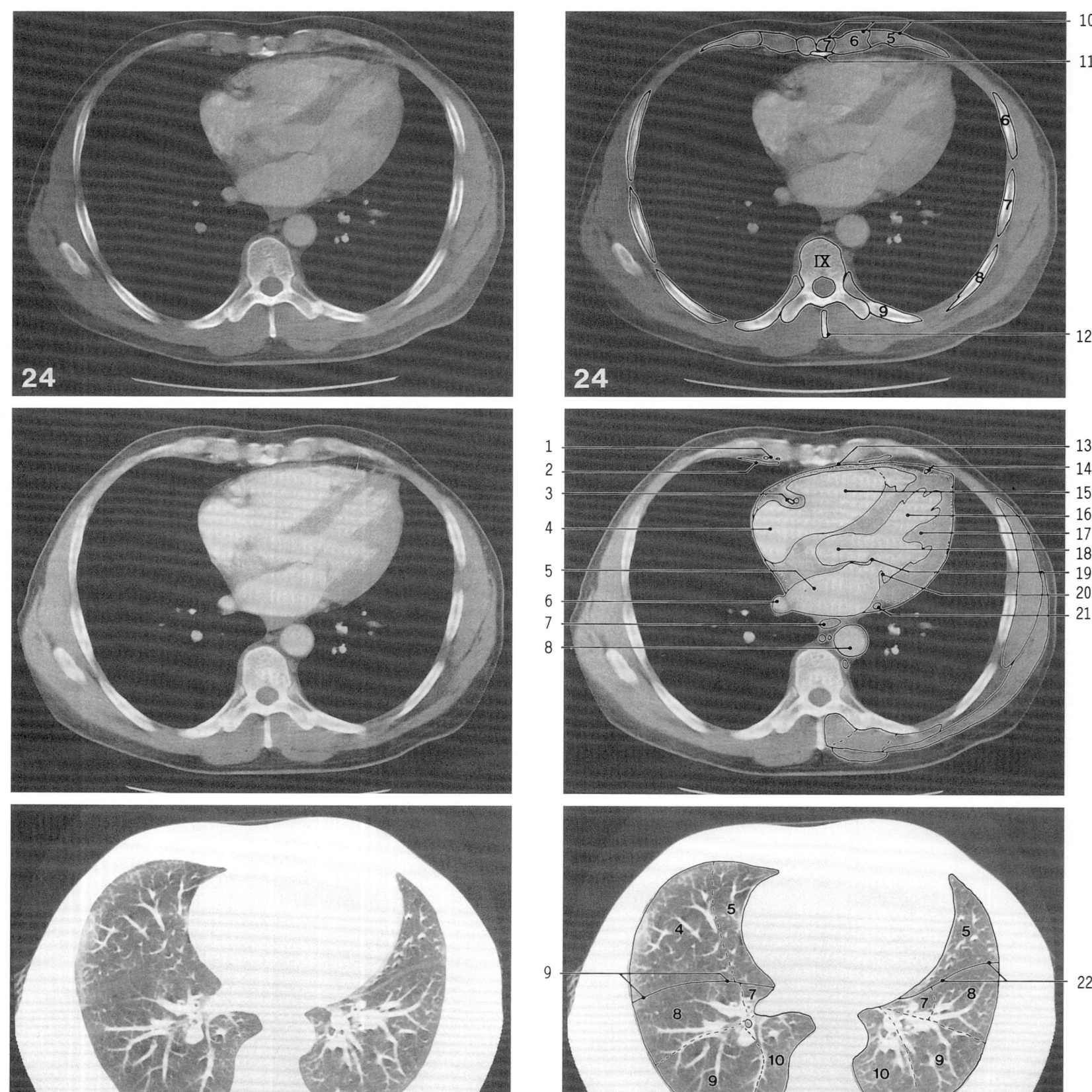

胸，轴位 CT（定位像见第 278 页）

1 胸廓内动静脉
2 胸横肌
3 右冠状动脉和心大静脉
4 右心房
5 左心房
6 右下肺静脉
7 食管
8 降主动脉
9 右肺斜裂
10 融合的肋软骨
11 剑突
12 第八胸椎棘突
13 纤维心包
14 左冠状动脉前室间支
15 右心室
16 左心室
17 左心室后乳头肌
18 左心室流出道
19 二尖瓣前尖
20 二尖瓣后尖
21 左冠状动脉旋支
22 左肺斜裂

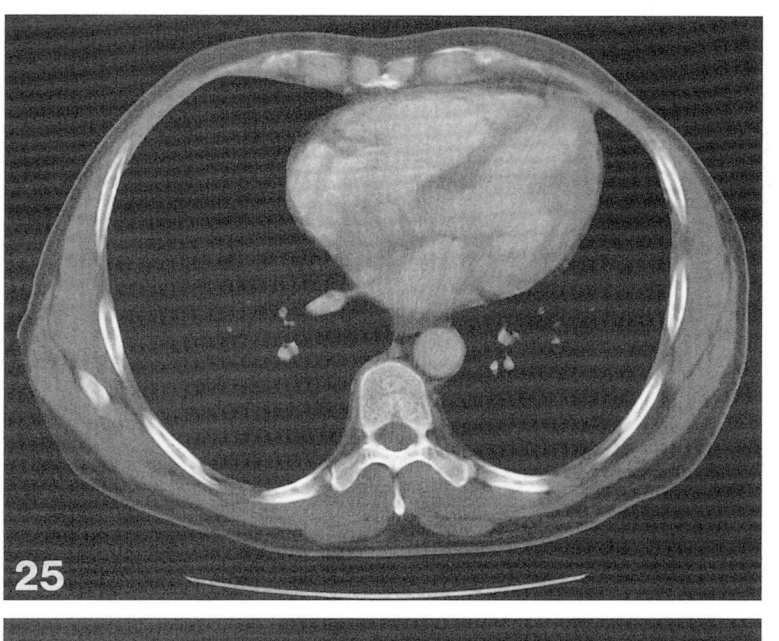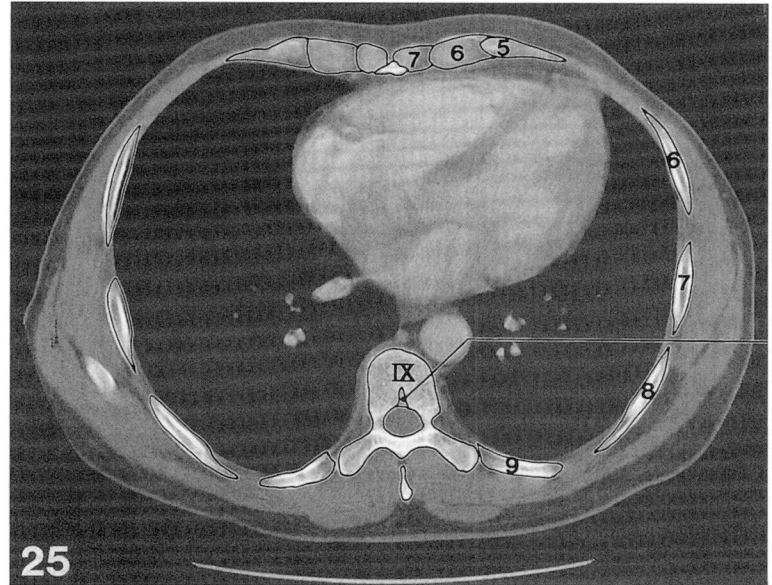
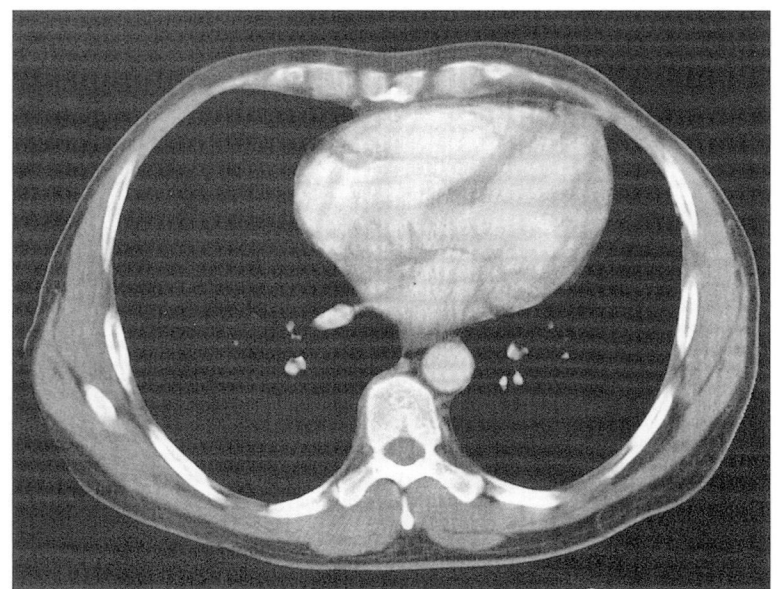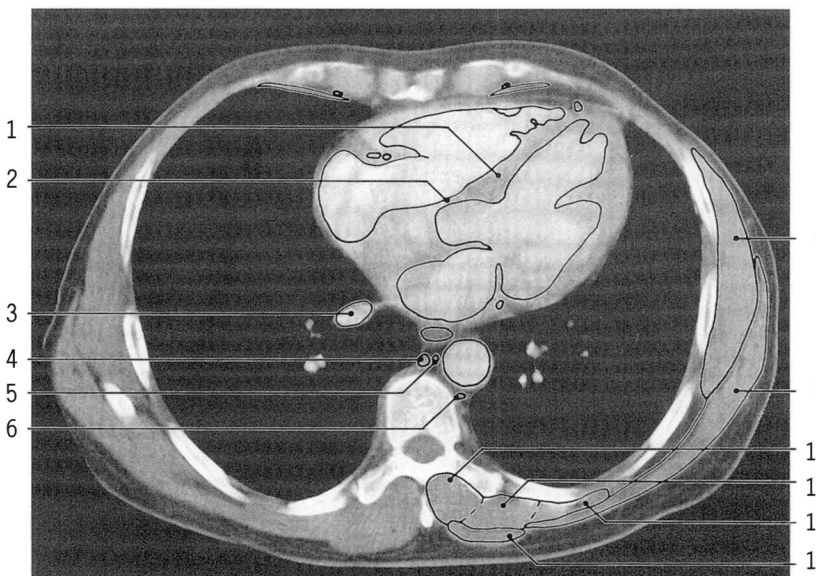
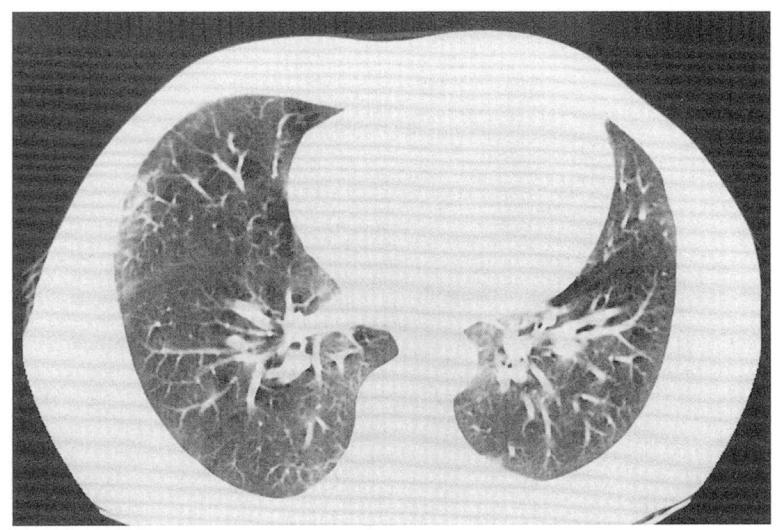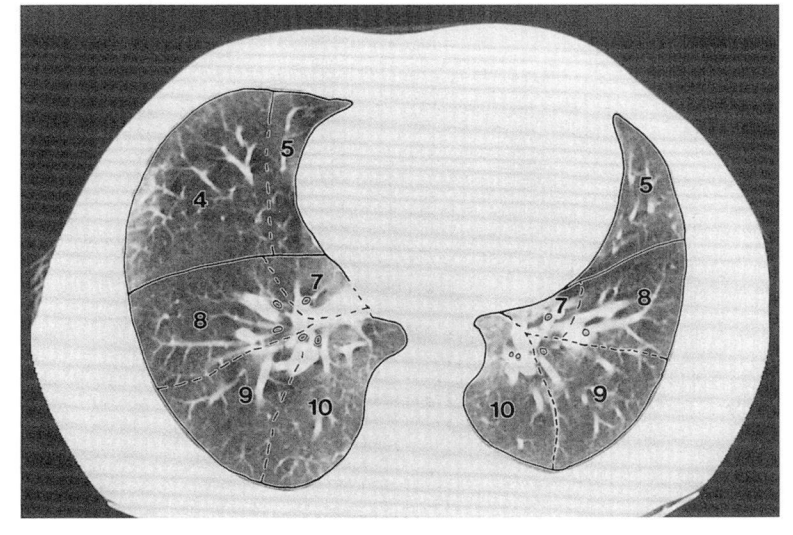

胸，轴位CT（定位像见第278页）

1 室间隔
2 室间隔膜部
3 左下肺静脉
4 奇静脉
5 胸导管
6 半奇静脉
7 椎体静脉
8 前锯肌
9 背阔肌
10 横突棘肌
11 最长肌
12 髂肋肌
13 斜方肌

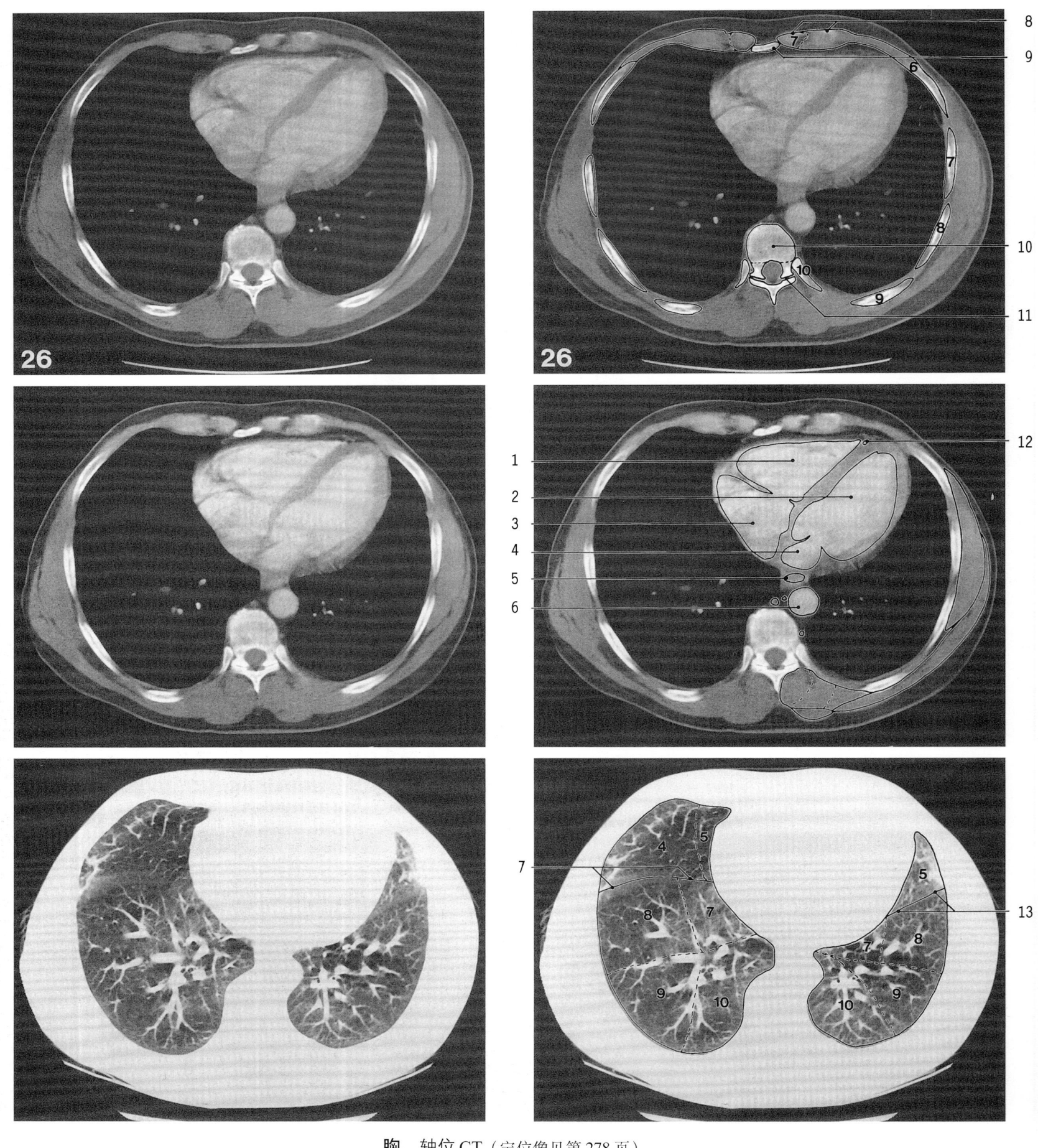

胸，轴位CT（定位像见第278页）

1 右心室
2 左心室
3 右心房
4 左心房
5 食管
6 降主动脉
7 右肺斜裂
8 融合的肋软骨
9 剑突
10 第九、十胸椎椎间盘
11 第九、十胸椎关节突关节
12 左冠状动脉前室间支
13 左肺斜裂

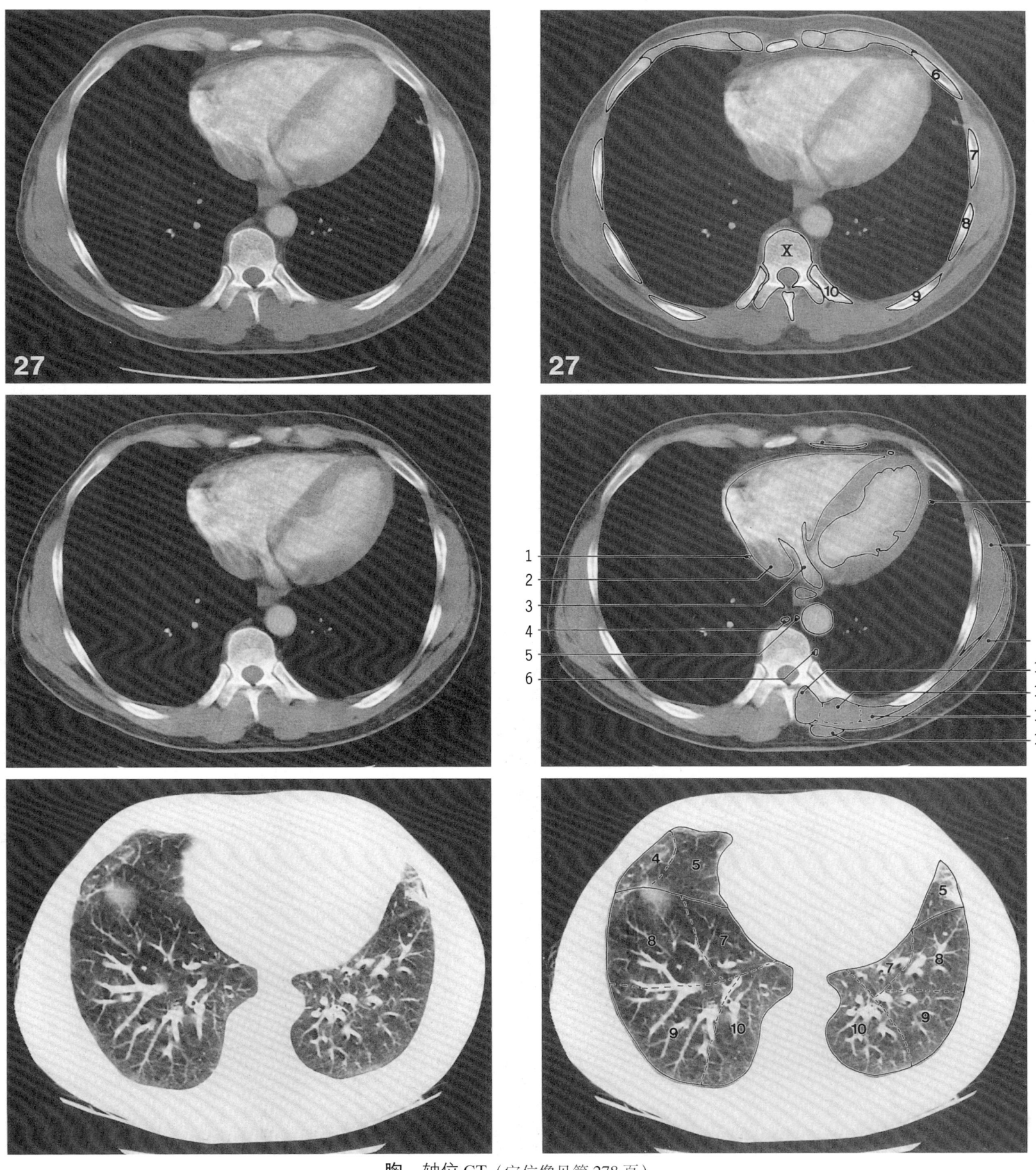

胸，轴位CT（定位像见第278页）

1 右膈神经
2 下腔静脉，进入右心房
3 冠状窦
4 奇静脉
5 胸导管
6 半奇静脉
7 左膈神经
8 前锯肌
9 背阔肌
10 横突棘肌
11 最长肌
12 髂肋肌
13 斜方肌

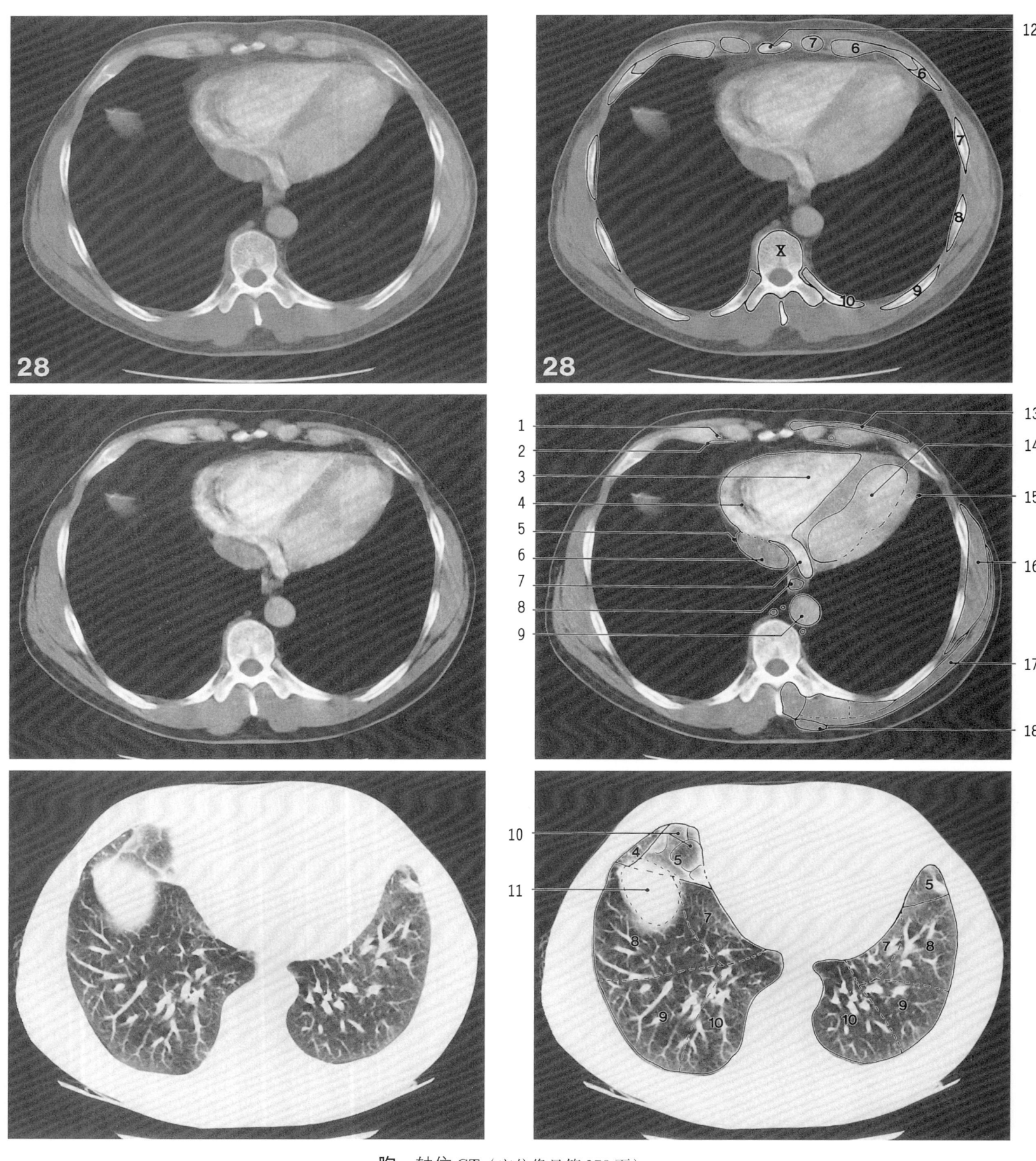

胸，轴位CT（定位像见第278页）

1 胸廓内动脉
2 胸横肌
3 右心室
4 右心房
5 右膈神经
6 下腔静脉
7 冠状窦
8 食管
9 降主动脉
10 肺大泡
11 膈
12 剑突
13 腹直肌
14 左心室
15 左膈神经
16 前锯肌
17 背阔肌
18 斜方肌

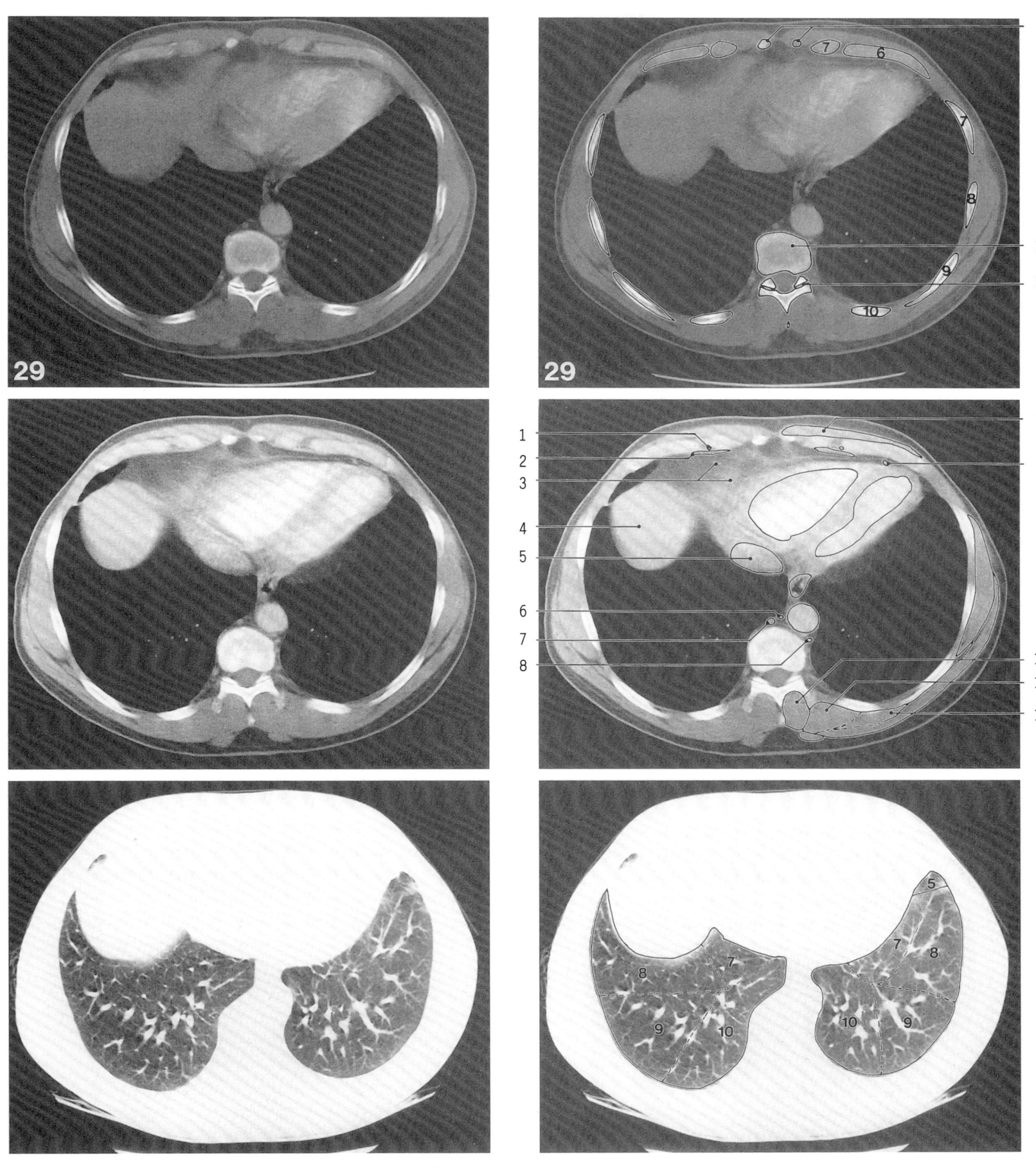

胸，轴位CT（定位像见第278页）

1 胸廓内动脉 ←
2 胸横肌 ←
3 心外膜脂肪垫
4 肝 →
5 下腔静脉 ←
6 胸导管 ←
7 奇静脉 ←
8 半奇静脉 ←
9 剑突（分叉）←
10 第十、十一胸椎椎间盘
11 第十、十一胸椎关节突关节
12 腹直肌 ←
13 左冠状动脉前室间支 ←
14 横突棘肌 ←
15 最长肌 ←
16 髂肋肌 ←

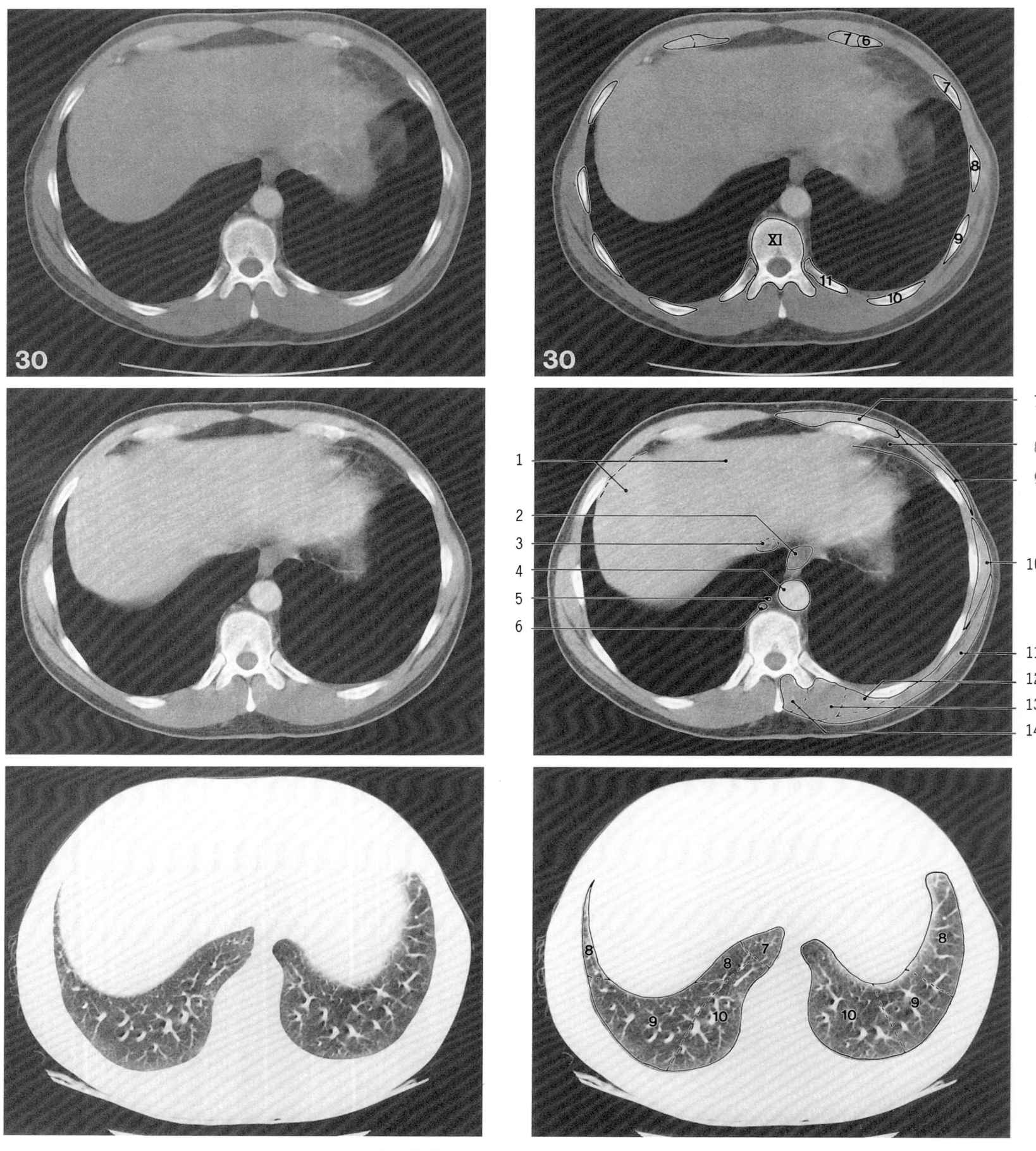

胸，轴位CT（定位像见第278页）

1 肝
2 食管
3 下腔静脉
4 降主动脉
5 胸导管
6 奇静脉
7 腹直肌
8 肋膈隐窝
9 腹外斜肌
10 前锯肌
11 背阔肌
12 髂肋肌
13 最长肌
14 横突棘肌

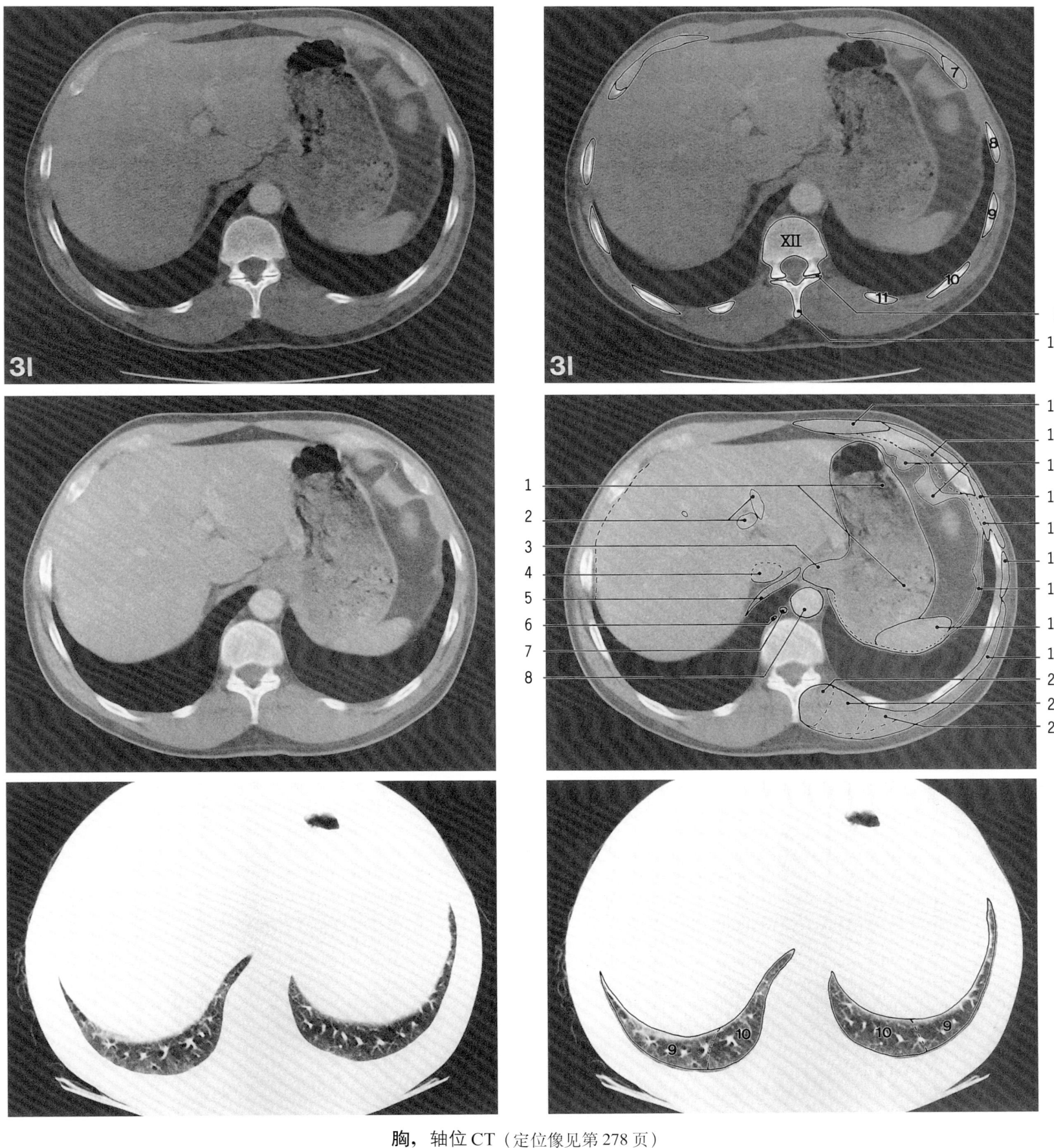

胸，轴位CT（定位像见第278页）

1 胃 →
2 门静脉
3 食管腹部 ←
4 下腔静脉 ↔
5 膈右脚 →
6 奇静脉
7 胸导管/乳糜池
8 降主动脉 ↔
9 第十一、十二胸椎关节突关节
10 第十一胸椎棘突
11 腹直肌 ↔
12 肋膈隐窝 ←
13 膈收缩纹 →
14 腹外斜肌 ↔
15 肋间肌 ↔
16 前锯肌 ←
17 膈 ↔
18 脾 →
19 背阔肌 ↔
20 横突棘肌 ↔
21 最长肌 ↔
22 髂肋肌 ↔

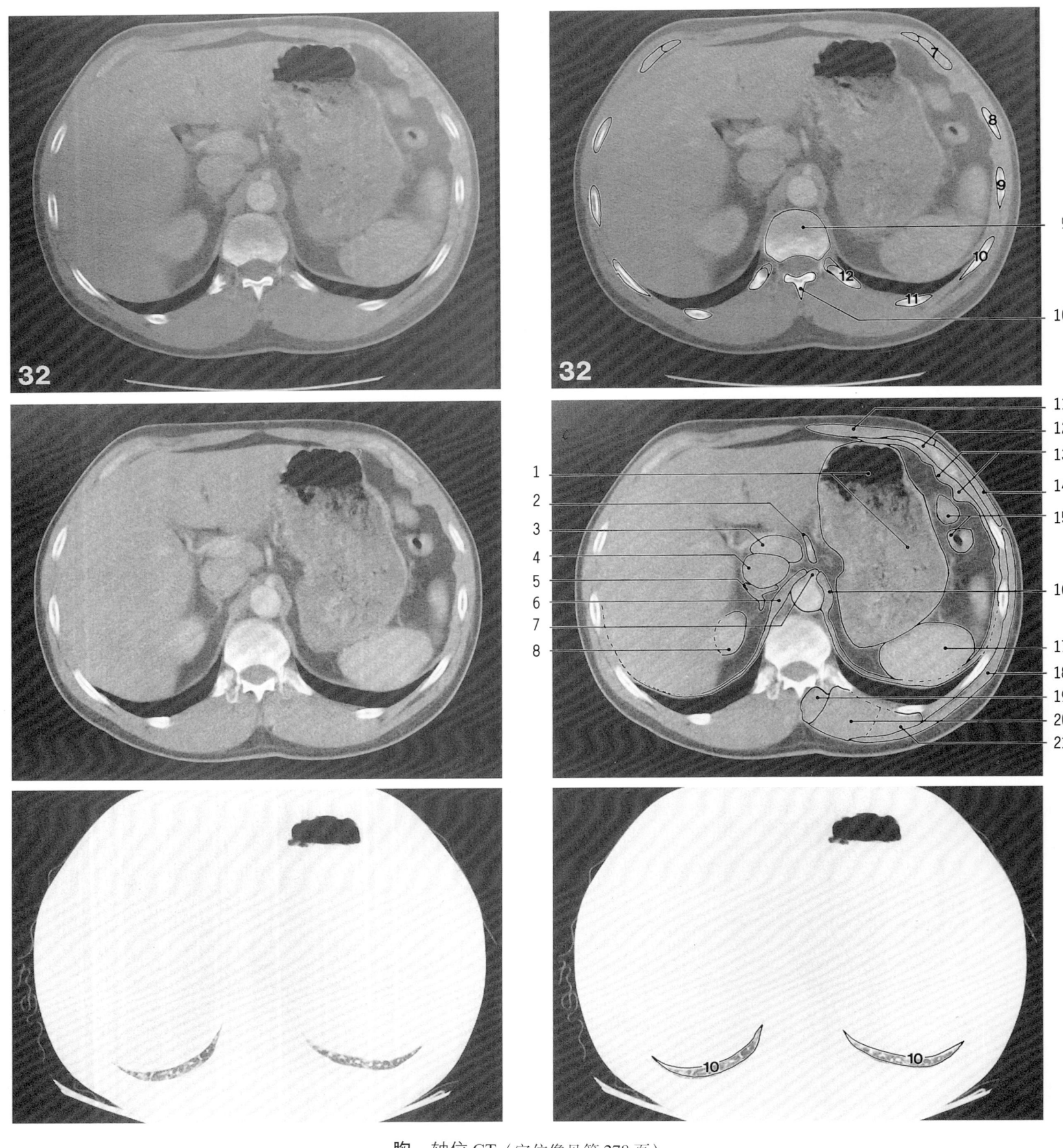

胸，轴位CT（定位像见第278页）

1 胃
2 胃左动脉
3 门静脉
4 下腔静脉
5 右肾上腺
6 膈右脚
7 腹腔干
8 右肾上端
9 第十二胸椎 - 第一腰椎椎间盘
10 第十二胸椎棘突
11 腹直肌
12 肋膈隐窝
13 膈收缩纹
14 腹外斜肌
15 结肠左曲
16 膈左脚
17 脾
18 背阔肌
19 横突棘肌
20 最长肌
21 髂肋肌

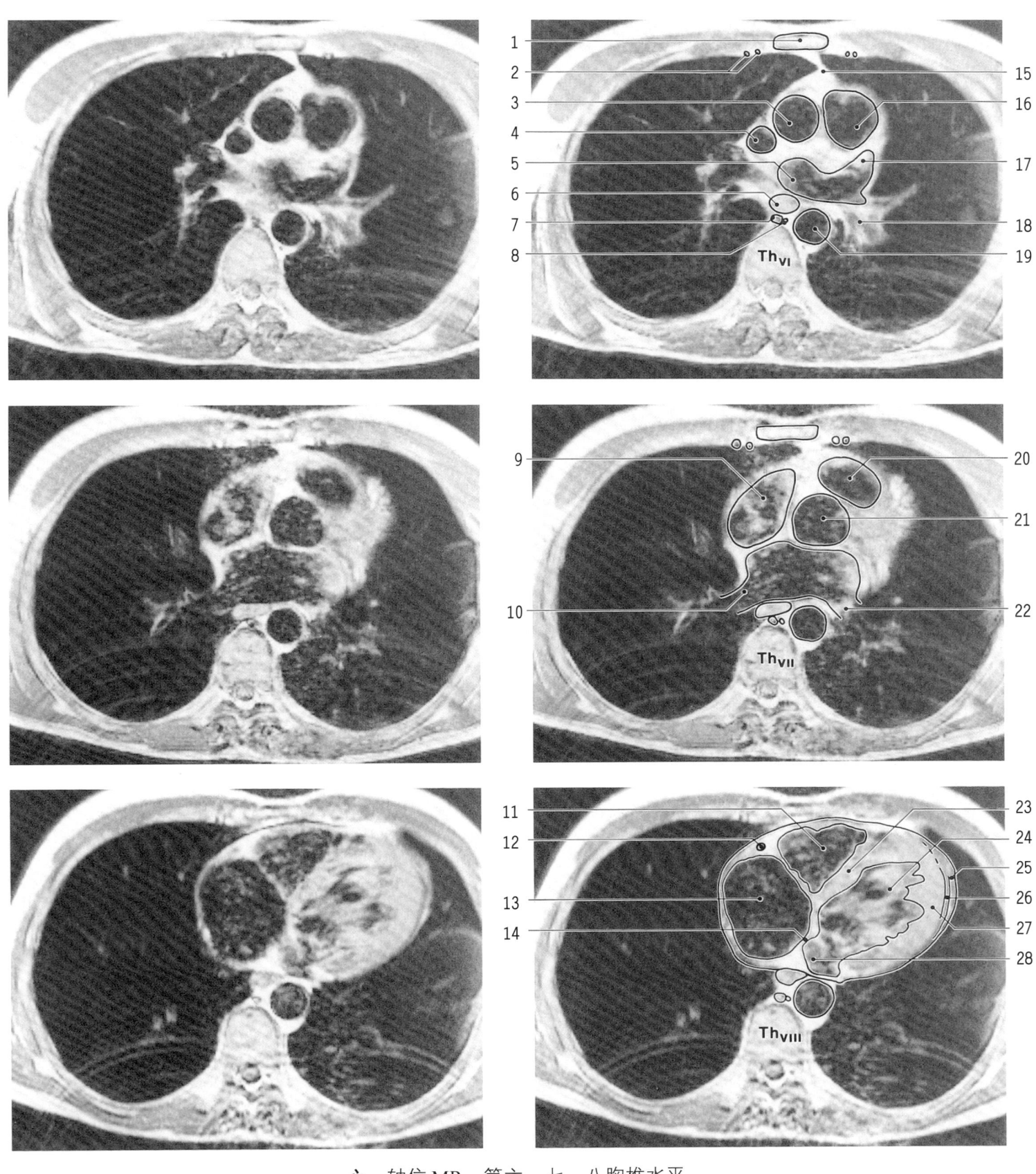

心，轴位 MR，第六、七、八胸椎水平
T1 加权像

1 胸骨体
2 胸廓内动静脉
3 升主动脉
4 上腔静脉
5 左心房
6 食管
7 奇静脉
8 胸导管
9 右心房
10 右下肺静脉
11 右心室
12 右冠状动脉
13 右心房
14 房间隔
15 前纵隔（胸骨心包韧带）
16 肺动脉干
17 左心耳
18 左肺根
19 胸主动脉
20 动脉圆锥
21 主动脉球
22 左下肺静脉
23 室间隔
24 左心室
25 心包
26 心包腔
27 左心室心肌
28 左心房

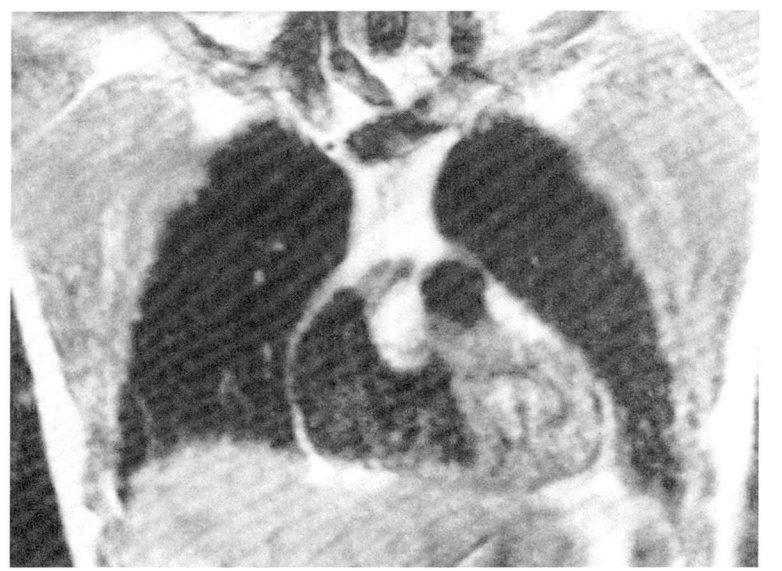
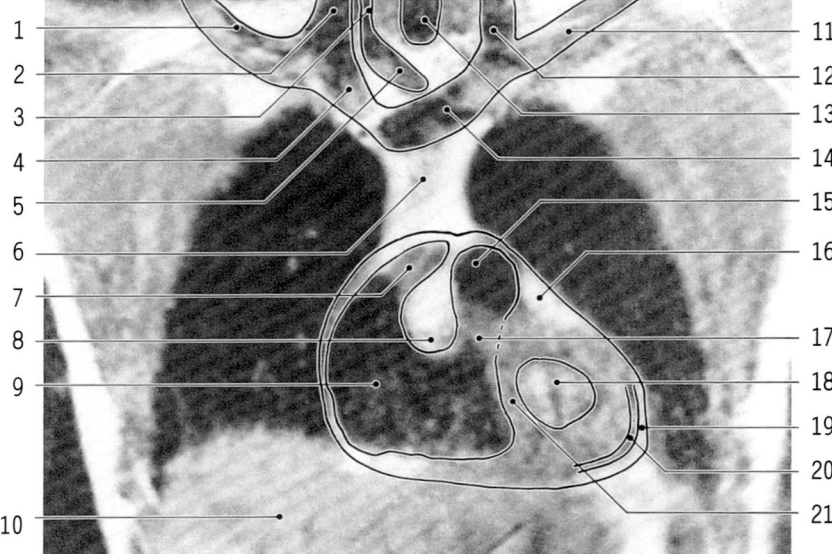

心，冠状位 MR
T1 加权像

1 右锁骨下静脉
2 右颈内静脉
3 右颈总动脉
4 右头臂静脉
5 头臂干
6 上纵隔及胸腺
7 右心房
8 室上嵴
9 右心室
10 肝
11 左锁骨下静脉
12 左颈内静脉
13 气管
14 左头臂静脉
15 肺动脉干
16 心外膜脂肪
17 动脉圆锥
18 左心室腔
19 心包
20 心包腔
21 室间隔

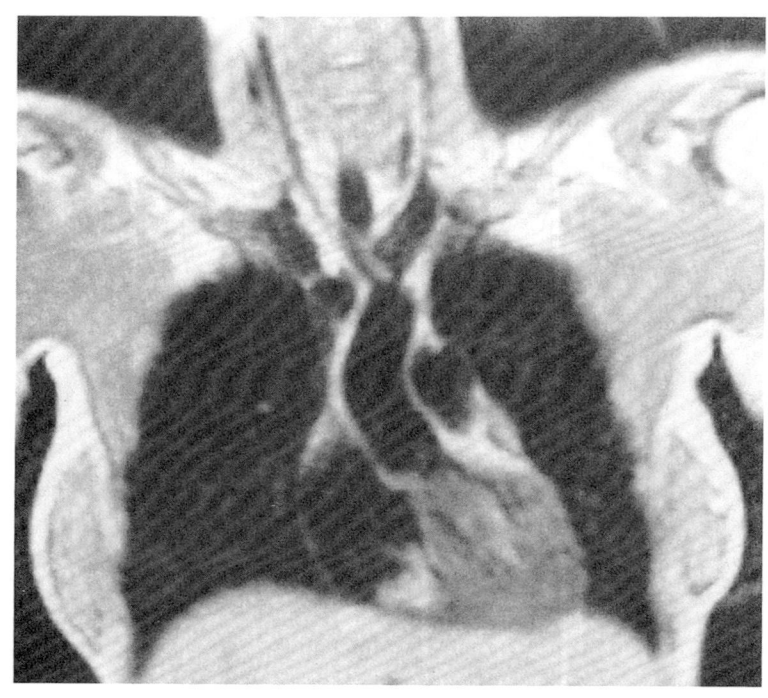
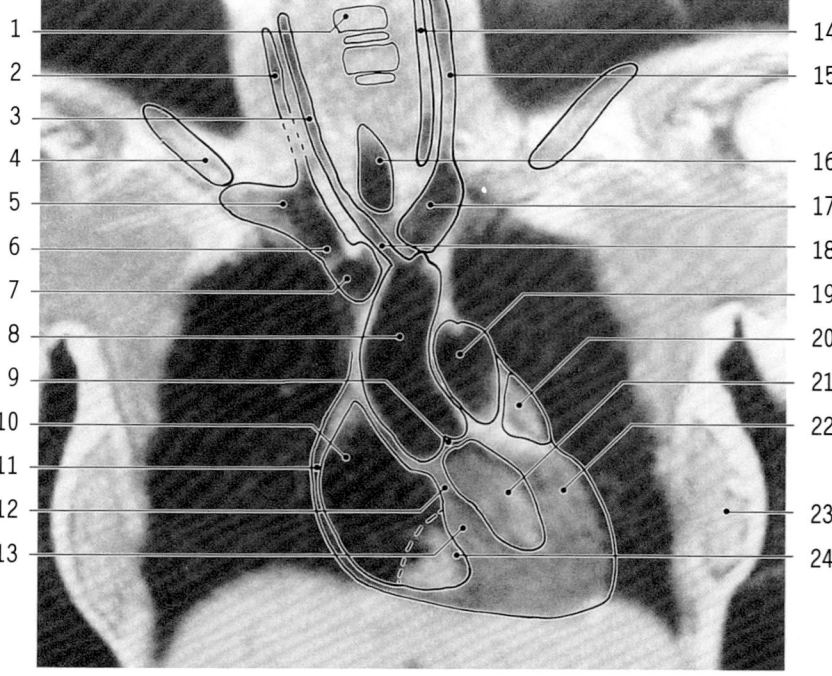

心，冠状位 MR
T1 加权像

1 颈椎体
2 右颈内静脉
3 右颈总动脉
4 锁骨
5 右锁骨下静脉
6 右头臂静脉
7 上腔静脉
8 升主动脉
9 主动脉瓣
10 右心房
11 右心房壁，心包和胸膜
12 室间隔，膜部
13 室间隔，肌部
14 左颈总动脉
15 左颈内静脉
16 气管
17 左头臂静脉
18 头臂干
19 肺动脉干
20 左心耳
21 左心室
22 左心室心肌
23 乳房
24 右心室

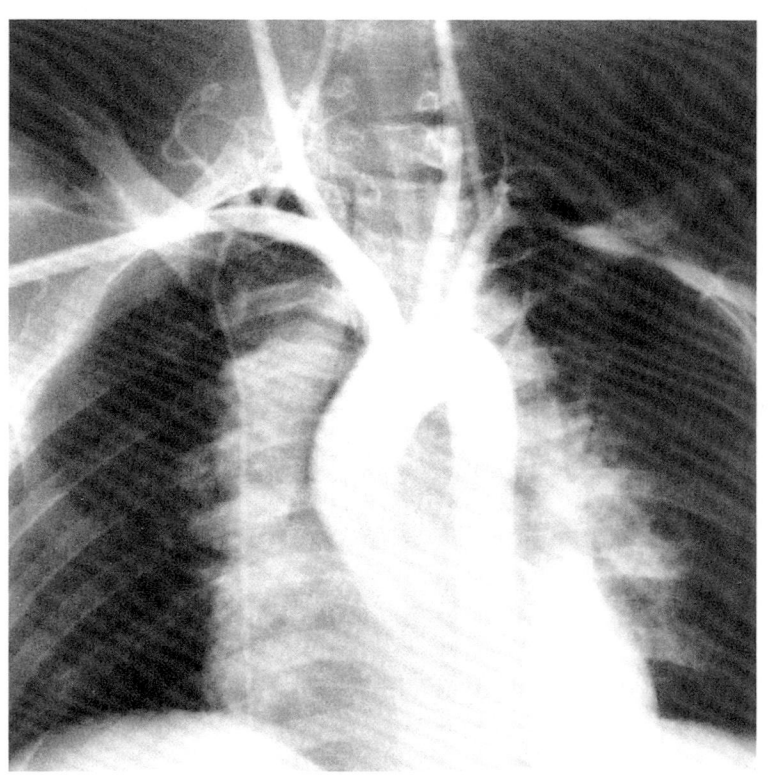
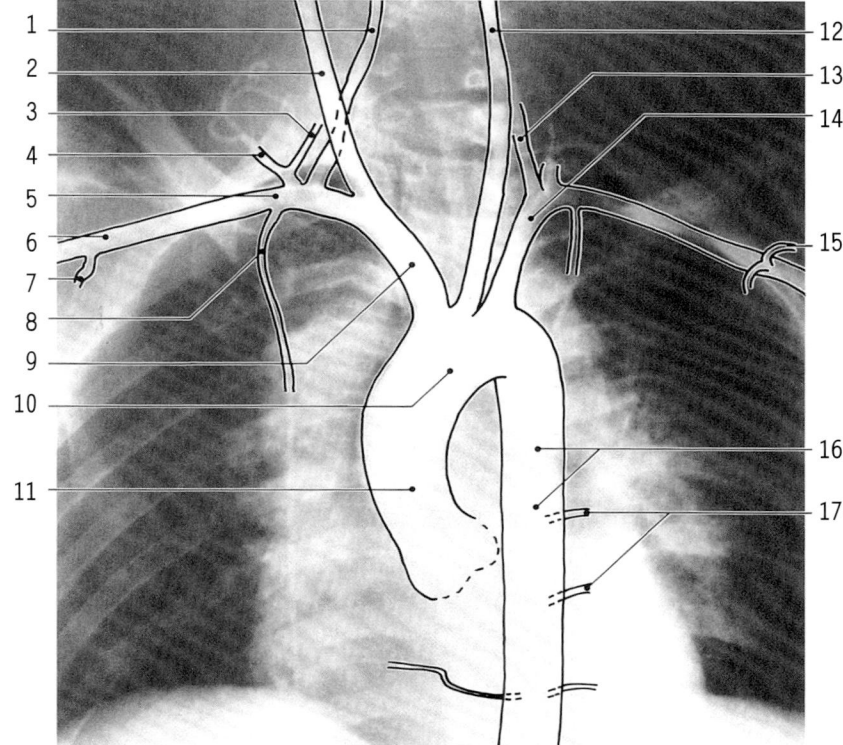

主动脉弓和大动脉，前后位 X 线（轻度斜位），主动脉造影

1 右椎动脉
2 右颈总动脉
3 甲状腺下动脉
4 颈横动脉
5 右锁骨下动脉
6 腋动脉
7 肩胛下动脉
8 胸廓内动脉
9 头臂干
10 主动脉弓
11 升主动脉
12 左颈总动脉
13 左椎动脉
14 左锁骨下动脉
15 胸肩峰动脉
16 胸主动脉
17 肋间动脉

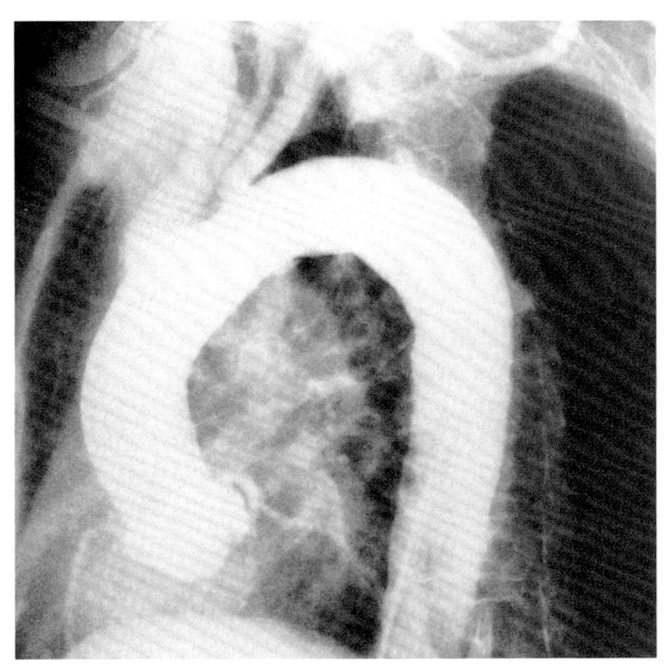
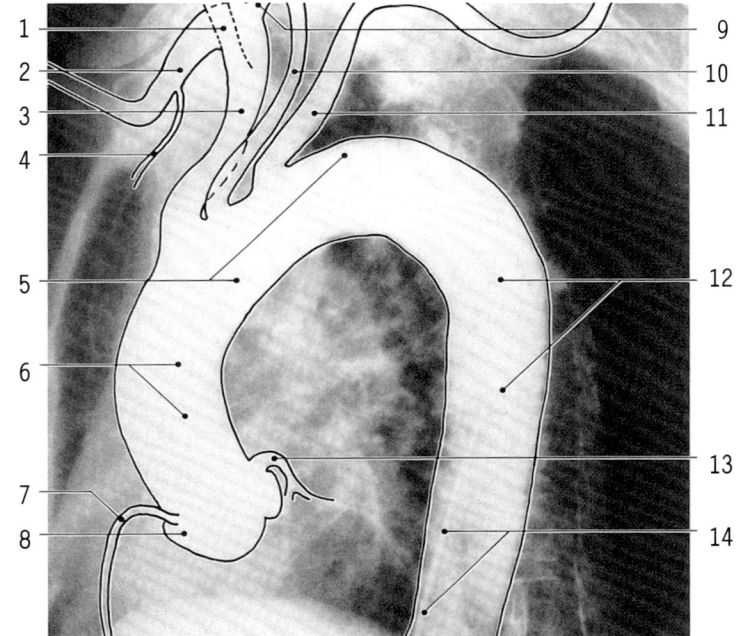

主动脉弓和大动脉，斜位 X 线，主动脉造影

1 右颈总动脉
2 右锁骨下动脉
3 头臂干
4 胸廓内动脉
5 主动脉弓
6 升主动脉
7 右冠状动脉
8 主动脉窦
9 右椎动脉
10 左颈总动脉
11 左锁骨下动脉
12 胸主动脉
13 左冠状动脉
14 导管

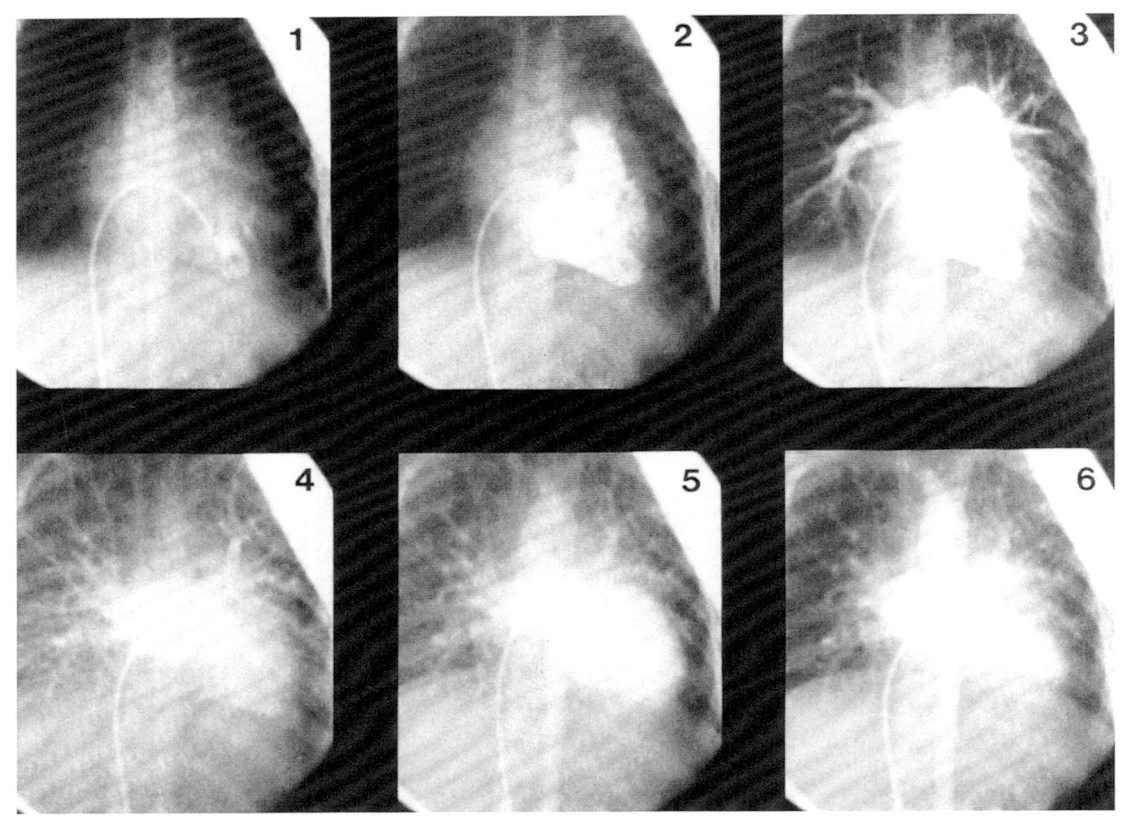
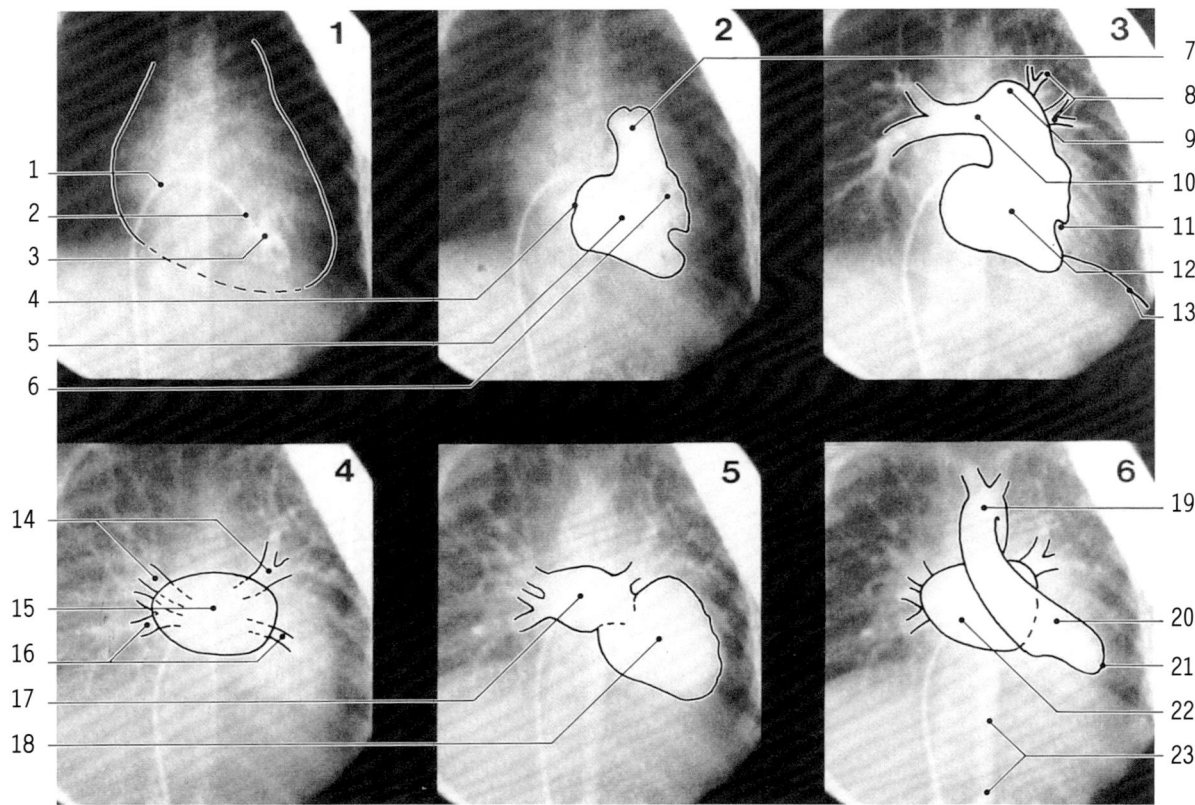

心，儿童，前后位，心电影血管造影
心血管造影 6 幅序列图

1 右心房内导管
2 右心室内导管尖
3 对比剂初始外流
4 三尖瓣（闭合）
5 右心室（收缩早期）
6 肉柱
7 肺动脉干
8 左肺动脉分支
9 左肺动脉
10 右肺动脉
11 右心室前乳头肌
12 右心室（收缩期）
13 膈
14 上肺静脉
15 左心房（舒张期）
16 下肺静脉
17 左心房（收缩期）
18 左心室（舒张期）
19 主动脉弓
20 左心室（收缩期）
21 左心室尖
22 左心房（舒张期）
23 腹主动脉

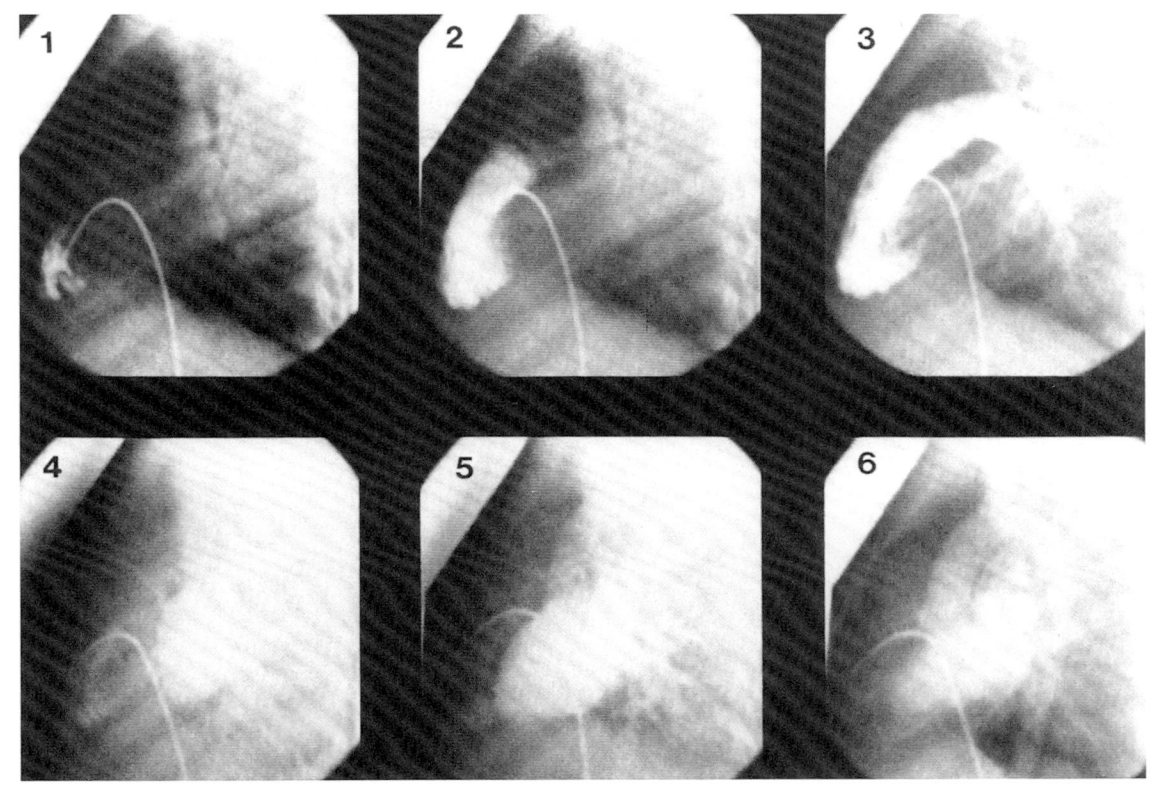

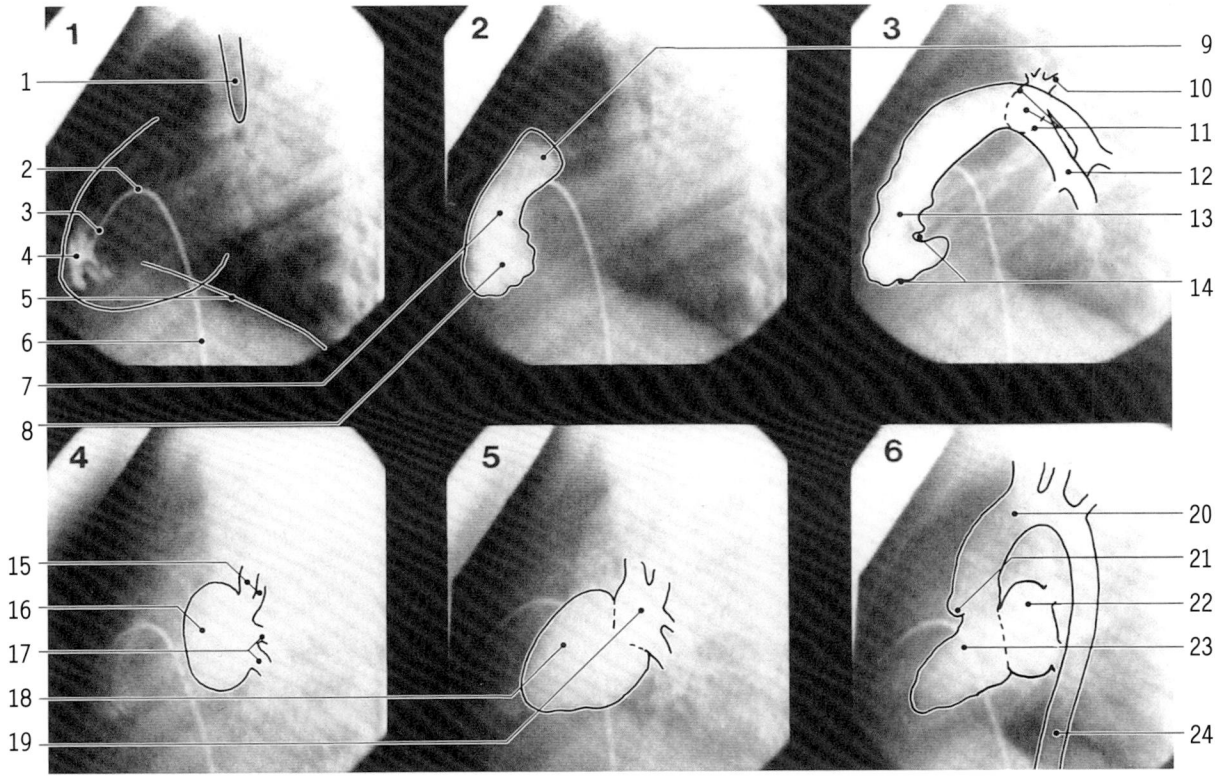

心，儿童，侧位，心电影血管造影

心血管造影 6 幅序列图

1 气管
2 右心房内导管
3 右心室内导管尖
4 对比剂初始外流
5 膈
6 下腔静脉内导管
7 动脉圆锥（漏斗）
8 右心室（收缩早期）
9 肺动脉干
10 肺动脉上叶支
11 右肺动脉（纵向观）
12 左肺动脉分支
13 右心室（收缩期）
14 肉柱
15 上肺静脉
16 左心房（舒张期）
17 下肺静脉
18 左心室（舒张期）
19 左心房（收缩期）
20 主动脉弓
21 主动脉窦
22 左心房（舒张期）
23 左心室（收缩期）
24 降主动脉

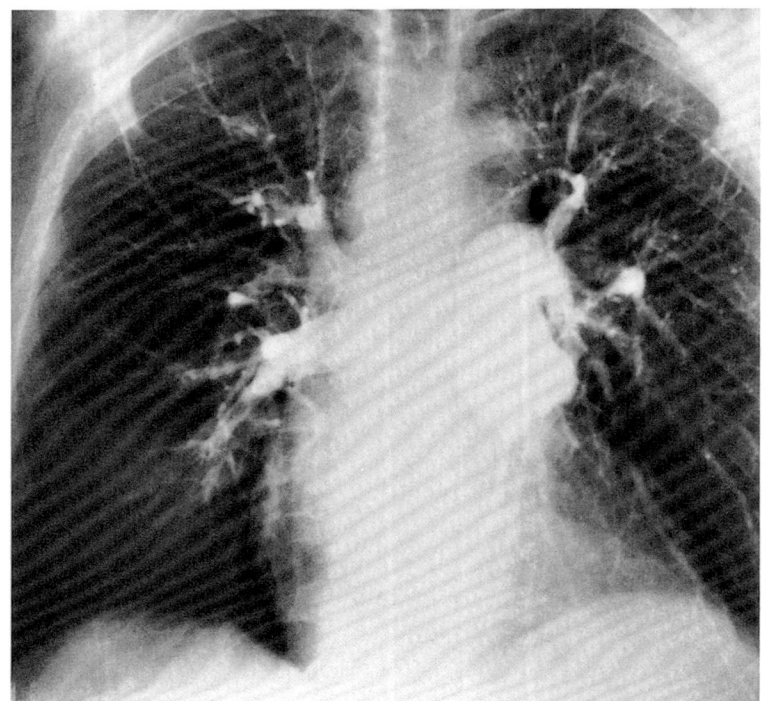
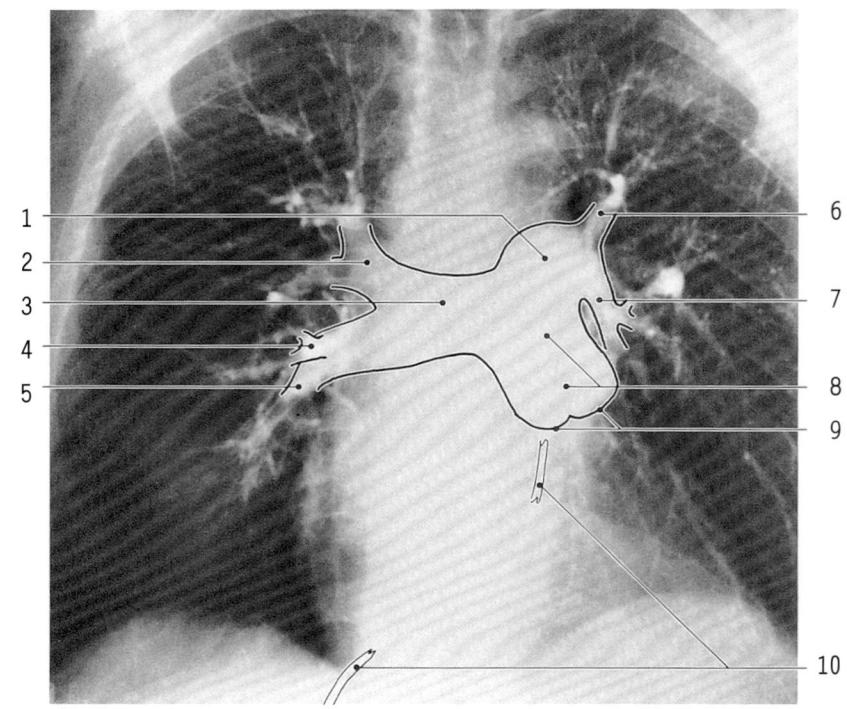

肺动脉，前后位 X 线，动脉造影

1 左肺动脉
2 右上叶动脉
3 右肺动脉
4 中叶动脉
5 右下叶动脉
6 左上叶动脉
7 左下叶动脉
8 肺动脉干
9 肺动脉瓣
10 导管

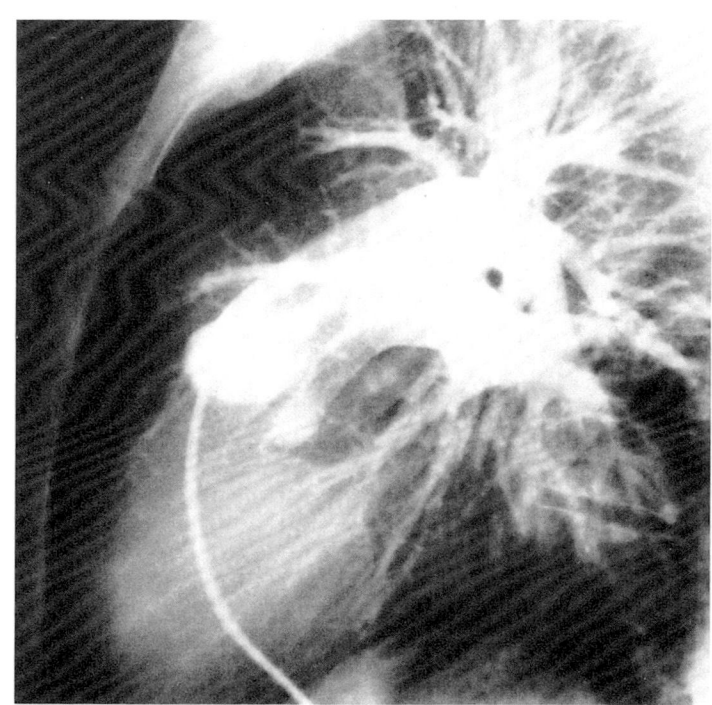
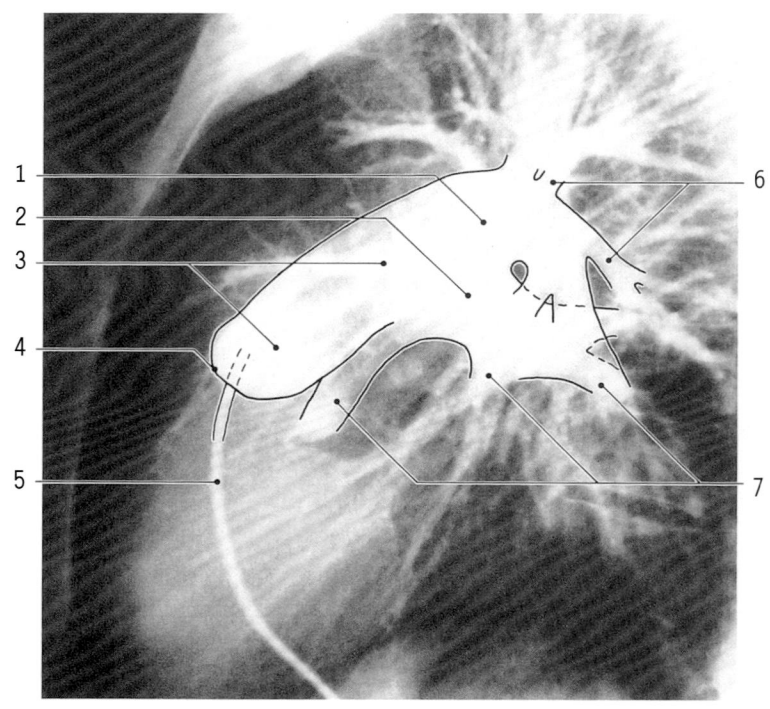

肺动脉，侧位 X 线，动脉造影

1 左肺动脉
2 右肺动脉
3 肺动脉干
4 肺动脉瓣
5 右心室内导管
6 左肺动脉分支
7 右肺动脉分支

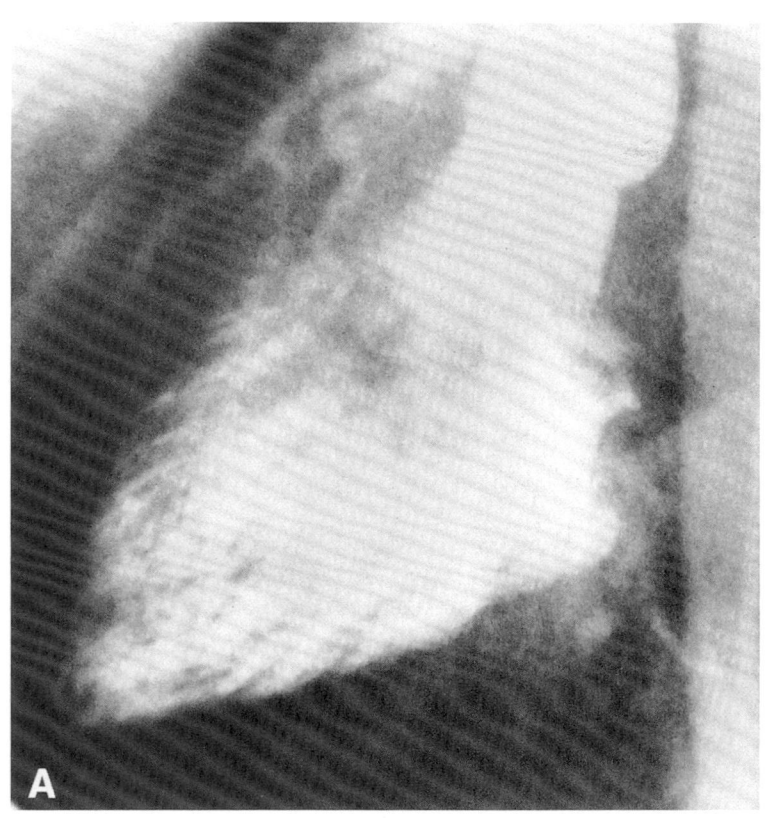
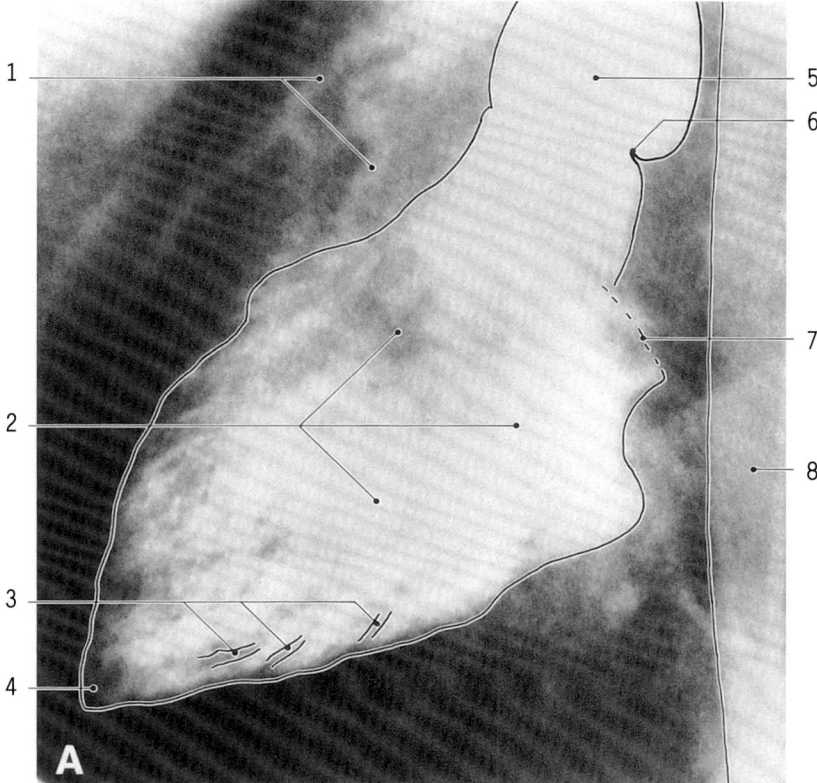
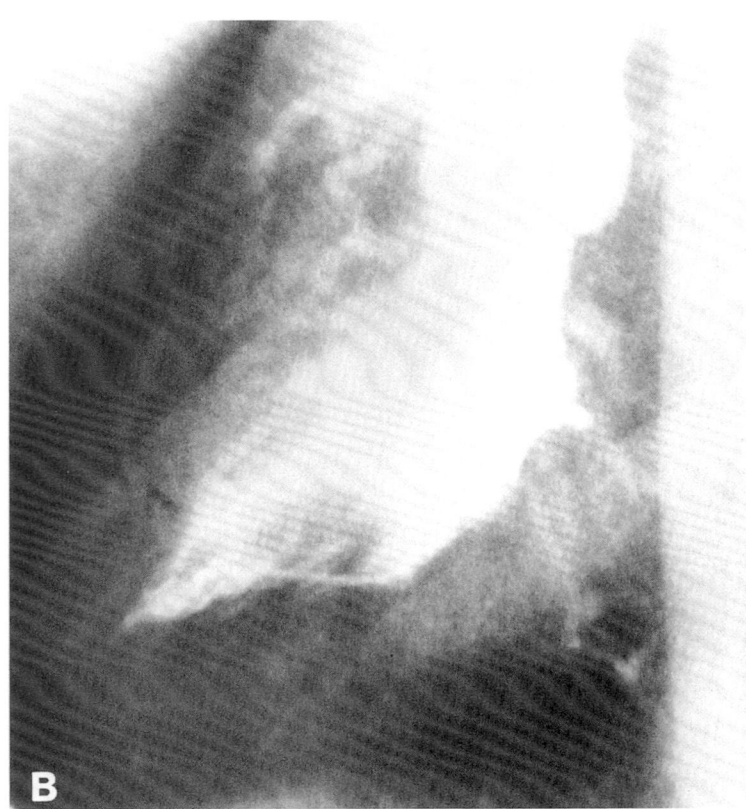
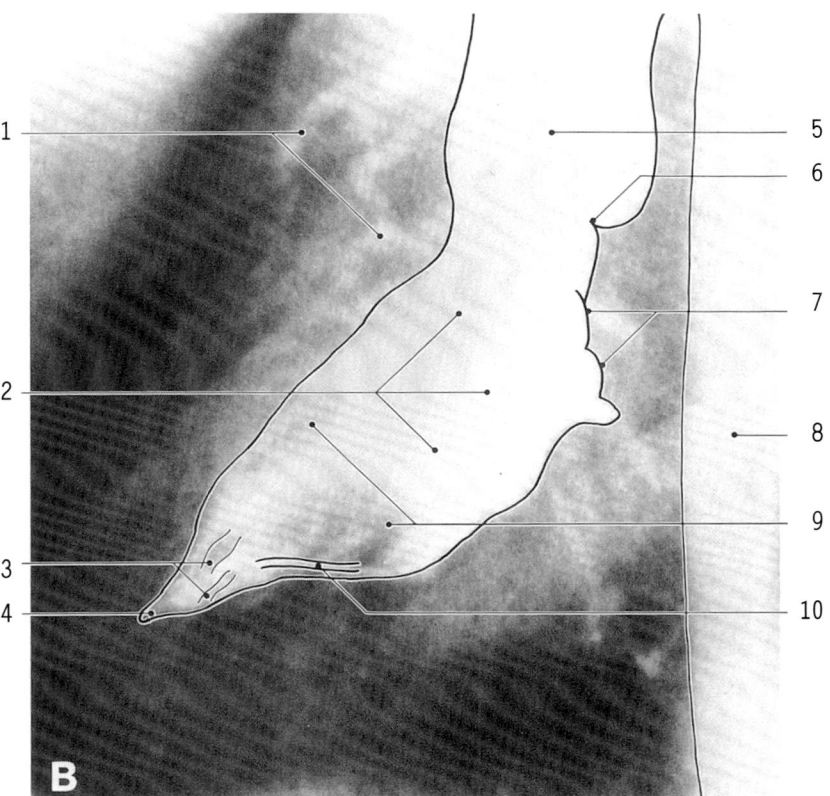

左心室，侧位 X 线，心血管造影

A 舒张期　B 收缩期

1 冠状动脉
2 左心室
3 肉柱
4 左心室尖
5 主动脉球
6 主动脉口半月瓣
7 二尖瓣
8 胸主动脉
9 前后乳头肌
10 导管

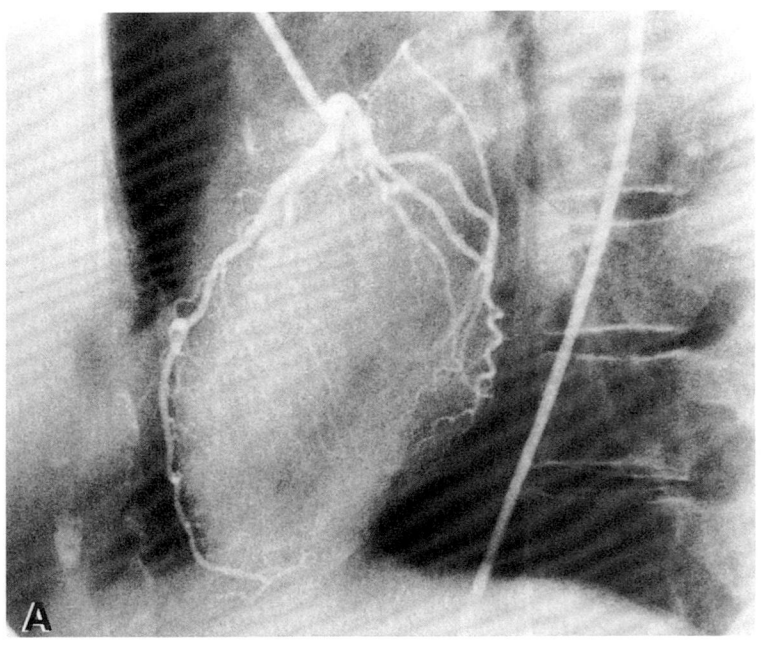
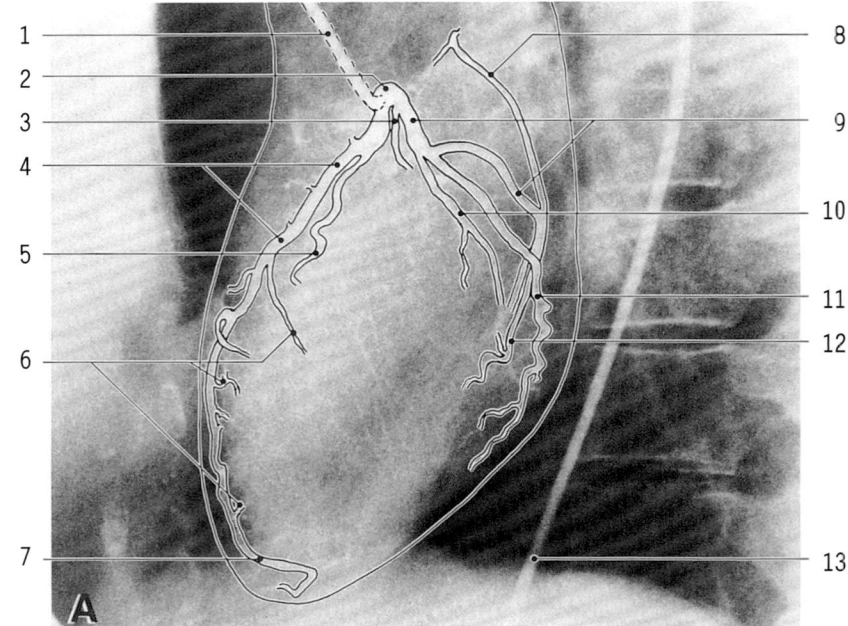
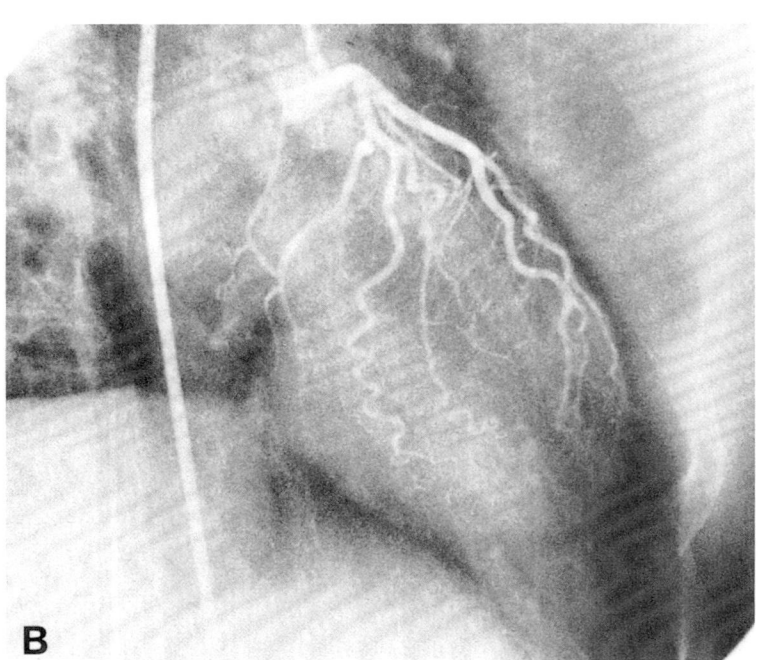
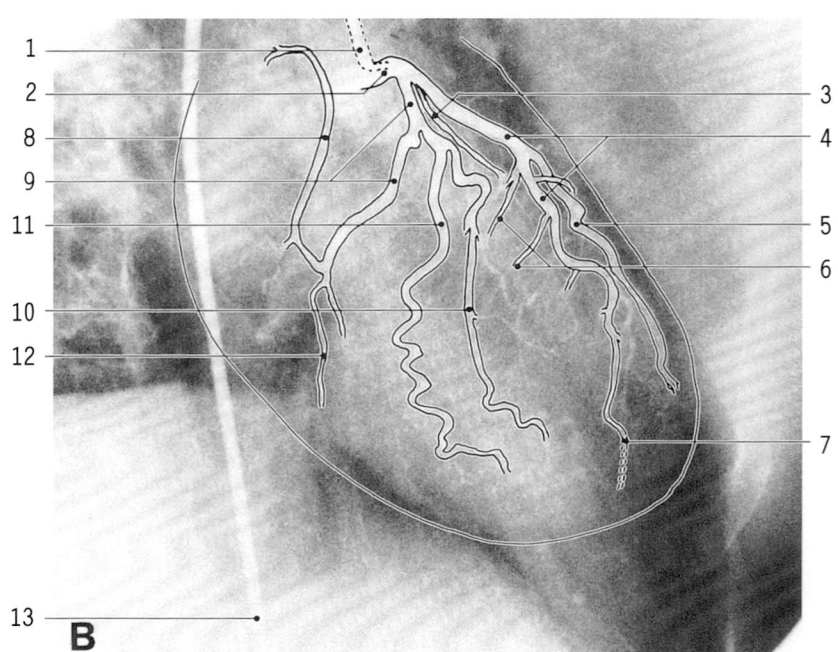

左冠状动脉，动脉造影

A 左侧位 X 线　B 右前斜位 X 线

1 左冠状动脉口内导管及其尖部
2 左冠状动脉主干
3 中间支
4 前室间动脉（左前降支）
5 左对角支
6 前室间隔支
7 心尖处左前降支
8 心房支
9 旋支
10 左室前支（前缘支）
11 左缘支
12 左室后支（后缘支）
13 主动脉内导管

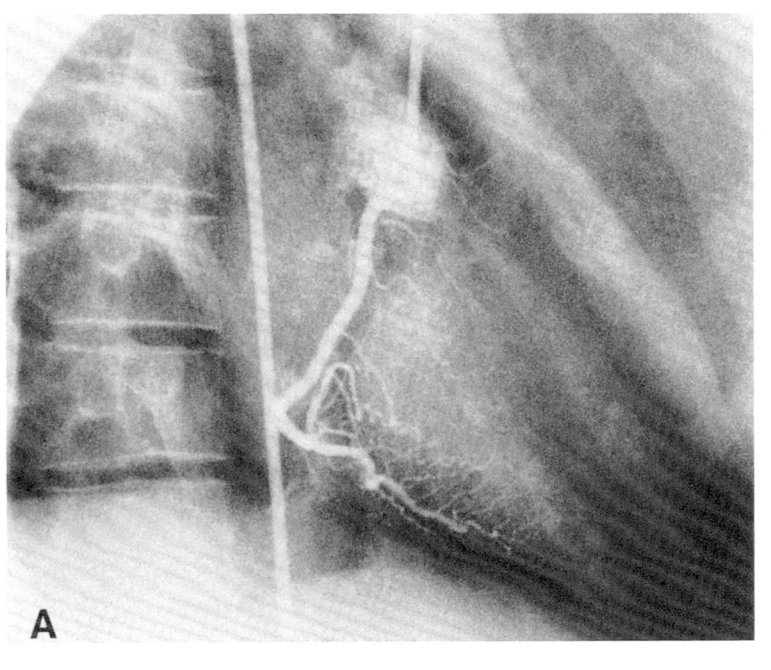
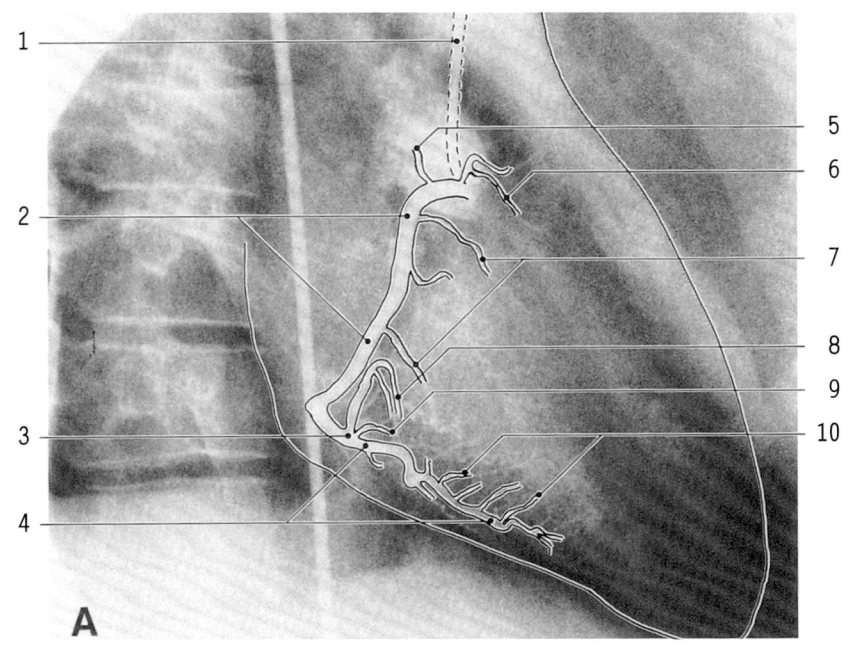
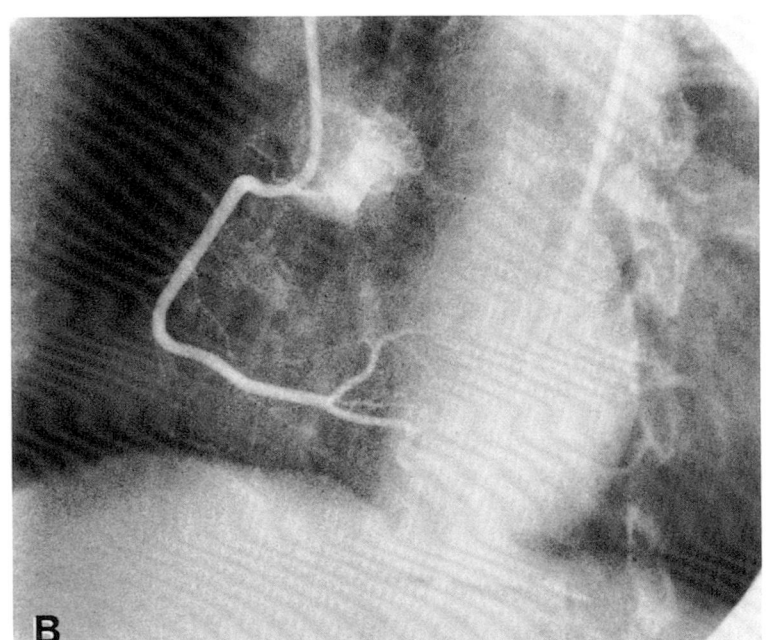
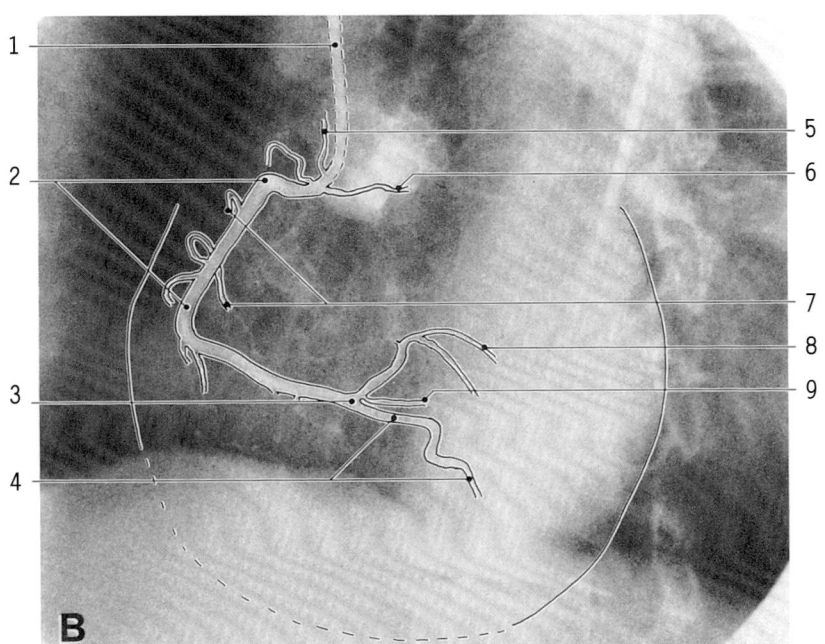

右冠状动脉，动脉造影

A 右前斜位 X 线　B 左前斜位 X 线

1 右冠状动脉口内导管及其尖部
2 右冠状动脉
3 房室交点
4 后室间支
5 窦房结支
6 动脉圆锥支
7 右室前支
8 左室支终末
9 房室结支
10 后室间隔支

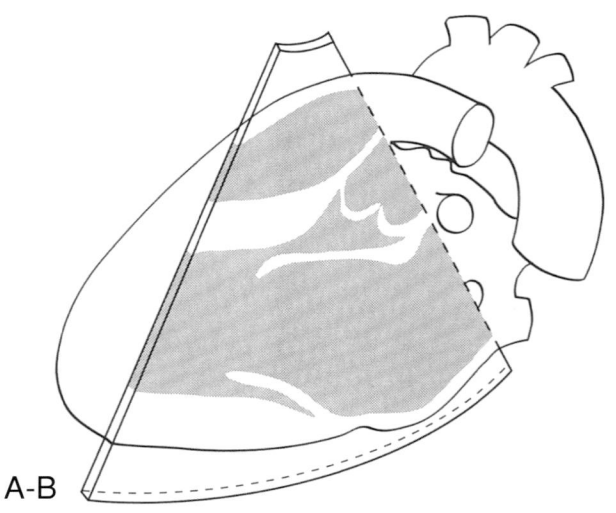

胸骨旁长轴位断面 A、B，平行于心轴

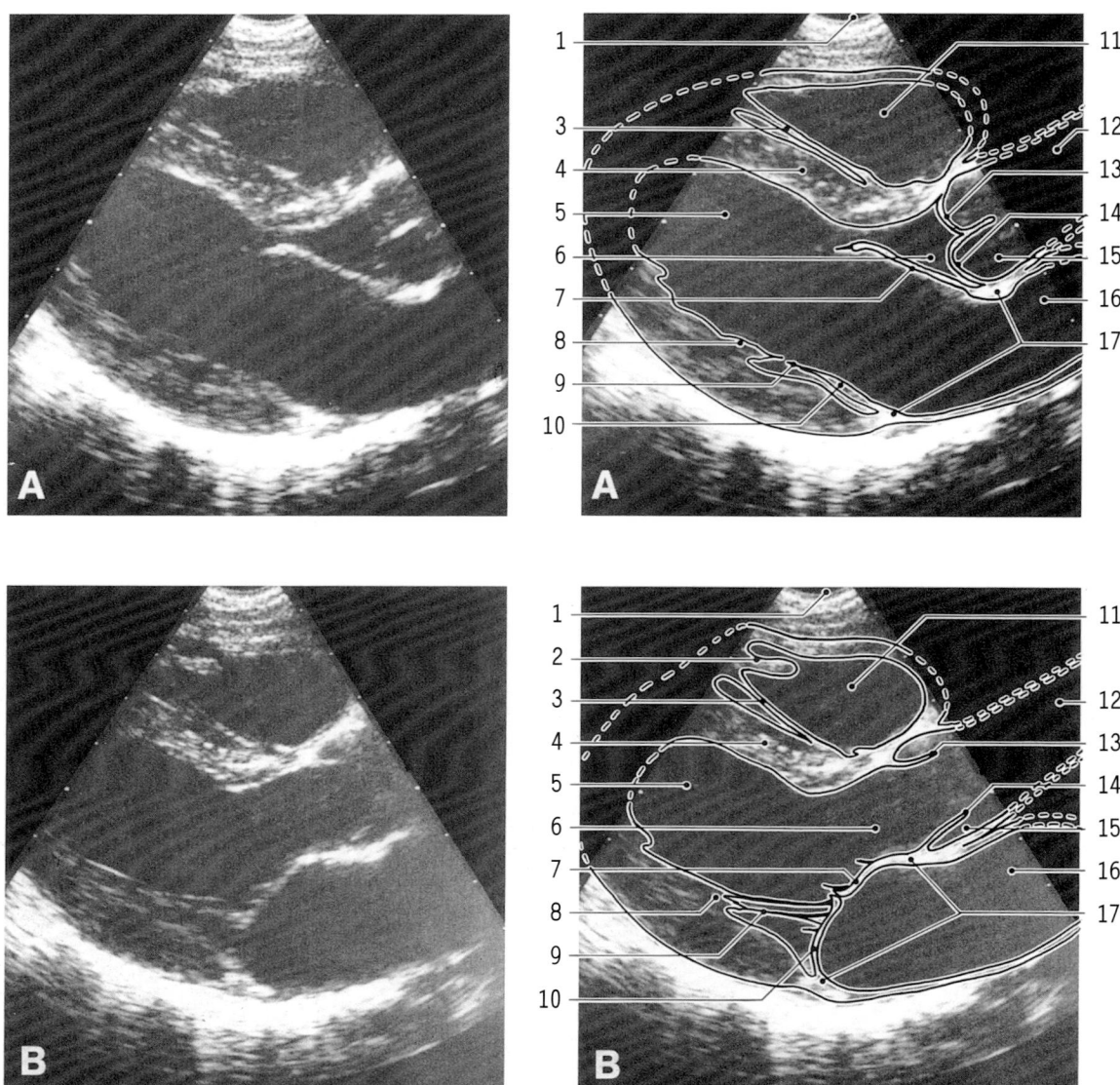

二尖瓣和主动脉瓣，胸骨旁，长轴断面，超声

A 舒张期　B 收缩期

1 左第四肋间隙上方探头
2 右心室前乳头肌
3 隔缘肉柱（不恒定）
4 室间隔
5 左心室
6 左室流出道
7 二尖瓣前尖
8 乳头肌
9 腱索
10 二尖瓣后尖
11 右心室
12 升主动脉
13 主动脉瓣右半月瓣
14 主动脉瓣后半月瓣
15 主动脉窦
16 左心房
17 二尖瓣纤维环

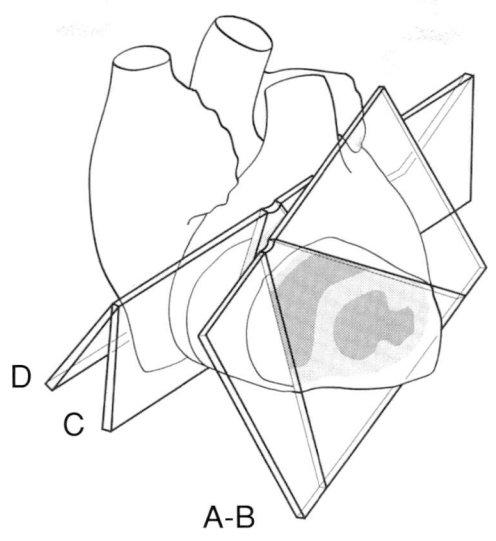

胸骨旁短轴位断面 A~D，垂直于心轴

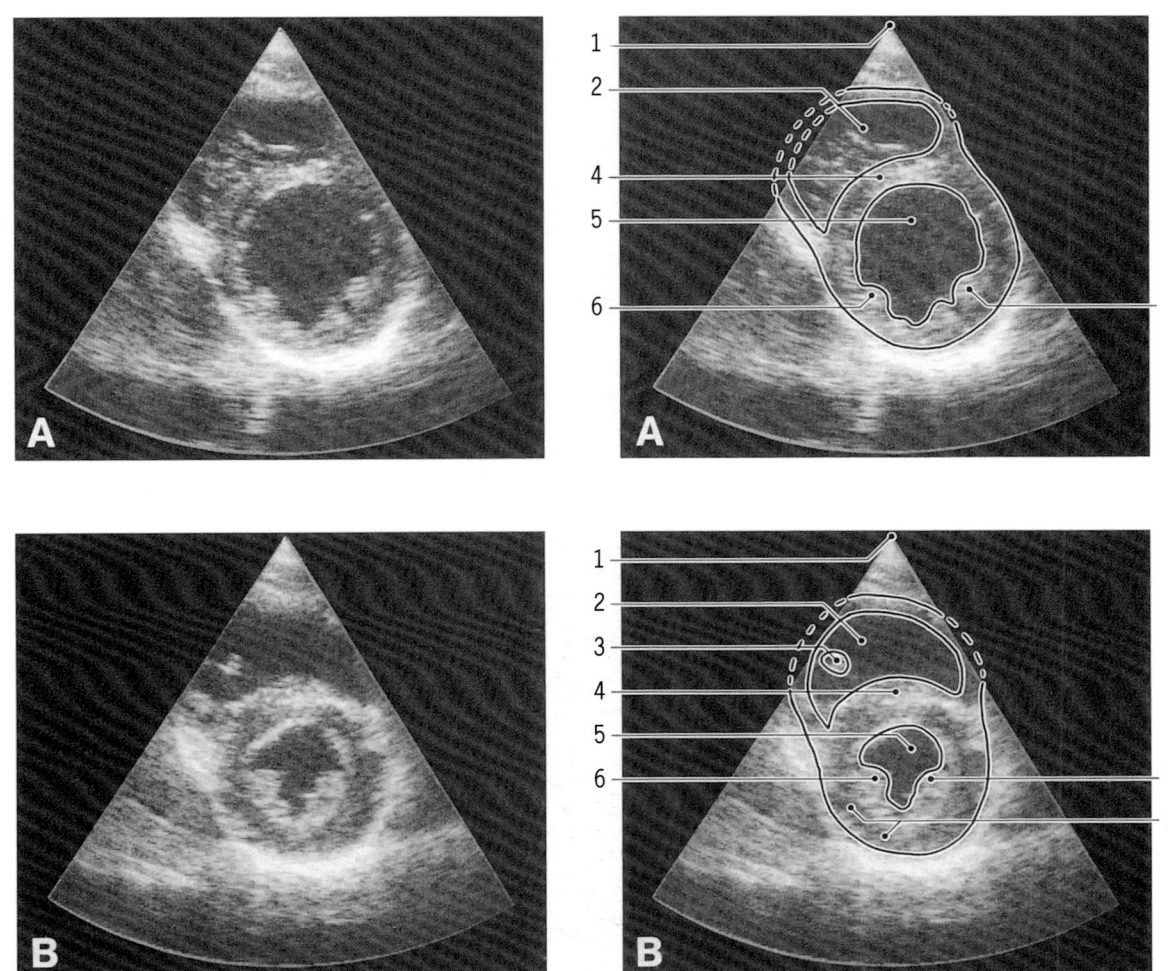

左右心室，胸骨旁，短轴位断面，超声
A 舒张期　B 收缩期

1 左第三肋间隙上方探头
2 右心室
3 隔缘肉柱（节制索）
4 室间隔
5 左心室
6 左心室后乳头肌
7 左心室前乳头肌
8 左心室后壁

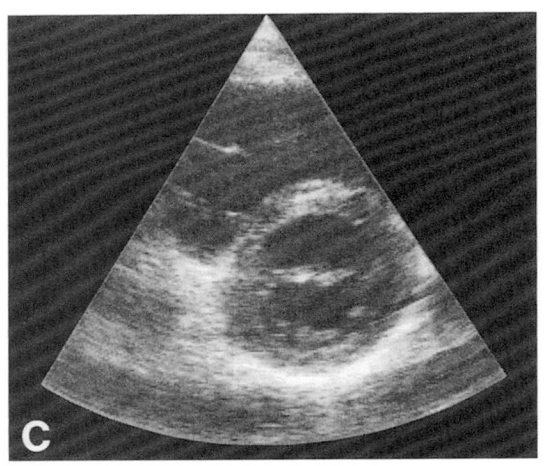 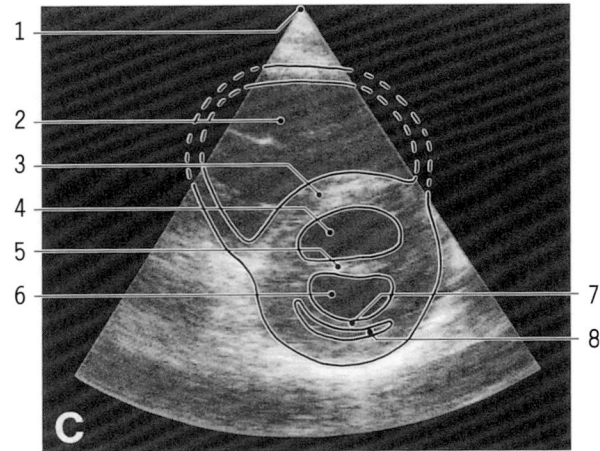

二尖瓣，胸骨旁，短轴断面，超声

断面 C 位置的解释见前页

1 第三肋间隙上方探头
2 右心室
3 室间隔
4 左心室流出道
5 二尖瓣前尖
6 左房室口
7 二尖瓣后尖
8 心室壁和二尖瓣后尖间的血液

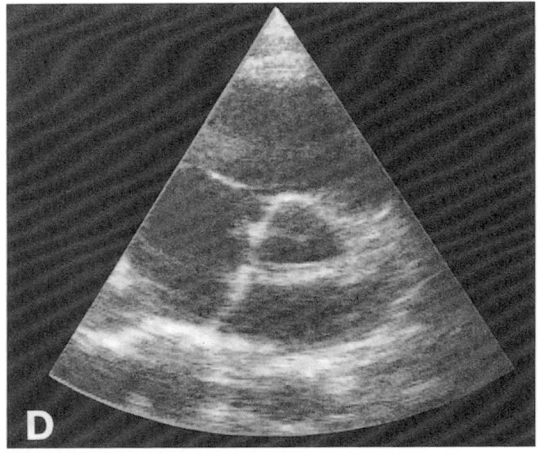 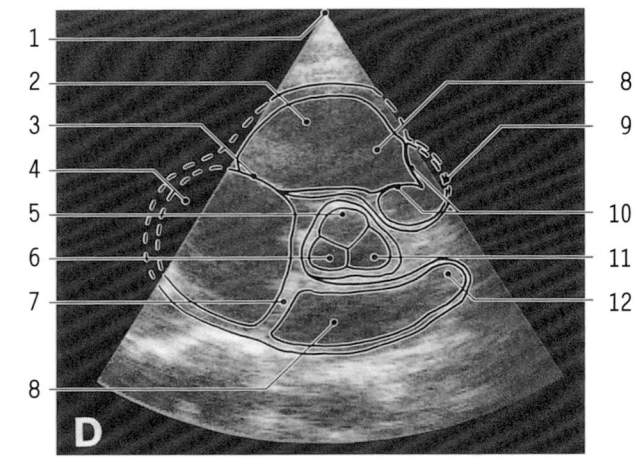

主动脉瓣，胸骨旁，短轴断面，超声

断面 D 位置的解释见前页

1 第三肋间隙上方探头
2 右心室
3 三尖瓣
4 右心房
5 主动脉瓣右半月瓣
6 主动脉瓣后半月瓣
7 房间隔
8 左心房
9 动脉圆锥
10 肺动脉干
11 肺动脉瓣
12 主动脉瓣左半月瓣
13 左心耳

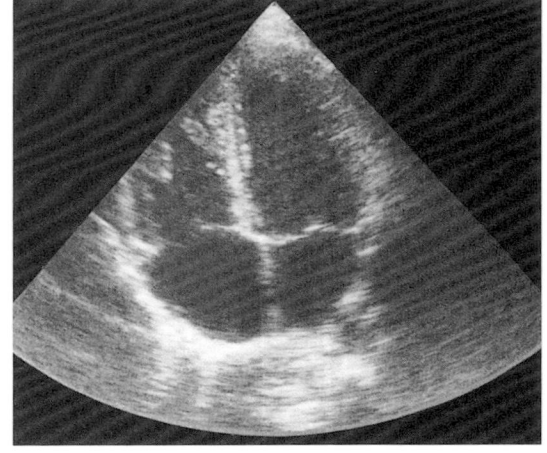 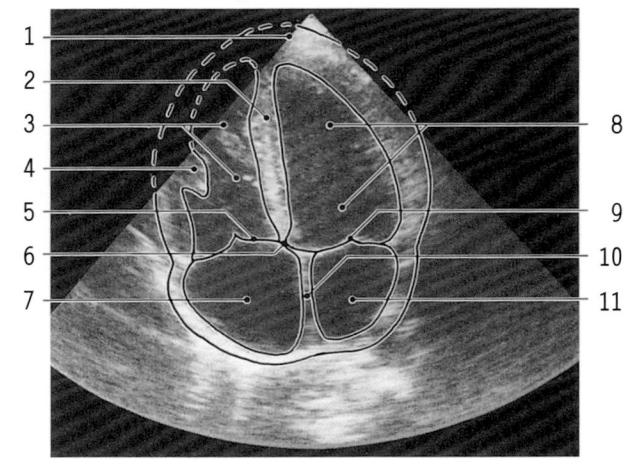

心腔，探头于心尖上方，超声

1 心尖
2 室间隔
3 右心室及节制索
4 前乳头肌
5 三尖瓣
6 室间隔膜部
7 右心房
8 左心室
9 二尖瓣
10 房间隔
11 左心房

食管

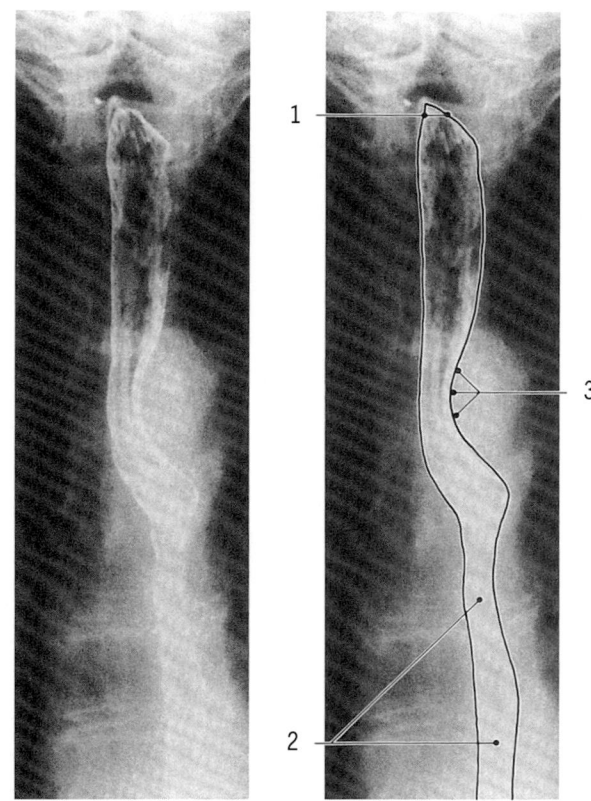

食管，前后位 X 线，吞钡

1 环状软骨食管括约肌　　2 食管胸段　　3 主动脉弓压迹

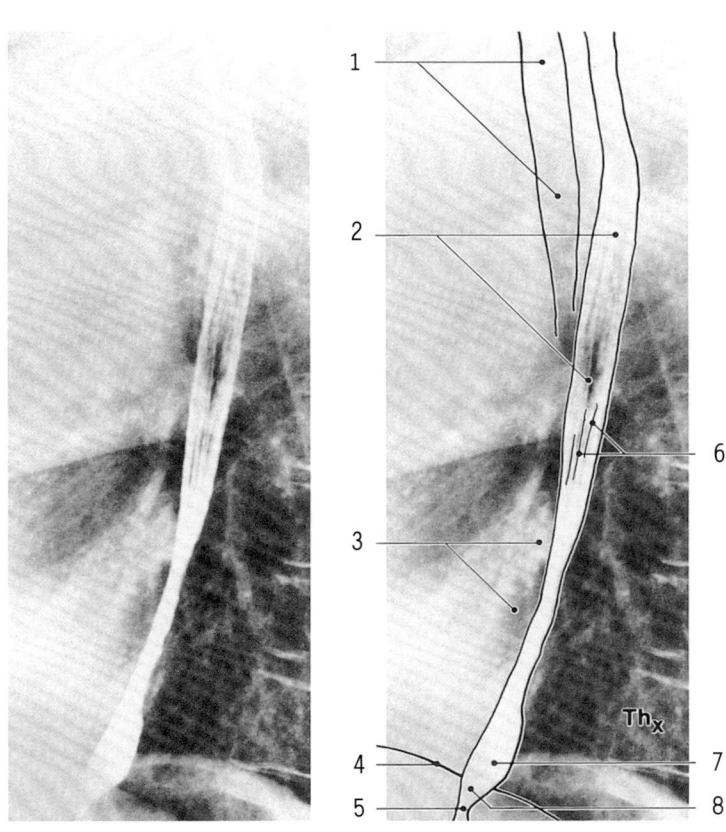

食管，侧位 X 线，吞钡

1 气管
2 食管
3 左心房
4 膈
5 贲门
6 黏膜皱襞
7 "膈壶腹"（放射学名词）
8 食管腹部

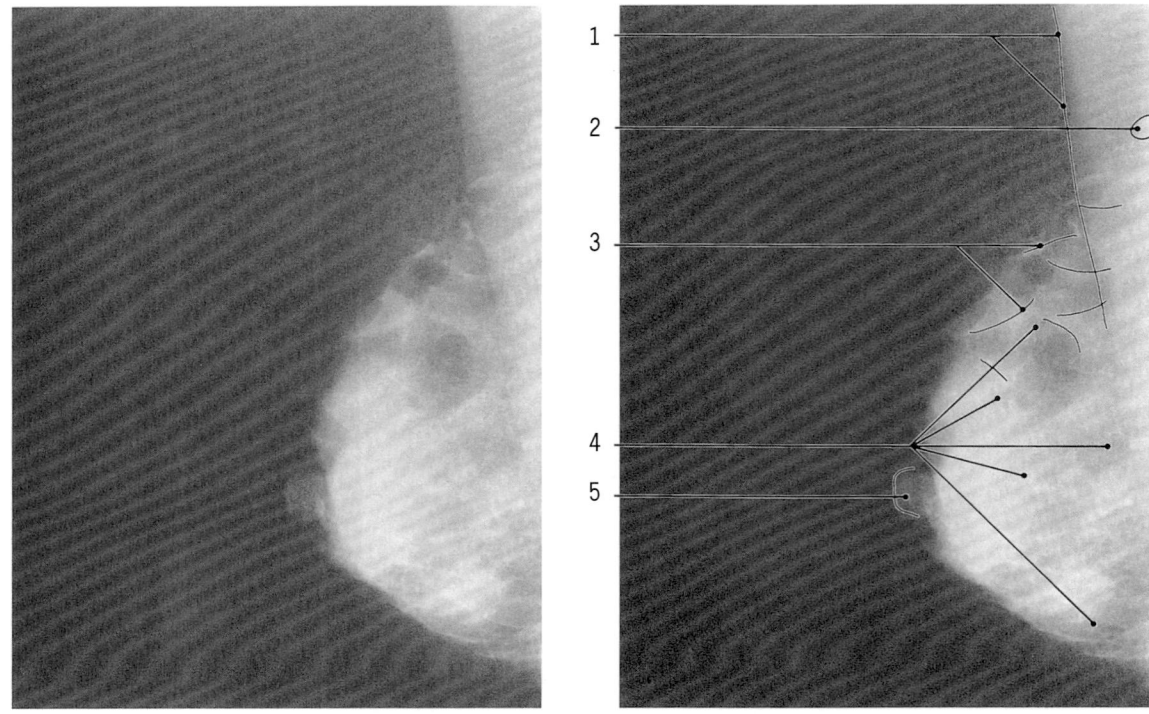

乳房，青年人，斜位 X 线，乳房 X 线照相

1 胸大肌
2 腋淋巴结
3 悬韧带
4 纤维腺组织
5 乳头

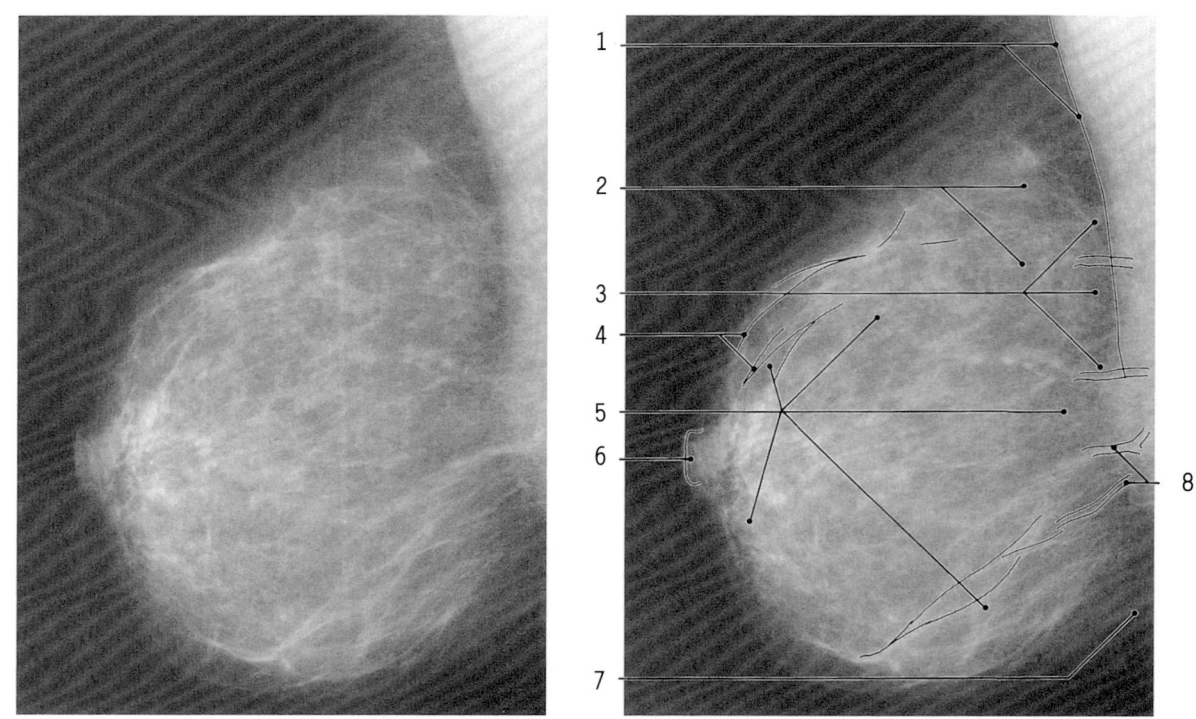

乳房，中年人，斜位 X 线，乳房 X 线照相

1 胸大肌
2 乳腺腋突
3 乳腺后脂肪
4 悬韧带
5 纤维腺组织
6 乳头
7 乳房下沟
8 血管

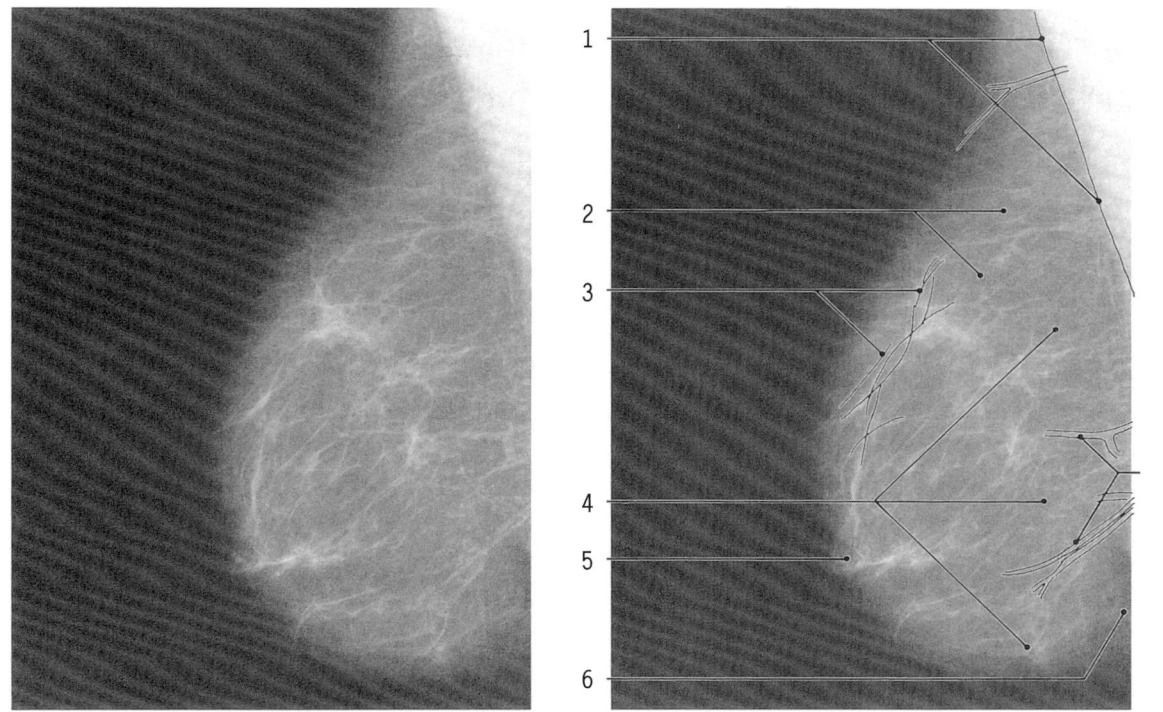

乳房，老年人，斜位 X 线，乳房 X 线照相

1 胸大肌
2 乳房腋突
3 悬韧带
4 腺组织间的脂肪
5 乳头
6 乳房下沟
7 血管

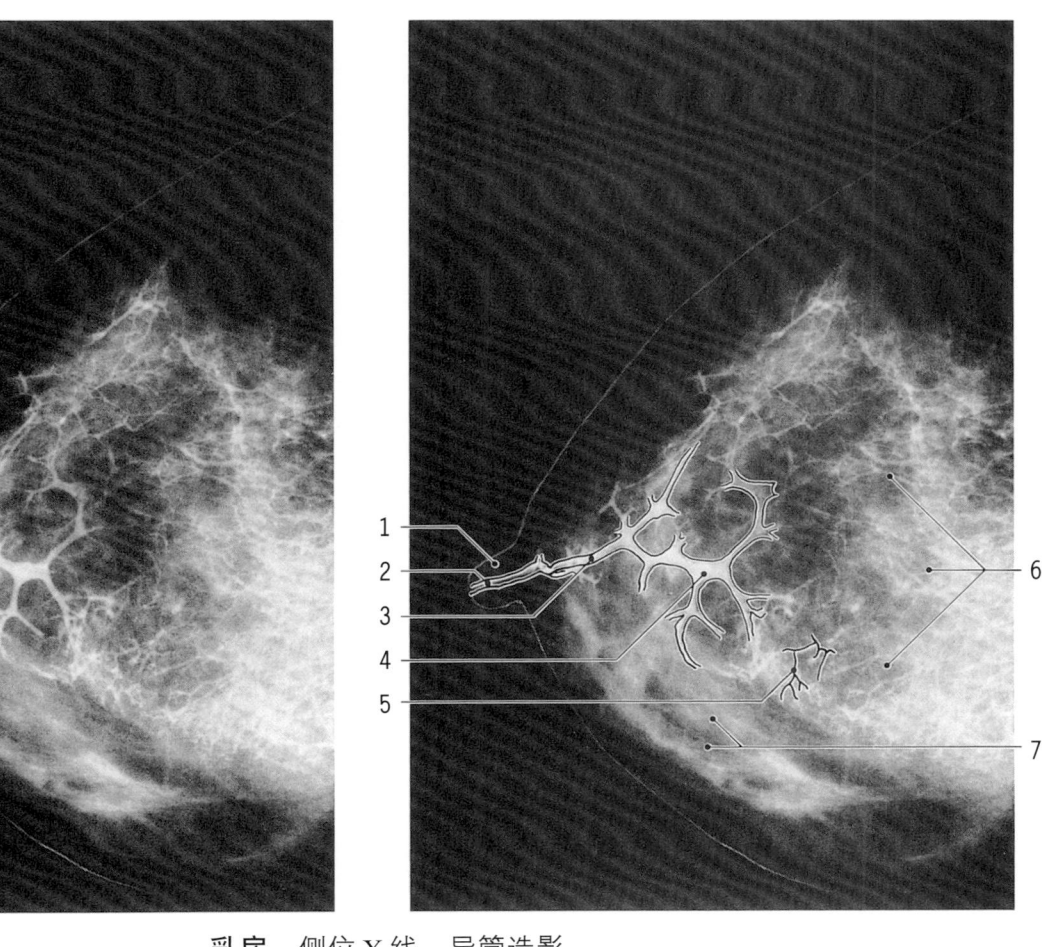

乳房，侧位 X 线，导管造影

1 乳头
2 输乳管
3 输乳管窦
4 大分泌管
5 小分泌管
6 对比剂充填的腺组织
7 无对比剂充填的腺组织

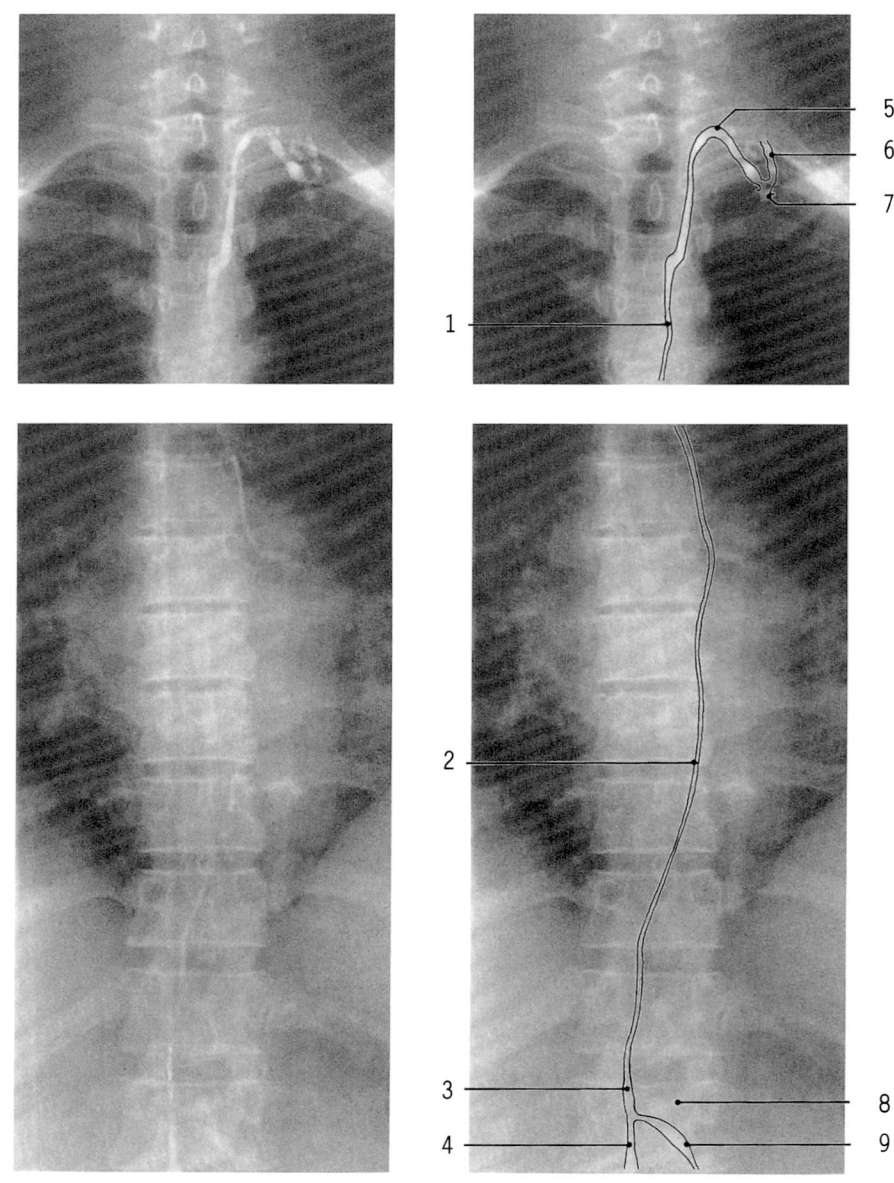

胸导管，前后位 X 线，淋巴造影

1 胸导管于第四胸椎水平
2 胸导管于第九、十胸椎水平
3 乳糜池
4 右腰干
5 胸导管弓
6 颈干（溢出）
7 胸导管注入锁骨下静脉的开口
8 第一腰椎
9 左腰干

腹部

轴位 CT 系列
胃
小肠
结肠和直肠
肝和胰
脾
动脉
静脉
淋巴管

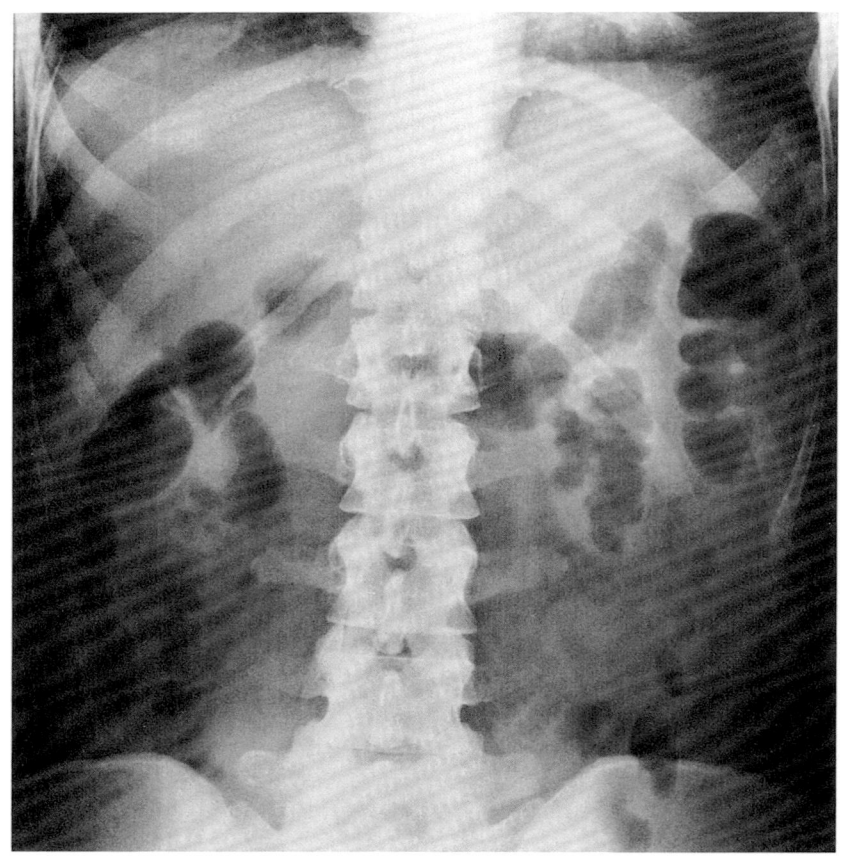
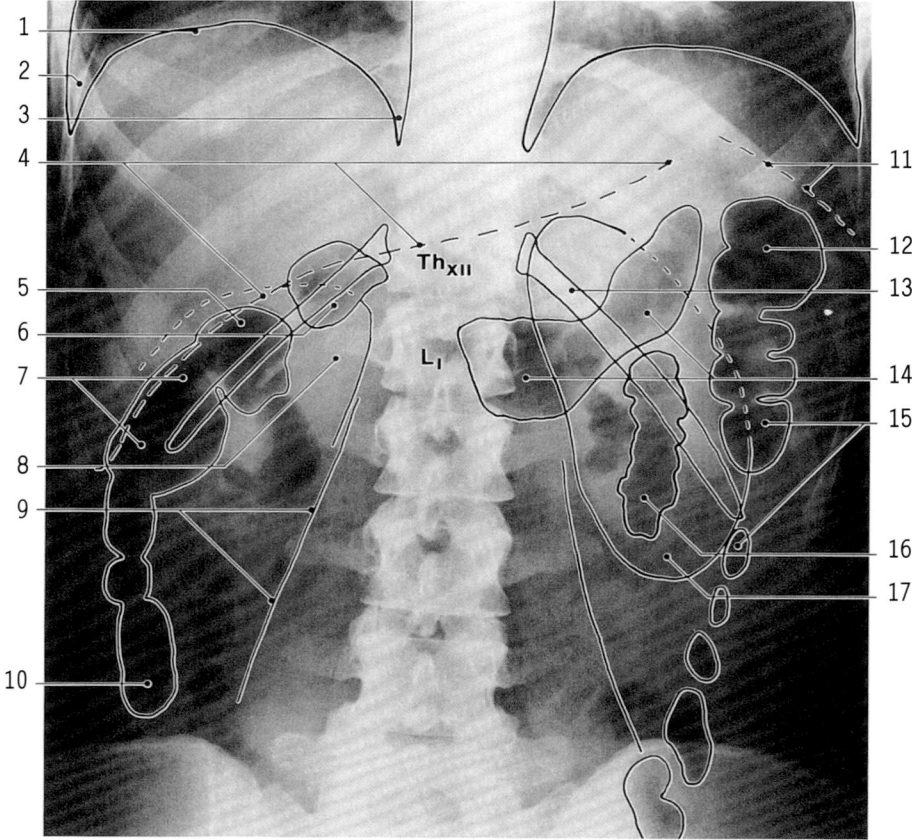

腹，前后位 X 线，直立

胃肠道的轮廓是根据其内自然存在的气体画出的

1 膈
2 肋膈隐窝
3 膈纵隔隐窝
4 肝下缘
5 结肠肝曲
6 十二指肠帽（放射学名词）
7 升结肠
8 右肾上端
9 腰大肌（外侧轮廓）
10 盲肠
11 脾下缘
12 结肠脾曲
13 第十二肋骨
14 胃
15 降结肠
16 空肠
17 左肾下端

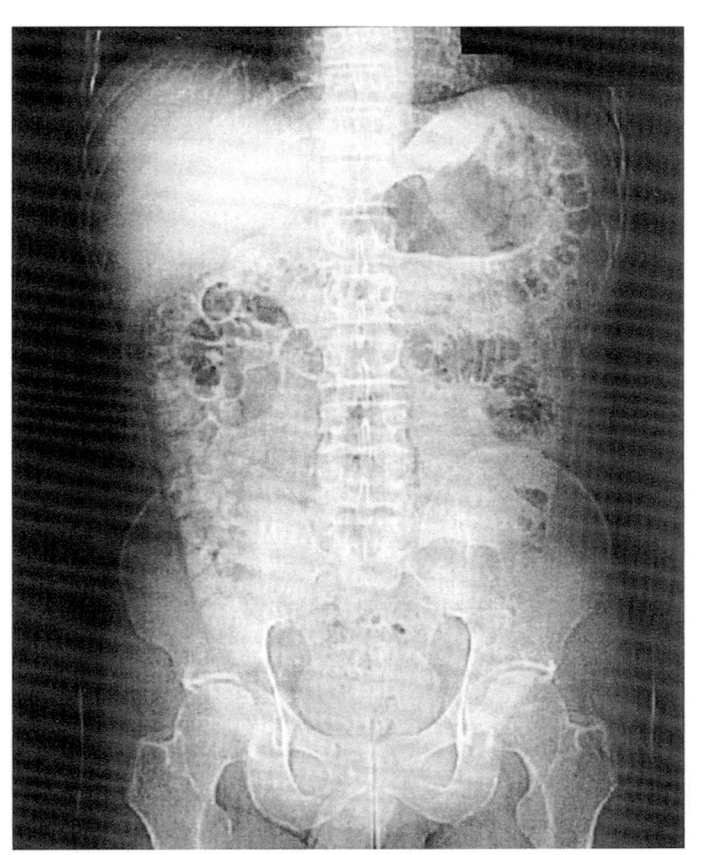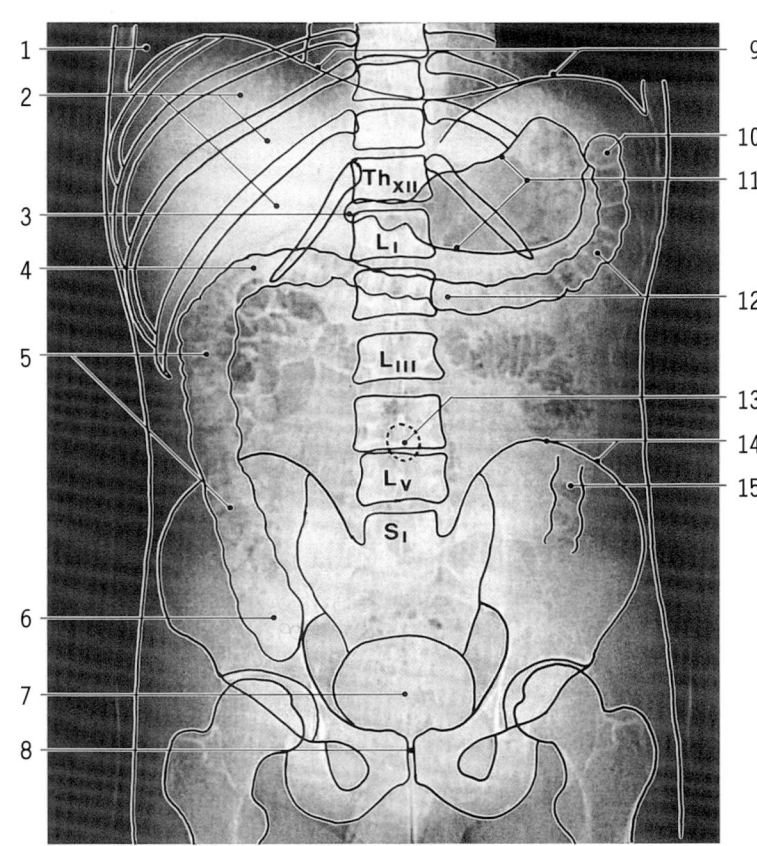

腹，轴位 CT 定位像

1 肋膈隐窝
2 肝
3 十二指肠帽
4 结肠肝曲
5 升结肠
6 盲肠
7 膀胱
8 耻骨联合
9 膈
10 结肠脾曲
11 胃大、小弯
12 横结肠
13 脐的位置
14 髂嵴
15 降结肠

腹，轴位 CT 定位像

1~45 线示以下 CT 系列中断层的位置
连续断面，10mm 厚
胃肠道通过口服对比剂显影
泌尿管通过排泄静脉内注射的水溶性对比剂显影
先前淋巴造影的残余对比剂使一些髂淋巴结和腰淋巴结显影

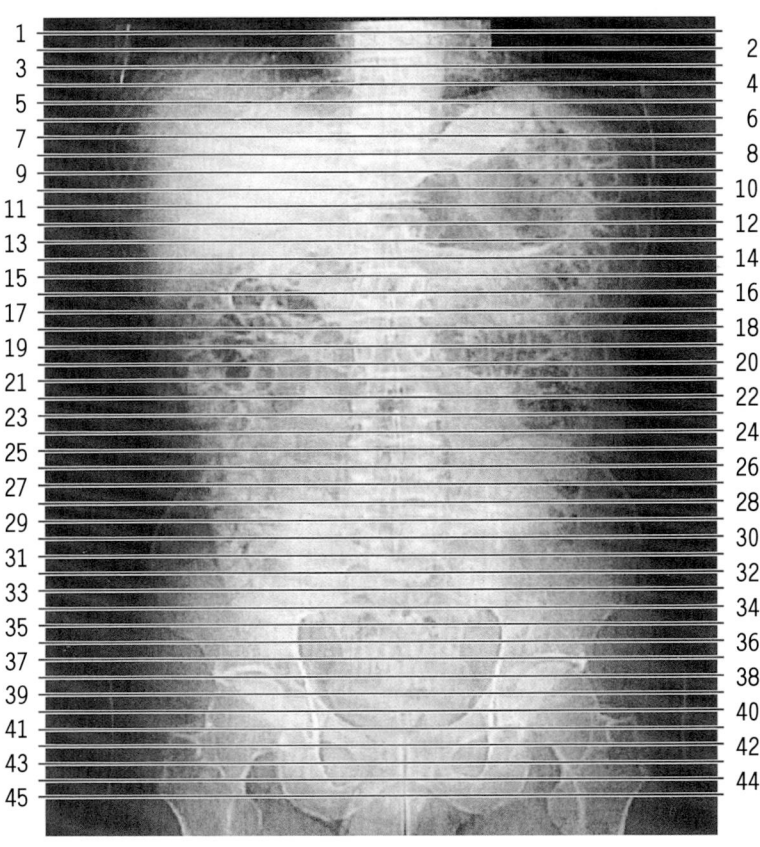

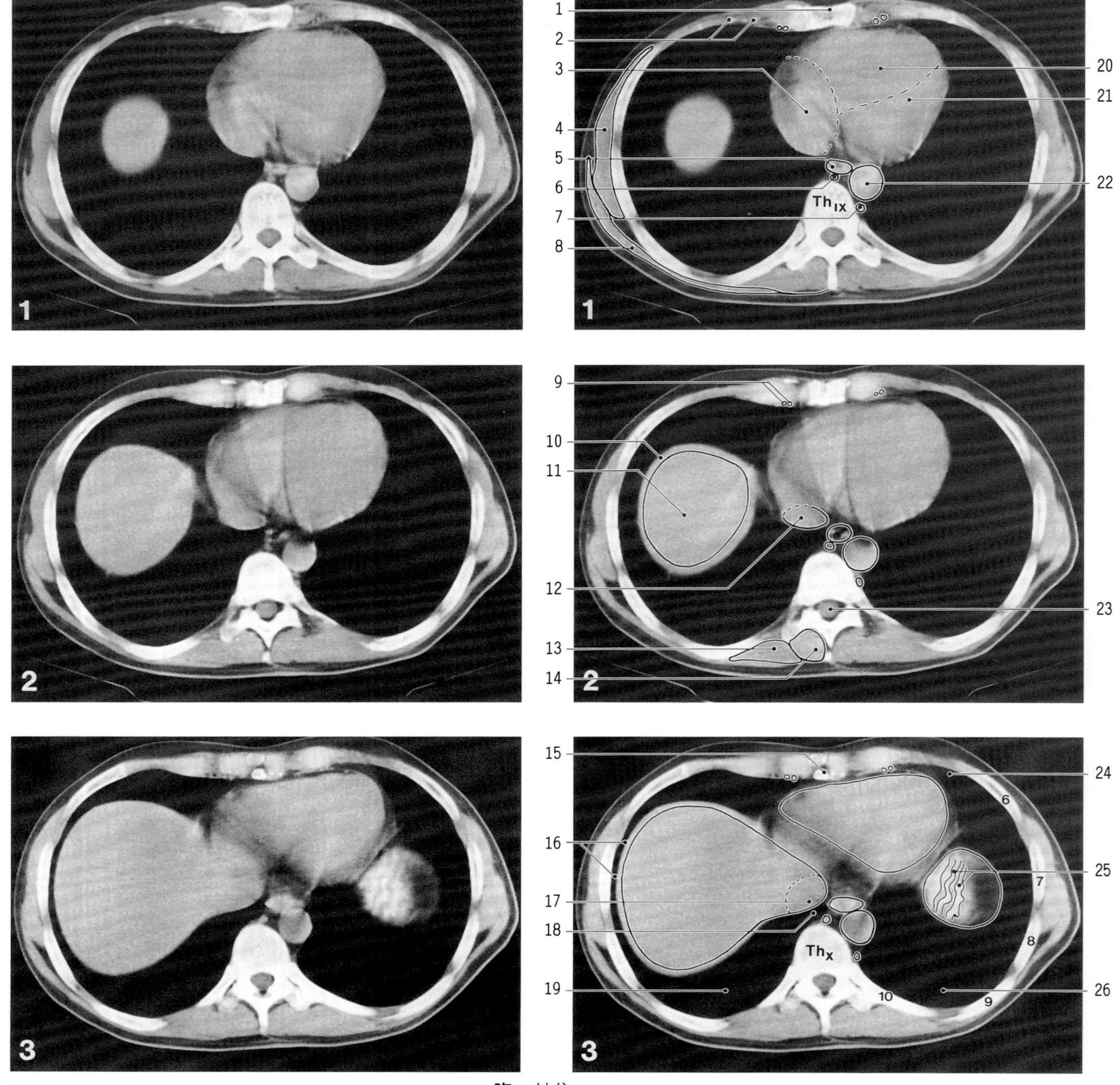

腹，轴位 CT
定位像见前页

1 胸骨体
2 钙化的肋软骨
3 右心房
4 前锯肌
5 食管
6 奇静脉
7 半奇静脉
8 背阔肌
9 胸廓内动静脉
10 膈
11 肝右叶
12 下腔静脉
13 胸髂肋肌和胸最长肌
14 横突棘肌
15 剑突
16 肋膈隐窝
17 下腔静脉
18 膈纵隔隐窝
19 右肺下叶
20 右心室
21 左心室
22 胸主动脉
23 脊髓
24 左肺小舌
25 胃底皱襞
26 左肺下叶
肋已计数

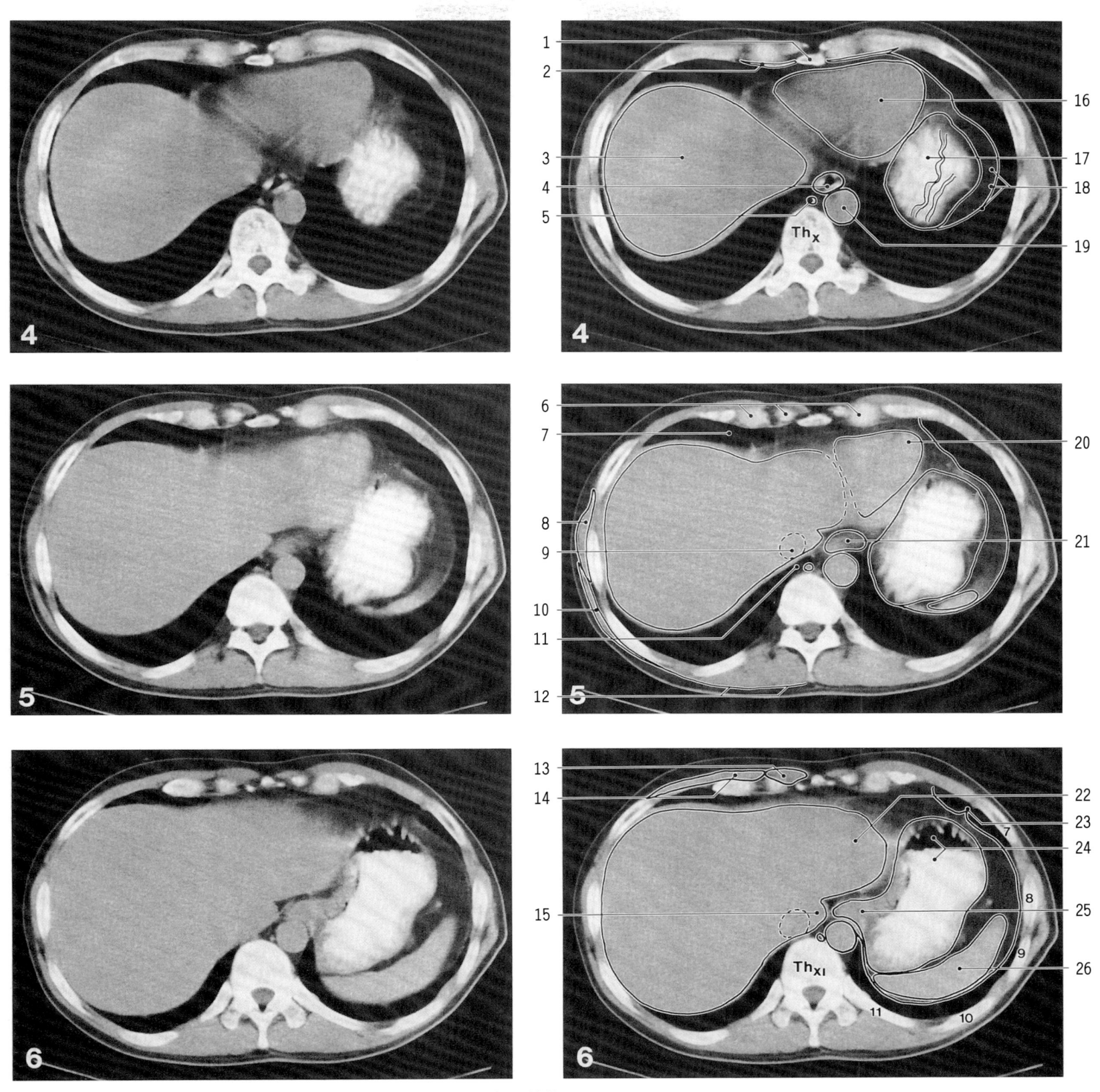

腹，轴位 CT
定位像见第 329 页

1 剑突
2 胸横肌
3 肝右叶
4 食管
5 奇静脉
6 肋软骨
7 肋膈隐窝，内有右肺下缘
8 前锯肌
9 下腔静脉
10 背阔肌
11 膈纵隔隐窝
12 胸腰筋膜
13 腹直肌
14 腹外斜肌
15 肝尾状叶
16 心
17 胃底及其皱襞
18 壁胸膜、膈和壁腹膜
19 胸主动脉
20 心尖
21 食管腹部
22 肝左叶
23 左肺斜裂
24 胃底，内有气体和钡
25 贲门
26 脾

肋已计数

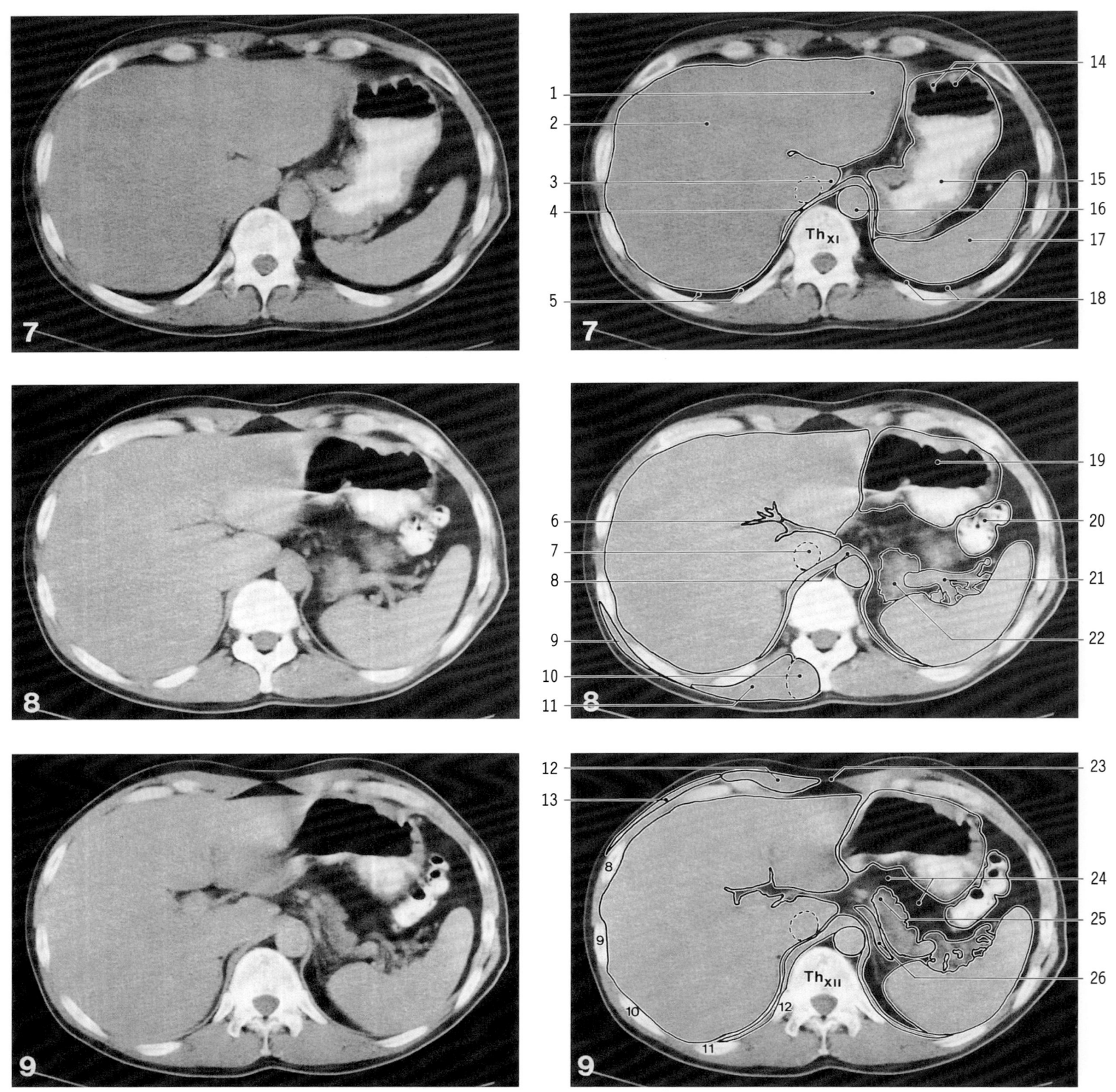

腹，轴位CT
定位像见第329页

1 肝左叶
2 肝右叶
3 肝尾状叶
4 膈腰部
5 左肺下缘
6 肝门
7 下腔静脉
8 膈右脚
9 背阔肌
10 横突棘肌
11 髂肋肌和最长肌
12 腹直肌
13 腹外斜肌
14 胃底皱襞
15 胃体
16 胸主动脉
17 脾
18 左肺下缘
19 胃体内气体
20 结肠脾曲
21 脾血管
22 胰尾
23 白线
24 网膜囊，周围有腹膜脂肪
25 胰体
26 脾动脉
肋已计数

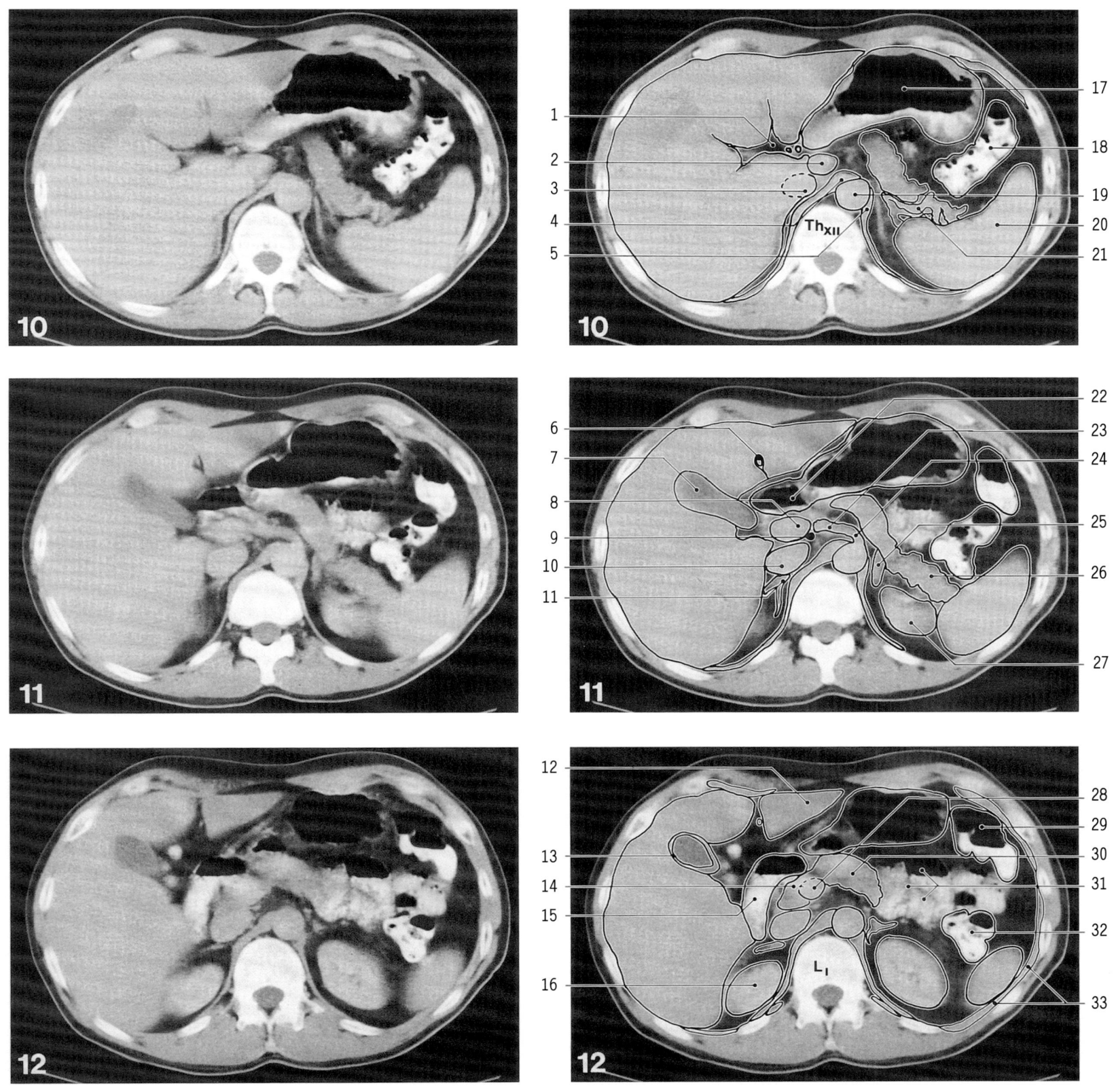

腹，轴位 CT
定位像见第 329 页

1 肝门
2 门静脉
3 下腔静脉
4 膈右脚
5 膈左脚
6 肝圆韧带
7 胆囊
8 门静脉
9 胆总管
10 下腔静脉
11 右肾上腺

12 肝左叶
13 胆囊壁
14 胰头
15 十二指肠上部
16 右肾上端
17 胃体
18 结肠脾曲
19 腹主动脉
20 脾
21 脾血管
22 十二指肠"冠部"（球）

23 肝总动脉
24 腹腔干
25 左肾上腺
26 胰尾
27 左肾上端
28 胰后门静脉
29 横结肠
30 胰体
31 空肠，有气和钡
32 降结肠
33 膈

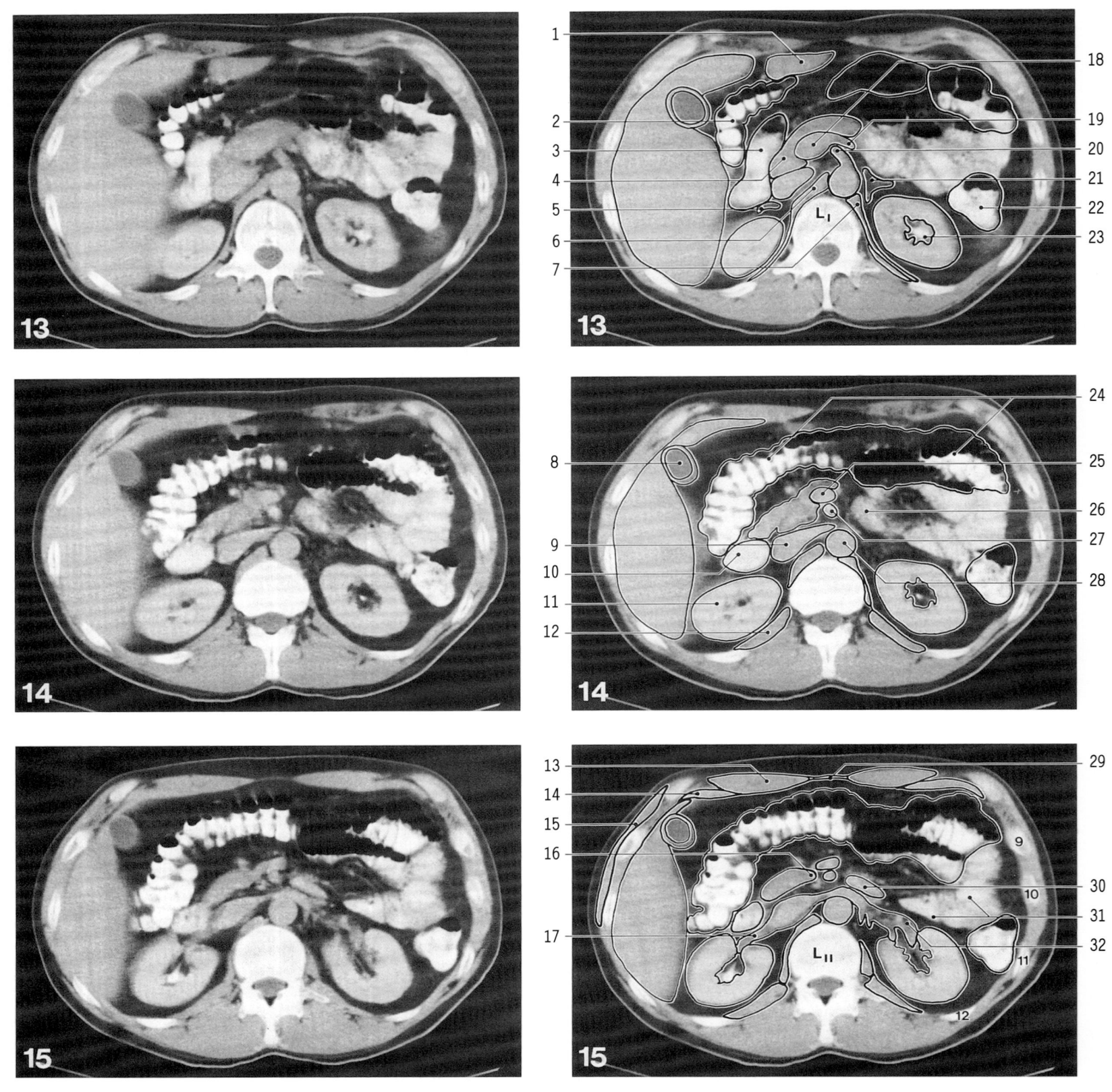

腹，轴位 CT
定位像见第 329 页

1 肝左叶
2 结肠肝曲
3 十二指肠上部
4 胰头
5 右肾上腺
6 膈右脚
7 膈左脚
8 胆囊底
9 下腔静脉
10 十二指肠降部
11 右肾
12 腰方肌
13 腹直肌
14 腹横肌
15 腹外斜肌
16 胰钩突
17 右肾静脉
18 门静脉
19 脾静脉
20 肠系膜上动脉
21 左肾上腺
22 降结肠
23 肾窦
24 横结肠
25 肠系膜上静脉
26 十二指肠空肠曲
27 肠系膜上动脉
28 腹主动脉
29 白线
30 十二指肠升部
31 空肠
32 左肾静脉

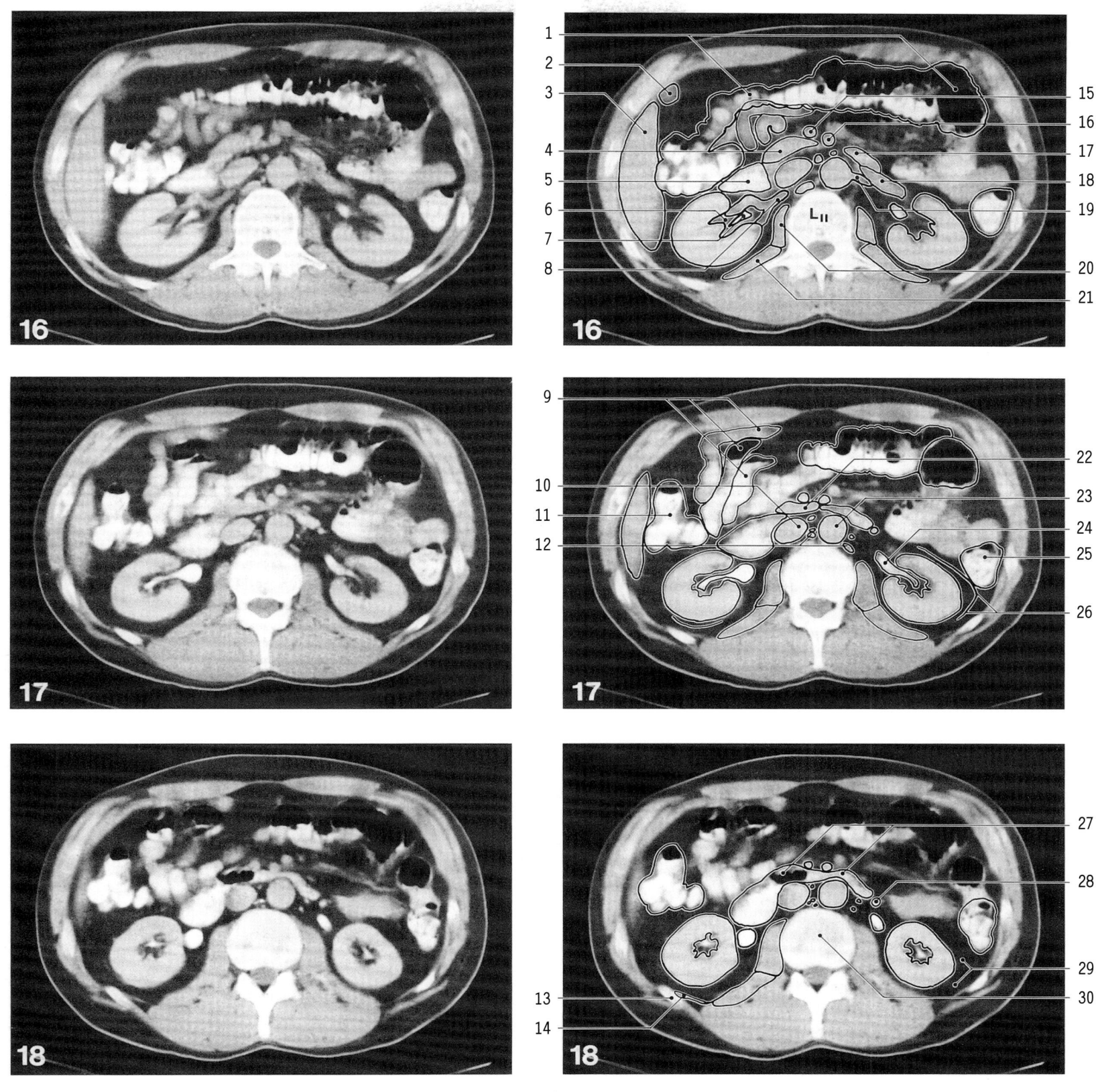

腹，轴位CT
定位像见第329页

1 横结肠，有气体和对比剂
2 胆囊底
3 肝右叶
4 胰头
5 十二指肠降部
6 肾窦
7 右肾盂
8 右肾动脉
9 空肠
10 下腔静脉
11 升结肠
12 主动脉旁淋巴结
13 第十二肋
14 外侧弓状韧带
15 肠系膜上静脉
16 肠系膜上动脉
17 十二指肠升部
18 左肾静脉
19 左肾动脉
20 腰大肌
21 腰方肌
22 胰钩突
23 腹主动脉
24 左肾盂
25 降结肠
26 肾筋膜
27 十二指肠水平部
28 肠系膜下静脉
29 腹膜后脂肪
30 第二、三腰椎椎间盘

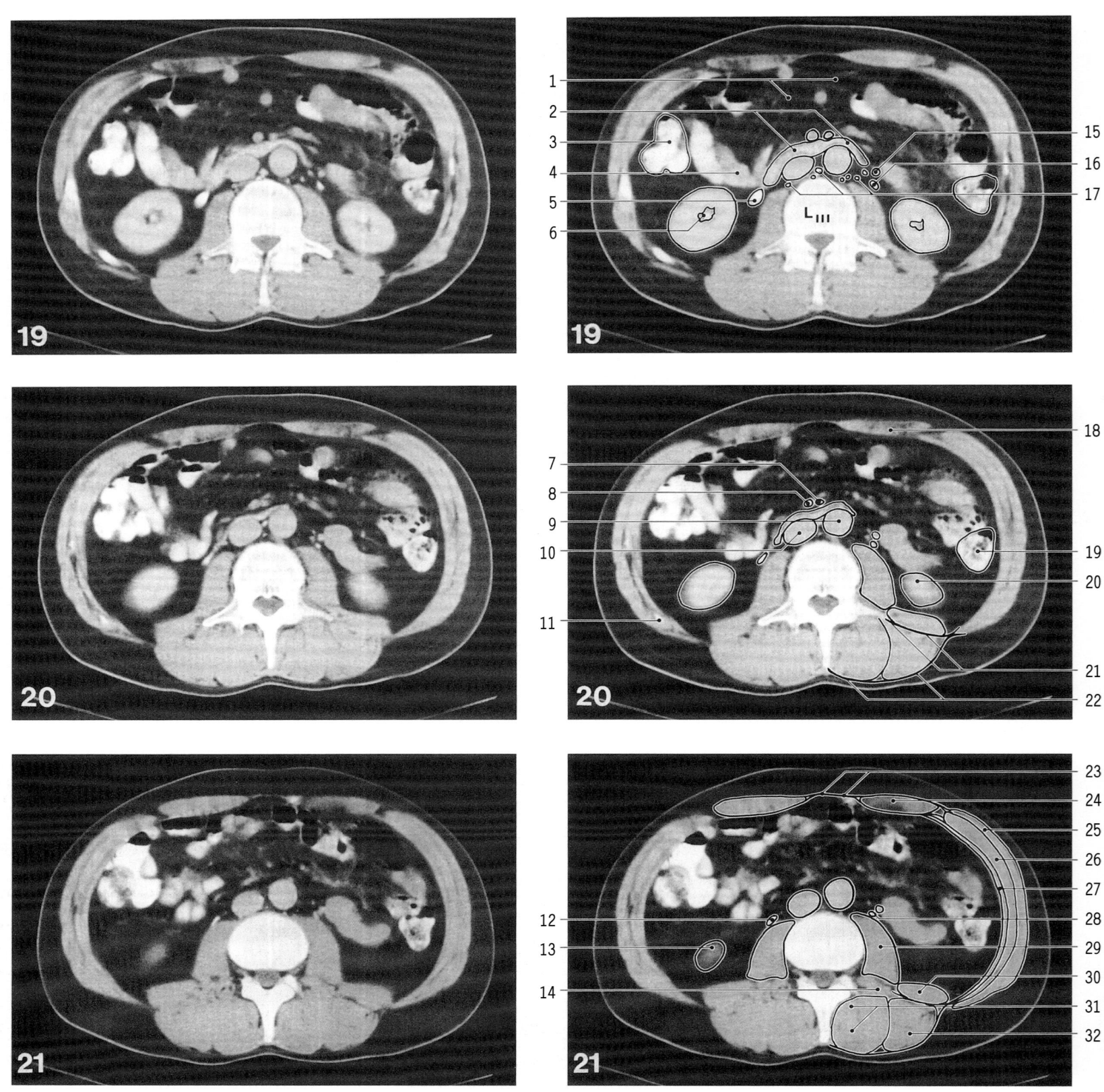

腹，轴位 CT
定位像见第 329 页

1 肠系膜脂肪
2 十二指肠水平部
3 升结肠
4 空肠
5 右肾盂
6 肾窦
7 肠系膜上动脉
8 肠系膜上静脉
9 腹主动脉
10 下腔静脉
11 第十二肋骨
12 右输尿管
13 右肾下端
14 横突间肌
15 肠系膜下静脉
16 左肾盂
17 腰淋巴结
18 腹直肌腱划
19 降结肠
20 左肾下端
21 腰腱膜
22 胸腰筋膜
23 白线
24 腹直肌
25 腹外斜肌
26 腹内斜肌
27 腹横肌
28 左输尿管
29 腰大肌
30 腰方肌
31 横突棘肌
32 腰髂肋肌和胸最长肌

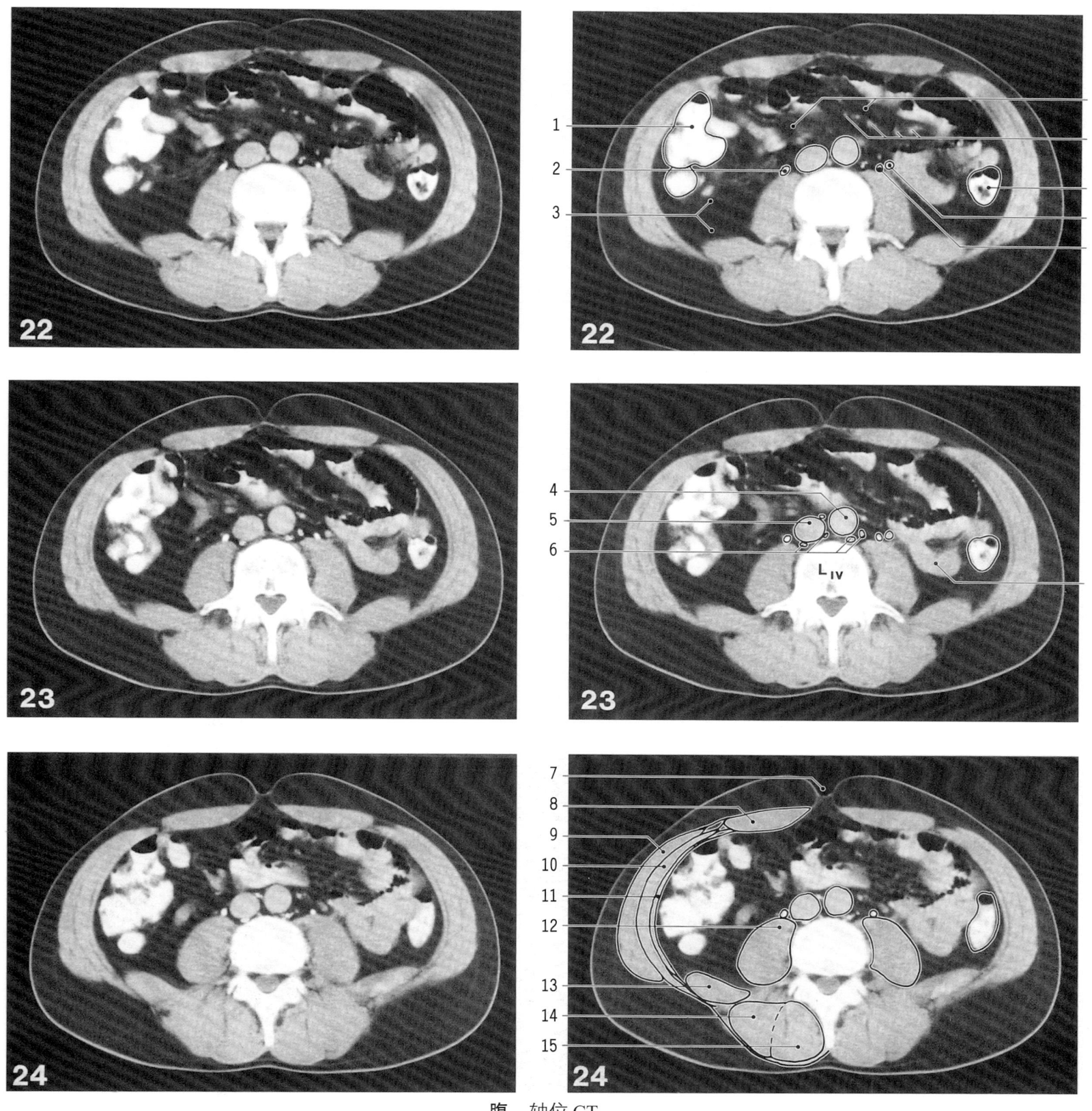

腹，轴位 CT
定位像见第 329 页

1 升结肠
2 右输尿管
3 腹膜后脂肪
4 腹主动脉
5 下腔静脉
6 主动脉旁淋巴结
7 脐
8 腹直肌
9 腹外斜肌
10 腹内斜肌
11 腹横肌
12 腰大肌
13 腰方肌
14 竖脊肌
15 横突棘肌（大多数为多裂肌）
16 肠系膜脂肪
17 肠系膜血管
18 降结肠
19 肠系膜下静脉
20 左输尿管
21 小肠袢

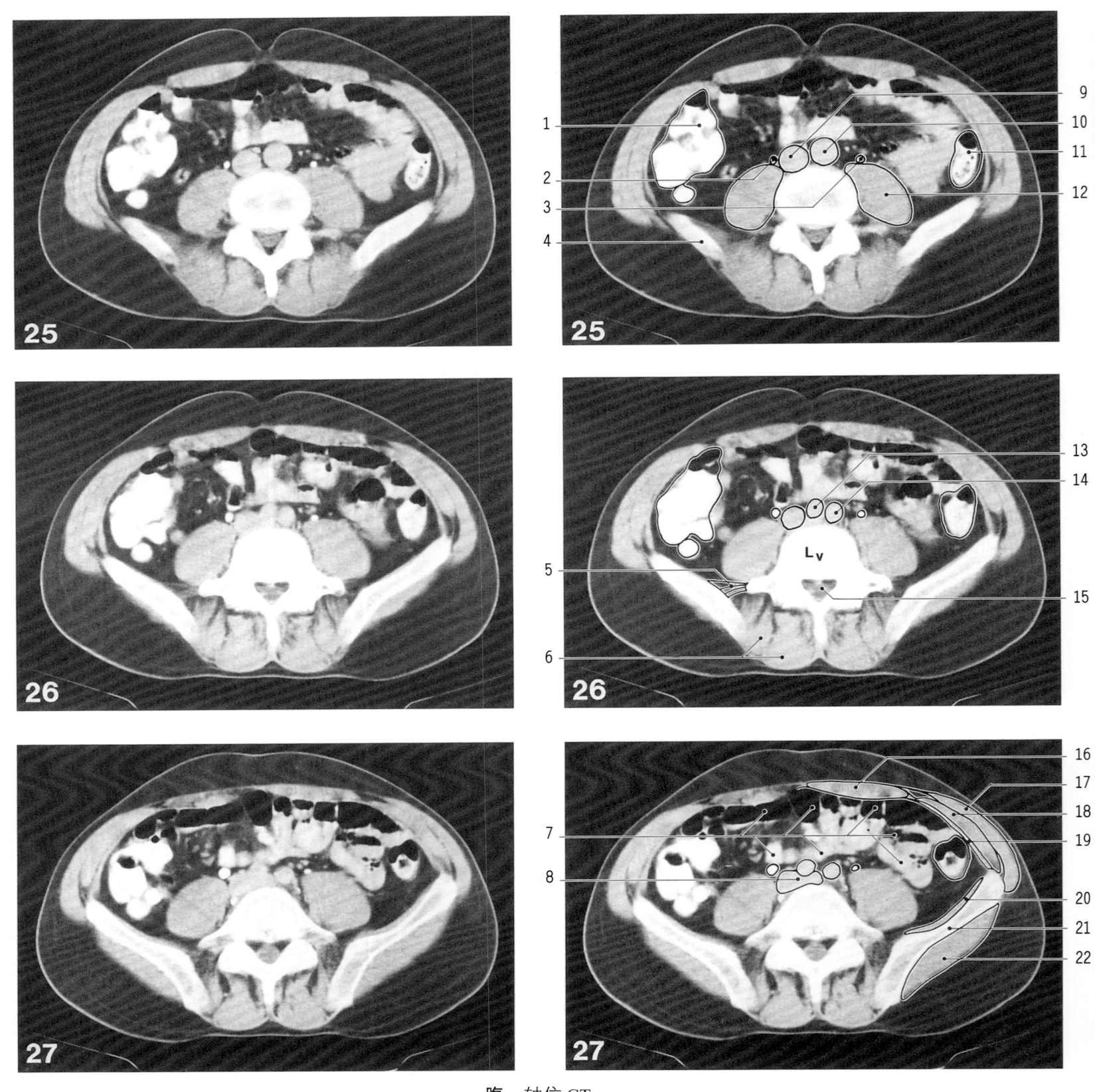

腹，轴位 CT

定位像见第 329 页

1 升结肠
2 右输尿管
3 左输尿管
4 髂嵴
5 髂腰韧带
6 竖脊肌
7 小肠，有钡和气
8 下腔静脉（分支）
9 下腔静脉
10 腹主动脉
11 降结肠
12 腰大肌
13 右髂总动脉
14 左髂总动脉
15 马尾
16 腹直肌
17 腹外斜肌
18 腹内斜肌
19 腹横肌
20 髂肌
21 髂骨翼
22 臀中肌

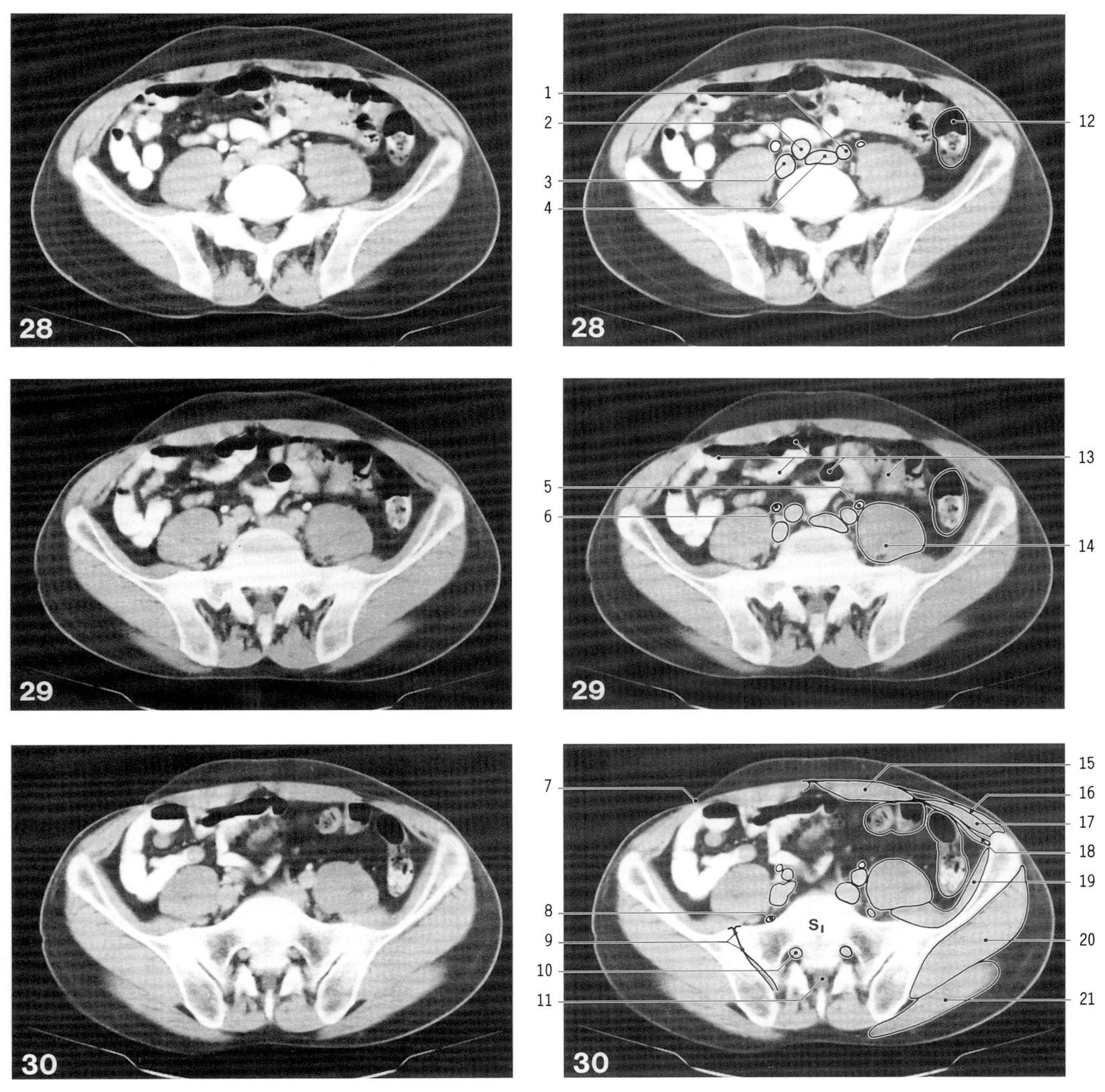

腹，轴位 CT
定位像见第 329 页

1 左髂总动脉
2 右髂总动脉
3 右髂总静脉
4 左髂总静脉
5 左输尿管
6 右输尿管
7 阑尾切除术后疤痕
8 腰骶干
9 骶髂关节
10 第一骶神经脊神经根
11 骶管中马尾
12 降结肠
13 小肠
14 腰大肌
15 腹直肌
16 腹外斜肌
17 腹内斜肌
18 腹横肌
19 髂肌
20 臀中肌
21 臀大肌

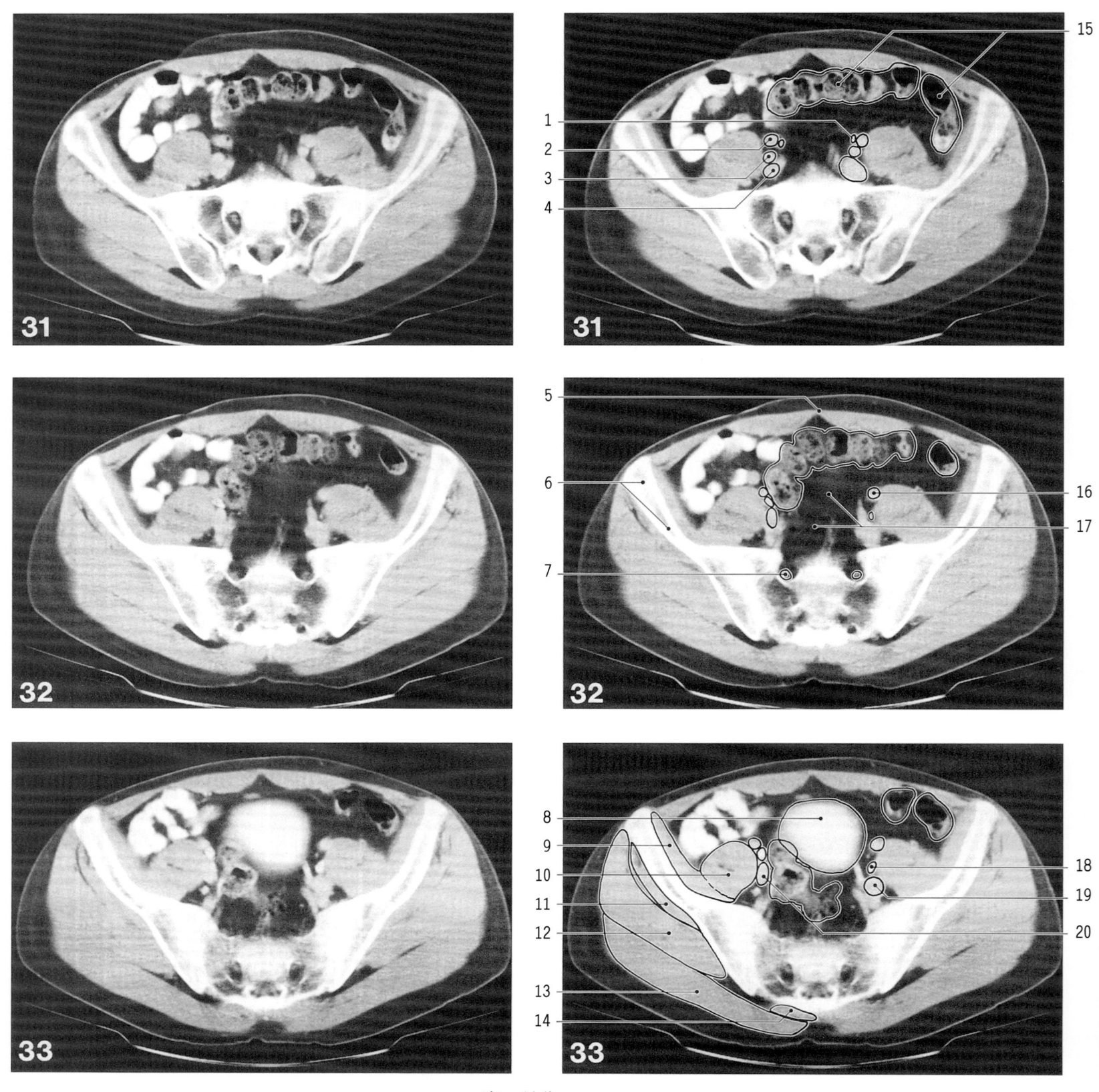

腹，轴位 CT
定位像见第 329 页

1 左输尿管
2 右髂外动脉
3 右髂内动脉
4 右髂总静脉
5 白线
6 髂骨（翼）
7 骶前孔内第一骶椎脊神经
8 膀胱
9 髂肌
10 腰大肌
11 臀小肌
12 臀中肌
13 臀大肌
14 竖脊肌（起点）
15 乙状结肠
16 左髂外动脉
17 肠系膜脂肪
18 左输尿管
19 左髂外静脉
20 右髂外静脉

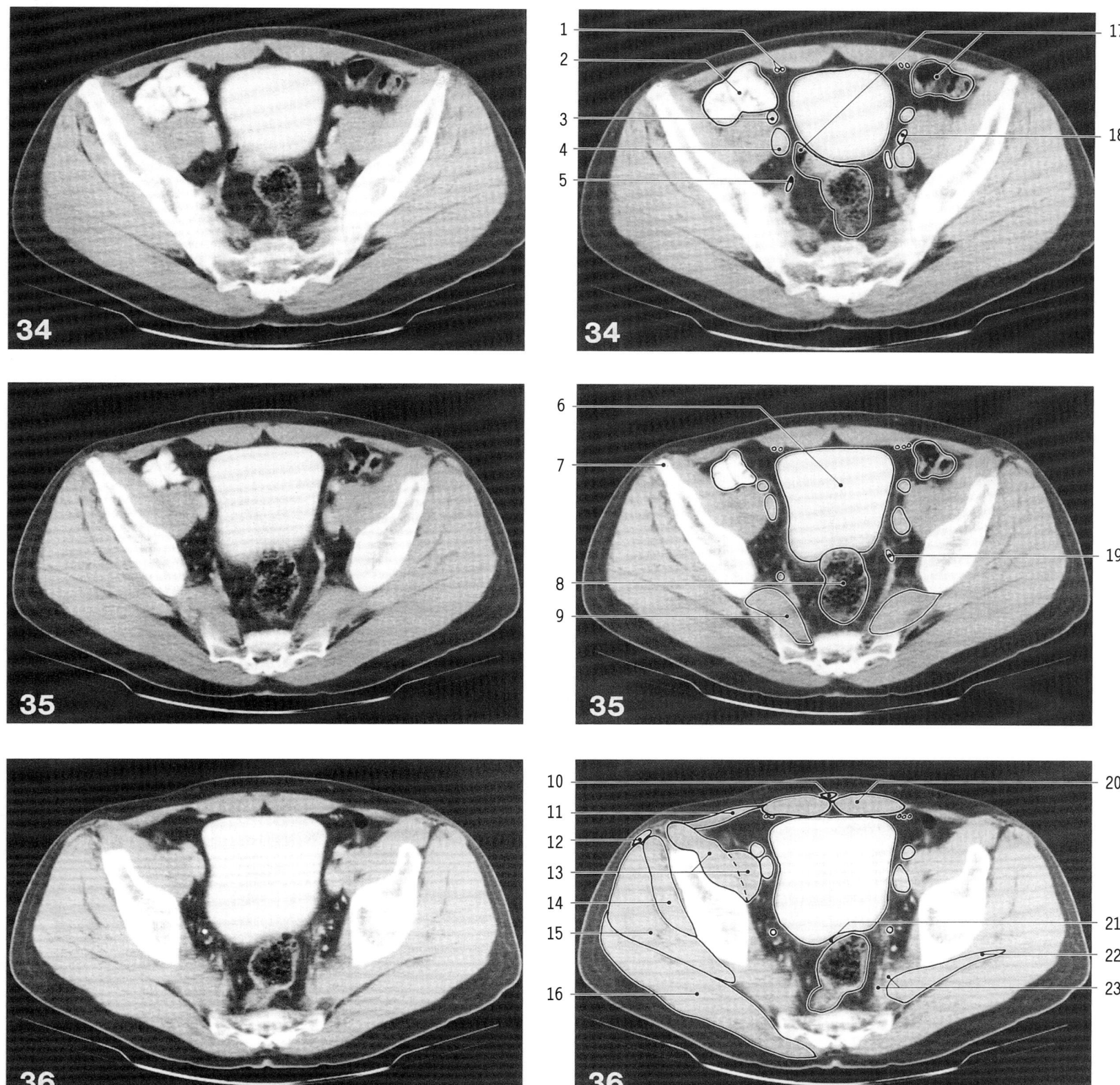

男性盆部，轴位CT
定位像见第329页

1 腹壁下动、静脉
2 盲肠
3 右髂外动脉
4 右髂外静脉
5 右输尿管
6 膀胱
7 髂前上棘
8 直肠
9 梨状肌
10 锥状肌
11 腹外斜肌、腹内斜肌和腹横肌
12 阔筋膜张肌（起点）
13 髂腰肌
14 臀小肌
15 臀中肌
16 臀大肌
17 乙状结肠
18 造影的髂外淋巴结
19 左输尿管
20 腹直肌
21 直肠膀胱襞
22 梨状肌（肌腱）
23 骶丛

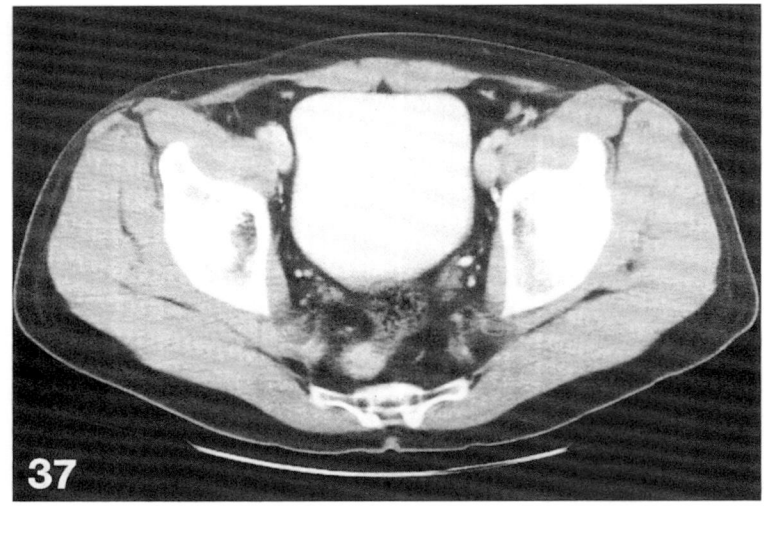
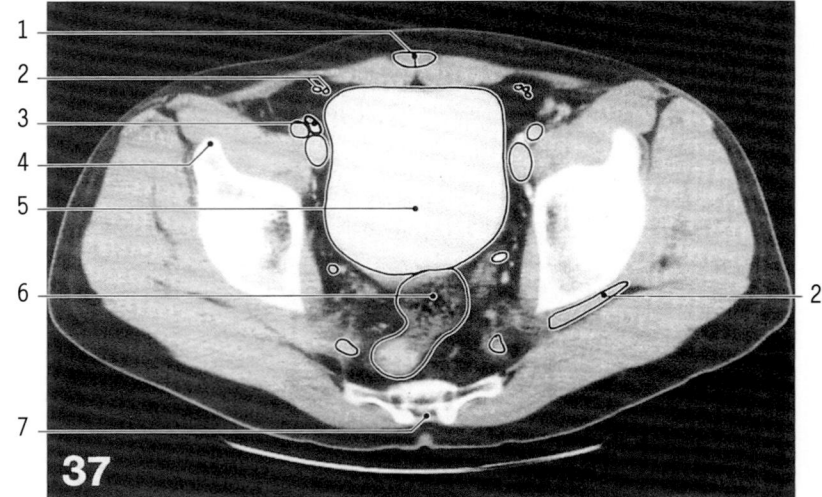
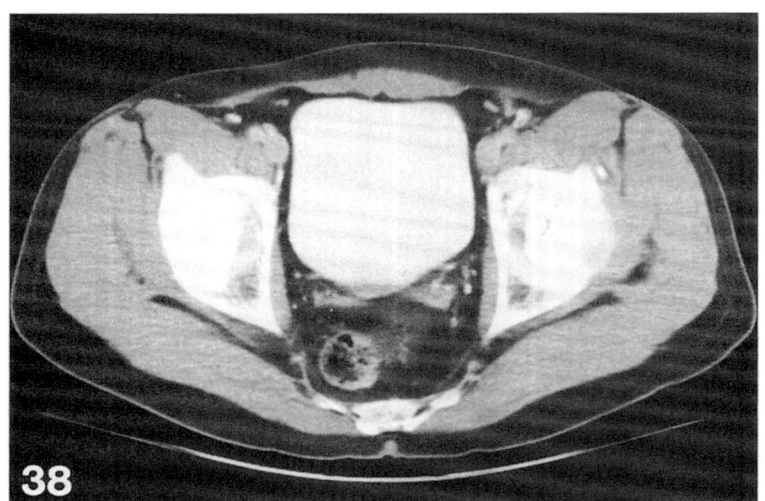
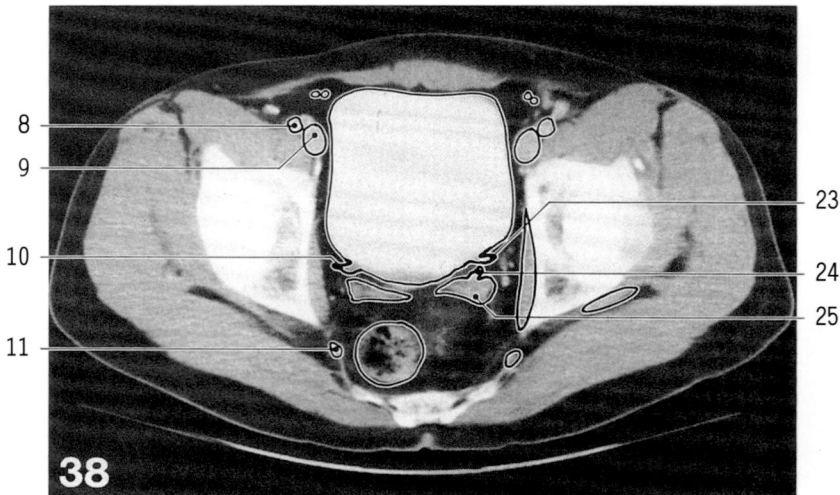
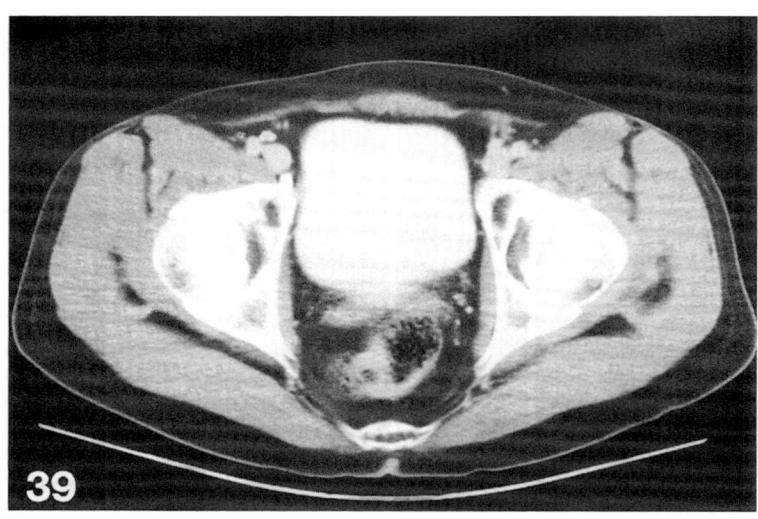
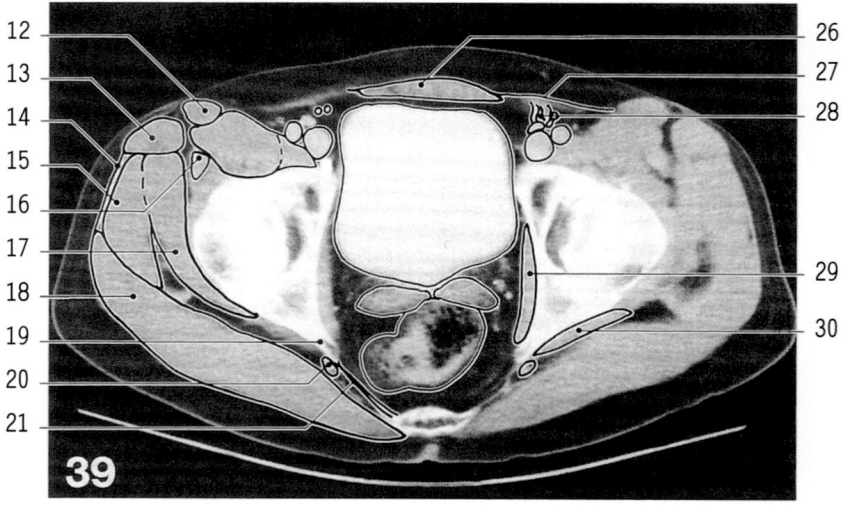

男性盆部，轴位 CT

定位像见第 329 页

1 锥状肌
2 腹壁下动静脉
3 造影的淋巴结
4 髂前下棘
5 膀胱
6 直肠
7 骶管裂孔
8 右髂外动脉
9 右髂外静脉
10 右输尿管
11 梨状肌下孔内的坐骨神经
12 缝匠肌
13 阔筋膜张肌
14 髂胫束
15 臀中肌
16 股直肌
17 臀小肌
18 臀大肌
19 坐骨棘
20 坐骨神经
21 骶棘韧带
22 梨状肌（腱）
23 左输尿管
24 输精管
25 精囊
26 腹直肌
27 腹外斜肌（腱膜）
28 腹壁下血管，睾丸血管和输精管
29 闭孔内肌
30 上孖肌

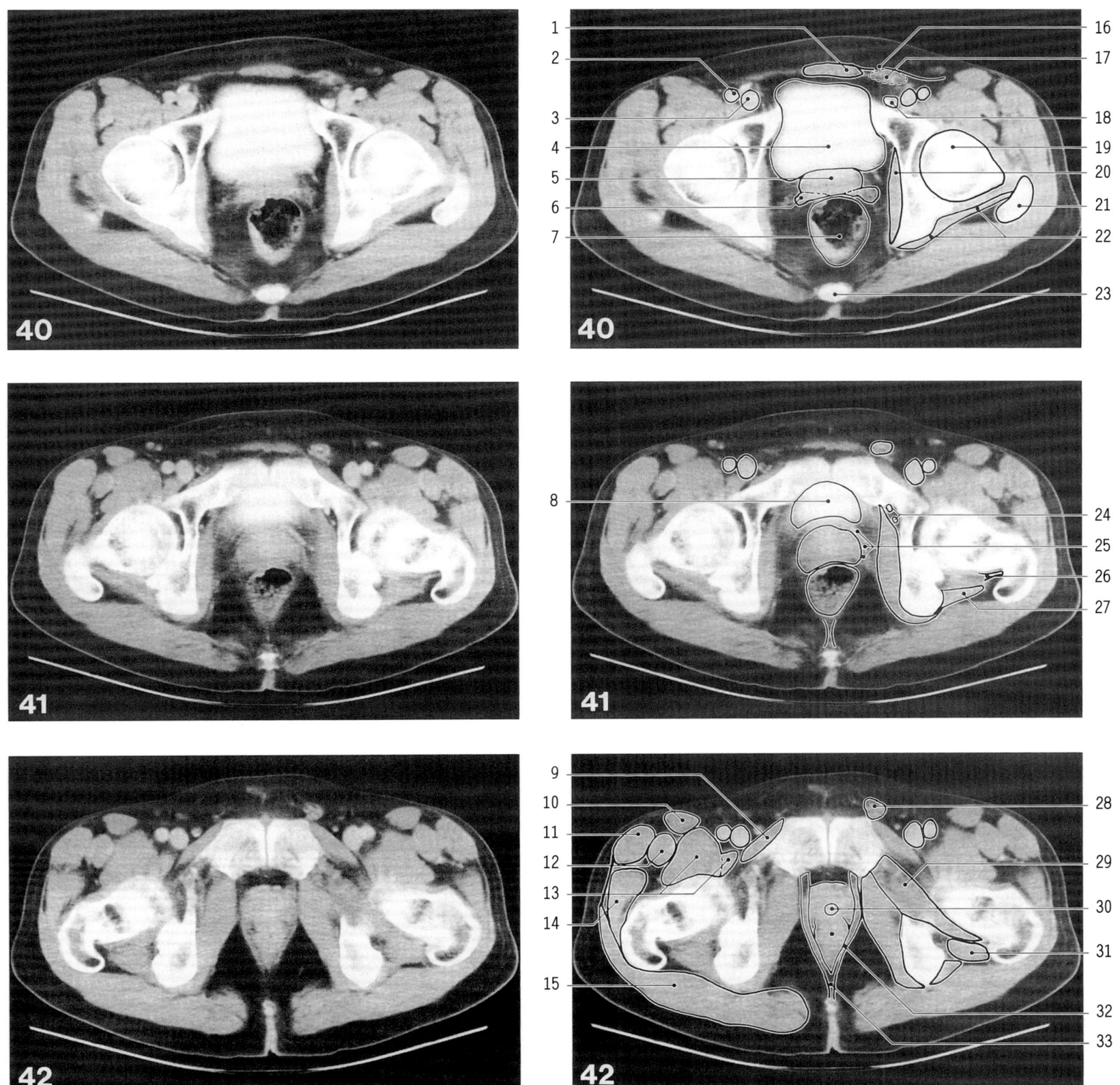

男性盆部，轴位CT

定位像见第329页

1 腹直肌（肌腱）
2 右髂外动脉
3 右髂外静脉
4 膀胱
5 前列腺
6 精囊
7 直肠
8 膀胱底
9 耻骨肌
10 缝匠肌
11 阔筋膜张肌
12 股直肌
13 髂腰肌
14 臀中肌和臀小肌
15 臀大肌
16 腹股沟管浅环
17 精索
18 腹股沟深淋巴结
19 股骨头
20 闭孔内肌
21 大转子
22 上孖肌和闭孔内肌（腱）
23 尾骨
24 闭膜管内的闭孔动脉、神经
25 前列腺静脉丛
26 闭孔外肌（腱）
27 下孖肌
28 精索（右侧去除）
29 闭孔外肌
30 尿道前列腺部
31 股方肌
32 肛提肌
33 肛尾韧带

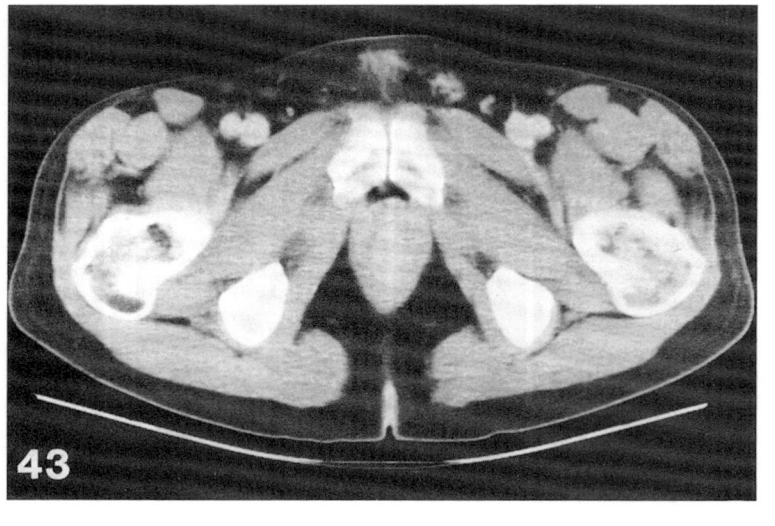
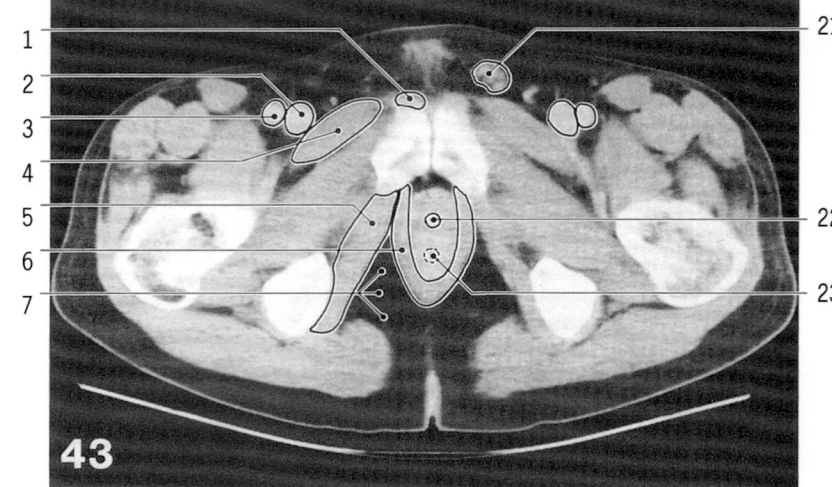
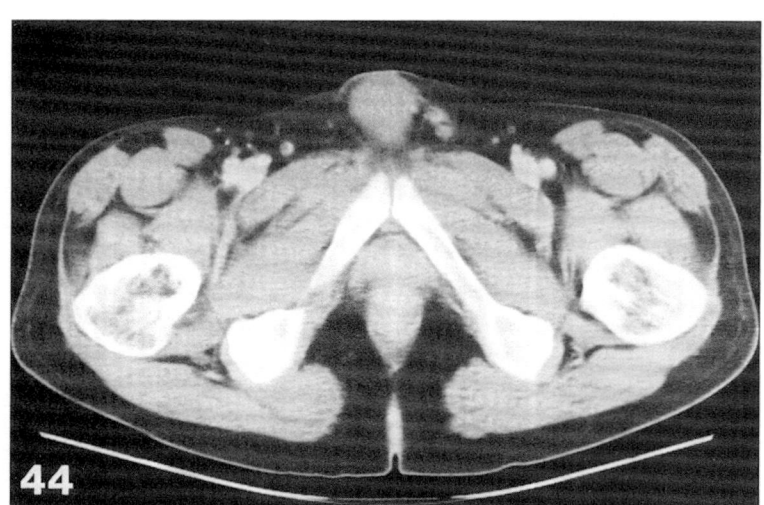
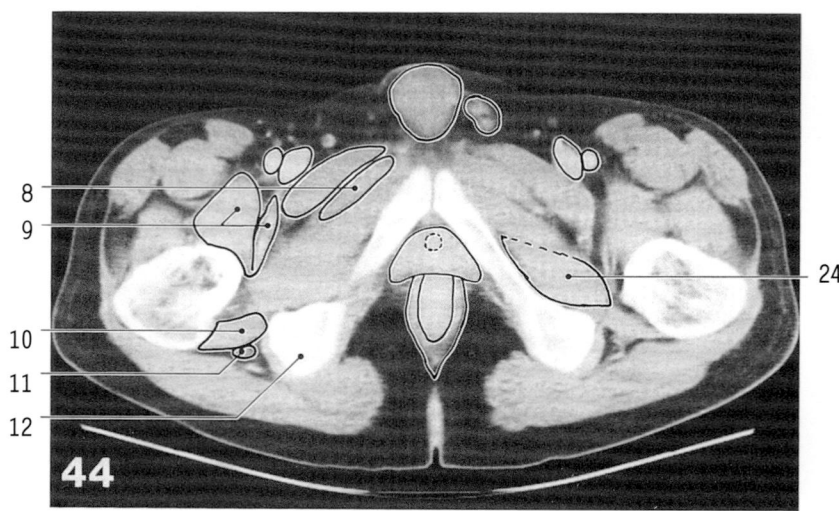
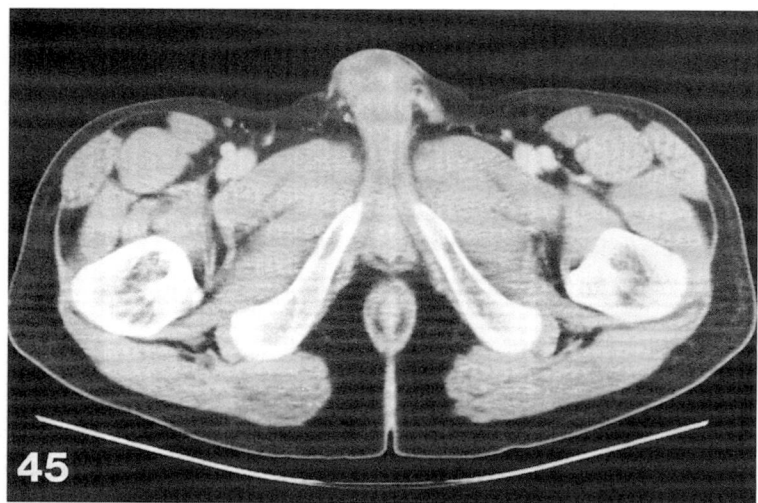
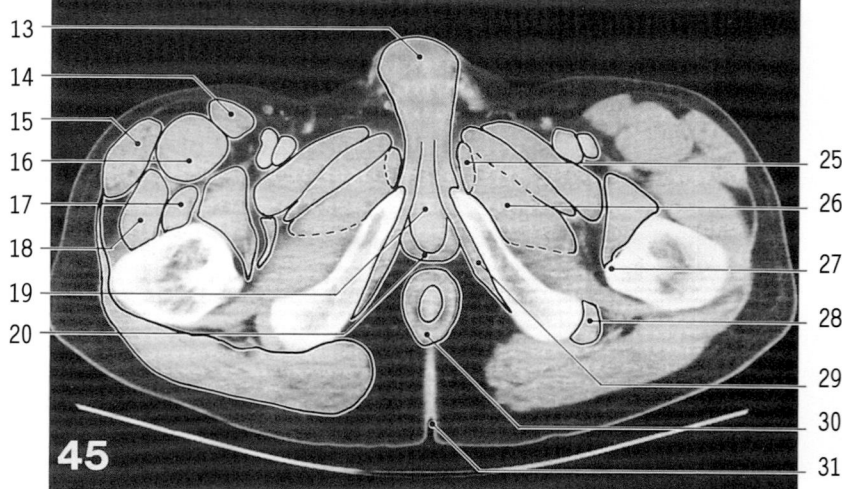

男性盆部，轴位 CT
定位像见第 329 页

1 长收肌（起点）
2 股静脉
3 股动脉
4 耻骨肌
5 闭孔内肌
6 耻骨直肠肌
7 坐骨肛门窝
8 长收肌
9 髂腰肌
10 股方肌
11 坐骨神经
12 坐骨结节
13 阴茎
14 缝匠肌
15 阔筋膜张肌
16 股直肌
17 股中间肌
18 股外侧肌
19 尿道球
20 球海绵体肌
21 精索（右侧去除）
22 尿道前列腺部
23 肛管
24 闭孔外肌
25 股薄肌
26 短收肌
27 小转子
28 股二头肌（起点）
29 阴茎脚和坐骨海绵体肌
30 肛门括约肌
31 臀裂

女性盆部，轴位 CT

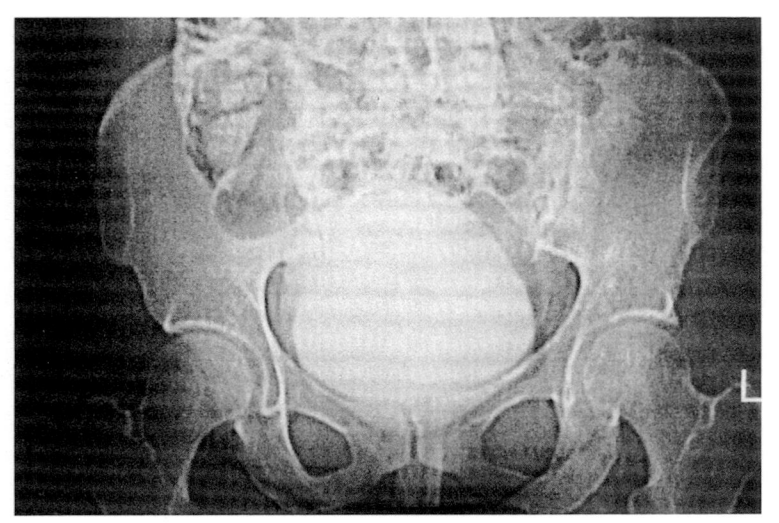
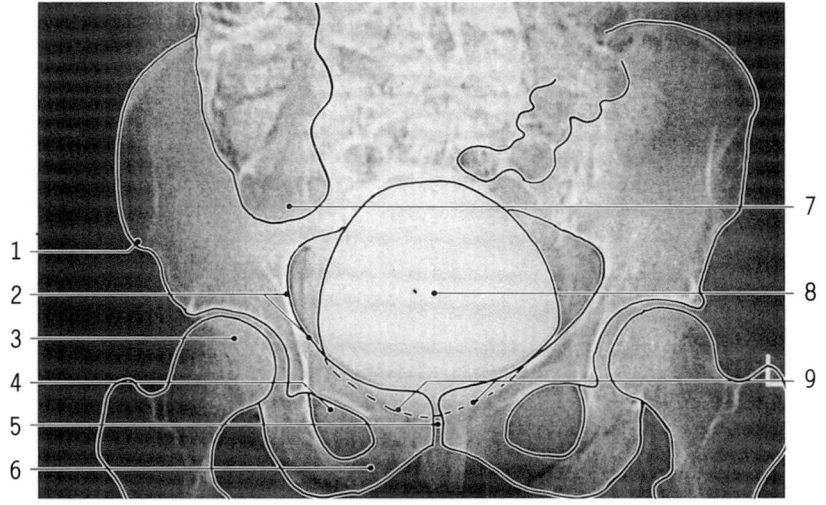

女性盆部，轴位 CT 定位像

1 髂前上棘	4 闭孔	7 盲肠
2 界线	5 耻骨联合	8 膀胱
3 股骨头	6 耻骨下支	9 膀胱底

女性盆部，轴位 CT 定位像

1~9 线示以下 CT 系列中断面的位置
连续断面，10mm 厚
胃肠道通过口服对比剂显影
泌尿管通过排泄静脉内注射的水溶性对比剂显影

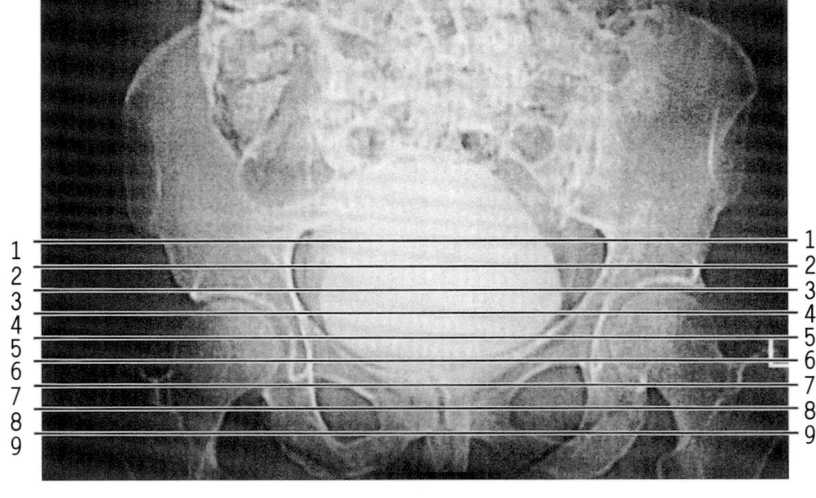

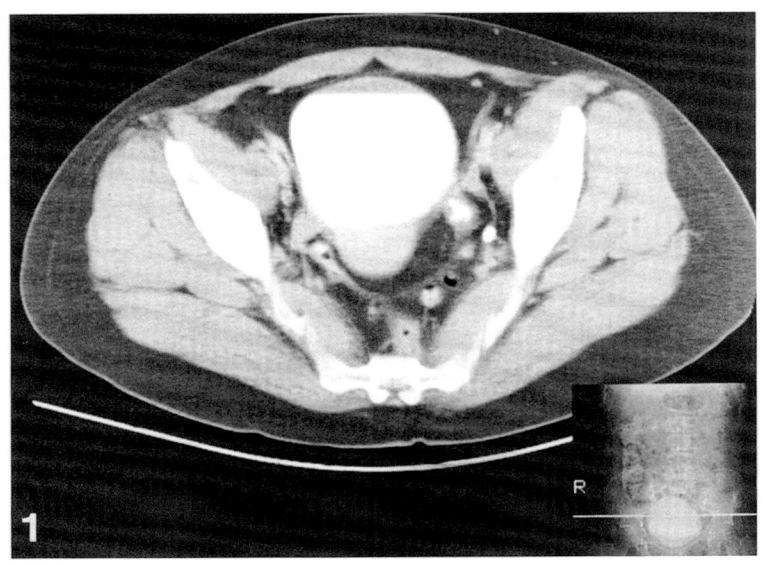
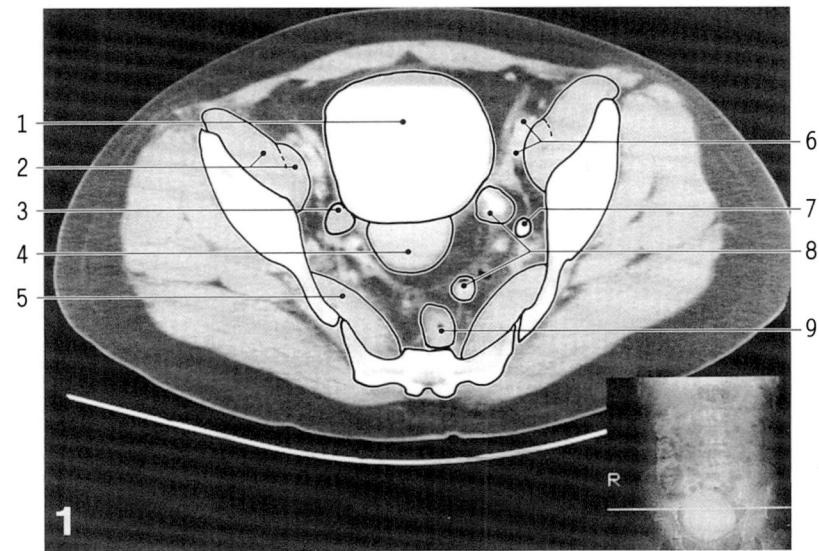

女性盆部，轴位 CT
定位像见上方

1 膀胱	4 子宫体	7 左输尿管
2 髂腰肌	5 梨状肌	8 乙状结肠
3 右卵巢	6 髂外动静脉	9 直肠

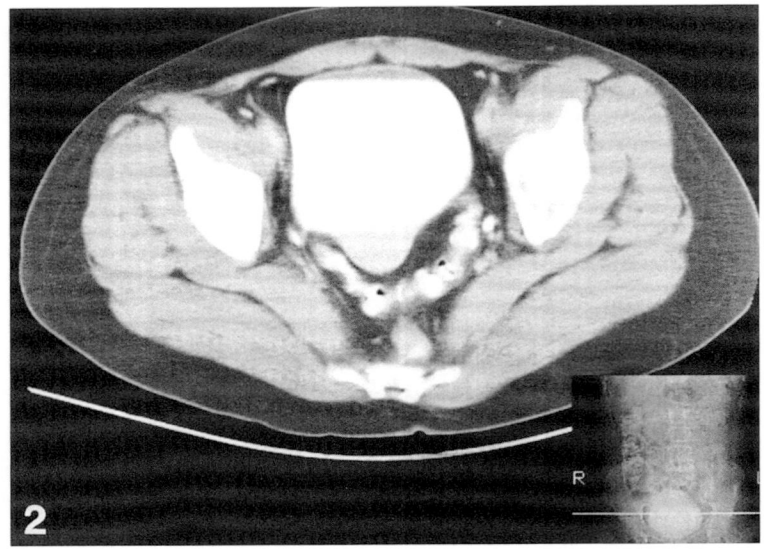
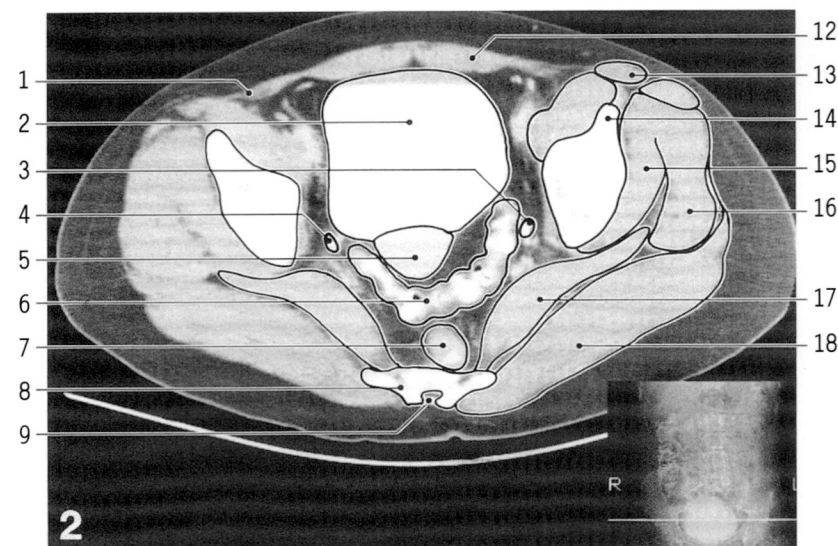
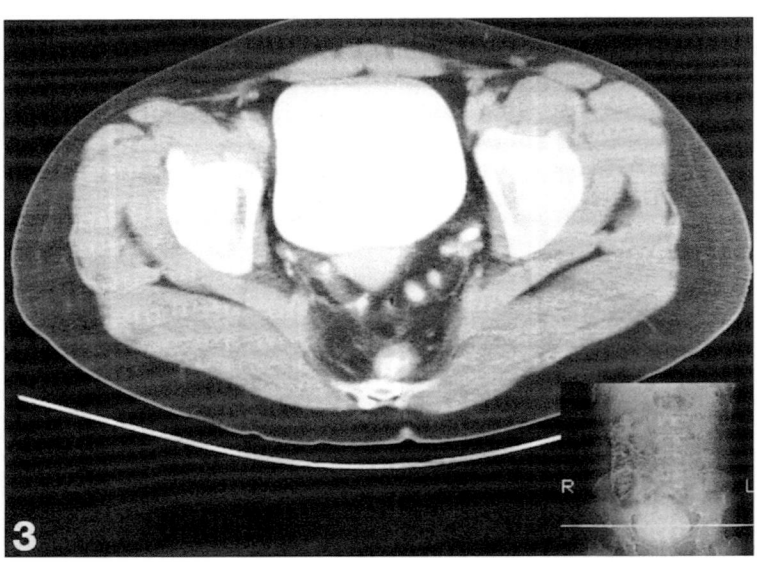
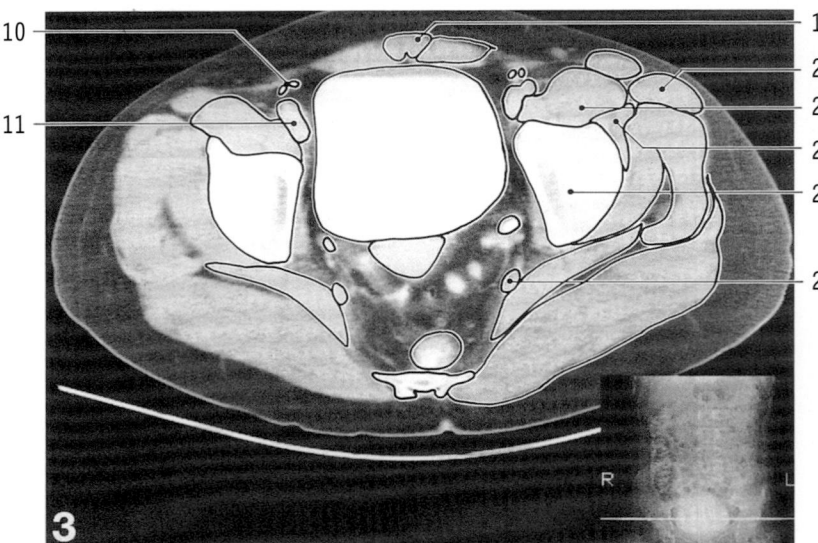

女性盆部，轴位CT

定位像见前页

1 腹股沟韧带
2 膀胱
3 左输尿管
4 右输尿管
5 子宫体
6 乙状结肠
7 直肠
8 骶骨
9 骶管裂孔
10 腹壁下动静脉
11 髂外动静脉
12 腹直肌
13 缝匠肌
14 髂前下棘
15 臀小肌
16 臀中肌
17 梨状肌
18 臀大肌
19 锥状肌
20 阔筋膜张肌
21 髂腰肌
22 股直肌
23 髂骨体
24 坐骨神经

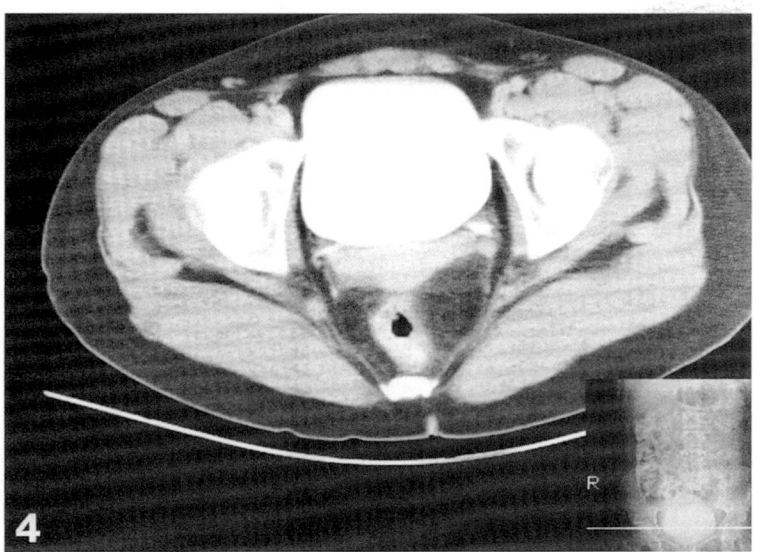
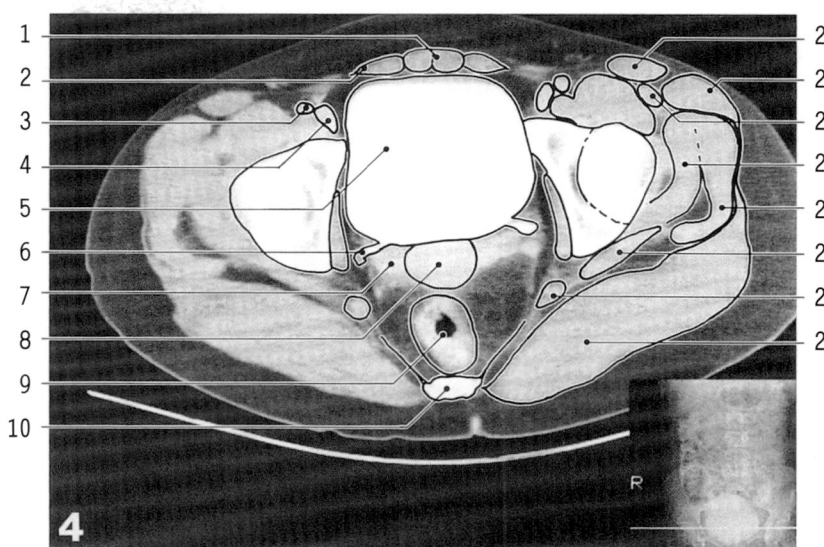
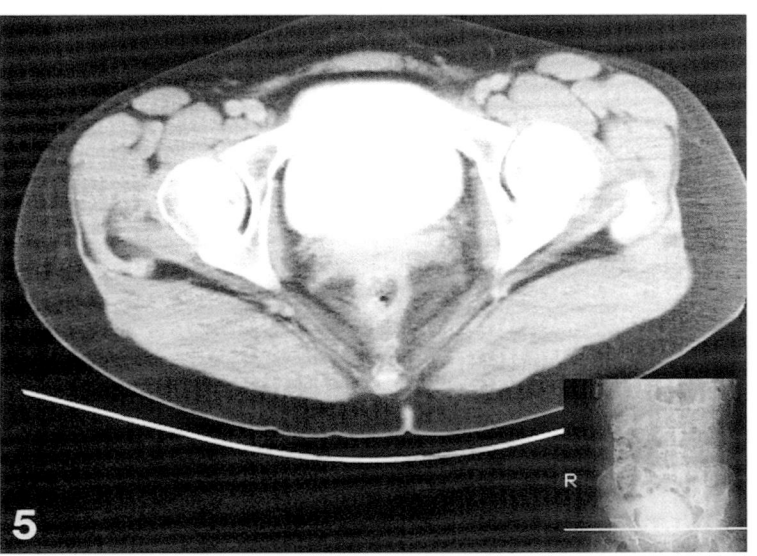
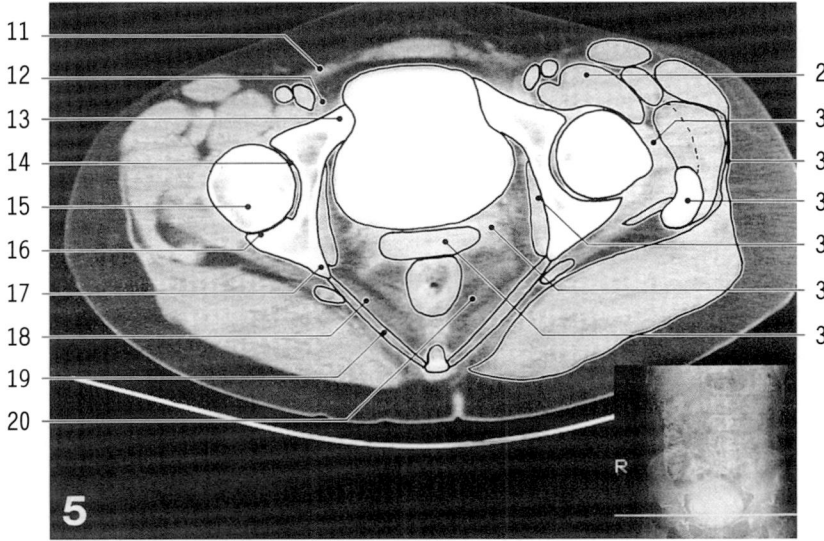

女性盆部，轴位 CT

定位像见第 345 页

1 锥状肌
2 腹直肌
3 髂外动脉
4 髂外静脉
5 膀胱
6 右输尿管
7 子宫旁组织
8 子宫颈
9 直肠
10 尾骨
11 腹股沟韧带
12 腹股沟深淋巴结
13 耻骨上支
14 髋臼窝
15 股骨头
16 月状面
17 坐骨棘
18 尾骨肌
19 骶棘韧带
20 肛提肌
21 缝匠肌
22 阔筋膜张肌
23 股直肌
24 臀小肌
25 臀中肌
26 梨状肌
27 坐骨神经
28 臀大肌
29 髂腰肌
30 髂股韧带
31 髂胫束
32 大转子
33 闭孔内肌
34 阴道静脉丛
35 阴道

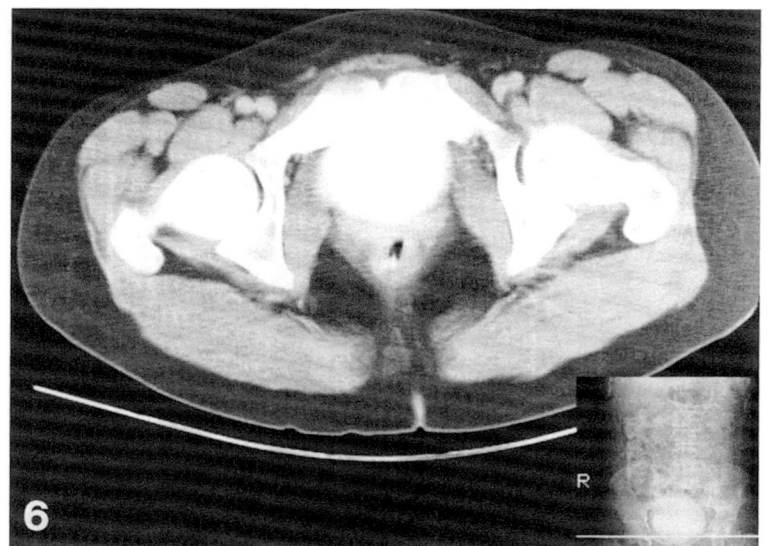
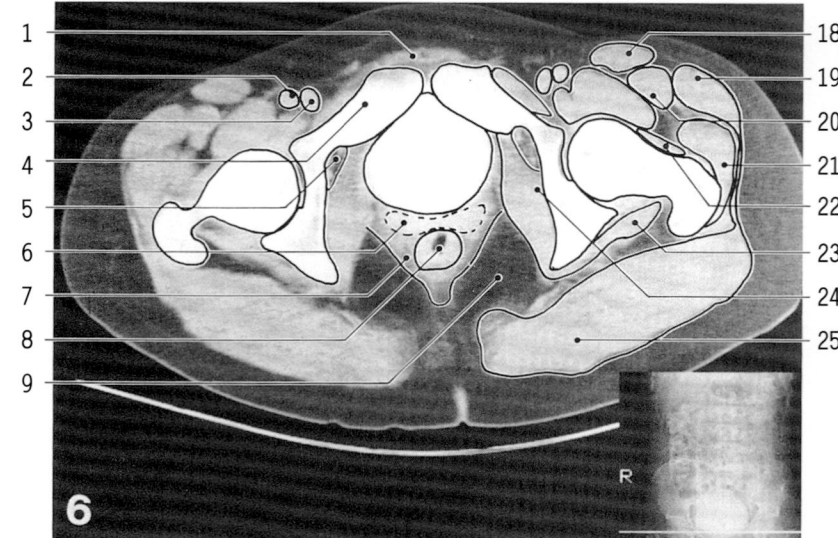
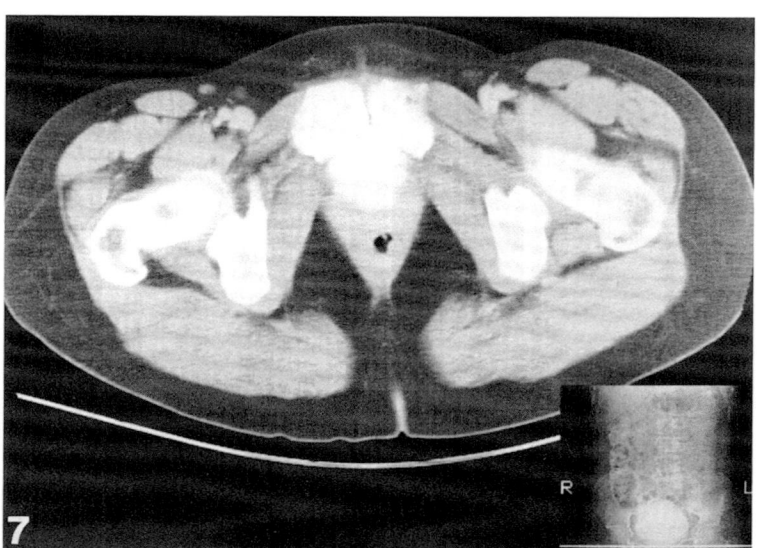
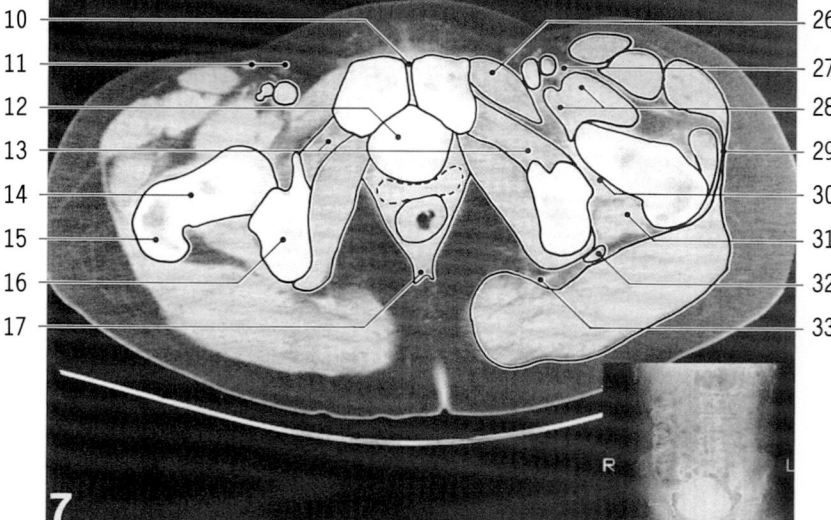

女性盆部，轴位CT

定位像见第345页

1 腹直肌和锥状肌
2 股动脉
3 股静脉
4 耻骨上支
5 闭膜管
6 阴道
7 肛提肌
8 直肠
9 坐骨肛门窝
10 耻骨联合
11 腹股沟浅淋巴结
12 膀胱底
13 闭孔外肌
14 股骨颈
15 大转子
16 坐骨体
17 肛尾韧带
18 缝匠肌
19 阔筋膜张肌
20 股直肌
21 臀中肌、臀小肌
22 髂股韧带
23 上、下孖肌和闭孔内肌腱
24 闭孔内肌
25 臀大肌
26 耻骨肌
27 股神经
28 髂腰肌
29 髂胫束
30 坐股韧带
31 股方肌
32 坐骨神经
33 骶结节韧带

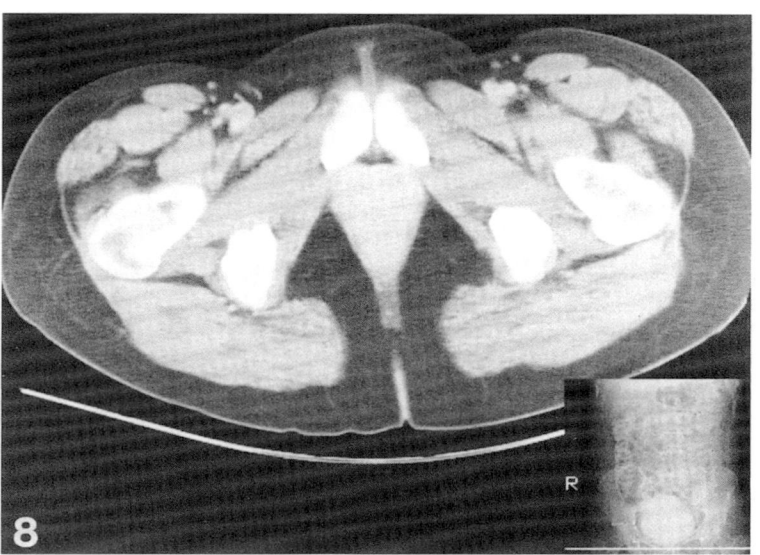
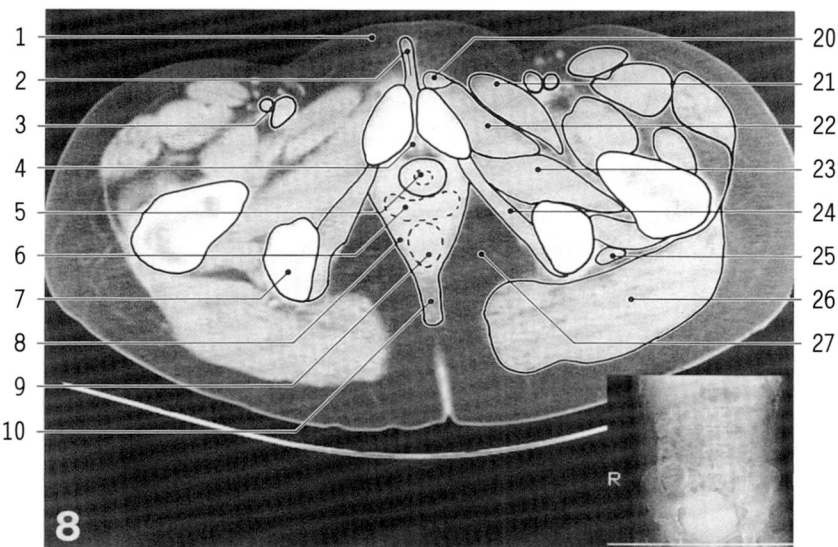
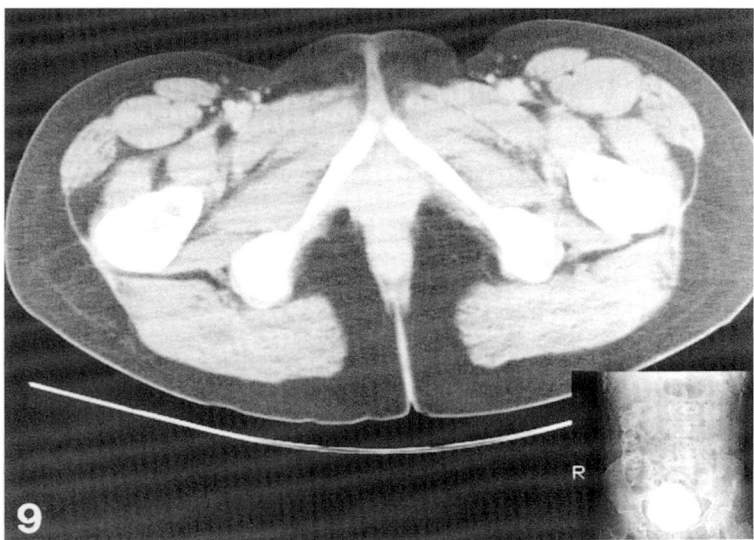
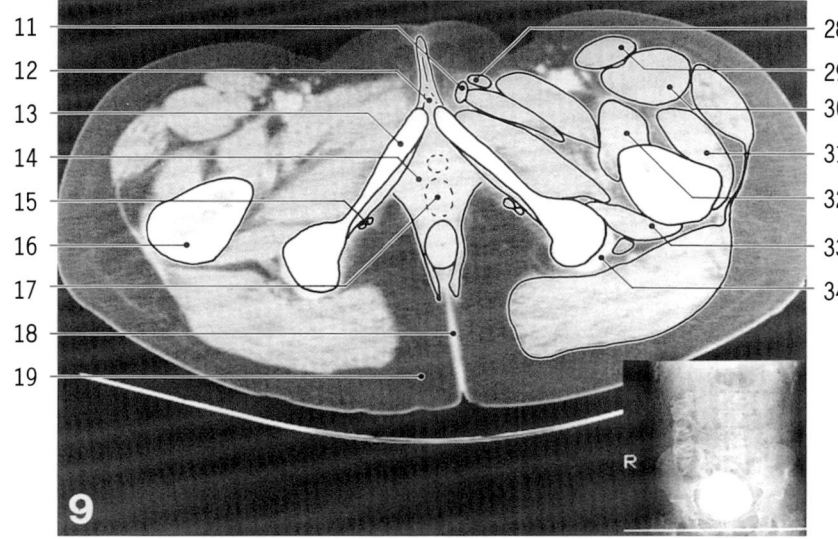

女性盆部，轴位 CT

定位像见第 345 页

1 阴阜
2 女阴裂
3 股动静脉
4 弓状下窝
5 女性尿道和尿道外括约肌
6 阴道
7 坐骨结节
8 肛提肌
9 肛管
10 肛尾韧带
11 股薄肌
12 阴蒂
13 耻骨下支
14 前庭球
15 阴部内动静脉和阴部神经
16 股骨
17 阴道前庭
18 臀裂
19 皮下脂肪
20 长收肌（起点）
21 耻骨肌
22 短收肌
23 闭孔外肌
24 闭孔内肌
25 坐骨神经
26 臀大肌
27 坐骨肛门窝
28 长收肌（腱）
29 缝匠肌
30 股直肌
31 股外侧肌
32 髂腰肌
33 股方肌
34 半膜肌、半腱肌和股二头肌的共同起点

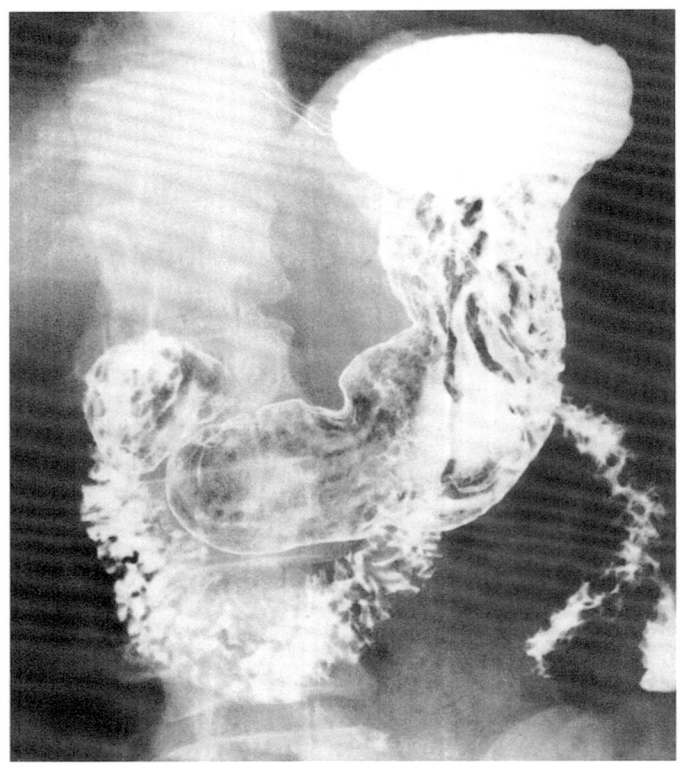
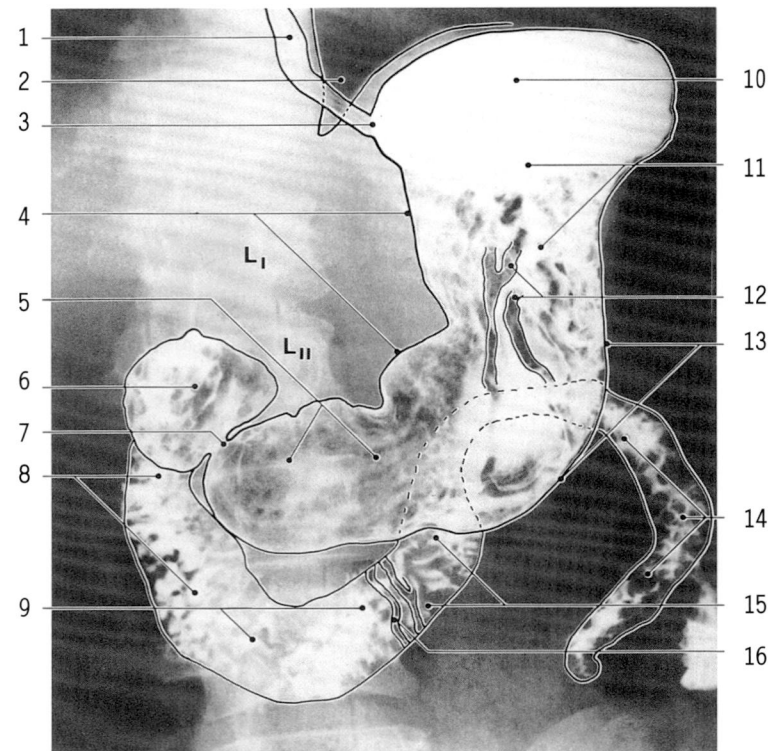

胃和十二指肠，斜位 X 线，钡餐，双对比造影

1 食管
2 左肺
3 贲门
4 胃小弯
5 幽门窦
6 十二指肠"冠部"（球）
7 幽门
8 十二指肠降部
9 十二指肠水平部
10 胃底
11 胃体
12 胃皱襞
13 胃大弯
14 空肠
15 十二指肠升部
16 环状皱襞（克尔克林皱襞）

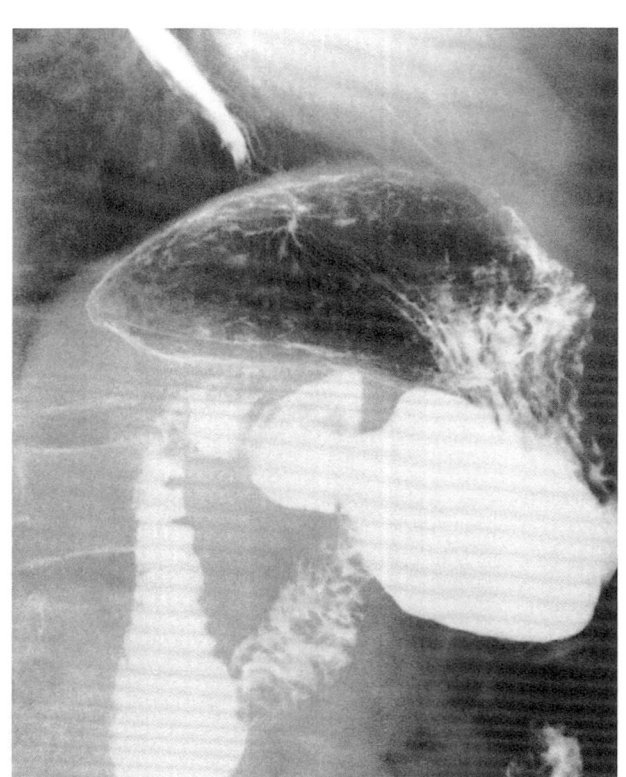
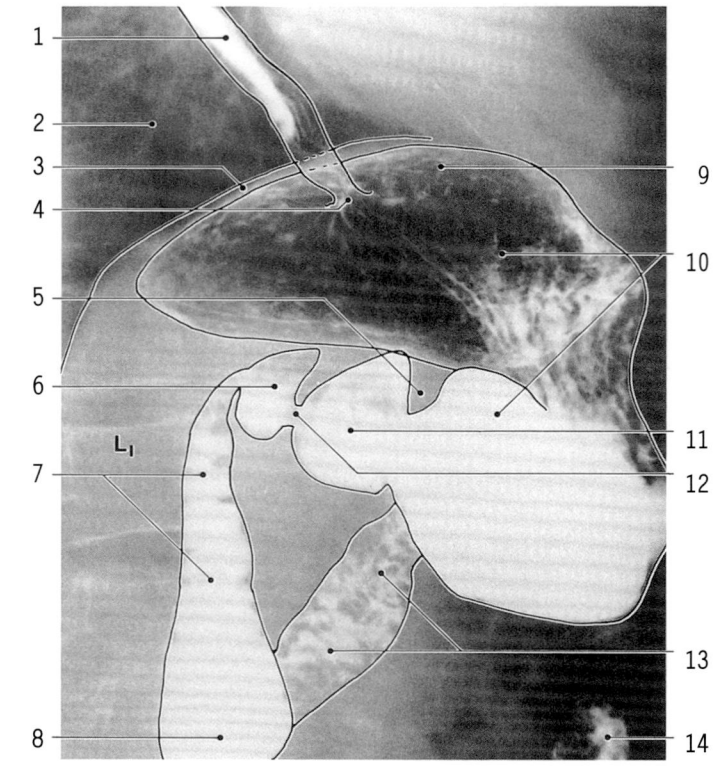

胃和十二指肠，侧位 X 线，钡餐，双对比造影

1 食管
2 肺
3 膈和胃壁
4 贲门
5 收缩纹
6 十二指肠"冠部"（球）
7 十二指肠降部
8 十二指肠水平部
9 胃底
10 胃体
11 幽门窦
12 幽门
13 十二指肠升部
14 空肠

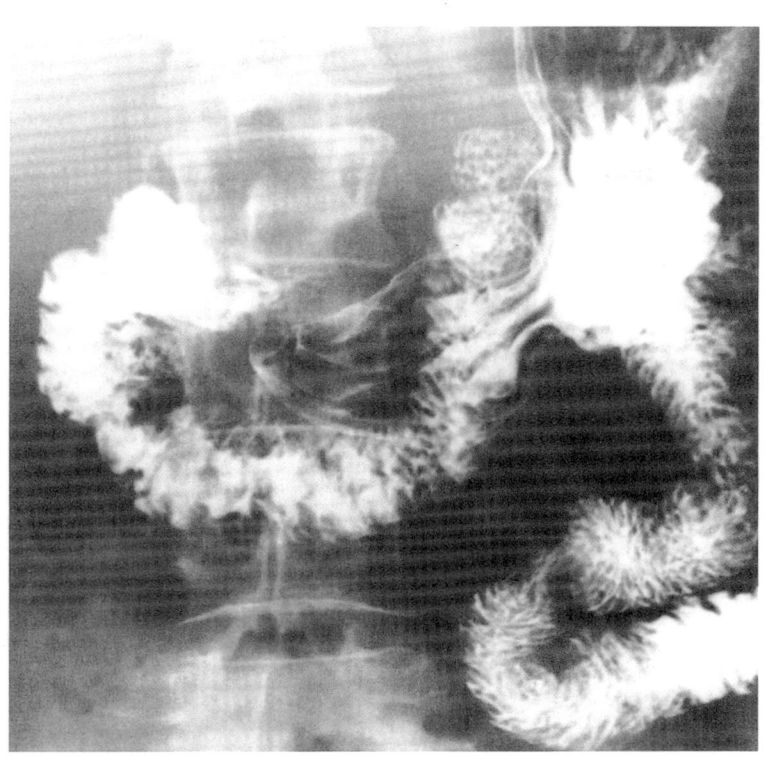

十二指肠，前后位 X 线，钡餐，双对比造影

1 十二指肠空肠曲
2 十二指肠上部
3 十二指肠"冠部"（球）
4 幽门管
5 十二指肠降部
6 十二指肠水平部
7 环状皱襞（克尔克林皱襞）
8 胃体
9 幽门窦
10 空肠
11 十二指肠升部
12 空肠蠕动性收缩

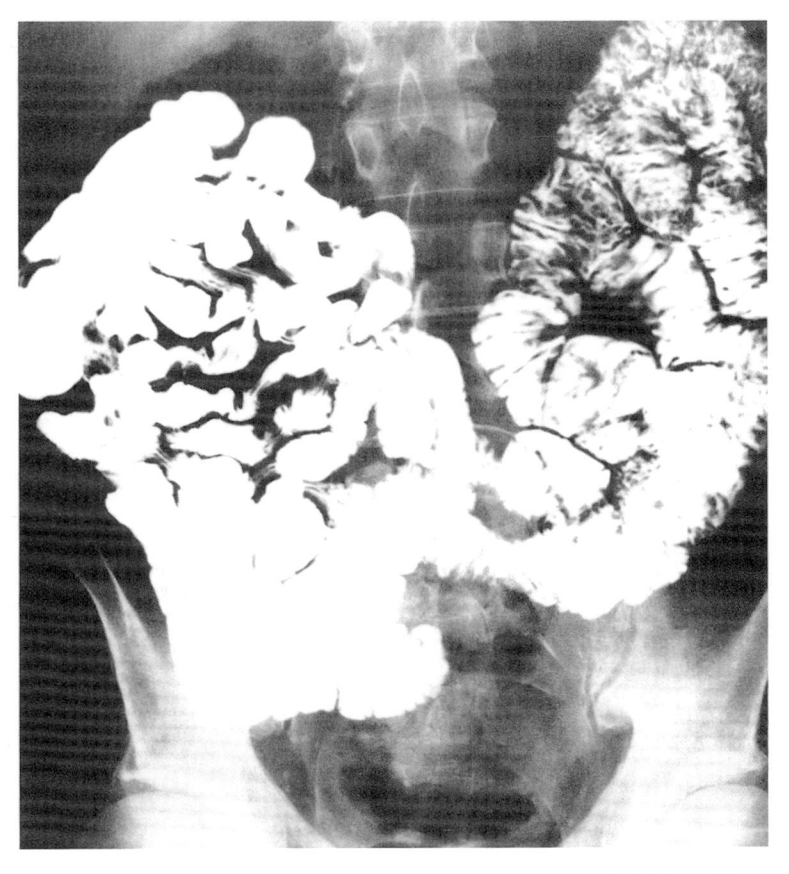
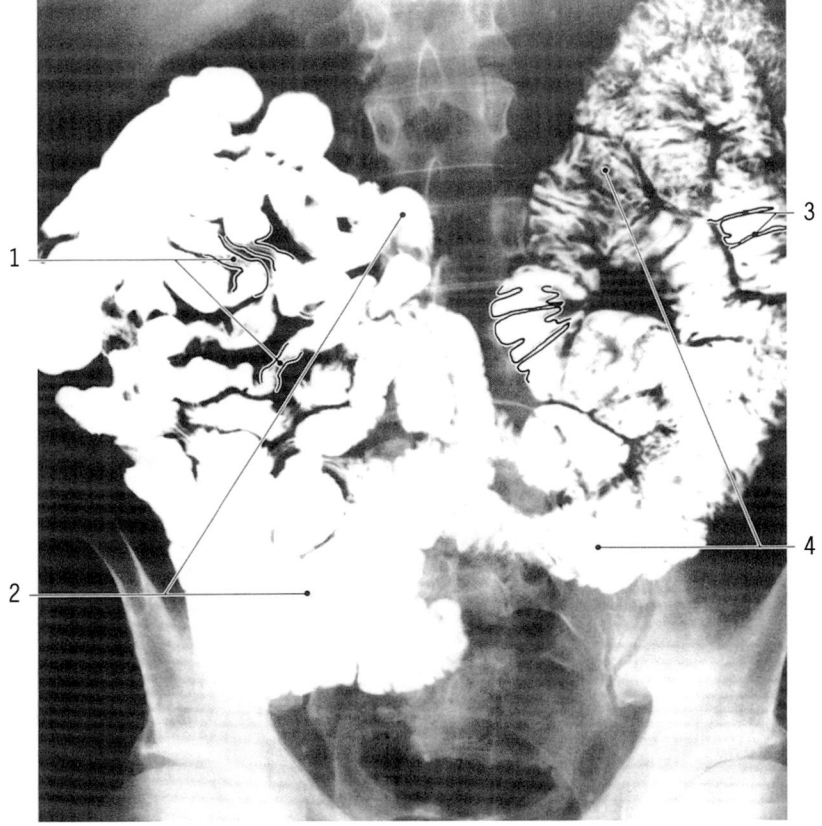

空肠和回肠，前后位 X 线，钡餐

1 回肠蠕动性收缩
2 回肠
3 空肠环状皱襞
4 空肠

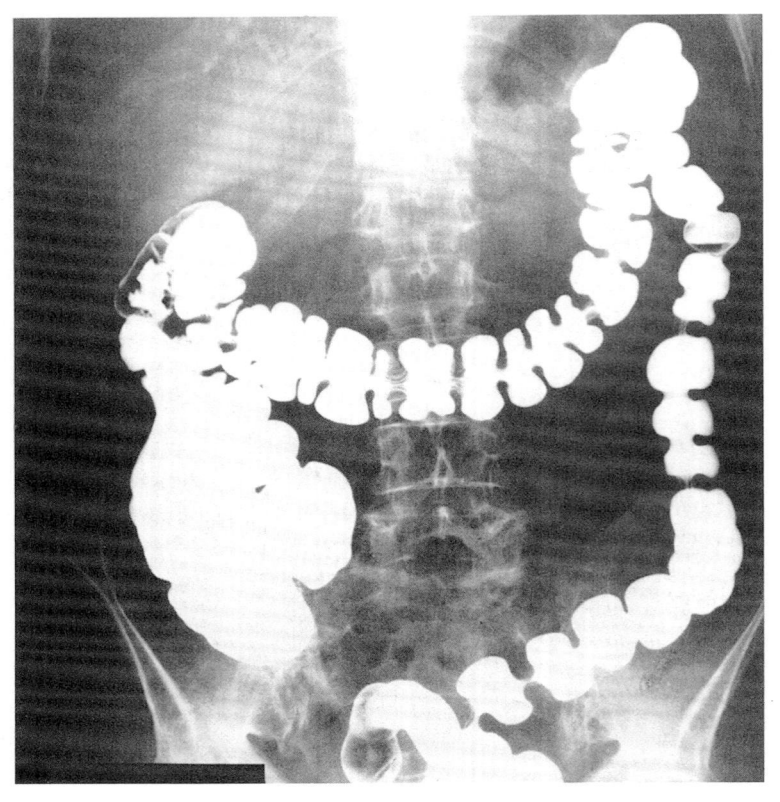
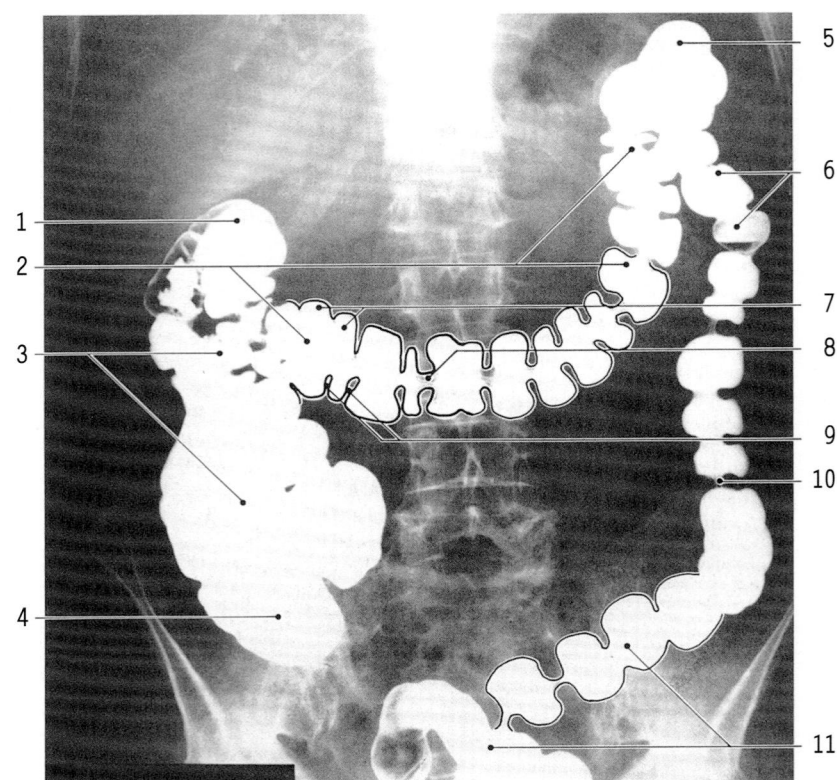

结肠，前后位 X 线，钡灌肠，单对比造影

1 结肠肝曲
2 横结肠
3 升结肠
4 盲肠
5 结肠脾曲
6 降结肠
7 结肠袋
8 蠕动性收缩
9 半月皱襞
10 蠕动性收缩
11 乙状结肠

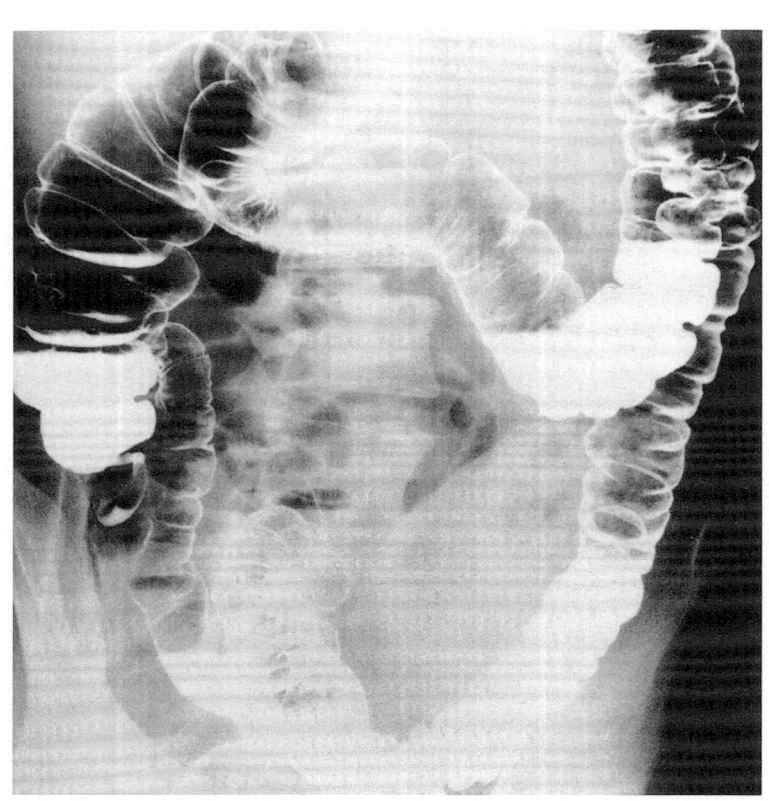
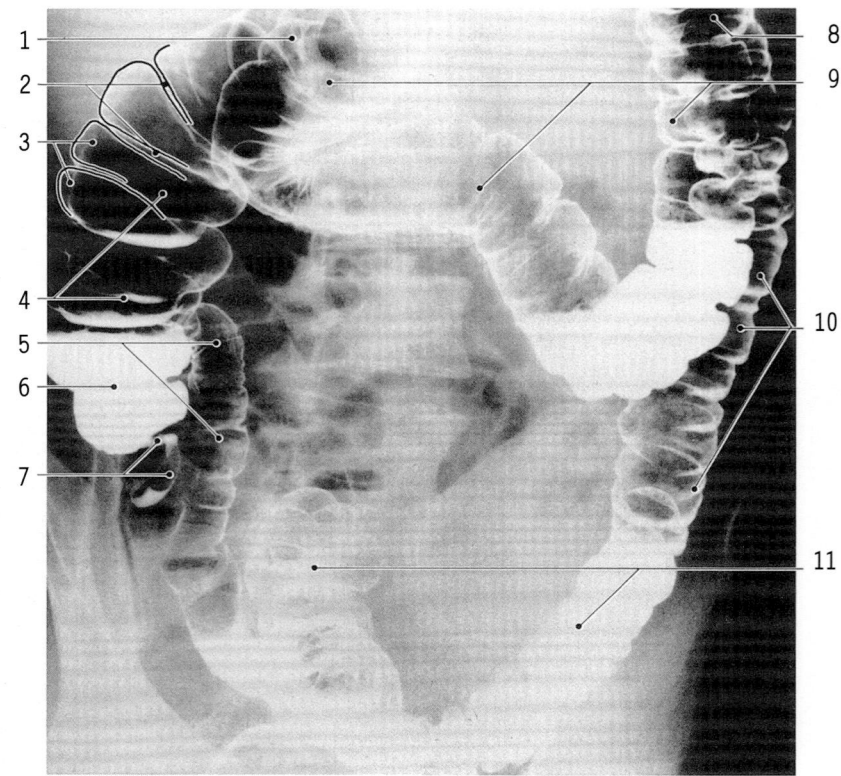

结肠，前后位 X 线，双对比造影

1 结肠肝曲
2 半月皱襞
3 结肠袋
4 升结肠
5 回肠末段
6 盲肠
7 阑尾
8 结肠脾曲
9 横结肠
10 降结肠
11 乙状结肠

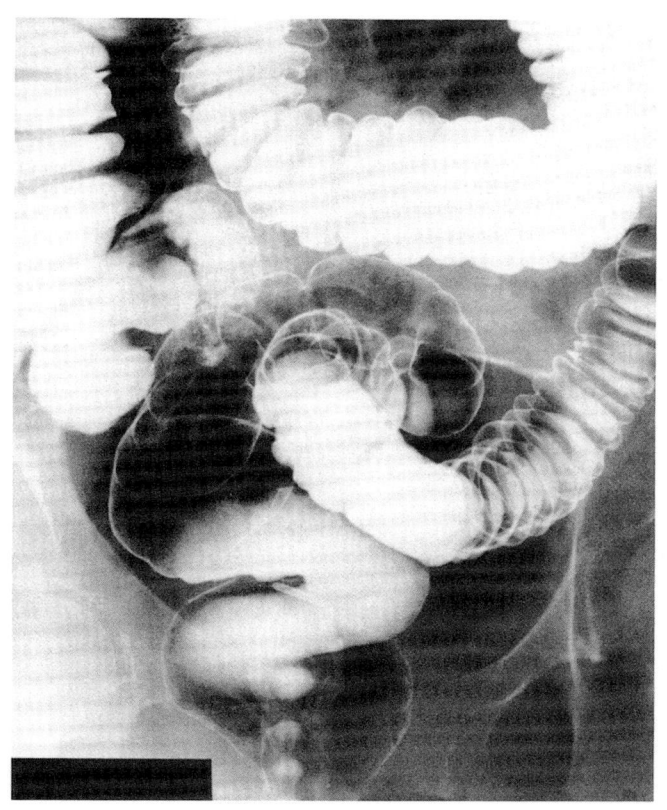
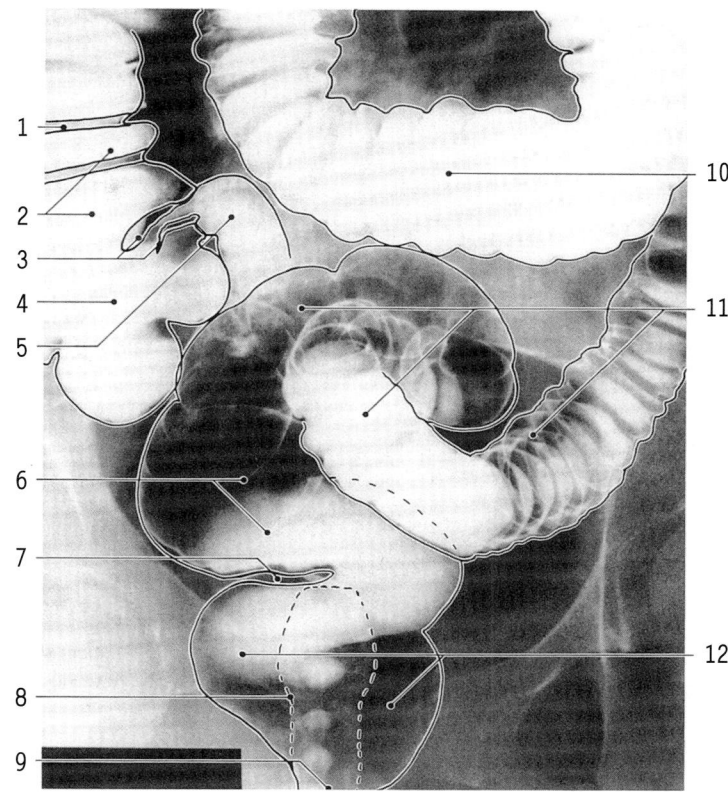

直肠，前后位 X 线，双对比造影

1 半月皱襞
2 升结肠
3 回盲瓣
4 盲肠
5 回肠末段
6 直肠
7 直肠横皱襞
8 导管
9 肛管
10 横结肠
11 乙状结肠
12 直肠壶腹

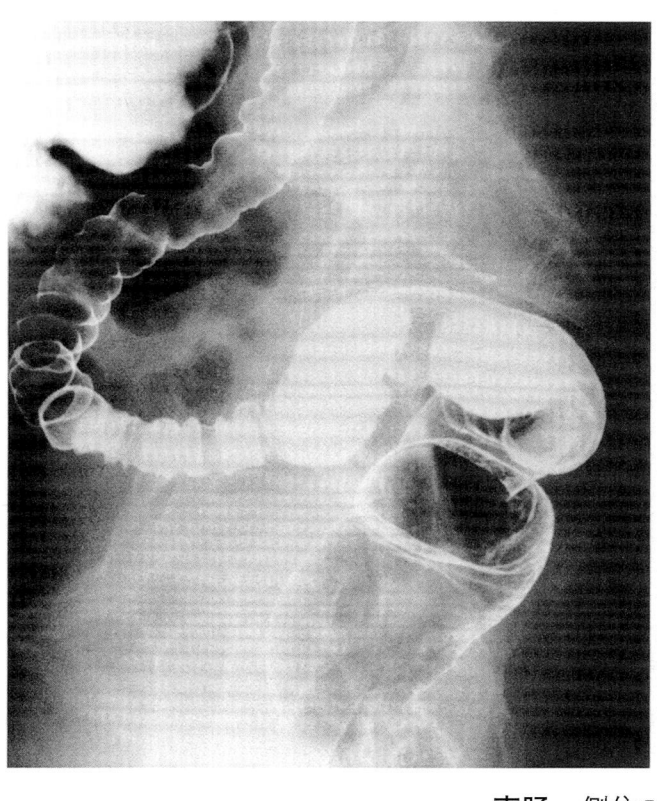
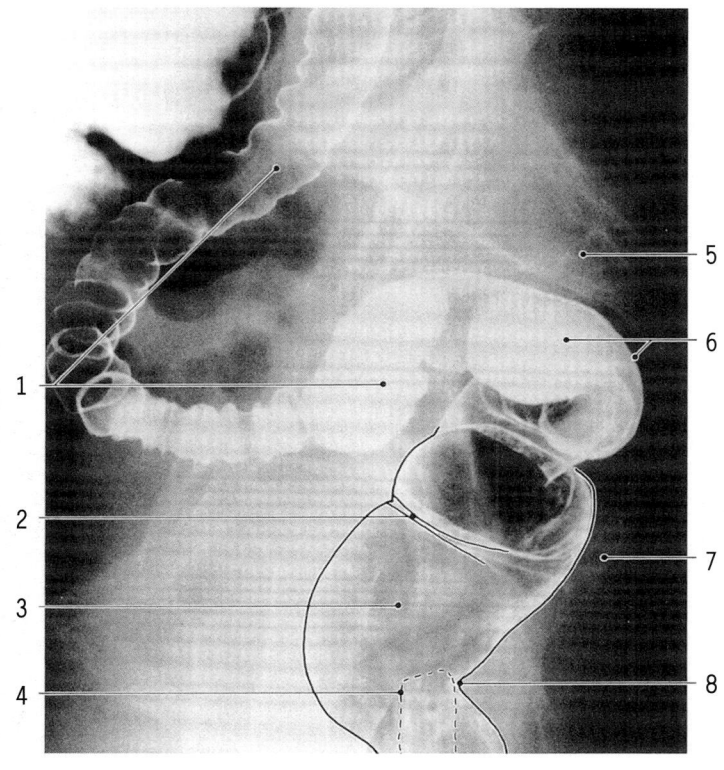

直肠，侧位 X 线，双对比造影

1 乙状结肠
2 直肠横皱襞
3 直肠壶腹
4 导管
5 骶骨
6 直肠骶曲
7 尾骨
8 直肠会阴曲

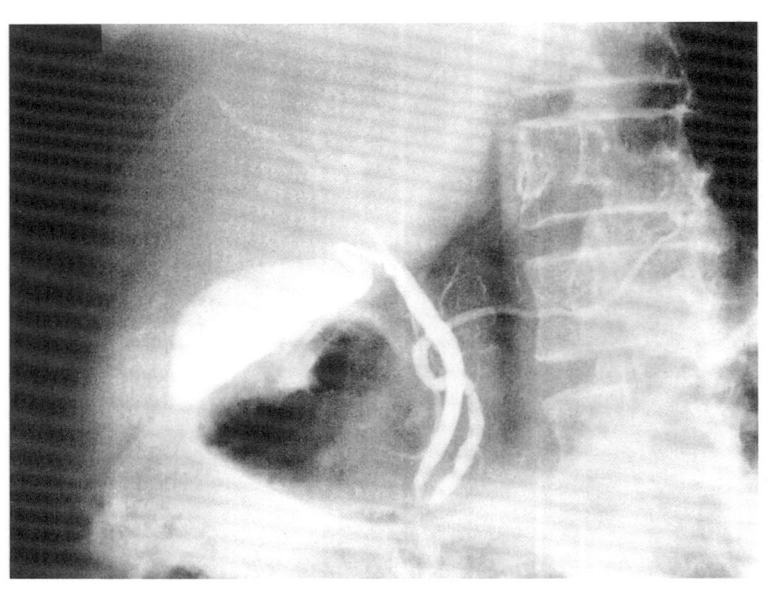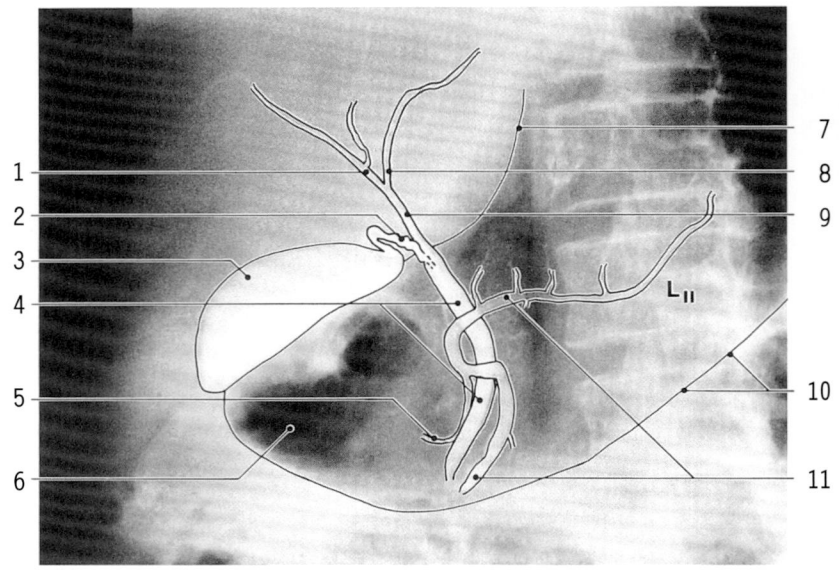

胆道，前后位 X 线，内镜逆行胰胆管造影（ERCP）

1 肝右管
2 胆囊管
3 胆囊
4 胆总管
5 副胰管（圣托里尼管）
6 幽门窦（充气）
7 胃小弯
8 肝左管
9 肝总管
10 胃大弯
11 胰管

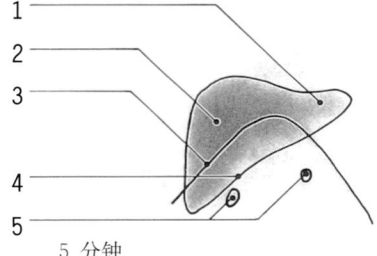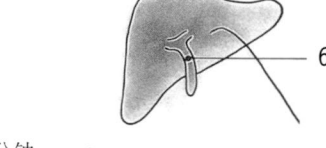

5 分钟　　　10 分钟　　　5 分钟　　　10 分钟

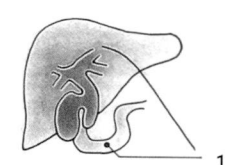

20 分钟　　　30 分钟　　　20 分钟　　　30 分钟

胆道，^{99m}Tc-HIDA，闪烁扫描，前面观
胆道排泄 HIDA，静脉注射后 5、10、20 和 30 分钟

1 肝左叶
2 肝右叶
3 肋弓标线
4 肝下缘
5 右、左肾盂
6 肝总管
7 肝左管
8 肝右管
9 胆囊
10 胆总管
11 十二指肠

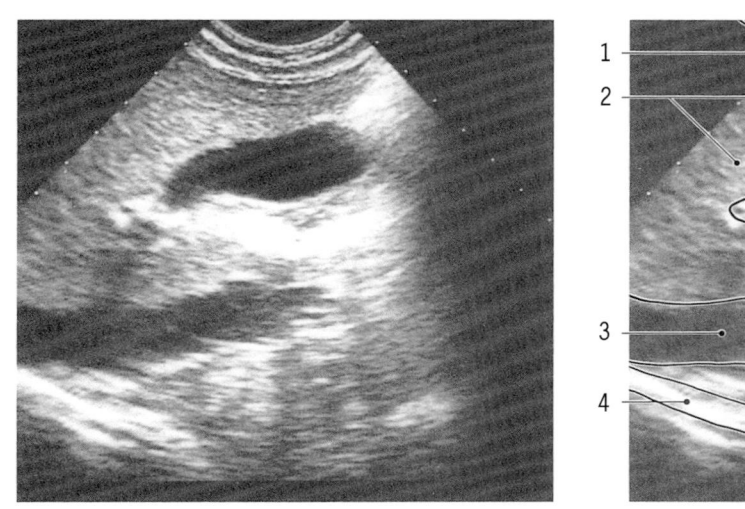 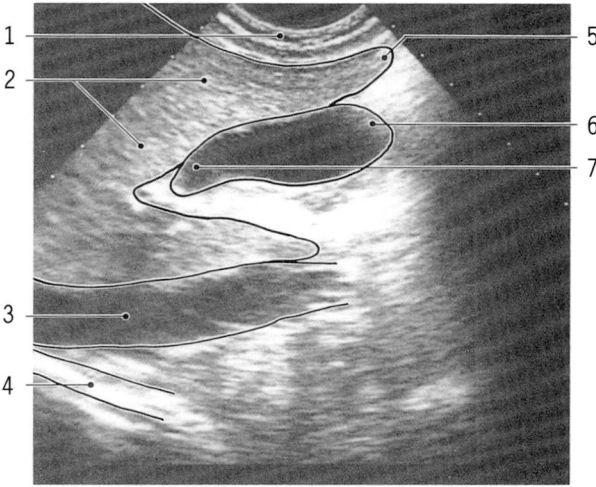

胆囊，肋下矢状断面，超声，深吸气

1 腹前壁
2 肝
3 下腔静脉
4 膈
5 肝下缘
6 胆囊底
7 胆囊颈

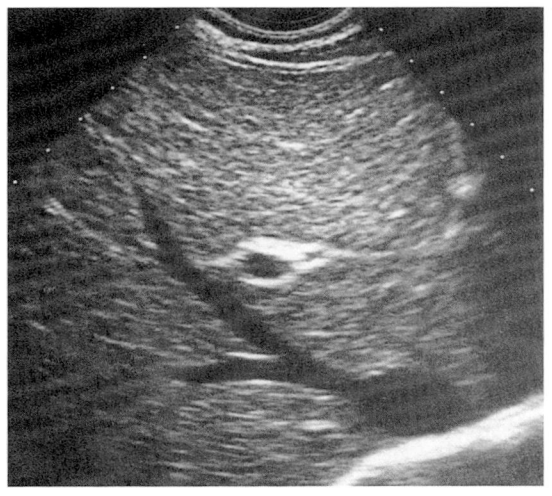 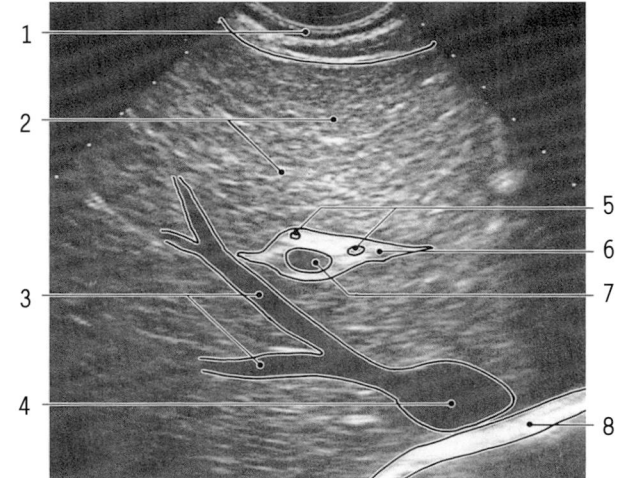

肝，肋下，倾斜横断面，超声

1 腹前壁
2 肝
3 肝静脉
4 下腔静脉
5 肝动脉和胆总管在肝门区内
6 肝门区结缔组织
7 门静脉
8 膈

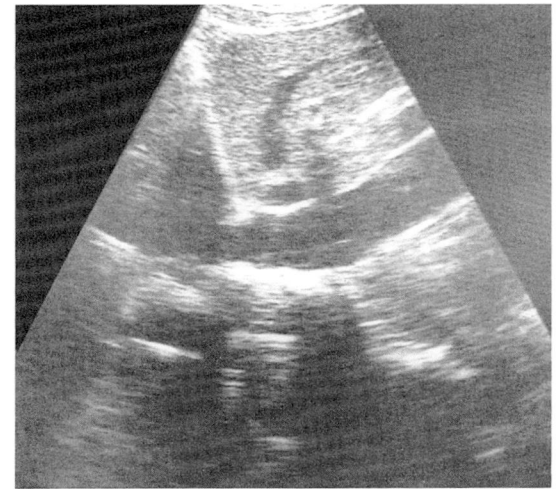 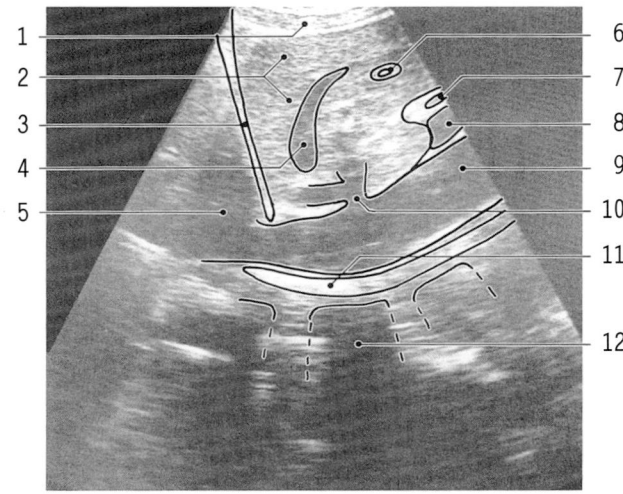

肝，肋下，矢状断面，超声

1 腹前壁
2 肝
3 膈
4 肝静脉
5 右心房
6 肝门区
7 肝固有动脉
8 门静脉
9 下腔静脉
10 肝静脉口
11 膈右脚
12 椎体，有声影

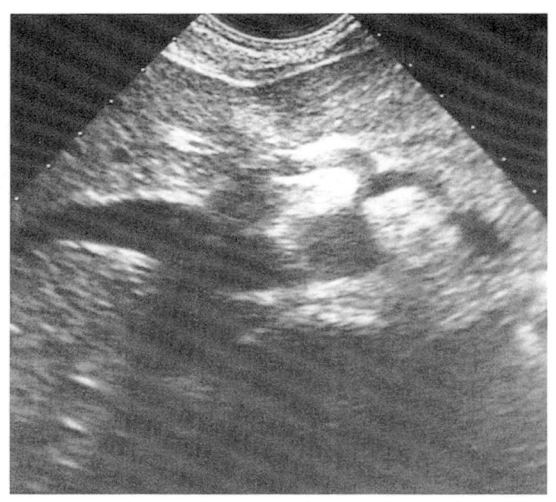 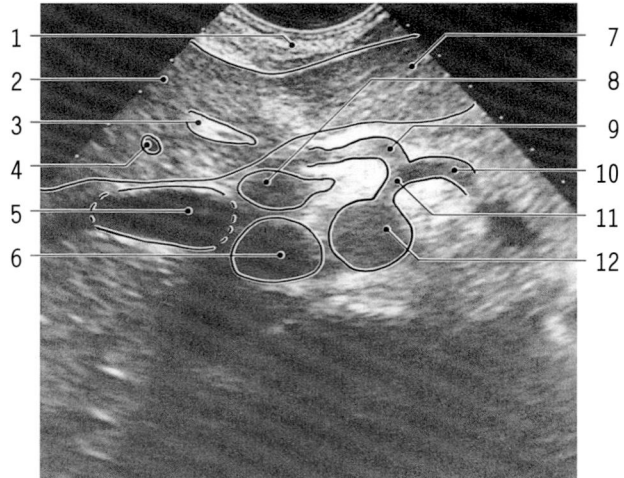

上腹部，横断面，超声

1 腹前壁
2 肝右叶
3 肝门区
4 肝静脉
5 胆囊
6 下腔静脉
7 肝左叶
8 门静脉
9 肝总动脉
10 脾动脉
11 腹腔干
12 腹主动脉

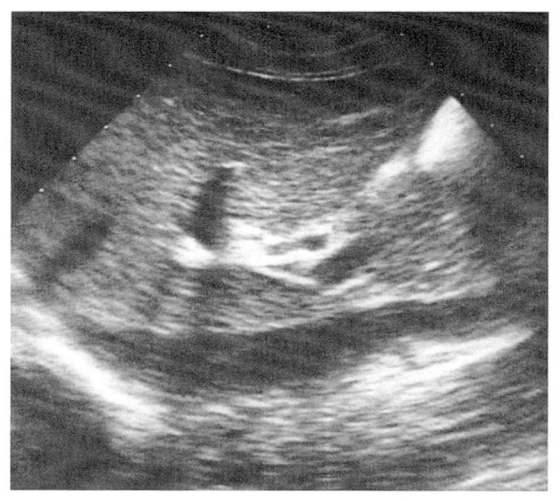 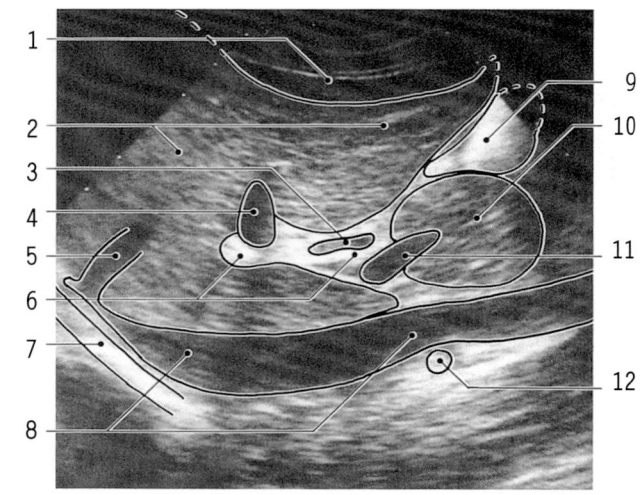

上腹部，垂直断面，超声，深吸气

1 腹前壁
2 肝
3 肝固有动脉和胆总管
4 肝门静脉右支
5 肝静脉
6 肝门
7 膈
8 下腔静脉
9 胃（幽门窦）
10 胰头
11 肝门静脉
12 右肾动脉

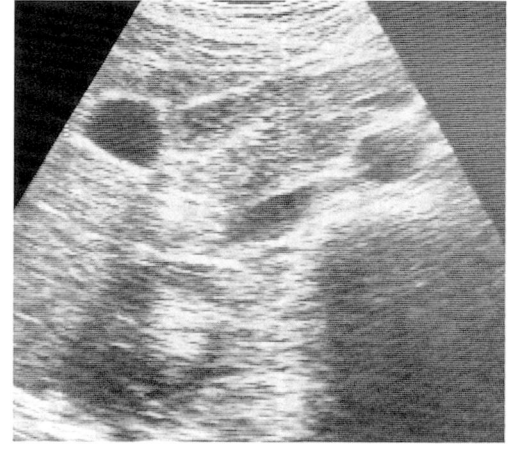 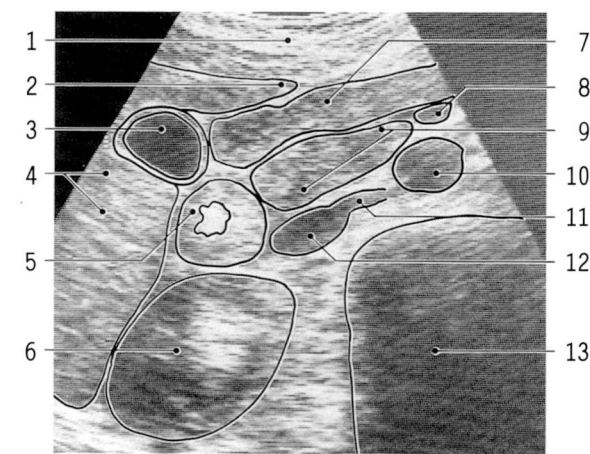

上腹部，横断面，超声

1 腹前壁
2 肝下缘
3 胆囊
4 肝右叶
5 十二指肠降部
6 右肾
7 胃
8 肠系膜上动脉
9 胰
10 腹主动脉
11 左肾静脉
12 下腔静脉
13 椎体（声影）

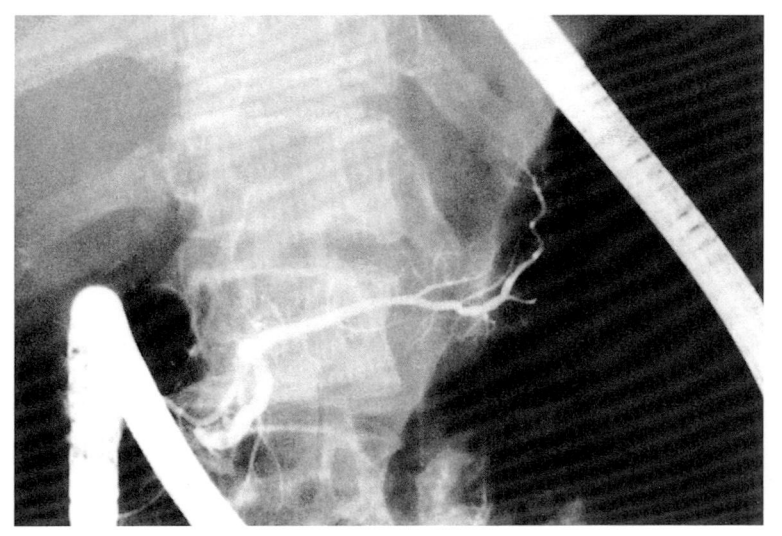
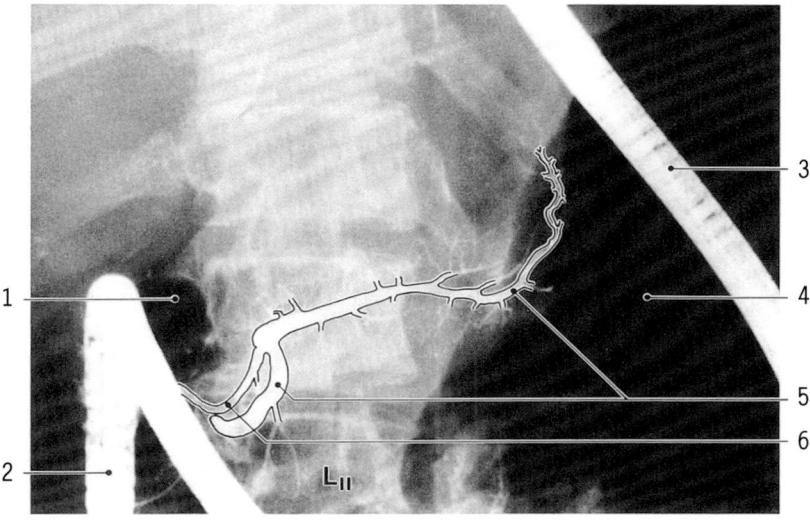

胰管，前后位X线，内镜逆行胰管造影

1 十二指肠"冠部"（有气）
2 十二指肠降部内的内镜
3 胃内的内镜
4 胃体（充气）
5 胰管
6 副胰管

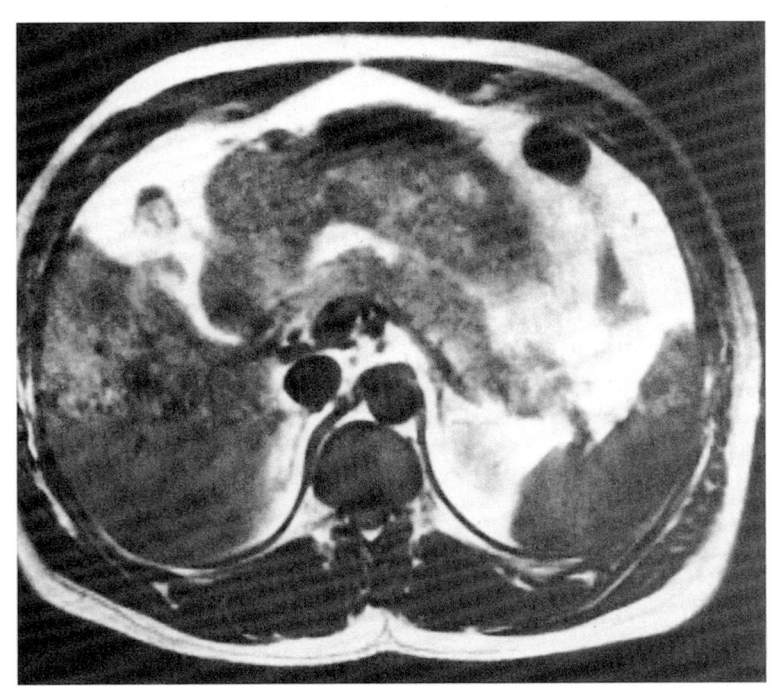
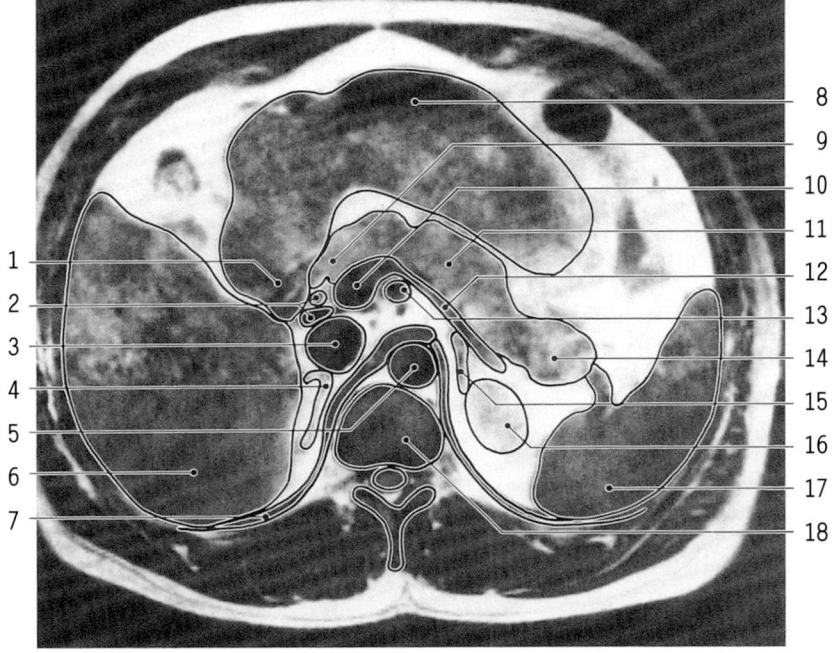

上腹部及胰，轴位MR

1 十二指肠
2 胆总管和肝固有动脉
3 下腔静脉
4 右肾上腺
5 主动脉在膈主动脉裂孔中
6 肝
7 膈腰部
8 胃
9 胰头
10 肝门静脉
11 胰体
12 脾静脉
13 肠系膜上动脉
14 胰尾
15 左肾上腺
16 左肾上端
17 脾
18 第十二胸椎、第一腰椎椎间盘

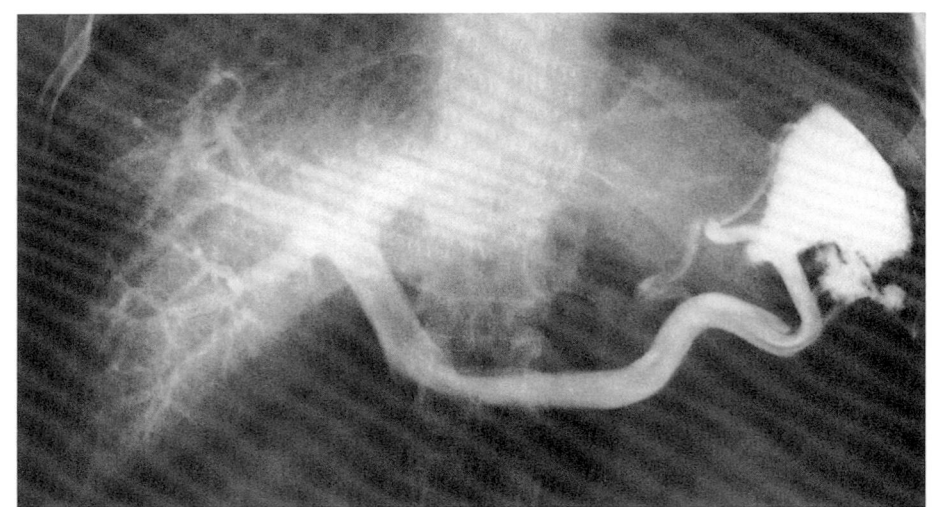

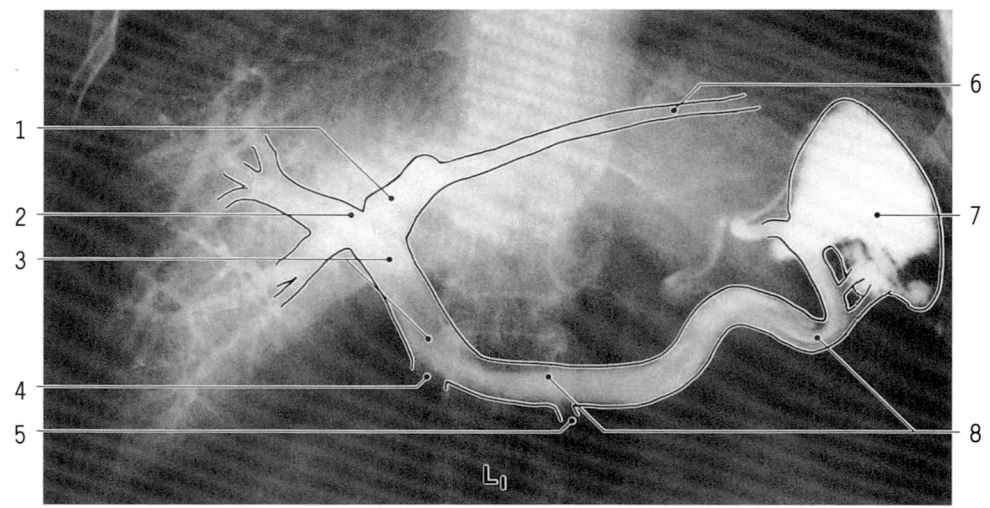

脾和肝，前后位 X 线，脾 - 门静脉造影

1 门静脉左支
2 门静脉右支
3 门静脉
4 肠系膜上静脉（入口）
5 肠系膜下静脉（入口）
6 门静脉肝左叶支
7 脾
8 脾静脉

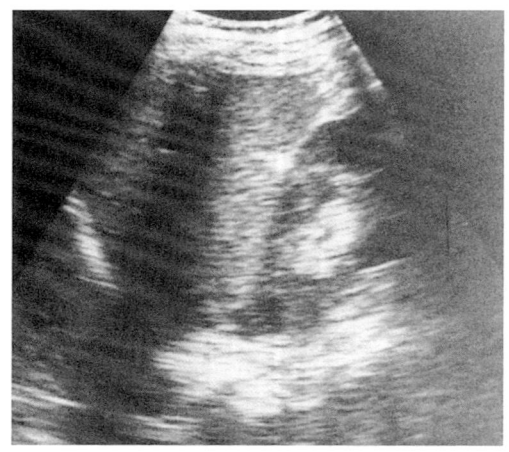
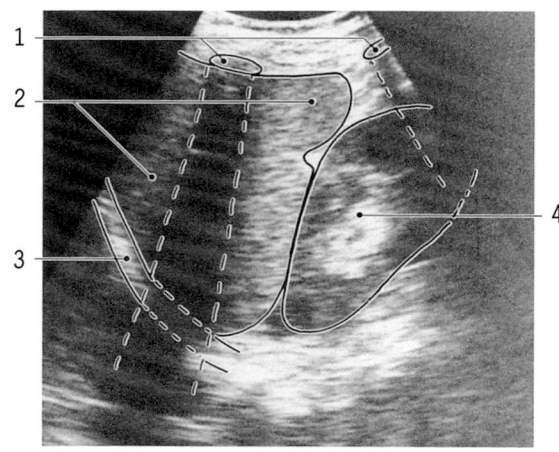

脾，肋间矢状断面，超声

1 第十、十一肋骨及其声影
2 脾
3 膈
4 左肾

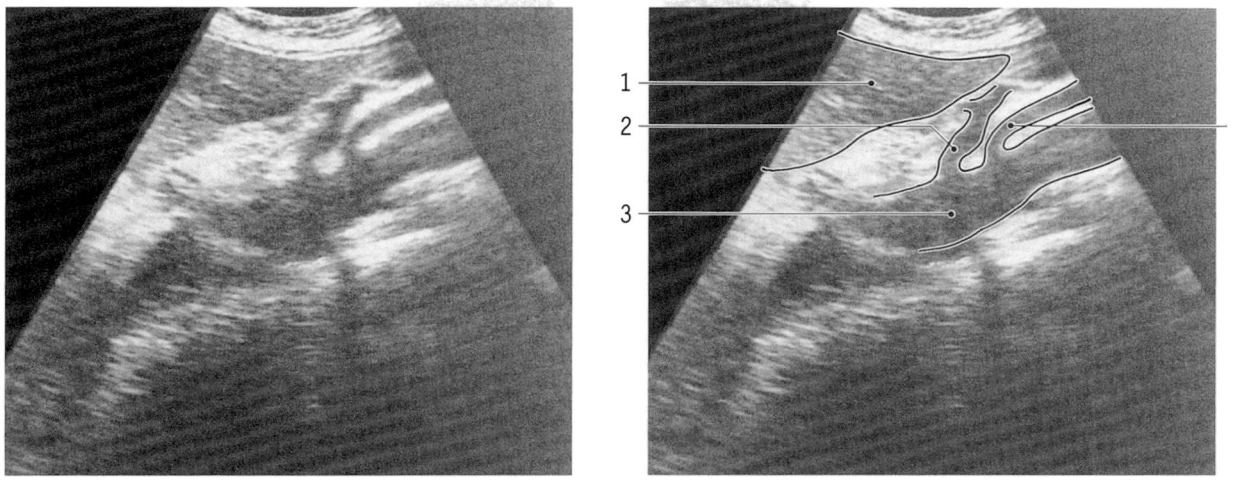

腹主动脉，矢状断面，超声

1 肝
2 腹腔干
3 腹主动脉
4 肠系膜上动脉

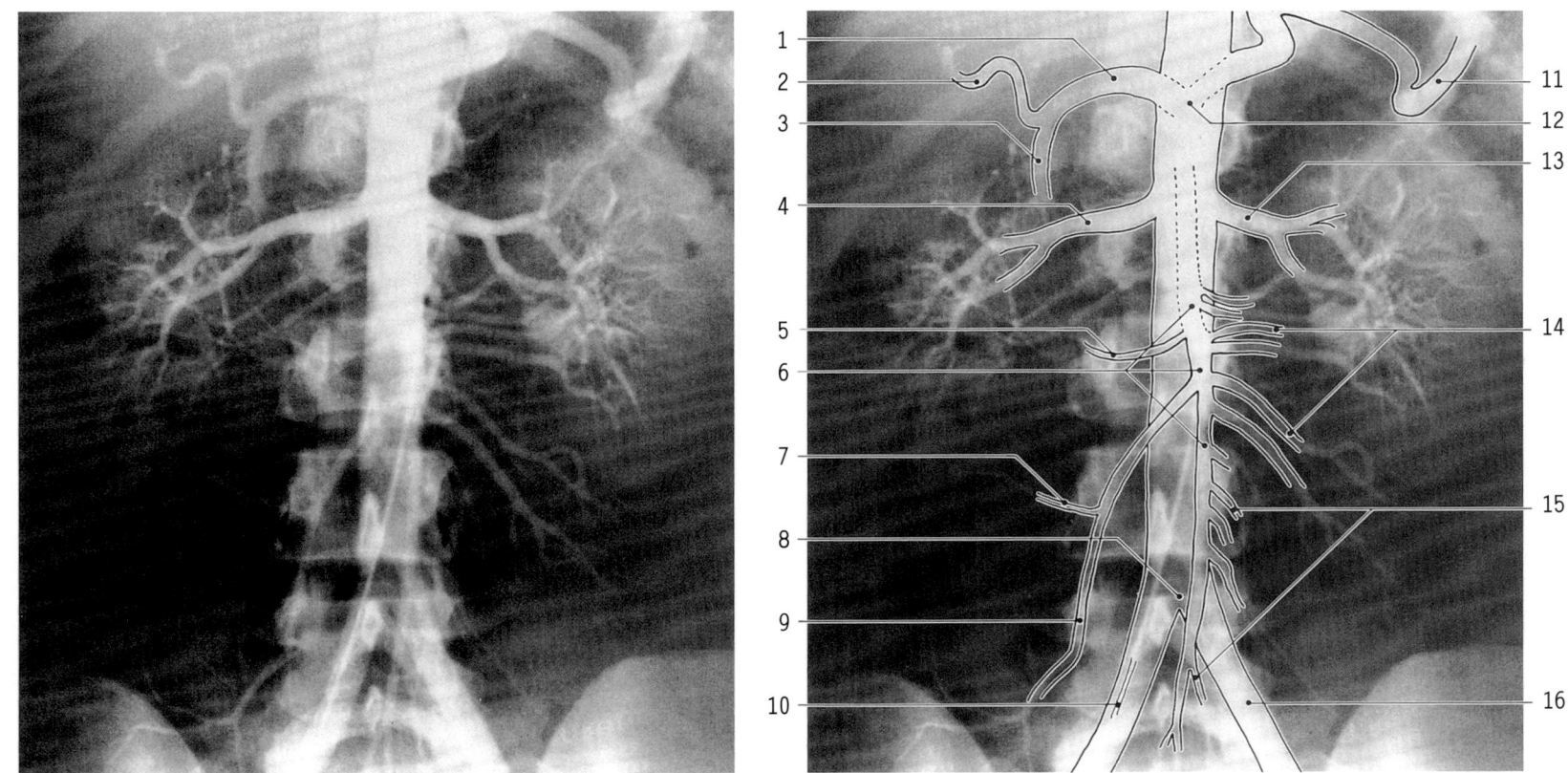

腹主动脉，前后位 X 线，主动脉造影

1 肝总动脉
2 肝固有动脉
3 胃十二指肠动脉
4 右肾动脉
5 中结肠动脉
6 肠系膜上动脉
7 右结肠动脉
8 主动脉分叉
9 回结肠动脉
10 导管
11 脾动脉
12 腹腔干
13 左肾动脉
14 空肠动脉
15 回肠动脉
16 左髂总动脉

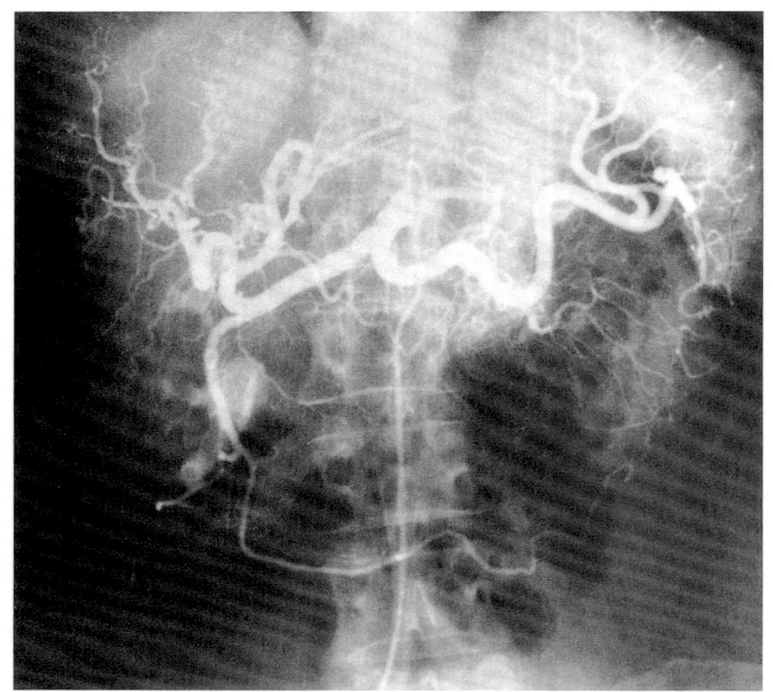
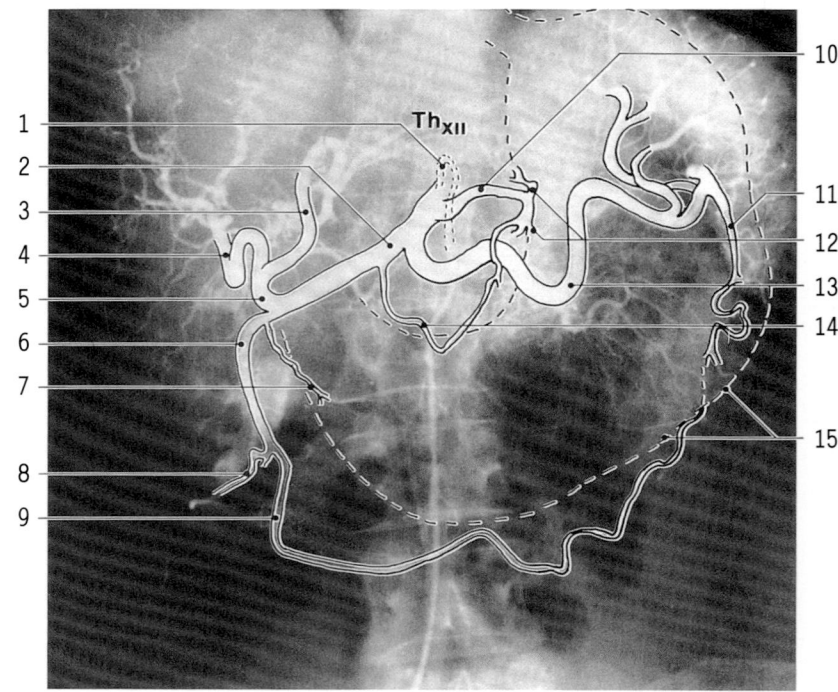

腹腔干，前后位 X 线，动脉造影（动脉相）

1 腹腔干内导管尖
2 肝总动脉
3 肝固有动脉左支
4 肝固有动脉右支
5 肝固有动脉
6 胃十二指肠动脉
7 十二指肠上动脉
8 胰十二指肠上动脉
9 胃网膜右动脉
10 胃左动脉
11 胃网膜左动脉
12 胃左动脉分支
13 脾动脉
14 胃右动脉
15 心室轮廓

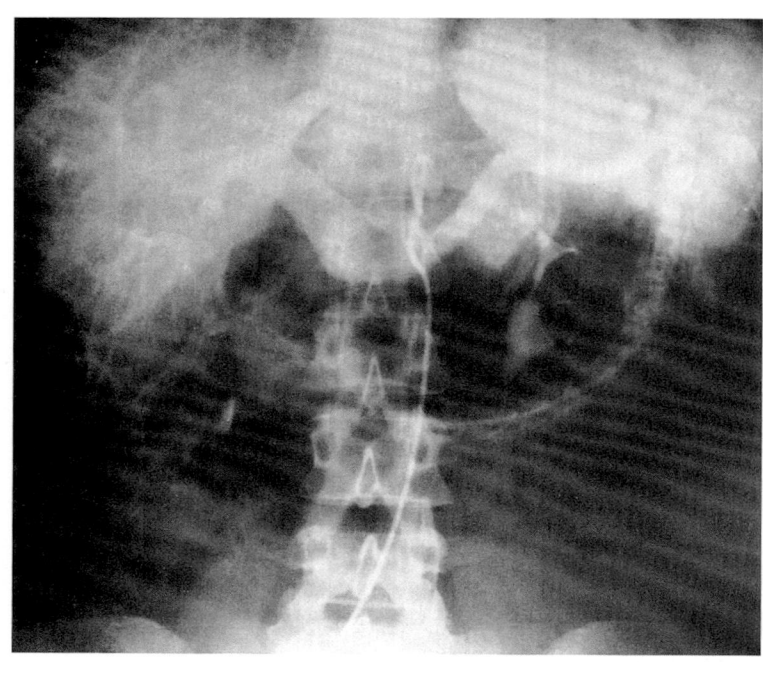
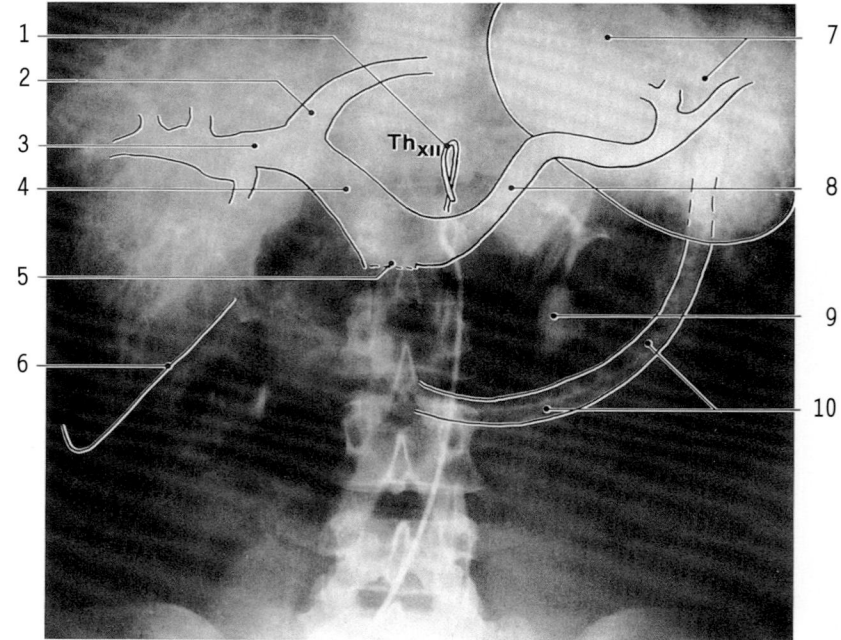

门静脉，前后位 X 线，腹腔动脉造影静脉相（参见上图）

1 腹腔干内导管
2 门静脉左支
3 门静脉右支
4 门静脉
5 肠系膜上静脉（入口）
6 肝下缘
7 脾
8 脾静脉
9 左肾盂
10 胃壁（胃大弯）

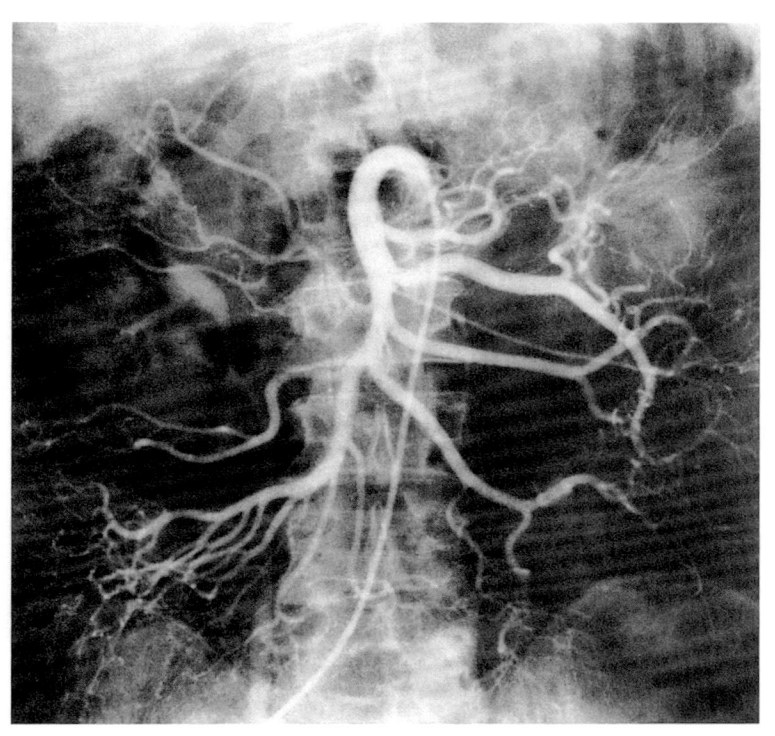

肠系膜上动脉，前后位 X 线，动脉造影

1 肠系膜上动脉
2 中结肠动脉
3 右结肠动脉
4 回结肠动脉
5 导管
6 空肠动脉
7 回肠动脉

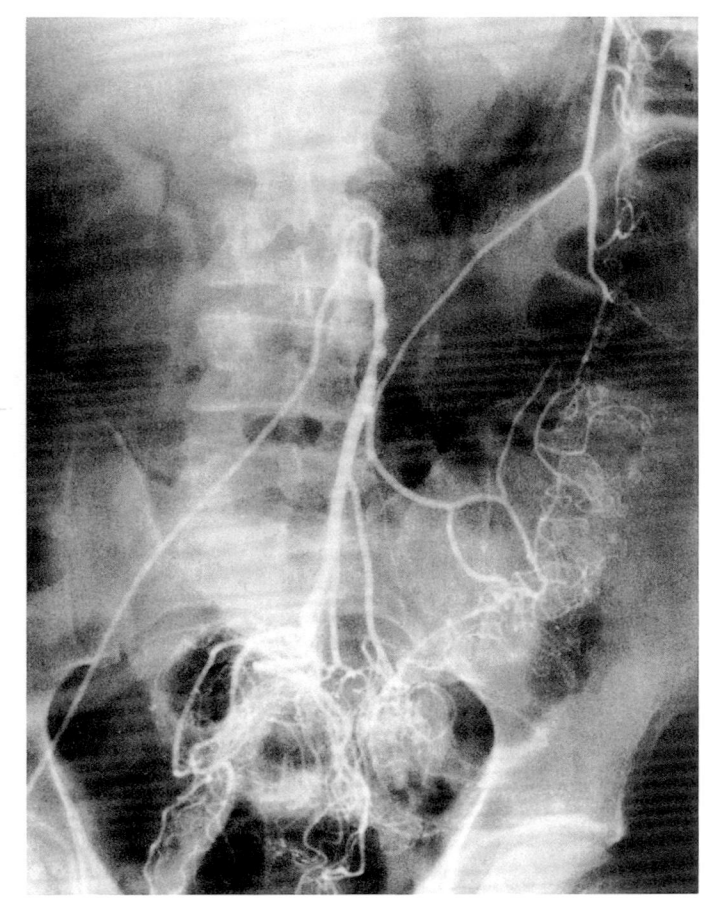
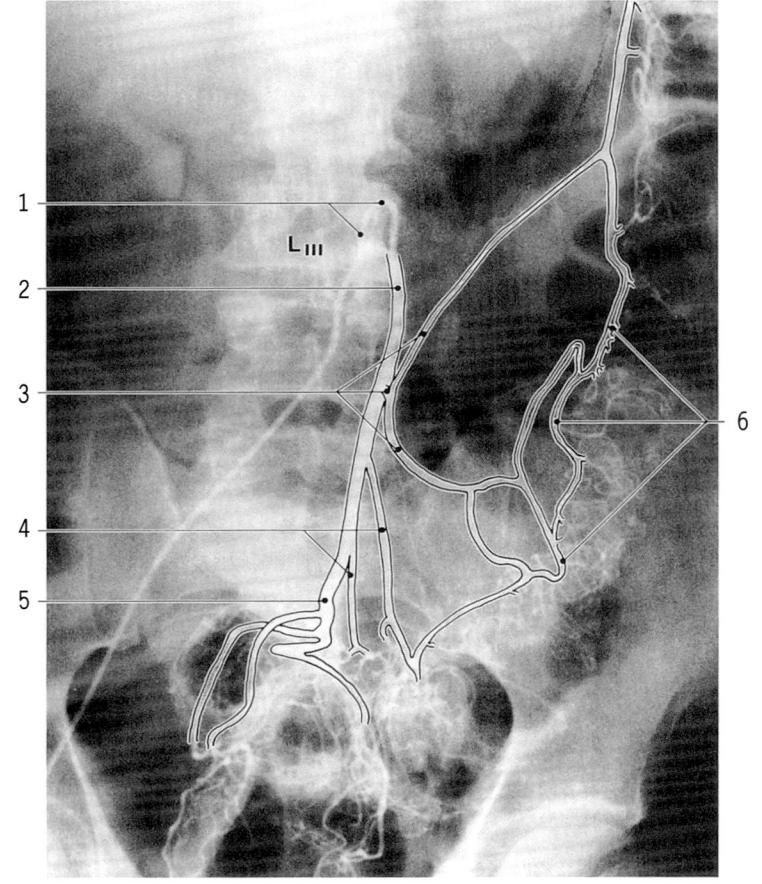

肠系膜下动脉，前后位 X 线，动脉造影

1 导管
2 肠系膜下动脉
3 左结肠动脉
4 乙状结肠动脉
5 直肠上动脉
6 结肠缘动脉

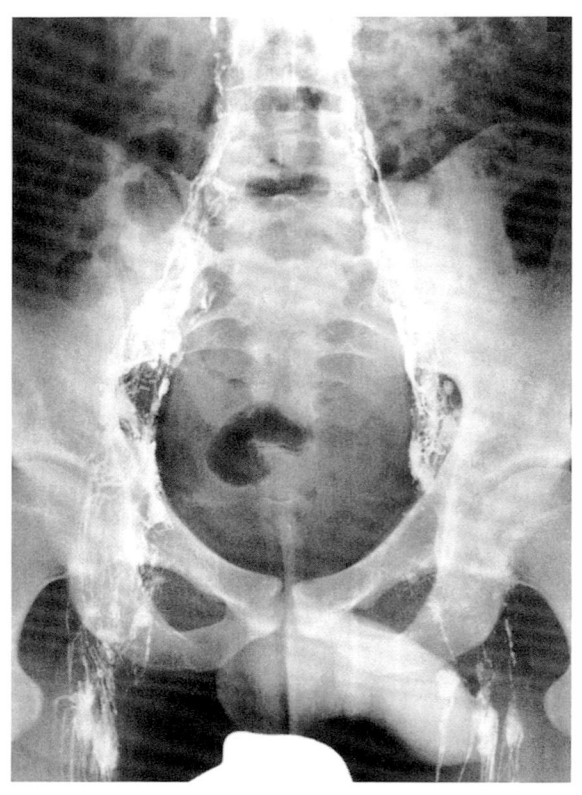
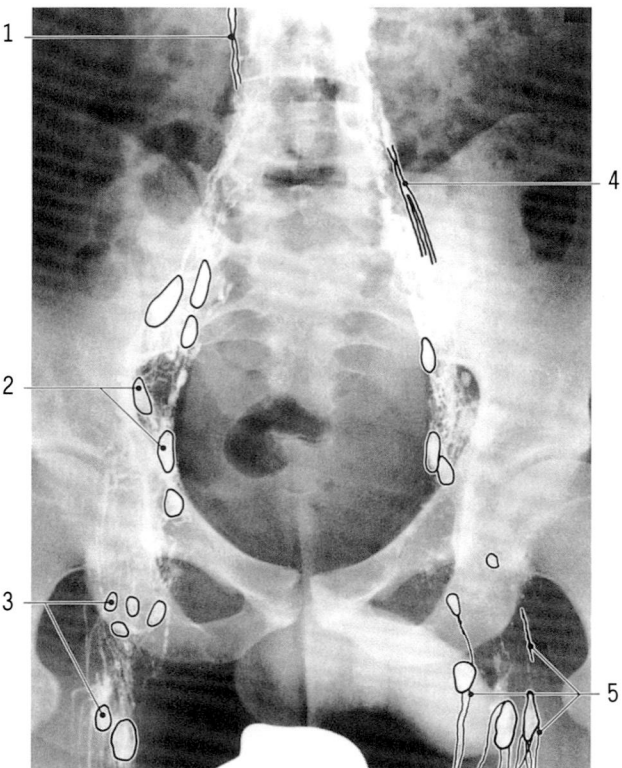

腰淋巴系，前后位 X 线，淋巴造影，第一天

1 右腰干
2 髂外淋巴结
3 腹股沟浅淋巴结
4 髂腰主淋巴管
5 腹股沟浅淋巴结的输入和输出淋巴管

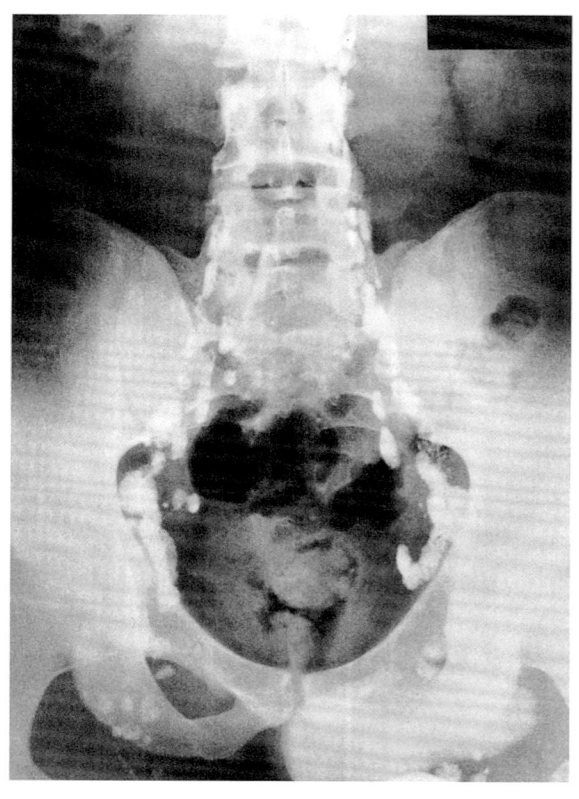

腰淋巴结，前后位 X 线，淋巴造影，第二天

1 腰（主动脉旁）淋巴结
2 髂总淋巴结
3 髂外淋巴结
4 腹股沟浅淋巴结

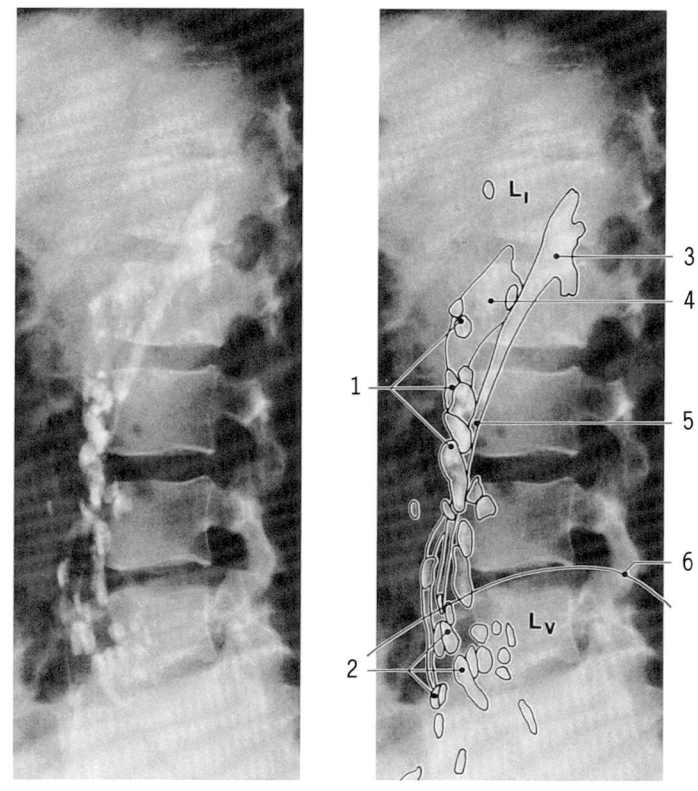

腰淋巴结，侧位 X 线，淋巴造影（第二天）和静脉尿路造影

1 腰（主动脉旁）淋巴结
2 髂总淋巴结
3 左肾盂
4 右肾盂
5 左输尿管
6 髂嵴

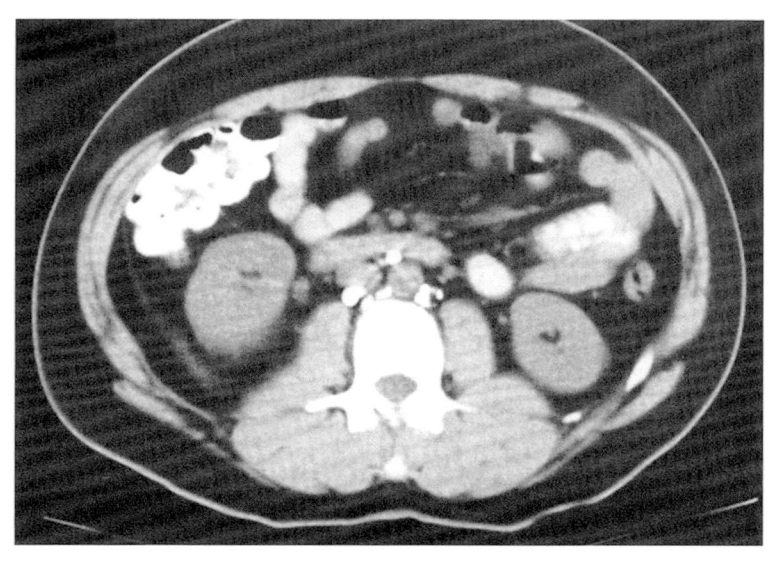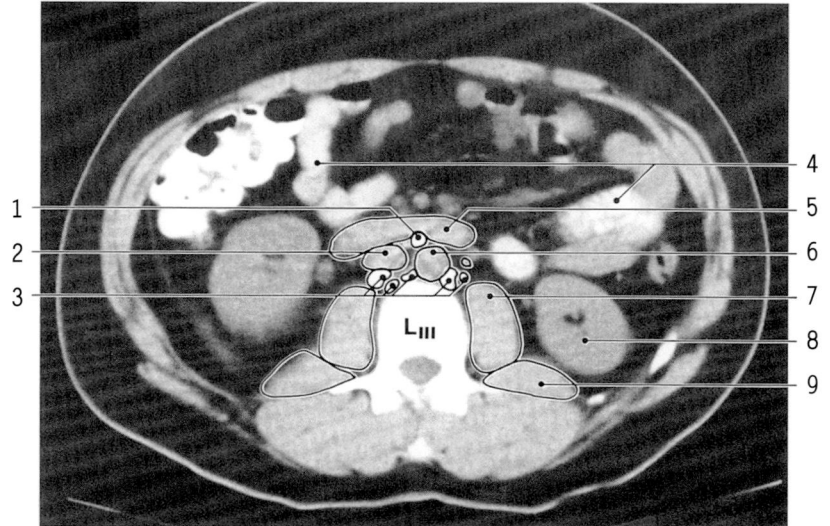

腰淋巴结，轴位 CT，淋巴造影和口服对比后

1 腰（主动脉前）淋巴结
2 下腔静脉
3 腰（主动脉旁）淋巴结
4 小肠
5 十二指肠水平部
6 腹主动脉
7 腰大肌
8 左肾
9 腰方肌

泌尿生殖系统

肾

膀胱和尿道

男性生殖器

女性生殖器

妊娠

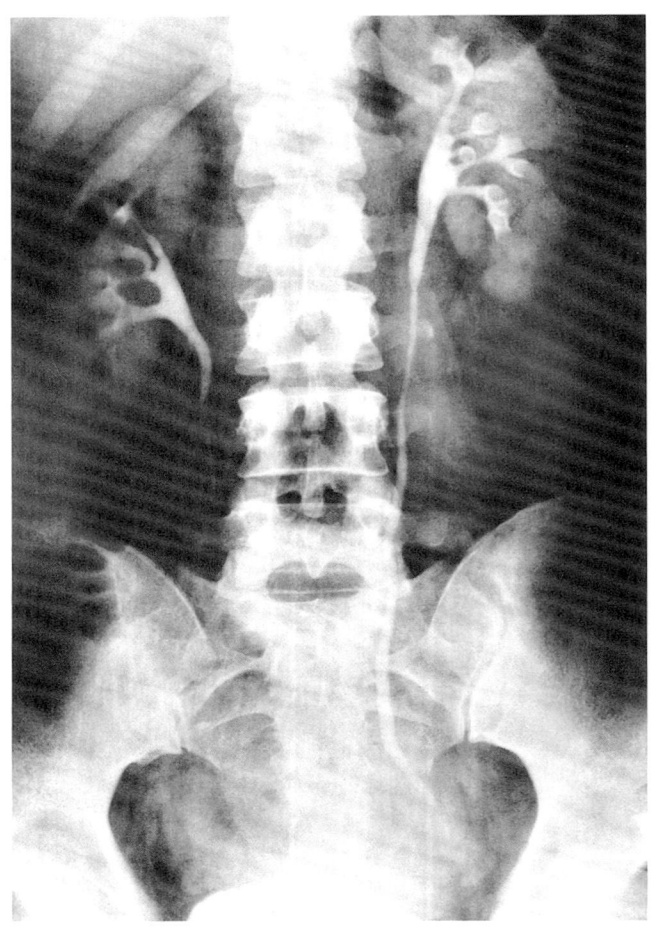
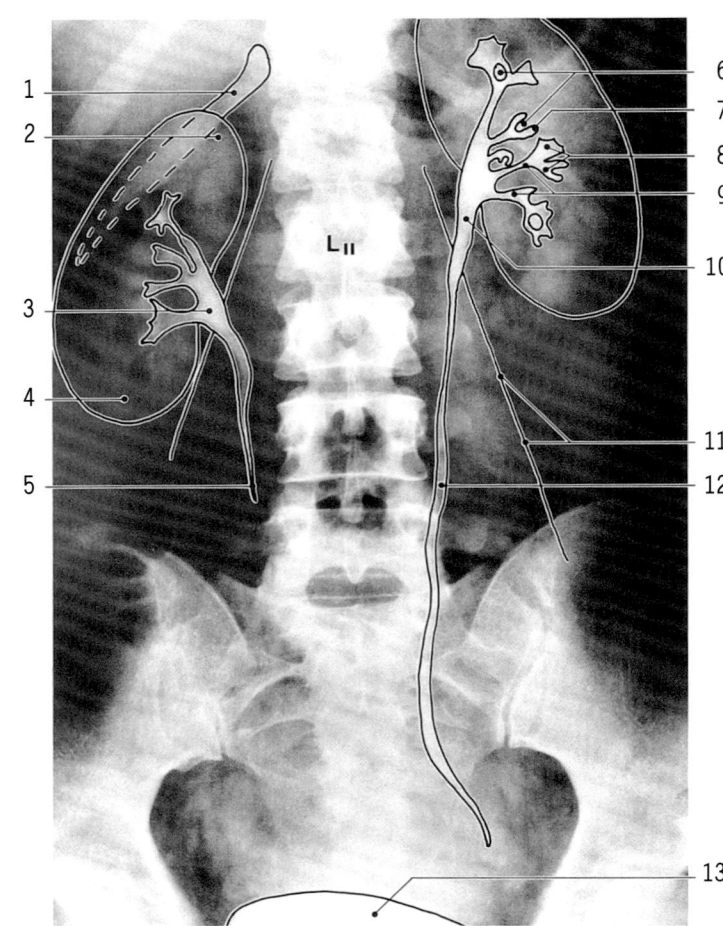

尿道，前后位 X 线，静脉尿路造影

静脉注射对比剂后 15 分钟

1 第十二肋骨
2 右肾上端
3 右肾盂
4 右肾下端
5 右输尿管
6 肾乳头
7 肾小盏穹隆
8 肾小盏
9 肾大盏
10 左肾盂
11 腰大肌（外侧轮廓）
12 左输尿管
13 膀胱

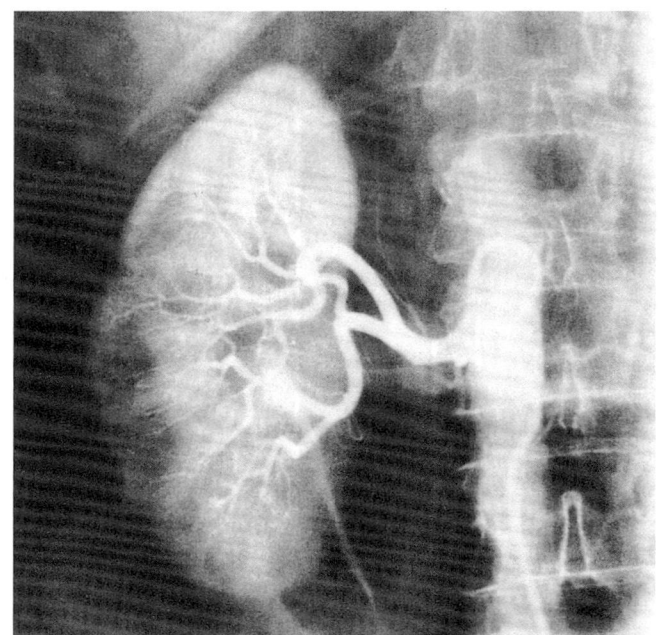
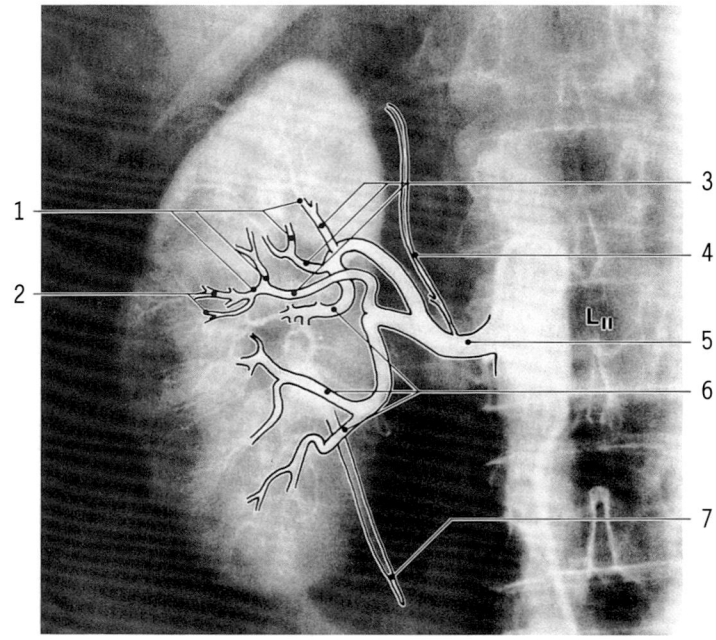

肾动脉，前后位 X 线，动脉造影

1 弓状动脉
2 小叶间动脉
3 叶间动脉
4 肾上腺下动脉
5 右肾动脉
6 段动脉
7 右输尿管

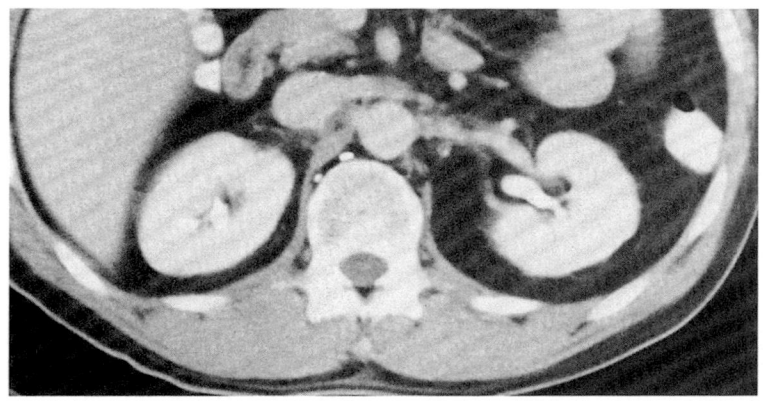

肾，轴位 CT，静脉和口服造影后

1 肝
2 十二指肠降部
3 下腔静脉
4 腹主动脉
5 肾窦
6 肾筋膜
7 第十二肋骨
8 膈腰部
9 左肾静脉
10 右肾动脉
11 左肾动脉
12 降结肠
13 左肾盂

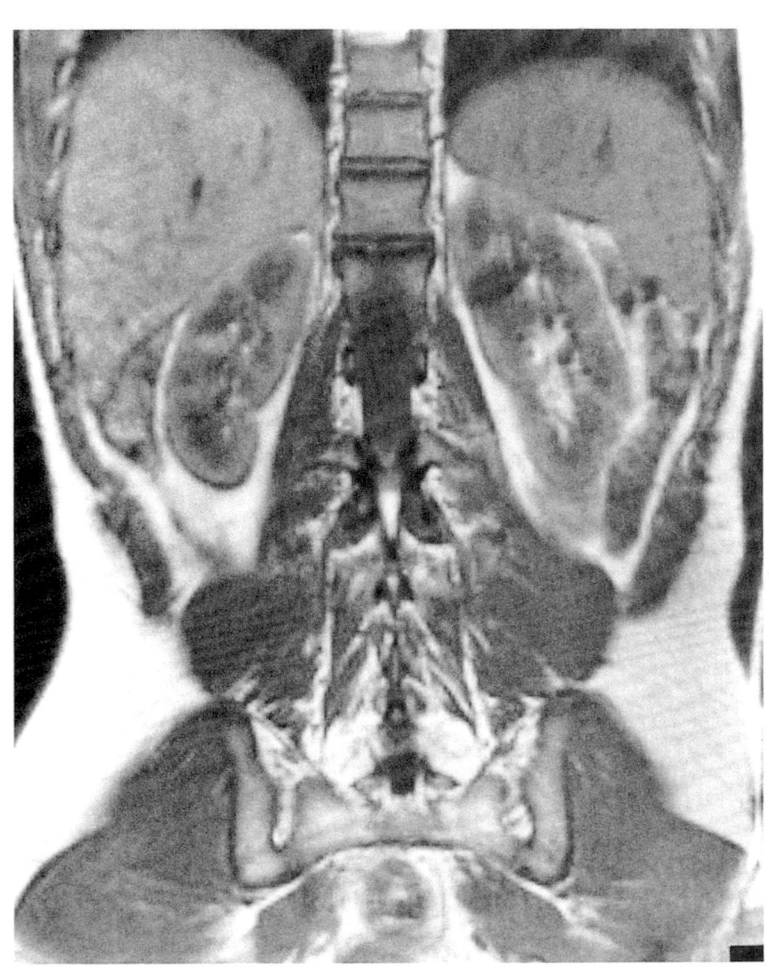
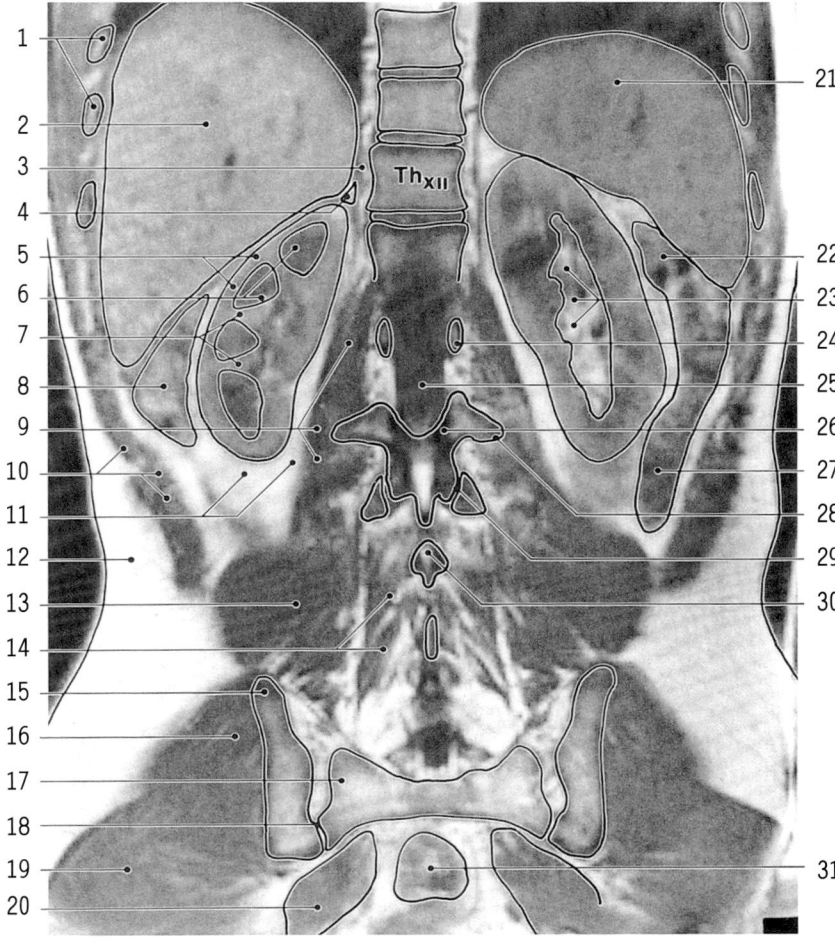

肾，冠状位 MR (T1 加权像)

1 肋骨
2 肝
3 膈腰部
4 右肾上腺
5 肾皮质
6 肾锥体
7 肾柱
8 升结肠
9 腰大肌
10 腹壁肌肉
11 肾周脂肪
12 皮下脂肪
13 腰方肌
14 横突棘肌
15 髂嵴
16 臀中肌
17 骶翼
18 骶髂关节
19 臀大肌
20 梨状肌
21 脾
22 结肠脾曲
23 肾窦
24 第二腰椎椎弓根
25 椎管
26 第三腰椎椎弓板
27 降结肠
28 第三腰椎横突
29 第三、四腰椎关节突关节
30 第四腰椎棘突
31 直肠

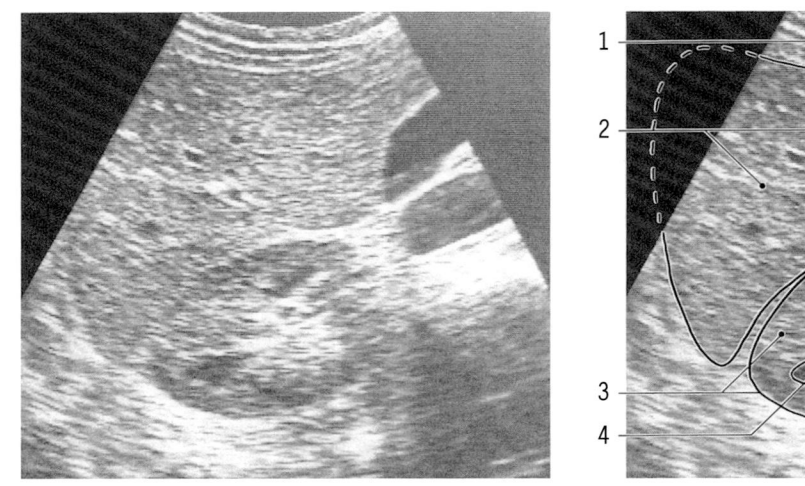
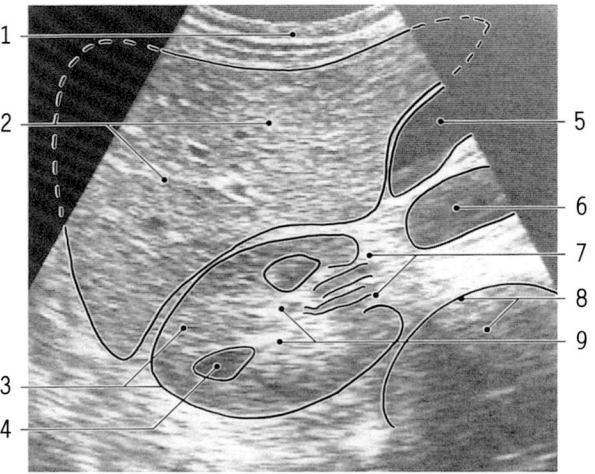

肾，斜向断面，超声

1 腹前壁
2 肝右叶
3 右肾
4 肾锥体
5 门静脉
6 下腔静脉
7 右肾门
8 脊柱（腰）
9 肾窦

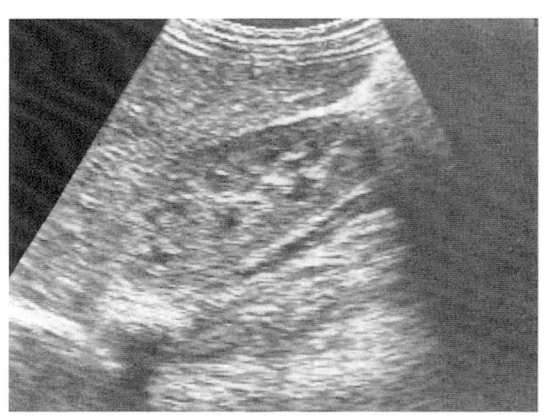
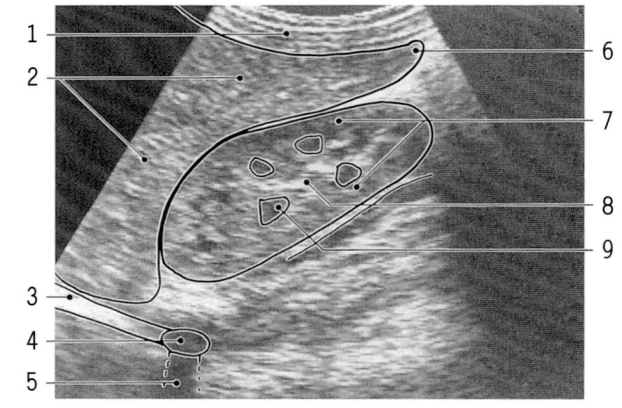

肾，纵向断面，超声

1 腹壁
2 肝右叶
3 膈
4 第十二肋骨
5 肋的声影
6 肝下缘
7 右肾
8 肾窦
9 肾锥体

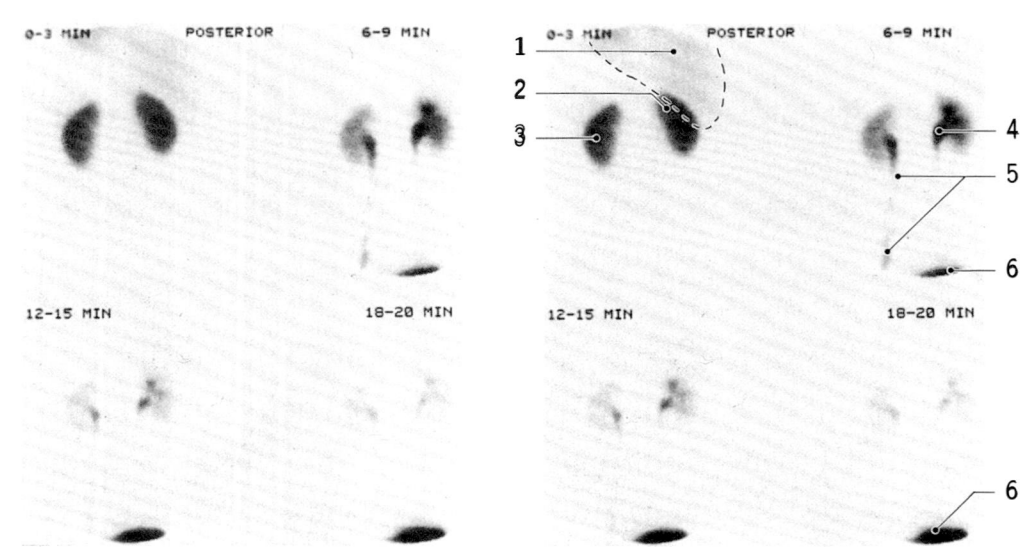

肾，^{99m}Tc-Hippuran，闪烁扫描（肾造影），后面观

静脉注射 ^{99m}Tc-Hippuran 后按标示的时间间隔采样 4 次

1 肝
2 右肾
3 左肾
4 肾盂
5 输尿管
6 膀胱

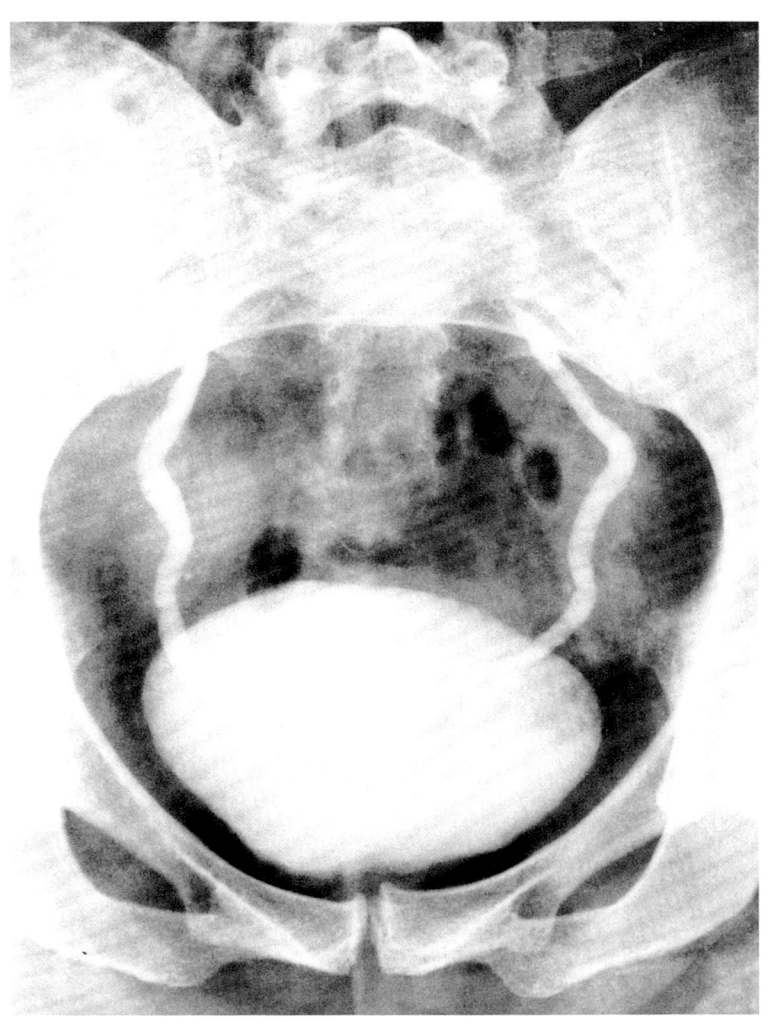
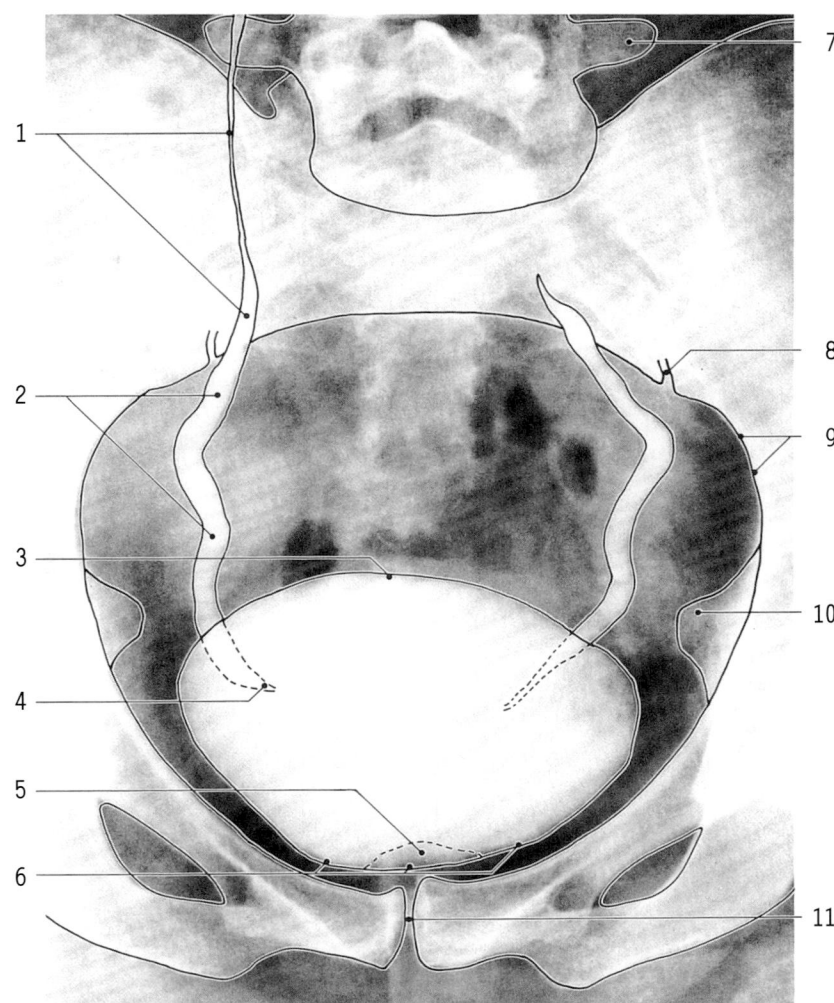

膀胱，男性，前后位，倾斜 X 线，静脉尿路造影

静脉注射对比剂后 20 分钟

1 输尿管腹部
2 输尿管盆部
3 膀胱顶
4 输尿管壁内部
5 前列腺压迹
6 膀胱底
7 第五腰椎横突
8 骶髂关节
9 弓状线
10 坐骨棘
11 耻骨联合

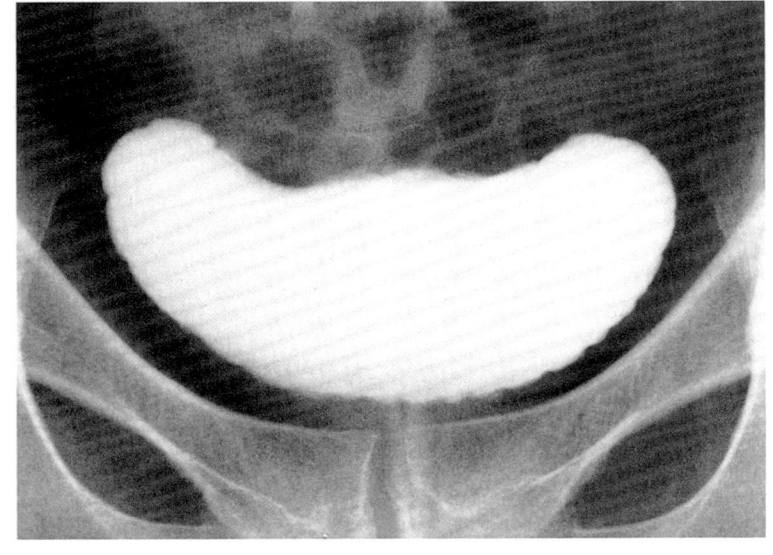
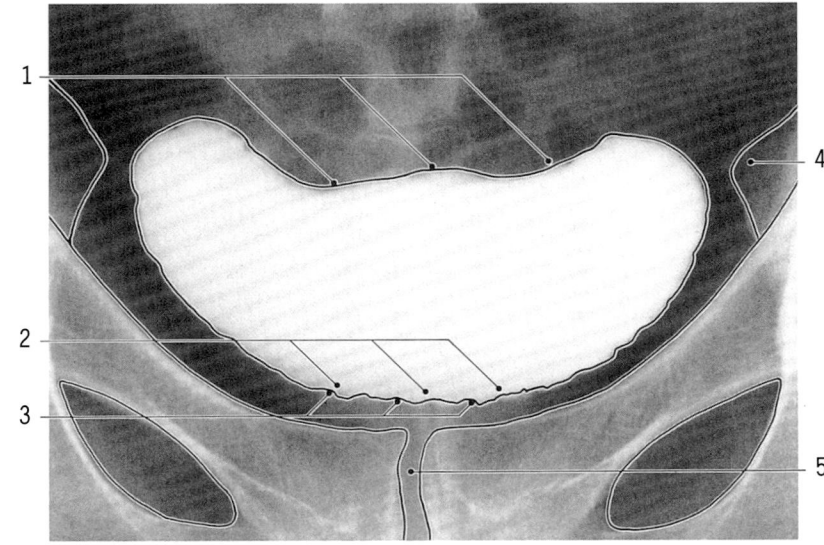

膀胱，女性，前后位，倾斜 X 线，静脉尿路造影

1 子宫压迹
2 膀胱底
3 膀胱壁小梁肌轮廓
4 坐骨棘
5 耻骨联合

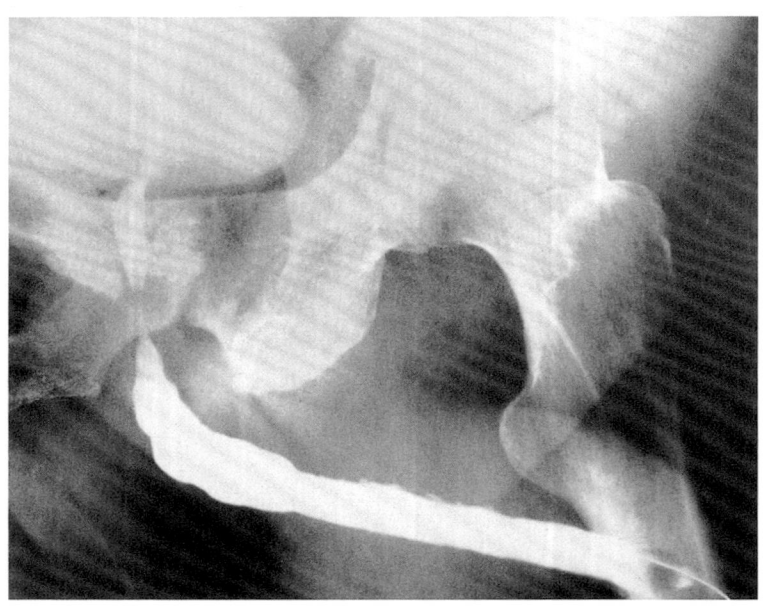
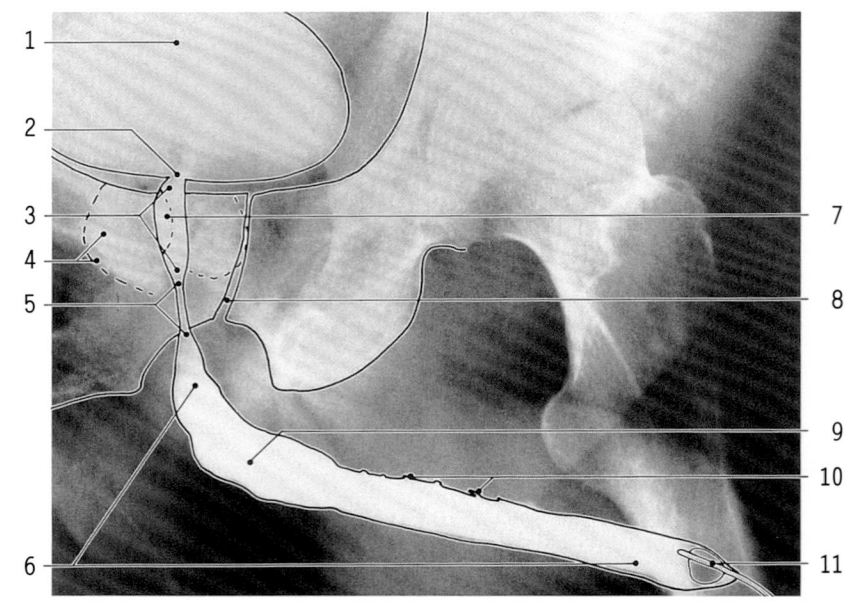

尿道，男性，斜位X线，尿道造影

1 膀胱
2 尿道内口
3 尿道前列腺部
4 对比剂外溢至前列腺
5 尿道膜部
6 尿道海绵体部
7 精阜的位置
8 耻骨联合
9 尿道球
10 尿道陷窝
11 舟状窝内的球囊导管

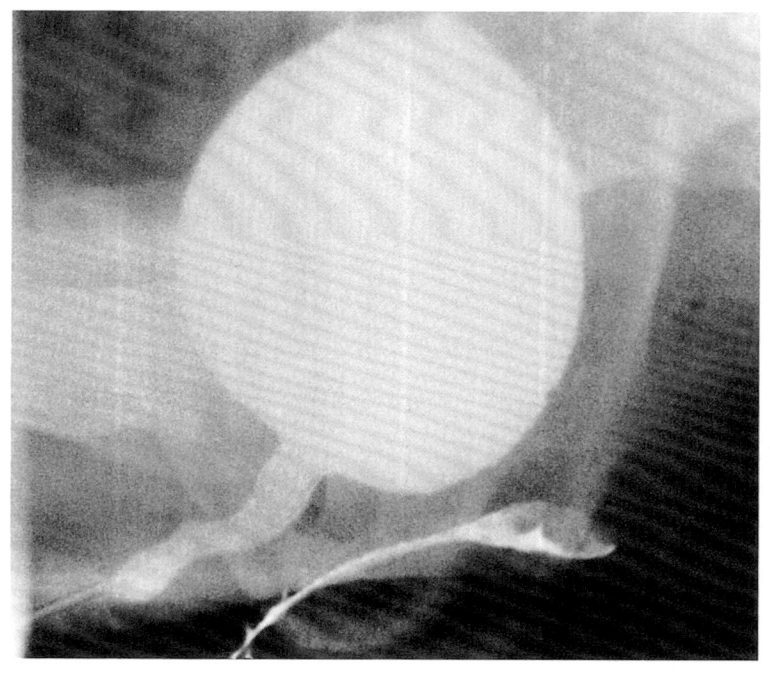
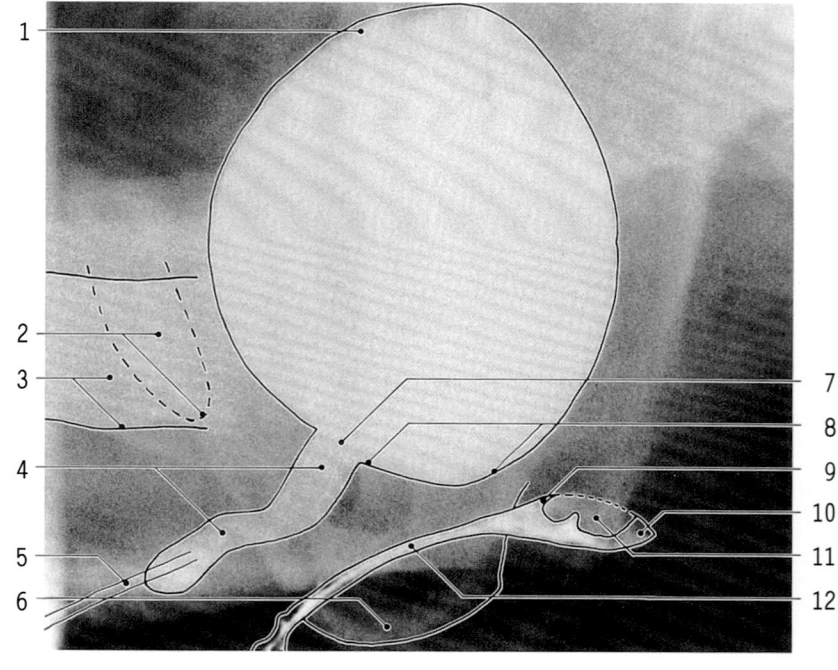

尿道，女性，侧位X线，阴道-膀胱-尿路造影（KCU），排尿中

1 膀胱尖
2 耻骨联合
3 股骨
4 尿道
5 导管
6 坐骨结节
7 尿道内口
8 膀胱三角
9 阴道前穹
10 阴道后穹
11 子宫颈阴道部
12 阴道

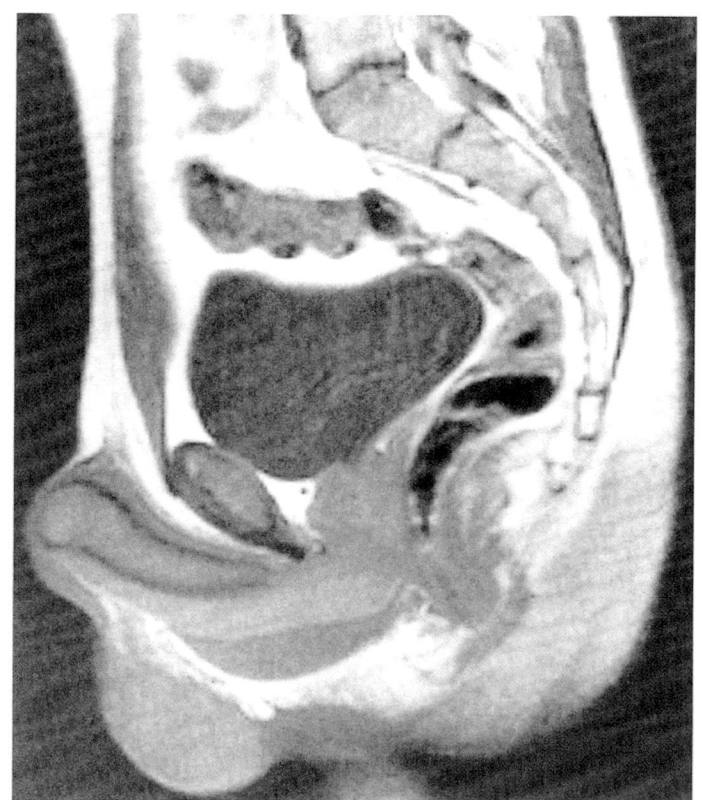
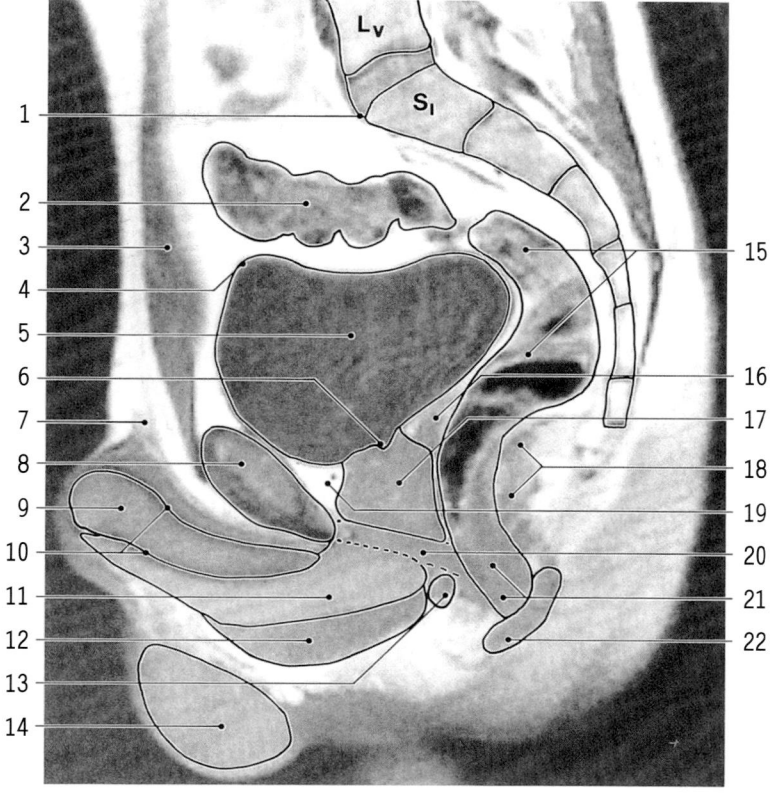

男性盆部，正中位 MR

T1 加权像

1 岬
2 乙状结肠
3 腹直肌
4 膀胱顶
5 膀胱
6 尿道内口
7 阴茎襻状韧带
8 耻骨联合
9 海绵体
10 白膜
11 尿道球
12 球海绵体肌
13 尿道球腺
14 睾丸
15 直肠
16 输精管壶腹
17 前列腺
18 肛提肌
19 耻骨后间隙
20 尿生殖膈
21 肛管
22 肛门外括约肌，皮下部

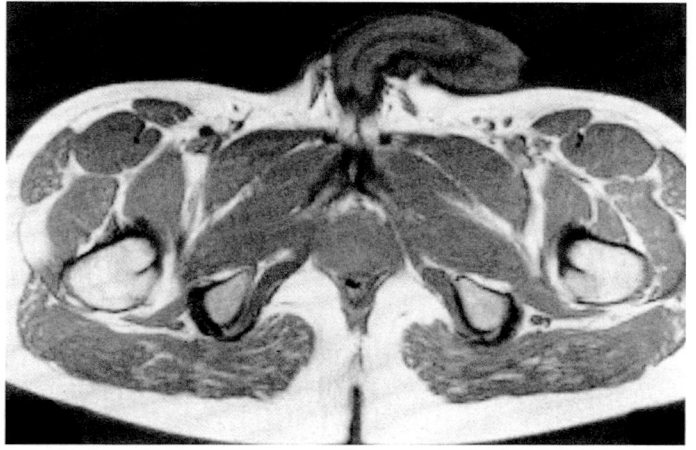
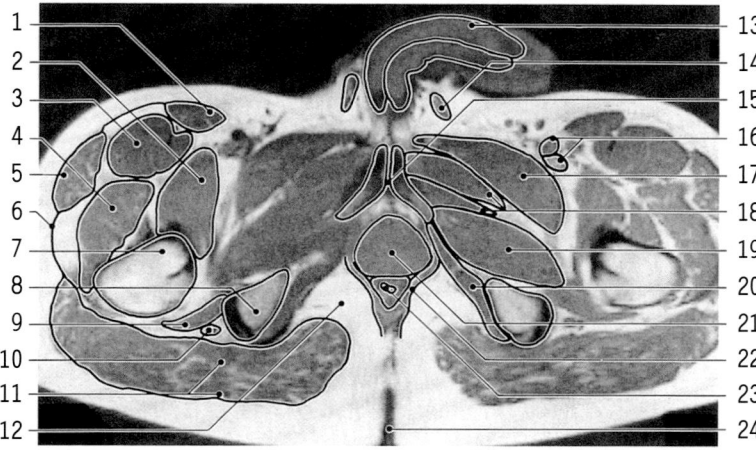

男性盆部，轴位 MR

T1 加权像

1 缝匠肌
2 髂腰肌
3 股直肌
4 股外侧肌
5 阔筋膜张肌
6 髂胫束
7 股骨
8 坐骨结节
9 股方肌
10 坐骨神经
11 臀大肌
12 坐骨肛门窝
13 海绵体
14 精索
15 耻骨联合
16 股动静脉
17 耻骨肌
18 长收肌和短收肌
19 闭孔外肌
20 闭孔内肌
21 前列腺
22 肛提肌
23 直肠
24 臀裂

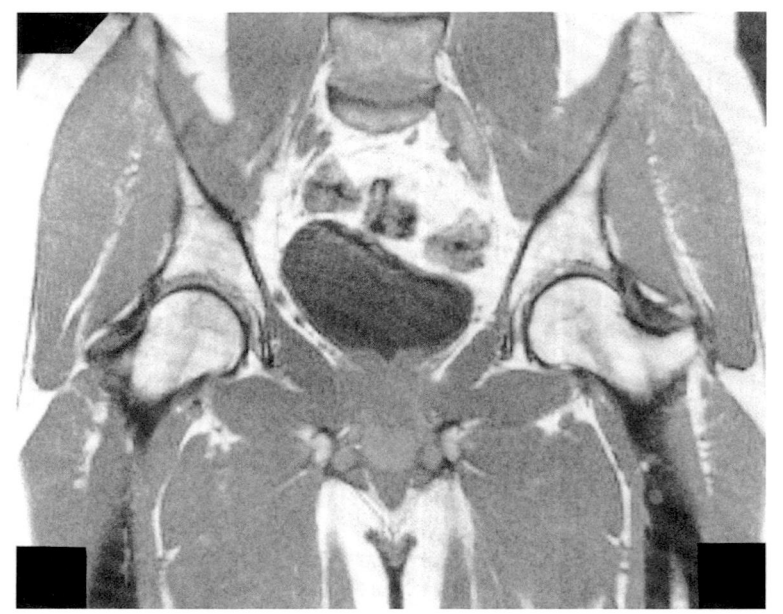
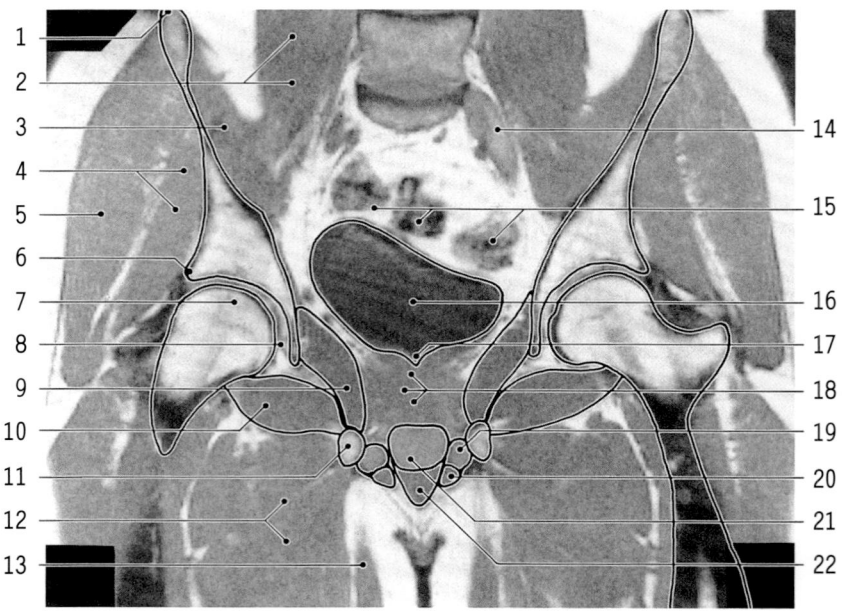

男性盆部，冠状位 MR

T1 加权像

1 髂嵴
2 腰大肌
3 髂肌
4 臀小肌
5 臀中肌
6 髋臼缘
7 股骨头
8 髋臼窝
9 闭孔内肌
10 闭孔外肌
11 耻骨下支
12 内收肌
13 股薄肌
14 左髂总静脉
15 乙状结肠
16 膀胱
17 尿道内口
18 前列腺
19 阴茎脚
20 坐骨海绵体肌
21 尿道球
22 球海绵体肌

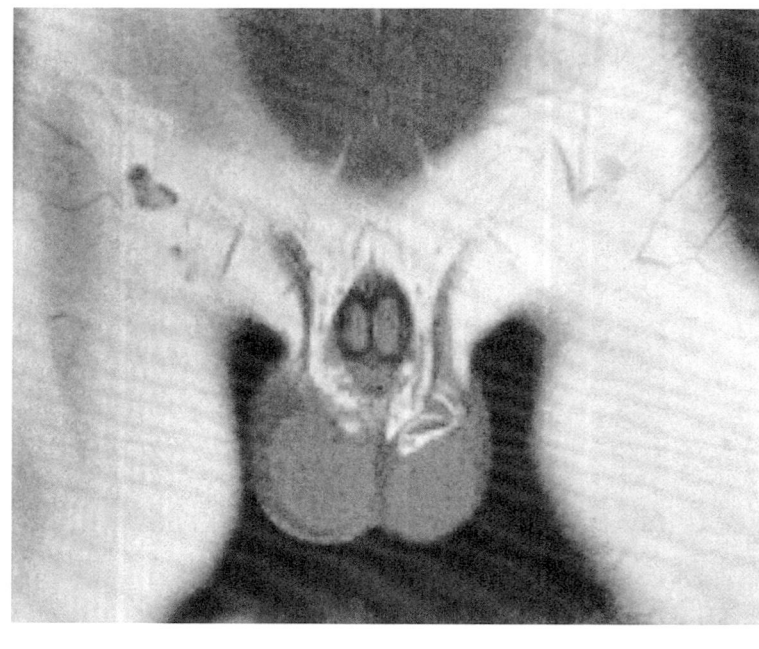
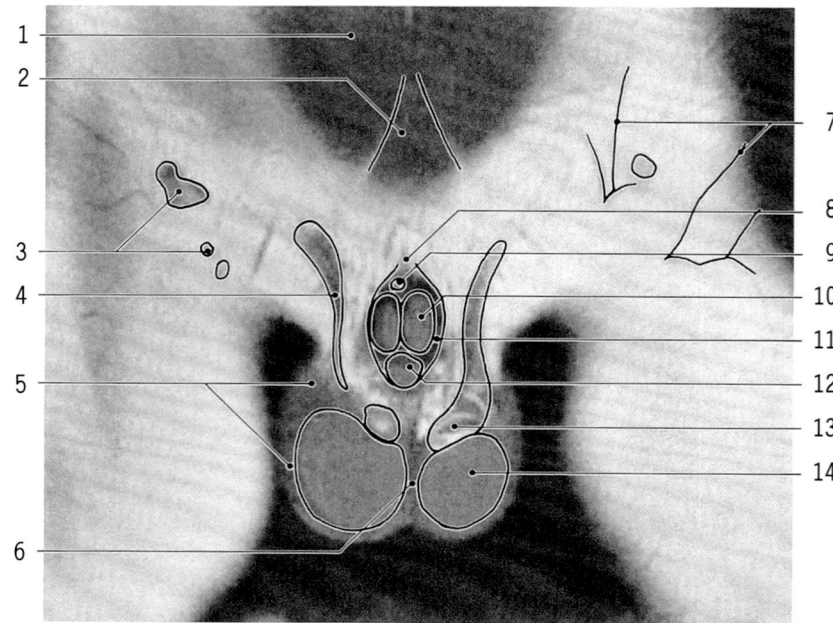

阴茎和阴囊，冠状位 MR

T1 加权像

1 腹直肌
2 锥状肌
3 腹股沟浅淋巴结
4 精索
5 阴囊
6 阴囊中隔
7 浅层血管
8 阴茎悬韧带
9 阴茎背深静脉
10 阴茎海绵体
11 阴茎深筋膜
12 尿道海绵体
13 附睾
14 睾丸

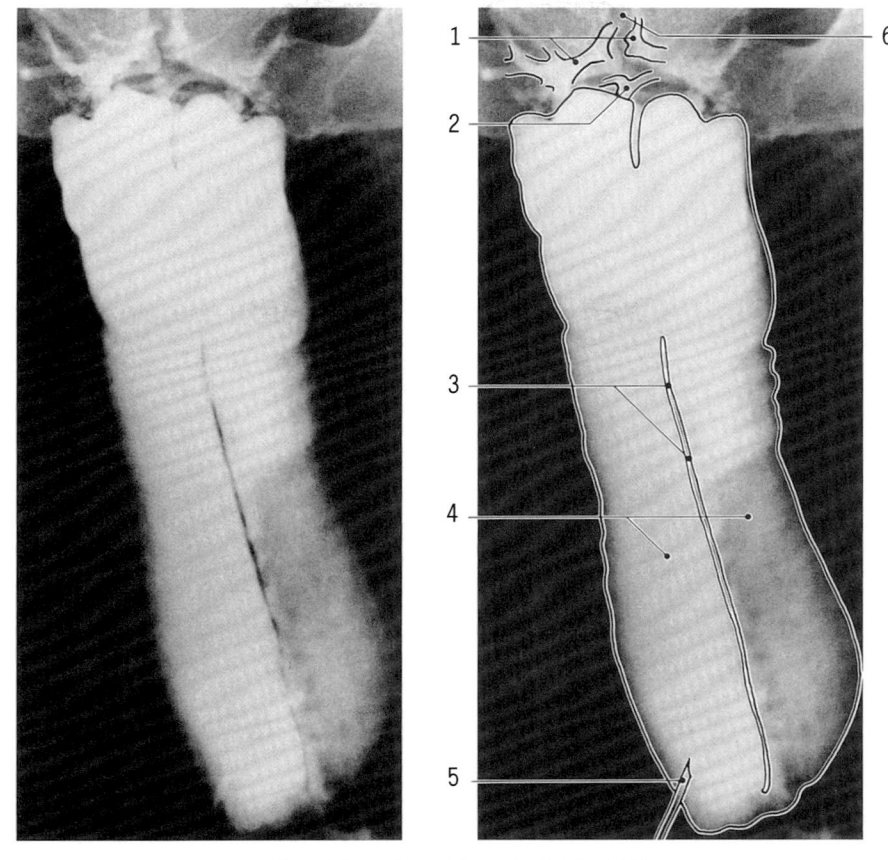

阴茎，前后位 X 线，海绵体造影

1 前列腺静脉丛
2 阴茎背深静脉
3 阴茎中隔
4 阴茎海绵体
5 注射部位
6 耻骨联合

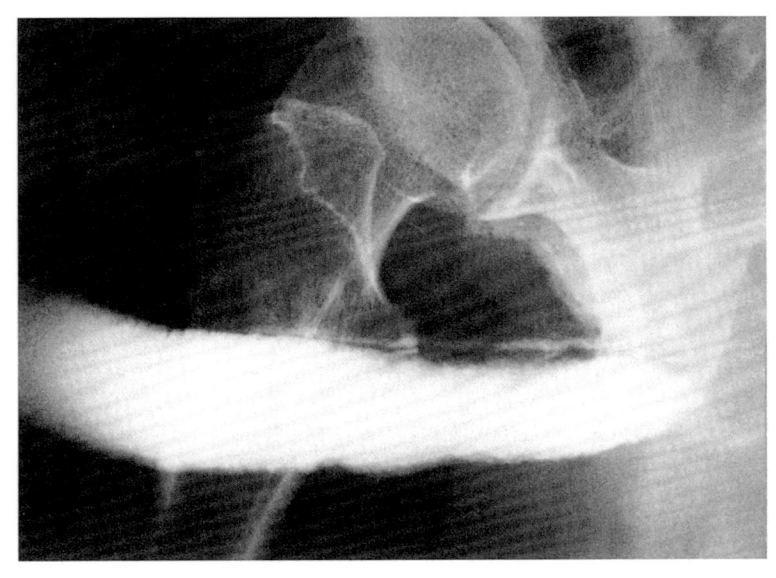
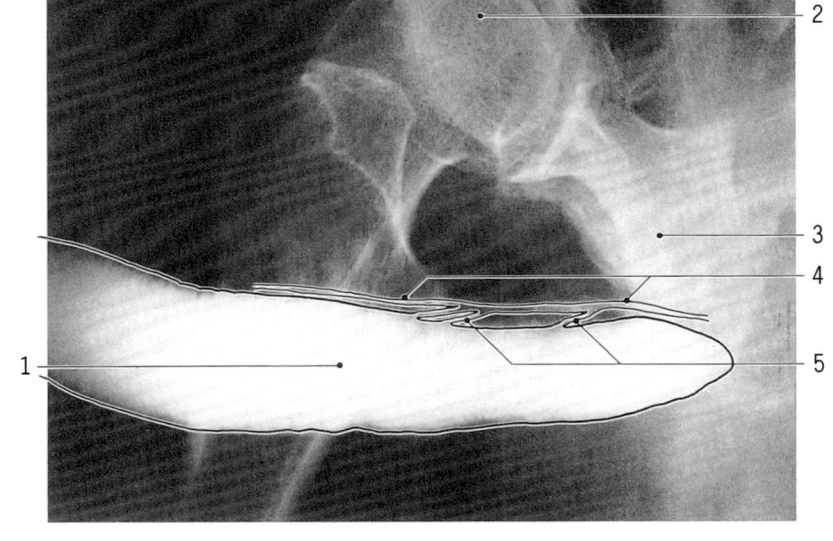

阴茎，侧位 X 线，海绵体造影

1 阴茎海绵体
2 股骨头
3 耻骨联合
4 阴茎背深静脉
5 阴茎导静脉

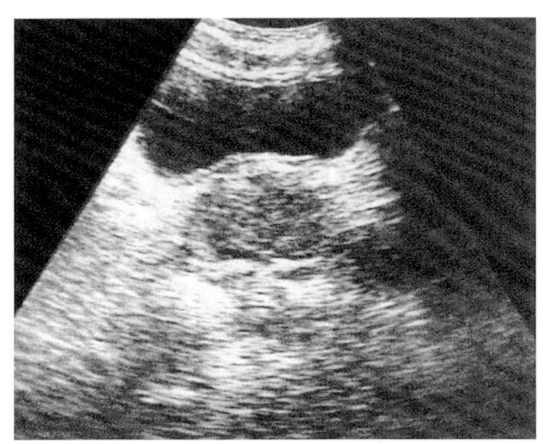

前列腺，倾斜横断面，超声

1 腹前壁
2 膀胱
3 前列腺
4 精囊
5 直肠

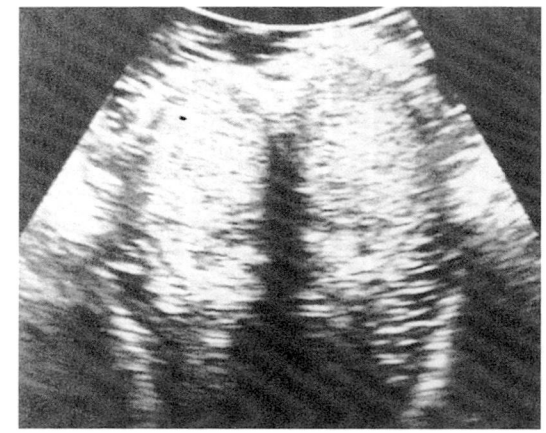 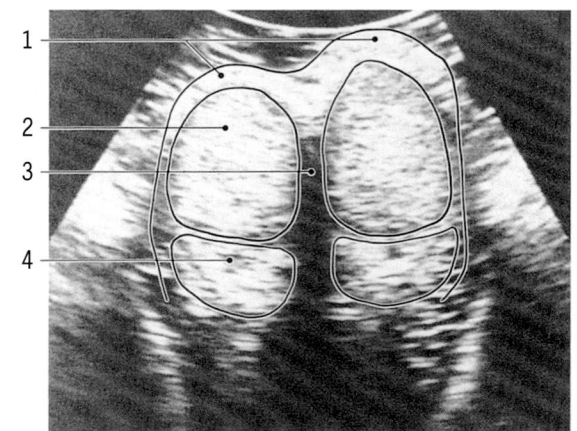

睾丸，横断面，超声

1 阴囊（腹侧）
2 睾丸
3 阴囊中隔
4 附睾

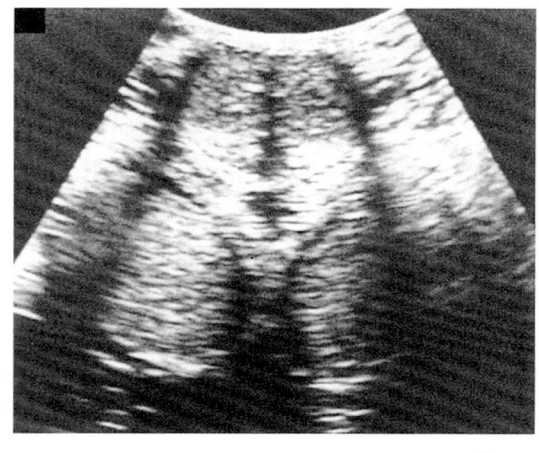 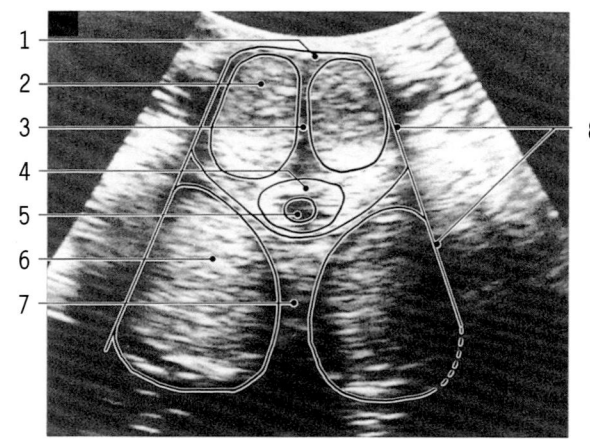

阴茎，横断面，超声

1 阴茎背
2 阴茎海绵体
3 阴茎中隔
4 尿道海绵体
5 尿道
6 睾丸
7 阴囊中隔
8 伪影

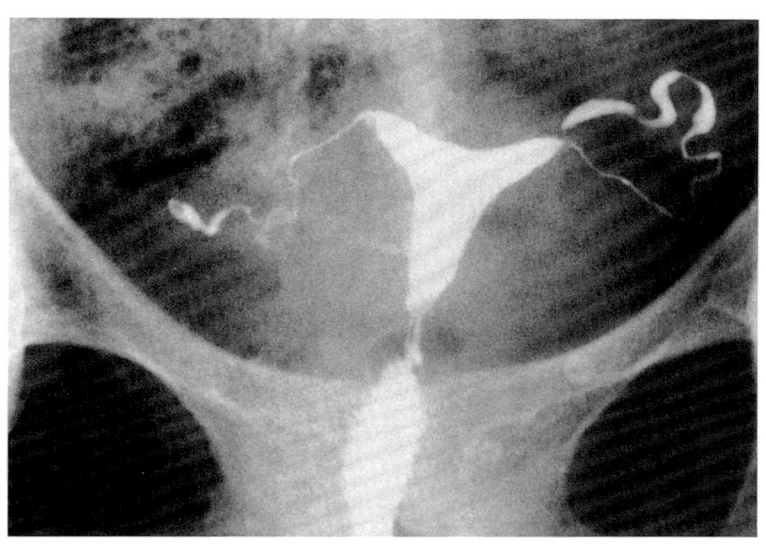
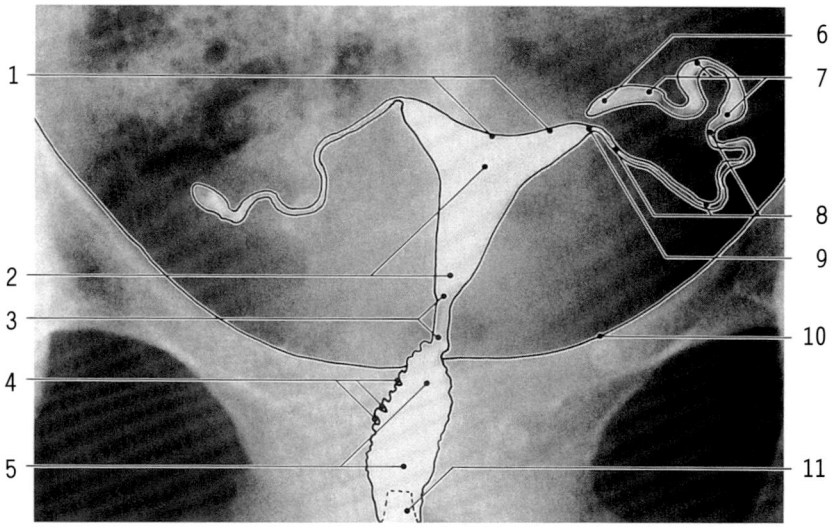

子宫，前后位 X 线，子宫输卵管造影（HSG）

1 子宫腔底
2 子宫腔
3 子宫峡（"子宫下段"）
4 子宫颈棕榈襞
5 子宫颈管（扩张和伸展）
6 输卵管漏斗
7 输卵管壶腹
8 输卵管峡
9 输卵管子宫口
10 耻骨梳
11 导管

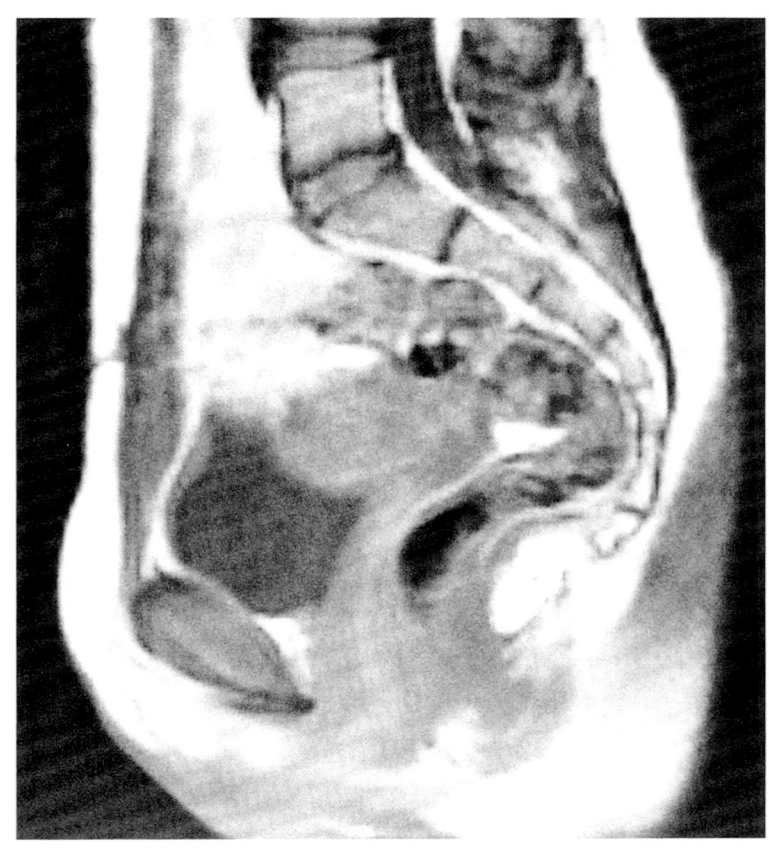
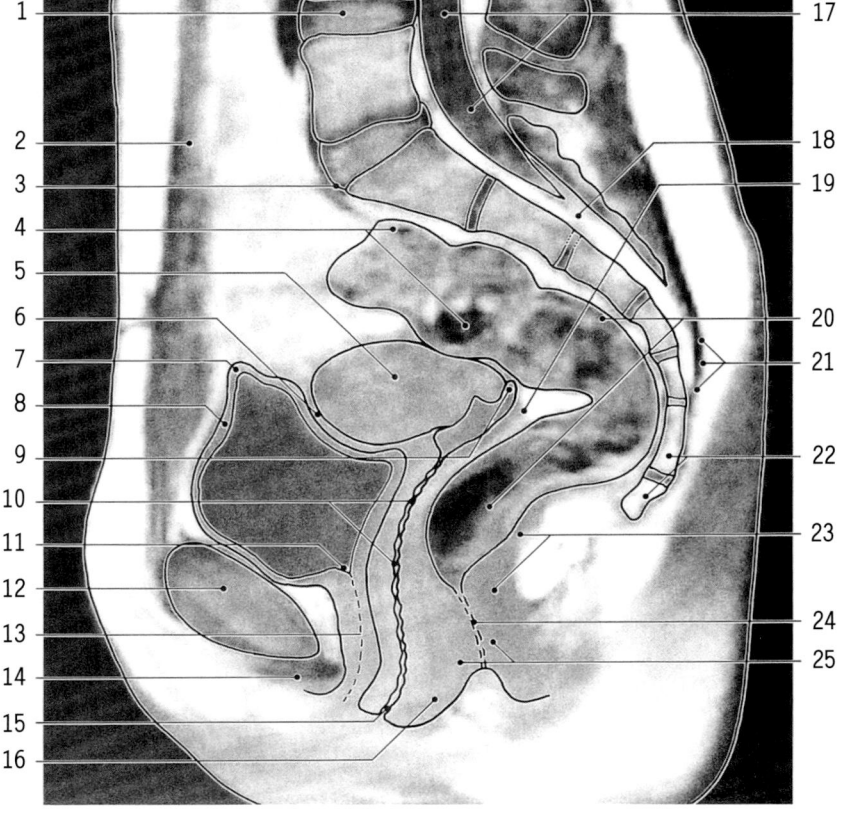

女性盆部，正中位 MR
T1 加权像

1 椎间盘
2 腹直肌
3 岬
4 乙状结肠
5 子宫
6 膀胱子宫陷凹
7 膀胱尖
8 膀胱壁
9 阴道后穹
10 阴道
11 尿道内口
12 耻骨联合
13 尿道
14 阴蒂
15 阴道口
16 会阴
17 硬脊膜囊及马尾
18 骶管
19 直肠子宫陷凹（Douglasi腔）
20 直肠
21 腰部腱膜覆盖骶管裂口
22 尾骨
23 肛提肌
24 肛管
25 肛门外括约肌

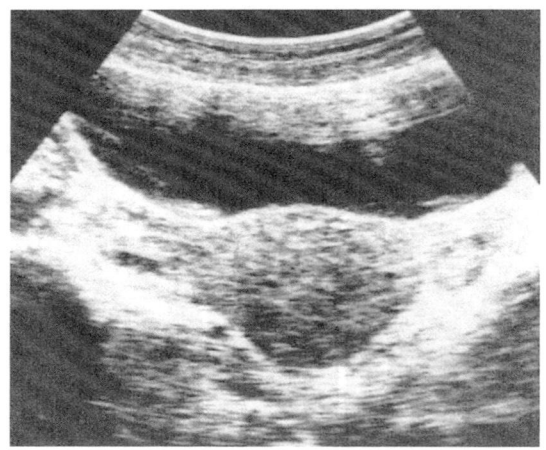

子宫和卵巢，横断面，超声

1 腹前壁
2 膀胱腔内伪迹
3 膀胱
4 输卵管
5 子宫体
6 卵巢
7 卵巢内卵泡

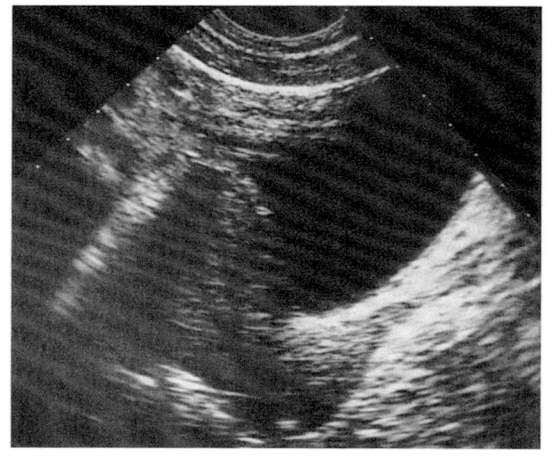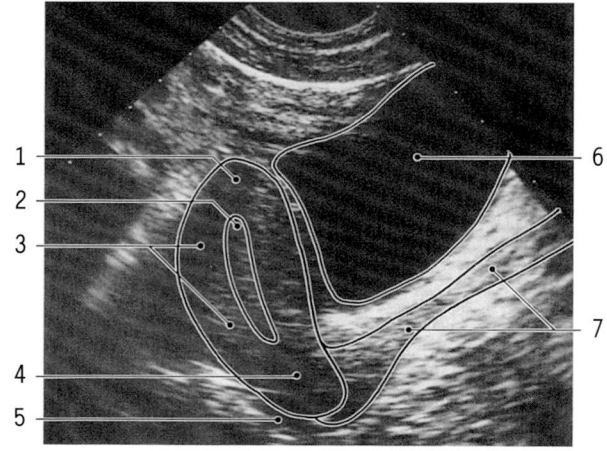

子宫，纵向断面，超声

1 子宫底
2 子宫内膜层
3 子宫体
4 子宫颈
5 直肠子宫陷凹（Douglasi 腔）
6 膀胱
7 阴道

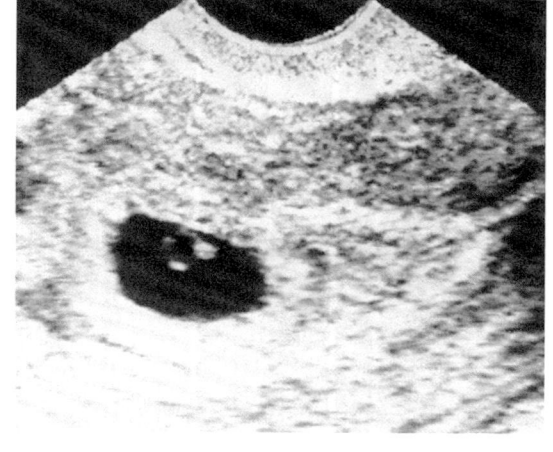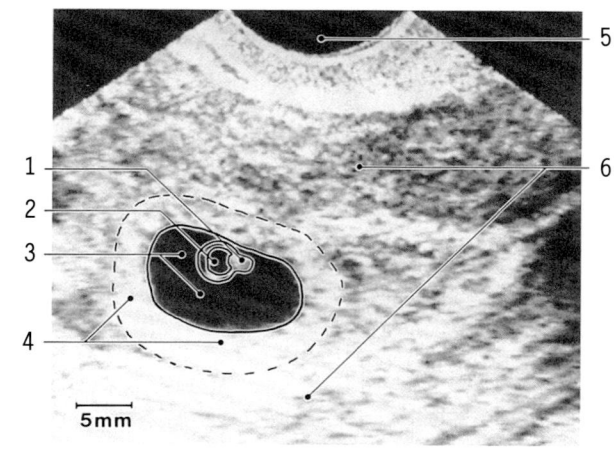

胚胎，孕龄 5 周，阴道超声

1 胚胎
2 卵黄囊
3 胚外体腔（"孕囊"）
4 蜕膜
5 阴道内探头
6 子宫

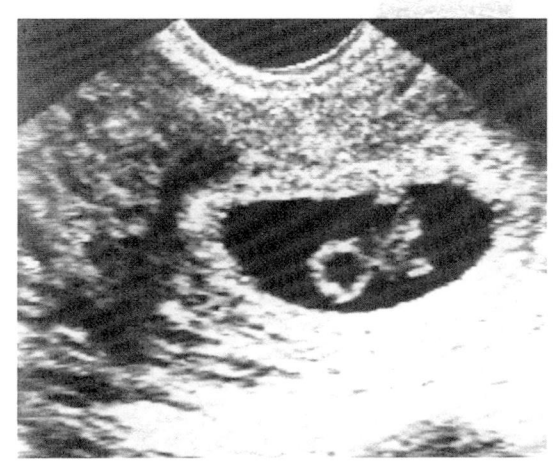
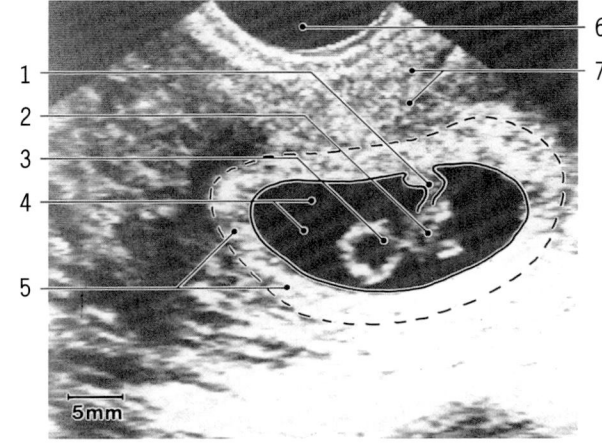

胚胎，孕龄 7 周，阴道超声

1 体蒂
2 胚胎
3 卵黄囊
4 胚外体腔（"孕囊"）
5 蜕膜
6 阴道内探头
7 子宫

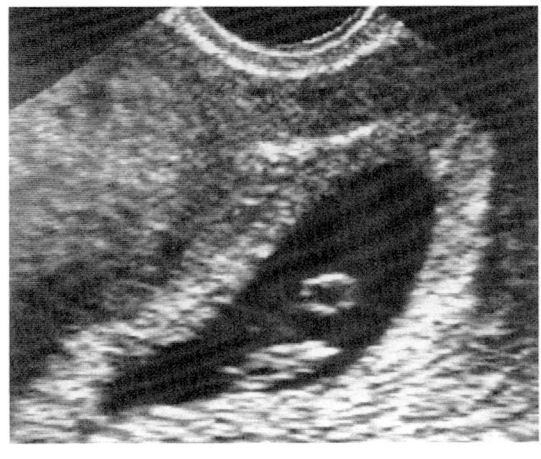
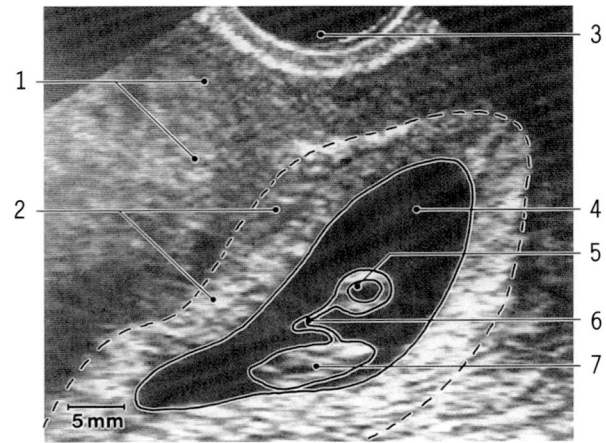

胚胎，孕龄 7 周，阴道超声

1 子宫肌层
2 蜕膜
3 阴道内探头
4 胚外体腔
5 卵黄囊
6 卵黄肠管
7 胚胎

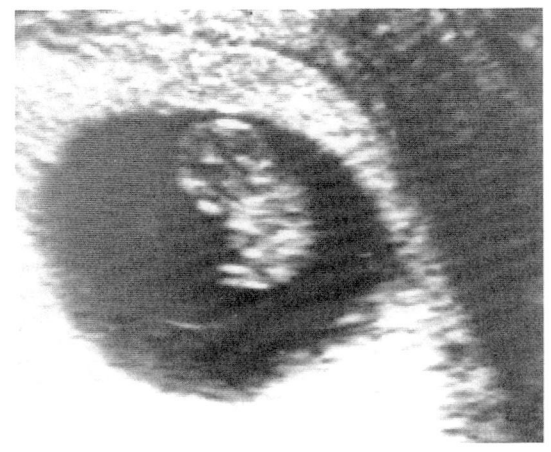
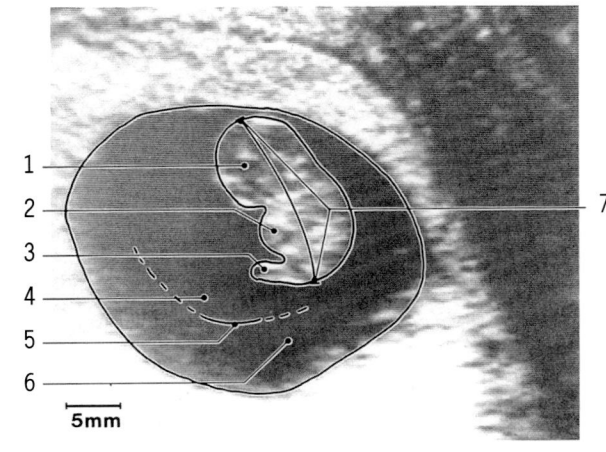

胚胎，孕龄 8 周，阴道超声

1 胚胎头
2 心包膨隆
3 尾
4 羊膜腔
5 羊膜
6 胚外体腔
7 顶臀长（CRL=17mm）

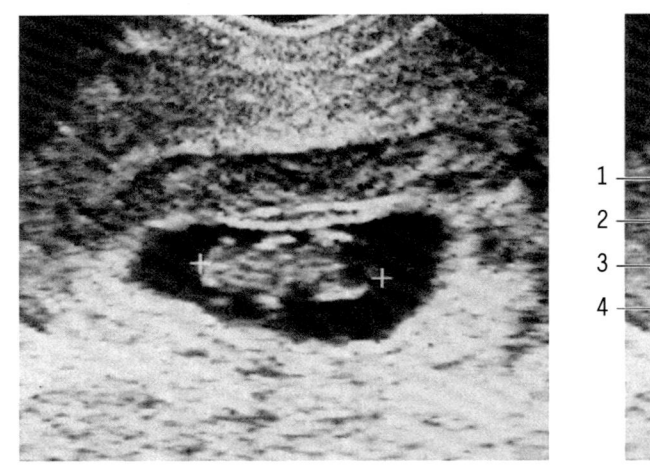 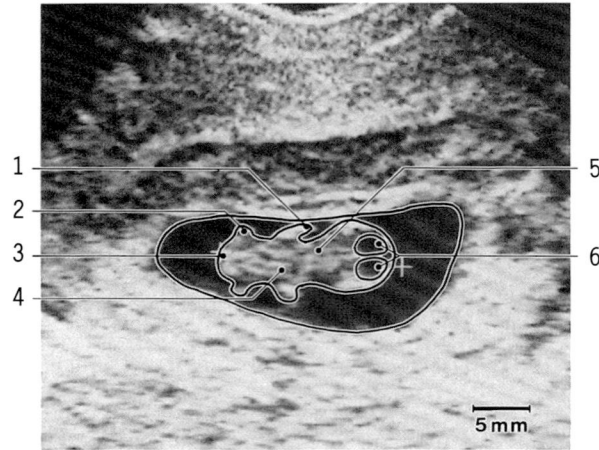

胚胎，孕龄 8 周，阴道超声

1 胚胎上肢　　3 臀部　　5 颈
2 胚胎下肢　　4 躯干　　6 脑室

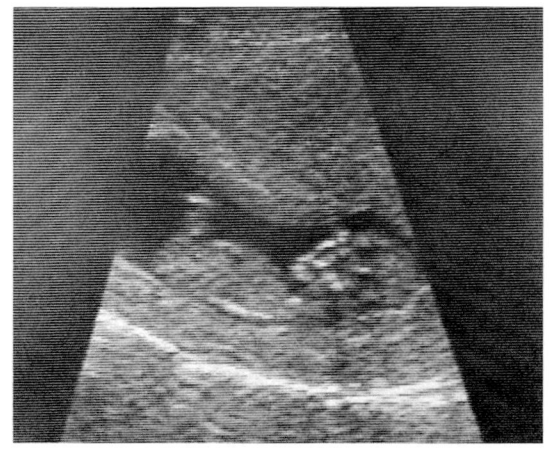 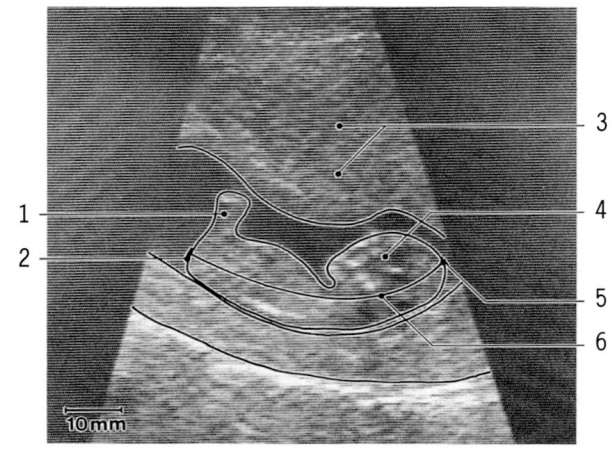

胎儿，孕龄 12 周，腹部超声

1 胎儿下肢　　3 胎盘　　　5 头顶
2 臀部　　　　4 胎儿面部　6 顶臀长（CRL=50mm）

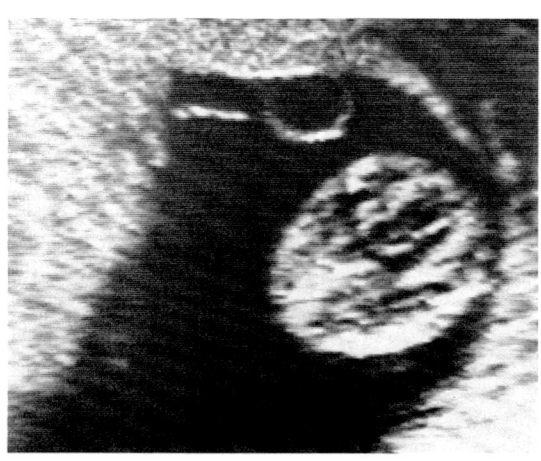 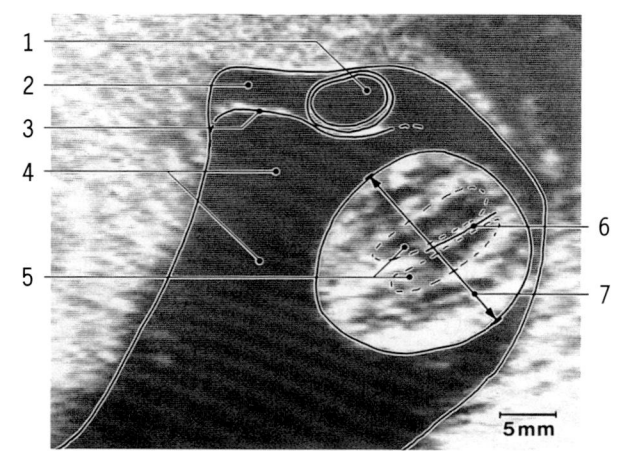

胎儿，孕龄 12 周，阴道超声

1 卵黄囊　　4 羊膜腔　　7 双顶径（BPD=17mm）
2 胚外体腔　5 脑室
3 羊膜　　　6 大脑镰

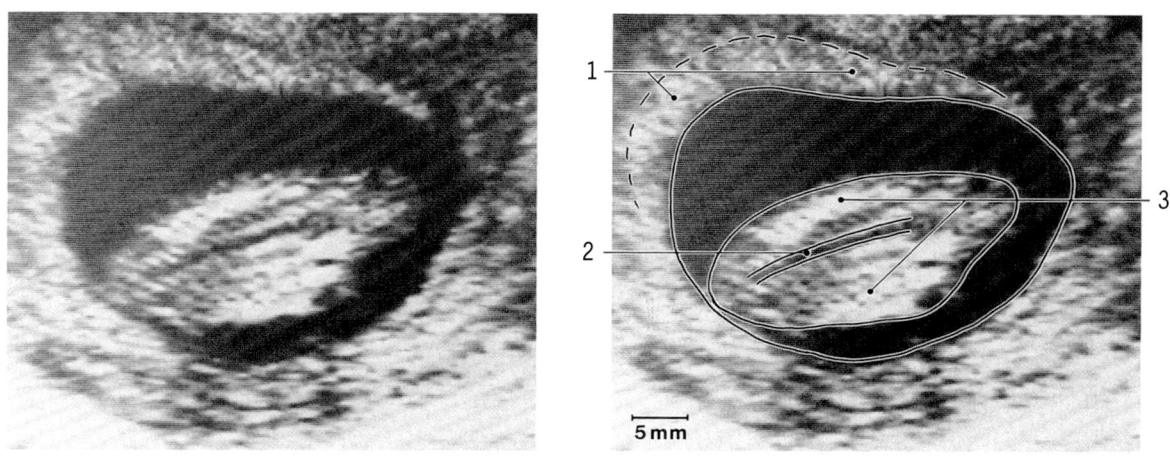

胎儿，孕龄 12 周，阴道超声

1 胎盘　　2 椎管　　3 胎儿躯干

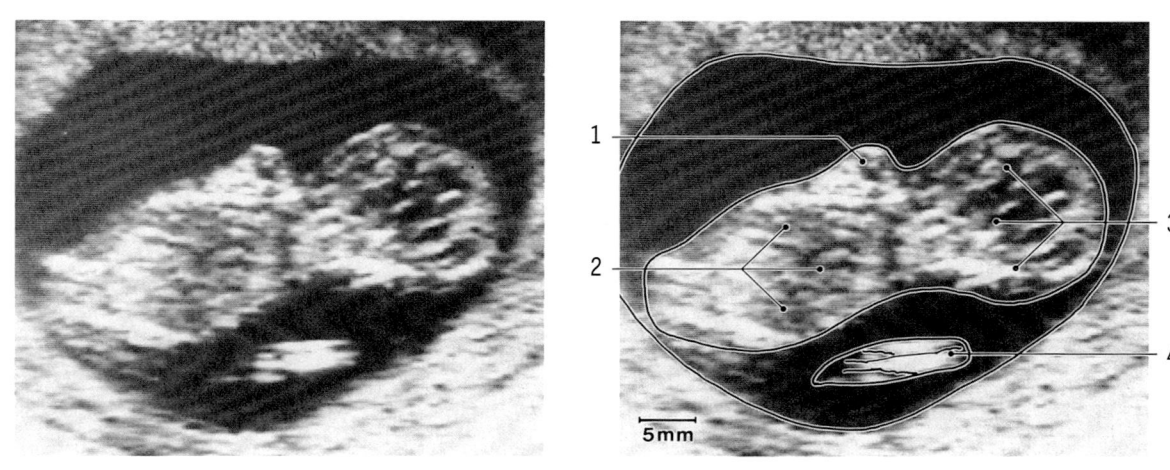

胎儿，孕龄 12 周，阴道超声

1 肩
2 躯干
3 头
4 脐带

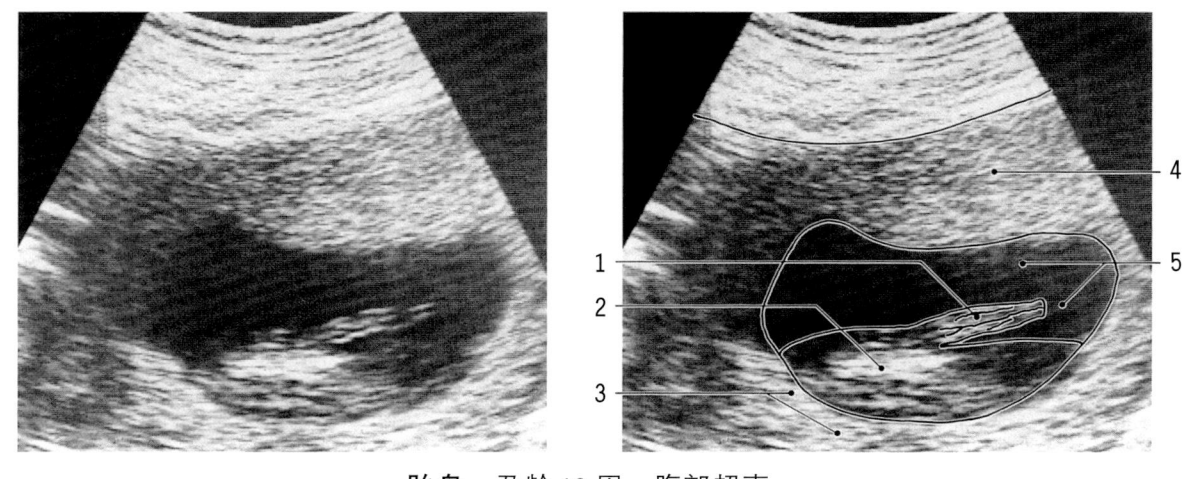

胎盘，孕龄 12 周，腹部超声

1 脐带
2 胎盘
3 基蜕膜
4 子宫肌层
5 羊膜腔

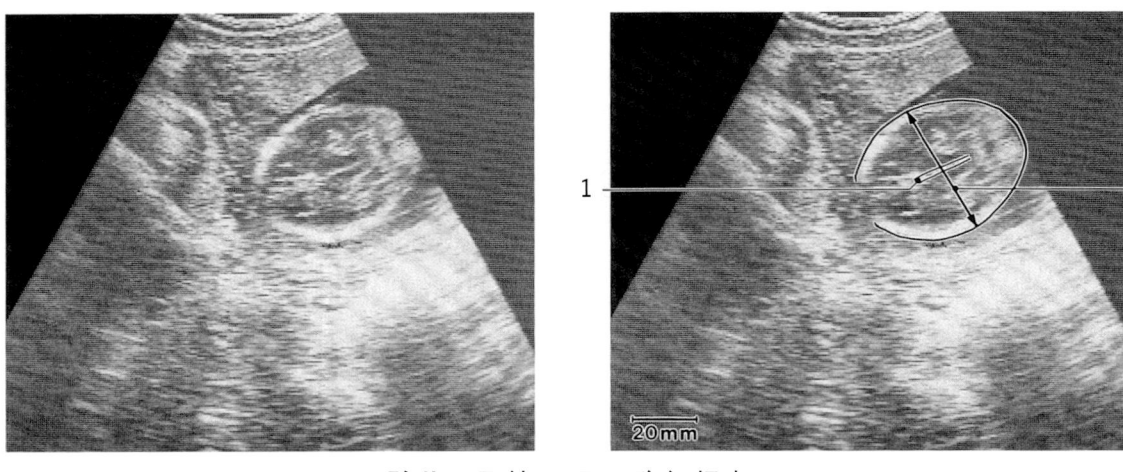

胎儿，孕龄18周，腹部超声

1 大脑镰　　2 双顶径（BPD=42mm）

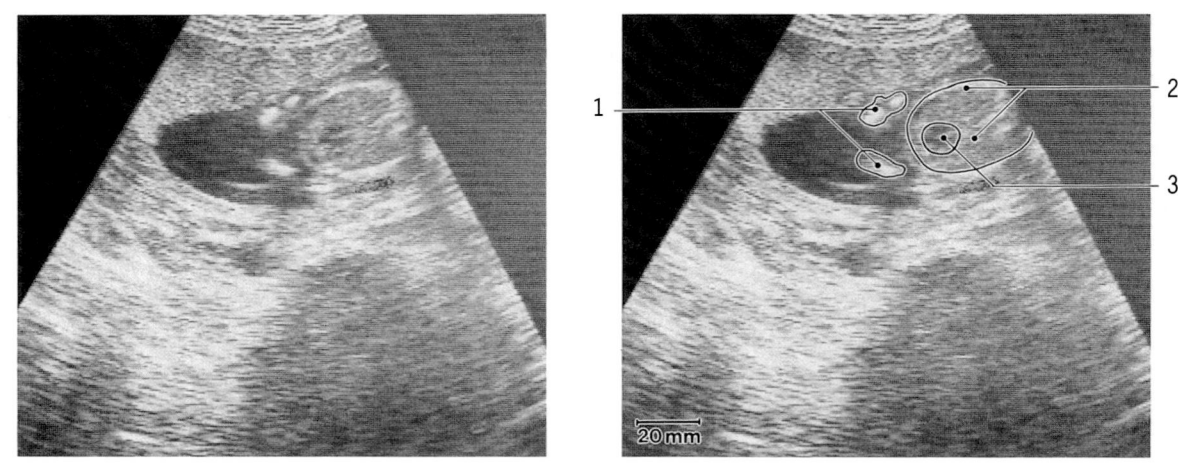

胎儿，孕龄18周，腹部超声

1 肢　　2 胸（横断面）　　3 心

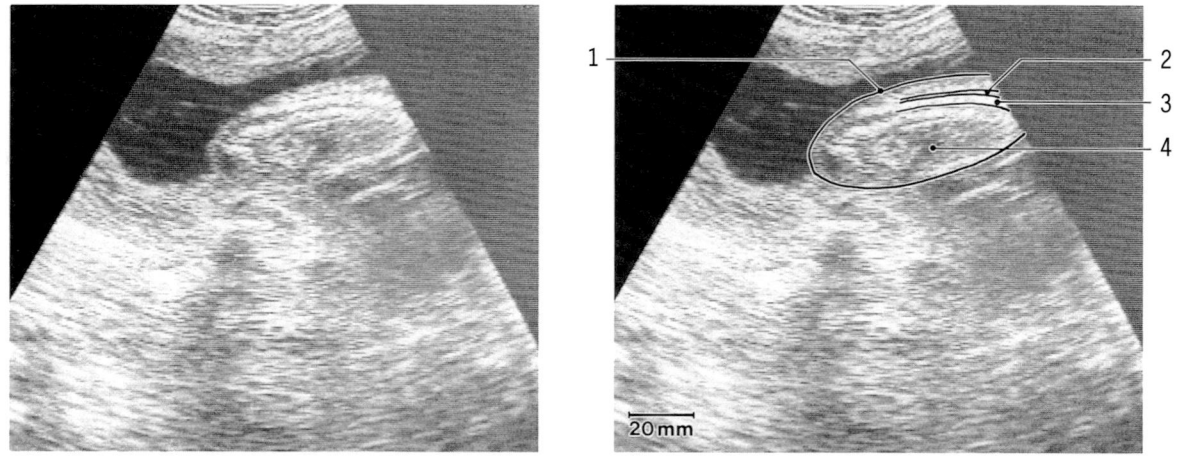

胎儿，孕龄18周，腹部超声

1 胎儿背部　　3 脊柱　　4 胎儿腹部
2 椎管

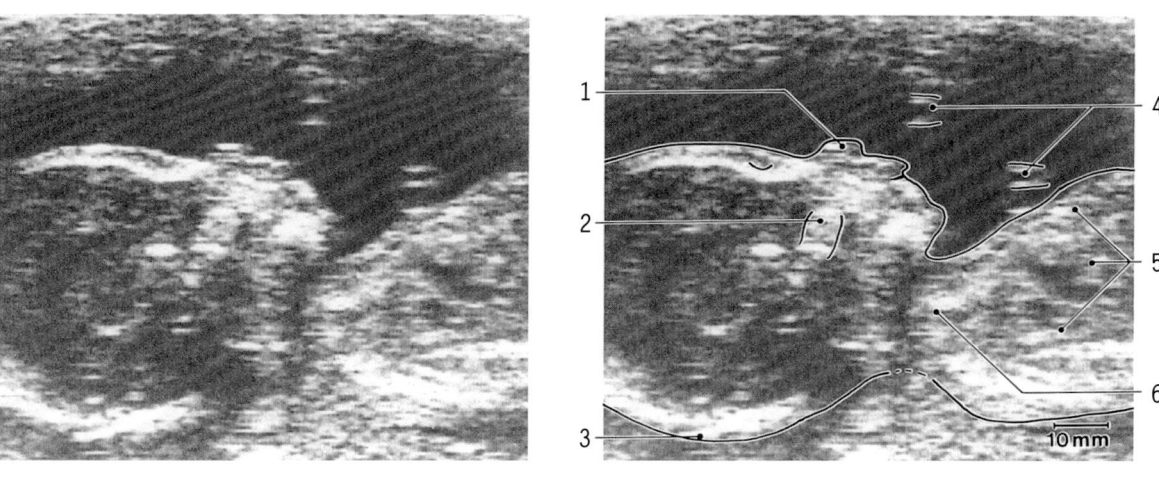

胎儿，孕龄 20 周，腹部超声

1 鼻
2 上颌骨
3 枕部
4 脐带
5 胸
6 颈

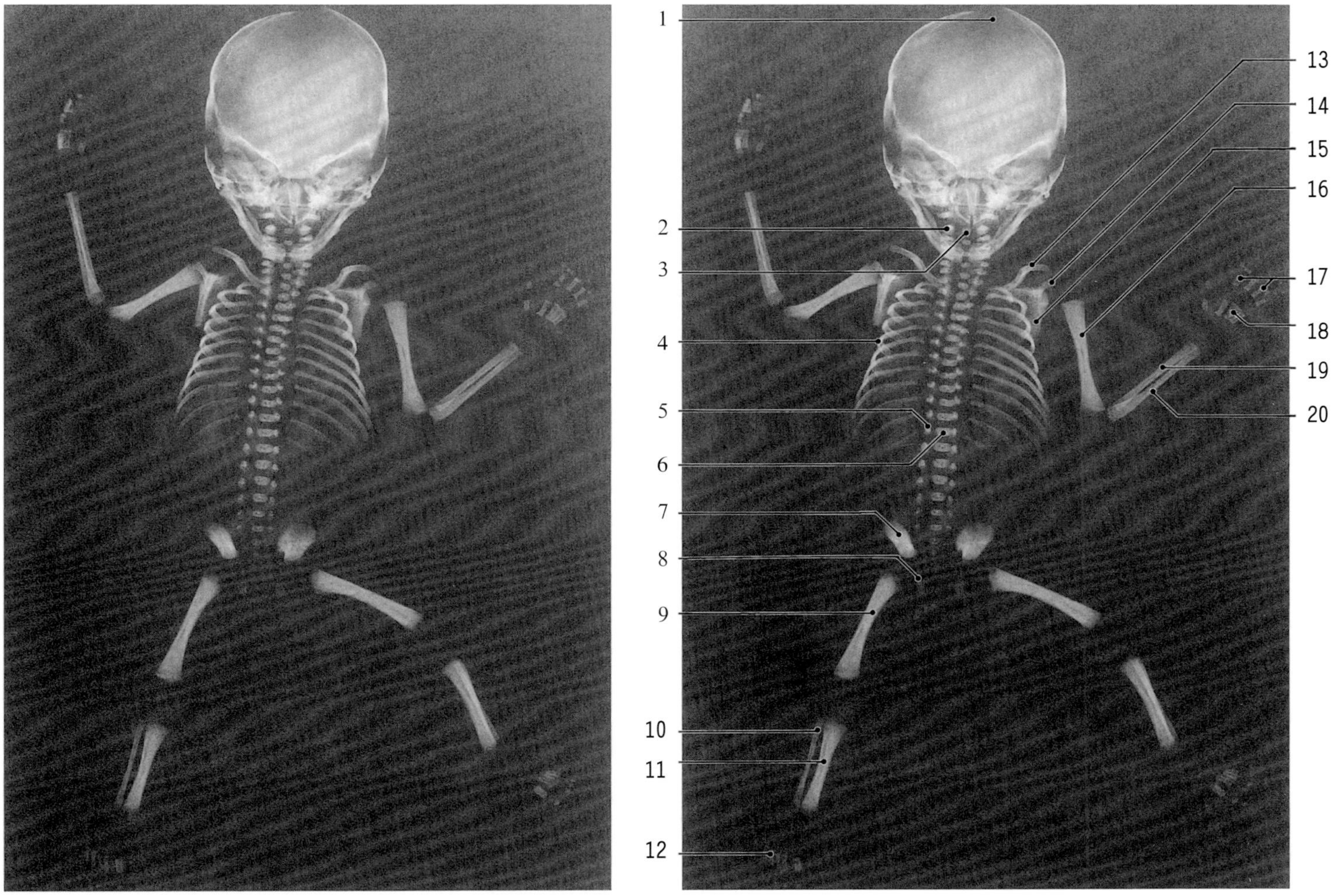

胎儿，18 周，CRL=140mm，死产，前后位 X 线

1 前囟
2 第二颈椎椎弓（骨化中心）
3 第二颈椎体（骨化中心）
4 第五肋
5 第十二胸椎椎弓（骨化中心）
6 第十二胸椎体（骨化中心）
7 髂骨
8 耻骨
9 股骨（骨干）
10 腓骨
11 胫骨（骨干）
12 跖骨
13 锁骨
14 喙突
15 肩胛骨
16 肱骨（骨干）
17 指骨
18 掌骨
19 桡骨
20 尺骨

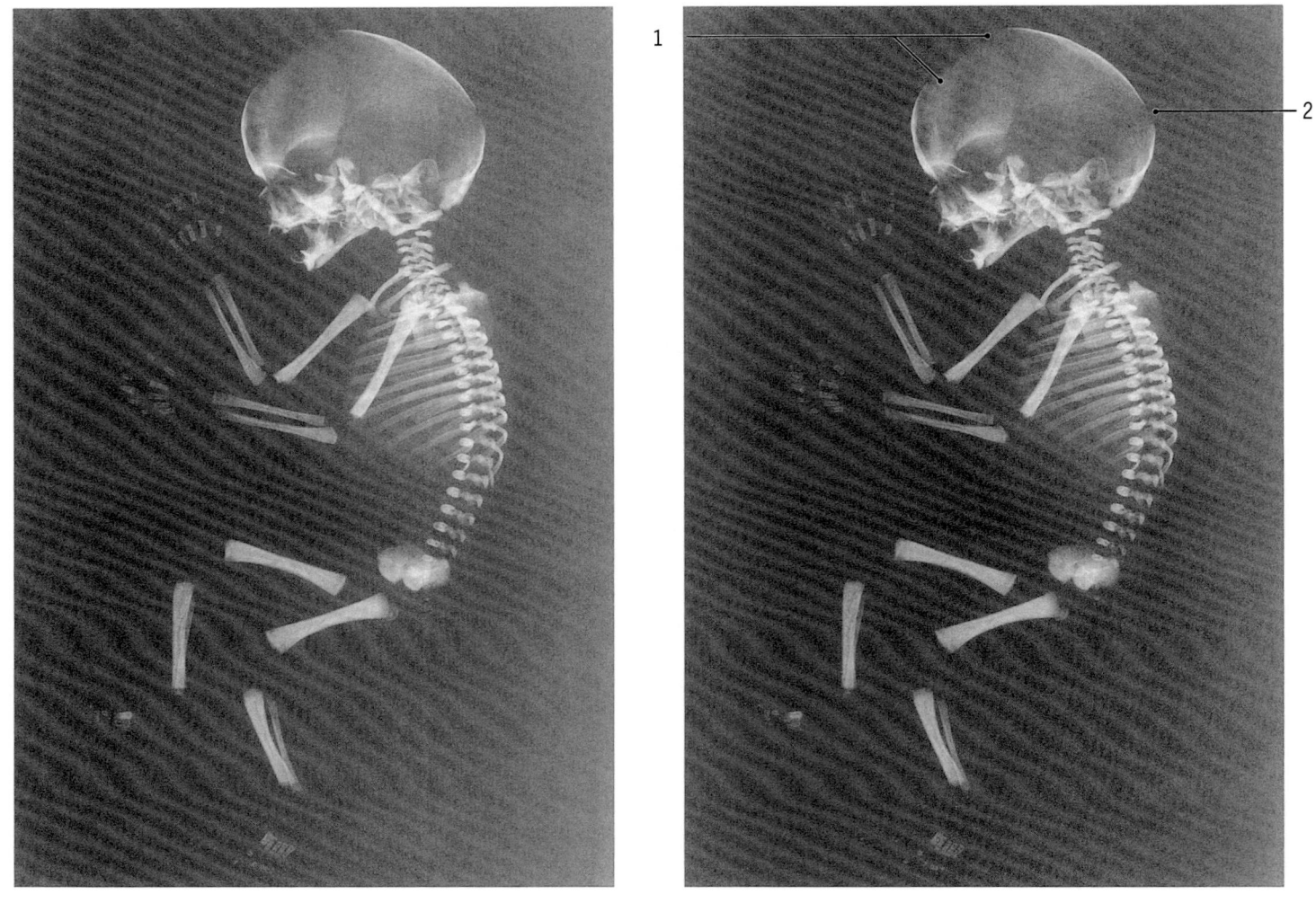

胎儿，18 周，CRL=140mm，死产，侧位 X 线

1 前囟　　2 后囟

附 录
影像诊断术语
索引

影像诊断术语

B 型成像（B-mode imaging）

超声成像的"亮度"模式。见第 46 页。

CT（Computed tomography）

参见计算机辅助断层摄影。

DSA (Digital subtration angiography)

参见数字减影血管造影术。

ERCP（Endoscopic retrograde cholangio-pancreato-graphy)

参见内镜逆行性胆胰管造影术

HIDA

参见胆道闪烁扫描术。

HSG (Hysterosalpingography)

参见子宫输卵管造影术。

IVP（Intravenous pyelography）

静脉肾盂造影术，参见尿路造影。

MDP 扫描 (MDP-scanning)

参见亚甲二磷酸盐闪烁扫描术。

MR

磁共振成像。见第 29 页。

M 型（M-mode）

超声扫描的"运动"模式。见第 46 页。

PET（Positron emission tomography）

正电子发射断层照相术。

PTC（Percutaneus transhepatic cholangiography）

参见经皮肝穿刺胆管造影术。

Seldinger 技术（Seldinger technique）

用于导入细管（导管）的方法。例如动脉穿刺后置套管，引入一根柔软的导丝，去除套管。不透射线的导管循导丝置入血管。在透视观察下用此方法插入的导管可随后被引入更细的血管。这种技术用于小血管和其他狭窄空腔结构的选择性插管。

SPECT (Single photon emisssion computed tomography)

单光子发射计算机断层照相术。见第 51 页。

X 线电影造影术（Cineradiography）

将荧光屏的实时图像记录到胶片或录像磁带上。

X 线摄影术（Roentgenography）

用 X 线成像。

X 线体层照相术（Tomography）

在身体某一预先确定的层面或想象的平面成像。在常规 X 线，是 X 线管和胶片在曝光时做同时、相对运动，见第 20 页。也见 CT 和 MRI，第 23、29 页。

X 线透视检查（Fluoroscopy）

X 线成像于荧光屏，后者包有薄金属层，所发荧光与入射 X 线强度成正比。荧光屏代替胶片并可通过电视摄像机直接观察。见第 21 页。

X 线照片（Radiogram，roentgenogram，radiograph）

运用 X 线形成的图像。

膀胱尿道造影术（Cystourethrograghy）

膀胱及尿道的 X 线检查。水溶性对比剂注入膀胱，在排尿时对膀胱及尿道进行观察。

膀胱造影术 (Cystography)

应用水溶性对比剂检查膀胱。

钡餐（Barium meal）

吞钡后行胃及十二指肠 X 线检查。

钡灌肠 (Barium enema)

经肛门导入钡剂行结肠和直肠的 X 线检查。检查前必须用缓泻剂和（或）清洁灌肠。

钡剂 Barium

是以水为介质的硫酸钡混悬液，作为使消化道显影的对比剂。见第 25 页。

彩色血流多普勒成像（Color-flow doppler imaging）

利用多普勒频移色彩编码图像的超声成像技术，添加在常规的灰阶超声图像上。特别用于心血管检查。

超声（Ultrasound sonography）

根据高频声波反射成像。见第 43 页。

超声波检查法（Sonography）

参见超声。

超声心动描记术、心回波描记术（Echocardiography）

心脏的超声检查。实时动态超声影像通常由一维超声补充，以提供心壁和瓣膜运动的定量信息。双倍扫描与彩色血流多普勒提供关于血流速度与方向的更多信息。

磁共振成像（Magnetic resonance imaging，MR、MRI）

见第 29 页。

单对比（Single contrast）

用阳性或阴性对比剂的 X 线检查。

胆道闪烁扫描术（Biliary tree scintigraphy）

应用放射性核素行胆道分支及胆囊成像。常用 ^{99m}Tc 标记的亚氨基乙酰乙酸衍生物，例如 ^{99}Tc-HIDA。

胆道造影术（Cholangiography）

经静脉（静脉胆道造影）或胆管直接注入对比剂的胆道成像。可经皮（参见经皮经肝胆道造影术），或通过内镜（内镜逆行性胆管造影术），或通过外科手术（手术或术后胆道造影）置入的导管。

胆管造影摄片（Cholangiogram）

胆囊、胆管的 X 线成像。

胆囊闪烁扫描术（Cholecysto-scintigraphy）

参见胆道闪烁扫描术。

导管造影术（Ductography）

导管（如乳腺内）的 X 线检查。对比剂通过导管的开口注入。

碘马尿酸钠闪烁扫描术（Hippuran scintigraphy）

用 ^{123}I 或 ^{131}I 马尿酸钠等经肾快速排泄的药物进行泌尿道的放射性核素检查。

电影血管造影术（Cineangiography）

血管内注入对比剂，用 X 线电影照相术行动脉检查。

顶骨间径、双顶径（Biparietal diameter, BPD）

头颅顶骨间的最大距离，测量时垂直于大脑镰。用于测定胎儿的胎龄。

定位像（Scout view）

CT、MR 中用于定位的检查图像。见第 24 页。

动脉造影术（Arteriography）

动脉成像。经直接动脉穿刺或用 Seldinger 技术插管注入水溶性对比剂，用快速单帧 X 线照片序列或 X 线电影照相来记录对比剂经过动脉分支的过程。当对比剂经静脉收集时，最后的成像称为静脉期。

多普勒超声扫描（Doppler-scanning）

应用多普勒效应的超声检查方法

多普勒效应（Doppler effect）

信号源和接收器的相对速度的改变体现在声波频率的明显改变上。二者相对运动时频率增强。这个原理用于测量血流的方向和速度。

二维扫描（Duplex scanning）

在图像的选定部位行超声扫描同时结合多普勒频移测定流速。见第 47 页。

放射性核素成像（Radionuclide imaging）

参见闪烁扫描法

肺灌注闪烁扫描术（Lung perfusion scintigraphy）

静脉内注入示踪剂（^{99m}Tc 标记后的白蛋白）后肺血流灌注的放射性核素检查。

肺通气闪烁扫描术（Lung ventilation scintigraphy）

吸入放射性气体（^{133}Xe、^{81m}Kr）后行肺通气的放射性核素检查。

钆-DTPA（Gadolinium-DTPA）

钆螯合 DTPA。用于磁共振成像的对比剂。见第 34 页。

干板 X 线照相术（Xeroradiography）

用包被类似静电复印使用的硒元素的半导体金属平板，行 X 线影像的特殊记录过程，尤其应用于软组织成像。

关节造影术（Arthrography）

关节滑膜腔注入水溶性对比剂或空气，经常两者同时注入（双对比），而后进行关节检查。

冠状动脉造影术（Coronary arteriography）

选择性注入对比剂后的冠脉成像。通常用 Seldinger 技术经股动脉或肱动脉穿刺。

冠状面（Coronal section）

在放射学中用于表示额状面的断层成像。

灌注肺扫描（Perfusion lung scanning）

参见肺灌注闪烁扫描术

亨氏单位（Hounsfield unit, HU）

X线衰减单位，以水的相对值表达。见第24页。

换气闪烁扫描术（Ventilation scintigraphy）

参见肺换气闪烁扫描术 lung ventilation scintigraphy

回声（Echo）

见超声检查。

脊髓造影术（Myelography）

脊髓的X线成像。水溶性对比剂经腰穿或枕大池穿刺注入蛛网膜下腔。随后行蛛网膜下腔X线或计算机辅助断层成像（计算机辅助脊髓造影）。

计算机辅助x线断层摄影（CT扫描，Computed tomography, CT）

见第23页"计算机辅助断层摄影"。

对比剂（Contrast media）

用于改善器官或腔、洞的显像。见第25、34页。

减影成像（Subtraction imaging）

提高X线诊断图像对比的一种成像方法。

胶体闪烁扫描术（Colloid scintigraphy）

静脉内注入放射性核素（常用^{99m}Tc）标记的胶体颗粒，这些胶粒由巨噬细胞摄取，尤其是肝脏和脾脏可见。

经肝导管插入术（Transhepatic catheterization）

参见经皮肝穿刺门静脉及胆管造影术

经静脉的动脉造影术（Venous arteriography）

静脉注入对比剂后的动脉显影，尤其用于数字减影和CT的成像。

经皮肝穿刺胆管造影术（Percutaneus transhepatic cholangiography, PTC）

经皮行肝内胆道穿刺置管后行X线对比检查。

经皮肝穿刺门静脉造影术（Percutanious transhepatic portography）

经皮肝穿刺门静脉置管X线对比检查门静脉及（或）分支，用Seldinger技术静脉置管。

经食管检查（Transesophageal）

通过食管的检查。

经阴道检查（Transvaginal）

通过阴道的检查。

经直肠检查（Transrectal）

通过直肠的检查

精囊造影术（Vesiculography）

射精管注入对比剂后行男性精囊、输精管X线检查。

静脉胆道造影术（Intravenous cholecystography）

静脉注射一种特殊的、能经胆管排泄的水溶性对比剂后进行的胆道及胆囊X线检查。

静脉胆管造影术（Intravenous biligraphy）

参见经静脉的胆管造影。

静脉尿路造影术（Intravenous urography）

参见尿路造影.

静脉造影术（Phlebography, Venography）

静脉成像。直接穿刺外周静脉远端注入对比剂，静脉回流区域行X线成像。也可应用Seldinger技术选择性静脉造影。

口服胆囊造影术（Oral cholecystography）

口服经胆汁排泄的对比剂后行胆囊X线检查。这种检查依靠小肠、肝脏和胆囊的功能。在脂肪餐后检查可观察胆囊排空。

泪囊造影术或泪器造影术（Dacryocystography or dacryography）

经两侧泪点插管并注入对比剂后泪小管、泪囊、鼻泪管的X线检查术。例如从动脉造影片中去除骨阴影（见数字减影血管造影）。

淋巴管造影术（Lymphangiography）

参见淋巴系造影术

淋巴系造影术（Lymphography）

注入油性含碘对比剂后行淋巴管和淋巴结X线检查。双脚淋巴管内注入对比剂后腹股沟、髂外、腰淋巴结可显像，手部注射后腋淋巴结同样可显影。注射后若干小时（早期阶段）X线显示淋巴管。几天或以后X线仅显示淋巴结。

门静脉造影术（Portal phlebography，Portography）

门静脉的X线成像，可在脾注入对比剂后（脾静脉造影、脾门静脉造影术），或在脾动脉造影的静脉期（脾门动脉造影），或经皮肝穿刺门静脉置管后进行。

内镜检查（Endoscopy）

通过管状光学仪器对一个器官进行的直视检查。该管通常由光导纤维构成。一般用于呼吸道、食道、胃、十二指肠、结肠、腹膜腔和胸膜腔、关节腔的检查。

内镜逆行性胆胰管造影术（Endoscopic retrograde cholangio-pancreato graphy, ERCP）

将对比剂逆行性注入胆道和胰腺管同时行X线检查。经过放置在十二指肠的内镜将导管插入壶腹部。

脑（心）室造影术（Ventriculography）

通过腰穿，脑室注入对比剂后行脑X线检查。或通过导管注入对比剂后行心室X线检查。

脑池造影术（Cisternography）

经腰椎穿刺蛛网膜下腔，注入少量空气或对比剂后，颅内脑池X线或计算机辅助断层成像。

脑造影术（Encephalography）

脑的成像。可用空气（参见气脑造影）或用对比剂引入蛛网膜下腔和脑室（脑室造影）。这种成像技术能用于常规X线、常规X射线体层摄影或CT成像。

逆行性肾盂造影术（Retrograde pyelography）

用膀胱镜下置于输尿管的导管注入水溶性对比剂后，肾盂、肾盏和输尿管的X线检查。

逆行性尿道X线照相术（Retrograde urethrography）

参见尿道X线照相术。

尿道X线照相术（Urethrography）

尿道的X线检查。水溶性对比剂经尿道外口注入，或排尿时进行尿道检查。也见于膀胱尿道造影。

尿路造影术（Urography）

静脉尿路造影术(intravenous urography)，静脉肾盂造影(intravenous pyelography, IVP)。静脉内注入水溶性经肾排泄的对比剂后进行肾、输尿管及膀胱的X线检查。对比剂在尿液中浓聚使肾实质、肾盏、肾盂、输尿管、膀胱顺序成像。除提供泌尿道图像外，此检查还提供肾排泄功能的信息。

排尿性膀胱造影术（Micturating cystography）

排尿时膀胱X线检查。

排泄性尿路造影术（Infusion excretory urography）

连续性静脉内注射水溶性对比剂后进行肾的X线成像。

脾门静脉造影（Splenoportography）

经皮穿刺脾后注入对比剂进行脾及门静脉的X线检查。

平片（Plain film）

不使用对比剂的X线检查。经常以卧位及立位摄取腹部平片来观察腹腔内气体分布的变化。

气脑造影术（Pneumoencephalography）

脑尤其是脑室的X线检查，常通过腰穿，从蛛网膜下腔注入空气，经过患者一系列的体位改变，气体进入脑室。

腔静脉造影术（Cavography）

腔静脉血管造影X线检查。对比剂通常同时注入双侧股静脉。

腔内超声扫描（Endoluminal ultrasound scanning）

超声发生器和接收器置于器官腔内，例如经食道超声心动描记术，或经阴道子宫扫描，或经直肠前列腺扫描。

曲面全颌体层摄影术（Orthopantomography）

参见全景片。

全景X线片（Panoramic radiograph）

应用特殊的X射线断层摄像技术进行牙及毗邻骨质的X线检查，通过牙弓产生一个弯曲的"片"。

全景片（Panorama）

应用特殊的X射线断层摄像技术进行牙及毗邻骨质的X线检查。

乳房X射线造影术（Mammography）

乳房低电压（20~30kv）X线检查以获得良好的软组织分辨率，使用高效的增感屏以减少X线剂量。

乳腺导管造影术（Galactography）

乳房的导管造影术。经导管系统注入对比剂行乳腺导管X线检查。

射线不可透过（Radiopaque）

可吸收或分散X线的材料或结构。胶片上该物体显示为亮色。

射线可透过（Radiolucent）

能够被X线穿透的材料或结构，胶片中该物体显示为暗色。

神经根造影术（Radiculography）

蛛网膜下腔注入水溶性对比剂后使神经根显影的X线检查。

肾动脉造影术(Renal arteriography)

选择性肾动脉及其分支的造影。

肾断层照相术(Nephrotomography)

肾的X线体层摄影成像，尤其用于表现钙化。

肾盂造影术(Pyelography)

肾盂X线成像。直接将对比剂注入肾盂或间接地通过逆行肾盂造影。

肾造影术(Renography)

肾排泄碘化马尿酸钠、^{99m}Tc等放射性标记药物的定量检查和核素扫描。

十二指肠低张X线造影术(Hypotonic duodenography)

通常经过静脉注射胰高血糖素，松弛肠壁后进行十二指肠的检查，尤其用于胰头的检查。

矢状面(Sagittal section)

平行于身体正中面的平面。

输卵管造影术(Salpingogram)

参见子宫输卵管造影术。

数字减影血管造影术(Digital subtraction angiography, DSA)

应用数字减影行血管造影。注入对比剂后计算机进行图像处理，改善血管成像。通过减去注射对比剂前后相同的影像，影像对比效果得到改良。见第22页。

双对比检查(Double contrast examination)

联合应用阳性和阴性对比剂，如钡和空气。特别在结肠检查中应用，先行钡灌肠然后注入空气。

顺行肾盂造影(Antegrade pyelography)

穿刺及注射对比剂到肾盂后进行的输尿管X线检查，通常在超声引导下。

闪烁扫描术(Scintigraphy)

使用释放γ射线的放射性核素靶对特别的器官或组织进行检查。在一个特定器官的时间依赖性累积和（或）衰减被伽玛探测器记录或被伽玛照相机显示。见第49页。

吞钡(Barium swallow)

吞咽钡剂时行食管X线检查。

唾液腺造影术(Sialography)

唾液腺及导管的成像，常通过扩张导管外口，插入导管并注入对比剂。

小肠灌肠(Small bowel enema)

置于十二指肠的导管注入对比剂后小肠X线成像。

心血管造影术(Angiocardiography, Cardioangiography)

心脏及毗邻大血管的X线检查。应用Seldinger技术经股静脉穿刺置管，对比剂通常通过该导管注入右心室。对比剂的流动通过快速成像序列如X线电影照相术记录下来。

选择性动脉造影术(Selective arteriography)

选择性动脉X线检查，应用Seldinger技术行动脉内置管（导管），参见Seldinger技术。

血管造影术(Angiography)

动脉、静脉或淋巴管成像（参见动脉造影术、静脉造影术或淋巴系造影）。

𬌗翼片(Bite-wing)

口内牙用X线胶片，摄片时病人用口咬住胶片包装的突起。

亚甲二磷酸盐闪烁扫描术(Methylene diphosphonate scintigraphy, MDP scintigraphy)

MDP闪烁扫描术。应用^{99m}锝标记的亚甲二磷酸盐进行骨的放射性核素扫描，它能随着骨的矿物质代谢成比例地浓聚于骨组织，尤其是浓聚于长骨的生长板。

阴道-膀胱-尿道造影术(Kolpo-cysto-urethrography, KCU)

对比剂注入膀胱和阴道，休息、咳嗽、排尿时女性膀胱、尿道和阴道的X线检查。

阴茎海绵体造影术(Cavernosography)

直接注入对比剂后的阴茎海绵体X线检查。静脉引流同样可见。

右侧位(Right lateral)

患者右侧部位靠近胶片的侧位投射。

右前斜位(Right anterior oblique, RAO)

患者右前部位靠近胶片的斜线投射。

孕龄(Gestational age)

妊娠时间，从末次月经第一天计算。

正电子发射断层照相术(Positron emission tomography, PET)

利用发射正电子的放射性核素的成像技术，见第51页。

正中矢状位(Midsagittal median)

身体的中线矢状位。

正中位(Median)

参见正中矢状位。

支气管 X 线造影术(Bronchography)

注入对比剂(通常通过置于主支气管的导管)后支气管树的 X 线成像。

轴 (Axial)

在或沿着身体的轴线(中线)。用于传统的 X 线检查,指定位 X 线所经过的径路,且胶片垂直于身体的长轴垂直置放。用于计算机辅助断层摄影术和磁共振成像,则指身体的横断面(即横切面),又称"轴切面"。

主动脉造影术(Aortography)

检查主动脉及其分支,水溶性对比剂经用 Seldinger 技术行股动脉(经股动脉主动脉造影术)穿刺置入之导管注入,也可直接穿刺腹主动脉(腰部主动脉造影术)。

椎间盘造影术(Discography)

直接穿刺髓核并注入对比剂后椎间盘成像。

子宫输卵管造影术(Hysterosalpingography ,HSG)

碘对比剂通过子宫外口注入并通过子宫及输卵管最终进入腹膜腔所进行的 X 线检查。

左侧位(Left lateral)

患者左侧靠近胶片进行侧位 X 线投射。

左前斜位(Left anterior oblique, LAO)

患者左前部靠近胶片进行斜位 X 线投射。

索 引

A

鞍背
—鞍背 X 线 144
—鞍背 CT 177
—鞍背 MR 191, 235

B

白线 CT 332
板
—颈椎弓板 X 线 123
—颈椎弓板 CT 125
—颈椎弓板 MR 127
—腰椎弓板 X 线 131, 132
—腰椎弓板 CT 134
—腰椎弓板 MR 136, 369
—胸椎弓板 X 线 128, 129
—胸椎弓板 CT 130, 139
—环状软骨板 CT 266
—甲状软骨板 CT 266
—筛板 X 线 144
—筛板 CT 149, 163
—颅骨外板 MR 200, 209
—颅骨内板 MR 200, 209
—筛骨垂直板 CT 162
—筛骨垂直板 MR 206
板障
—X 线 144
—MR 200, 209
半月板
—外侧半月板 CT 101
—外侧半月板 MR 103, 104
—内侧半月板 X 线 105
—内侧半月板 CT 101
—内侧半月板 MR 103, 105
瓣膜
—主动脉瓣膜 X 线 317
—主动脉瓣膜 MR 312
—主动脉瓣膜超声 322
—回盲瓣 X 线 353

—二尖瓣 X 线 317
—二尖瓣 CT 300
—二尖瓣超声 320, 322
—肺动脉瓣 X 线 316
—肺动脉瓣超声 322
—三尖瓣 X 线 314
—三尖瓣超声 322
膀胱
—X 线 372
—CT 340, 345
—MR 373, 374, 377
—超声 376, 378
—膀胱尖 X 线 371
—膀胱底 X 线 371
—膀胱底 CT 343, 348
—膀胱三角 X 线 372
钡
—钡灌肠 352, 387
—钡餐 350, 351, 387
—吞钡 261, 323, 387
贲门
—X 线 323, 350
—CT 331
鼻骨
—X 线 144
—MR 234
鼻泪管造影 X 线 159, 388
鼻中隔
—X 线 144
—CT 147, 149, 161
闭孔 X 线 88
闭膜管 CT 92, 348
杓状软骨 CT 266
髌下滑膜襞
—X 线 105
—MR 104
髌下脂肪垫
—X 线 105
—CT 101
—MR 104
玻璃体 CT 149

部
—十二指肠升部 X 线 350
—十二指肠升部 CT 354
—枕骨基底部 CT 153
—十二指肠降部 CT 334
—十二指肠降部超声 356
—十二指肠水平部 X 线 350
—十二指肠水平部 CT 335, 365
—枕骨外侧部 CT 147
—膈腰部 CT 332
—膈腰部 MR 357
—尿道膜部 X 线 372
—额骨眶部 X 线 144
—额骨眶部 CT 149, 159, 178
—岩骨部 CT 147
—颞骨岩部 CT 147, 153, 178
—尿道前列腺部 X 线 372
—尿道前列腺部 CT 343
—尿道海绵体部 X 线 372
—尿道海绵体部超声 376
—额骨鳞部 CT 159
—枕骨鳞部 X 线 144, 145
—颞骨鳞部 CT 167
—十二指肠上部 CT 333
—颞骨鼓部 X 线 167
—颞骨鼓部 CT 153, 154
髌骨
—X 线 96, 97
—CT 100
—MR 104
—三分髌骨 X 线 97

C

苍白球 MR 195, 237
超声心动图检查 320, 321, 322, 389
池
—环池 MR 191, 218
—小脑延髓池 CT 176
—小脑延髓池 MR 127, 221
—小脑桥脑池 CT 176

—小脑桥脑池 MR 188
—乳糜池 X 线 326
—脚间池 CT 178
—脚间池 MR 192, 217
—枕大池 MR 235
—脑桥池 MR 191, 216
—四叠体池 MR 192, 221, 235
—鞍上池 MR 192
尺骨
—闪烁扫描 58, 83
—尺骨喙突 X 线 63, 65
—尺骨头 X 线 65, 74
—尺骨头 CT 69
—尺骨头 MR 73
—尺骨颈 X 线 65
—尺骨鹰嘴 X 线 63, 65
—尺骨鹰嘴 CT 62
—尺骨骨化 X 线 66, 383
—尺骨体 X 线 63, 65
—尺骨体 CT 67
—尺骨体 MR 67
—尺骨茎突 X 线 65, 74
—尺骨茎突 CT 69
耻骨
—闪烁扫描 89
—耻骨体 X 线 88
—耻骨骨化 X 线 91
—耻骨下支 X 线 88
—耻骨下支 CT 349
—耻骨上支 X 线 88
—耻骨上支 CT 348
耻骨后隙 MR 373
耻骨联合
—X 线 88
—CT 92
—MR 373
垂体
—CT 176, 178
—MR 191, 192, 214, 234
—超声 254, 256
垂体漏斗 MR 215
垂体腺
—MR 191, 234
—超声 254, 256
锤骨
—锤骨头 CT 156
—锤骨柄 CT 156
—锤骨颈 CT 156
丛
—臂丛根 CT 268
—脉络膜丛 CT 179

—脉络膜丛 MR 193, 217, 239
—脉络膜丛超声 255, 256
—骶丛 CT 342
—前列腺静脉丛 CT 343
—阴道静脉丛 CT 347

D

大多角骨
—X 线 68, 74
—CT 70
—MR 73
—大多角骨骨化 X 线 75
—大多角骨结节 X 线 68
大脑
—杏仁体 MR 192, 215
—大脑听皮层 MR 195
—大脑放射冠 CT 180
—大脑放射冠 MR 199
—大脑楔叶 MR 226, 235
—大脑外囊 MR 216
—大脑额叶 CT 149
—大脑额叶 MR 206, 236
—大脑额叶超声波 254
—大脑灰质 CT 182
—大脑灰质 MR 203
—大脑回 CT 180
—大脑回（萎缩）CT 182
—大脑眶回 MR 207
—大脑扣带回 CT 181
—大脑扣带回 MR 197, 210, 235
—大脑额下回 MR 208
—大脑额中回 MR 208
—大脑额上回 MR 208
—大脑枕颞外侧回 MR 190, 213
—大脑枕颞内侧回 MR 191, 222, 237
—大脑眶回 MR 193, 207, 208
—大脑海马旁回 MR 191, 214
—大脑终板旁回 MR 194, 214
—大脑中央后回 CT 182
—大脑中央后回 MR 235
—大脑中央前回 CT 182
—大脑中央前回 MR 235
—大脑直回 MR 206
—大脑颞下回 MR 213, 242
—大脑颞中回 MR 213, 242
—大脑颞上回 MR 213, 242
—海马回 MR 191, 217, 238
—大脑岛叶 CT 179
—大脑岛叶 MR 194, 216
—大脑岛叶超声波 254

—大脑内囊 CT 179
—大脑内囊 MR 196, 214, 236
—大脑内囊超声波 254, 256
—大脑纵裂 CT 178
—大脑枕叶 CT 179
—大脑枕叶 MR 236
—大脑枕叶超声波 255
—大脑顶叶 MR 236
—大脑顶叶超声波 255
—大脑脚 CT 178
—大脑脚 MR 218, 236
—大脑前楔叶 MR 235
—大脑沟 CT 180
—大脑距状沟 MR 224
—大脑中央沟 CT 182
—大脑中央沟 MR 196
—大脑外侧沟 CT 178
—大脑外侧沟 MR 194, 214
—大脑顶枕沟 MR 196, 226
—大脑颞叶 CT 175
—大脑颞叶 MR 211
—大脑颞叶超声波 254, 255
—大脑颞叶钩 MR 191, 215
—大脑视皮质 MR 190
—大脑白质 CT 182
—大脑白质 MR 203
—导水管 MR 191, 234
—导水管超声波 256
—动脉 244
—静脉 244
—大脑镰 CT 180
—大脑镰 MR 93, 189, 206
—大脑镰钙化 X 线 160
—胎儿大脑镰超声波 380, 382
大脑皮质脑回 CT 180, 182
大脑楔叶 MR 226, 235
大腿 MR 94
大转子
—X 线 90
—CT 92
胆道
—X 线 354
—闪烁扫描 354
胆道造影（术）354, 388
胆囊
—X 线 354
—CT 333
—闪烁扫描 354
—超声 355, 356
—胆囊底 CT 334
—胆囊底超声 355

394 索引

—胆囊颈超声 355
导管
—胆管 X 线 354
—胆管 CT 333
—胆管闪烁扫描 354
—胆囊管 X 线 354
—输精管 MR 373
—肝管 X 线 354
—肝管闪烁扫描 354
—输乳管 X 线 325
—鼻泪管 X 线 159
—鼻泪管 CT 162
—鼻泪管 MR 189
—胰管 X 线 354, 355
—副胰管 X 线 354, 355
—腮管 X 线 171
—腮管 CT 151
—腮管 MR 208
—外淋巴管 MR 188, 239
—下颌下腺管 X 线 171
—下颌下腺管 MR 207
—胸导管 X 线 326
—胸导管 CT 281
—胸导管 MR 311
—卵黄肠管超声波 379
岛
—岛叶 CT 179
—岛叶 MR 194, 216, 238
—岛叶超声 254, 257
道
—外耳道 X 线 144
—外耳道 CT 153, 154
—外耳道 MR 186, 217
—内耳道 CT 157, 176
—内耳道 MR 188, 218, 239
骶骨
— X 线 133
— CT 89
— MR 140
—闪烁扫描 89
—骶骨翼 X 线 88
—骶骨翼 CT 89
—骶骨翼 MR 136, 369
—骶骨底 X 线 131
—骶管 X 线 133
—骶管 CT 89, 339
—骶管 MR 140, 377
—骶中间嵴 X 线 88
—骶管裂孔 X 线 133
—骶管裂孔 CT 342, 346
—骶管裂孔 MR 377

—骶骨骨化 X 线 91
—骨盆骶孔 X 线 88
—骨盆骶孔 CT 340
骶髂关节 CT 89
底、基底
—胃底 X 线 350
—胃底 CT 331
—子宫底 X 线 377
—囊底 CT 334
—胆囊底超声 355
—膀胱底 X 线 371
—膀胱底 CT 343, 348
碘马尿酸钠闪烁片 370, 389
电影血管造影（术） 314, 315, 388
蝶鞍 X 线 144
蝶轭
— X 线 144
— CT 151, 177
蝶骨
—蝶骨 CT 147, 153
—前床突 X 线 161
—前床突 CT 151, 159, 165
—前床突 MR 191, 213, 237
—后床突 X 线 161
—后床突 CT 152
—后床突 MR 190
—鞍背 X 线 144
—鞍背 CT 177
—鞍背 MR 235
—卵圆孔 CT 147
—棘孔 CT 147
—垂体窝 X 线 144, 160, 161
—垂体窝 CT 152
—垂体窝 MR 191
—颞下嵴 CT 151
—蝶轭 X 线 144
—蝶轭 CT 151, 177
—小翼 MR 193
—视神经管 CT 176
—翼管 CT 165
—翼窝 CT 152
—翼突钩 MR 184, 237
—翼突 X 线 161
—翼突 CT 152, 165
—翼突 MR 185, 211, 238
—蝶骨棘 CT 153, 167
—眶上裂 X 线 144, 160
—眶上裂 CT 159, 175
—蝶骨大翼 X 线 144
—蝶骨大翼 CT 147, 151
—蝶骨大翼 MR 210

—蝶骨小翼 X 线 144
—蝶骨小翼 CT 151, 177
—蝶骨小翼 MR 193, 238
顶, 尖
—腋窝顶 MR 59
—心尖 CT 331
—腓骨尖 X 线 96, 106
—眶尖 CT 151
—肺尖 X 线 276
—肺尖 CT 269, 279
—肺尖 MR 59
—牙根尖 X 线 170
—膀胱尖 X 线 371
顶骨
— X 线 144, 145
— MR 227
顶臀长超声波 379, 380
动脉
—下牙槽动脉 X 线 172
—弓状动脉 X 线 368
—腋动脉 X 线 83, 313
—腋动脉 CT 279
—腋动脉 MR 60
—基底动脉 X 线 250, 251
—基底动脉 CT 176, 252
—基底动脉 MR 189, 216, 234, 245
—肱动脉 X 线 84
—肱动脉 CT 61
—肱动脉 MR 61
—胼缘动脉 X 线 249
—胼缘动脉 MR 196
—颈总动脉 X 线 172, 313
—颈总动脉 CT 266, 279
—颈总动脉 MR 312
—颈总动脉超声波 271
—颈外动脉 X 线 172
—颈外动脉 CT 265
—颈外动脉 MR 215, 239
—颈内动脉 X 线 172, 248, 249
—颈内动脉 CT 176, 263
—颈内动脉 MR 184, 214, 237, 245
—颈内动脉超声波 254
—小脑前下动脉 X 线 250, 251
—小脑前下动脉 CT 252
—小脑前下动脉 MR 245
—小脑后下动脉 X 线 250, 251
—小脑上动脉 X 线 250, 251
—小脑上动脉 MR 191, 216, 235, 245
—大脑前动脉 X 线 248, 249
—大脑前动脉 CT 252
—大脑前动脉 MR 194, 212, 234, 245

索引

—大脑中动脉 X 线 249
—大脑中动脉 CT 252
—大脑中动脉 MR 193, 213, 236, 245
—大脑后动脉 X 线 249, 250, 251
—大脑后动脉 CT 252
—大脑后动脉 MR 192, 216, 235, 245
—颈升动脉 X 线 270
—脉络丛前动脉 X 线 249
—脉络丛前动脉 MR 193
—旋股外侧动脉 X 线 117
—旋股内侧动脉 X 线 117
—旋肱后动脉 X 线 84
—旋髂深动脉 X 线 117
—旋肩胛动脉 X 线 84
—结肠缘动脉 X 线 361
—右结肠动脉 X 线 359, 361, 362
—中结肠动脉 X 线 359, 361, 362
—左结肠动脉 X 线 361
—前交通动脉 MR 245
—后交通动脉 X 线 249, 251
—后交通动脉 MR 245
—右冠状动脉 X 线 313, 319
—右冠状动脉 CT 298
—左冠状动脉 X 线 318
—左冠状动脉 CT 295
—指掌侧总动脉 X 线 85
—指掌侧固有动脉 X 线 85
—足背动脉 MR 115
—腹壁下动脉 CT 341, 346
—面动脉 X 线 172
—面动脉 MR 207
—股动脉 X 线 117
—股动脉 CT 344, 348
—股动脉 MR 94
—额极动脉 X 线 249
—胃右动脉 X 线 360, 362
—胃左动脉 X 线 360, 362
—胃十二指肠动脉 X 线 359, 360
—胃网膜右动脉 X 线 360
—胃网膜左动脉 X 线 360
—膝下动脉 X 线 117
—膝上动脉 X 线 117
—臀下动脉 X 线 117
—臀上动脉 X 线 117
—肝总动脉 X 线 359, 360
—肝总动脉 CT 333
—肝总动脉超声波 356
—肝右动脉 X 线 360, 362
—肝固有动脉 X 线 359, 360
—肝固有动脉超声波 355, 356
—肝左动脉 X 线 360, 362

—回肠动脉 X 线 359, 361
—回结肠动脉 X 线 359, 361
—髂总动脉 X 线 117, 359
—髂总动脉 CT 338
—髂总动脉 MR 136
—髂外动脉 X 线 117
—髂外动脉 CT 340
—髂内动脉 X 线 117
—髂内动脉 CT 340
—回结肠动脉 X 线 362
—髂腰动脉 MR 136
—肋间动脉 X 线 313
—叶间动脉 X 线 368
—小叶间动脉 X 线 368
—骨间前动脉 X 线 84
—骨间总动脉 X 线 84
—骨间后动脉 X 线 84
—空肠动脉 X 线 359, 361, 362
—舌动脉 X 线 172
—上颌动脉 X 线 172, 249
—上颌动脉 MR 215, 237
—脑膜中动脉 X 线 172, 249
—肠系膜下动脉 X 线 361
—肠系膜上动脉 X 线 359, 361, 362
—肠系膜上动脉 CT 334
—肠系膜上动脉 MR 357
—肠系膜上动脉超声波 356, 359
—闭孔动脉 X 线 117
—闭孔动脉 CT 343
—枕动脉 X 线 172, 249
—枕动脉 MR 241
—眼动脉 X 线 248, 249
—眼动脉 CT 175
—眼动脉 MR 192, 208
—胰十二指肠上动脉 X 线 360
—穿动脉 X 线 117
—胼周动脉 X 线 249
—胼周动脉 MR 196, 212
—足底外侧动脉 MR 114
—腘动脉 X 线 117
—动脉 CT 100, 101
—腘动脉 MR 95
—拇主要动脉 X 线 85
—肱深动脉 X 线 84
—肱深动脉 MR 61
—股深动脉 X 线 117
—股深动脉 MR 94
—阴部内动脉 X 线 117
—阴部内动脉 CT 349
—肺动脉 X 线 314, 316
—肺动脉 CT 289

—桡动脉 X 线 84
—桡动脉 CT 67
—桡动脉 MR 67
—食指桡侧动脉 X 线 85
—直肠上动脉 X 线 361
—肾动脉 X 线 359, 368
—肾动脉 CT 335, 369
—骶外侧动脉 X 线 117
—骶外侧动脉 MR 137
—肾节段动脉 X 线 368
—乙状结肠动脉 X 线 361
—脾动脉 X 线 359, 360, 362
—脾动脉 CT 332
—脾动脉超声波 356
—锁骨下动脉 X 线 270, 313
—锁骨下动脉 CT 269, 279
—锁骨下动脉 MR 279
—肩胛下动脉 X 线 83, 313
—肾上腺下动脉 X 线 368
—肩胛上动脉 X 线 270
—颞浅动脉 X 线 172
—颞浅动脉 CT 176
—颞浅动脉 MR 188
—外侧丘纹动脉 X 线 248
—胸廓内动脉 X 线 270, 313
—胸廓内动脉 CT 269, 280, 330
—胸廓内动脉 MR 311
—胸外侧动脉 X 线 84
—胸外侧动脉 CT 287
—胸肩峰动脉 X 线 84, 313
—胸背动脉 X 线 84
—甲状腺下动脉 X 线 270, 313
—甲状腺下动脉 CT 268
—甲状腺上动脉 X 线 172
—胫前动脉 X 线 117
—胫前动脉 MR 109
—胫后动脉 X 线 117
—胫后动脉 MR 109
—颈横动脉 X 线 270, 313
—尺动脉 X 线 84
—尺动脉 CT 69
—尺动脉 MR 67
—椎动脉 X 线 250, 251, 313
—椎动脉 CT 263
—椎动脉 MR 127, 184, 218, 245
动脉造影 387
豆状核
—苍白球 MR 237
—壳 MR 194, 213, 236
窦
—主动脉窦 X 线 313

—主动脉窦 CT 300
—颈动脉窦 X 线 172
—颈动脉窦 CT 265
—海绵窦 X 线 249
—海绵窦 CT 176
—海绵窦 MR 190, 213
—冠状窦 CT 305
—筛窦 X 线 160
—筛窦 CT 162
—筛窦 MR 191, 206, 235
—额窦 X 线 144, 160, 161
—额窦 CT 149, 162, 175
—额窦 MR 195, 205
—输乳管窦 X 线 325
—上颌窦 X 线 144, 160, 161
—上颌窦 CT 150, 159, 161, 162
—上颌窦 MR 185, 206, 207
—岩下窦 X 线 248, 249, 250
—岩上窦 X 线 249, 250, 251
—直窦 X 线 249, 251
—直窦 MR 188, 223, 234
—肾窦 CT 354, 369
—肾窦 MR 369
—肾窦超声 370
—上矢状窦 X 线 248, 249, 250
—上矢状窦 MR 189, 206, 234
—上矢状窦超声 254
—乙状窦 X 线 248, 249, 250, 251
—乙状窦 CT 154, 175
—乙状窦 MR 185, 219, 239
—蝶窦 X 线 144, 160, 161
—蝶窦 CT 147, 151, 165, 176
—蝶窦 MR 188, 211, 234
—跗骨窦 MR 114, 115
—横窦 X 线 248, 249, 250, 251
—横窦 MR 187, 223, 237
—鼓窦 CT 156
窦汇
—X 线 248, 250, 251
—MR 187, 228, 234

E

鹅足 CT 101
额骨
—额嵴 MR 205
—鼻嵴 CT 147, 149
—额骨眶板 X 线 144
—额骨眶板 CT 149, 159, 178
—额骨鳞部 CT 159
—眶上缘 X 线 144

—眶上缘 CT 159
—额骨颧突 CT 149
额钳 MR 196
额叶岛盖 MR 214
额叶岛盖超声 257
腭
—骨性腭 X 线 144, 168
—骨性腭 CT 150, 161, 163
—腭骨部 MR 205
—软腭 CT 152
—软腭 MR 212
腭扁桃体
—CT 153
—MR 213, 236
耳 CT 154
耳道
—耳道 X 线 144
—外耳道 CT 153, 154
—外耳道 MR 186, 217
—内耳道 X 线 144
—内耳道 CT 153, 154, 176
—内耳道 MR 188, 218, 239
耳蜗
CT 156
MR 188, 218, 240
耳蜗小管 CT 156
二尖瓣超声 320

F

房室交点 X 线 319
房
—右心房 CT 299
—右心房 MR 311, 312
—右心房超声波 322, 355
—左心房 X 线 314
—左心房 CT 296, 299
—左心房 MR 311
—左心房超声波 320, 322
放射摄影术 391
腓肠豆 X 线 96
腓骨
—闪烁扫描 99, 108, 116
—腓骨头尖部 X 线 96, 106
—腓骨头 X 线 96, 106
—腓骨头 CT 102
—腓骨踝侧位 X 线 106, 110
—腓骨踝侧位 MR 114
—腓骨颈 X 线 96, 106
—腓骨骨化 X 线 98, 99, 107, 113
—腓骨骨化闪烁扫描 98, 108, 116

—腓骨体 X 线 106
—腓骨体 MR 109
肺
—X 线 276
—闪烁扫描 276
—肺尖 CT 269, 279
—肺尖 MR 59
—支气管 X 线 276
—肺叶支气管 CT 290
—肺上叶支气管 CT 296
—肺中叶支气管 CT 296
—主支气管 CT 291
—肺段支气管 CT 290
—水平裂 X 线 277
—水平裂 CT 293
—斜裂 X 线 277
—斜裂 CT 286
—肺根 MR 311
—通气闪烁扫描 276
肺动脉造影术 316
肺段支气管 CT 290
缝、骨缝
—冠状缝 X 线 144, 146
—冠状缝 MR 197, 214, 234
—人字缝 X 线 144, 145, 146
—人字缝 MR 191, 225, 236
—枕乳突缝 X 线 144, 145, 146
—矢状缝 X 线 144, 145, 146
—矢状缝 MR 196, 218, 234
—鳞缝 X 线 145, 146
—鳞缝 MR 193, 217
—缝骨 X 线 146
副鼻窦
—X 线 160, 161
—CT 162
附睾
—MR 374
—超声波 376
腹部
—腹部 X 线 328
—腹部 CT 329
—腹部 MR 357
—腹部超声波 358
—胰腺 MR 357
腹部动脉 359, 360, 361, 362
腹部静脉 363
腹股沟浅环 CT 343
腹股沟韧带 CT 346
腹膜
—网膜囊 CT 332
—直肠子宫陷凹 MR 377

索引

—直肠膀胱襞 CT 341
腹腔干 X 线 361
腹腔造影（术） 361

G

盖膜 MR 184, 221, 234
干
—头臂干 X 线 313
—头臂干 CT 270, 281
—头臂干 MR 312
—腹腔干 X 线 359, 362
—腹腔干 CT 310, 333
—腹腔干超声 356, 359
—腰干 CT 364
—腰骶干 CT 339
—腰骶干 MR 137
—肺动脉干 X 线 314, 316
—肺动脉干 CT 289
—肺动脉干 MR 311, 312
—交感干 CT 280
—肺动脉干 MR 311
干板 X 线照相术 392
肝
—X 线 358
—CT 330
—MR 357, 369
—闪烁扫描 354
—超声 355, 356, 370
—肝胆管 X 线 354
—尾状叶 CT 331
—左叶 CT 331
—肝圆韧带 333
—肝门 CT 332
—肝门超声 356
—肝门管超声 355
—肝门静脉超声 355
—右叶 CT 330
肝门
—CT 333
—超声 357
橄榄 MR 186, 219, 235
肛管
—肛管 X 线 254
—肛管 CT 344, 349
—肛管 MR 373, 377
睾丸
—MR 373, 374
—超声 376
隔
—牙槽间隔 X 线 170

—房间隔 MR 311
—房间隔超声 322
—牙根间隔 X 线 170
—室间隔 CT 300
—室间隔 MR 311, 312
—室间隔超声 320, 321, 322
—舌中隔 MR 209
—鼻中隔 X 线 144
—鼻中隔 CT 147, 161
—鼻中隔 MR 205
—透明隔 CT 179
—透明隔 MR 196, 213, 234
—透明隔超声 256
—阴茎中隔 X 线 375
—阴茎中隔超声 376
膈膜
—膈膜 X 线 277
—膈膜 CT 306, 330
—膈膜超声波 355
—膈膜脚 CT 333
—膈腰部 CT 332
—膈腰部 MR 357
—泌尿生殖膈 MR 373
根、脚
—牙根 X 线 170
—舌根 CT 264
—肺根 MR 311
—椎弓根 MR 136
—颈椎弓根 X 线 122, 123
—颈椎弓根 CT 125
—腰椎弓根 X 线 131, 132
—腰椎弓根 CT 134, 139
—腰椎弓根 MR 136, 140, 369
—胸椎弓根 X 线 128, 129
—胸椎弓根 CT 130
—小脑下脚 MR 187, 236
—小脑中脚 CT 176
—小脑中脚 MR 188, 219, 236
—小脑上脚 CT 177
—小脑上脚 MR 189, 220, 235
—大脑脚 CT 178
—大脑脚 MR 193, 218, 236
跟骨
—闪烁扫描 108
—跟骨骨化 X 线 99, 113
—跟骨结节 X 线 110, 112
—跟骨结节 MR 115
跟腱 MR 114
跟结节
—MR 115
—X 线 110, 112

弓
—寰椎前弓 X 线 123
—寰椎前弓 MR 127, 235
—主动脉弓 X 线 276, 313, 314
—主动脉弓 CT 285
—甲状软骨弓 CT 267
—腭咽弓 MR 213, 236
—掌深弓 X 线 85
—掌浅弓 X 线 85
—寰椎后弓 X 线 123
—寰椎后弓 CT 263
—寰椎后弓 MR 221, 235
—颧弓 CT 151
—颧弓 MR 188, 209
弓状线 X 线 88
肱骨
—闪烁扫描 58
—解剖颈 X 线 56
—肱骨小头 X 线 63
—肱骨小头 CT 62
—肱骨 MR 64
—喙突窝 X 线 63
—外上髁 X 线 63
—内上髁 X 线 63
—内上髁 CT 62
—大结节 X 线 56
—大结节 CT 59
—大结节 MR 60
—肱骨头 X 线 56
—肱骨头 CT 59, 279
—结节间沟 CT 59
—小结节 X 线 56
—小结节 CT 59
—小结节 MR 60
—鹰嘴窝 X 线 63
—肱骨骨化 X 线 57, 58, 66, 275, 383
—肱骨体 X 线 63
—内侧髁上嵴 X 线 63
—外科颈 X 线 56
—外科颈 MR 60
—滑车 X 线 63
—滑车 CT 62
—滑车 MR 64
—肱骨小头 CT 62
—肱骨小头 MR 64
巩膜 CT 149
沟
—距状沟 MR 190, 194, 224
—中央沟 CT 182
—中央沟 MR 196, 235
—肋沟 CT 287

—结节间沟 CT 59
—泪沟 MR 191
—大脑外侧裂 CT 178
—大脑外侧裂 MR 194, 214, 241
—大脑外侧裂超声 254
—顶枕沟 MR 196, 226, 235
—前交叉沟 CT 165
钩骨
—X 线 68, 74
—CT 70
—MR 73
—钩骨钩 X 线 68
—钩骨钩 CT 71
—钩骨骨化 X 线 66, 75
钩束 MR 239
股骨
—股骨闪烁扫描 99
—收肌结节 X 线 96
—股骨髁 X 线 96
—股骨髁 CT 100
—股骨髁 MR 103
—股骨上髁 CT 100
—股骨头 X 线 90
—股骨头 CT 92, 343, 347
—股骨头 MR 93, 374
—股骨头闪烁扫描 89
—股骨头超声波 93
—股骨髁间窝 X 线 96
—股骨髁间窝 CT 100
—股骨髁间窝 MR 103
—股骨颈 X 线 90
—股骨颈 CT 92, 349
—股骨骨化 X 线 91, 98, 99, 107, 383
—股骨骨化闪烁扫描 99
—股骨体 X 线 96
—股骨体 MR 94
—股骨大转子 X 线 90
—股骨大转子 CT 92
—股骨小转子 X 线 90
—股骨头凹 X 线 90
骨
—头状骨 X 线 68, 74
—头状骨 CT 70
—头状骨 MR 73
—头状骨骨化 X 线 66, 75
—尾骨 X 线 133
—尾骨 CT 344
—骰骨 X 线 111, 112
—骰骨骨化 X 线 113
—中间楔骨 X 线 111, 112
—中间楔骨骨化 X 线 113

—外侧楔骨 X 线 111, 112
—外侧楔骨骨化 X 线 113
—内侧楔骨 X 线 111, 112
—内侧楔骨 MR 114, 116
—内侧楔骨骨化 X 线 113
—额骨 X 线 144
—额骨 MR 205
—钩骨 X 线 68, 74
—钩骨 CT 70
—钩骨 MR 73
—钩骨骨化 X 线 66, 75
—舌骨 X 线 168, 260
—舌骨 MR 127
—舌骨闪烁扫描 147
—髂骨闪烁扫描 89
—髂骨骨化 X 线 91
—顶间骨 X 线 146
—坐骨闪烁扫描 89
—坐骨骨化 X 线 91
—泪骨 CT 162
—月骨 X 线 74
—月骨 CT 69
—月骨 MR 73
—月骨骨化 X 线 75
—掌骨 X 线 74
—掌骨 CT 71
—掌骨 MR 73
—掌骨骨化 X 线 75
—跖骨 X 线 111
—跖骨 MR 116
—跖骨闪烁扫描 116
—跖骨骨化 X 线 113
—鼻骨 X 线 144
—鼻骨 MR 234
—枕骨 X 线 145
—枕骨 CT 147
—枕骨 MR 127
—顶骨 X 线 144, 145
—顶骨 MR 227
—豌豆骨 X 线 67, 73
—豌豆骨 CT 70
—豌豆骨骨化 X 线 75
—耻骨 X 线 88
—耻骨闪烁扫描 89
—耻骨骨化 X 线 91
—骶骨 X 线 88, 133
—骶骨 CT 89
—骶骨 MR 140
—骶骨闪烁扫描 89
—骶骨骨化 X 线 91
—舟骨 X 线 68, 74, 111, 112

—舟骨 CT 69
—舟骨 MR 73, 114
—舟骨骨化 X 线 75, 113
—籽骨 X 线 111, 112
—拇籽骨 X 线 74
—缝骨 X 线 146
—大多角骨 X 线 68, 74
—大多角骨 CT 70
—大多角骨 MR 73
—大多角骨骨化 X 线 75
—小多角骨 X 线 68, 74
—小多角骨 CT 70
—小多角骨 MR 73
—小多角骨骨化 X 线 75
—三角骨 X 线 68, 74
—三角骨 CT 70
—三角骨 MR 73
—三角骨骨化 X 线 75
—颧骨 MR 187, 207
骨密质 MR 109
骨赘
—膝部 X 线 98
—手部 X 线 83
—脊椎部 X 线 142, 277
鼓膜 CT 155
鼓室 CT 155, 175
鼓室盖 CT 158
鼓室岬 CT 156
关节
—肩锁关节 X 线 57
—肩锁关节 MR 59
—寰枢关节 X 线 122
—寰枢关节 CT 124
—寰枕关节 CT 124
—寰枕关节 MR 219
—跟骰关节 X 线 111
—肋横关节 CT 130
—肋椎关节 CT 130
—髋关节 X 线 90, 91
—髋关节 CT 92
—髋关节 MR 93, 374
—髋关节超声波 93
—肘关节 MR 64
—股髋关节 X 线 97
—股髋关节 CT 100
—股髋关节 MR 105
—股胫关节 X 线 97
—股胫关节 CT 100
—股胫关节 MR 103
—肱尺关节 X 线 63
—肱桡关节 X 线 63

—肱桡关节 MR 64
—指节间关节 X 线 74
—趾节间关节 X 线 111
—掌指关节 X 线 74
—跖趾关节 X 线 111
—远侧桡尺关节 X 线 74
—远侧桡尺关节 CT 69
—远侧桡尺关节 MR 73
—近侧桡尺关节 CT 62
—近侧桡尺关节 MR 64
—桡腕关节 X 线 68
—桡腕关节 MR 73
—骶髂关节 X 线 88
—骶髂关节 CT 89, 340
—骶髂关节 MR 137, 369
—胸锁关节 CT 280
—距跟关节 X 线 110, 112
—距跟关节 MR 114
—前距跟关节 MR 114, 115
—距骨小腿骨关节 X 线 110
—距骨小腿骨关节 MR 114
—距舟关节 X 线 110, 111
—距舟关节 MR 115
—跗跖关节 X 线 112
—颞下颌关节 X 线 166, 167
—颞下颌关节 MR 155, 167
—胫腓关节 X 线 96, 97
—胫腓关节 CT 102
—钩椎关节 X 线 122
—颈椎椎骨关节突关节 X 线 123
—颈椎椎骨关节突关节 MR 127
—腰椎椎骨关节突关节 X 线 131, 133
—腰椎椎骨关节突关节 CT 134, 139
—腰椎椎骨关节突关节 MR 136, 140, 369
关节盂唇 MR 59
关节造影 387
冠
—牙冠 X 线 170
—放射冠 CT 180
—放射冠 MR 199
—放射冠超声波 255
冠状动脉 X 线 318, 319
冠状缝
— X 线 144, 146
— MR 197, 214, 234
管
—胆管 X 线 354
—胆管 CT 333
—胆管闪烁扫描 354
—胆囊管 X 线 354
—输精管 MR 373

—肝管 X 线 354
—肝管闪烁扫描 354
—鼻泪管 X 线 159
—鼻泪管 CT 162
—鼻泪管 MR 189
—胰管 X 线 357
—副胰管 X 线 357
—腮管 X 线 171
—腮管 CT 151
—腮管 MR 208
—外淋巴管 MR 188
—下颌下管 X 线 171
—下颌下管 MR 207
—胸导管 X 线 326
—胸导管 CT 281
—胸导管 MR 311
管、道
—肛管 X 线 353
—肛管 CT 344, 349
—肛管 MR 373, 377
—颈动脉管 CT 147, 154, 155
—颈动脉管 MR 186, 216
—中央管 MR 185
—宫颈管 X 线 377
—面神经管 CT 154, 157
—眶下管 CT 163
—舌下神经管 CT 124, 147
—舌下神经管 MR 185, 218, 237
—闭孔管 CT 92
—视神经管 CT 176
—视神经管 MR 212, 236
—翼管 CT 165
—阴道 CT 349
—牙根管 X 线 170
—骶管 X 线 133
—骶管 CT 89, 339
—骶管 MR 140, 377
—前半规管 CT 158
—前半规管 MR 189
—外半规管 CT 157
—外半规管 MR 188
—后半规管 CT 156, 157
—后半规管 MR 187
—(颈)椎管 CT 125
—(胎儿)椎管超声波 381, 382

H

HIDA 闪烁扫描 354, 389
哈氏线 X 线 107
海马

— MR 191, 217, 238
—超声 255, 256
海马伞 MR 220
核
—尾状核体 CT 180
—尾状核体 MR 197
—尾状核头 CT 179
—尾状核头 MR 212
—尾状核尾 MR 194, 187
—尾状核超声 254
—齿状核 MR 222, 236
—豆状核 CT 179
—豆状核 MR 194, 213, 236
—豆状核超声 254
—橄榄核 MR 188
—红核 MR 192, 218, 234
恒牙 X 线 169, 170
虹膜超声波 378, 379
喉
—杓状会厌襞 X 线 261
—杓状会厌襞 CT 265
—杓状软骨 CT 266
—声门下腔 CT 267
—弹性圆锥 CT 267
—环状软骨弓 CT 267
—环状软骨板 CT 266
—声门下腔 X 线 260
—声门下腔 CT 267
—喉结 CT 266
—声门裂 CT 266
—喉室 X 线 260
—甲状软骨板 CT 266
—甲状软骨上角 CT 265
—喉室 X 线 260
—前庭襞 X 线 260
—喉前庭 X 线 260
—喉前庭 CT 266
—声襞 X 线 260
喉隆突 CT 266
后连合 MR 193
壶腹
—输精管壶腹 MR 373
—直肠壶腹 X 线 353
—输卵管壶腹 X 线 377
滑车
—肱骨滑车 X 线 63
—肱骨滑车 CT 62
—肱骨滑车 MR 64
—距骨滑车 X 线 110
—距骨滑车 MR 114
踝

—胸髓 CT　139, 331
脊椎
—颈椎闪烁扫描　147
—颈椎关节突 X 线　122, 123
—颈椎关节突 CT　125
—颈椎椎体 X 线　122
—颈椎椎体 CT　125
—颈椎横突孔 X 线　122
—颈椎横突孔 CT　125
—颈椎椎弓板 X 线　123
—颈椎椎弓板 CT　125
—颈椎椎弓板 MR　127
—颈椎椎弓根 X 线　122, 123
—颈椎椎弓根 CT　125
—颈椎棘突 X 线　122, 123
—颈椎棘突 CT　125
—颈椎横突 X 线　122
—颈椎横突 CT　125
—颈椎结节 X 线　122
—颈椎结节 CT　125
—颈椎椎节钩 X 线　122
—腰椎闪烁扫描　89, 275
—腰椎副突 CT　135
—腰椎周边隆突 X 线　131
—腰椎关节突 X 线　131, 132, 133
—腰椎关节突 CT　134
—腰椎关节突 MR　140
—腰椎椎体 MR　136, 140
—腰椎椎体 X 线　132
—腰椎弓板 X 线　131, 132
—腰椎弓板 CT　134
—腰椎弓板 MR　136, 369
—腰椎乳突 CT　134, 139
—腰椎弓根 X 线　131, 132
—腰椎弓根 CT　134
—腰椎弓根 MR　140, 369
—腰椎棘突 X 线　131, 132
—腰椎棘突 X 线　131, 132
—腰椎棘突 CT　134
—腰椎棘突 MR　140, 369
—腰椎横突 X 线　131, 132
—腰椎横突 CT　134
—腰椎横突 MR　369
—脊柱骨化 X 线　141, 383
—脊柱老化 X 线　142
—胸椎闪烁扫描　147, 275
—胸椎关节突 X 线　128, 129
—胸椎关节突 CT　130
—胸椎体 X 线　138, 129
—胸椎体 CT　130
—胸椎椎弓板 X 线　128, 129

—胸椎椎弓板 CT　130, 139
—胸椎椎弓根 X 线　128, 129
—胸椎椎弓根 CT　130, 139
—胸椎棘突 X 线　128, 129
—胸椎棘突 CT　130, 139
—胸椎横突 X 线　128, 129
—胸椎横突 CT　130
脊柱
—青年 X 线　141
—老年 X 线　142
—(胎儿) 超声　382
—脊柱骨化 X 线　141, 383
崤
—额崤 MR　205
—鸡冠 CT　149, 163, 175, 178
—鸡冠 MR　193, 206
—髂崤 X 线　88
—髂崤 CT　339
—颞下崤 CT　151
—枕外崤 MR　229
—枕内崤 MR　185, 225
—骶骨正中崤 X 线　88
—室上崤 MR　312
岬 X 线　88
甲
—鼻甲气房 CT　163
—下鼻甲 X 线　144
—下鼻甲 CT　149, 161
—下鼻甲 MR　206
—中鼻甲 CT　150, 161, 163
—中鼻甲 MR　206
—上鼻甲 CT　161, 165
甲状腺
—CT　267
—超声　271
—闪烁扫描　271
—甲状腺峡部 超声 271
肩
—X 线　56
—CT　59
—MR　59
—闪烁扫描　58
肩峰
—肩峰 X 线　56
—肩峰 CT　279
—肩峰 MR　59
—肩峰闪烁扫描　147
肩胛骨
—X 线　57
—闪烁扫描　58, 147
—肩峰 X 线　56

—肩峰 MR　59
—喙突 X 线　56
—喙突 CT　59, 279
—胎儿肩胛骨骨化 X 线　383
—关节盂 X 线　56
—关节盂 CT　59, 279
—关节盂 MR　59
—下角 CT　300
—肩胛颈 X 线　56
—肩胛颈 CT　59, 282
—肩胛颈 MR　60
—肩胛骨骨化 X 线　58, 275, 383
—肩胛骨脊柱缘 X 线　56
—肩胛骨脊柱缘 CT　282
腱膜
—腰腱膜 CT　336
—掌腱膜 CT　70
—足底腱膜 MR　114, 116
角
—肩胛下角 X 线　56
—肩胛下角 CT　300
—下颌角 X 线　144
—下颌角 MR　214
—胸骨角 X 线　274
角膜 CT　159
脚
—砧骨短脚 CT　157
—膈脚 CT　333
—穹隆脚 MR　193, 220
—砧骨长脚 CT　156
—阴茎脚 CT　344
—阴茎脚 MR　374
结肠　353
—升结肠 X 线　328, 352
—升结肠 MR　369
—盲肠 X 线　352
—盲肠 CT　341
—降结肠 X 线　328, 352
—降结肠 CT　333
—降结肠 MR　369
—结肠曲（肝曲）X 线　328, 352
—结肠曲（肝曲）CT　334
—结肠曲（脾曲）X 线　328, 352
—结肠曲（脾曲）CT　332
—回盲结肠瓣 X 线　353
—半月皱折 X 线　352
—乙状结肠 X 线　352, 353
—乙状结肠 CT　340, 345
—乙状结肠 MR　377
—横结肠 X 线　352
—横结肠 CT　333

—阑尾X线 352
—结肠袋X线 352
结节
—内收肌结节X线 96
—寰椎前结节CT 124
—关节结节X线 166, 168
—关节结节MR 215
—肋结节X线 122, 274
—肋结节CT 130
—桡骨背结节CT 69
—踝间结节X线 97
—颈静脉结节CT 175
—肱骨大结节X线 56
—肱骨大结节CT 59
—肱骨大结节MR 60
—肱骨小结节X线 56
—肱骨小结节CT 59
—肱骨小结节MR 60
—舟骨结节X线 68
—舟骨结节CT 70
—大多角骨结节X线 68
—颈椎结节X线 122
—颈椎结节CT 125
结节或粗隆
—跟骨结节X线 110
—骰骨结节X线 110, 112
—第五掌骨结节X线 111
—舟骨粗隆X线 110, 111, 112
—舟骨粗隆MR 115
—趾骨结节X线 111
—桡骨粗隆X线 63, 65
—胫骨粗隆X线 96
—胫骨粗隆CT 102
—胫骨粗隆MR 104
筋膜
—颈筋膜CT 264
—阔筋膜MR 94
—阴茎深筋膜MR 374
—腘筋膜CT 100
—肾筋膜CT 335, 369
—颞筋膜CT 151
—颞筋膜MR 189, 208
—胸腰筋膜CT 331, 336
—胸腰筋膜MR 136, 140
经皮肝胆管造影术 390
经皮肝门静脉造影术 363, 390
晶状体
—CT 149, 159
—MR 192, 207
精囊
—X线造影术 392

—CT 342
—超声 376
精索
—CT 343
—MR 373, 374
颈
—解剖颈X线 56
—肋颈X线 274
—肋颈CT 130, 268
—牙颈X线 170
—股骨颈X线 90
—股骨颈CT 92, 348
—腓骨颈X线 96, 106
—锤骨颈CT 156
—下颌颈X线 166
—下颌颈CT 153, 167
—下颌颈MR 242
—桡骨颈X线 63, 65
—肩胛骨颈X线 56
—肩胛骨颈CT 58, 282
—肩胛骨颈MR 60
—距骨颈X线 110
—尺骨颈X线 65
—子宫颈CT 49
—胆囊颈超声波 355
颈部CT 262
颈部神经根丝X线 126
颈动脉窦CT 265
颈动脉分叉X线 172
颈动脉造影（术） 172, 248, 249
颈静脉孔
—CT 147
—MR 218
颈阔肌CT 153
颈椎
—颈椎X线 122, 123
—颈椎CT 125
—颈椎MR 127
—颈椎造影（术） 126
胫腓韧带连结
—X线 106, 110
—MR 115
胫骨
—闪烁扫描 99, 108, 116
—胫骨髁X线 96, 106
—胫骨髁MR 103
—生长板MR 114
—髁间区MR 103
—髁间隆起MR 104
—髁间隆起X线 96, 97
—内踝X线 106, 110

—内踝MR 114
—胫骨骨化X线 98, 99, 107, 113, 383
—胫骨体X线 106
—踝间结节X线 97
—胫骨粗隆X线 97
—胫骨粗隆MR 104
—胫骨粗隆CT 102
静脉
—腋静脉X线 86
—腋静脉CT 279
—奇静脉CT 286, 330
—奇静脉MR 311
—脑基底静脉X线 249, 251
—贵要静脉X线 86
—贵要静脉CT 62, 69
—贵要静脉MR 61
—椎基底静脉CT 135
—椎基底静脉MR 140
—肱静脉X线 86
—肱静脉MR 61
—头臂静脉X线 86
—头臂静脉CT 281, 283
—头臂静脉MR 312
—心大静脉CT 299
—下腔静脉X线 363
—下腔静脉CT 306, 330
—下腔静脉MR 357
—下腔静脉超声 355, 356, 370
—下腔静脉分叉CT 338
—上腔静脉X线 85
—上腔静脉MR 311
—头静脉X线 86
—头静脉CT 69
—头静脉MR 61
—小脑下静脉X线 250, 251
—小脑上静脉X线 251
—大脑内静脉X线 249, 251
—大脑内静脉MR 193, 221, 234
—大脑大静脉X线 249, 251
—大脑大静脉MR 193, 234
—大脑上静脉X线 248, 249
—大脑上静脉MR 201, 223, 237
—中结肠静脉X线 363
—肘正中静脉X线 62
—板障静脉X线 145
—板障静脉MR 205
—股静脉X线 118
—股静脉CT 344, 348
—股静脉MR 94
—股深静脉X线 118
—半奇静脉CT 288, 330

—肝静脉X线超声　355
—髂总静脉X线　363
—髂总静脉CT　339
—髂总静脉MR　136
—髂外静脉X线　118, 363
—髂外静脉CT　340
—髂内静脉X线　363
—头皮静脉MR　203
—空肠静脉X线　363
—颈前静脉CT　279
—颈外静脉CT　264
—颈内静脉X线　249, 250
—颈内静脉CT　263, 279
—颈内静脉MR　184, 217, 239, 312
—颈内静脉超声　271
—颈内静脉球CT　154
—肠系膜上静脉CT　335
—肠系膜上静脉X线　363
—肠系膜上静脉CT　354
—阴茎背深静脉X线　375
—阴茎背深静脉MR　374
—阴茎导静脉X线　375
—腓静脉X线　118, 119
—腘静脉X线　118, 119
—腘静脉CT　100, 101
—腘静脉MR　95
—门静脉X线　358, 359, 363
—门静脉CT　310, 333
—门静脉MR　357
—门静脉超声　356, 370
—前列腺静脉丛CT　343
—下肺静脉X线　314
—下肺静脉CT　298
—下肺静脉MR　311
—上肺静脉X线　314
—上肺静脉CT　293
—肾静脉CT　334, 369
—下颌后静脉CT　263
—下颌后静脉MR　184, 215, 242
—大隐静脉X线　118
—大隐静脉CT　100, 101
—大隐静脉MR　94, 109, 115
—小隐静脉X线　119
—小隐静脉CT　101
—小隐静脉MR　109, 115
—脾静脉X线　358, 360
—脾静脉CT　334
—脾静脉MR　357
—锁骨下静脉X线　86
—锁骨下静脉CT　269
—锁骨下静脉MR　312

—丘纹静脉X线　249
—胫前静脉X线　118, 119
—胫后静脉X线　118, 119
—胫后静脉MR　109
—阴道静脉丛CT　347
—阴道静脉丛X线　250
静脉肾盂造影术　368, 371, 390
静脉造影术　391
距骨
—距骨头X线　110, 111, 112
—距骨头MR　115
—距骨颈X线　110
—距骨骨化X线　99, 113
—距骨外侧突X线　110
—距骨后突X线　110
—载距突X线　110, 112
—载距突MR　114
—距骨滑车X线　110, 112
—距骨滑车MR　114

K

颗粒小凹X线　144, 145
髁
—股骨外侧髁X线　96
—股骨外侧髁MR　103
—胫骨外侧髁X线　96, 106
—胫骨外侧髁MR　103
—股骨内侧髁X线　96, 106
—股骨内侧髁CT　100
—枕髁CT　124
—枕髁MR　127, 184, 219, 236
—髁间隆起MR　104
—髁间隆起X线　96, 97
壳MR　194, 213, 236
空肠
—X线　328, 351
—CT　333
孔
—切牙孔MR　184
—眶下孔X线　160
—眶下孔CT　162
—室间孔CT　179
—室间孔MR　195, 216, 234
—颈椎间孔X线　123
—颈椎间孔MR　127
—腰椎间孔X线　132
—腰椎间孔CT　134
—腰椎间孔MR　140
—胸椎间孔X线　129
—胸椎间孔CT　130

—颈静脉孔CT　147
—颈静脉孔MR　218
—破裂孔CT　147
—破裂孔MR　187, 215, 237
—枕大孔X线　145
—枕大孔CT　147
—颏孔CT　150
—闭孔X线　88
—卵圆孔X线　160
—卵圆孔CT　147
—卵圆孔MR　187, 215, 238
—圆孔X线　160
—圆孔CT　165
—圆孔MR　212
—骨盆骶孔X线　88
—骨盆骶孔CT　340
—蝶腭孔MR　189, 211
—棘孔CT　147
—棘孔MR　187, 215, 239
—茎乳孔MR　241
—横突孔X线　122
—横突孔CT　125
—寰椎横突孔CT　263
口
—尿道内口女性X线　372
—尿道内口男性X线　372
—尿道内口男性MR　374
—咽鼓管咽口MR　213
—幽门口X线　350
髋
—X线　90
—CT　92
—MR　93
—超声　93
髋臼
—髋臼X线　88
—髋臼CT　346
—髋臼MR　93, 374
—髋臼超声波　93
—髋臼窝X线　90
—髋臼窝CT　92
—髋臼月状面X线　90
—髋臼月状面CT　92
—髋臼切迹X线　90
—髋臼切迹CT　92
眶CT　151, 159

L

裂孔
—收肌孔MR　95

索引

—骶骨裂孔X线 133
—骶骨裂孔CT 342，346
—骶骨裂孔MR 377
—半月裂孔CT 164
阑尾X线 352
肋
—X线 274，277
—CT 279
—MR 59
—闪烁扫描 275
—第一肋CT 268
—肋头X线 274
—肋头CT 130
—肋颈X线 274
—肋颈CT 130
—肋体X线 274
—肋结节X线 122，274
—肋结节CT 130
—第十二肋X线 131，329
肋膈隐窝X线 276，277
肋骨
—X线 274，277
—CT 279
—MR 58
肋骨闪烁扫描 275
泪
—泪骨CT 162
—泪骨泪沟MR 191
—泪小管X线 159
—泪管泪囊造影 159
—泪囊X线 159
—泪囊MR 205
裂
—脑水平裂MR 188
—肺水平裂X线 277
—肺水平裂CT 293
—大脑纵裂CT 178
—大脑纵裂MR 202，207
—大脑纵裂 超声 254
—肺斜裂X线 277
—肺斜裂CT 286
—眶下裂CT 159，161
—眶下裂MR 209，204
—眶上裂X线 144，160
—眶上裂CT 159，175
—眶上裂MR 191，192，211，238
—睑裂MR 205
—岩枕裂CT 147，153，167
—岩枕裂MR 186，217，237
—原裂MR 226
—蝶岩裂CT 147，167

—蝶岩裂MR 187
—大脑横裂MR 193
淋巴
—腿X线 120
—腰X线 365
—胸X线 326
淋巴结
—肘部淋巴结CT 62
—髂总淋巴结X线 364，365
—髂外淋巴结X线 364
—髂外淋巴结CT 341
—腹股沟浅淋巴结X线 364
—腹股沟浅淋巴结CT 348
—腹股沟浅淋巴结MR 374
—腹股沟深淋巴结CT 343，347
—颈外静脉淋巴结CT 264
—腰淋巴结X线 364，365
—主动脉旁淋巴结CT 335，365
—下颌下淋巴结CT 152，264
—腰主动脉旁淋巴结X线 364
菱形肌腱膜CT 266
隆突
—颏隆突X线 144
—枕外隆突MR 186，231
—枕内隆突X线 145
—枕内隆突CT 178
—枕内隆突MR 186，227
隆突CT 289
隆突管MR 213
漏斗CT 152，165
颅X线 144
颅盖
—闪烁扫描 147
—颅盖板障X线 144
—颅盖颗粒小凹X线 144，145
—颅盖板X线 144
颅骨
—X线 144
—闪烁扫描 147
—颅骨骨化X线 146
—颅骨基底部CT 147
乳突窦口CT 157
卵巢
—CT 345
—超声 378
卵黄肠管超声 379
卵黄囊超声 378，379，380

M

脉络丛

—CT 179
—MR 217
—脉络丛超声波 255，256
盲肠
—X线 352
—CT 341
帽状腱膜CT 151，176
门静脉造影术 360，391

N

内侧丘系MR 187
内镜逆行性胆胰管造影(术) 354，389
内镜逆行性胰管造影（术） 357
内镜逆行性胆管胰管造影术 354，389
内听道口MR 188，218，239
男性骨盆 373，374
—X线 88
—CT 341
男性生殖器官 373
囊
—髌上囊（隐窝）MR 95，104，105
—手部CT 70
—网膜囊CT 332
—三角肌下囊MR 60
—外囊MR 216
—内囊CT 179
—内囊MR 196，214，236
—内囊超声波 254，256
脑
—脑CT 174
—脑轴位MR 183
—脑冠状位MR 204，232
—脑矢状位MR 233
—脑超声波 254
—脑动脉X线 248
—脑动脉CT 252
—脑动脉MR 244
—新生儿脑超声波 254
脑池造影（术） 388
脑回
—扣带回CT 181
—扣带回MR 197，210，235
—额下回MR 208
—额中回MR 208
—额上回MR 208
—枕颞外侧回MR 190，213
—枕颞外侧回MR 191，222，237
—眶回MR1 93，207，208
—海马旁回MR 191，214
—终板旁回MR 194，214

—中央后回 CT　182
—中央后回 MR　235
—中央前回 CT　182
—中央前回 MR　235
—直回 MR　193,206
—颞下回 MR　213,242
—颞中回 MR　213,242
—颞上回 MR　213,242
脑室
—导水管 MR　191,234
—导水管超声　256
—胎儿脑室超声　380
—第四脑室 CT　176
—第四脑室 MR　186,220,234
—第四脑室超声　256
—室间孔 CT　179
—室间孔 MR　195,216,234
—侧脑室 MR　235
—侧脑室超声　255
—侧脑室三角区 MR　192,223,238
—侧脑室前角 CT　179
—侧脑室前角 MR　196,211
—侧脑室后角 CT　179
—侧脑室后角 MR　192,224,239
—侧脑室下角 CT　178
—侧脑室下角 MR　191,216
—第三脑室 CT　178
—第三脑室 MR　193,216
—第三脑室超声　254,256
脑室造影术　392
逆行肾盂造影术　391
尿道(男性)
—尿道球部 X 线　372
—精阜 X 线　372
—尿道内口 X 线　372
—尿道内口 MR　374
—尿道陷窝 X 线　372
—尿道膜部 X 线　372
—尿道前列腺部 X 线　372
—尿道前列腺部 CT　343
—尿道海绵体部 X 线　372
—尿道海绵体部超声　376
尿道(女性)
—X 线　372
—CT　349
—MR　377
尿道 X 线照相术　372,392
尿道腔隙 X 线　372
尿道生殖隔 MR　373
尿路造影术　368,371
颞骨

—乳突窦口 CT　157
—颞关节结节 X 线　166
—颞关节结节 MR　215
—蜗小管 CT　156
—颈动脉管 CT　147,154,155
—颈动脉管 MR　186,216
—耳蜗 CT　156
—耳蜗 MR　188,218,240
—椭圆隐窝 CT　157
—鼓室上隐窝 CT　157
—面神经管 CT　154,157
—蜗窗 CT　156
—前庭窗 CT　156
—内耳门 MR　188
—下颌窝 X 线　166,167,168
—乳突气房 X 线　144
—乳突窦 X 线　157,176
—乳突 X 线　145,160
—乳突 CT　124,154,175
—乳突 MR　184,219,243
—岩部 CT　153,178
—锥隆起 CT　156
—前半规管 CT　158
—前半规管 MR　189
—外半规管 CT　157
—外半规管 MR　188
—后半规管 CT　156,157
—后半规管 MR　187
—鼓室窦 CT　156
—鳞部 CT　167
—茎突 X 线　168,171
—茎突 CT　263
—茎突 MR　184,218,241
—鼓室盖 CT　158
—三叉神经压迹 CT　177
—鼓室腔 CT　175
—鼓部 X 线　167
—鼓部 CT　153,154
—鼓部 MR　186
—前庭 CT　156
—颧突 CT　147
颞下颌关节
—X 线　166
—CT　167
—MR　164
颞叶岛盖超声　257
颞叶钩 MR　191,215,237
女性骨盆
—X 线　88
—CT　345
—MR　377

P

盘、板
—颈椎间盘 X 线　122
—颈椎间盘 CT　125
—颈椎间盘 MR　127
—腰椎间盘 X 线　131,132,133
—腰椎间盘 CT　134
—腰椎间盘 MR　136,140
—椎间盘老化 X 线　142
—胸椎间盘 X 线　128
—胸椎间盘 CT　130
胚胎
—5 周胚胎超声波　378
—7 周胚胎超声波　379
—8 周胚胎超声波　379,380
胚外体腔超声波　378,379,380
皮质脊髓束 MR　188
脾
—脾 X 线　358,360
—脾 CT　309,331
—脾 MR　357,369
—脾超声　358
脾门静脉 X 线造影术　358
胼胝体膝 CT　179
胼胝体膝 MR　196,211,234
胼胝体下区 MR　194,214
胼胝体压部 CT　180
胼胝体压部 MR　193,222,234
胼胝体嘴 MR　213,234
屏状核 MR　216

Q

奇静脉
—CT　286,330
—MR　311
脐 CT　337
脐带超声　381
气窦
—筛窦 X 线　160
—筛窦 CT　162
—筛窦 MR　191,206,235
—额窦 线　160
—额窦 CT　162
—额窦 MR　195,205
—上颌窦 X 线　160,168
—上颌窦 CT　162
—上颌窦 MR　185,206,237
—蝶窦 X 线　160

—蝶窦 CT 165
—蝶窦 MR 188, 211, 234
气管
—X 线 260, 276, 277
—CT 268, 279
—MR 312
—超声 271
气管杈 CT 289
髂骨
—闪烁扫描 89
—弓状线 X 线 88
—髂嵴 X 线 88
—髂嵴 CT 338
—髂骨骨化 X 线 91, 383
—髂前下嵴 CT 342
—髂前上嵴 X 线 88
—髂前上嵴 CT 341
—髂后上嵴 X 线 88
—髂翼 X 线 88
—髂翼 CT 89, 338
髂胫干
—CT 100, 101, 342, 347
—MR 94, 103, 373
前臂
—X 线 65, 84
—CT 67
—MR 67
前连合 MR 194, 215, 234
前列腺
—X 线 372
—CT 343
—MR 373, 374
—超声 376
前庭
—内耳前庭 CT 156
—内耳前庭 MR 188, 219, 220
—喉前庭 X 线 260
—喉前庭 CT 266
—阴道前庭 CT 350
—前庭窗 CT 156
腔、盂
—牙冠腔 X 线 170
—关节盂 X 线 56
—关节盂 CT 59, 279
—关节盂 MR 59
—声门下腔 X 线 260
—声门下腔 CT 267
—(颈部) 蛛网膜下腔 X 线 126
—(颈部) 蛛网膜下腔 MR 127
—(腰部) 蛛网膜下腔 X 线 138
—(腰部) 蛛网膜下腔 X 线 CT 139

—(腰部) 蛛网膜下腔 MR 140
—(腰部) 蛛网膜下腔 CT 139
—子宫腔 X 线 377
腔静脉造影(术) 363, 387
腔静脉造影术 375, 387
桥脑
—CT 176
—MR 127, 188, 217, 235
—超声 256
禽距 MR 223
穹隆
—穹隆体 MR 218, 234
—肾小盏穹隆 CT 368
—穹隆柱 CT 179
—穹隆柱 MR 194, 215
—穹隆脚 MR 193, 220, 236
—阴道穹隆 X 线 372
—阴道穹隆 MR 377
丘
—下丘 CT 178
—下丘 MR 220, 235
—精阜丘 X 线 372
—上丘 CT 179
—上丘 MR 220, 235
丘脑
—CT 179
—MR 216, 234, 236
—超声 255, 256
—丘脑间黏合 MR 217
球
—主动脉球 X 线 317
—主动脉球 CT 296
—主动脉球 MR 311
—十二指肠球 X 线 328, 350
—眼球 CT 147
—眼球 MR 191, 206
—嗅球 MR 193, 208
—阴茎球 CT 344
—阴茎球 MR 373, 374
—尿道球 X 线 372
—颈内静脉球 X 线 249
—颈内静脉球 CT 154
曲
—结肠右曲（肝曲）X 线 328, 352
—结肠右曲（肝曲）CT 334
—结肠左曲（脾曲）X 线 328, 352
—结肠左曲（脾曲）CT 332
—十二指肠空肠曲 X 线 351
—十二指肠空肠曲 CT 334
—直肠会阴曲 X 线 353
—直肠骶曲 X 线 353

全脑造影术 391
颧骨
—颧弓 X 线 168
—颧弓 CT 151
—颧弓 MR 188
—颧骨额突 CT 147

R

桡骨
—闪烁扫描 58, 83
—桡骨关节小凹 X 线 63
—桡骨背侧结节 CT 69
—桡骨头 X 线 63, 65
—桡骨头 CT 62
—桡骨头 MR 64
—桡骨颈 X 线 63, 65
—桡骨骨化 X 线 57, 66, 383
—桡骨体 X 线 63, 65
—桡骨体 CT 67
—桡骨体 MR 67
—桡骨茎突 X 线 65, 74
—桡骨茎突 MR 73
—桡骨粗隆 X 线 64
桡关节凹 X 线 63
人字缝尖 MR 234
韧带
—翼状韧带 MR 218, 235
—肛尾韧带 CT 343, 349
—桡骨环状韧带 MR 64
—外侧弓状韧带 CT 335
—肘内侧副韧带 CT 62
—肘内侧副韧带 MR 64
—前交叉韧带 CT 101
—前交叉韧带 MR 103
—后交叉韧带 CT 101
—后交叉韧带 MR 103, 104
—三角韧带 MR 114
—腓侧副韧带 CT 101, 102
—黄韧带 CT 139
—黄韧带 MR 136, 140
—髂股韧带 CT 347
—髂腰韧带 CT 338
—髂腰韧带 MR 136
—锁骨间韧带 CT 280
—腕骨间韧带 MR 73
—骶髂骨间韧带 CT 89
—骶髂骨间韧带 MR 137
—坐股韧带 CT 348
—项韧带 CT 263
—项韧带 MR 127, 184, 225

—睑韧带 CT 149
—髋韧带 CT 101
—髋韧带 MR 104
—豆钩韧带 CT 70
—豆掌韧带 CT 70
—趾长韧带 MR 114
—桡腕韧带 CT 69
—骶髂骨间韧带 CT 89
—骶髂骨间韧带 MR 137
—骶棘韧带 CT 342, 347
—骶结节韧带 CT 348
—棘上韧带 MR 136, 140
—距腓后韧带 115
—胫侧副韧带 CT 101, 102
—胫侧副韧带 MR 103
—寰椎横韧带 CT 124
—寰椎横韧带 MR 234
绒球 MR 187, 219
乳房
—X 线 324, 325
—乳房导管 X 线 325
—输乳管窦 X 线 325
乳头体 MR 217, 234
乳头体 MR 192
乳突窦 CT 157, 176
乳突小房
—X 线 144
—CT 149
乳腺 X 线照影术 324, 390
乳腺 X 线 324
乳腺管造影（术）171, 325
乳牙 X 线 146, 169
软骨
—杓状软骨 CT 266
—环状软骨 CT 267
—鼻中隔软骨 CT 149
—鼻中隔软骨 MR 153
—甲状软骨 X 线 122
—甲状软骨 CT 265

S

三叉神经节 MR 189, 215, 238
三叉神经窝 MR 189, 215
三叉神经压迹 CT 177
三角骨
—X 线 68, 74
—CT 70
—MR 73
—三角骨骨化 X 线 75
筛骨

—筛骨气房 X 线 144
—筛骨气房 CT 147, 150, 161
—筛骨气房 MR 175
—筛骨大泡 X 线 164
—中鼻甲 CT 150, 161
—中鼻甲 MR 208
—上鼻甲 CT 161
—筛板 X 线 144
—筛板 CT 149, 163
—鸡冠 CT 149, 163, 175, 178
—垂直板 CT 162
—垂直板 MR 205
—钩突 CT 163
筛骨小房
—X 线 144, 161
—CT 147, 150, 161, 175
筛泡 CT 164
上颌窦 CT 161
上颌骨
—上颌骨牙槽突 CT 150
—鼻前嵴 X 线 144
—鼻前嵴 CT 149
—上颌骨体 CT 149
—额突 CT 149
—眶下管 CT 163
—眶下孔 CT 162
—眶下缘 CT 159
—颧突 X 线 144
上髁
—股骨外上髁 CT 100
—肱骨外上髁 X 线 63
—肱骨内上髁 X 线 63
—肱骨内上髁 CT 62
上纵束 MR 239
舌
—CT 150, 263
—MR 207, 209
舌扁桃体 CT 264
舌骨
—X 线 168, 260
—CT 214, 265
—MR 127
舌骨大角 CT 264
神经
—听神经 MR 238
—面神经 MR 238
—股神经 CT 349
—腰骶干 CT 340
—腰骶干 MR 137
—下颌神经 MR 239
—正中神经 CT 67, 69

—正中神经 MR 61
—肌皮神经 MR 61
—动眼神经 MR 216, 235
—视神经 CT 150, 159, 175
—视神经 MR 192, 209, 236
—视交叉 CT 177
—腓总神经 CT 100, 101, 102
—腓总神经 MR 95
—膈神经 CT 283, 285
—臂丛根 CT 268
—骶神经丛 CT 342
—桡神经 MR 61
—坐骨神经 CT 342, 346
—坐骨神经 MR 94, 373
—颈神经 X 线 126
—颈神经 CT 264
—腰神经 X 线 138
—腰神经 CT 135, 139
—腰神经 MR 136
—骶神经 CT 340
—胸神经 CT 139, 268
—交感干 CT 290
—胫神经 CT 100, 101
—胫神经 MR 95, 109
—三叉神经 MR 189, 217, 237
—尺神经 CT 69
—尺神经 MR 61
—迷走神经 CT 285
肾
—X 线 368
—CT 334, 369
—MR 369
—闪烁扫描 370
—超声 356, 358, 370
—肾大盏 X 线 368
—肾小盏 X 线 368
—肾柱 MR 369
—肾皮质 MR 369
—肾筋膜 CT 369
—肾门超声 370
—肾乳头 X 线 368
—肾盂 X 线 365, 368
—肾盂 CT 335, 369
—肾极 X 线 368
—肾锥体 MR 369
—肾锥体超声 370
—肾窦 CT 334, 369
—肾窦 MR 369
—肾窦超声 370
肾造影术 370, 391
声门裂

索引

—X 线 260
—CT 266
声皱襞 X 线 260
十二指肠 350, 351
—十二指肠升部 X 线 350
—十二指肠升部 CT 334
—十二指肠球部 X 线 328, 350
—十二指肠降部 X 线 350
—十二指肠降部 CT 334
—十二指肠降部超声波 356
—十二指肠空肠曲 X 线 351
—十二指肠空肠曲 CT 334
—十二指肠水平部 X 线 350
—十二指肠水平部 CT 335, 365
—十二指肠上部 X 线 351
—十二指肠上部 CT 333
十二指肠造影（术）389
食管
—腹段食管 X 线 323, 350
—腹段食管 CT 331
—颈段食管 X 线 261
—颈段食管 CT 268
—胸段食管 X 线 277, 323
—胸段食管 CT 269, 330
—胸段食管 MR 311
视辐射 MR 191, 194, 221
视交叉
—CT 177
—MR 192, 214, 234
视神经管
—CT 176
—MR 192, 212, 236
室
—右心室 X 线 314
—右心室 CT 302
—右心室 MR 311, 312
—右心室超声 320, 321, 322
—侧脑室 MR 196, 235
—侧脑室超声 255
—侧脑室前角 CT 179
—侧脑室前角 MR 211
—侧脑室后角 CT 179
—侧脑室后角 MR 191, 239
—侧脑室下角 CT 178
—侧脑室下角 MR 216, 239
—第四脑室 CT 176
—第四脑室 MR 127, 186, 220, 234
—第四脑室超声 256
—左心室 X 线 314, 317
—左心室 CT 300
—左心室 MR 311, 312

—左心室超声 320, 321
—第三脑室 CT 178
—第三脑室 MR 193, 216
—第三脑室超声 254, 256
手
—X 线 74, 85
—CT 69, 72
—闪烁扫描 83
—手的发育,女性 79
—手的发育,男性 75
—手的衰老 83
—手的骨龄 X 线 75
手骨龄 X 线 73
手舟骨
—X 线 68, 74
—CT 69
—MR 73
—舟骨骨化 X 线 75
—舟骨结节 X 线 68
枢椎
—枢椎齿状突 X 线 123
—枢椎齿状突 CT 124, 263
—枢椎齿状突 MR 127, 217, 235
—枢椎骨化 X 线 146
—枢椎棘突 X 线 123
—枢椎棘突 MR 222
输精管壶腹 MR 373
输卵管 X 线 377
输卵管
—超声 378
—壶腹 X 线 377
—漏斗 X 线 377
—峡 X 线 377
输尿管
—X 线 365, 368, 371
—CT 336, 345
输乳管造影术 889
数字减影成像 389
双顶径 382, 387
顺行肾盂造影术 387
松果体 MR 193, 220, 234
松果体缰 MR 221
髓质
—延髓 CT 175
—延髓 MR 127, 184, 234
—延髓超声 256
—颈髓 X 线 126
—颈髓 CT 124, 263
—颈髓 MR 127, 219, 234
—腰髓 CT 139
—腰髓 MR 140

—胸髓 CT 139, 330
锁骨
—锁骨 X 线 56, 274
—锁骨 CT 279
—锁骨 MR 60
—闪烁扫描 147, 275
—锁骨骨化 X 线 275

T

胎儿
—胎儿 X 线 383, 384
—12 周胎儿超声波 380, 381
—18 周胎儿超声波 382
—20 周胎儿超声波 383
胎盘超声 380, 381
提肌圆枕 MR 186
体
—髋下脂肪体 X 线 105
—髋下脂肪体 CT 101
—髋下脂肪体 MR 104
—杏仁体 MR 192, 215, 238
—胼胝体 MR 193, 211, 234
—胼胝体超声波 254, 256
—胼胝体体部 MR 198
—胼胝体额钳 MR 196
—胼胝体膝部 CT 179
—胼胝体膝部 MR 196, 211, 234
—新生儿胼胝体超声波 254, 256
—胼胝体枕钳 MR 196
—胼胝体嘴 MR 213, 234
—胼胝体压部 CT 180
—胼胝体压部 MR 193, 222, 234
—阴茎海绵体 X 线 375
—阴茎海绵体 MR 373, 374
—阴茎海绵体超声波 376
—胼胝体 MR 198
—肋骨体 X 线 274
—腓骨体 X 线 106
—腓骨体 MR 109
—穹隆体 MR 218, 234
—胃体 X 线 350
—胃体 CT 332
—外侧膝状体 MR 193, 219
—肱骨体 X 线 63
—距骨体 CT 156
—乳头体 MR 192, 217, 234
—下颌骨体 CT 149
—尾状核体 CT 180
—尾状核体 MR 197
—股骨体 X 线 96

—髋骨体 CT 92
—耻骨体 X 线 88
—蝶骨体 CT 147, 153
—胰体 CT 332
—胰体 MR 357
—松果体 X 线 145
—松果体 CT 179
—松果体 MR 193, 220, 234
—桡骨体 X 线 63, 65
—桡骨体 CT 67
—桡骨体 MR 67
—阴茎海绵体 MR 374
—阴茎海绵体超声波 376
—胸骨体 X 线 274
—胸骨体 CT 286
—胸骨体 MR 311
—胫骨体 X 线 106
—尺骨体 X 线 63, 65
—尺骨体 CT 67
—尺骨体 MR 67
—子宫体 CT 345
—子宫体超声波 378
—颈椎体 X 线 122
—颈椎体 CT 125
—腰椎体 X 线 132
—腰椎体 MR 140
—胸椎体 X 线 128, 129
—胸椎体 CT 130
—玻璃体 CT 149
听辐射 MR 194
头
—冠状位 CT 148
—肋骨头 X 线 274
—肋骨头 CT 130
—股骨头 X 线 90
—股骨头 CT 92, 343, 347
—股骨头 MR 93, 374
—股骨头闪烁扫描 89
—股骨头超声波 93
—腓骨头 X 线 96, 106
—腓骨头 CT 102
—肱骨头 X 线 56
—肱骨头 CT 59, 279
—肱骨头 MR 59
—锤骨头 CT 156
—下颌头 X 线 144, 166, 168
—下颌头 CT 147, 153, 154, 167
—下颌头 MR 187, 216
—尾状核头 CT 179
—尾状核头 MR 212
—胰头 CT 333

—胰头 MR 357
—胰头超声波 356
—桡骨头 X 线 63, 65
—桡骨头 CT 62
—桡骨头 MR 64
—距骨头 X 线 110, 111, 112
—距骨头 MR 115
—尺骨头 X 线 65, 74
—尺骨头 CT 69
—尺骨头 MR 73
头状骨
—头状骨 X 线 68, 74
—头状骨 CT 70
—头状骨 MR 73
—头状骨骨化 X 线 66, 75
骰骨
—骰骨 X 线 111, 112
—骰骨骨化 X 线 113
—骰骨粗隆 X 线 110, 112
突起
—椎体副突 CT 135
—上颌骨牙槽突 CT 150
—颈椎关节突 X 线 122, 123
—颈椎关节突 CT 125
—腰椎关节突 X 线 131, 132, 133
—腰椎关节突 CT 134
—腰椎关节突 MR 140
—胸椎关节突 X 线 128, 129
—胸椎关节突 CT 130
—前床突 X 线 161
—前床突 CT 151, 159, 165, 177
—前床突 MR 191, 213, 237
—后床突 X 线 161
—后床突 CT 152
—后床突 MR 190
—喙突 X 线 56
—喙突 CT 59, 279
—下颌骨喙突 X 线 167
—下颌骨喙突 CT 151
—下颌骨喙突 MR 212
—尺骨喙突 X 线 63, 65
—上颌骨额突 CT 149
—颧骨额突 CT 147
—颈内静脉突 CT 147, 154
—距骨外侧突 X 线 110
—乳头状突 CT 139
—椎骨乳头状突 CT 134, 139
—乳突 X 线 145, 160
—乳突 CT 124, 154, 175
—乳突 MR 184, 219, 243
—额骨鼻突 CT 147, 149

—距骨后突 X 线 110
—翼突 X 线 161
—翼突 CT 152, 165
—翼突 MR 185, 211, 238
—颞骨锥状突 CT 156
—枢椎棘突 X 线 123
—颈椎棘突 X 线 122, 123
—颈椎棘突 CT 125
—腰椎棘突 X 线 131, 132
—腰椎棘突 CT 134
—腰椎棘突 MR 140, 369
—胸椎棘突 X 线 128, 129
—胸椎棘突 CT 130
—颅骨茎突 X 线 168, 171
—颅骨茎突 CT 263
—颅骨茎突 MR 184, 218, 241
—桡内茎突 X 线 64, 73
—桡骨茎突 MR 72
—尺骨茎突 X 线 64, 73
—尺骨茎突 CT 68
—颈椎横突 X 线 122
—颈椎横突 CT 125
—腰椎横突 X 线 131, 132
—腰椎横突 CT 134
—腰椎横突 MR 369
—胸椎横突 X 线 128, 129
—胸椎横突 CT 130
—筛骨钩状突 CT 163
—胰钩状突 CT 334
—剑突 X 线 274
—剑突 CT 301, 330
—下颌骨颧突 X 线 144
—额骨颧突 CT 149
—颞骨颧突 CT 147
腿
— X 线 106
— MR 109
—闪烁扫描 108
—淋巴系造影术 120
—新生儿 X 线 99
—静脉造影术 119
唾液腺 171
唾液腺造影术 392

W

豌豆骨
— X 线 68, 74
— CT 70
豌豆骨骨化 X 线 75
腕管

—CT 70
—MR 73
腕
—腕部 X 线 68, 74
—腕部 CT 70
—腕部 MR 73
—腕部闪烁扫描 83
—腕部骨化 X 线 75
尾
—马尾 X 线 138
—马尾 CT 135, 139, 338
—马尾 MR 136, 140, 377
—尾状核尾 MR 197
—胰尾 CT 332
—胰尾 MR 357
尾骨
—X 线 133
—CT 343
胃
—X 线 328
—MR 357
—超声 356
—胃体 X 线 350
—胃体 CT 332
—贲门 X 线 323, 350
—贲门 CT 31
—大弯 X 线 350
—小弯 X 线 350
—胃底 X 线 350
—胃底 CT 331
—幽门窦 X 线 350
—幽门口 X 线 350
—胃皱襞 X 线 350
—胃皱襞 CT 330
窝
—髋臼窝 X 线 90
—髋臼窝 CT 92, 347
—腋窝 CT 279
—冠突窝 X 线 63
—垂体窝 X 线 144, 160, 161
—垂体窝 CT 152
—垂体窝 MR 191, 234
—髁间窝 X 线 96, 97
—髁间窝 CT 100
—髁间窝 MR 103
—坐骨直肠窝 CT 344, 348
—坐骨直肠窝 MR 373
—下颌窝 X 线 166, 167, 168
—鹰嘴窝 X 线 63
—翼突窝 CT 152
—翼腭窝 CT 159

—翼腭窝 MR 187, 211, 237
—菱形窝 MR 220
蜗窗 CT 156

X

膝关节
—X 线 96
—CT 100
—MR 103
—闪烁扫描 99
—关节照相术 105
—儿童膝关节 X 线 98
—老人膝关节 98
系带、支持带
—手的伸肌支持带 CT 69
—手的屈肌支持带 CT 69
—足的屈肌支持带 MR 114
—髌骨支持带 CT 101
隙、腔
—颈硬脊膜外腔 MR 127
—腰硬脊膜外腔 CT 139
—腰硬脊膜外腔 MR 136
—胸硬脊膜外腔 CT 139
—咽旁间隙 CT 263
—咽后间隙 X 线 261
下颌骨
—CT 150
—MR 127, 184, 206, 234
—下颌角 X 线 144
—下颌管 X 线 168
—喙突 X 线 167
—喙突 CT 151
—喙突 MR 212
—下颌头 X 线 144, 166, 168
—下颌头 CT 147, 153, 154, 167
—下颌头 MR 187, 216
—牙槽中隔 X 线 170
—牙根中隔 X 线 170
—颏孔 CT 150
—颏隆凸 X 线 144
—下颌颈 X 线 166
—下颌颈 CT 153, 167
—下颌颈 MR 242
—下颌支 CT 167, 263
—下颌支 MR 184
下丘脑
—CT 178
—MR 193, 216, 234
下纵束 MR 239
腺体

—尿道球腺 MR 373
—泪腺 CT 175
—泪腺 MR 193, 207, 240
—腮腺 X 线 171
—腮腺 CT 153, 263
—腮腺 MR 184, 214, 241
—副腮腺 MR 210
—松果体 CT 179
—松果体钙化 X 线 145
—垂体腺 MR 214
—舌下腺 MR 206
—下颌下腺 X 线 171
—下颌下腺 CT 153, 163
—下颌下腺 MR 209
—肾上腺 CT 333
—肾上腺 MR 357
—甲状腺 CT 267
—甲状腺闪烁扫描 271
—甲状腺超声 271
—甲状腺峡超声 271
小肠 351
小脑
—小脑 CT 175
—小脑 MR 184, 220, 234
—小脑半球 CT 175
—小脑扁桃体 MR 184, 220
—小脑齿状核 MR 222, 236
—小脑方行叶 CT 179
—小脑绒球 MR 187, 219
—小脑上脚 CT 177
—小脑上脚 MR 189, 220, 235
—小脑上脚交叉 MR 91
—小脑水平裂 MR 188, 225
—小脑下脚 MR 187, 236
—小脑小山 MR 190
—小脑叶 MR 185
—小脑蚓部 CT 177, 178
—小脑蚓部 MR 186, 223
—小脑原裂 MR 226
—小脑直回 MR 193
—小脑中脚 CT 176
—小脑中脚 MR 188, 219, 236
—新生儿小脑超声波 254
小脑蚓部
—CT 177, 178
—MR 186, 223
小脑幕
—CT 178
—MR 109, 217, 236
小转子 X 线 90
楔骨

—中间楔骨 X 线 111, 112
—外侧楔骨 X 线 111, 112
—内侧楔骨 X 线 111, 112
—内侧楔骨 MR 114, 116
—楔骨骨化 X 线 113
楔前叶 MR 235
斜坡 CT 175
斜坡 X 线 144
心包
—CT 302
—MR 311, 312
心耳
—右心耳 CT 296
—右心耳 MR 312
—右心耳超声波 322
—左心耳 CT 294
—左心耳 MR 311, 312
—左心耳超声波 322
—腋窝 CT 279
心室造影术 317
心血管造影（术） 314
心脏
—X 线 276
—CT 295
—MR 311, 312
—超声 320
—主动脉瓣 X 线 317
—主动脉瓣超声 320, 322
—心尖 CT 331
—左心房 X 线 314
—左心房 CT 296, 299
—左心房 MR 311
—左心房超声 320, 322
—右心房 CT 299
—右心房 MR 311, 312
—右心房超声 322, 356
—左心耳 CT 294
—左心耳 MR 311, 312
—右心耳 CT 296
—血管荧光电影照相术 314, 315
—动脉圆锥 X 线 315
—动脉圆锥 CT 297
—动脉圆锥 MR 311, 312
—冠状窦 CT 305
—房室交点 X 线 319
—胎儿心脏超声 382
—室间隔 CT 300
—二尖瓣 X 线 317
—二尖瓣 CT 300
—二尖瓣超声 320, 322
—新生儿心脏 X 线索 275

—乳头肌超声 321
—肺动脉瓣 X 线 316
—肺动脉瓣超声 322
—房间隔 MR 311
—房间隔超声 322
—室间隔 CT 300
—室间隔 MR 311, 312
—室间隔超声 320, 321, 322
—室上嵴 MR 312
—三尖瓣 X 线 314
—三尖瓣超声 322
—左心室 X 线 314, 317
—左心室 CT 300
—左心室 MR 311, 312
—左心室超声 320, 321
—右心室 X 线 314
—右心室 CT 302
—右心室 MR 311, 312
—右心室超声 300
囟
—前囟 X 线 146, 384
—乳突囟 X 线 146
—蝶囟 X 线 146
星点 MR 188
杏仁体 MR 238
胸
—X 线 274, 276
—CT 278
—MR 311, 312
—闪烁扫描 275
—儿童 275
—老年 277
胸导管
—X 线 326
—CT 281, 326
—MR 311
胸骨
—闪烁扫描 275
—胸骨角 X 线 274
—胸骨体 X 线 274
—胸骨体 CT 286
—胸骨体 MR 311
—胸骨柄 X 线 56, 274, 277
—胸骨柄 CT 281
—剑突 X 线 274
—剑突 CT 301, 330
胸骨柄
—X 线 56, 274, 277
—CT 281
胸廓 274, 275
胸腺 X 线 275

嗅球 MR 208
嗅三角 MR 193
悬雍垂
—X 线 144
—CT 263
—MR 234
血窦
—颈动脉窦 X 线 172
—海绵窦 X 线 249
—海绵窦 MR 190, 213
—窦汇 X 线 248, 250
—窦汇 MR 187, 228, 234
—岩下窦 X 线 248
—岩上窦 X 线 249
—上矢状窦 X 线 248, 249
—上矢状窦 MR 189, 206, 234
—上矢状窦超声 254
—乙状窦 X 线 248
—乙状窦 MR 185, 219, 239
—直窦 X 线 249, 251
—直窦 MR 188, 223, 234
—横窦 X 线 248
—横窦 MR 187, 223, 237

Y

牙齿
—切牙 CT 149
—磨牙 CT 151, 161
—牙槽 X 线 170
—X 线 168
—牙根尖 X 线 170
—牙颈 X 线 170
—牙冠 X 线 170
—乳牙 X 线 146, 169
—切牙 CT 149
—磨牙 CT 151, 161
—牙髓管 X 线 170
—牙髓腔 X 线 170
—牙根 X 线 170
—殆翼片 X 线 170, 387
咽
—X 线 260, 261
—CT 152, 263
—MR 127
—舌会厌襞 X 线 261
—舌会厌襞 CT 265
—梨状窝 X 线 260, 261
—梨状窝 CT 265
—会厌谷 X 线 260, 261
—会厌谷 CT 265

咽鼓管
—CT 153, 155, 159, 175
—MR 186, 214
咽后间隙 X 线 261
咽旁间隙 CT 263
眼
—CT 147
—MR 192, 207, 238
眼睑 MR 205
羊膜超声波 379, 380
腰部神经根丝 X 线 138
腰筋膜 CT 336
腰椎
—X 线 131
—CT 134
—MR 140
—闪烁扫描 89, 275
—脊髓造影术 138
叶
—肝尾状叶 CT 331
—肝右叶 CT 330
—额叶 CT 149, 176
—额叶 MR 206, 236
—额叶超声 254
—枕叶 CT 179
—枕叶 MR 236
—枕叶超声 255
—顶叶 MR 236
—顶叶超声 255
—小脑方形小叶 CT 179
—肝左叶 CT 331
—颞叶 CT 152, 175
—颞叶 MR 211
—颞叶超声 254, 255
胰腺
—胰腺体 CT 332
—胰腺体 MR 357
—胰腺导管 X 线 354
—副胰腺管 X 线 354
—胰腺头 CT 333
—胰腺头 MR 357
—胰腺头超声 356
—胰腺尾 CT 332
—胰腺尾 MR 357
—胰钩突 CT 335
翼
—蝶骨大翼 X 线 144
—蝶骨大翼 CT 147, 151
—蝶骨大翼 MR 210
—蝶骨小翼 X 线 144
—蝶骨小翼 CT 151, 177

—蝶骨小翼 MR 193, 238
—髂骨翼 X 线 88
—髂骨翼 CT 89, 338
—骶骨翼 MR 136, 369
翼腭窝
—CT 159
—MR 187, 238
翼突钩 MR 184, 212, 237
阴道
—X 线 372
—CT 347
—MR 377
—超声 378
—阴道穹隆 X 线 372
—阴道穹隆 MR 377
—阴道前庭 CT 349
阴道-膀胱-尿路造影 372, 390
阴蒂
—CT 349
—MR 377
阴茎
—X 线 375
—CT 344
—MR 374
—超声 376
—阴茎球 CT 344
—阴茎球 MR 373, 374
—阴茎海绵体 X 线 375
—阴茎海绵体 MR 373, 374
—阴茎海绵体超声 376
—阴茎海绵体 MR 374
—阴茎海绵体超声 376
—阴茎脚 CT 344
—阴茎脚 MR 374
—阴茎深筋膜 MR 374
—阴茎袢状韧带 MR 373
—阴茎中隔 X 线 375
—阴茎中隔超声 376
—阴茎悬韧带 MR 374
—阴茎白膜 MR 373
阴囊
—MR 374
—超声 376, 391
隐窝
—椭圆隐窝 CT 157
—鼓室上隐窝 CT 157
—咽隐窝 MR 236
—梨状隐窝 X 线 260, 261
—梨状隐窝 CT 265
—肋膈隐窝 X 线 276, 277

鹰嘴
—X 线 63, 65
—CT 62
硬膜外间隙
—颈硬膜外间隙 MR 127
—腰硬膜外间隙 CT 139
—腰硬膜外间隙 MR 136
—胸硬膜外间隙 CT 139
幽门 见 胃
幽门窦 X 线 351
圆锥
—动脉圆锥 X 线 315
—动脉圆锥 CT 297
—动脉圆锥 MR 311, 312
—弹性圆锥 CT 267
—脊髓圆锥 MR 140
缘
—眶下缘 CT 159
—肱骨内侧缘 X 线 63
—眶上缘 X 线 144
—眶上缘 CT 159
月骨
—X 线 138
—CT 69
—MR 73
月状面
—X 线 90
—CT 92
孕龄 389

Z

载距突
—X 线 110, 112
—MR 114
掌
—X 线 74
—CT 70, 71
—MR 73
—闪烁扫描 83
掌骨骨化 X 线 75
掌筋膜 CT 70
砧骨 X 线 146
砧骨
—砧骨体 CT 156
—砧骨短脚 CT 157
—砧骨长脚 CT 156
枕骨
—基部 CT 153
—枕髁 CT 124
—枕髁 MR 127, 184, 219, 236

—枕外嵴 MR 229
—枕外隆凸 MR 186, 231
—舌下神经管 CT 124, 147
—舌下神经管 MR 185, 218, 237
—枕内嵴 MR 185, 225
—枕内隆凸 X 线 145
—枕内隆凸 CT 178
—枕内隆凸 MR 186, 227
—颈静脉突 CT 147, 154
—颈静脉结节 CT 175
—枕骨外侧部 CT 147
—枕骨鳞部 X 线 144, 145
—枕骨鳞部 MR 222
枕钳 MR 194, 224
支
—耻骨下支 X 线 88
—耻骨下支 CT 349
—下颌支 CT 167, 263
—下颌支 MR 184, 210
—耻骨上支 X 线 88
—耻骨上支 CT 349
支气管 X 线 276
支气管造影（术） 387
直肠
—X 线 353
—CT 341, 345
—MR 369, 373, 377
直肠膀胱陷凹 CT 341
直肠子宫陷凹 MR 377
跖
—X 线 111
—MR 116
—闪烁扫描 116
—跖骨骨化 X 线 113
指（趾）骨
—指骨 X 线 73
—指骨 CT 71
—指骨闪烁扫描 82
—指（趾）骨骨化 X 线 74
—趾骨 X 线 111
—趾骨闪烁扫描 116
质
—白质 CT 182
—白质 MR 203, 229
—密质 MR 109
—灰质 CT 182
—灰质 MR 203, 229
—黑质 MR 192, 218
—前穿质 MR 214
中脑
—MR 127, 191

—超声 255, 256
—大脑脚 MR 192
—下丘 CT 178
—下丘 MR 191, 220, 255
—红核 MR 192, 218, 234
—黑质 MR 192, 218
—上丘 CT 179
—上丘 MR 220, 235
—顶盖 MR 234
舟骨
—X 线 111, 112
—MR 114
—舟骨骨化 X 线 113
—舟骨粗隆 X 线 110, 111, 112
—舟骨粗隆 MR 115
周边隆突 X 线 131
肘
—肘部 X 线 63
—肘部 CT 62
—肘部 MR 64
皱襞、襞
—杓状会厌襞 X 线 261
—杓状会厌襞 CT 285
—环行皱襞 X 线 351
—舌会厌正中襞 X 线 261
—舌会厌正中襞 CT 265
—子宫颈棕榈襞 X 线 377
—肠半月襞 X 线 352
—髌下囊皱襞 X 线 105
—髌下囊皱襞 MR 104
—直肠横襞 X 线 353
—前庭襞 X 线 260
—声襞 X 线 260
蛛网膜颗粒 MR 216, 235
蛛网膜下腔
—颈蛛网膜下腔 X 线 126
—颈髓蛛网膜下腔 MR 127
—腰髓蛛网膜下腔 X 线 138
—腰髓蛛网膜下腔 CT 139
—腰髓蛛网膜下腔 MR 140
—胸髓蛛网膜下腔 CT 139
主动脉
—腹主动脉 X 线 359
—腹主动脉 CT 331
—腹主动脉 MR 140
—腹主动脉超声波 356, 359
—主动脉弓 X 线 276, 313, 314
—主动脉弓 CT 285
—升主动脉 X 线 313
—升主动脉 CT 287
—升主动脉 MR 311, 312

—主动脉叉 X 线 359
—主动脉球 X 线 317
—主动脉球 MR 311
—主动脉硬化 X 线 142
—主动脉窦 X 线 313
—胸主动脉 X 线 313
—胸主动脉 CT 287, 331
—胸主动脉 MR 311
—主动脉瓣 MR 312
—主动脉瓣超声波 320
主动脉造影术 313, 359, 387
主支气管 CT 291
柱
—穹隆柱 CT 179
—穹隆柱 MR 194, 215
—胎儿脊柱超声波 382
—肾柱 MR 369
椎管
（颈部）CT 125
（胎儿）超声 381, 382
椎间孔
—颈椎间孔 X 线 123
—颈椎间孔 MR 127
—腰椎间孔 X 线 132
—腰椎间孔 CT 134
—胸椎间孔 MR 140
—胸椎间孔 X 线 129
—胸椎间孔 CT 130
椎间盘
—颈椎间盘 X 线 122
—颈椎间盘 CT 125
—颈椎间盘 MR 127
—腰椎间盘 X 线 131, 132, 133
—腰椎间盘 CT 134
—腰椎间盘 MR 136, 140
—椎间盘退化 X 线 142
—胸椎间盘 X 线 128
—胸椎间盘 CT 130
椎间盘造影（术） 388
锥体 MR 185, 218
籽骨 X 线 74, 111, 112
子宫
—X 线 377
—MR 377
—超声 378
—子宫腔 X 线 377
—子宫颈管 X 线 377
—子宫颈 CT 347
—子宫体超声 378
—子宫底 X 线 377
—子宫峡 X 线 377

—子宫的棕榈状襞 X 线 377
—子宫旁的组织 CT 347
子宫输卵管造影术 377,289
子宫峡 X 线 377
纵隔
—CT 289
—上纵隔 CT 312
足
—X 线 111,116

—MR 114
—闪烁扫描 116
足底筋膜 MR 114,116
坐骨
—闪烁扫描 89
—坐骨体部 CT 92
—坐骨骨化 X 线 91
—坐骨嵴 X 线 88
—坐骨嵴 CT 92,342,347

—坐骨结节 X 线 88
—坐骨结节 CT 344,349
坐骨神经管
—X 线 88
—CT 344,349
坐骨直肠窝
—CT 344,348
—MR 373